Komplikationsmanagement in der Chirurgie

Markus Rentsch · Andrej Khandoga
Martin Angele · Jens Werner
(Hrsg.)

Komplikationsmanagement in der Chirurgie

Allgemeinchirurgie - Viszeralchirurgie - Thoraxchirurgie

Mit 140 Abbildungen

Springer

Herausgeber
Markus Rentsch
Chirurgische Klinik und Poliklinik
Klinikum Großhadern der Universität München
München, Deutschland

Andrej Khandoga
Chirurgische Klinik und Poliklinik
Klinikum Großhadern der Universität München
München, Deutschland

Martin Angele
Chirurgische Klinik und Poliklinik
Klinikum Großhadern der Universität München
München, Deutschland

Jens Werner
Chirurgische Klinik und Poliklinik
Klinikum Großhadern der Universität München
München, Deutschland

ISBN 978-3-662-43474-1 ISBN 978-3-662-43475-8 (eBook)
DOI 10.1007/978-3-662-43475-8

Die Deutsche Nationalbibliothek verzeichnet diese Publikation in der Deutschen Nationalbibliografie; detaillierte bibliografische Daten sind im Internet über http://dnb.d-nb.de abrufbar.

Planung: Dr. Fritz Kraemer, Heidelberg
Umschlaggestaltung: deblik Berlin
Fotonachweis Umschlag: © Chirurgie im Bild, Prof. Dr. T. W. Kraus und Dr. D. Wagner, Frankfurt

Gedruckt auf säurefreiem und chlorfrei gebleichtem Papier.

Springer-Verlag Berlin Heidelberg GmbH ist Teil der Fachverlagsgruppe Springer Science+Business Media (www.springer.com)

Vorwort

„Wer einen Fehler gemacht hat und ihn nicht korrigiert, begeht einen zweiten."
Konfuzius (551–479 v. Chr.)

Obwohl die Erkenntnis, dass ein offensiver und konstruktiver Umgang mit Fehlern zu einer Verbesserung des eigenen Handelns führt, schon in der Antike bekannt war, dauerte es bis in die 70er-Jahre des 20. Jahrhunderts, bis die sogenannte „Fehlerkultur" in den Sozial- und Wirtschaftswissenschaften die entsprechende Aufmerksamkeit erlangte. Letztlich getrieben durch ökonomische Interessen wurde der Umgang mit Fehlern ab den 90er-Jahren zum zentralen Thema des Managements im Gesundheitswesen.

Vor dem Hintergrund der enormen Tragweite von Fehlern hielt eine produktive und konstruktive Fehlerkultur insbesondere in der Luftfahrt in großem Umfang Einzug. In der jüngeren Vergangenheit wurden immer häufiger Parallelen zwischen der Luftfahrt und der Medizin gezogen, da auch bei der Patientenversorgung Fehler mit sehr ausgeprägten Wirkungen behaftet sein können.

Entsprechend der Anfang 2014 veröffentlichten Schätzungen der Krankenkassen kommt es bei ca. 0,1 % der Patienten zu Komplikationen oder unerwünschten Ereignissen mit tödlichem Ausgang – alle medizinischen Fachgebiete zusammengenommen. Die Zahlen der Bundesärztekammer und der Gutachtenstellen der medizinischen Dienste der Kassen weisen eine Zahl zwischen 2200 und 3700 Behandlungsfehlern pro Jahr aus. Vor dem Hintergrund dieser Zahlen ist der Stellenwert eines professionalisierten Fehler- und Komplikationsmanagements in der Medizin insbesondere aufgrund der wirtschaftlichen Auswirkungen und einer deutlich gesteigerten öffentlichen Sensibilität für Komplikationen deutlich gestiegen. Vielerorts wird das Fehlermanagement in unterschiedlichsten Ausprägungen unter dem Dach eines Qualitätsmanagements integriert.

Gegenwärtig etabliert sich in der Medizin, und hier insbesondere in den operativen Fächern wie der allgemeinen, der Viszeral-, Transplantations- und Thoraxchirurgie eine entsprechende produktive Fehlerkultur mit einem offenen und konstruktiven Umgang mit Komplikationen. Hierbei stellt das Lernen aus Fehlern mittlerweile ein zentrales Instrument der künftigen Fehlervermeidung dar.

Die produktive Fehlerkultur hat letztendlich das Ziel der Fehlervermeidung und erfordert einen transparenten und offensiven Umgang mit Komplikationen. Die Basis hierfür wird zum einen durch die Erkennung und offene Diskussion von Fehlern bzw. Komplikationen gebildet, aber auch durch die zunehmende Interdisziplinarität der Komplikationsbehandlung. Zum anderen entsteht auch durch die geschärfte öffentliche Sensibilität für etwaige Komplikationen eine gesteigerte Verpflichtung, auch gegenüber Patienten und Angehörigen Fehler und Komplikationen offen zu diskutieren.

Dennoch fällt bei der Durchsicht der gegenwärtigen Literatur, beispielsweise im Rahmen der Beantwortung von Gutachtenfragen, auf, dass auf der einen Seite zu vielen der häufig aufgeworfenen Fragen diskrepante Veröffentlichungen oder auch in vielen Fällen gar keine Untersuchungsergebnisse vorliegen. Auf der anderen Seite ist die wissenschaftliche Evidenz sehr vielfältig und kann sich zwangsläufig nur auf Standardsituationen beziehen, während in der klinischen Realität häufig viel komplexere, miteinander verzahnte und vielschichtige Probleme und Entscheidungsprozesse zu Komplikationen führen können

Vielfach herangezogene Leitlinien spiegeln daher häufig lediglich eine Kombination von Evidenz aus der gegenwärtigen Literatur und – sehr viel häufiger – Expertenauffassungen wider. Letztere können unter Umständen in der Einzelfragestellung sehr viel hilfreicher sein oder stellen sogar die einzige verfügbare Empfehlung dar. Insofern überrascht es nicht, dass abseits des Erfahrungsschatzes großer Zentren, die vielfach die Komplikationsbehandlung für kleinere Institutionen mit übernehmen, ein entsprechendes Wissen über das Management schwerwiegender Komplikationen gar nicht vorhanden ist.

Das vorliegende Buch soll daher den Lesern als Leitfaden zum Management von Komplikationen dienen, wie sie allerorts auftreten können. Das Management beginnt allerdings nicht erst mit der eigentlichen Behandlung des Patienten, sondern schon mit einer strukturierten Vorbereitung und Kommunikation der geplanten Behandlung und einem offensiven Umgang mit den potenziellen Risiken und möglichen Komplikationen, die sich durch die Behandlung ergeben. Daher versucht die vorliegende Publikation, die Aspekte der rechtlichen Konsequenzen, der ökonomischen Auswirkungen von Komplikationen und des Umgangs damit – oft als Komplikationskultur bezeichnet – aufzugreifen und die wesentlichen Aspekte verständlich und nachvollziehbar darzustellen.

Des Weiteren präsentieren die Beiträge dieses Buches das aktuelle, evidenzbasierte Wissen zu den Präventionsstrategien sowohl prä-, als auch intraoperativ und zu den Behandlungsmöglichkeiten von Komplikationen während und nach den Eingriffen im benannten Spektrum als konkrete Handlungshilfe. Ergänzt werden die zusammengetragenen Informationen von dem individuellen Erfahrungsschatz der einzelnen Beitragsautoren, Ärzte eines der größten chirurgischen Zentren im deutschsprachigen Raum. In vielen Punkten werden an anderen Orten zusätzliche Erfahrungen zu den dargestellten Behandlungsschritten oder abweichende Auffassungen existieren. Die Autoren dieses Buches würden sich daher über ergänzende Informationen, Anregungen, Tipps und Tricks, die sich jenseits der publizierten Evidenz bewegen, sehr freuen.

Wir wünschen allen Lesern viel Vergnügen bei der Lektüre und vor allem viel Erfolg und ein möglichst komplikationsarmes tägliches Arbeiten.

Markus Rentsch, Andrej Khandoga, Martin K. Angele, Jens Werner
München, 6. Juli 2014

Inhaltsverzeichnis

Autorenverzeichnis

Prof. Dr. med. Ayman Agha
Klinik für Allgemeine, Viszeral-, Gefäß- und Thoraxchirurgie
Klinikum der Universität München, Klinikum Bogenhausen
Englschalkingerstraße 77
81925 München
Ayman.Agha@klinikum-muenchen.de

Dr. med. Markus Albertsmeier
Klinik für Allgemeine, Viszeral-, Transplantations-, Gefäß- und Thoraxchirurgie
Klinikum der Universität München, Campus Großhadern
Marchioninistraße 15
81377 München
Markus.Albertsmeier@med.uni-muenchen.de

PD. Dr. med. Joachim Andrassy
Klinik für Allgemeine, Viszeral-, Transplantations-, Gefäß- und Thoraxchirurgie
Klinikum der Universität München, Campus Großhadern
Marchioninistraße 15
81377 München
Joachim.Andrassy@med.uni-muenchen.de

Prof. Dr. med. Martin K. Angele
Klinik für Allgemeine, Viszeral-, Transplantations-, Gefäß- und Thoraxchirurgie
Klinikum der Universität München, Campus Großhadern
Marchioninistraße 15
81377 München
Martin.Angele@med.uni-muenchen.de

Prof. Dr. med. Christiane J. Bruns
Universitätsklinikum Magdeburg A.ö.R.
Klinik für Allgemein-, Viszeral- und Gefäßchirurgie
Leipziger Straße 44
39120 Magdeburg
Christiane.Bruns@med.ovgu.de

Dr. med. Florian Bösch
Klinik für Allgemeine, Viszeral-, Transplantations-, Gefäß- und Thoraxchirurgie
Klinikum der Universität München, Campus Großhadern
Marchioninistraße 15
81377 München
Florian.Boesch@med.uni-muenchen.de

Dr. med. Melvin D'Anastasi
Institut für klinische Radiologie - Onkologische Bildgebung
Klinikum der Universität München, Campus Großhadern
Marchioninistraße 15
81377 München
Melvin.Danastasi@med-uni-muenchen.de

Prof. Dr. med. Markus Guba
Klinik für Allgemeine, Viszeral-, Transplantations-, Gefäß- und Thoraxchirurgie
Klinikum der Universität München, Campus Großhadern
Marchioninistraße 15
81377 München
Markus.Guba@med.uni-muenchen.de

Prof. Dr. med. Wolfgang H. Hartl
Chirurgische Klinik
Klinikum der Universität München, Campus Großhadern
Marchioninistraße 15
81377 München
Whartl@med.uni-muenchen.de

Dr. med. Dorothea Herter
Klinik für Allgemeine, Viszeral-, Transplantations-, Gefäß- und Thoraxchirurgie
Klinikum der Universität München, Campus Großhadern
Marchioninistraße 15
81377 München
Dorothea.Herter@med.uni-muenchen.de

Prof. Dr. med. Ralf-Thorsten Hoffmann
Institut und Poliklinik für Radiologische Diagnostik
Medizinische Fakultät Carl-Gustav-Carus an der TU Dresden
Fetscherstraße 74
1307 Dresden
Ralf-Thorsten.Hoffmann@uniklinikum-dresden.de

PD Dr. med. Matthias Hornung
Klinik und Poliklinik für Chirurgie
Universitätsklinikum Regensburg
Franz-Josef-Strauß-Allee 11
93053 Regensburg
Matthias.Hornung@ukr.de

Dr.med. Mareile Joka
Klinik für Allgemeine, Viszeral-, Transplantations-, Gefäß- und Thoraxchirurgie
Klinikum der Universität München, Campus Großhadern
Marchioninistraße 15
81377 München
Mareile.Joka@med.uni-muenchen.de

Prof. Dr. med. Stefan Kääb
Klinikum der Universität München, Campus Innenstadt
Medizinische Klinik und Poliklinik I
Ziemssenstraße 1
80336 München
Stefan.Kaab@med.uni-muenchen.de

PD Dr. med. Michael Kasparek
Klinik für Allgemeine, Viszeral-, Transplantations-, Gefäß- und Thoraxchirurgie
Klinikum der Universität München, Campus Großhadern
Marchioninistraße 15
81377 München
Michael.Kasparek@med.uni-muenchen.de

PD Dr. med. Andrej Khandoga
Klinik für Allgemeine, Viszeral-, Transplantations-, Gefäß- und Thoraxchirurgie
Klinikum der Universität München, Campus Großhadern
Marchioninistraße 15
81377 München
Andrej.Khandoga@med.uni-muenchen.de

PD Dr. med. Philipe N. Khalil
Klinik für Allgemeine, Viszeral-, Transplantations-, Gefäß- und Thoraxchirurgie
Klinikum der Universität München, Campus Großhadern
Marchioninistraße 15
81377 München
Philipe.Khalil@med.uni-muenchen.de

PD Dr. med. Axel Kleespies
Klinik für Allgemeine, Viszeral-, Transplantations-, Gefäß- und Thoraxchirurgie
Klinikum der Universität München, Campus Großhadern
Marchioninistraße 15
81377 München
Axel.Kleespies@med.uni-muenchen.de

Prof. Dr. med. Frank Kolligs
Chefarzt der Klinik für Allgemeine Innere Medizin, Leiter der Interdisziplinären Endoskopie
HELIOS Klinikum Berlin-Buch
Schwanebecker Chaussee 50
13125 Berlin
Frank.Kolligs@helios-kliniken.de

Dr. med. David Kuppinger
Klinik für Allgemeine, Viszeral-, Transplantations-, Gefäß- und Thoraxchirurgie
Klinikum der Universität München, Campus Großhadern
Marchioninistraße 15
81377 München
David.Kuppinger@med.uni-muenchen.de

Dr. med. Roland Ladurner
Klinik für Allgemeine, Viszeral-, Transplantations-, Gefäß- und Thoraxchirurgie
Klinikum der Universität München, Campus Großhadern
Marchioninistraße 15
81377 München
Roland.Ladurner@med.uni-muenchen.de

Mag. rer. nat. (Dipl. Psych.) Bianca Leitner
Klinik und Poliklinik für Psychiatrie und Psychotherapie
Klinikum der Universität München
Nußbaumstraße 7
80336 München
Bianka.Leitner@med.uni-muenchen.de

Maximilian Lerchenberger
Klinik für Allgemeine, Viszeral-, Transplantations-, Gefäß- und Thoraxchirurgie
Klinikum der Universität München, Campus Großhadern
Marchioninistraße 15
81377 München
Max.Lerchenberger@med.uni-muenchen.de

Prof. Dr. med. h.c. MBA, FACS Florian Löhe
Chirurgische Klinik I
Klinikum Landshut
Robert-Koch-Straße 1
84034 Landshut
Florian.Loehe@klinikum-landshut.de

Dr. med. Thomas Marx
Klinik für Anästhesiologie
Klinikum der Universität München, Campus Innenstadt
Nußbaumstraße 20
80336 München
Thomas.Marx@med.uni-muenchen.de

Dr. med. Ludwig Ney
Klinik für Anästhesiologie
Klinikum der Universität München, Campus Innenstadt
Nußbaumstraße 20
80336 München
Lney@med.lmu.de

PD Dr. med. Markus Rentsch
Klinik für Allgemeine, Viszeral-, Transplantations-, Gefäß- und Thoraxchirurgie
Klinikum der Universität München, Campus Großhadern
Marchioninistraße 15
81377 München
Mrentsch@med.uni-muenchen.de

Dr. med. Gregor Scheible
Klinik für Kardiologie, Pneumologie und Internistische Intensivmedizin
Städtisches Klinikum München GmbH
Thalkirchner Straße 48
80804 München
Gregor.Scheible@klinikum-muenchen.de

Dr. med. Tobias Schiergens
Klinik für Allgemeine, Viszeral-, Transplantations-, Gefäß- und Thoraxchirurgie
Klinikum der Universität München, Campus Großhadern
Marchioninistraße 15
81377 München
Tobias.Schiergens@med.lmu.de

Prof. Dr. med. Jörg Schirra
Medizinische Poliklinik II
Klinikum der Universität München, Campus Großhadern
Marchioninistraße 15
81377 München
Joerg.Schirra@med.uni-muenchen.de

Prof. Dr. med. Hans-Ulrich Schulz
Allgemein- und Viszeralchirurgie
AMEOS Klinikum Haldensleben
Kiefholzstraße 27
39340 Haldensleben
Hu.Schulz@ameos-ok.de

Dr. Andreas Staufer
Kanzlei Finck Althaus Sigl & Partner
Rechtsanwälte Steuerberater
Nußbaumstraße 12
80336 München
Info@finck-partner.de

Dr. med. Franz Staufer
Frauenarzt
Obere Moosschwaige Straße 8
85221 Dachau
Franz@staufer.de

Dr. med. Michael Thomas
Klinik für Allgemeine, Viszeral-, Transplantations-, Gefäß- und Thoraxchirurgie
Klinikum der Universität München, Campus Großhadern
Marchioninistraße 15
81377 München
Michael.Thomas@med.uni-muenchen.de

PD Dr. med. Christoph Trumm
Institut für Klinische Radiologie
Klinikum der Universität München, Campus Großhadern
Marchioninistraße 15
81377 München
Christoph.Trumm@med.uni-muenchen.de

Dipl.Psych., PP Julia Völzke
Klinik und Poliklinik für Psychiatrie und Psychotherapie
Klinikum der Universität München
Nußbaumstraße 7
80336 München
J.Voelzke@gmx.net

Prof. Dr. med. Jens Werner
Klinik für Allgemeine, Viszeral-, Transplantations-, Gefäß- und Thoraxchirurgie
Klinikum der Universität München, Campus Großhadern
Marchioninistraße 15
81377 München
Jens.Werner@med.uni-muenchen.de

PD Dr. med. Hauke Winter
Klinik für Allgemeine, Viszeral-, Transplantations-, Gefäß- und Thoraxchirurgie
Klinikum der Universität München, Campus Großhadern
Marchioninistraße 15
81377 München
Hauke.Winter@med.uni-muenchen.de

Allgemeine Grundlagen des Komplikations-managements in der Chirurgie

Das Komplikationsmanagement geht weit über die medizinischen Maßnahmen zur Prävention und Behandlung von Komplikationen in der Chirurgie hinaus. Es geht beginnt im Laufe einer Patientenbehandlung noch bevor der Patient in Behandlung ist. Aufgrund der öffentlichen Sensibilisierung gegenüber der Thematik „fehlerhafte Behandlung" sollten medikolegale Aspekte mit besonderer Sorgfalt angegangen werden.

Es sind nicht nur die allgemeinen Strategien zur Reduktion von Fehlern, beispielsweise Standardisierungen der Behandlungen (Patientenpfade) und Sicherheitsmechanismen (perioperative Checklisten). Hierzu zählen auch die Kommunikation mit den Patienten oder seinen Angehörigen und die offene Erörterung von möglichen Problemen und Risiken. Umso erstaunlicher erscheint daher die immer wieder festzustellende unzulängliche Dokumentation gerade dieses wichtigen Aspektes der ärztlichen Aufklärung. Sie reflektiert den hohen Zeitdruck, in dem dieser seinen Platz finden muss, aber auch die inadäquate Priorisierung innerhalb der täglichen Tätigkeiten.

Ferner sollte eine exakte strategische Planung der Behandlung unter Berücksichtigung ökonomischer Aspekte erfolgen. In vielen Situationen besteht aufgrund von Komorbiditäten und auch durch das Krankheitsbild selbst eine antizipierbare Risikoerhöhung. Komplikationen wirken sich immer negativ auf die Mittelverfügbarkeit der behandelnden Einheiten aus. Vielfach wären jedoch Budgetdefizite durch eine Fallplanung oder Aufteilung der chirurgischen Therapie auf mehrere operative Schritte oder Behandlungen vermeidbar oder zumindest abzuschwächen.

Komplikationen nach chirurgischer Therapie hinterlassen beim Verursacher immer eine psychische Belastung in unterschiedlichem Umfang. Sicher muss ein Chirurg im Laufe seines Berufslebens in irgendeiner Form mit Komplikationen rechnen, dennoch wird hierdurch das weitere Handeln in sehr hohem Umfang, gerade nach schwerwiegenden Komplikationen, beeinflusst. Jedoch ist eine Vermeidungsstrategie für gleichartige Herausforderungen oder eine Verunsicherung für den Operateur weder für ihn selbst noch für die Patienten zielführend. Daher muss nach Lösungen gesucht werden, die eine optimale Verarbeitung solcher Geschehnisse und Unterstützung aus dem Umfeld gewährleisten.

Die nachstehenden Kapitel widmen sich diesen Aspekten und beleuchten die umrissenen Teilaspekte eines professionellen Komplikationsmanagements außerhalb des chirurgischen Handelns im engeren Sinne. Sie sollen Grundlagen zur Optimierung der Vermeidung von Komplikationen und des Umgangs mit Komplikationen aufzeigen.

Rechtliche Konsequenzen chirurgischer Komplikationen

A. Staufer, F. Staufer

M. Rentsch, A. Khandoga, M. Angele, J. Werner (Hrsg.), *Komplikationsmanagement in der Chirurgie*,
DOI 10.1007/978-3-662-43475-8_1, © Springer-Verlag Berlin Heidelberg 2015

Jeder medizinische Eingriff birgt die Gefahr einer Komplikation. Diese Gefahr kann sich sowohl während, als auch nach dem Eingriff verwirklichen. Sie ist nicht zwingend gleichzusetzen mit einem Behandlungsfehler. Dennoch kann die Komplikation zu Behandlungsfehlervorwürfen und damit Schadenersatz- und Schmerzensgeldbegehren führen. Sie kann das Strafverfolgungsinteresse des Staates wecken und letztlich berufsrechtliche Folgen bis hin zum Entzug der Approbation nach sich ziehen. Wenn der Arzt allerdings einige Regeln beachtet, kann er bereits das Risiko einer rechtlichen Nachprüfung minimieren. Ob die Komplikation dann tatsächlich rechtliche Relevanz erlangt, hängt von Faktoren ab, die der Arzt gut beeinflussen kann.

Eine Komplikation ist die unerwünschte Folge eines ärztlichen Eingriffs. Sie kann – muss aber nicht – auf einem Behandlungsfehler beruhen. Beispiele einer Komplikation sind Venenthrombose oder Lungenembolie nach einer Operation. Blutungen, Infektionen und Sepsis, Gefäß- und Nervenverletzungen sowie Wundheilungsstörungen stellen weitere typische Komplikationen dar. Die meisten dieser Komplikationen sind aufgrund der Erfahrung und des Könnens des behandelnden Arztes beherrschbar oder zumindest durch die Erkenntnisse der medizinischen Wissenschaft vorhersehbar. Das Risiko vorhersehbarer und beherrschbarer Komplikationen ist durch präventive Maßnahmen soweit möglich zu minimieren. So kann der Thrombose und der Embolie durch die Applikation von Heparin oder durch das Anlegen von Thrombosestrümpfen begegnet werden. Dennoch können sich Komplikationen trotz ärztlichen Könnens und behandlungsfehlerfreien Handelns in bleibenden Schäden für den Patienten manifestieren.

Der Behandlungsfehler dagegen ist das Verletzen des medizinisch gebotenen Standards (von Pentz 2011). Zu den typischen Fallgruppen zählen Diagnosefehler, Kontroll- und Überwachungsfehler, das Zurücklassen von Fremdkörpern, unzureichende Anamnese, fehlende Befunde, fehlerhafte Methodenwahl, therapeutische Aufklärungsfehler, falsche Medikation, Hygienemängel, das Nichterkennen von Komplikationen, fehlerhafte Operationstechniken, Lagerungsfehler, Anwendungsfehler bei Medizinprodukten, fehlerhafte Injektionen sowie das verspätete Hinzuziehen von Spezialisten (Kaiser et al. 2011; Schmidt et al. 2011). Letzteres kann verursacht sein durch das Übernahmeverschulden des einzelnen Arztes, der sich ein Können zutraut, das er nicht besitzt – teils begünstigt durch ein Organisationsverschulden (Kaiser et al. 2011; Schmidt et al. 2011) im Krankenhaus.

Dass es selbst bei bloßen Komplikationen zu Behandlungsfehlervorwürfen seitens des Patienten kommt, liegt mitunter daran, dass die Bewertung der Schwere einer Komplikation als schwerwiegend, harmlos oder gar immanent stets subjektiv ist. So kann der Arzt einen Eingriff als Erfolg werten, während der Patient die Folgen des Eingriffs als fatal darstellt und sich möglicherweise sogar seines Lebensgefühls beraubt sieht. Die Vorstellungen von Arzt und Patient können aufgrund des starken Wissensgefälles und einer zuweilen unzureichenden oder vielversprechenden Aufklärung diametral auseinandergehen. Die unterschiedliche subjektive Wahrnehmung der Folgen eines medizinischen Eingriffs ist dann erst der Auslöser einer rechtlichen Überprüfung. Fehlt es dann noch an einer nachvollziehbaren Dokumentation, ziehen medizinische Komplikationen nicht selten vermeidbare rechtliche Konsequenzen nach sich.

Tipp

Zur Vermeidung von Behandlungsfehlervorwürfen stehen daher die Art und Weise der Kommunikation mit dem Patienten, dessen schonungslose und vollständige Aufklärung vor dem Eingriff sowie eine zeitnahe und nachvollziehbare Dokumentation des Behandlungsgeschehens im Vordergrund. Obwohl gut beherrschbar, spielen diese drei Faktoren – Kommunikation, Aufklärung und Dokumentation – heute die ausschlaggebende Rolle in Arzthaftungs- und Arztstrafverfahren.

1.1 Einwilligung und ärztliche Aufklärung

1.1.1 Einwilligung in den ärztlichen Eingriff

Damit ein ärztlicher Eingriff überhaupt zulässig ist, bedarf es immer der Einwilligung des Patienten (§ 630d Abs. 1 BGB). Nicht der Arzt entscheidet über das Wohl des Patienten, sondern der Patient bestimmt das Ob und Wie des Eingriffs. Das Erfordernis der Einwilligung schützt das Selbstbestimmungsrecht des Patienten – der damit krank sein darf, wenn er krank bleiben will. Eine einmal erteilte Einwilligung kann der Patient jederzeit widerrufen (Weidenkaff 2014).

Bei Minderjährigen und betreuten Patienten ist nicht auf die Geschäftsfähigkeit oder ein gesetzliches Mindestalter abzustellen, sondern in Abhängigkeit von der geistigen und sittlichen Reife allein auf die natürliche Einsichts- und Entschlussfähigkeit (Biermann 2006). Einsichts- und Entschlussfähigkeit liegen vor, wenn der Patient Art, Notwendigkeit, Bedeutung, Folgen und Risiken des Eingriffs einschätzen kann. Gegen den Willen des Patienten ist ein ärztlicher Eingriff nicht zulässig. Fehlt es an der Einsichts- und Entschlussfähigkeit, so bedürfen Minderjährige der Einwilligung ihrer gesetzlichen Vertreter, üblicherweise beider Elternteile. In Gesundheitsfragen betreute Personen bedürfen der Einwilligung des Bevollmächtigten bzw. des Betreuers, bei schweren aufschiebbaren Eingriffen auch der Einwilligung des Betreuungsgerichts, §§ 1904 Abs. 1, 1905 BGB (Nebendahl 2009; Schwedler 2013).

Bei einwilligungsunfähigen Patienten genügt in unaufschiebbaren Fällen die mutmaßliche Einwilligung. Dann ist darauf abzustellen, was der Patient gewollt hätte, wenn nicht eine Patientenverfügung oder ein vom Patienten bevollmächtigter oder gerichtlich bestellter Vertreter die Maßnahme gestattet. Der individuelle hypothetische Wille des Patienten ist anhand seiner früheren Äußerungen oder durch die Befragung naher Bekannter zu ermitteln (Weidenkaff 2014). Solange der Eingriff in vertretbarem Umfang hinausgezögert werden kann, ist vorrangig der mutmaßliche Wille zu erforschen, ein Bevollmächtigter zu ermitteln oder gar gerichtlich ein Betreuer zu bestellen (Staufer et al. 2012).

Fehlt es an einer wirksamen Einwilligung, ist der Eingriff rechtswidrig. Der Arzt muss straf- und zivilrechtliche Konsequenzen selbst dann fürchten, wenn der Eingriff erfolgreich war. Der Arzt trägt die Beweislast der Einwilligung als Voraussetzung seines Eingriffs. Er hat die Einwilligung möglichst zu dokumentieren. Die Beweislast des Widerrufs einer einmal erteilten Einwilligung trägt dagegen der Patient (Wenzel 2013; für die Rechtslage in Österreich: Bernat 2013).

1.1.2 Aufklärung als Voraussetzung der Einwilligung

Die vollständige und zutreffende Aufklärung des Patienten ist Voraussetzung einer wirksamen Einwilligung. Der Patient ist über die für die Einwilligung wesentlichen Umstände schonungslos aufzuklären. Um Behandlungsalternativen abwägen zu können, muss er die Eignung und die Erfolgsaussichten des Eingriffs im Hinblick auf die Diagnose oder die Therapie kennen und auf Alternativen zur Maßnahme hingewiesen werden, § 630e Abs. 1 BGB. Nur so wird der Patient in die Lage versetzt, hinreichend über sein Selbstbestimmungsrecht zu verfügen. Die Aufklärung umfasst daher mindestens folgende Angaben über (Weidenkaff 2014; OLG Koblenz 2009):

- Art und Umfang des vorgesehenen Eingriffs
- Bedeutung und Tragweite des Eingriffs
- Notwendigkeit und Dringlichkeit des Eingriffs
- Verlauf und zu erwartende Folgen wie
  - Nebenwirkungen
  - Schmerzintensität und Nachwirkungen
  - Narben
  - Funktionsstörungen
  - Verlust von Gliedern
- Erfolgschancen, Heilungsmöglichkeiten und Möglichkeiten eines Misserfolgs
- Mögliche Folgen, bekannte Risiken und Komplikationen
- Behandlungsalternativen mit ihren Vor- und Nachteilen
- Kosten, wenn Zweifel über die Erstattungsfähigkeit bestehen

Der Patient muss durch die Aufklärung eine allgemeine Vorstellung von der Schwere des Eingriffs und den spezifischen Risiken bekommen, ohne dass der Arzt diese beschönigt oder verschlimmert (BGH 2010). Die Aufklärung muss dazu im Großen und Ganzen erfolgen und typische, nicht ganz außerhalb der Wahrscheinlichkeit liegende Risiken beinhalten, die für die Entscheidung des Patienten von Bedeutung sein können. Das betrifft vor allem die Risiken, die das weitere Leben des Patienten nachhaltig beeinträchtigen. Im Rahmen der zweistufigen Aufklärung muss sich der Arzt nach der Basisaufklärung vergewissern, dass der Patient seinen Äußerungen folgen konnte und dass er alles verstanden hat. Im Speziellen ist dann auf die Fragen des Patienten einzugehen. Verweigert der Patient die Behandlung, ist er über die für ihn nicht ohne Weiteres erkennbaren Folgen der Nichtbehandlung – erforderlichenfalls sogar drastisch – aufzuklären (OLG Düsseldorf 2007).

Tipp

Je dringender die Indikation, je notwendiger der Eingriff, desto geringer sind die Anforderungen an die Aufklärung bis hin zum Verzicht (Bsp. Ruptur eines Aortenaneurysmas). Je geringer dagegen die Indikation für einen medizinischen Eingriff ist, desto härter muss die Aufklärung sein (Beispiel: Plastische Chirurgie).

Mit einer unvoreingenommenen Kommunikation kann bereits im Vorfeld späteren Anschuldigungen des Patienten sehr gut begegnet werden. Denn je mehr der Arzt dem Patienten verspricht, desto eher werden seine (hohen) Erwartungen auch enttäuscht. Der Eindruck der Omnipotenz, der ärztlichen Allmächtigkeit und des Heilenkönnens ist zu vermeiden. Stattdessen ist im Rahmen der Aufklärung mit einer realistischen, schonungslosen Einschätzung des ärztlichen Könnens viel zu gewinnen.

Aufklären darf nur derjenige, der über die notwendige Ausbildung zur Durchführung des geplanten Eingriffs verfügt. Das muss nicht zwingend der Arzt sein, der die Maßnahme vornimmt. Er darf die Aufklärung aber nicht auf einen fachfremden Arzt, einen Assistenzarzt oder gar Assistenzpersonal delegieren, wenn diese nicht die notwendigen Kenntnisse des Eingriffs besitzen (§ 630e Abs. 2 Nr. 1 BGB). So hat der Anästhesist über das Risiko der Narkose aufzuklären, nicht der Operateur. Der Krankenhausträger bzw. der selbst liquidierende Chefarzt haben die Aufklärung durch Erfüllungsgehilfen ebenfalls mittels Anweisungen und Kontrollen sicherzustellen. Andernfalls können auch sie aus Organisationsverschulden heraus haften (BGH 2006). Zu beachten ist, dass bereits der überweisende Arzt den Patienten vor der Überweisung an einen Spezialisten über den von ihm vorgeschlagenen Weg aufzuklären hat. Der Spezialist darf es hierbei nicht belassen, er hat die Aufklärung zu wiederholen und zu vertiefen (Weidenkaff 2014).

Um das Selbstbestimmungsrecht des Patienten zu wahren, darf er nicht unter Druck gesetzt werden. Druck entsteht bereits durch einen zeitnah erfolgenden Eingriff. Der Patient ist daher so frühzeitig zum Aufklärungsgespräch einzubestellen, dass er anschließend noch in Ruhe abwägen kann. Der zur Verfügung zu stellende Zeitrahmen bemisst sich nach dessen Dringlichkeit sowie zusätzlich nach der Intensität des Eingriffs und den Auswirkungen auf den Patienten. Bei einfachen, ambulanten Eingriffen kann eine Aufklärung noch am selben Tag genügen. Bei größeren Eingriffen hat eine Aufklärung am mehrere Tage im Voraus zu erfolgen. Je dringlicher der Eingriff ist, desto eher kann der Zeitrahmen andererseits angemessen abgekürzt werden (Weidenkaff 2014).

Der Patient ist mündlich aufzuklären. Es muss also ein Aufklärungsgespräch stattfinden. Die Aufklärung muss für den Patienten verständlich sein; der Arzt darf sich nicht ausschließlich medizinischer Fachbegriffe bedienen, sondern hat diese zu erläutern. Bei fremdsprachigen Patienten ist ein Dolmetscher hinzuzuziehen. Die multimedial begleitete Aufklärung durch Aufklärungsvideos oder Präsentationen ist zulässig. Ergänzend kann der Arzt auf Aufklärungsbögen Bezug nehmen, die der Patient in Textform erhält (§ 630e Abs. 2 Nr. 2 BGB). Elektronische Hilfsmittel unterstützen den Arzt vor allem bei der Vollständigkeit der Aufklärung – beispielsweise durch Checklisten.

Die schriftliche Dokumentation empfiehlt sich bereits aus Beweisgründen. Der Arzt kann den Nachweis eines bloß mündlich geführten Aufklärungsgesprächs bzw. ein gewichtiges Indiz hierfür zwar durch Eintragungen in die Patientenkartei, Zeugen oder durch seine ständige Aufklärungspraxis erbringen (OLG München 2013). Einfach hat er es mit dem Zeugenbeweis allerdings nicht, denn die Erinnerungen der Beteiligten können Jahre nach dem Vorfall im Prozess bereits verblasst sein. Verweigert der Patient die Aufklärung, so ist auch dies von dem Arzt zu dokumentieren und von dem Patienten aus Beweisgründen möglichst zu unterschreiben.

Dem Patienten muss die Möglichkeit eingeräumt werden, ergänzend Fragen im unmittelbaren Dialog mit dem Arzt zu stellen. Der bloße Bezug auf Unterlagen kann das Arztgespräch keinesfalls ersetzen. Für den Arzthaftungsprozess hat es sich daher als hilfreich erwiesen, die wesentlichen Merkmale des Eingriffs und die Fragen des Patienten stichpunktartig oder durch entsprechende Symbole, Skizzen und Randnotizen auf den Aufklärungsbögen zu kennzeichnen. Ergänzend sollten die Angaben des Patienten einschließlich der Vorerkrankungen fixiert werden. So kann der Arzt den Verlauf des Aufklärungsgesprächs und damit auch das Gespräch als solches nachweisen. Die Abschriften von allen Unterlagen, die der Patient im Zusammenhang mit der Aufklärung oder Einwilligung unterzeichnet hat, sind diesem auszuhändigen, § 630e Abs. 2 S. 2 BGB. Die Unterlagen beschränken sich nicht auf den Informationsteil des Aufklärungsbogens. Das Original verbleibt beim Arzt.

1.1.3 Therapeutische Aufklärung

Von der Einwilligungsaufklärung ist die therapeutische Aufklärung zu unterscheiden. Sie informiert über die Maßnahmen, die der Patient für den Behandlungserfolg und dessen Sicherung benötigt. Hierauf beruht der synonym gebräuchliche Name „Sicherungsaufklärung". Sie umfasst Anweisungen zur Nachsorge wie Wundversorgung, Thromboseprophylaxe, Nüchternheit oder Vorgaben zur Ernährung. Die therapeutische Aufklärung dient dem Schutz des Patienten. Sie ist Bestandteil und Nebenpflicht aus der ärztlichen Behandlung und – anders als die Einwilligungs- und Risikoaufklärung – nicht deren unmittelbare Voraussetzung (von Pentz 2011). Auch sie muss in der Dokumentation Erwähnung finden.

1.1.4 Dokumentation

Die Dokumentation ist Gedächtnisstütze für den Arzt und Rechenschaftsbericht gegenüber dem Patienten und Kostenträgern. Als Beweismittel (auch zur Liquidation!) dokumentiert sie die vorgenommenen Maßnahmen und die erhobenen Befunde. Sie dient der Therapiesicherung im Rahmen der Weiterbehandlung. Sie schützt vor unnötigen Folgeuntersuchungen – beispielsweise bei Röntgenaufnahmen vor einer übermäßigen Strahlenbelastung oder bei einer Medikation vor Überdosierung. Sie ist Berufspflicht (z. B. § 10 Musterberufsordnung Ärzte).

Der behandelnde Arzt ist daher verpflichtet, das Behandlungsgeschehen nachvollziehbar festzuhalten. Er muss die Behandlung zeitnah – möglichst ohne größere zeitliche Distanz – schriftlich oder elektronisch in einer Patientenakte dokumentieren (OLG Koblenz 2006). So sollen Erinnerungslücken und damit Dokumentationsfehler vermieden werden. Die Dokumentation umfasst sämtliche aus fachlicher Sicht für die derzeitige und künftige Behandlung wesentlichen Maßnahmen und deren Ergebnisse, insbesondere Anamnese, Diagnosen, Untersuchungen, Untersuchungsergebnisse, positive Befunde, erforderlichenfalls sogar negative Befunde, Therapien, Eingriffe und ihre Wirkungen, die Einwilligung des Patienten und dessen Aufklärungen (§ 630f Abs. 1, 2 BGB) sowie die Arztbriefe. Die Dokumentation kann knapp und in Stichpunkten ausgeführt sein, wenn sich aus ihr ansonsten nachvollziehbar und ohne konkrete Anhaltspunkte auf Dokumentationslücken der Verlauf ergibt (OLG Koblenz 2012). Verweigert der Patient die Behandlung, sollte der Arzt auch dies protokollieren (OLG Oldenburg 2008). Der behandelnde Arzt ist selbst zur Dokumentation verpflichtet. Er kann sich dabei Dritter bedienen, bleibt aber für den Inhalt verantwortlich.

Tipp

Die Dokumentation von Einwilligung und Aufklärung sind als Voraussetzungen des ärztlichen Eingriffs so zu organisieren, dass sie obligatorisch vor jedem Eingriff überprüfbar sind (Checkliste ▶ Kap. 4).

Einer vertrauenswürdigen, zeitnah gefertigten Dokumentation ist bis zum Beweis der Unrichtigkeit Glauben zu schenken. Denn auch die Anforderungen an den Arzt dürfen nicht überspannt werden und nicht zu Zumutungen führen, die im klinischen Betrieb unrealistisch wären. Einer insgesamt angemessenen und vollständigen ärztlichen Dokumentation – beispielsweise in einem detaillierten Operationsbericht – ist im Zweifel Vertrauen zu schenken (BGH 1981).

Während schriftliche Urkunden im Prozess Beweiskraft besitzen, genießen elektronische Akten diesen Status nur, wenn sie revisionssicher gespeichert wurden. Frei veränderbare Daten unterliegen lediglich der freien Beweiswürdigung des Gerichts (OLG Oldenburg 2008).

Tipp

Hilfreich ist es, wenn der behandelnde Arzt anhand seiner Unterlagen die Indikation, die Aufklärung und die Einwilligung des Patienten in den Eingriff, die Art des Eingriffs sowie die Maßnahmen während des Eingriffs, die daran Beteiligten, den Verlauf mit einzelnen Befunden und das Ergebnis auch mehrere Jahre nach dem Eingriff noch nachvollziehen kann. Anders als bei der Aufklärung kann sich der Arzt hier auch medizinischer Fachbegriffe und fachüblicher Abkürzungen bedienen sowie Stichworte und Symbole nutzen.

Spätere Änderungen wie Streichungen, Berichtigungen und Ergänzungen sind sowohl in der schriftlichen als auch in der elektronisch geführten Patientenakte zulässig, wenn sie mit einem Zeitstempel und einem identifizierbaren Namenskürzel versehen werden. Der ursprüngliche Inhalt muss erkennbar bleiben. Ein Verstoß hiergegen kann als Urkundenfälschung, das Vorenthalten oder Entfernen auch nur von Teilen der Patientenakte als Urkundenunterdrückung strafrechtliche Relevanz nach den §§ 267 ff. StGB entfalten.

Die Patientenakte ist schließlich für die Dauer von zehn Jahren nach Abschluss der Behandlung aufzubewahren, soweit nicht andere Vorschriften längere oder kürzere Aufbewahrungsfristen vorsehen, § 630f Abs. 3 BGB, § 10 Musterberufsordnung Ärzte. Längere Aufbewahrungspflichten gelten insbesondere im Rahmen des Röntgen, des Strahlenschutzes, bei Verletzungsarten und D-und H-Arztverfahren. Dabei ist die Patientenakte aus Gründen der ärztlichen Verschwiegenheit und des Datenschutzes vor unberechtigtem Zugriff zu schützen.

Der Patient hat ein Recht auf Einsicht in die vollständige Patientenakte, § 630g Abs. 1 BGB. Das Gesetz sieht sogar eine unverzügliche Einsichtnahme vor. Verweigern kann der Arzt die Einsichtnahme nur aus erheblichen therapeutischen Gründen oder entgegenstehenden Rechten Dritter. Dann kann der Arzt die Einsicht in einzelne Dokumente oder sogar die ganze Akte verweigern, muss die Ablehnung aber begründen. Das Recht auf Einsichtnahme steht auch den Erben zur Wahrnehmung vermögensrechtlicher Interessen zu, nahen Angehörigen im Falle immaterieller Interessen – beispielsweise zum Ausschluss übertragbarer Infektionskrankheiten. Dem Ersuchen auf Einsichtnahme der Erben oder dem nahen Angehörigen darf allerdings der ausdrückliche oder mutmaßliche Wille des Patienten nicht entgegenstehen, § 630g Abs. 3 BGB.

Kann der Arzt die Patientenakte oder Teile daraus nicht vorlegen, macht er sich hinsichtlich einer deshalb zu wiederholenden Untersuchung schadenersatzpflichtig. Im Arzthaftungsprozess kann dies zudem zu einer Beweiserleichterung, bei groben Dokumentationsfehlern gar zu einer Beweislastumkehr zugunsten des Patienten führen (OLG Saarbrücken 2006).

1.2 Maßnahmen nach einem Zwischenfall

Ob Komplikation oder Behandlungsfehler – nach einem Zwischenfall steht zunächst die weitere adäquate Behandlung des Patienten im Vordergrund. Vitale Funktionen sind zu sichern, eine fortschreitende Verschlechterung ist zu vermeiden. Die vorstehend beschriebenen Grundsätze der Einwilligung besitzen allerdings auch für die weiterführenden Maßnahmen ihre Gültigkeit. Die Einwilligung bzw. die mutmaßliche Einwilligung des Patienten muss diese weitergehenden Maßnahmen umfassen. Relevant wird dies bei erforderlichen Folgeeingriffen während der Operation.

Zwischenfälle führen häufig erst im weiteren medizinischen Vorgehen zu Fehlern. Möglicherweise wird der Zwischenfall gänzlich übersehen. Schlimmer aber ist es, wenn ein Behandlungsfehler vertuscht wird – der vorgesetzte Arzt wird beispielsweise nicht oder zu spät informiert, die Verlegung in ein Haus höherer Versorgungsstufe wird nicht in Betracht gezogen, der Zwischenfall gänzlich verschwiegen. Derartige Fehler basieren meist auf dem Wunsch des Behandelnden, den Zwischenfall gar nicht erst zu kommunizieren. Leider verhindern derartige Versuche erst recht, den Fehler noch zu beheben.

Es sind daher organisatorische Strukturen zu schaffen, Zwischenfällen ist strukturiert und offen zu begegnen. Dies beinhaltet den hausinternen Umgang mit Fehlern. Der bislang noch häufig anzutreffenden „culture of blame" ist entgegenzuwirken. Es ist davon abzukommen, stets anderen die Schuld zuzuweisen. Ärztliche wie nichtärztliche Mitarbeiter müssen angehalten werden, Komplikationen intern zu kommunizieren und miteinander erörtern zu dürfen. Die Maßnahmen sind bereits in krisenfreien Zeiten zu trainieren und zu schulen. Der Umgang mit den Patienten, seinen Angehörigen und Dritten einschließlich der Presse ist klar festzulegen. Das Zwischenfallmanagement darf sich nicht allein auf die notfallmedizinische Akutversorgung (Bsp. Herzalarm) beschränken. Vielmehr muss dies alles Bestandteil eines juristisch begleiteten Risikomanagements in Klinik und Praxis sein.

1.2.1 Kommunikation mit Patienten und Angehörigen

Der Zwischenfall – der noch keinen Behandlungsfehler darstellen muss! – ist gegenüber dem Patienten zu kommunizieren. Die Kommunikation mit dem Patienten erfasst nicht die Suche nach Schuldigen oder Entschuldigungen, sondern vielmehr die bloße objektive Kommunikation über das Ereignis.

Bleiben die Patienten selbst oder deren Angehörigen im Dunkeln, wird ihnen die Einsicht in die Behandlungsunterlagen verweigert, werden Fragen bagatellisiert, gänzlich abgeblockt oder mit Floskeln vermeintlich in Schach gehalten oder das Gespräch auf nachrangiges Personal delegiert, so beflügelt dies die Patienten geradezu in ihren Vertuschungstheorien. Sie rufen letztlich den Patientenrechtsanwalt oder gar den Staatsanwalt auf den Plan. Im Ermittlungsverfahren stellt sich in der anwaltlichen Praxis häufig heraus, dass ein vertrauensvolles Gespräch zwischen Arzt und Patient das prozessuale Verfahren vermieden hätte: Denn der Patient tappte im Dunkeln und suchte Licht in den Strafakten.

! Auf keinen Fall darf ein Schuldanerkenntnis („Mir ist ein Fehler unterlaufen") abgegeben werden. Der Zwischenfall ist weder zu werten noch ist über ihn zu spekulieren – auch wenn vermeintlich Dritte einen Fehler begangen haben. Der Arzt muss sich in Gesprächen über den Fall auf die Mitteilung von Tatsachen beschränken. Zu dem Gespräch sind Zeugen hinzuziehen.

Nachrangig befasste ärztliche Kollegen dürfen durch die Herabwürdigung oder gar Beschuldigung des behandelnden Arztes keinen Haftungsfall provozieren. Sie sollten nicht verwundert sein, wenn sich der behandelnde Arzt auf derartige Behauptungen mit juristischen Gegenangriffen wie Abmahnung (Unterlassungsaufforderung mit Vertragsstrafenversprechen), Strafanzeige oder eigenen Schadenersatzforderungen zur Wehr setzt.

Der Versicherungsschutz wird bei wahrheitsgemäßen Tatsachenangaben nicht gefährdet. Das Gesetz sieht in § 630c Abs. 2 S. 2 BGB sogar eine Informationspflicht des Arztes vor: „Sind für den Behandelnden Umstände erkennbar, die die Annahme eines Behandlungsfehlers begründen, hat er den Patienten über diese auf Nachfrage oder zur Abwendung gesundheitlicher Gefahren zu informieren." Die Verwendung seiner Aussage in einem späteren Straf- oder Bußgeldverfahren ist in diesem Fall ausgeschlossen, § 630c Abs. 2 S. 3 BGB. Auch hier sollte der Arzt ohne anwaltlichen Rat keine Schuld eingestehen (Schelling/Warntjen 2012).

Wurde bereits ein strafrechtliches Ermittlungsverfahren eingeleitet, dann ist das Gespräch mit Patienten und Angehörigen nur noch mit anwaltlicher Unterstützung zu suchen. Keinesfalls darf der Eindruck erweckt werden, man wolle den Patienten oder Dritte beeinflussen oder sonst auf irgendwelche Maßnahmen einwirken.

1.2.2 Vervollständigen der Unterlagen

Die Patientenakte ist unmittelbar nach einem möglichen Zwischenfall zu vervollständigen.

! Die Beteiligten dürfen die Dokumentation keinesfalls hinauszögern. Sie müssen sich im nächstmöglichen ruhigen Moment um eine saubere und vollständige Protokollierung des Geschehens kümmern. Dies schließt alle erforderlichen Befunde einschließlich exakter Zeitangaben mit ein.

Betroffene eines relevanten Zwischenfalls müssen zusätzlich ein persönliches Gedächtnisprotokoll anfertigen. Es dient der persönlichen Erinnerung an den Vorfall. Diese Gedächtnisstütze ist nicht zu den Patientenakten zu heften und auch sonst nicht herauszugeben. Es dient dem Arzt und möglicherweise seinem Anwalt. Das Gedächtnisprotokoll sollte mindestens den chronologischen Verlauf dokumentieren, Zeiten, beteiligte Kollegen, Mitarbeiter und Angehörige sowie Besonderheiten enthalten. Dieser Tipp gilt unabhängig von einem strafrechtlichen Ermittlungsverfahren oder der zivilrechtlichen Geltendmachung von Schadenersatzforderungen. Warten Sie nicht, bis es zu einer Anschuldigung kommt.

Dieser Tipp ist nicht unumstritten, da auch diese Notizen Gegenstand der Beschlagnahmung sein könnten.

Unmittelbar nach einem Vorfall sind zudem eigene Kopien der Patientenakte zu fertigen. Denn die Originale können beschlagnahmt und Gegenstand staatsanwaltschaftlicher Ermittlungen werden. Dies gilt übrigens auch für die elektronische Patientenakte und die sie beherbergende EDV.

1.2.3 Versicherer informieren

Der Versicherer ist frühzeitig über einen möglichen Schadenfall zu informieren – selbst wenn der Arzt für sich ein Verschulden ausschließt. Es ist die Obliegenheit des Versicherungsnehmers die Haftpflichtversicherung unverzüglich – spätestens binnen einer Woche – nach dem Schadensereignis schriftlich zu informieren, § 104 Abs. 1 VVG, Nr. 25.1 der Allgemeinen Haftpflichtbedingungen (AHB 2012). Dabei kommt es nicht auf die Geltendmachung von Schadenersatzansprüchen an, sondern auf den Zeitpunkt der Kenntnis von den Umständen eines möglichen Haftpflichtanspruchs (Ratzel 2011). Ansonsten ist der Versicherungsschutz gefährdet. Auch hier darf der Arzt nur Tatsachen mitteilen, keine Spekulationen, Wertungen oder Schuldeingeständnisse vornehmen. Die juristische Bewertung des Vorfalls bleibt Aufgabe der Juristen. Die Bewertung des Behandlungsgeschehens ist Aufgabe des Sachverständigen.

Der Haftpflichtversicherer hat Regulierungsvollmacht und Regulierungshoheit. Er ist nach Nr. 5.2 AHB 2012 dazu berechtigt, „alle ihm zur Abwicklung des Schadens oder Abwehr der Schadenersatzansprüche zweckmäßig erscheinenden Erklärungen im Namen des Versicherungsnehmers abzugeben". Es ist das Recht des Haftpflichtversicherers, den Schadenersatzanspruch zivilrechtlich anzuerkennen, sich zu vergleichen oder verklagen zu lassen. Dem Versicherer oder dessen Rechtsanwalt ist daher hinsichtlich der Regulierung die weitere Kommunikation mit dem Patienten zu überlassen. Ein Äußerungsverbot besteht allerdings nicht; dem Arzt ist es also nicht verwehrt mit seinem Patienten den Geschehensablauf zu erörtern (Ratzel 2011).

1.2.4 Herausgabe der Unterlagen

Da der Patient nach § 630g BGB ein Recht auf Einsichtnahme in die vollständige Patientenakte hat, darf ihm dies nicht mit vorgeschobenen Gründen verweigert werden. Auch der zuständige Haftpflichtversicherer ist dem Patienten samt Anschrift offenzulegen, § 2 Abs. 1 Nr. 11 DL-InfoV. Im Todesfall haben die Erben aus wirtschaftlichen Interessen und die nahen Angehörigen aus immateriellen Gründen ein Recht auf Einsichtnahme, soweit dem nicht der Wille des Patienten entgegensteht. Eine weigernde Haltung oder bürokratische Hürden führen vermeidbar häufig zu Strafanzeigen seitens des Patienten oder dessen Angehörigen. Auch Abschriften (einschließlich der elektronischen Daten) sind dem Patienten auf sein Verlangen gegen Kostenerstattung anzufertigen. Die Originale dagegen verbleiben beim Arzt bzw. dem Krankenhaus.

1.2.5 Verhalten bei Durchsuchungen – strafrechtliches Ermittlungsverfahren

Polizei und Staatsanwaltschaft sind Patientenunterlagen dann herauszugeben, wenn ein Durchsuchungs- und Beschlagnahmebeschluss vorliegt. Dieser ist vorauszusetzen, denn die Unterlagen unterliegen der ärztlichen Schweigepflicht. Die Kooperation mit Polizei und Staatsanwaltschaft ist gleichwohl zu suchen. Sie kann allzu großes Aufsehen verhindern. Nicht nur das Image von Klinik und Praxis würde darunter leiden. Es ist daher sachdienlich nach den angeforderten Patientenunterlagen zu fragen und diese bei Vorliegen eines entsprechenden Beschlusses herauszugeben. Desto kürzer wird die hoheitliche Maßnahme dauern. Die Polizei sollte besser nicht suchen und erst recht keine Unterlagen oder gar die EDV beschlagnahmen. Die Unterlagen wären dann auf lange Zeit weg; ist der Server beschlagnahmt, zieht dies ohne aktuelles Backup und Ersatzrechner wirtschaftlich ungünstige Auswirkungen nach sich. Wir raten dazu, sofort einen strafrechtlich versierten Fachanwalt für Medizinrecht heranzuziehen.

1.2.6 Mediation in Arzthaftungssachen

Letztlich ist noch auf die durchweg guten Erfahrungen mit Mediationen hinzuweisen. Von einer Mediation können alle Beteiligten – Arzt und Krankenhaus, Patient und Versicherer – profitieren. So geht es Arzt und Krankenhaus um den Ruf, die Aufarbeitung, aber auch den zügigen Abschluss eines ebenfalls belastenden Ereignisses. Der Patient sucht Informationen, Erklärungen sowie eine Kompensation des erlittenen Schadens, der nicht immer nur in Geld zu bemessen ist. Das wiederum kann dem Versicherer zugutekommen. Der Mediator schafft hier kommunikative Brücken, denen sich auch die beteiligten Anwälte nicht verschließen sollten. Denn alle Beteiligten wünschen sich vor allem eines: dünne Akten und ein möglichst abschließendes, kurzes Verfahren.

1.2.7 Komplikationen als Chance

Zuletzt sei noch auf die Komplikation als Chance zur zukünftigen Fehlervermeidung und zur Verbesserung des Patientenschutzes hingewiesen. Risikomanagement und Fehlermeldesysteme (CIRS: Critical Incident Reporting Systems) können hierzu einen Beitrag leisten. Dies bedeutet zugleich eine Abkehr von der bisherigen Fehlerkultur, der „culture of blame" hin zu einer Kommunikation über Zwischenfälle. So können Fehler prospektiv vermieden werden (Merkle 2014). Ein „crew and company ressource management" (CRM) ist zu etablieren, die Geschäftsführung ist darin einzubeziehen, Mitarbeiter sind regelmäßig zu schulen. Das CRM hat sich in der Luftfahrt bewiesen und hat dort zu einer deutlichen Reduzierung von Risiken geführt.

Dem kommen die im Rahmen der Versorgung gesetzlich versicherter Patienten nach § 137 SGB V nunmehr vorgeschriebenen Risikomanagement- und Fehlermeldesysteme entgegen. Auch die auf der ISO 9001:2008 beruhende DIN EN 15224 zum Qualitätsmanagement im Gesundheitswesen zielt auf eine zunehmende Berücksichtigung des Risikomanagements ab.

Literatur

Bernat (2013) Einführung in das österreichische Medizinrecht. In: Wenzel (Hrsg) Handbuch des Fachanwalts Medizinrecht, 3. Aufl. Luchterhand, Köln, S 1863–1936

BGH (1981) Urteil vom 10.03.1981. VI ZR 202/79, juris

BGH (2006) Urteil vom 07.11.2006. MedR 2007, S 169–172

BGH (2010) Urteil vom 06.07.2010. OpenJur 2010, 11853

Biermann (2006) Aufklärung des Patienten. In: Berg, Ulsenheimer (Hrsg) Patientensicherheit, Arzthaftung, Praxis- und Krankenhausorganisation. Springer, Berlin Heidelberg New York

Kaiser, Ratzel (2011) Arzthaftungsrecht. In: Ratzel, Luxenburger (Hrsg) Handbuch Medizinrecht. Deutscher Anwaltverlag, Bonn, S 659–856

Merkle (2014) Risikomanagement und Fehlervermeidung im Krankenhaus. Springer, Berlin Heidelberg New York

Nebendahl (2009) Selbstbestimmungsrecht und rechtfertigende Einwilligung des Minderjährigen bei medizinischen Eingriffe. MedR 27:197–205

OLG Düsseldorf (2007) Urteil vom 26.04.2007. I-8 U 37/05, juris

OLG Koblenz (2006) Urteil vom 27.07.2006. MedR 2007, S 305–308

OLG Koblenz (2009) Urteil vom 12.02.2009. 5 U 927/06, juris

OLG Koblenz (2012) Beschluss vom 27.09.2011. MedR 30:330–332

OLG München (2013) Beschluss vom 01.07.2013. 1 U 213/13, juris

OLG Oldenburg (2008) Urteil vom 23.07.2008. MedR 2011, S 163–167

OLG Saarbrücken (2006) Urteil vom 08.11.2006. MedR 2007, S 486–490

von Pentz (2011) Tendenzen der neueren höchstrichterlichen Rechtsprechung zur Arzthaftung. MedR 29:222–226

Ratzel (2011) Haftpflichtversicherungsrecht. In: Ratzel, Luxenburger (Hrsg) Handbuch Medizinrecht. Deutscher Anwaltverlag, Bonn, S 857–872

Schelling, Warntjen (2012) Die Pflicht des Arztes zur Offenbarung von Behandlungsfehlern. Zugleich Überlegungen zum Entwurf eines Patientenrechtegesetzes. MedR 30:506–512

Schmidt, Giering (2011) Arztstrafrecht. In: Ratzel, Luxenburger (Hrsg) Handbuch Medizinrecht. Deutscher Anwaltverlag, Bonn, S 873–946

Schwedler (2013) Die Einwilligung des Berechtigten in eine ärztliche Behandlung. Der einwilligungsunfähige volljährige Patient. MedR 31:652–655

Staufer, Hülsmeyer, Kohlmann (2012) Patientenverfügung, Vorsorgevollmacht und Co. Wiley-VCH, Weinheim

Weidenkaff (2014) § 630d. In: Palandt (Hrsg) Bürgerliches Gesetzbuch, 73. Aufl. C. H. Beck, München, S 1020–1023

Wenzel (2013) Das Recht der medizinischen Behandlung. In: Wenzel (Hrsg) Handbuch des Fachanwalts Medizinrecht, 3. Aufl. Luchterhand, Köln, S 263–576

Ökonomische Aspekte chirurgischer Komplikationen

F. Löhe

M. Rentsch, A. Khandoga, M. Angele, J. Werner (Hrsg.), *Komplikationsmanagement in der Chirurgie*,
DOI 10.1007/978-3-662-43475-8_2, © Springer-Verlag Berlin Heidelberg 2015

2

Komplikationen im Rahmen von chirurgischen Operationen stellen nicht nur eine unerwünschte Abweichung vom normalen postoperativen Verlauf dar, sondern sie erzeugen in Abhängigkeit des Schweregrades einen gesteigerten Ressourcenverbrauch für den Leistungserbringer. Mit dem Wechsel vom Kostenerstattungsprinzip in der stationären Behandlung zum DRG-System ist die Kostendeckung mit zunehmenden Schweregrad der Komplikation nicht mehr gesichert, da der erzielte Fallerlös die Kosten der Behandlung überschreitet und somit die Leistungserbringung defizitär wird. Es ist es daher neben der medizinischen Ergebnisqualität auch für die ökonomische Effizienz einer Abteilung notwendig, die Prozess- und Strukturqualität der medizinischen Leistungserbringung kontinuierlich weiterzuentwickeln sowie ein gutes Komplikationsmanagement zu etablieren.

Im DRG-Zeitalter (▶ Abschn. 2.2.1) ist davon auszugehen, dass jedes Krankenhaus in Deutschland eine spezifische Darstellung der Kosten etabliert hat, die vermutlich Unterschiede zwischen den einzelnen Krankenhäusern aufweist (z.B. interne Leistungsverrechnung, interdisziplinäre Versorgung). Zentraler Punkt bleibt aber die Notwendigkeit, dass die durchschnittlichen Fallkosten den durchschnittlichen Fallerlös nicht übersteigen, um einen positiven Ertrag in der Erbringung einer Gesundheitsleistung erzielen können. Nicht zuletzt davon hängt das Überleben eines Krankenhauses unter den aktuellen Bedingungen im Gesundheitssystem in Deutschland ab. Neben den allgemeinen erlösmindernden Faktoren, wie Unter- oder Überschreitung der Grenzverweildauer, Streichungen durch den MDK und stationäre Fehlbelegungen, hat das Auftreten einer Komplikation im Rahmen der chirurgischen Therapie einen starken Einfluss auf die Kostendeckung. Im folgenden Text soll nicht auf das Problem der Fallzusammenführung (zweiter stationärer Fall nach Wiederaufnahme wegen einer Komplikation nach stationärer Entlassung) eingegangen werden, sondern die ökonomischen Auswirkungen bei kompliziertem postoperativem Verlauf innerhalb eines stationären Aufenthaltes betrachtet werden.

2.1 Kostensteigerung durch chirurgische Komplikationen

Das Auftreten einer interventionspflichtigen Komplikation ist neben den komplizierenden Begleiterkrankungen eine der wesentlichen Kostenseparatoren in der Chirurgie (Lohmann et al. 2008). So steigen die durchschnittlichen Fallkosten bei Durchführung größerer Operationen durch das Auftreten einer Komplikation in Abhängigkeit des Schweregrades, bedingt vor allem durch den verlängerten stationären Krankenhausaufenthalt (Patel et al. 2013). Allerdings ist die Aussagekraft dieser Feststellung wegen der häufig fehlenden und ungenauen Dokumentation der Komplikationserfassung erschwert. Es zeigt sich aber bei Dokumentation anhand einer Klassifikation, die eine Vergleichbarkeit der Ergebnisse erlaubt, eine signifikante Steigerung der Fallkosten durch einen komplizierten Verlauf im Vergleich zu einem unkomplizierten Verlauf nach 1200 größeren viszeralchirurgischen Eingriffen (Volanthen et al. 2011): Bei schwersten Komplikationen steigerten sich die durchschnittlichen Fallkosten auf das 5-Fache.

Bereits in früheren Jahren wurde erkannt, dass selbst kleinere Komplikationen die durchschnittlichen Fallkosten in der Chirurgie verdreifachen und daher die Einführung eines internen Qualitätsmanagements zu fordern ist, um die Behandlungskosten in der operativen Medizin wirksam senken zu können (Dimick et al. 2004).

Nicht allein der Schweregrad einer Komplikation hat einen signifikanten Einfluss auf die Kostensteigerung in der Chirurgie. Im eigenen Krankengut zeigt sich ebenfalls eine signifikante Zunahme der Kosten in Abhängigkeit von der Anzahl verschiedener Komplikationen im postoperativen Verlauf (◘ Abb. 2.1).

2.2 Einfluss auf die Kostendeckung

Dass das Auftreten einer Komplikation im perioperativen Verlauf die Fallkosten erhöhen wird, ist unbestritten und allgemein nachvollziehbar. Dennoch sagt diese Tatsache alleine noch nichts über die Kostendeckung aus, da die Fallerlöse bei den genannten Arbeiten nicht berücksichtigt wurden. Ein zentraler Reformbestandteil im deutschen Gesundheitswesen war die Umstellung der Vergütung weg von einer retrospektiven Kostenerstattung (Kostendeckungsprinzip, bei dem Komplikationen keinen Einfluss auf die Kostendeckung hatten) hin zu einem diagnoseorientierten Fallpauschalensystem, bei dem die Kostenverantwortung und auch ein Teil des Kostenrisikos von den Ausgabeträgern (z.B. den Krankenkassen) auf den Leistungserbringer (Krankenhäuser) übertragen wurde. Basierend auf zahlreichen theoretischen Arbeiten, die den Kosteneinfluss prospektiver Vergütung in den Vordergrund stellten, erhoffte man sich von der Einführung des DRG-Systems effiziente Kostensenkungsanreize (Wübker 2009). In diesem System können aufgrund der Besonderheiten des DRG-Systems Komplikationen durchaus völlig unterschiedlichen Einfluss auf den Erlös bzw. auf die Kostendeckung haben. Daher soll zum besseren Verständnis ein kurzer Überblick über das Entstehen einer DRG gegeben werden.

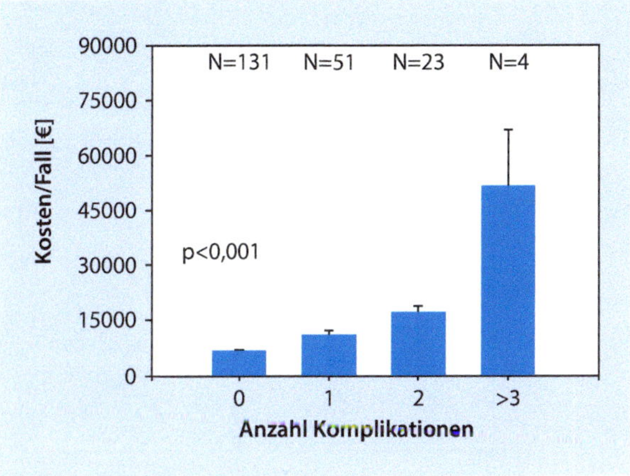

Abb. 2.1 Steigende Fallkosten in Abhängigkeit der Anzahl an postoperativen Komplikationen. (Eigene, nicht publizierte Daten)

2.2.1 Diagnosis Related Groups (DRG oder diagnosebezogene Fallgruppen)

Das DRG-System ist ein ökonomisches Klassifizierungssystem, das Objekte mit gleichen Eigenschaften in Klassen zusammenfasst. Medizinische oder pflegerische Eigenschaften stellen hier kein primäres Kriterium dar, da in einer DRG solche Fälle zusammengefasst werden, die die gleichen durchschnittlichen Kosten aufweisen (Prinzip der Kostenhomogenität). Die Gruppierung erfolgt mit Hilfe einer vom InEK (Institut für das Entgeltssystem im Krankenhaus) zur Verfügung gestellten Software, dem sog. „Grouper". Für die Gruppenzuordnung (Abb. 2.2) werden die Hauptdiagnose („major diagnostic category", MCD – kodiert nach ICD-10), die durchgeführten operativen Prozeduren (OPs) und die Entlassungsart (entlassen, verlegt, verstorben) benötigt. Für jeden Fall werden die Nebendiagnosen (ICD-10) auf ihren Schweregrad hin untersucht und dokumentiert („complication and comorbidity level", CCL). Aus der Zusammenführung der Nebendiagnosen ergibt sich ein Schweregrad der Komorbidität eines Falls („patient clinical complexity level", PCCL) der die Fallschwere ausdrückt. Nach Zuordnung der PCCL zu einer DRG erfolgt die abschließende Gruppierung nach ökonomischen Kriterien (Fleßa 2007).

Hieraus ergibt sich auch, dass Komplikationen in Abhängigkeit der Art und Schwere auch Einfluss auf die Fallschwere und somit auf den Erlös haben können. Ob die komplikationsbedingte Anhebung der Fallschwere ausreicht, um die durch die Komplikation gesteigerten Kosten decken zu können, ist in der Einzelfallbetrachtung unwahrscheinlich, da in der Kalkulation einer DRG die durchschnittlichen Kosten aller Fälle berücksichtigt wurden. Steigt an einem Krankenhaus die Komplikationsrate

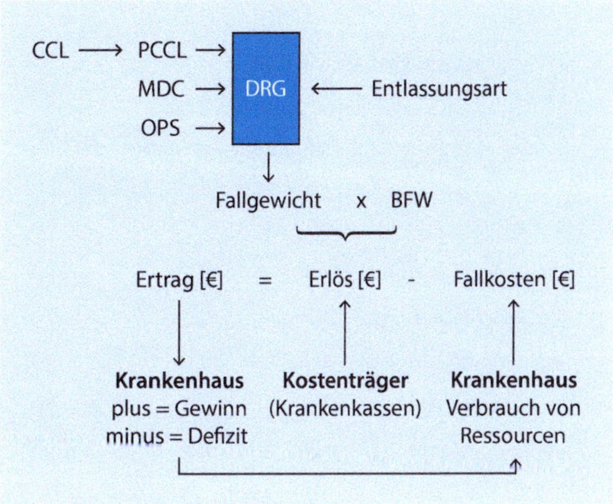

Abb. 2.2 Finanzierung der stationären Behandlung. Gruppierungen der DRG ergeben das Fallgewicht, das mit dem aktuellen Landesbasisfallwert multipliziert wird. Dieser Betrag [€] wird von den Kostenträgern erstattet (Erlös). Das Krankenhaus muss damit die entstandenen Fallkosten abdecken. Sind die Fallkosten höher als der Fallerlös, wird der Ertrag defizitär

über den in der Kalkulation ermittelten Durchschnittswert an, werden die Erlöse zwangsläufig unter den Fallkosten sein und somit wird der Ertrag für Krankenhaus defizitär.

2.2.2 Epidemiologische und demografische Risikofaktoren einer erhöhten Morbidität

Für die Gruppierung einer DRG werden die Komorbiditäten erfasst und können potentiell den Schweregrad eines Falls steigern. Für die Erstellung einer DRG in der Viszeral- und Thoraxchirurgie haben weder Adipositas noch das Alter einen Einfluss auf die Gruppierung, obwohl beide Faktoren als Prädiktoren für eine erhöhte Komplikationsrate angesehen werden müssen.

Die stetig ansteigende Prävalenz an adipösen Patienten, die nicht wegen der Adipositas, sondern wegen anderer Erkrankungen operiert werden müssen, wird konsekutiv auch zu einem höheren Ressourcenverbrauch bei Erbringung der operativen Leistung führen, da die Komplikationsrate bei adipösen Patienten signifikant höher als bei normalgewichtigen Patienten ist. Die mit einem hohen BMI assoziierte gesteigerte intraabdominelle Adipositas des Viszerum erwies sich als unabhängiger Risikofaktor, der nach viszeralchirurgischen Eingriffen zu einem signifikanten Anstieg der postoperativen Komplikationsrate führt. Neben der höheren Rate an Wundinfektionen konnte auch eine signifikant erhöhte Rate an Anastomoseninsuffizienzen nach kolorektalen Resektionen und das

Tab. 2.1 Unterschiede in der postoperativen Ergebnisqualität onkologischer Operationen in Abhängigkeit vom Alter. (eigene, nicht publizierte Daten)

	≤ 50 Jahre	≥ 80 Jahre	Signifikanz P
Fallzahl [N]	209	116	
Alter [Jahre]	41,8	83,5	< 0,001
Komplikationsrate [%]	37,3	55,2	0,003
Letalitätsrate [1 %]	1	8,6	0,002
Verweildauer [Tage]	16,2	24,2	< 0,001
Intensivstation [%]	23,9	54	< 0,001

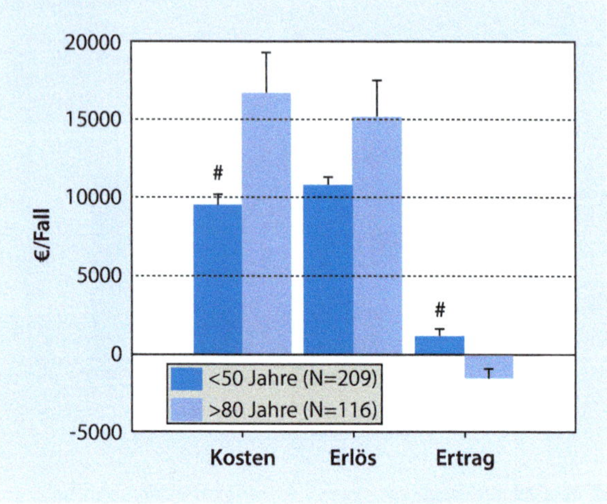

Abb. 2.3 Die höhere Komplikationsrate im Kollektiv der ≥ 80-Jährigen im Vergleich zum Kollektiv ≤ 50-Jährigen führt zu einem durchschnittlichen negativen Ertrag (Löhe 2009). Der Vergleich bezieht sich auf die gleichen DRG in beiden Gruppen

häufigere Auftreten eines paralytischen Ileus nach Magenresektionen nachgewiesen werden (Eom et al. 2013; Masoomi et al. 2013; Watanabe et al. 2013).

Nach Angaben des Statistischen Bundesamts verändert sich die Bevölkerung in Deutschland zugunsten eines höheren Anteils älterer Menschen. Die Zahl der 80-Jährigen wird für das Jahr 2050 auf 9 Millionen prognostiziert. Ab dem 70. Lebensjahr verdoppelt sich einerseits die Prävalenz zerebrovaskulärer und kardiovaskulärer Erkrankungen, aber bei chronisch pulmonalen Erkrankungen war kein Unterschied im Vergleich zu jüngeren onkologischen Patienten erkennbar (Ogle et al. 2000). Da sich in mehreren retrospektiven Untersuchungen keine signifikant gesteigerte perioperative Morbiditäts- und Mortalitätsrate nach größeren operativen Eingriffen in der Viszeral- und Thoraxchirurgie zeigte, werden heute auch bei den Hochbetagten (> 80 Jahre) große Operationen indiziert.

Vergleicht man allerdings alte Patienten ≥ 80 Jahre mit jungen Patienten (≤ 50 Jahre), ergibt sich ein signifikanter Unterschied im postoperativen Verlauf nach onkologischen Operationen in der Viszeral- und Thoraxchirurgie (Tab. 2.1). Es konnte gezeigt werden, dass die Erlöse onkologischer Operationen in der Viszeral- und Thoraxchirurgie bei ≥ 80-Jährigen aufgrund der höheren Komorbiditäts- und postoperativen Komplikationsrate im Vergleich zu jüngeren Patienten nicht kostendeckend sind (Löhe et al. 2009).

Diese dargestellten Unterschiede in der postoperativen Ergebnisqualität hatten zur Folge, dass sich in der multivariaten Analyse das Patientenalter als ein unabhängiger Risikofaktor für höhere Behandlungskosten herausstellte.

2.2.3 Komplikationsrate und durchschnittlicher Ertrag

Bei Betrachtung unterschiedlicher Komplikationsraten ergaben sich unterschiedliche durchschnittliche Fallkosten, die zu einem negativen Ertrag für das Krankenhaus führten, wenn der erzielte Erlös für die stationäre Behandlung durch die Kosten überschritten wurde. Bei Analyse des eigenen Krankenguts innerhalb derselben DRG nach onkologischen Operationen war der für das Krankenhaus erzielte durchschnittliche Ertrag im Falle eines unkomplizierten postoperativen Verlaufs sowohl bei den ≤ 50-Jährigen als auch bei den ≥ 80-Jährigen mit einem Betrag von 2975 € resp. 1297 € positiv. Bei Auftreten einer postoperativen Komplikation wurde der Ertrag in beiden Gruppen defizitär (-1786 € resp. -3761,1 €). Die in dem analysierten Kollektiv beobachtete signifikant höhere postoperative Komplikationsrate bei den ≥ 80-Jährigen von 55 % im Vergleich zu 37,3 % bei den ≤ 50-Jährigen führte insgesamt zu einem defizitären Ertrag bei den operierten über 80-Jährigen (Abb. 2.3).

2.2.4 Schweregrad der Komplikation

Um den Einfluss von Komplikationen auf den Ertrag für ein Krankenhaus beurteilen zu können, müssen Komplikationen systematisch mit Hilfe eines Klassifikationssystems dokumentiert werden. Dies dient einerseits der besseren externen Vergleichbarkeit der medizinischen Erlebnisqualität und andererseits stellt eine gute Komplikationsdokumentation die notwendige Basis für ein hausinternes Qualitätsmanagement dar, um die Struktur- und Prozessqualität zu reflektieren. Die Identifikation von Risiken innerhalb dieser Strukturen resultiert auch in einer Verbesserung der Effizienz einer Leistungserbringung.

Basierend auf der von Clavien und Mitarbeitern vorgeschlagenen Klassifikation von Komplikationen lässt

■ **Tab. 2.2** Klassifikation des Schweregrads postoperativer Komplikationen. (Modifiziert nach Dindo et al. 2004)

Schweregrad	Behandlung der Komplikation
0	Unkomplizierter Verlauf
1	Keine spezifische Therapie notwendig – Liegedauer normal
2	Medikamentöse Therapie und/oder Liegedauer verlängert
3	Operative oder endoskopisch/radiologisch interventionelle Therapie – Normalstation
4	Behandlung auf Intensivstation mit/ohne operative Therapie – Lebensbedrohung
5	Zum Tode führend

sich der Schweregrad einer Komplikation in der Chirurgie differenziert abbilden (Dindo et al. 2004). Hierbei richtet sich die Einteilung nicht nach der medizinischen Art der Komplikation, sondern mehr nach den für die Behandlung der Komplikation erforderlichen Maßnahmen (■ Tab. 2.2).

Berücksichtigte man den zunehmenden Schweregrad einer postoperativen Komplikation, stellte sich ein signifikanter Anstieg der Behandlungskosten dar, die den Ertrag aufgrund der Fallkosten ab einer interventionspflichtigen Komplikation (Schweregrad 3) defizitär werden lassen (■ Abb. 2.3). Interessanterweise ergab sich bezogen auf die Umkehr der Ertragssituation kein altersabhängiger Unterschied, sobald eine Komplikation mindestens zu einer operativen Revision oder Intensivtherapie führte.

2.3 Einfluss der Fallzahlen

Die Kostenträger zeigen mit ihren Analysen, dass mit der steigenden Fallzahl bei Behandlung bzw. Durchführung bestimmter Operationen die Komplikations- und Mortalitätsrate sinkt (Klauber et al. 2013). Unterstützt wird diese Annahme von einigen retrospektiven Arbeiten, die sich mit dem Outcome nach bestimmten Operationen beschäftigen und die niedrige Fallzahl (Low-Volume-Center) als Risikofaktor für komplizierte postoperative Verläufe nach größeren Operationen identifizieren (Borowski et al. 2010; Dikken et al. 2012; Troeng 2008).

Entsprechend der angenommenen Verbesserung der medizinischen Ergebnisqualität, wenn eine bestimmte Leistung in hoher Fallzahl erbracht wird, wird automatisch auch von einer besseren Effizienz der Leistungserbringung ausgegangen (■ Abb. 2.4).

Die bei höheren Fallzahlen bessere Implementierung standardisierter Prozesse kann zu einer reduzierten

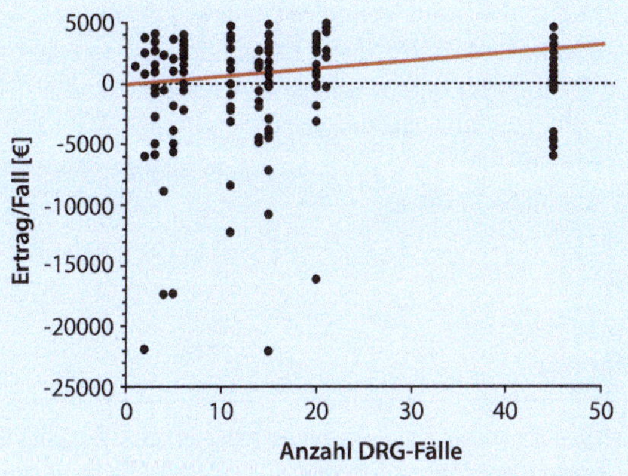

■ **Abb. 2.4** Durchschnittlicher Ertrag in Bezug auf die Häufigkeit der DRG (Fallzahl). Es bestand eine leichte positive Korrelation nur für Fälle der Erträge in Abhängigkeit von der Häufigkeit der dokumentierten DRFG (R = 0,165, Konfidenzintervall 95 %). Cave: die DRG lässt nicht zwingend einen Rückschluss auf die Häufigkeit der durchgeführten Operation (OPS) zu

Komplikationsrate führen, woraus sich dann eine bessere Effizienz ergibt. Interessanterweise zeigt sich in großen Übersichtsarbeiten und retrospektiven Analysen kein zwingender Zusammenhang zwischen der Höhe der Fallzahl und der medizinischen Ergebnisqualität (Auerbach et al. 2010; Gruen et al. 2009). Jedoch deutet sich eine Assoziation zu höheren Fallkosten bei niedrigen Fallzahlen an, da das Festhalten an Qualitätskriterien und Prozessstrukturen in Krankenhäusern mit hohen Fallzahlen (High-Volume-Center) wahrscheinlich besser ist. Die Ergebnisqualität (Outcome der operativen Therapie) wurde davon allerdings nicht signifikant beeinflusst.

Eine Tendenz zur besseren Kostendeckung bei höheren Fallzahlen zeigte sich in einer eigenen Analyse. Mit der Häufigkeit der abgerechneten DRG nach onkologischen Resektionen in der Viszeral- und Thoraxchirurgie wurde der Ertrag für das Haus höher und es konnte bei diesen Fällen mehr Überschuss erzielt werden (■ Abb. 2.4).

- Komplikationen erhöhen die Fallkosten.
- Die Fallkosten steigen mit dem Schweregrad der Komplikation.
- Bei interventionspflichtigen/revisionspflichtigen Komplikationen sind die Fallkosten höher als der Fallerlös und der erzielte Ertrag wird defizitär.
- Übersteigt die Komplikationsrate eines bestimmten operativen Verfahrens die für die DRG-Kalkulation (InEk) berücksichtigte mittlere Komplikationsrate, wird der durchschnittliche Ertrag bei dieser Behandlung für die Abteilung defizitär.

- Erstrebenswert ist eine Verbesserung der ökonomischen Effizienz einer Leistungserbringung durch internes Qualitätsmanagement, das eine bessere Ergebnisqualität zum Ziel hat.
- Hohe Fallzahlen verbessern tendenziell die ökonomische Effizienz.

Literatur

Auerbach AD, Maselli J, Carter J, Pekow PS, Lindenauer PK (2010) The relationship between case-volume, care quality, and oucomes in complex cancer surgery. J Am Coll Surg 211:601–608

Borowski DW, Bradburn DM, Mills SJ, Bharathan B, Wilson RG, Ratcliffe AA, Kelly SB (2010) Volume-outcome analysis of colorectal cancer-realated outcome. Br J Surg 97:1416–1430

Dikken JL, Dassen AE, Lemmens VE, Putter H, Krijnen P, van der Geest L, Bosscha K, Verheij M, van de Velde CJ, Wouters MW (2012) Effect of hospital volume on postoperative mortality and survival after oesophageal and gastric cancer surgery in the Netherlands between 1989 and 2009. Eur J Cancer 48:1004–10013

Dimick JB, Chen SL, Taheri PA, Henderson WG, Khuri SF, Campell DA (2004) Hospital costs associated with surgical complications: a report from the private-sector National Surgical Quality Improvement Program. J Am Coll Surg 199:531–537

Dindo D, Demartines N, Clavien PA (2004) Classification of surgical complications. A new proposal with evaluation in a cohort of 6336 patients and results of a survey. Ann Surg 240:205–213

Eom BW, Joo J, Yoon HM, Ryu KW, Kim YW, Lee JH (2013) A body shape index has a good correlation with postoperative complications in gastric cancer surgery. Ann Surg 21:1115–1122

Fleßa S (2007) Diagnosis Related Groups. In: Fleßa S (Hrsg) Grundzüge der Krankenhausbetriebslehre. Oldenbourg Wissenschaftsverlag GmbH, München, S 140–163

Gruen RL, Pitt V, Green S, Parkhill A, Campbell D, Jolley D (2009) The effect of provider case volume on cancer mortality. Systematic review and meta-analysis. Ca Cancer J Clin 59:192–211

Klauber J, Geraedts M, Friedrich J, Wasem J (2013) Krankenhaus Report 2013, 1. Aufl. Schattauer GmbH, Stuttgart

Löhe F, Hornung HM, Jauch KW, Angele MK (2009) Viszeral- und thoraxchirurgische Eingriffe bei über 80-Jährigen. Bewertung der Kostendeckung. Chirurg 80:1053–1058

Lohmann R, Schäfer O, Graeb C, Becker T, Lopez Häninen E, Maas S, Langreher JM (2008) : Methode zur Abbildung kostenintensiver Fälle in der Viszeralchirurgie. Ergebnisse des DRG-Projekts der Deutschen Gesellschaft für Viszeralchirurgie. Chirurg 78:748–756

Masoomi H, Carmichael JC, Mills S, Pgazzi A, Stamos MJ (2013) Predictive risk factors of early postoperative enteric fistula in colon and rectal surgery. Am Surg 79:1058–1063

Ogle KS, Swanson GM, Woods N, Azzouz F (2000) Cancer and comorbidity: redefining chronic disease. Cancer 88:653–663

Patel AS, Bergmann A, Moore BW, Haglund U (2013) The economic burden of complications occurring in major surgical procedures: a systematic review. Appl Health Econ Health Policy 11:577–592

Troeng T (2008) Volume versus outcome when treating abdominal aortic aneurysm electively – is there evidence to centralize? Scand J Surg 97:154–159

Vonlanthen R, Slankamenac K, Breitenstein S, Puhan MA, Müller MK, Hanhloser D, Hauri D, Graf R, Clavien PA (2011) The impact of complications on costs of major surgical procedures: a cost analysis of 1200 patients. Ann Surg 254:907–913

Watanabe J, Tasumi K, Ota M, Suwa Y, Suzuki S, Watanabe A, Ishibe A, Watanabe K, Akiyama H, Ichikawa Y, Morita S, Endo I (2014) The impact of viszeral obesity on surgical outcomes of laparoscopic surgery for colon cancer. Int J Colorectal Dis 29:343–351

Wübker A (2009) Effizienzreserven, Wettbewerbspotenziale und Selektionsaktivitäten im deutschen Gesundheitswesen – neue empirische Erkenntnisse. In: Eiff W, Sauerland D (Hrsg) Schriftreihe Gesundheitswirtschaft. Wegscheid, Georg Thieme Verlag KG, Stuttgart, S 183–197

Selbstmanagement im Umgang mit chirurgischen Komplikationen

J. Völzke, B. Leitner

M. Rentsch, A. Khandoga, M. Angele, J. Werner (Hrsg.), *Komplikationsmanagement in der Chirurgie,*
DOI 10.1007/978-3-662-43475-8_3, © Springer-Verlag Berlin Heidelberg 2015

Es liegt in der Natur der Sache, dass Chirurgen im Laufe ihres Lebens mit medizinischen Komplikationen und daraus resultierenden kurz- oder langfristigen Konsequenzen für die Patienten konfrontiert werden. Dass chirurgische Komplikationen jedoch nicht nur Auswirkungen auf den Behandelten haben, sondern auch auf den Behandelnden, wird hierbei oft nicht beachtet. Das Wissen um persönliche Selbstmanagement-Kompetenzen sowie das Erkennen- und Verändern-Können eigener dysfunktionaler Verhaltenstendenzen in diesem Zusammenhang scheinen im Hinblick auf eine günstige emotionale Verarbeitung und die Prävention zukünftiger Behandlungsfehler daher unerlässlich.

Im Rahmen einer Zusammenstellung zum Umgang mit chirurgischen Komplikationen sollte neben den technischen Gesichtspunkten auch ein Augenmerk auf den Chirurgen und seinen individuellen Umgang mit derartigen Schwierigkeiten gerichtet werden. Seit Anfang der 2000er-Jahre lässt sich die Tendenz erkennen, dass auch persönliche Konsequenzen medizinischer Komplikationen für Behandelnde selbst breiter thematisiert werden und in der gesundheitspsychologischen Literatur und Forschung Beachtung finden. Laut Schlesiger und Günther (2013) ist es „wichtig und richtig, im Falle eines medizinischen Zwischenfalls als Arzt zuallererst den Blick auf seinen Patienten zu richten und medizinisch wie auch menschlich alles zu tun, um diesem beizustehen". In dem vorliegenden Kapitel soll der Fokus der Betrachtungen jedoch auf die Frage gerichtet sein, welche Folgen ein medizinischer Zwischenfall für den Operateur selber haben kann und welche konstruktiven Formen des Umgangs damit möglich sind.

Es wird daher zunächst erklärt, welche ungünstigen Verarbeitungsmuster auf emotionaler, kognitiver und handelnder Ebene resultieren können – um anschließend Anregungen zu geben, wie diesen funktional entgegengesteuert werden kann bzw. wie sie präventiv verhindert werden können. Somit soll aufgezeigt werden, wie in diesem Zusammenhang Selbstmanagement und damit einhergehend konstruktive Stressbewältigung aussehen kann.

Selbstmanagement im Sinne von Kanfer (1990) bedeutet vor allem das Können, sich autonom im Rahmen einer guten Selbststeuerung (an-)zuleiten und so möglichst aktiv zu einer eigenständigen Problembewältigung fähig zu sein. Ihm war es mit seiner Arbeit hierzu „von Anfang an ein zentrales Anliegen, den bis dato einseitig auf externe Verhaltensbedingungen bezogenen Standpunkt zu überwinden und durch eine umfassende Systemperspektive zu ersetzen. Dadurch sind interne Personenfaktoren (z.B. Ziele, Werte, Emotionen) ebenso adäquat zu berücksichtigen wie Einflüsse aus biologisch-physiologischen Quellen" (Kanfer et al. 2006).

Selbstmanagement bedeutet im psychologischen Sinne also, bestimmte Fertigkeiten wie Selbstbeobachtung, Selbstinstruktionen, Zielklärung und -setzung, Selbstverstärkung und Selbstkontrolle systematisch einzusetzen. Nach Magnusson und Redekopp (1992, zit. nach Kanfer et al. 2006) gibt es Hinweise darauf, dass Selbstmanagement-Kompetenzen generell für die Bewältigung kritischer Schwellensituationen im menschlichen Leben (Übergänge/"transitions") hilfreich sind.

Oftmals wird Selbstmanagement synonym mit Stressmanagement verwendet, wobei letzteres eher als Teilbereich der persönlichen Selbstmanagement-Kompetenzen zu betrachten ist. Die Abgrenzung fällt vor allem dann schwer, wenn in zahlreichen sogenannten Stressmanagement-Programmen wiederum eindeutige Selbstmanagement-Kompetenzen (z.B. Problemlösefähigkeiten) thematisch vorrangig behandelt werden. Nichtsdestotrotz liegt vielen diesen Manualen zugrunde, dass ein Training – meist kombiniert mit der Vermittlung von Strategien aus den Bereichen Problemlösen und Entscheiden sowie von Fähigkeiten zur Ziel- und Werteklärung – in elementaren Bestandteilen der Selbstregulation (z.B. Verbesserung der Selbstbeobachtung) und Bewältigungsstrategien für Stress und zum allgemeinen Umgang mit problematischen Situationen stattfinden soll.

Selbstverständlich gibt es im chirurgischen Arbeitsalltag zahlreiche beständige Belastungsfaktoren und problematische Situationen: die immerwährende Verantwortung über Leben und Tod, begleitet von oftmals unregelmäßigen Arbeitszeiten, Zeitdruck oder schwierigen Bedingungen (z.B. Hierarchien) in der Klinikstruktur. Generell, aber auch institutionsbedingt, sind Behandlungsfehler bzw. auftretende Komplikationen in der Medizin nicht vermeidbar. Tritt ein solches Ereignis ein, bedeutet dies für den Behandler zunächst ganz banal einen explosiven Anstieg von Stresserleben. Umso wichtiger scheint es, im Falle von Komplikationen auf förderliche Stressbewältigungsstrategien als Teil eines konstruktiven Selbstmanagements zurückgreifen zu können. Im weiteren Verlauf wird konkreter darauf eingegangen, was Stress im Zusammenhang mit chirurgischen Komplikationen bedeuten kann, inwiefern sich diese besondere Form von Stress auf Chirurgen auswirkt und welche Faktoren im Sinne der Stressprävention eine Rolle spielen.

3.1 Psychologische Aspekte zum Umgang mit Komplikationen in der Chirurgie

Aufgrund ihrer beruflichen Sozialisation wird besonders von Medizinern oftmals implizit angenommen, sie würden über ein verstärktes Bewältigungsvermögen in außergewöhnlichen Situationen (beispielsweise nach dem Eintreten von Komplikationen) verfügen. Es mag sein, dass insbesondere Chirurgen verstärkt hiervon betroffen sind, da sie eine Art Mauer aufbauen – um trotz der Herausforderung weiter als stark und wenig emotional im Sinne des Stereotyps eines Chirurgen zu gelten (Luu et al. 2012). Gleichwohl gilt: Sind bei Komplikationen die Behandelnden überfordert, kann sich das Ereignis auch auf sie selbst traumatisierend bzw. verletzend auswirken.

3.2 Definition von „Komplikationen" – der Chirurg als „zweites Opfer"?

In Anlehnung an Schlesiger und Günther (2013) sind mit „Zwischenfällen" (hier synonym verwendet zu „Komplikationen") Ereignisse im Rahmen der Behandlung eines Patienten gemeint, die unerwünscht sind und die in der Regel zu Schäden („adverse effects") beim Patienten geführt haben – bis hin zum Tod („adverse event"). Teilmengen dieser Komplikationen stellen Behandlungsfehler, Beinahe-Fehler („near misses") aber auch sogenannte „schicksalhafte Verläufe", also Zwischenfälle, in denen den Arzt objektiv keine Schuld trifft, dar. Es wird weiter betont, dass die Frage, „ob der Zwischenfall dem Chirurgen vorzuwerfen ist und ob er vermeidbar oder unvermeidbar war [und] oftmals erst aus einer expost-Sicht zu beurteilen [ist]".

Wie bereits erwähnt, leiden Chirurgen, die an operativen Komplikationen beteiligt sind, oftmals unter beträchtlichen psychischen und körperlichen Folgen bis hin zu sekundären Traumatisierungen. In diesem Zusammenhang hat sich in der Literatur mittlerweile der Begriff des betroffenen Behandlers als „zweites Opfer" („second victim") etabliert (Wu 2000).

Auch wenn das persönliche Leid von Patienten und Angehörigen keinesfalls mit dem der Behandelnden vergleichbar ist und schon gar nicht gegeneinander aufgewogen werden darf – Realität ist, dass viele Chirurgen ebenfalls leiden. Dies kann zu einer fortdauernden Entmutigung im Beruf führen, die von akuter Schockreaktion zu chronischer Ängstlichkeit, Unsicherheit bis zu depressiven Phasen, Suizidimpulsen bis hin zur Berufsaufgabe reicht.

3.3 Psychologische Auswirkungen

Einen knappen Überblick darüber, welche Auswirkungen „adverse effects and events" in verschiedenen psychologischen, psychosozialen und psychosomatischen Kategorien haben können, bietet die Studie von Waterman et al. (2007) mit mehr als 3000 befragten Ärzten aus dem kanadischen und US-amerikanischen Raum (▫ Tab. 3.1).

▫ **Tab. 3.1** Prominenteste Ergebnisse der Studie von Waterman et al. (2007) zu den persönlichen Auswirkungen von adverse effects und adverse events

Verstärkte Angst vor künftigen Fehlern	61 %
Verlust von Selbstvertrauen	44 %
Verstärkte Schlaflosigkeit	42 %
Verminderte Zufriedenheit im Beruf	42 %
Beschädigung des Rufs	13 %

3.4 Typische Verarbeitungsverläufe

Neben Untersuchungen zu den Auswirkungen von Komplikationen und Behandlungsfehlern für Patienten befasst sich die Forschung, wie bereits angemerkt, seit einigen Jahren vermehrt auch mit den Bedingungen und Folgen für Behandelnde. Scott et al. (2009) lieferten mit ihren semistrukturierten Interviews von „second victim"-Klinikern ein dokumentiertes Verlaufsmuster von sechs Phasen, wie die „Erholung" nach einer Komplikation typischerweise erfolgt (▫ Abb. 3.1).

Die ersten 3 Phasen treten nach dem unmittelbaren Realisieren des Ereignisses auf und können streckenweise gleichzeitig erlebt werden. In dem Augenblick der 1. Phase (Chaos und Verwirrung), in dem die Komplikation festgestellt wird, beschreiben die Kliniker chaotische und verwirrende Szenarien – begleitet von innerer und äußerer Unruhe – die schließlich zur Erkenntnis über das, was geschehen ist, führen. Unmittelbar danach gibt es ein Zeitfenster, in dem überprüft wird, was genau passiert ist. Die betroffenen Erstbehandler reagieren in dieser Phase zerstreut und versinken in Selbstreflexionen; versuchen aber dennoch, den Patienten in der akuten Krise zu betreuen und holen sich daher oft einen Kollegen für die dringliche Patientenversorgung zu Hilfe.

Die 2. Phase (Intrusive Reflexionen) wird als ein Zeitraum erlebt, der oft geprägt von verfolgenden Nachhallerinnerungen ist, die häufig mit Gefühlen der Unzulänglichkeit und Selbstisolation einhergehen.

In ▫ Abb. 3.1 ist eine typische Verlaufsform nach einem „medical error" schematisch dargestellt. Nachdem die Phasen 1 bis 5 teilweise parallel durchlebt wurden, kommt es in Phase 6 zu einer Entscheidung für eine von 3 Möglichkeiten. Entweder der betroffene Arzt „bricht aus" und verlässt die Klinik oder gibt gar seinen Beruf auf, oder er „überlebt" unter ungünstigen Bedingungen oder er „strotzt" der Situation indem er sich beispielsweise aktiv für Maßnahmen

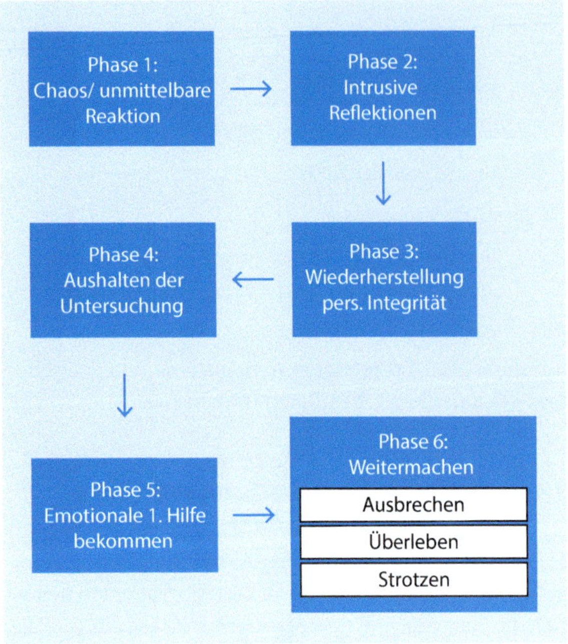

Abb. 3.1 Typischer Verlauf von Medizinern durchlebten Phasen nach einem „medical error". (Modifiziert nach Scott et al. 2012)

mit Bezug auf Patientensicherheit einsetzt und das Erlebnis nach und nach als Lernerfahrung in sein Leben integriert.

Die 3. Phase („Wiederherstellung der persönlichen Integrität") kennzeichnet sich durch die Suche nach ersten Formen von Unterstützung. Meist wünschen sich die betroffenen Ärzte in diesem Moment Beistand durch eine vertraute Person, wie beispielsweise einen guten Kollegen, Vorgesetzten, Freund oder Familienmitglieder. Viele wissen dennoch nicht, an wen sie sich wenden können. Zusätzlich wird dies durch die Befürchtung erschwert, niemand könne ihre Erlebnisse und persönlichen Auswirkungen auf den beruflichen und privaten Ebenen nachvollziehen oder verstehen. Hinzu kommen massive Zweifel im Hinblick auf die eigene berufliche Zukunft. Als weiterer Bestandteil dieses Zeitraums werden auch kontinuierliche Reflexionen wie „Was denken die anderen von mir?" und „Werde ich jemals wieder Vertrauen bekommen?" beschrieben.

Nach dem anfänglichen Fokus auf die weitere Versorgung des Patienten und die selbstbezogenen Reflexionen des Arztes kommt es in Phase 4 („Aushalten der Untersuchung") zu einer Art Erwachen. Den Betroffenen wird bewusst, dass die Klinik und weitere Institutionen reagieren werden, um den Vorfall aufzuklären. Häufig kreisen die Gedanken um den möglichen Verlust der Approbation und darum, welche weiteren Konsequenzen folgen könnten.

In der folgenden Phase 5 („emotionale erste Hilfe bekommen") versuchen „second victims", emotionale Unterstützung zu erhalten. Viele Betroffene äußern jedoch Bedauern darüber, nicht zu wissen, an wen sie sich wenden können. Dabei spielen auch Bedenken bezüglich des Datenschutzes und Angst vor einer Bloßstellung eine große Rolle. Etwa ein Drittel sucht Unterstützung bei Angehörigen; stellt jedoch auch hier häufig Unverständnis im Sinne von Beschwichtigungen fest. Lediglich ein geringer Teil der Befragten in der Studie erhielt Unterstützung durch Kollegen und Vorgesetzte bzw. in Form von kurzfristigen Maßnahmen auch durch die Klinikleitung.

In der schließlich letzten Phase 6 („Weitermachen") trifft der Betroffene eine Wahl, wie er künftig mit dem Ereignis umgehen wird: aus der Situation ausbrechen, das Ereignis überleben oder ihm zu strotzen bzw. daran zu wachsen. Ersteres bedeutet das Verändern der beruflichen Rolle; beispielsweise in eine andere Disziplin wechseln oder den Beruf gar ganz aufzugeben. Oftmals führen Nachhallerinnerungen in dieser Phase immer noch dazu, sich selbst abzuwerten und die eigenen beruflichen Fähigkeiten als zu gering einzuschätzen. Überleben bedeutet, dass der Betroffene zwar weitermacht, jedoch von dem Ereignis nachhaltig geplagt wird und sich in seiner Arbeit dadurch beeinträchtigt fühlt. „Strotzen" stellt die Form des Weitermachens dar, die von positiv gerichteten zukunftsbezogenen Überlegungen geprägt ist. Dazu gehört unter anderem die aktive Erhaltung der eigenen Work-Life-Balance, das Anerkennen des persönlichen Lernpotenzials des Ereignisses oder beispielsweise das Eintreten für Initiativen zur Patientensicherheit.

Analog zu oben beschriebener Studie führten Luu et al. (2012) in Kanada eine ähnliche Untersuchung – jedoch ausschließlich mit Chirurgen – durch. Dabei wurden diese sowohl zu früheren Erfahrungen mit „adverse events" als auch zu solchen befragt, die erst kurze Zeit zurücklagen. Dabei konnten vergleichbare Phasen zu der Studie von Scott et al. (2009) identifiziert werden (Tab. 3.2).

Anders als bei Scott et al. (2012), welche Mediziner unabhängig von ihrer Facharztdisziplin und Pflegepersonal gemeinsam untersuchten, wurden bei Luu et al. (2012) ausschließlich Chirurgen befragt. Dennoch unterscheiden sich die Ergebnisse von Luu et al. (2012) in zwei Aspekten: Sie berücksichtigten einerseits die Tatsache, dass die befragten Chirurgen in ihrem beruflichen Werdegang eventuell bereits mehrere „adverse effects and events" erlebt hatten. Andererseits ergänzten sie die Phase des „long-term impact". Laut den Ergebnissen werden sich in dieser Phase Chirurgen dem Ausmaß des vorangegangen Ereignisses bewusst und es wird unter Berücksichtigung früherer Erlebnisse entschieden, wie der Betroffene mit dem Erlebten umgeht.

Interessant erscheint die Annahme, dass anders als bei Scott et al. (2009) Chirurgen tendenziell zunächst „irgendwie weitermachen", die Situation anfangs im Sinne einer Herausforderung und Lernmöglichkeit betrachten und

Tab. 3.2 Gegenüberstellung der von Luu et al. (2012) und Scott et al.(2009) identifizierten Phasen nach medizinischen Komplikationen (1. vs. 3. Spalte)

„the kick“	„Getroffen bis ins Mark“ Angst- und Beklemmungserleben auf der physiologischen Ebene Versagensgefühle und Selbstzweifel	Chaos und Verwirrung
„the fall	Bedrückung Nachhallerinnerungen Wunsch nach Aufklärung mit der Hoffnung, nicht direkt Schuld an dem Vorfall zu sein Grübeln Angst um den eigenen Ruf Schwierigkeiten, die Arbeit fortzusetzen bzw. wiederaufzunehmen	Intrusive Reflektionen Wiederherstellung der persönlichen Integrität Aushalten der Untersuchung
„the recovery“	Einsatz von Bewältigungsstrategien Annehmen und Sortieren der erlebten Emotionen Wunsch nach persönlichen Gesprächen mit Familie, Freunden und Kollegen Ereignis als Lernerfahrung einstufen Drang, „schnell wieder in den Sattel steigen“ zu müssen	Emotionale erste Hilfe erhalten Weitermachen

sich erst im späteren zeitlichen Verlauf entscheidet, ob sie ausbrechen, überleben oder strotzen – abhängig von ihrem persönlichen Selbstmanagement. Der Hauptunterschied der beiden Verläufe ist somit der zeitliche Beginn der Entscheidung für eine der Bewältigungsstrategien.

3.5 Spezielle emotionale und kognitive Reaktionsmuster

„Im Allgemeinen sind Ärzte imprägniert durch Todesabwehr und Todesverdrängung. Von Berufswegen ist der Tod ihr Feind, um nicht zu sagen – ihr Todfeind. Vor allem in modernen Krankenhäusern besteht die Tendenz, das Skandalon Tod auf ein biologisch-technisches Problem zu reduzieren“ (Nager 1998). Diese kognitive Sichtweise erklärt, weshalb die emotionale Verarbeitung einer Komplikation mitunter bei Medizinern erschwert sein mag. Solange Gefühle mit rationalen Prozessen koreagieren, da sie durch affektive Bedeutungszuschreibung an ihnen beteiligt sind, werden sie als angemessen empfunden und scheinen begründet zu sein. Gefühle besitzen jedoch auch eine Eigendynamik, die sie teilweise gegenüber rationalen Prozessen unabhängig machen bzw. solche Denkprozesse sogar verzerren. Emotion und Kognition stellen also zwei psychische Parameter dar, die wechselseitig und interaktiv aufeinander bezogen sind. Sie koreagieren auf unterschiedliche Weise und müssen auch kausal aufeinander einwirken, um im Sinne der Homöostase einem intraindividuellen Gleichgewichtszustand zu dienen. Zwei zentrale Emotionen stellen in Bezug auf den Umgang mit Komplikationen Scham und Schuld dar.

„Hat man als Arzt einen komplizierten Eingriff erfolgreich durchgeführt, so ist man stolz darauf. Erlebt man das, was man getan hat, als Niederlage oder Scheitern oder wird etwas offenkundig, was man lieber nicht preisgibt, ist die emotionale Reaktion darauf das Gefühl der Scham. Handlungen, die also dem (möglicherweise idealisierten) Selbstbildnis der Person nicht entsprechen, erzeugen Scham und treffen den Selbstwert der Person. Betroffene erleben sich als unzulänglich/inkompetent und haben das Gefühl, versagt zu haben. Das ‚reale Selbst‘ passt nicht mehr zum ‚idealen Selbst‘: Letztlich kann eine Selbstabwertung und eine Schwächung der Selbstachtung resultieren“ (Schlesiger und Günther 2013). Schuldgefühle dagegen entstehen aus Handlungen, bei denen eine (persönliche moralische) Norm verletzt wurde und aus denen problematische Konsequenzen resultieren (können).

Kongruent zu dem oben erwähnten Homöostase-Prinzip sind Menschen stets bemüht, unangenehme Zustände wie z. B. bestimmte „negative“ Emotionen zu meiden bzw. zu beseitigen. Abhängig von den eigenen Selbstregulationsfähigkeiten kann dies beispielsweise mittels Strategien wie Verleugnung, Verdrängung, Rationalisierung oder Intellektualisierung passieren, was sich im längerfristigen Verlauf im ungünstigsten Falle in Depressionen oder Somatisierungsstörungen äußern kann. Den erwähnten Ansätzen steht die bewusste Problembewältigung bzw. Konfliktbearbeitung im Sinne von funktionalen Coping-Strategien (▶ Abschn. 3.9) gegenüber.

3.6 Weitere mögliche Konsequenzen und hinderliche Verarbeitungsmuster

In Ergänzung zu den bei Waterman et al. (2007) gefundenen Auswirkungen beschreiben Schlesiger und Günther (2013) weitere Reaktionsformen auf „adverse events“ (◘ Abb. 3.2).

In der massivsten Form kann sich dies in sekundär posttraumatischen Stressreaktionen wie beispielsweise

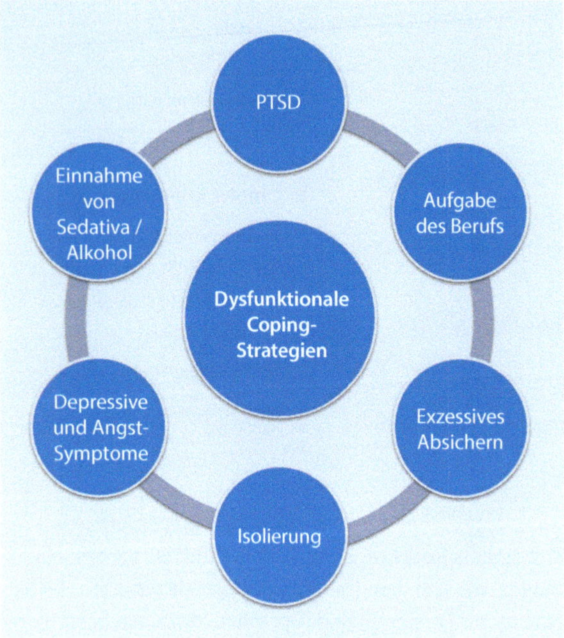

■ **Abb. 3.2** Dysfunktionale Bewältigungsformen, die häufig nach einem „adverse event" einsetzen. (Nach Schlesiger und Günther 2013)

der akuten Belastungsreaktion (ICD 10 F43.0) oder der posttraumatischen Belastungsstörung (ICD 10 F43.1) niederschlagen.

Tipp

Posttraumatischen Störungen kann durch rechtzeitiges Eingreifen wirksam vorgebeugt werden, wozu beispielsweise Sofortinterventionen in „peer support groups" der Institution sowie professionelle Hilfe durch speziell geschulte Ärzte und Psychotherapeuten im Sinne des Critical Incident Stress Management (CISM) gehören. Wenn solche Sofortmaßnahmen nicht ausreichen und die Symptomatik weiterbesteht, können spezialisierte Psychotherapien eventuell mit Unterstützung von Psychopharmaka ergriffen werden.

Eine akute Belastungsreaktion stellt eine „vorübergehende Störung … als Reaktion auf eine außergewöhnliche physische oder psychische Belastung" (ICD 10 2013) dar. Abhängig von der eigenen Disposition und den persönlichen zur Verfügung stehenden Coping-Strategien (▶ Abschn. 3.9) können Dauer und Schwere individuell stark variieren; meist treten die Symptome unmittelbar nach dem belastenden Ereignis auf und lassen normalerweise innerhalb von Stunden bzw. von 2 bis 3 Tagen nach. Die akute Belastungsreaktion entspricht dem landläufig gebrauchten „ersten Schock" mit gemischten und wechselnden Symptomen. Häufig wird eine Art von „Betäubung" erlebt, aus der ein „passives" Sich-Zurückziehen aus der Situation bzw. den Umgebungsbedingungen oder aber ein „aktiver" Unruhezustand und Überaktivität mit vegetativen Zeichen von Angst entwickeln kann.

Wird das Ereignis als traumatisch empfunden, so kann in der Folge eine posttraumatische Belastungsstörung („post traumatic stress disorder", PTSD) eintreten, die sich laut ICD 10 (2013) im Vollbild mit folgenden Symptomen äußern kann: „Wiederholte[s] Erleben des Traumas in sich aufdrängenden Erinnerungen (Nachhallerinnerungen, Flashbacks), Träumen oder Alpträumen, die vor dem Hintergrund eines andauernden Gefühls von Betäubtsein und emotionaler Stumpfheit auftreten. Ferner finden sich Gleichgültigkeit gegenüber anderen Menschen, Teilnahmslosigkeit der Umgebung gegenüber, Freudlosigkeit sowie Vermeidung von Aktivitäten und Situationen, die Erinnerungen an das Trauma wachrufen könnten. Meist tritt ein Zustand von vegetativer Übererregtheit mit Vigilanzsteigerung, einer übermäßigen Schreckhaftigkeit und Schlafstörung auf. Angst und Depression sind häufig mit den genannten Symptomen und Merkmalen assoziiert und Suizidgedanken sind nicht selten. Der Beginn folgt dem Trauma mit einer Latenz, die wenige Wochen bis Monate dauern kann."

! Die durch eine Komplikation ausgelösten Schlafstörungen sind im Zusammenhang mit Patientensicherheit besonders brisant, da diese wiederum das Risiko für neue Zwischenfälle erhöhen können.

Neben den bereits geschilderten Reaktionsformen von ganzen Symptomkomplexen wie einer akuten bzw. posttraumatischen Belastungsstörung zählen besonders auch einzelne Strategien, wie die Einnahme von Sedativa bzw. der übermäßige Konsum von Alkohol und/oder Drogen sowie Rückzugsverhalten, exzessives Absichern (keine Verantwortung mehr übernehmen) oder die Aufgabe des Berufs zu sogenannten dysfunktionalen Coping-Strategien, die nach einem „adverse effect/event" beobachtbar sind (■ Abb. 3.2). Streckenweise mögen diese Strategien funktional erscheinen, dennoch gilt auch hier: Gelingt keine Bewältigung des Erlebten, können langfristige depressive Störungen (gegebenenfalls mit Suizidalität) oder Angststörungen auftreten.

3.7 Komplikationen als „Stress"

Nach Selye (1977) bedeutet Stress zunächst lediglich „die unspezifische Reaktion des Körpers auf jede Anforderung, die an ihn gestellt wird". Unter Berücksichtigung einer kognitiven Komponente entscheiden Menschen in einer ersten

Bewertungsstufe („primary appraisal"), ob eine Situation für sie neutral, positiv oder stressgeladen ist (Kaluza 2011). Als Stress-Situationen werden dabei solche, die Schaden/Verlust, Bedrohung und/oder Herausforderung beinhalten, erachtet. Unter Schaden/Verlust sind bereits eingetretene Ereignisse, wie Verletzungen, den Verlust einer Beziehung oder eine Minderung des Selbstwertgefühls zu verstehen. Mit Herausforderung ist die Chance gemeint, eine Anforderung zu meistern und darüber einen Zuwachs an persönlichen Fähigkeiten oder eine Art von Gewinn zu erlangen. Bedrohung bedeutet schließlich die Annahme, vor Anforderungen gestellt zu werden, für die die eigenen Ressourcen ohne sonstige Einbußen nicht ausreichend zur Verfügung stehen. Diese könnten daher nicht zufriedenstellend bewältigt werden, was mit der Befürchtung einhergeht, negative Konsequenzen für wichtige persönliche Ziele zu erleben.

In der darauffolgenden sekundären Bewertung („secondary appraisal") werden, anschließend mehr oder weniger bewusst, verfügbare Handlungsalternativen geprüft und ausgewählt. Im Sinne des transaktionalen Stressmodells von Lazarus (Lazarus 2006) erfolgt anschließend stets eine sogenannte Neubewertung („re-appraisal") der Situation. Hierbei werden die eingesetzten Bewältigungsversuche bewertet, um eine kontinuierlich Anpassung an die Situation zu gewährleisten.

3.8 Funktionale Verarbeitungsmuster von Stress

Eingangs wurde das Eintreten einer medizinischen Komplikation einhergehend mit einem subjektiv „explosiv ansteigenden Stresserleben" bezeichnet. In Anlehnung an das oben erläuterte Verständnis von Stress (▶ Abschn. 3.7) bedeutet dies nun einzuordnen, wie „adverse effects" und „adverse events" funktional verarbeitet bzw. bewältigt werden können. Es erscheint zunächst wahrscheinlich, dass das Eintreten einer medizinischen Komplikation in einem ersten Augenblick als Bedrohung bewertet wird. Analog zu Lazarus treffen im Rahmen von medizinischen Komplikationen also drei Attribute von Situationen zu, die eine primäre Bewertung der Situation als „bedrohlich" wahrscheinlicher machen: ein überwältigendes Verhältnis von bedrohenden abzuwehrenden Kräften (Form von Kontrollverlust), eine große zeitliche und räumliche Nähe zum Ereignis und die Uneindeutigkeit oder Unberechenbarkeit einer Situation.

Wie die oben beschriebenen Untersuchungen von Scott et al. (2009) und Luu et al. (2012) zeigen, entscheidet sich dann anhand persönlicher Stressmanagement-Kompetenzen im Rahmen eines Re-Appraisals, ob im Langzeitverlauf die Situation als Bedrohung bestehen bleibt oder als Herausforderung bzw. abschließend als Verlust/Schaden eingestuft werden kann.

3.9 Was bedeutet „Coping"?

Der Begriff des Copings ist dem Englischen entnommen und bedeutet so viel wie „mit etwas umgehen/klarkommen". Im medizinischen Sinne steht der Begriff mittlerweile für das Bewältigungsverhalten von Menschen im Umgang mit Belastungen jeglicher Form. Dabei wird zwischen adaptiven und maladaptiven Coping-Strategien unterschieden (auch funktionale vs. dysfunktionale Coping-Strategien). Adaptive Coping-Strategien tragen zu einer langfristigen und nachhaltigen Lösung eines Problems bei, während bei maladaptiven Coping-Strategien der Ablenkungscharakter im Vordergrund steht (▶ Abschn. 3.6).

Lazarus (2006) unterscheidet drei Arten der Stressbewältigung: das problemorientierte, das emotionsorientierte und das bewertungsorientierte Coping. Problemorientiertes Coping bedeutet, dass durch die Suche nach Informationen zum Ereignis versucht wird, durch direkte Handlungen oder durch Unterlassen von bestimmten Handlungen Problemsituationen zu überwinden oder sich den Gegebenheiten anzupassen. Diese Bewältigungsstrategie bezieht sich auf die Ebene der Situation bzw. des Reizes selbst und besteht in der Regel aus irgendeiner Form des Sich-Behauptens und findet vor allem dann statt, wenn die Situation als prinzipiell kontrollierbar wahrgenommen wird. Dagegen wird beim emotionsorientierten Coping in erster Linie versucht, die durch die Situation entstandene emotionale Erregung abzubauen.

Analog zu den unter ▶ Abschn. 3.8 beschriebenen Prozessen zählen hierzu unter anderem die Umdeutung der Situation („kein Misserfolg, sondern Lernerfahrung"), die Abwertung der bedrohten Ziele („das hätte jedem bei diesem schwierigen Fall passieren können") oder die Verleugnung („alles halb so schlimm"). Diese Form des Copings dient vor allem dazu, unangenehm empfundene Gefühlslagen abzuschwächen oder abzukürzen und wird meist eingesetzt, wenn eine Kontrolle der Situation auf Verhaltensebene mit den individuellen Mitteln nicht möglich ist, bei sog. „Unabänderlichkeiten". Schließlich kann das bewertungsorientierte Coping einerseits im Sinne der oben genannten Neubewertungsphase („re-appraisal") betrachtet werden und andererseits als eigenständige Coping-Strategie. Die betroffene, „gestresste" Person kann ihr Verhältnis zur Umwelt kognitiv neu bewerten, um so adäquat damit umzugehen. Das Hauptziel beim bewertungsorientierten Coping liegt darin, eine Belastung eher als Herausforderung einzuordnen, da das Ereignis hierüber eine positive Konnotation erhält und dadurch Ressourcen frei werden, um angemessen zu reagieren. Dies kann nur gelingen, wenn konkrete Problemlösungsansätze gefunden werden, wie weiter oben ausgeführt. Es müssen also verschiedene Bewältigungsstrategien kombiniert werden.

3.10 Was kann ich tun?

Seifert (2012) beschreibt in ihrem Artikel zu den „inneren" Hürden eines effizienten Fehlermanagements im Krankenhaus 3 Aspekte, weshalb insbesondere bei Medizinern ein bewertungsorientiertes Coping mit Behandlungsfehlern erschwert wird:

1. Ärzte gehen nicht offen mit Behandlungsfehlern um.
2. Ärzte sind auf eigene Behandlungsfehler schlecht vorbereitet.
3. Ärzte erleiden selbst einen erheblichen Schaden, ohne dass dies berücksichtigt wird oder sie adäquate Hilfestellung erhalten.

Sie bemängelt, dass – insbesondere bei Chirurgen – neben dem „Unfehlbarkeitsanspruch" der Medizin generell auch die Fehlerkultur der Bedrohung und Bestrafung innerhalb verschiedener medizinischer Institutionen eine große Rolle dabei spiele, weshalb ein offener Umgang mit Fehlern erschwert wird. Dieser Aspekt wird im folgenden Kapitel genauer beleuchtet und stellt einen zentralen Ansatz im konstruktiven Umgang mit medizinischen Komplikationen dar.

Dennoch gibt es auch persönliche Aspekte, die zu einem konstruktiveren Umgang mit Fehlern in Betracht gezogen werden können.

In ihrem Buch *Wie Ärzte gesund bleiben* spricht Julia Zwack (2013) von der Förderung bzw. Stärkung persönlicher Resilienz. Der Begriff der Resilienz bedeutet zunächst grob gesagt die Fähigkeit, mit Veränderungen umgehen zu können. Bezogen auf die Stressforschung steht Resilienz für die Tatsache, dass nicht alle Stressoren (Bedrohungen und Traumata) bei allen Menschen die gleichen Konsequenzen hervorrufen; es wird also davon ausgegangen, dass es deutliche Unterschiede in der interindividuellen psychischen Widerstandskraft gibt. Zwack (2013) nennt dies auch eine „seelische Elastizität" und zählt hierzu vor allem eine „starke physische Konstitution, ein ausgeglichenes Temperament, soziale Intelligenz sowie effiziente Kommunikations- und Problemlösefähigkeiten". Durch diese Faktoren würde der Zugang zu äußeren Faktoren erleichtert werden, wie beispielsweise die Unterstützung durch das soziale Umfeld. Ebenso beschreibt Zwack (2013), dass sich wiederum auch äußere Ressourcen positiv auf die Entwicklung innerer Kraftquellen und Widerstandskräfte auswirken kann.

Unter diesem Aspekt scheint es wichtig zu überprüfen, wie man für sich selbst diese Aspekte erhalten und ausbauen kann. Bittner et al. (2011) geben hierzu in ihrem Artikel über maladaptives Coping bei Chirurgen einige Anregungen, die sich in ähnlicher Weise auch bei Webb (2011) wiederfinden und in nachfolgender Übersicht aufgelistet sind. Webb (2011) formuliert ihre Ratschläge nochmals gezielter auf die Situation hin, wenn bereits ein „adverse event" erlebt wurde. Dennoch lassen sich hieraus einige Bestandteile ableiten, welche im Sinne günstiger Stressmanagement-Kompetenzen kontinuierlichen Einzug in das eigene Leben finden sollten.

- Bleiben Sie mit Ihren Gefühlen nicht allein. Teilen Sie sie mit, begeben Sie sich unter Menschen und lassen Sie sich helfen.
- Tun Sie in Ihrer Freizeit möglichst Dinge, die nichts mit Ihrer Arbeit zu tun haben.
- Treiben Sie mehrmals pro Woche Sport.
- Essen Sie Nahrungsmittel, die Ihnen guttun, in vernünftigen Mengen.
- Schlafen Sie genügend.
- Versuchen Sie, sich abzulenken und zu entspannen.
- Legen Sie Pausen ein, nehmen Sie sich Auszeiten, machen Sie regelmäßig Urlaub.
- Verschaffen Sie sich Ruhe, indem Sie z. B. Ihre Erreichbarkeit (per E-Mail, Handy, Internet) einschränken.
- Entlasten Sie sich, indem Sie Arbeit delegieren oder abgeben.
- Machen Sie sich realistische Vorstellungen von Ihren Ressourcen und Möglichkeiten.
- Akzeptieren Sie Ihre Grenzen.
- Vernachlässigen Sie den Glauben und die Spiritualität nicht.
- Beginnen Sie eine Psychotherapie, wenn Sie denken, dass es Ihnen helfen könnte.
- Verlieren Sie niemals die Hoffnung.

Kiesewetter (2012) fordert, dass mittels Fallszenarien bereits bei angehenden Medizinern eine offene Sicherheitskultur gefördert werden soll und dies somit zu mehr Patientensicherheit führe. Er stellt einen Ansatz eines simulationsbasierten Trainings vor, in dem der erlebte Komplex aus Fehler, Schuld und Verantwortung im Hinblick auf rechtliche, moralische und psychosoziale Aspekte mit den Studierenden in einem geschützten Rahmen erarbeitet wird.

Es erscheint wichtig, diesen Ansatz weiter zu verfolgen und eventuell nach der Ausbildung in der Klinik/Institution zu etablieren. An dieser Stelle soll jedoch zumindest der zentralste Aspekt des Trainings – die Kommunikation des Fehlers mit dem Patienten und seiner Familie – kurz angeschnitten werden. In Anlehnung an Leape (2006) lauten die 4 Stufen der vollständigen Kommunikation nach einem Zwischenfall:

1. Sagen Sie dem Patienten und seiner Familie, was geschehen ist.
2. Übernehmen Sie die Verantwortung – nicht die Verschuldung.
3. Entschuldigen Sie sich.
4. Erklären Sie, was getan wird, um derartige Ereignisse in Zukunft zu vermeiden.

3.11 Prävention – wie kann sie aussehen?

Nach Seifert (2012) muss bei der Bewertbarkeit eines medizinischen Fehlers die faktische von einer moralischen Ebene getrennt werden. Abgesehen davon beschreibt sie weiter, dass „schuldig-sein und schuldig-werden … immer in Beziehungen [geschieht] und diese sind im Fall von komplexen [Klinik- bzw. Organisations-] Systemen nicht mehr eindimensional". In ► Kap. 4 wird dieser Aspekt zur Fehlerkultur in einer Institution sowie der Aufgabe beim Umgang mit Komplikationen von Führungskräften näher beleuchtet.

Auf persönlicher Ebene lässt sich dennoch ableiten, dass im Sinne von Stressmanagement-Kompetenzen Bewusstheit eine zentrale Rolle im Umgang mit chirurgischen Komplikationen spielt. Sich selbst bewusst werden bzw. reflektieren, was zum eigenen Rollenverständnis als Chirurg gehört, die persönliche Einstellung zum Tod, welche eigenen Werte man hat, welche Stärken einen auszeichnen, welche Problemlösestrategien abhängig vom Zeitpunkt sinnvoll erscheinen und wie man sich bewusst und gut von ungünstigen Strukturen und Arbeitsabläufen abgrenzen kann, sind nur einige der Aspekte, die in diesem Zuge genannt werden sollen. Dies bedeutet trivial ausgedrückt: Um einen guten Umgang mit Komplikationen für sich zu etablieren, sollte auch im Vorfeld – sozusagen präventiv – auf die eigene Work-Life-Balance ausreichend geachtet werden. Hierzu zählen im Sinne der Resilienz auch ein gutes soziales Umfeld, dessen Kontakte gepflegt werden müssen sowie andere angenehme Ausgleichsfaktoren wie Entspannungstechniken oder Achtsamkeit.

3.12 Fazit

Es wird geschätzt, dass fast die Hälfte aller Mediziner mindestens einmal in ihrer beruflichen Karriere die Auswirkungen davon erleben, ein zweites Opfer zu sein (Seys et al. 2012). Die erste Priorität nach einem solchen Ereignis gilt der Versorgung des Patienten und seiner Familie (erste Opfer). Doch die beteiligten Ärzte sind durch ein solches Ereignis ebenfalls betroffen und können durch die eingetretene Komplikation traumatisiert werden (zweites Opfer). Dies kann zu signifikantem persönlichen und beruflichen Stress führen, woraufhin individuell unterschiedliche Bewältigungsstrategien eingesetzt werden. Die Auswirkungen der angewandten Coping-Strategien können wiederum einen erheblichen Einfluss auf den Behandler selbst, Kollegen und nachfolgende Patienten haben.

In der Chirurgie sind schnelle Entscheidungen und entschlossenes Handeln erforderlich. Auf dramatische Weise bedeutet diese Arbeit häufig eine Konfrontation mit menschlichem Leid, vielfach an der Grenze zwischen Leben und Tod. Der Umgang mit Stress und Belastungen über die akute Situation hinaus stellt somit eine notwendige Kernkompetenz für das eigene Handeln dar.

Besonders zu Beginn der Ausbildung stehen medizinische Fertigkeiten im Vordergrund, wohingegen Managementgrundlagen zum Umgang mit sich selbst und zur Interaktion mit dem näheren Umfeld oft vernachlässigt oder überhaupt nicht wahrgenommen werden. Hinzu kommt, dass Chirurgen offensichtlich ausgeprägte innere Normen besitzen, was den Wert der körperlichen Unversehrtheit ihrer Patienten betrifft. Schlesiger und Günther (2012) merken hierzu weiter an, dass wenn Mediziner ihre „Tätigkeit lediglich als ‚Handwerk' auffassen [würden], gäbe es keinerlei ‚Notwendigkeit', Schuld- oder Schamgefühle zu entwickeln".

In der Literatur zeigt sich die breite Forderung nach einer adäquaten Vorbereitung auf unerwünschte aber eben nicht vermeidbare „adverse effects" bzw. „events". Dies soll einerseits über die Vermittlung der Erkenntnis auf der individuellen Ebene „als Arzt nicht unfehlbar" zu sein passieren. Ebenso muss dies über eine „auch im Ärzteteam/ in der Ärzteschaft gepflegte, unterstützende Grundhaltung' eines kollegialen Umgangs miteinander, in dem der Chef oder Kollege niemanden bloßstellt, sondern Fehlerkultur im besten Sinne lebt" (Schlesiger und Günther 2012) geschehen.

Selbstmanagement insbesondere im Umgang mit Stresssituationen und emotionalen Belastungen stellt eine entscheidende Voraussetzung für die langfristige Erhaltung der beruflichen Vitalität und des effektiven medizinischen Arbeitens dar. Als Ausblick soll an dieser Stelle die Anregung stehen, dass auch in chirurgischen Kliniken – in denen selbstverständlich immer wieder chirurgischen Komplikationen auftreten – eine regelmäßige Supervision mit geschultem Personal wie beispielsweise Psychologen etabliert werden sollte. Dies ist auch in angrenzenden Disziplinen durchaus üblich und trägt durch die professionelle Vermittlung von Stressmanagement-Strategien und das frühzeitige Erkennen von möglichen Überlastungssituationen bzw. maladaptivem Coping einzelner Kollegen zu einem offeneren Umgang mit Fehlern und somit langfristig zu verbesserter Patientensicherheit bei.

Literatur

Bittner JG, Khan Z, Babu M, Hamed O (2011) Stress, burnout, and maladaptive coping: Strategies for surgeon well-being. Bulletin of the American College of Surgeons 96(8):17–22

Kaluza G (2011) Stressbewältigung: Trainingsmanual zur psychologischen Gesundheitsförderung. Springer, Berlin Heidelberg

Kanfer FH, Reinecker H, Schmelzer D (2006) Selbstmanagement-Therapie. Springer, Berlin Heidelberg

Kiesewetter J (2012) Simulationsbasiertes Teamtraining zum Umgang mit Behandlungsfehlern. In: Schmidt KW, Sold M, Verrel T (Hrsg) Zum Umgang mit Behandlungsfehlern – (Organisations)Ethische, rechtliche und psychosoziale Aspekte. Tagungsband der ELSA-Klausurwoche 2012. LIT Verlag, Münster, Berlin, S 179–195

Lazarus R (2006) Stress and emotion: A new synthesis. Springer, Heidelberg Berlin

Leape L (Hrsg) (2006) Schriftenreihe 1 – Kommunikation mit Patienten und Angehörigen – Wenn etwas schief geht. Stiftung für Patientensicherheit, Zürich

Luu S, Patel P, St-Martin L, Leung A, Regehr G, Murnaghan ML, Moulton C (2012) Waking up the next morning: surgeons' emotional reactions to adverse events. Medical Education 46:1179–1188

Nager F (1998) Der Arzt angesichts Sterben und Tod. Ethik in der Medizin 10(1):14–25

Schlesiger C, Günther B (2013) Der betroffene Arzt. Bayerisches Ärzteblatt 1(2):28–30

Scott SD, Hirschinger LE, Cox KR, McCoig M, Brandt J, Hall LW (2009) The natural history of recovery for the healthcare provider „second victim" after adverse patient events. Qual Saf Health Care 18(5):325–330

Seifart C (2012) Unbeachtete „innere" Hürden eines effizienten Fehlermanagements: Der individuelle Umgang mit Behandlungsfehlern im Krankenhaus? In: Schmidt KW, Sold M, Verrel T (Hrsg) Zum Umgang mit Behandlungsfehlern - (Organisations)Ethische, rechtliche und psychosoziale Aspekte. Tagungsband der ELSA-Klausurwoche 2012. LIT Verlag, Münster, Berlin, S 89–104

Seyle H (1977) Stress. Lebensregeln vom Entdecker des Stress-Syndroms. Rowohlt, Hamburg

Seys D, Scott S, Wu A, Gerven EV, Vleugels A, Euwema M, Vanhaecht K (2013) Supporting involved health care professionals (second victims) following an adverse health event: A literature review. International Journal of Nursing Studies 50:678–687

Waterman AD, Garbutt J, Hazel E, Dunagan WC, Levinson W, Fraser VJ, Gallagher TH (2007) The emotional impact of medical errors on practicing physicians in the United States and Canada. The Joint Commission Journal on Quality and Patient Safety 33(8):467–476

Webb K (2011) Care of others and self: A suicidal patient's impact on the psychologist. Professional Psychology 42(3):215–221

Weltgesundheitsorganisation (2013) Taschenführer zur ICD-10-Klassifikation psychischer Störungen. Hans Huber, Berlin

Wu A (2000) Medical error: the second victim. The doctor who makes the mistake needs help too. BMJ 320(7237):726–727

Zwack J (2013) Wie Ärzte gesund bleiben – Resilienz statt Burnout. Thieme, Stuttgart

Allgemeine Instrumente zur Optimierung der Patientensicherheit

M. Rentsch, J. Werner

M. Rentsch, A. Khandoga, M. Angele, J. Werner (Hrsg.), *Komplikationsmanagement in der Chirurgie*,
DOI 10.1007/978-3-662-43475-8_4, © Springer-Verlag Berlin Heidelberg 2015

Komplikationsvermeidung in der Chirurgie beginnt zeitlich weit vor dem eigentlichen medizinischen Geschehen. Hierzu wurden fachübergreifend in den vergangenen Jahren multiple Instrumente entwickelt, um die Patientensicherheit zu erhöhen und die Wahrscheinlichkeit für Komplikationen zu reduzieren. Vielfach diente bei den Überlegungen zur Planung hierzu die Luftfahrt mit ihren mannigfaltigen Safety-Checks (Hart und Owen 2005; Low 2012) als Beispiel für eine effizientes Netz an verzahnten Sicherheitsmaßnahmen, die das Reisen mit dem Flugzeug zur sichersten Fortbewegungsart werden ließ.

Hierbei ist jedoch zu berücksichtigen, dass die Patientenversorgung in vielen Fällen nur grob standardisiert, aber unberechenbarer und komplexer ist als die Steuerung eines Flugzeugs: So handelt es sich bei jedem Patienten, auch bei gleichartigen Erkrankungen und Eingriffen, jedes Mal erneut um ein Individuum mit seinen individuellen Charaktereigenschaften. Dies entspräche in der Luftfahrt einer Situation, in der jedes Flugzeug anders zu steuern wäre. Angemerkt sei an dieser Stelle jedoch, dass etwaige Fehler in der Luftfahrt gravierendere Auswirkungen haben können als die Behandlung einzelner Patienten. Dennoch besitzen Bestrebungen, im Kontext ethischer Grundsätze und der rechtlichen Rahmenbedingungen die Patientensicherheit zu erhöhen und Komplikationen auf ein Minimum zu reduzieren, allerhöchste Priorität.

4.1 Möglichkeiten der präoperativen Risikostratifizierung

4.1.1 Einschätzung der Belastbarkeit und Operabilität

Jede Operation bedeutet eine entsprechende Belastung für den Patienten. Die Belastbarkeit wird durch die individuelle Fähigkeit, die Operation mit allen körperlichen und psychischen Folgen überstehen zu können, determiniert. In der Erfassung des Risikos hat die präoperative Analyse der wichtigsten Organfunktionen (Herz, Lunge, Leber, Niere) die größte Bedeutung. Das Alter *per se* stellt in der Regel keinen isolierten Risikofaktor dar, jedoch muss andererseits berücksichtigt werden, dass mit zunehmendem Alter Leistungsreserven und Kompensationsfähigkeit bei Komplikationen deutlich zurückgehen. Aber auch Säuglinge und Kinder sind in ihren Leistungsreserven eingeschränkt. Der Umfang der präoperativen Untersuchungen muss sich sowohl am Schweregrad des geplanten Eingriffs als auch an der Komorbidität des Patienten orientieren. Hier ist eine gute interdisziplinäre Zusammenarbeit zwischen Internisten, Anästhesisten und Chirurgen gefordert.

Die Einschätzung der Belastbarkeit und des Risikos im Verhältnis zu Nutzen und Notwendigkeit des Eingriffs wird nicht durch eine einzelne Person entschieden. Hierzu gibt es in vielen Einrichtungen die Indikationskonferenzen, in denen die Operationen unter den genannten Aspekten diskutiert werden. Dies entspricht dem sog. „Vier- oder Mehraugenprinzip". In aller Regel durchläuft ein Patient aber nicht nur einmal, sondern auch lange vor der Operation diesen Prozess, im Rahmen von Tumorboards oder auch in Form der Einholung von Zweitmeinungen in Spezialeinrichtungen.

4.1.2 ASA-Klassifikation

Für eine orientierende Risikoanalyse stehen des Weiteren verschiedene Scoring-Systeme (ASA, APACHE-2, Karnofsky-Index) zur Verfügung. In der nachfolgenden Buchsektion wird auf die speziellen Risiken aus kardiologischer und anästhesiologischer Warte Stellung bezogen. Aus chirurgischer Sicht hat die ASA-Klassifikation einen besonderen Stellenwert, da sie das operative Vorgehen als Behandlungsnotwendigkeit mit einbezieht (▢ Tab. 4.1).

Aus der groben Klassifikation ist gut ersichtlich, dass zwar eine Risikostratifizierung hierdurch unmittelbar möglich ist, dies jedoch noch lange kein Instrument darstellt, um eine effiziente Risikoreduktion in einem adäquaten Zeitrahmen vorzunehmen.

4.2 Intra- und postoperative strukturierte Maßnahmen zur Erhöhung der Patientensicherheit

In der Vergangenheit wurden von verschieden Verbänden (u. a. AOK, WHO) Maßnahmen zur Optimierung der Patientensicherheit vorgeschlagen. Diese beinhalten die konsequente Durchführung einer Händedesinfektion im Rahmen der alltäglichen Arbeit.

4.2.1 „Aktion Saubere Hände"

Hierzu wurde auf deutsche Initiative hin eine Kampagne („Aktion Saubere Hände") ins Leben gerufen, die durch die WHO ausgezeichnet wurde. An dieser Aktion nehmen etwa 1300 Kliniken, ambulante Einrichtungen und Pflegeheime teil, sie basiert auf der 2005 gestarteten WHO-Kampagne „Clean Care is Safer Care". Die Schätzungen der nosokomialen Infektionen sind zwar stark differierend (zwischen 3,5 und 15 %), als gesichert wird jedoch angenommen, dass sie einen wesentlichen betriebswirtschaftlichen Faktor darstellen und die Krankenhausverweildauer verlängern. Die Händedesinfektion wird als eine der wichtigsten Maßnahmen erachtet, die finale Infektionskette zwischen Krankenhauspersonal und Patient durch diese Maßnahmen konsequent zu durchbrechen. Wenngleich sich die Aktion nicht auf die Chirurgie beschränkt, erscheint offensichtlich, dass die chirurgischen Patienten in erster Linie von einer akribischen Disziplin bei der Händedesinfektion profitieren dürften.

4.2.2 Risikomanagement- und Fehlermeldesysteme

Mittlerweile gelten nach Beschluss des Gemeinsamen Bundesausschusses (GBA) im Rahmen des Patientenrechtegesetzes (▶ Kap. 1) sowohl für Arztpraxen als auch für Kliniken Auflagen zur Umsetzung und Etablierung von Risikomanagement- und Fehlermeldesystemen. Diese Praktik ist in Anlehnung an die Luftfahrt auf das Management der Patientenversorgung adaptiert worden.

Ein spezielles Instrument zu diesem Zweck stellt das Krankenhaus-CIRS-Netz Deutschland dar. Dieses Netz (KH-CIRS-Netz, seit 2010) ist ein Berichtsystem zur Erfassung von Fehlern und Beinahe-Schäden im Klinikalltag. Die klinische Erfahrung zeigt, dass dieses Meldesystem primär gut genutzt wurde, allerdings mittlerweile das Interesse gesunken ist, da die Konsequenzen, die aus der Fehlermeldung entstehen, nicht konsequent genug kommuniziert werden. Der Lerneffekt ist gering, die Strategien zu Vermeidung gemeldeter Vorfälle sind nicht offensichtlich.

4.2.3 Beschwerdemanagement

Zusätzlich sind die Krankenhäuser in Deutschland nach § 135a Abs. 2 Nr. 2 SGB V verpflichtet, ein einrichtungsinternes Qualitäts- und patientenorientiertes Beschwerdemanagement einzurichten. Anhand von Patientenbeschwerden wird hierbei das jeweilige Behandlungsgeschehen analysiert und eine Klassifizierung als Beinahe-Schaden bzw. Beinahe-Fehler, unerwünschtes Ereignis, vermeidbares unerwünschtes Ereignis, kritisches Ereignis und Fehler vorgenommen. Dies hat den Vorteil, dass etwaige Fehler, ähnlich wie beim CIRS-Meldesystem, identifiziert werden und ggf. abgestellt werden können.

Hinzu kommt hierbei aber auch der Aspekt, dass Umstände, die zur subjektiven Wahrnehmung einer fehlerhaften Behandlung führen, bereits im Vorfeld – möglicherweise unter Einbeziehung des betroffenen Patienten – im Dialog kommuniziert werden können, bevor ein Rechtsbegehren entsteht. Dies spart im Einzelfall viel belastende Arbeit und reduziert den Einsatz von Personalressourcen.

Tab. 4.1 Klassifikation der ASA (American Society of Anesthesiology) zur Beurteilung des Narkoserisikos

Gruppe	Kriterium
ASA I	Normaler, sonst gesunder Patient
ASA II	Leichte Allgemeinerkrankung ohne Leistungseinschränkung
ASA III	Schwere Allgemeinerkrankung mit Leistungseinschränkung
ASA IV	Schwere Allgemeinerkrankung, die mit oder ohne Operation das Leben des Patienten bedroht
ASA V	Moribund, Tod innerhalb von 24 h mit oder ohne Operation zu erwarten

4.2.4 Offene Fehlerkultur

Sowohl aus dem CIRS-Meldesystem als auch aus dem Beschwerdemanagement ergibt sich hypothetisch die Chance, die Probleme in einer Klinik intern offen zu diskutieren und aus den Fehlern/Problemen zu lernen. Vielerorts läuft jedoch diese Diskussion nach wie vor nach einem Konzept des „shame and blame" ab, welches definitiv nicht zielführend sein kann.

An unserer Institution wurde daher von einer Präsentation der Sterbefälle durch den Erstoperateur vor der Klinikmannschaft mit autokratischer Fehleranalyse zu einer offenen Diskussion der Optimierungsmöglichkeiten bei Patienten mit Komplikationen übergegangen. Letzteres System bietet in viel größerem Umfang einen konstruktiven Aufbau von Fehlervermeidungsstrategien.

4.2.5 Routine als Schlüssel zum Behandlungserfolg

Nachgewiesenermaßen führt eine höhere Routine zu einer Reduktion der Behandlungsfehler, was dazu geführt hat, dass vielerorts ein hohes Bestreben entstanden ist, die Auswahl der Fälle auf ein kleines Spektrum zu reduzieren, um als spezialisierte Behandlungseinheit mehr dieser Fälle behandeln zu können. Dies trifft zwar zu, allerdings werden Routinen nicht nur bezogen auf den Gesamtfall generiert. Durch eine Standardisierung des täglichen Handelns entsteht ebenfalls Routine, ein Instrument zur Fehleranalyse und Optimierungsmöglichkeiten. Hierzu haben sich zum einen Klinikpfade als Mittel zur Ökonomisierung und zum

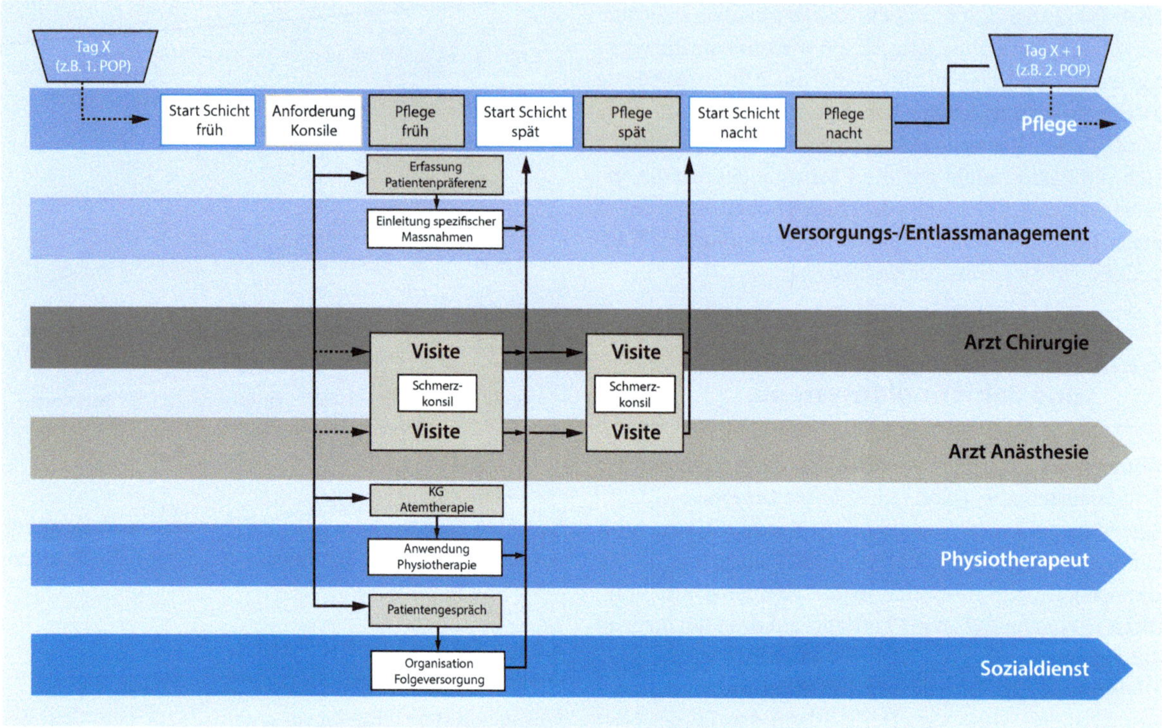

Abb. 4.1 Exemplarische Darstellung eines Klinikpfades, der an den jeweiligen Eingriff und Zeitpunkt sowie die örtlichen Vorgaben adaptiert werden kann

anderen sogenannte Checklisten als Qualitätssicherungsinstrument etabliert (Abb. 4.1).

4.2.6 Klinikpfade

In der Vergangenheit konnte durch verschiedene große Institutionen gezeigt werden, dass durch die Entwicklung sog. Klinikpfade für ausgewählte Diagnosen sowohl eine Steigerung der Patientensicherheit als auch eine deutliche Kostensenkung der Behandlung erzielt werden kann. Dadurch können zwei zentrale Ziele angegangen werden, die den Kostendruck im Gesundheitswesen möglicherweise zu dämpfen vermögen. So liegt das Einsparungspotenzial beispielsweise zwischen 100 und 800 $ in der Schilddrüsenchirurgie, bei 2300 bis 6000 $ in der Kolonchirurgie und zwischen 4000 und 11000 $ bei der pankreatischen und der hepatobiliären Chirurgie.

Die Arbeitsgruppe um Prof. Schwarzbach in Mannheim geht der Problemstellung der Etablierung von Klinikpfaden in der Chirurgie seit Längerem in wissenschaftlicher Weise nach (Schwarzbach 2011). Die bisherigen Erkenntnisse zeigen zusammengefasst, dass Klinikpfade für operative Therapieverfahren, die sehr standardisiert sind, d. h. keine großen interindividuellen Schwankungen der Therapieplanung und des Eingriffsrisikos aufweisen, planbar sind und sehr effektiv sein können. Die Umsetzung wird jedoch umso problematischer, wenn nicht unmöglich, je komplexer die Planung und Durchführung des Eingriffs ausfällt. Gelingt hier die Umsetzung, ist das Einsparpotenzial jedoch umso höher.

Auch in Ländern mit historisch niedriger Organisationsstruktur des Gesundheitssystems, z. B. Spanien, erscheint der Gewinn durch Klinikpfade besonders hoch. Durch die Standardisierung der medizinischen Prozesse während des stationären Aufenthaltes verkürzt sich zusätzlich die Liegezeit, was theoretisch eine Fallzahlsteigerung durch frei werdende Kapazitäten in den einzelnen Versorgungseinheiten ermöglicht.

An dieser Stelle sei jedoch darauf hingewiesen, dass in Bereichen mit hoher Organisationsstruktur nur marginale Prozessoptimierungen erzielt werden können, was möglicherweise der Grund für die vergleichsweise geringgradige Durchsetzung des Systems ist.

4.2.7 Checklisten und Time-Out

Fast ebenso einfach wie Händedesinfektion ist die Anwendung von Checklisten und einem Team-Time-Out im Operationssaal. Nur – wie effektiv ist dies? Eine sicherlich als bahnbrechend zu bezeichnende Studie wurde von Hay-

Abb. 4.2 Präoperative Checkliste, die präoperativ auf Station erstellt wird. Ohne diese komplettierte Checkliste mit Gegenzeichnung wird der Patient nicht zur Operation eingeschleust

LMU KLINIKUM DER UNIVERSITÄT MÜNCHEN

CAMPUS GROSSHADERN
CAMPUS INNENSTADT

Patientenetikett

Checkliste Präoperative Vorbereitung

(zum Verbleib in der Patientenakte)

Stabsstelle QM Inkraftsetzung: 01.01.2011 Revision 2

Checkliste wg. lebensbedrohl. Notfall nicht ausgefüllt ☐

Erforderlich nach Angabe Facharzt		Eingriff:
Ja	Nein	OP-Datum:

	Ja	Nein	
OP-Indikat. durch FA/OA überprüft *(Name/persönl. Unterschrift)*			
Zuständigkeit Stationsarzt			**Erledigt**
Chirurgische OP-Einwilligung			☐
Wahlleistungsvereinb./Arztzusatzvertrag			☐
Präoperatives Labor			☐
EKG			☐
Röntgen-Thorax			☐
Konsil:________________			☐
Konsil:________________			☐
Konsil:________________			☐
Antibiotikum anordnen: ____________			☐
Kreuzblut schicken			☐
Blutkonserven bestellen, Anzahl: ______			☐
OP-Gebiet/Seite markieren			☐
Bei Re-OP: alter OP-Bericht			☐
Röntgen-/CT-Bilder für OP vorbereiten			☐
Fachspezifische Unterlagen (z.B. Herzkatheterfilm):____________			☐
Aufklärung Studie/Gewebebank			☐
Überprüfen, ob bekannte Allergie vorliegt Falls ja:____________	×		☐
Name/persönl. Unterschrift Stationsarzt			
Zuständigkeit Anästhesist			**Erledigt**
Anästhesie-Einwilligung			☐
Privatvereinbarung			☐
Präoperativer Befundbogen			☐
Befunde von angeforderten Konsilen			☐
Name/persönl. Unterschrift Anästhesiearzt			
Zuständigkeit operative Fachabteilung			**Name/persönl. Unterschrift:**
OP-Indik. am Vor-OP/OP-Tag vom FA überprüft			
Zuständigkeit Stationspflege			**Erledigt**
Vorbereitung OP-Gebiet (Rasur, Reinigung)			☐
Hilfsmittel entfernen (Zahnersatz, Hörgeräte, Kontaktlinsen etc.)			☐
Schmuck/Piercing entfernen			☐
Identifikationsarmband angelegt	×		☐
Patientenakte mitgeben	×		☐
Patientenetiketten (2 Bögen)			☐
Röntgen-/CT-Bilder mit in OP geben			☐
Antibiotikum/......................... mit in OP geben			☐
Name/persönl. Unterschrift Stationspflege			

Bei fehlender Unterschrift beim Abruf des Pat. bitte Verantwortlichen + OP-Koordinator informieren!

LAQM_CL02_Checkliste Präoperative Vorbereitung_CHG_Rev2 Seite 1 von 1

nes und Mitarbeitern sowie der Arbeitsgruppe des „World Health Organization's Safe Surgery Saves Lives Program" durchgeführt. Hierbei wurden zwischen 2007 und 2008 in 8 Städten in den USA, in Indien, Neuseeland, Philippinen, Tansania und Großbritannien sog. „perioperative Checklisten" eingeführt. Diese Checklisten beinhalteten Elemente zur Identifikation des Patienten, zur Markierungsfestlegung der Seite des Eingriffs sowie der geplanten operativen Maßnahmen mit erwartetem Blutverlust sowie allgemeiner anamnestischer Daten. Ferner wurde ein sogenanntes „Time-Out" eingeführt, bei dem alle an der Operation beteiligten Personen einander vorgestellt wurden sowie präoperativ artikulierte Risiken und geplante operative Maßnahmen nochmals gegengecheckt wurden.

LMU | KLINIKUM DER UNIVERSITÄT MÜNCHEN | CAMPUS GH CHIRURGISCHE KLINIK UND POLIKLINIK

AA: OP-Time out_Checkliste_13022013%5B1%5D .doc **Revision 0** **Inkraftsetzung: XX** **Stand XX/2010**

OP-MANAGEMENT

Time-Out Checkliste

Vor Hautinzision wird durch das gesamte Team (Pflegekräfte, Chirurgen, Anästhesisten und alle anderen Anwesenden, die an der Patientenversorgung beteiligt sind) nachstehende Checkliste abgearbeitet:

□ gegenseitige Vorstellung aller Team Mitglieder

Bestätigung
□ der Patientenidentität,
□ des chirurgischen OP-Gebiets
□ Seite (R/L) des geplanten Eingriffs
□ Strategie des geplanten Eingriffs

Erörterung
□ mögliche Probleme oder kritische Situationen

Operateur/-in
□ kritischen und zu erwarteten Schritte während der Operation
□ Zeitdauer
□ erwarteter Blutverlust
□ alle relevanten Bildbefunde für den korrekten Patienten im OP verfügbar

Anästhesist
□ spezifische anästesiologische Patientenprobleme

Pflegekräfte
□ Sterilität
□ Ausrüstungsverfügbarkeit
□ Probleme für den Eingriff
□ Bestätigung Antibiotikaprophxylaxe 60 min vor Hautinzision
□ Antibiotika nicht indiziert

Erstellung:	Prüfung:	Freigabe:
M. Rentsch	Mitarbeiter Y (QM-kundiger Mitarbeiter) Mitarbeiter Z (sachkundiger Mitarbeiter)	Oberste Leitung (z.B. Klinikchef + Pflegedirektor)
Datum: 13.02.2013	Datum:	Datum: ....

OP-Time out_Checkliste_13022013%5B1%5D.doc Seite1 von 1

Abb. 4.3 Dokumentation des Team-Time-Outs an unserer Klinik: die Gegenzeichnung erfolgt durch den verantwortlichen Operateur, der damit die korrekte Durchführung bestätigt

Dies beinhaltete auch die Rückbestätigung der Konservenbereitstellung, der Antibiotikabereitstellung sowie die Vollständigkeit der patientenbezogenen Bildunterlagen.

Postoperativ erfolgte eine akribische Dokumentation von Instrumenten und Verbrauchsmaterial (Vollständigkeit), ferner wurden die zu erwartenden Probleme im Rahmen des Erholungsprozesses der Patienten dokumentiert. Diese Maßnahmen führten zu einer Reduktion der stationären, perioperativen Sterblichkeitsrate von 1,5 auf 0,8 %, sowie eine Reduktion der Komplikationsrate im gleichen Beobachtungsfenster von 11 auf 7 %. Beide Parameter waren hoch signifikant beeinflusst durch die Einführung der Checkliste.

Abbildung 4.2 zeigt die an der Ludwig-Maximilians-Universität (LMU) München in der Konsequenz eingeführte präoperative Checkliste, die für alle Fachbereiche und Kliniken verpflichtend für jeden Patienten vor einer Operation vorliegen muss. Zusätzlich erfolgte die Etablierung eines strukturierten Team-Time-Outs vor Beginn des operativen Eingriffs (Abb. 4.3).

Eine intra- und postoperative Dokumentation lag analog zur propagierten Checkliste bereits viele Jahre vor Veröffentlichung des Artikels von Haynes und Mitarbeitern an der LMU vor und wird aufgrund lediglich geringer Überschneidungen mit der neuen Strategie weitergeführt. Inwieweit die Einführung der Checkliste tatsächlich einen signifikanten Effekt auf die Reduktion der Komplikation und Sterblichkeitsrate an der LMU haben wird, bleibt abzuwarten – eine Bewertung zum jetzigen Zeitpunkt erscheint zu früh.

Literatur

Hart EM, Owen H (2005) Errors and omissions in anesthesia: a pilot study using a pilot's checklist. Anesth Analg 101(1):246–250

Low D, Walker I, Heitmiller ES, Kurth D (2012) Implementing checklists in the operating room. Paediatr Anaesth 22(10):1025–1031

Schwarzbach M, Hasenberg T, Linke M, Kienle P, Post S, Ronellenfitsch U (2011) Perioperative quality of care is modulated by process management with clinical pathways for fast-track surgery of the colon. Int J Colorectal Dis 26(12):1567–1575

Prä- und postoperatives Komplikationsmanagement durch spezifische Maßnahmen in Anästhesie, innerer Medizin und Radiologie

Wie bereits im Vorwort angedeutet, ist durch die Komplexität und Spezifität vieler Krankheitsbilder eine ausschließlich chirurgische Betreuung von Patienten mit chirurgischen Krankheitsbildern nicht mehr sinnvoll und auch nicht durchführbar. Durch die hieraus entstehende Interdisziplinarität der „chirurgischen" Therapie haben sich einerseits deutliche Fortschritte hinsichtlich der Qualität der Behandlung und Reduktion des Komplikationsrisikos ergeben. Andererseits wird im Sinne einer Offenlegung von Komplikationen nach chirurgischen Eingriffen zum einen ein deutlich offensiverer Umgang mit problematischen klinischen Situationen und Komplikationen gefördert, und zum anderen ein „Zugzwang" zur Optimierung der individuellen Performance des Chirurgen induziert. In der Summe ist ein interdisziplinäres Vorgehen aus der heutigen Chirurgie nicht mehr wegzudenken. In dem folgenden Buchabschnitt sollen daher die Grundzüge spezifischer Überlegungen und Maßnahmen der unmittelbar eingebundenen Nachbardisziplinen dargestellt werden.

Präventionsmöglichkeiten aus Sicht des Kardiologen

S. Kääb

M. Rentsch, A. Khandoga, M. Angele, J. Werner (Hrsg.), *Komplikationsmanagement in der Chirurgie,*
DOI 10.1007/978-3-662-43475-8_5, © Springer-Verlag Berlin Heidelberg 2015

Grundlage für ein optimiertes Komplikationsmanagement in der Chirurgie ist eine kollegiale professionelle Zusammenarbeit zwischen ärztlichem operativem und nichtoperativem und nichtärztlichem Personal. Dem in der inneren Medizin verankerten Teilgebiet Kardiologie kommt bei der Beurteilung des perioperativen Risikos und der Prävention von Komplikationen in der Chirurgie eine besondere Bedeutung zu. Nach aktuellen Schätzungen leiden 30 % der Patienten, die sich einem größeren chirurgischen Eingriff unterziehen müssen, an einer kardiovaskulären Erkrankung. Etwa 42 % aller chirurgischen Komplikationen nach nicht kardialen Operationen gehen auf kardiovaskuläre Komplikationen zurück.

In den nächsten 20 Jahren wird die Alterung unserer Bevölkerung einen wesentlichen Einfluss auf das Komplikationsmanagement haben. Aktuell zeichnet sich bereits ein deutlicher Trend hin zu einer steigenden Anzahl älterer Patienten mit höherer Komorbidität ab. Herzkreislauferkrankungen zählen zu den häufigsten Begleiterkrankungen älterer Patienten in der Allgemeinchirurgie.

Obwohl der Kardiologie eine zentrale Rolle im interdisziplinären Bemühen um eine Reduktion perioperativer Komplikationen zukommt, müssen in Abhängigkeit der individuellen Begleiterkrankungen regelmäßig auch weitere Spezialisten wie u. a. Pulmologen, Nephrologen, Gastroenterologen, Endokrinologen, Hämatologen und auch Neurologen in die Behandlungs- und Operationsplanung eingebunden werden.

Im folgenden Kapitel sollen wesentliche Gesichtspunkte zur Prävention von perioperativen Komplikationen in der Chirurgie aus kardiologischer Sicht dargestellt werden. Die Darstellung bezieht sich dabei vor allem auf die aktuellen Guidelines der Europäischen Gesellschaften für Kardiologie (ESC) und Anästhesiologie (ESA) zu kardiovaskulärer Risikobeurteilung und kardiovaskulärem Management bei nicht kardialer Chirurgie aus dem September 2014 (Kristensen et al. 2014) sowie auf die aktuellen Guidelines zu myokardialen Revaskularisation der ESC/EACTS und EAPCI von Oktober 2014 (Windecker et al. 2014).

5.1 Präoperative Risikobeurteilung

Komplikationen in der Chirurgie, und hier vor allem kardiale Komplikationen, hängen von der Art der Operation, von den Bedingungen unter denen der operative Eingriff erfolgt und von patientenabhängigen Variablen ab.

5.1.1 Chirurgisches Risiko für kardiale Komplikationen

Im Hinblick auf das kardiale Risiko (▫ Tab. 5.1) können chirurgische Interventionen, einschließlich offene und endovaskuläre Eingriffe, vereinfacht in 3 Risikogruppen (niedrig, mittel und hoch) eingeteilt werden, die wiederum mit einer kardialen Ereignisrate von < 1 %, 1 bis 5 % und > 5 % verbunden sind (30-Tage-Ereignis von kardialer Todesursache und Herzinfarkt) (Glance et al. 2012).

Grundsätzlich kann man davon ausgehen, dass endoskopische und endovaskuläre operative Techniken mit einer schnelleren Rekonvaleszenz, einem kürzeren Krankenhausaufenthalt und einer reduzierten Komplikationsrate verbunden sind. In jedem einzelnen Fall müssen die potenziellen Vorteile einer reduzierten frühen Morbidität mit den potentiellen Nachteilen eines schlechteren Langzeitverlaufs und der Notwendigkeit von Mehrfacheingriffen individuell abgewogen werden.

5.1.2 Körperliche Leistungsfähigkeit

Die objektive Bestimmung der körperlichen Leistungsfähigkeit ist ein zentraler Bestandteil der präoperativen kardiovaskulären Risikobeurteilung. Die körperliche Leistungsfähigkeit wird in metabolischen Äquivalenten (MET) angegeben, wobei ein MET der basalen metabolischen Rate entspricht. Ohne spiroergometrische Untersuchung kann die körperliche Leistungsfähigkeit anhand der körperlichen Leistungen im Alltagsleben abgeschätzt werden (▫ Abb. 5.1).

Die Unfähigkeit, zwei Stockwerke zu gehen oder eine kurze Strecke zu rennen, entspricht einer körperlichen Leistungsfähigkeit von < 4 MET und ist mit einer höheren Rate an postoperativen kardialen Ereignissen und erhöhter Mortalität nach thoraxchirurgischem Eingriff verbunden. Für nicht thoraxchirurgische und nicht kardiale Eingriffe ist eine reduzierte körperliche Leistungsfähigkeit nicht grundsätzlich mit einem erhöhten perioperativem kardiovaskulären Risiko assoziiert. Dies hängt damit zusammen, dass die körperliche Leistungsfähigkeit auch stark von der Lungenfunktion abhängt. Wenn die körperliche Leistungsfähigkeit sehr gut ist, dann ist in der Regel auch die perioperative Prognose günstig, selbst bei bestehender stabiler ischämischer Herzerkrankung und anderen Risikofaktoren.

5.1.3 Risiko-Indizes

Die strukturierte Anamnese und die körperliche Untersuchung ergeben neben der Indikation und Planung der

Tab. 5.1 Kardiale Risikobewertung nach Art des chirurgischen Eingriffs

Niedriges Risiko: < 1 %	Mittleres Risiko: 1–5 %	Hohes Risiko: > 5 %
Oberflächlicher Eingriff	Intraperitoneal: Splenektomie, Hiatus-Hernien-OP, Cholezystektomie	Aorta und Chirurgie an großen Gefäßen
Brust	Carotis, symptomatisch (CEA oder CAS)	Offene Revaskularisation, Thrombektomie oder Amputation der unteren Extremitäten
Mund und Zahn	Periphere arterielle Angioplastie	Dünndarm- oder Pankreas-OP
Auge	Endovaskulärer Aneurysma-Eingriff	Leberteilresektion, Gallengang-OP
Rekonstruktiver Eingriff	Kopf- und Halschirurgie	Ösophagus-OP (großer Eingriff)
Carotis, asymptomatisch (CEA oder CAS)	Neurologisch oder orthopädisch: großer Eingriff (Rückenmark- oder Hüft-OP)	Magen-Darm-Perforation
Gynäkologie (kleiner Eingriff)	Urologie (großer Eingriff)	Nebennierenresektion
Orthopädie (kleiner Eingriff)	Gynäkologie (großer Eingriff)	Totale Zystektomie
Urologie (kleiner Eingriff	Nierentransplantation	Pneumonektomie
	Intrathorakal (kein großer Eingriff)	Lungen- oder Lebertransplantation

CEA = Carotis Endarterektomie; CAS = Carotis Stenting

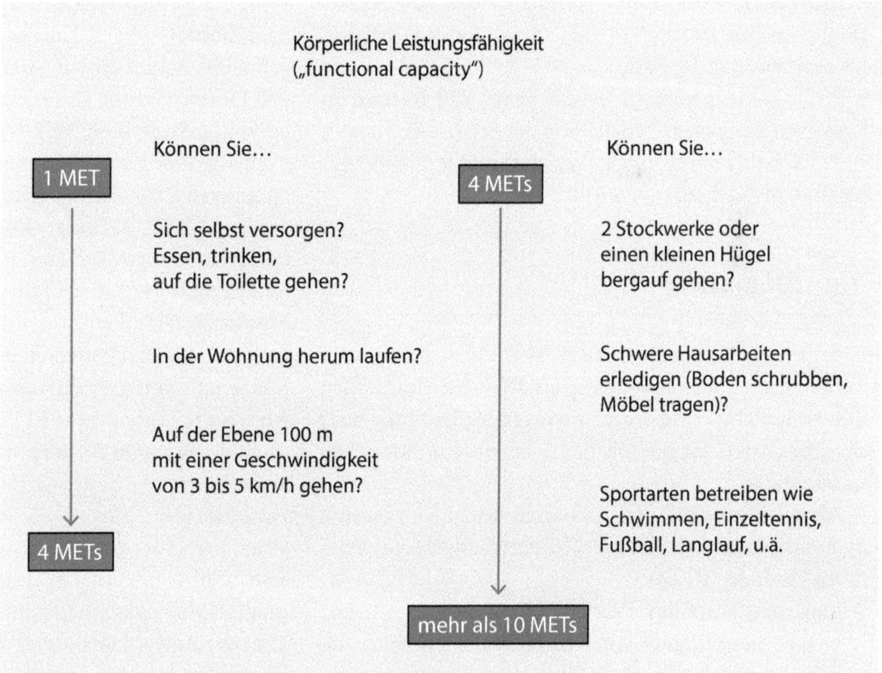

Abb. 5.1 Körperliche Leistungsfähigkeit, „functional capacity"

optimalen chirurgischen Therapie auch die Grundlage der Risikobeurteilung. Nach gründlicher Evaluation können Patienten mit offensichtlich niedrigem kardialen Risiko schnell der definitiven operativen Therapie zugeführt werden. Erscheint das operative kardiale Risiko erhöht, können weitere nicht invasive und invasive Untersuchungsverfahren, sinnvoll eingesetzt, das Risiko reduzieren.

Von den zahlreichen Risikomodellen, welche überwiegend auf älteren Datensätzen beruhen, werden in den aktuellen Guidelines vor allem der Lee-Risk-Index (Lee et al. 1999) und das NSQIP-Modell (Gupta et al. 2011) empfohlen (Empfehlungsgrad I B). Der Lee-Risk-Index wurde entwickelt, um das postoperative Risiko für Herzinfarkt, Lungenödem, kompletten Herzblock (sinu-atrial oder atrio-ventrikulär) und Kammerflimmern oder Herzkreislaufstillstand zu beurteilen. Der Risikoindex besteht aus 6 Variablen: Art des chirurgischen Eingriffs, Vorgeschichte von ischämischer Herzerkrankung, Herzinsuffizienz oder von zerebrovaskulärer Erkrankung, präoperative Behandlung mit Insulin und präoperativer Serum-Kreatininwert >2 mg/dl (>170 µmol/l) (▶ http://www.mdcalc.com/revised-cardiac-risk-index-for-pre-operative-risk/).

Obwohl der Lee-Risk-Index eine relativ breite Risikobewertung zulässt, ist er eingeschränkt zuverlässig zur Risikobewertung nach gefäßchirurgischen Eingriffen und zur Vorhersage der Mortalität. Alternativ oder in Kombination wird das auf einem aktuellen (2007) Datensatz basierende NSQIP-MICA-Modell (American College of Surgeons National Surgical Quality Improvement Program) empfohlen, welches an einem unabhängigen Datensatz (2008) von >200.000 Patienten erfolgreich validiert werden konnte. Dieses Modell beurteilt prozentual das Risiko eines intra- oder postoperativen Herzinfarktes oder Herzkreislaufstillstand bis zu 30 Tage postoperativ. Fünf Parameter werden zur Beurteilung des perioperativen Risikos verwendet: Art des chirurgischen Eingriffs, körperliche Leistungsfähigkeit, präoperativer Serum-Kreatininwert >1,5 mg/dl (>130 µmol/l), „American Society of Anesthesiologists (ASA) class I–V, and age" (▶ http://www.surgicalriskcalculator.com/miorcardiacarrest).

Risikomodelle können helfen, neben der wertvollen subjektiven klinischen Beurteilung des erfahrenen Arztes die Risikobeurteilung objektiver darzustellen und vergleichbar zu machen.

5.1.4 Biomarker

Im perioperativen Setting lassen sich Biomarker unterscheiden nach ihrer Verwendung als objektive Messgrößen für entzündliche Prozesse, für myokardiale Ischämie oder Schädigung und für die mechanische Herzfunktion und Pumpleistung.

Aktuell gibt es keine zuverlässigen Daten zum Nutzen inflammatorischer Marker für die Beurteilung des perioperativen kardialen Risikos.

Kardiales Troponin T und I (cTnT und cTnI) sind die bevorzugten Marker zur Diagnose eines myokardialen Schadens. Dabei ist die Information unabhängig und komplementär zu anderen Parametern wie klinische Symptomatik, ST-Streckenveränderungen und Pumpfunktion. Die Diagnose eines akuten Koronarsyndroms (ACS) darf nie ausschließlich auf der Basis eines erhöhten kardialen Troponinwertes beruhen. Aktuelle Daten sprechen dafür, dass auch gering erhöhte Werte von kardialem Troponin im perioperativen Verlauf auf eine relevante myokardiale Schädigung hinweisen, welche Prognose und Outcome beeinflussen. Deshalb kann der Einsatz von kardialem Troponin als Marker eines myokardialen Schadens bei Hochrisiko-Patienten vor und 48 bis 72 Stunden nach einem größeren chirurgischen Eingriff sinnvoll sein (Empfehlungsgrad II b, Evidenzgrad B).

Serum BNP und NT-proBNP haben sich als Biomarker zur Beurteilung zahlreicher kardialer Erkrankungen etabliert. Präoperative BNP und NT-proBNP Werte sind mit der Langzeitmortalität und auch mit kardialen Ereignissen vor allem nach nicht kardialen gefäßchirurgischen Eingriffen verknüpft.

Nach den aktuellen Empfehlungen (Kristensen et al. 2014) können Serumbiomarker bei chirurgischen Hochrisiko-Patienten sinnvoll sein (MET ≤ 4 oder Lee-Risk-Index > 1 für Gefäßchirurgie und > 2 für Nicht-Gefäßchirurgie).

5.1.5 Nichtinvasive Untersuchung nach kardialer Begleiterkrankung

Die präoperative nichtinvasive Untersuchung zur Abklärung des kardialen Status und des operativen kardialen Risikos bezieht sich in erster Linie auf die Frage nach der kardialen Pumpfunktion, nach myokardialer Ischämie und nach höhergradigen Herzklappenfehlern. Grundsätzlich sollte der diagnostische Algorithmus bei der Abklärung von Pumpfunktion, koronarer Herzerkrankung und Klappenerkrankung nicht von der Diagnostik in der internistisch-kardiologischen Praxis ohne die Frage nach dem operativen Risiko abweichen.

Das **12-Kanal-Ruhe-EKG** kann wesentliche Hinweise auf Reizbildungs- und Leitungsstörungen des Herzens liefern ebenso wie auf strukturelle Herzerkrankungen (alter Myokardinfarkt, Hypertrophie) und eine ischämische Herzerkrankung. Bei Patienten mit mindestens einem Risikofaktor und einem mittleren bis hohen operativen Risiko wird ein präoperatives EKG empfohlen (Klasse I C).

Eine **echokardiographische Untersuchung** ist die verbreitetste Methode zur Bestimmung von Struktur und Funktion des Herzens. Sie kann auch bei asymptomatischen Patienten mit hohem chirurgischen Risiko sinnvoll sein. Linksventrikuläre Dysfunktion, mittel- bis höhergradige Mitralklappeninsuffizienz und ein Druckgradient über der Aortenklappe sind jeweils mit höheren kardialen Komplikationen assoziiert.

Eine **Belastungs-EKG-Untersuchung** gibt Auskunft über die körperliche Leistungsfähigkeit, über Blutdruck- und Herzfrequenzverhalten während Belastung und in der Erholungsphase und über belastungsabhängige Myokardischämie. Hinweise auf eine Myokardischämie bereits bei niedriger Belastungsstufe sprechen für ein hohes Risiko an kardiovaskulären perioperativen Ereignissen. Treten Hinweise auf eine Myokardischämie erst bei hoher Belastungsstufe auf, so ist das operative Risiko nur geringfügig erhöht.

Tab. 5.2 Klinische Risikofaktoren

Ischämische Herzerkrankung (Angina pectoris und/oder Herzinfarkt in der Vorgeschichte
Herzinsuffizienz (NYHA II-IV)
Schlaganfall oder TIA
Insulinpflichtiger Diabetes mellitus
Niereninsuffizienz (Serum Kreatinin > 2 mg/dl (170 µmol/l) oder Krea-Clearance < 60 ml/min/1,73 m²)

Patienten mit eingeschränkter körperlicher Leistungsfähigkeit können bei Verdacht auf eine relevante ischämische Herzerkrankung **pharmakologisch belastet** werden und entweder **nuklearmedizinisch** oder **echokardiographisch** untersucht werden. Belastungs-Echokardiographie kann nicht eingesetzt werden bei Patienten mit höhergradigen Herzrhythmusstörungen, nicht kontrollierter arterieller Hyper- oder Hypotonie und bei Aortenaneurysma mit hoher Plaque- und Thrombuslast. Ein pharmakologischer Belastungstest in Verbindung mit einem Bildgebungsverfahren (v. a. nukleramedizinisch und echokardiographisch) wird auch bei asymptomatischen Patienten empfohlen, wenn das operative Risiko hoch ist, zwei klinische Risikofaktoren (Tab. 5.2) vorliegen und die körperliche Leistungsfähigkeit deutlich eingeschränkt ist (< 4MET) (Klasse I C-Empfehlung).

5.1.6 Invasive Untersuchung durch Herzkatheter

Die Prävalenz der koronaren Herzerkrankung ist so hoch, dass eine ischämische Herzerkrankung bei einer relevanten Anzahl von Patienten, die sich einem operativen Eingriff unterziehen müssen, vorliegt. Die Indikation zur invasiven Diagnostik folgt den Empfehlungen aus dem nicht chirurgischen Kontext. Neben den klaren Indikationen zur invasiven Diagnostik und gegebenenfalls interventionellen Therapie bei akutem Koronarsyndrom (NSTEMI und STEMI) ergibt sich eine Indikation zur präoperativen invasiven Koronardiagnostik vor allem bei Patienten mit nachgewiesener Myokardischämie und Angina-pectoris-Symptomatik (Canadian Cardiovascular Society Class III-IV) (Klasse I C Empfehlung) (Kristensen et al. 2014; Windecker et al. 2014).

5.2 Strategien zur Risikoreduktion

Alle Strategien zur Reduktion perioperativer Risiken und Komplikationen müssen immer der individuell günstigsten Nutzen-Risiko-Abschätzung folgen. Untersuchungen sollen nur dann durchgeführt werden, wenn ihre Ergebnisse auch einen unmittelbaren Einfluss auf das perioperative Management haben. Ganz allgemein kann eine gründliche präoperative Evaluation helfen, kardiovaskuläre Risikofaktoren besser zu kontrollieren.

5.2.1 Medikamentöse Therapie

Der Stress im Zusammenhang mit chirurgischem Eingriff und Anästhesie kann eine myokardiale Ischämie durch einen erhöhten myokardialen Sauerstoffbedarf, eine eingeschränkte myokardiale Sauerstoffversorgung oder beides triggern.

Vor allem die perioperative Therapie mit Betablockern erscheint daher sinnvoll. Nach der aktuellen Datenlage kann jedoch der grundsätzliche Einsatz von Betablockern im perioperativen Management nicht empfohlen werden. Bei Patienten ohne klinische Risikofaktoren scheint die perioperative neu begonnene Therapie mit Betablockern das Risiko kardialer Komplikationen sogar zu erhöhen.

Trotz offener Fragen und deutlicher Einschränkungen zum perioperativen Neubeginn kann die Fortsetzung der Betablockertherapie weiterhin deutlich empfohlen werden (Klasse I B-Empfehlung). Vor allem wenn Betablocker zur Therapie von ischämischer Herzerkrankung und Arrhythmien eingesetzt werden, wird die Fortsetzung der Therapie perioperativ dringend empfohlen. Sofern keine Kontraindikationen vorliegen, soll die Dosis langsam so gesteigert werden, dass eine Herzfrequenz von 60 bis 70 S/min in Ruhe erreicht wird. Dabei sind β-1-selektive Blocker ohne intrinsische sympathomimetische Aktivität (ISA) zu bevorzugen. Bisoprolol scheint gegenüber Atenolol und Metoprolol vermutlich wegen des CYP2D6 unabhängigen Metabolismus Vorteile zu haben.

Statine werden weit verbreitet bei Patienten mit Arteriosklerose oder mit Arterioskleroserisiko eingesetzt. Die Fortführung einer Statintherapie wird grundsätzlich perioperativ empfohlen (Klasse I C- Empfehlung). Die präoperative Initiierung einer Statintherapie, idealerweise mindestens 2 Wochen vor dem Eingriff, sollte bei Patienten vor gefäßchirurgischem Eingriff erwogen werden.

Der Nutzen einer perioperativen Therapie (Fortführung oder Neubeginn) mit Nitraten ist nicht belegt. In vielen Fällen scheinen die ungünstigen Effekte zu überwiegen durch reduzierte Vorlast begleitet von Tachykardie und Hypotension.

Angiotensin Converting Enzym (ACE-) Hemmer und Angiotensin-Rezeptor-Blocker (ARB) haben neben dem unmittelbar blutdrucksenkenden einen organprotektiven Effekt. Die Empfehlung zur Fortsetzung oder Initiierung (mindestens eine Woche präoperativ) einer Therapie mit

ACE-Hemmern oder ARB bezieht sich in erster Linie auf Patienten mit eingeschränkter linksventrikulärer Pumpfunktion. Wegen der Neigung zu postoperativer Hypotonie kann ein perioperatives Pausieren von ACE-Hemmern und ARB erwogen werden, wenn die Behandlungsindikation allein eine arterielle Hypertonie ist.

Diuretika gehören zur medikamentösen Standardtherapie bei arterieller Hypertonie und Herzinsuffizienz. Grundsätzlich sollten Diuretika zur Behandlung einer arteriellen Hypertonie bis zum Operationstag verabreicht werden und postoperativ wieder begonnen werden, sobald eine orale Therapie möglich ist. Diuretika zur Behandlung der Herzinsuffizienz müssen individuell an den Flüssigkeitshaushalt angepasst werden. Im Zusammenhang mit jeder Diuretikatherapie und im perioperativen Setting sei besonders auf die Gefahr von Elektrolytstörungen und die Notwendigkeit zum konsequenten Ausgleich hingewiesen.

5.2.2 Management von Patienten unter antithrombozytärer Therapie

Ein perioperatives Fortsetzen oder Pausieren einer antithrombozytären Therapie mit Aspirin in großen Studien unselektierter Patienten mit nicht kardialen chirurgischen Eingriffen ist einerseits mit einer Reduktion intra- und perioperativer Schlaganfälle assoziiert – allerdings ohne einen Einfluss auf das perioperative Infarktrisiko und ohne statistisch signifikanten Vorteil für den kombinierten Endpunkt vaskulärer Ereignisse. Bei Patienten mit einem Risiko für oder einer nachgewiesenen ischämischen Herzerkrankung dagegen führt ein perioperatives Pausieren klar zu einer Verdreifachung der MACE-Rate („major adverse cardiac events", MACE).

Im Einzelfall muss mit Aspirin pausiert werden, wenn das individuelle Blutungsrisiko den individuellen kardiovaskulären Nutzen übertrifft. Vor allem bei bestimmten neurochirurgischen und ophtalmologischen Eingriffen wird ein Pausieren von Aspirin sieben Tage vor dem operativen Eingriff empfohlen.

Patienten mit ischämischer Herzerkrankung und nach Implantation eines Koronarstents müssen sich in 5 bis 25 % der Fälle in den ersten 5 Jahren nach Stent-Implantation einem nicht kardialen chirurgischen Eingriff unterziehen. Abhängig vom Kontext der Implantation (ACS oder elektive Stent-Implantation) und der verwendeten Stent-Technologie („bare metal", „drug eluting" – 1. bis letzte Generation, bioabsorbierbar) ist in der frühen Phase nach Stent-Implantation eine duale Plättchenhemmung (DAPT) obligat. Grundsätzlich wird nach Implantation eines Bare-Metal-Stents (BMS) bei stabiler KHK eine duale Plättchenhemmung für 4 Wochen empfohlen, für 6 Monate nach Drug-Eluting-Stents (DES) der neueren Generation, für ein Jahr nach bioresorbierbarem Stent und für bis zu ein Jahr nach Implantation eines Stents im Kontext eines akuten Koronarsyndroms. Es muss betont werden, dass bei dringlicher OP-Indikation auch nach Stent-Implantation im Rahmen eines ACS bei BMS und DES der neuesten Generation eine duale Plättchenhemmung von 1 bzw. 3 Monaten akzeptabel sein kann. Operative Eingriffe bereits 1 bis 3 Monate nach Stent-Implantation sollen nach den aktuellen Richtlinien in einem Zentrum erfolgen, das über eine 24/7 Herzkatheterbereitschaft verfügt. In diesen Fällen sollte eine einfache Plättchenhemmung (in der Regel Aspirin) perioperativ fortgesetzt werden.

Für Patienten mit einem sehr hohen Risiko für eine akute Stent-Thrombose (operative Therapie innerhalb von weniger als 1 Monat bzw. 3 Monate nach BMS- oder DES-Implantation) wird eine überbrückende Therapie mit intravenösen, reversiblen Glykoproteinrezeptorantagonisten empfohlen. Niedermolekulares Heparin wird für dieses Bridging ausdrücklich nicht empfohlen. Duale Plättchenhemmung sollte in Abhängigkeit des Blutungsrisikos postoperativ sobald als möglich, spätestens aber innerhalb von 48 Stunden wieder begonnen werden.

Das operative Trauma, jede Blutungskomplikation führt zur zusätzlichen Aktivierung der Thrombozyten, was das Risiko einer Stent-Thrombose erhöht. Die Gabe von Thrombozytenkonzentraten muss in diesem Zusammenhang besonders kritisch abgewogen werden.

Bei Patienten nach kürzlicher Implantation eines Koronar-Stents und anstehender dringlicher Operation muss das Management der antithrombozytären Therapie verantwortlich zwischen dem behandelnden interventionellen Kardiologen und dem Operateur diskutiert und im Sinne einer individuellen Nutzen-Risiko-Abwägung entschieden werden (Windecker et al. 2014).

5.2.3 Management von Patienten unter Antikoagulation

Antikoagulation ist bei Patienten, die sich einem operativen Eingriff unterziehen müssen, mit einem erhöhten Blutungsrisiko verbunden. Deshalb ist es grundsätzlich notwendig, den jeweiligen Nutzen der Antikoagulation basierend auf dem Risiko thromboembolischer Komplikationen mit dem perioperativen Blutungsrisiko abzuwägen, um zum Beispiel bei Patienten mit einem geringen thromboembolischen Risiko die Antikoagulation perioperativ zu pausieren.

Bei Patienten mit einem hohen thromboebolischen Risiko (◘ Tab. 5.3) und einer Antikoagulation mit Vitamin-K-Antagonisten (VKA) muss perioperativ die Thera-

■ **Tab. 5.3** Patienten mit einem hohen thromboembolischen Risiko

Vorhofflimmern mit einem CHA_2DS_2-Vasc Score ≥ 4	Herzinsuffizienz (C), Hypertonie (H), Alter (A 65-74 Jahre: 1 Punkt, ≥ 75 Jahre: 2 Punkte), Diabetes (D), Schlaganfall (S, 2 Punkte), vaskuläre Erkrankung, weibliches Geschlecht nur bei Vorliegen mindestens eines weiteren Risikofaktors: 1 Punkt
Mechanische Herzklappe	Permanent
Biologische Herzklappe	Innerhalb der letzten 3 Monate
Mitralklappenrekonstruktion	Innerhalb der letzten 3 Monate
Tiefe Venenthrombose	Innerhalb der letzten 3 Monate
Thrombophilie	Mit thromboembolischen Komplikationen

■ **Tab. 5.4** Pharmakologische Eigenschaften direkter oraler Antikoagulanzien (DOAC)

	Dabigatran	Rivaroxaban	Apixaban	Edoxaban
Ziel	IIa (Thrombin)	Xa	Xa	Xa
Std. bis C_{max}	1,25–3	2–4	3–4	1–2
Pro-Drug	Ja	Nein	Nein	Nein
Bioverfügbarkeit (%)	65	80–100	50	62
Wechselwirkungen	P gp Inhibitoren oder Induktoren	P gp und CYP3a4 Inhibitoren oder Induktoren	P gp und CYP3a4 Inhibitoren oder Induktoren	P gp Inhibitoren
Halbwertszeit (Median) (Stunden)	12–14	7–11 [11–13 bei Älteren]	12	61–1
Renale Clearance (%)	85	33	27	37–50
Dosierung (x/d)	2	1	2	1

pie auf unfraktioniertes Heparin oder niedermolekulares Heparin (LMWH) in therapeutischer Dosierung umgestellt werden

Die aktuellen Guidelines sehen einen Vorteil bei LMWH gegenüber unfraktioniertem Heparin im perioperativen Bereich. Die letzte Dosis LMWH sollte nicht weniger als 12 Stunden vor dem operativen Eingriff verabreicht sein und vor allem bei Patienten mit mechanischer Herzklappe spätestens 12 Stunden nach dem Eingriff wieder begonnen werden. Beim Einsatz von LMWH ist besonders bei älteren Patienten auf eine Dosisanpassung bei eingeschränkter Nierenfunktion zu achten.

Vitamin-K-Antagonisten können je nach perioperativem Blutungsrisiko am ersten oder zweiten postoperativen Tag wieder begonnen werden – in der Erhaltungsdosis plus einer 50%igen Boosting-Dosis für 2 Tage überlappend mit LMWH bis zum Erreichen des therapeutischen INR. In jedem Fall ist mit dem perioperativen Bridging ein höheres Blutungsrisiko verbunden.

Mit der Einführung der direkten oralen Antikoagulanzien (DOAC) ergibt sich wegen des schnellen Wirkungseintritts und der kürzeren Halbwertszeit in der Regel die Möglichkeit perioperativ auf ein Bridging mit Heparin zu verzichten (■ Tab. 5.4) (Heidbüchel et al. 2013).

Die aktuellen Empfehlungen raten zu einem Absetzen der Therapie mit DOAC für das 2- bis 3-Fache bzw. für das 4- bis 5-Fache der biologischen Halbwertszeit bei Operationen mit niedrigem respektive mit hohem Blutungsrisiko. Auch hier kann eine Anpassung bei eingeschränkter Nierenfunktion notwendig sein. DOAC sind nicht für den Einsatz nach mechanischem Herzklappenersatz zugelassen.

Bei dringlicher OP-Indikation oder Blutungskomplikationen unter Antikoagulation ist eine Antagonisierung der Wirkung notwendig. Patienten unter Therapie mit VKA, bei denen eine Aufhebung der Antikoagulation angestrebt wird, erhalten 2,5 bis 5 mg Vitamin K intravenös oder oral. Der Effekt von Vitamin K auf den INR-Wert tritt nach 6 bis 12 Stunden ein. Wird eine schnellere Antagonisierung gewünscht, so kommen Prothrombinkomplex (PPSB) oder frisch gefrorenes Plasma (FFP) zum Einsatz.

Nach dem Einsatz von unfraktioniertem Heparin ist die Gerinnung in der Regel nach 4 Stunden normalisiert, nach LMWH in der Regel nach 8 bis 10 Stunden. Wenn eine sofortige Antagonisierung erforderlich ist, kommt Protamin zum Einsatz.

Wenn es unter DOAC zu starken Blutungen kommt oder eine akute Operation unvermeidlich ist, kann neben symptomatischen Maßnahmen die Gerinnung mit Hilfe von PPSB und frisch gefrorenem Plasma normalisiert werden. Allein Dabigatran lässt sich durch Hämodialyse aus dem Kreislauf eliminieren.

Vor allem nach kürzlicher Stent-Implantation ist eine aggressive Antagonisierung der Antikoagulation wegen des unkalkulierbar hohen Risikos einer akuten Stent-Thrombose sehr kritisch abzuwägen.

5.2.4 Revaskularisation

Eine Vermeidung myokardialer Ischämie reduziert die perioperative Komplikationsrate. Es gibt allerdings keine Indikation routinemäßig vor jedem nicht kardialen operativen Eingriff nach (stummer) Ischämie zu suchen.

Asymptomatische Patienten nach einer aortokoronaren Bypass-Operation innerhalb der letzten 6 Jahre können sich ohne vorherige invasive angiographische Kontrolle einer nicht kardialen Operation unterziehen (Klasse I, Evidenzgrad B Empfehlung).

Eine prophylaktische myokardiale Revaskularisation kann vor einem Hochrisiko-Eingriff indiziert sein, wenn eine relevante belastungsinduzierte Durchblutungsstörung nachgewiesen ist (Klasse IIb, Evidenzgrad B Empfehlung).

Eine routinemäßige prophylaktische myokardiale Revaskularisation vor Eingriffen mit niedrigem und intermidiären Risiko bei Patienten mit bekannter ischämischer Herzerkrankung wird nicht empfohlen.

Die präoperative medikamentöse und interventionelle Behandlung eines akuten Koronarsyndroms (ACS) hat in der Regel den Vorrang auch vor dringlichen operativen Eingriffen und verbessert dadurch das Outcome der Patienten signifikant. Für den Einsatz bei der interventionellen Therapie eines ACS vor dringlichem operativem Eingriff werden DES der neuesten Generation, BMS oder eine einfache Ballonangioplastie empfohlen (Klasse I, Evidenzgrad B-Empfehlung).

Wegen des deutlichen Vorteils einer niedrigeren Restenose-Rate von DES gegenüber BMS und der Möglichkeit, unter bestimmten Bedingungen bereits 3 Monaten nach DES der neuesten Generation auf duale Plättchenhemmung verzichten zu können, verliert die Argumentation, im dringlichen präoperativen Kontext nur BMS einsetzen zu können, zunehmend an Bedeutung (Windecker et al. 2014).

5.3 Spezielle Krankheitsbilder

Neben den bisher dargestellten Maßnahmen und Strategien verdienen einzelne Krankheitsbilder besondere Beachtung, um das perioperative Risiko bestmöglich zu reduzieren (Tab. 5.5).

5.4 Perioperatives Monitoring

Kriterien für einen instabilen kardialen Zustand
- Instabile Angina pectoris
- Akute Herzinsuffizienz (dekompensiert)
- Relevante Herzrhythmusstörung
- Symptomatische Herzklappenerkrankung
- Myokardinfarkt innerhalb der letzten 30 Tage und persistierende Ischämie

Wesentliche Maßnahmen zum perioperativen Management und Monitoring sind in Tab. 5.6 zusammengefasst, die aktuellen Empfehlungen und der Evidenzgrad sind in Tab. 5.7 zu finden.

Tab. 5.5 Beachtung spezieller Krankheitsbilder zur Reduktion perioperativer Komplikationen

Arterielle Hypertonie	Endorganschäden und kardiovaskuläres Risiko beachten; starke Blutdruckschwankungen vermeiden
Chronische Herzinsuffizienz	Prävalenz steigt mit dem Alter (≥ 10 % bei Patienten über 70 Jahren); Präoperativ transthorakale Echokardiographie (ggf. BNP/NTproBNP) Optimale medikamentöse Therapie; Flüssigkeitsmanagement
Herzklappenerkrankung	Klinische und echokardiographische Evaluation Aortenklappenersatz (operativ oder TAVI) bei Patienten mit symptomatischer hochgradiger Aortenklappenstenose
Herzrhythmusstörungen	Fortführung der antiarrhythmischen Medikation Pausieren/Bridging der Antikoagulation in Abhängigkeit von thromboembolischem Risiko Perioperatives Management von implantierten Schrittmacher und Defibrillator in Kooperation mit Rhythmologie/Kardiologie
Nierenerkrankung	Evaluation des Risikos von postoperativem Akutem Nierenversagen (≥ 6 Risikofaktoren Hazard Ratio: 46 und 10 % Inzidenz von akutem Ostoperativem Nierenversagen): Alter > 56 Jahre Männliches Geschlecht Herzinsuffizienz Aszites Arterielle Hypertonie Notfallchirurgie Intraperitonealer Eingriff Erhöhter Serum-Kreatinin-Wert präoperativ Diabetes mellitus
Zerebrovaskuläre Erkrankung	Bei Patienten nach TIA oder Apoplex < 6 Monate wird eine Bildgebung des Kopfes (CCT) und der Halsgefäße empfohlen
Periphere arterielle Verschlusskrankheit	Evaluation für ischämische Herzerkrankung wird empfohlen
Lungenerkrankung	Patienten mit schwerer pulmonal arterieller Hypertonie (PAH) sollen in einem spezialisierten Zentrum in Kooperation mit Pulmologen behandelt und operiert werden

Tab. 5.6 Perioperatives Monitoring

Elektrokardiographie	EKG-Monitoring für alle chirurgischen Eingriffe empfohlen Optimierte EKG-Ableitungen oder 12-Kanal-EKG bei Hochrisiko-Eingriffen und Patienten mit hohem Risiko für myokardiale Ischämie
Transösophageale Echokardiographie	Bei akuter und anhaltender hämodynamischer Instabilität Ggf. auch beim Nachweis intra- oder postoperativer ST-Streckenveränderungen
Glukose	Nach einem Hochrisiko-Eingriff sollen auf der Intensivstation Blut-Glukose Werte < 10,0 mmol/l (180 mg/dl) unter i. v. Insulin angestrebt werden.
Anämie	Symptomorientiert

Tab. 5.7 Abschätzung der Leistungsfähigkeit nach metabolischem Äquivalent (MET) in Abhängigkeit von Alltagsaktivitäten. (Modifiziert nach Fletcher et al. 2001)

Schritt	OP-Notwendigkeit	Kardialer Zustand	Art des OP-Risikos[a]	Funktionale Kapazität	Anzahl der klin. Risikofaktoren[b]	EKG	LV-Echo[c]	Imaging Stresstest[d]	BNP und TNT[c]	B-Blocker[e f]	ACE-Hemmer[e]	Aspirin[e]	Statine[e]	Koronare Revaskularisation
1	Dringend notwendig	Stabil					III C	III C		I B (Weiterführung)	IIa C[h] (Weiterführung)	IIb B (Weiterführung)	I C (Weiterführung)	III C
2	Dringend notwendig	Instabil[g]												IIa C
	Elektiv	Instabil[g]				I C[g]	I C[g]	III C	IIb B	*	*	*	*	I A
3	Elektiv	Instabil[g]	Niedrig (< 1 %)		Keine	III C	III C	III C	III C	III B	IIa C[h]	IC[m]	IIa B[j]	III B
					≥1	IIb C	III C	III C		IIb B[i]	IIa C[h]	IC[m]	IIa B[j]	III B
4	Elektiv	Stabil	Mittleres (1–5 %) oder hohes (> 5 %)	Exzellent oder gut			IIIC	IIIC	III C	IIb B[i]	IIa C[h]	IC[m]	IIa B[j]	III B

ACE = Angiotensin converting Enzym; BNP = B-natriuretisches Peptid; ECG = Elektrokardiogramm; KHK = koronare Herzerkrankung; LV = linksventrikulär.

* Die Behandlungsoptionen sollten von einem multidisziplinären Expertenteam besprochen werden.

[a] Art des Operationsrisikos (**Tab. 5.1**): Risiko des Myokardinfarktes und des plötzlichen Herztodes innerhalb von 30 Tagen nach OP.

[b] Klinische Risikofaktoren wie in **Tab. 5.2** gezeigt

[c] Bei Patienten ohne Zeichen oder Symptomen von Herzerkrankung und unauffälligem EKG.

[d] Nichtinvasive Tests zur Revaskularisation und auch zur Patientenberatung, Wechsel des perioperativen Managements bezogen auf Art der Operation und Anästhesietechnik

[e] Initiierung der medizinischen Therapie, aber im Falle von Notoperationen Weiterführung der aktuellen medikamentösen Therapie

[f] Die Behandlung sollte idealerweise weniger als 30 Tage und mindestens 2 Tage vor OP initiiert werden und sollte postoperativ weitergeführt werden; es sollte eine Zielherzfrequenz von 60–79 S/min angestrebt werden und ein systolischer Blutdruck > 100 mmHg.

[g] Instabile kardiale Zustände wie in ► **Abschn. 5.4** aufgeführt. Die Empfehlungen basieren auf den gegenwärtigen Leitlinien, die unter diesen Bedingungen die Beurteilung von LV-Funktion und EKG empfehlen.

[h] Bei Vorliegen von Herzinsuffizienz und systolischer LV-Dysfunktion (Behandlung sollte mindestens 1 Woche vor OP initiiert werden).

[i] Bei Patienten mit bekannter KHK oder Myokardischämie

[j] Bei Patienten, die sich einer Gefäßoperation unterziehen

[k] Untersuchung der LV-Funktion mit Echokardiographie und Beurteilung des BNP werden empfohlen bei Patienten mit bekannter oder vermuteter Herzinsuffizienz vor Mittel- oder Hochrisiko-OP bei diesen Patienten (I A).

[l] Gegenwärtig in der American Society of Anesthesiologists Klasse > 3 oder im überarbeiteten Risikoindex > 2

[m] Aspirin sollte nach Stent-Implantationen weitergeführt werden (4 Wochen nach BMS- und 3–12)

■ **Tab. 5.7** *(Fortsetzung)*

Schritt	OP-Notwendigkeit	Kardialer Zustand	Art des OP-Risikos[a]	Funktionale Kapazität	Anzahl der klin. Risikofaktoren[b]	EKG	LV-Echo[c]	Imaging Stresstest[d]	BNP und TNT[c]	B-Blocker[e f]	ACE-Hemmer[e]	Aspirin[e]	Statine[e]	Koronare Revaskularisation
5	Elektiv	Stabil	Mittleres Risiko (1–5 %)	Niedrig	Keine	IIb C	III C[k]		IIIC[k]	IIb B[il]	IIa C[h]	IC[m]	IIa B[j]	III B
					≥I	I C	III C[k]	IIb C		IIb Bj[l]			IIa B[j]	III B
6	Elektiv	Stabil	Hohes (>5 %)	Niedrig	1–2	I C	III C[k]	IIb C	IIb B[i h]		IIa C[h]	IC[m]	IIa B[j]	IIb B
					≥3	I C	III C[k]	I C	IIb B[k]		IIaC[h]	IC[m]	IIa B[j]	IIb B

ACE = Angiotensin converting Enzym; BNP = B-natriuretisches Peptid; ECG = Elektrokardiogramm; KHK = koronare Herzerkrankung; LV = linksventrikulär.

* Die Behandlungsoptionen sollten von einem multidisziplinären Expertenteam besprochen werden.

[a] Art des Operationsrisikos (■ Tab. 5.1): Risiko des Myokardinfarktes und des plötzlichen Herztodes innerhalb von 30 Tagen nach OP.

[b] Klinische Risikofaktoren wie in ■ Tab. 5.2 gezeigt

[c] Bei Patienten ohne Zeichen oder Symptomen von Herzerkrankung und unauffälligem EKG.

[d] Nichtinvasive Tests zur Revaskularisation und auch zur Patientenberatung, Wechsel des perioperativen Managements bezogen auf Art der Operation und Anästhesietechnik

[e] Initiierung der medizinischen Therapie, aber im Falle von Notoperationen Weiterführung der aktuellen medikamentösen Therapie

[f] Die Behandlung sollte idealerweise weniger als 30 Tage und mindestens 2 Tage vor OP initiiert werden und sollte postoperativ weitergeführt werden; es sollte eine Zielherzfrequenz von 60–79 S/min angestrebt werden und ein systolischer Blutdruck > 100 mmHg.

[g] Instabile kardiale Zustände wie in ► Abschn. 5.4 aufgeführt. Die Empfehlungen basieren auf den gegenwärtigen Leitlinien, die unter diesen Bedingungen die Beurteilung von LV-Funktion und EKG empfehlen.

[h] Bei Vorliegen von Herzinsuffizienz und systolischer LV-Dysfunktion (Behandlung sollte mindestens 1 Woche vor OP initiiert werden).

[i] Bei Patienten mit bekannter KHK oder Myokardischämie

[j] Bei Patienten, die sich einer Gefäßoperation unterziehen

[k] Untersuchung der LV-Funktion mit Echokardiographie und Beurteilung des BNP werden empfohlen bei Patienten mit bekannter oder vermuteter Herzinsuffizienz vor Mittel- oder Hochrisiko-OP bei diesen Patienten (I A).

[l] Gegenwärtig in der American Society of Anesthesiologists Klasse > 3 oder im überarbeiteten Risikoindex > 2

[m] Aspirin sollte nach Stent-Implantationen weitergeführt werden (4 Wochen nach BMS- und 3–12)

Literatur

Fletcher GF, Ades PA, Kligfield P, Arena R, Balady GJ, Bittner VA et al (2013) Exercise standards for testing and training: a scientific statement from the American Heart Association. Circulation 128(8):873–934

Glance LG, Lustik SJ, Hannan EL, Osler TM, Mukamel DB, Qian F et al (2012) The Surgical Mortality Probability Model: derivation and validation of a simple risk prediction rule for noncardiac surgery. Ann Surg 255(4):696–702

Gupta PK, Gupta H, Sundaram A, Kaushik M, Fang X, Miller WJ et al (2011) Development and validation of a risk calculator for prediction of cardiac risk after surgery. Circulation 124(4):381–387

Heidbüchel H, Verhamme P, Alings M, Antz M, Hacke W, Oldgren J et al (2013) European Heart Rhythm Association Practical Guide on the use of new oral anticoagulants in patients with non-valvular atrial fibrillation. Europace 15(5):625–651

Kristensen SD, Knuuti J, Saraste A, Anker S, Bøtker HE, Hert SD et al (2014) 2014 ESC/ESA Guidelines on non-cardiac surgery: cardiovascular assessment and management: The Joint Task Force on non-cardiac surgery: cardiovascular assessment and management of the European Society of Cardiology (ESC) and the European Society of Anaesthesiology (ESA). Eur Heart J 35(35):2383–2431

Lee TH, Marcantonio ER, Mangione CM, Thomas EJ, Polanczyk CA, Cook EF et al (1999) Derivation and prospective validation of a simple index for prediction of cardiac risk of major noncardiac surgery. Circulation 100(10):1043–1049

Windecker S, Kolh P, Alfonso F, Collet JP, Cremer J, Falk V et al (2014) 2014 ESC/EACTS Guidelines on myocardial revascularization: The Task Force on Myocardial Revascularization of the European Society of Cardiology (ESC) and the European Association for Cardio-Thoracic Surgery (EACTS) Developed with the special contribution of the European Association of Percutaneous Cardiovascular Interventions (EAPCI). Eur Heart J 35(37):2541–2619

Präventionsmöglichkeiten aus Sicht des Anästhesisten

T. Marx, L. Ney

M. Rentsch, A. Khandoga, M. Angele, J. Werner (Hrsg.), *Komplikationsmanagement in der Chirurgie*,
DOI 10.1007/978-3-662-43475-8_6,

Seit der Durchführung der ersten erfolgreichen Äthernarkose im Jahre 1846 hat sich die Anästhesiologie bis heute zu einer hochdifferenzierten Facharztspezialisierung der Medizin entwickelt. Was noch vor knapp zwei Jahrhunderten als unerreichbar galt – nämlich die Durchführung von Operationen in Schmerzfreiheit – ist heute weltweiter Standard und aus der modernen Medizin nicht mehr wegzudenken. Im Laufe der letzten 170 Jahre entwickelte sich die Anästhesiologie jedoch von einem bloßen Gewährleisten intraoperativer Schmerzfreiheit zu einem perioperativen Managementprozess (van Aken et al. 1998), dessen Aufgaben weit über die Anästhesie – im eigentlichen Wortsinn – hinausgeht. Neben einer präoperativen Evaluation möglicher patientenbezogener und prozeduraler Risiken und einer akribischen Planung der Vorgehensweise zur Reduktion des individuellen Patientenrisikos gehört eine ständige Überwachung der Vitalfunktionen des Patienten und Aufrechterhaltung der Homöostase ebenso zu den Kernaufgaben des Anästhesisten wie die Gewährleistung der prä-, intra- und postoperativen Schmerzfreiheit.

Die Anästhesiologie ist dabei heutzutage mit der operativen Medizin – im Sinne einer beiderseitigen „conditio sine qua non" – so eng verbunden, dass eine sinnvolle Weiterentwicklung der operativen Medizin als solchen zwangsläufig auf einen interdisziplinären Ansatz hinauslaufen muss.

Wenngleich die perioperative Morbidität und Mortalität bis heute zwar kontinuierlich reduziert werden konnte, erscheint die absolute Anzahl an Sterbefällen bei operativen Prozeduren mit 1176 pro 1 Million chirurgischer Eingriffe noch immer erschreckend hoch. Die Herausforderung der modernen Medizin liegt dabei in einer weiteren Risikoreduktion operativer Eingriffe bei zugleich steigendem patientenbedingtem Risiko durch zunehmende Alterung der Gesellschaft und steigender Multimorbidität (Bainbridge et al. 2012).

Die mannigfaltigen Möglichkeiten des Anästhesisten, zur Prävention perioperativer Komplikationen beizutragen, reichen von Evaluation und Berücksichtigung patientenbezogener Faktoren über die Wahl des Anästhesieverfahrens bis hin zur perioperativen Intensivtherapie. Im Folgenden sollen einige wichtige Punkte ohne Anspruch auf Vollständigkeit angesprochen werden, die zu einer Reduktion perioperativer Komplikationen beitragen können. Die Diskussion des Einflusses kardialer Komorbiditäten und Strategien zur Reduktion des kardialen Risikos werden hier bewusst nicht besprochen. Hierzu sei auf ▶ Kap. 5 verwiesen.

6.1 Präoperative Risikoevaluation und Präventionsstrategien

Die Basis jeder anästhesiologischen präoperativen Risikoevaluation stellt eine sorgfältige Prämedikationsvisite im Vorfeld der Operation dar. Neben dem persönlichen Gespräch, in dem das geplante Vorgehen dem Patienten erläutert und ggf. Alternativen aufgezeigt werden, ist eine gründliche Anamnese und körperliche Untersuchung zur Evaluation des präoperativen Gesundheitszustands des Patienten und somit zur Risikoabschätzung unumgänglich. Weiterführende (laborchemische oder apparative) Diagnostik ist nach heutigem Kenntnisstand nicht routinemäßig, sondern lediglich bei auffälliger Anamnese, bereits präoperativ bekannten Pathologien oder Eingriffen mit hohem Risiko notwendig (Deutsche Ges. f. Anästhesiologie 2010; Bohmer et al. 2014).

Die im Rahmen der Prämedikationsvisite erhobenen Informationen über den Gesundheitszustand des Patienten haben neben der Art des operativen Eingriffs einen erheblichen Einfluss auf das perioperative Risiko und somit die perioperative Morbidität und Mortalität. Im Folgenden soll auf spezielle Aspekte eingegangen werden, deren Beachtung und Einbeziehung in die perioperative Planung zu einer deutlichen Reduktion von Komplikationen beitragen kann.

6.1.1 Antizipation und Vermeidung pulmonaler Komplikationen

Die Inzidenz perioperativer pulmonaler Komplikationen (PPK) variiert je nach Art des Eingriffs von 2,2 % bis zu 37,8 % (Canet et al. 2010). Somit sind PPK im perioperativen Verlauf noch häufiger als kardiovaskuläre Komplikationen (Sabate et al. 2014) und tragen maßgeblich zur Erhöhung der perioperativen Morbidität und Mortalität bei (Ghaferie et al. 2009). Die Auswirkungen von PPK reichen dabei von einer bloßen Verlängerung der Verweildauer im Aufwachraum über die Notwendigkeit einer prolongierten Sauerstoffapplikation bis hin zu akut respiratorischer Insuffizienz mit der Notwendigkeit einer Beatmungstherapie und allen daraus folgenden Risiken und Komplikationen.

Unter dem Begriff PPK zusammengefasst sind unter anderem:
- Atelektasen
- Pneumonie
- Bronchospasmus
- Exazerbation einer bestehenden COPD
- Pleuraerguss
- Pneumothorax
- Akute respiratorische Insuffizienz
- Reintubation innerhalb der ersten 48 Stunden nach dem Eingriff
- Weaning-Versagen
- Aspiration
- ARDS

■ Tab. 6.1 Nicht modifizierbare Risikofaktoren. (Modifiziert nach Sabate et al. 2014)

Nicht modifizierbare patientenabhängige Risikofaktoren	Nicht modifizierbare prozedurabhängige Risikofaktoren
Alter	Thoraxchirurgie
ASA-Klassifikation III oder höher	Abdominalchirurgie
Chronische Herzinsuffizienz	Gefäßchirurgie
COPD	Eingriffe im Kopf-/Halsbereich
Niedrige Sauerstoffsättigung bei Raumluft	Notfalloperationen
Diabetes mellitus	
Gastroösophagealer Reflux	
Obstruktives Schlaf-Apnoe-Syndrom (OSAS)	
Arterieller Hypertonus	
Lebererkrankungen	
Malignome	
Genetische Faktoren	
Serum Harnstoff N > 30 mg/dl	
Pathologie im Röntgen-Thorax	

■ Tab. 6.2 Modifizierbare Risikofaktoren. (Modifiziert nach Sabate et al. 2014)

Modifizierbare patientenabhängige Risikofaktoren	Modifizierbare prozedurabhängige Risikofaktoren
Adipositas p.m./Unterernährung	Lange Eingriffsdauer (> 3 h)
Nikotinabusus	Allgemeinanästhesie
Alkoholabusus	Neuromuskuläre Blockade
Atemwegsinfektionen in den letzten 4 Wochen	Transfusion
Sepsis	Hospitalisierung
Anämie	
Niedriges Serum Albumin	
Positiver Hustentest	

Das Ziel einer präoperativen Evaluation liegt zunächst in der Identifikation von Patienten mit erhöhtem Risiko für PPK. In einem zweiten Schritt können dann beeinflussbare Risikofaktoren durch präoperative Behandlung und/oder Anpassung der geplanten Vorgehensweise reduziert werden.

6.1.2 Präoperative Risikoabschätzung

Im Rahmen der präoperativen Visite mit Anamnese und körperlicher Untersuchung können bereits bestehende pulmonale Erkrankungen sowie Einschränkungen der körperlichen Leistungsfähigkeit erkannt werden. Bei leerer Anamnese und unauffälligem Befund sind keine weiteren Untersuchungen des respiratorischen Systems vonnöten (Deutsche Ges. f. Anästhesiologie 2010). Besteht jedoch ein Verdacht auf eine akute Pathologie (z. B. Pleuraerguss, Atelektasen oder Pneumonie, etc.) so ist die Anfertigung einer Röntgen-Thorax-Aufnahme indiziert. Weiterführende Untersuchungen der Lungenfunktion sind außerhalb der Herz- und Thoraxchirurgie nur bei anamnestisch auffälligen Patienten mit neu aufgetretenen oder akut symptomatischen respiratorischen Erkrankungen indiziert (Deutsche Ges. f. Anästhesiologie 2010: Bohmer et al. 2014).

Zwischen dem Auftreten von PPK und pathologischen Befunden in der Lungenfunktionsdiagnostik konnte ein moderater Zusammenhang gezeigt werden, jedoch führte die Kenntnis der pathologischen Befunde nicht zwangsläufig zu einer Verringerung der perioperativen Morbidität und Mortalität (Arozullah et al. 2003). Zur besseren Abschätzung des pulmonalen Risikos während operativer Prozeduren wurden folgende relevante Risikofaktoren für das Auftreten von PPK identifiziert (Canet et al. 2010; Sabate et al. 2014; Arozullah et al. 2003a; Arozullah et al. 2003b; Smetana 2006; Smetana et al. 2006). ■ Tabellen 6.1 und 6.2 geben eine Übersicht über die Risikofaktoren für PPK aufgeteilt in patientenabhängige und prozedurabhänge Faktoren.

Bei Patienten mit derartigen Risikofaktoren stellt sich zwangsläufig die Frage nach den Möglichkeiten der Risikoreduktion. Im Folgenden soll auf die Möglichkeiten der präoperativen Beeinflussung ausgewählter Risikofaktoren eingegangen werden.

6.1.3 Perioperative Maßnahmen zur Reduktion patientenabhängiger modifizierbarer Risikofaktoren

Untergewicht oder ein niedriger Serum-Albumin-Wert sind deutliche Hinweise auf eine Mangelernährung und sind mit einer erhöhten Rate an perioperativen Infektionen und PPK assoziiert (Smetana 2006; Ramachandran et al. 2011). Eine ausgewogene Ernährung kann zur Reduktion perioperativer Infektionen beitragen (Smetana et al. 2006), jedoch besteht keine ausreichende Evidenz für den Einfluss des Ernährungszustands auf PPK, die eine enterale oder parenterale Zusatzernährung vor geplanten Operationen rechtfertigen würde (Sabate et al. 2014). Übergewicht alleine stellt keinen unabhängigen Risikofaktor für das Auftreten von PPK dar und bedarf keiner besonderen präoperativen Maßnahmen.

Adipositas per magna sowie häufige Begleiterkrankungen (OSAS) jedoch sind direkt mit einem erhöhten pulmonalen Risiko assoziiert (Sabate et al. 2014). Für spezielle perioperative Interventionen und Techniken zur Risikoreduktion bei krankhaft übergewichtigen Patienten (z. B. Oberkörperelevation oder CPAP-NIV bei der Anästhesieinduktion, erhöhter PEEP, Limitierung der FiO_2) ist die Evidenzlage weiterhin unzureichend (Schumann 2013) und eine generelle Empfehlung kann derzeit nicht ausgesprochen werden.

Nikotinabusus stellt einen unabhängigen Risikofaktor für das Auftreten von PPK dar (Smetana 2006; Smetana et al. 2006; Ramachandran et al. 2011), sowie auch dessen Folgeerkrankungen wie z. B. COPD, KHK und pAVK, die wichtige perioperative Risikofaktoren sind (Deutsche Ges. f. Anästhesiologie 2010). Bei der aus ärztlicher Sicht daher prinzipiell sinnvollen Empfehlung, das Rauchen aufzugeben, muss man jedoch berücksichtigen, dass eine Nikotinkarenz von weniger als 8 Wochen präoperativ möglicherweise sogar vorübergehend zu einer Steigerung von PPK führen kann (Sabate et al. 2014). Daher sollte der Zeitpunkt einer solchen Empfehlung evtl. auf die postoperative Phase verschoben werden. Auch ein chronischer Alkoholabusus ist mit einer geringen Erhöhung der Inzidenz von PPK assoziiert (Smetana et al. 2006). Um jedoch ein akutes Entzugssyndrom und dessen Folgekomplikationen zu vermeiden, erscheint eine absolute Alkoholkarenz bei abhängigen Patienten unmittelbar präoperativ wenig empfehlenswert (Sabate et al. 2014).

Ein akut aufgetretener, symptomatischer Infekt der oberen und/oder unteren Atemwege erhöht das Risiko von PPK (Canet et al. 2010; Sabate et al. 2014; Arozullah et al. 2003; Smetana et al. 2006) und bedarf der genauen präoperativen Abklärung und Diagnosesicherung (Anamnese, Untersuchung, Bildgebung) (Deutsche Ges. f. Änästhesiologie 2010). Elektive Chirurgie sollte in diesem Fall auf ein infektfreies Intervall verschoben werden (Sabate et al. 2014).

Eine Anämie konnte in einer großen Multicenter-Studie als unabhängiger Risikofaktor für PPK identifiziert werden, ohne dass hierbei ein klarer Cut-Off der präoperativen Hämoglobin-Konzentration genannt werden kann (Canet et al. 2010). Gleichzeitig stellt Transfusion einen eigenen Risikofaktor für das Entstehen von PPK dar (Sabate et al. 2014). Inwiefern sich nutritiv pharmakologische Behandlung einer chronischen Anämie oder andere fremdblutsparende Maßnahmen auf das Entstehen von PPK auswirken, ist derzeit nicht ausreichend untersucht (Sabate et al. 2014).

Die COPD als Risikofaktor ist als solche nicht beeinflussbar. Eine ergänzende präoperative Diagnostik, sowie ggf. eine Optimierung der pharmakologischen Therapie, ist vor allem bei einer akuten Verschlechterung der Belastbarkeit oder anderen neu aufgetretenen Symptomen, z. B. im Rahmen einer akuten Exazerbation, indiziert (Deutsche Ges. für Anästhesiologie 2010; Bohmer 2014).

6.1.4 Perioperative Maßnahmen zur Reduktion prozedurabhängiger modifizierbarer Risikofaktoren

Wenngleich nur bedingt beeinflussbar, so stellt doch die Dauer des operativen Eingriffs einen wichtigen Risikofaktor für das Entstehen postoperativer pulmonaler Komplikationen dar (Canet et al. 2010; Smetana 2006; Qaseem et al. 2006). Wann immer möglich, sollte – insbesondere bei Patienten mit erhöhtem Risiko für PPK – eine kürzere Prozedur bevorzugt werden (Sabate et al. 2014).

Die routinemäßige Anlage einer nasalen Magensonde konnte nicht mit einer Risikoreduktion für PPK assoziiert werden und bleibt gezielten Indikationen vorbehalten (z. B. PONV, Oberbauchatonie mit distendiertem Abdomen, Notwendigkeit der enteralen Ernährung, chirurgische Indikationen) (Qaseem et al. 2006).

In mehreren Metaanalysen konnte eine Risikoreduktion für PPK durch die Anwendung neuraxialer Blockaden nachgewiesen werden (Rodgers et al. 2000; Popping et al. 2013). Allerdings ist nicht vollständig geklärt, ob dieser Effekt dem Verfahren selbst oder der ggf. damit verbundenen Vermeidung einer Allgemeinanästhesie zuzuschreiben ist (Sabate et al. 2014). Im Falle einer Allgemeinanästhesie zeigen sich in einigen Untersuchungen klare Hinweise darauf, dass lungenprotektive Beatmungsregime mit niedrigen Tidalvolumina und moderatem PEEP zu einer Reduktion von PPK führen (Futier et al. 2013; Severgnini et al. 2013). Groß angelegte Cochrane-Datenbankanalysen zeigten jedoch bisher nur unzureichende Evidenz für die positive Auswirkung von intraoperativem PEEP auf die perioperative Mortalität (Imberger 2010). Neben dem Beatmungsregime hat im Rahmen der Allgemeinanästhesie die neuromuskuläre Blockade einen wesentlichen Einfluss auf die Entstehung von PPK. So konnte gezeigt werden, dass die Verwendung lang- und mittellang wirksamer nichtdepolarisierender Muskelrelaxanzien sowie Acetylcholinesterasehemmer zur Antagonisierung das Risiko für PPK erhöhen (Sabate et al. 2014; Grosse-Sundrup et al. 2012). Inwiefern dies durch die Verwendung neuerer Muskelrelaxanzien mit spezifischen Substanzen zur Antagonisierung (z. B. Rocuronium/Sugammadex) oder durch konsequentes neuromuskuläres Monitoring verhindert werden kann, ist derzeit noch nicht vollständig geklärt (Grosse-Sundrup et al. 2012).

Physiotherapeutische Maßnahmengehören heute zum Standardprogramm einer operativen Versorgung und haben einen positiven Einfluss auf das perioperative Outcome (Sabate et al. 2014; Qaseem et al. 2006; Makhabah et al. 2013). In einer aktuellen Untersuchung eines Bündels an perioperativen Maßnahmen, bestehend aus inzentiver Spirometrie, Husten- und Atemübungen, Mundpflege, Patienten- und Angehörigenaufklärung, Frühmobilisation und Oberkörperelevation (Akronym: I COUGH) konnte eine Reduktion des pulmonalen Risikos gezeigt werden (Cassidy et al. 2013). Offen bleibt, welches Verfahren hierbei zu bevorzugen ist und ob eine bereits präoperativ begonnene Therapie das Risiko für PPK weiter reduzieren kann (Makhabah et al. 2013).

Antizipation und Vermeidung neurologischer Komplikationen

Neurologische Komplikationen stellen für viele Betroffene ein einschneidendes, bisweilen lebensbedrohliches Ereignis dar, an deren Folgen die Patienten oft noch lange nach der Operation und im schlimmsten Fall sogar lebenslang leiden. Gerade während und nach operativen Interventionen sind neurologische Veränderungen der Patienten oft nur schwer zu erkennen. Zudem sind in der unmittelbaren perioperativen Phase die Behandlungsmöglichkeiten oftmals eingeschränkt. Fest steht jedoch, dass das Auftreten neurologischer Komplikationen die perioperative Morbidität und Mortalität negativ beeinflussen (Reade und Finfer 2014; Engelhard 2013).

Perioperativer Apoplex

Das Risiko für einen perioperativen apoplektischen Insult – definiert als ein intra- oder bis 30 Tage postoperativ aufgetretenes zerebrales ischämisch/embolisches oder hämorrhagisches Ereignis – liegt je nach operativem Eingriff und patientenbezogenen Risikofaktoren zwischen 0,1 % und 9,7 % (Engelhard 2013).

In einer groß angelegten retrospektiven Analyse mit 523.000 Patienten konnten folgende Risikofaktoren für einen perioperativen Apoplex identifiziert werden (Mashour et al. 2011):

- Alter über 62 Jahre
- Myokardinfarkt innerhalb der letzten 6 Monate
- Akutes Nierenversagen
- Präoperative Dialyse
- Apoplex oder TIA in der Anamnese
- Medikamentös behandelter Hypertonus
- COPD
- Chronischer, persistierender Nikotinabusus

Bei Vorliegen von zwei oder weniger Risikofaktoren kann von einem niedrigen Risiko (0,1 %), bei bis zu vier Risikofaktoren von einem mittleren Risiko (0,7 %) und bei mehr als vier Risikofaktoren von einem hohen Risiko (1,9 %) für einen perioperativen Schlaganfall ausgegangen werden (Mashour et al. 2011).

Die Möglichkeiten, die sich dem Anästhesisten bieten, das Risiko für einen perioperativen zerebralen Insult und die damit verbundenen Folgen zu beeinflussen, reichen von Strategien zum perioperativen Monitoring (z. B. NIRS, EEG, BIS-Monitoring) über medikamentöse Interventionen (Betablocker, Statine, Antikoagulantien, Anästhestika) bis hin zu spezifischen intraoperativen Maßnahmen wie Normoventilation, Aufrechterhalten eines ausreichenden zerebralen Perfusionsdruckes und Messung und Aufrechterhaltung physiologischer Blutzuckerspiegel und ausreichender Hämoglobinkonzentrationen (Engelhard 2013).

Auf Grundlage des derzeitigen Kenntnisstandes können folgende Empfehlungen gegeben werden (Deutsche Ges. f. Anästhesiologie 2010; Bohmer et al. 2014; Reade und Finfer 2014; Engelhard und Werner 2005):

- Patienteneigene Medikation mit Statinen sollte fortgeführt werden.
- Patienteneigene Medikation mit Betablockern sollten fortgeführt werden.
- Patienteneigene Medikation mit ASS sollte fortgeführt werden (Ausnahme: neurochirurgische OP, Augenhinterkammer-OP).
- Patienten mit mittlerem oder hohem Risiko sollten durch kombiniertes Neuromonitoring überwacht werden.
- Bei Patienten mit hohem Risiko für eine Thrombose sollte ein perioperatives Bridging der OAK mittels unfraktioniertem Heparin in therapeutischer Dosierung erfolgen.
- Elektive Operationen sollten bei Patienten nach kardialem Stenting verschoben werden, bis auf eine einfache Thrombozytenaggregationshemmung reduziert werden kann.
- Ein ausreichender zerebraler Perfusionsdruckes (CPP > 70 mmHG) sollte aufrechterhalten werden.
- Hyper- und Hypoglykämien (70–180 mg/dl) sind zu vermeiden.
- Ausgeprägte Anämien sind zu vermeiden.
- Die ischämische Präkonditionierung durch volatile Anästhestika hat möglicherweise einen positiven Einfluss.

Perioperatives kognitives Defizit

Das perioperative kognitive Defizit (POCD) beschreibt eine transiente Störung der kognitiven Leistungsfähigkeit von operativen Patienten. Die Variabilität reicht hierbei von Störungen der Konzentration oder Geschicklichkeit über passagere Agitation bis hin zu ausgeprägt deliranten Syndromen mit Halluzinationen und Wahnvorstellungen. Ein POCD tritt bei bis zu 40 % aller postoperativen Patienten in unterschiedlicher Ausprägung auf und kann zu verlängerter Rekonvaleszenz sowie erhöhter perioperativer Mortalität führen (Rundshagen 2014). Die Ätiologie des POCD ist nach wie vor nicht ausreichend geklärt, neben verschiedenen Faktoren die das Auftreten eines POCD begünstigen wird auf molekularer Ebene einer pathologischen Immunantwort auf inflammatorische Reize im Rahmen der Gewebstraumatisierung eine Triggerfunktion zugeschrieben (Reade und Finfer 2014).

Folgende Faktoren können das Auftreten eines POCD begünstigen (Reade und Finfer 2014; Rundshagen 2014):

- Hohes Alter
- Kardiale und zerebrovaskuläre Vorerkrankungen
- Niedriger Ausbildungsstand des Patienten
- Lange Eingriffsdauer
- **Prolongierte Sedierung**
- **Schmerzen**
- **Angst**
- Systemische Entzündungsreaktionen

Die Art der Anästhesie an sich (Allgemein- vs. Regionalanästhesie) zeigte keinen signifikanten Einfluss auf die Inzidenz eines POCD, jedoch werden kurzwirksame Substanzen mit einem geringeren Risiko assoziiert (Engelhard 2013; Rundshagen 2014). Im Bereich der Intensivmedizin konnte Dexmedetomidin als Sedativum in vereinzelten Studien ein positiver Aspekt zugeschrieben werden, jedoch ist die Evidenz derzeit noch nicht ausreichend, um eine Überlegenheit gegenüber anderen Sedativa zu konstatieren (Reade und Finfer 2014). Die medikamentöse Therapie deliranter, agitierter Zustände kann mit niedrig dosierten Neuroleptika (Haloperidol, Quetiapin) erfolgen (Reade und Finfer 2014; Engelhard und Werner 2005).

In der Zusammenschau können folgende Maßnahmen zur Prävention und Behandlung eines POCD empfohlen werden (Reade und Finfer 2014; Engelhard und Werner 2005):

- Sorgfältiges und zügiges operatives Vorgehen
- Möglichst geringe Gewebstraumatisierung (minimalinvasive Techniken?)
- Verwendung kurzwirksamer Anästhetika
- Vermeidung von ausgeprägten Störungen der Homöostase
- Vermeidung von Organischämien
- Gute perioperative Analgesie
- Empathische psychische Betreuung perioperativ
- Rückführung der Patienten in gewohnte Umgebung (gleiches Zimmer)
- Seh- und Hörhilfen frühzeitig wieder zur Verfügung stellen
- Frühe Mobilisation

6.1.5 Auswahl des Anästhesieverfahrens und perioperative Analgesie

Neben oben beschriebenen Strategien zur Vermeidung pulmonaler sowie neurologischer Komplikationen ergeben sich für Anästhesisten weitere mannigfaltige Möglichkeiten, das perioperative Outcome positiv zu beeinflussen. Hierbei kommt der Wahl des Anästhesieverfahrens eine entscheidende Bedeutung zu. Eine Periduralanästhesie kann wie bereits oben erwähnt zu einer Reduktion pulmonaler und anderer Organkomplikationen beitragen und die Gesamtmortalität und -morbidität verringern (Popping et al. 2013). Hierbei muss jedoch eine individuelle Nutzen-Risiko-Evaluation für die einzelnen Patienten erfolgen, um Risiken und Komplikationen durch die Periduralanästhesie *per se* zu vermeiden.

Neben dem Ziel der Minimierung organischer Komplikationen steht – nicht minder wichtig – die Vermeidung psychischer Belastungen durch eine patientenzentrierte Aufklärung und Betreuung und ggf. den Einsatz sedierender und anxiolytischer Medikation sowie die Sicherstellung der prä-, intra- und postoperativen Schmerzfreiheit.

Eine wohl unterschätzte operative Komplikation stellen chronische postoperative Schmerzen dar, deren Inzidenz mit bis zu 50 % angegeben wird (Hinrichs-Rocker et al. 2009). Auftreten und Ausprägung werden wesentlich von psychischen bzw. psychiatrischen Ko-Faktoren mitbestimmt, insbesondere von depressiven Syndromen sowie von persönlichkeitsspezifischen Mechanismen wie betonter Angst, Katastrophisieren und Hypervigilanz (Dimova und Lautenbacher 2010).

Aktuelle Untersuchungen hierzu zeigen, dass eine Weiterentwicklung des Konzeptes der präemptiven Analgesie hin zur präventiven Analgesie mit fortwährender Betreuung und Verhinderung der Schmerzentstehung auch postoperativ notwendig ist, um Schmerzchronifizierung wirksam zu vermeiden (Sittl und Lang 2013). Erreicht werden kann dies durch Blockade der Synthese von Schmerzmediatoren auf peripherer Ebene (z. B. durch NSAID),

Tab. 6.3 Überblick über die in der S3-Leitlinie der DIVS empfohlenen Verfahren bezogen auf spezielle Eingriffe

Region	Eingriff	Empfohlene Maßnahme
Kopf und Hals	Eingriffe in Lokalanästhesie mit anästhesiologischem Standby	Prämedikation
Thorax und Brustwand	Eingriffe mit hoher Schmerzintensität	Thorakale PDA (LA + Opioid)
Abdomen	Große Baucheingriffe: Laparoskopische Cholezytektomie: Inguinale Operationen ohne Lokalanästhesie	Thorakale PDA (LA + Opioid) Dexamethason Nichtopioid
Gefäße	Amputationen: Nekrosektomien, Debridements	Peripherer Block, PDA Lokalanästhesie topisch
Wirbelsäule	Nukleotomie, Laminektomie	Gabepentin
Extremitäten	Oberschenkel	Femoralisblock

Blockade der Schmerzleitung durch Lokal-, Regional- oder Neuraxialanästhesie sowie ggf. durch koanalgetische Medikation (z. B. durch neuere Antikonvulsiva) (Sittl und Lang 2013). Unabhängig vom gewählten Verfahren ist eine engmaschige Betreuung durch einen Anästhesisten mit Erfahrung in der Akutschmerztherapie mit der Möglichkeit einer postoperativen Nachsorge auf Station sinnvoll und erstrebenswert. Tabelle 6.3 gibt einen Überblick über die in der S3-Leitlinie der deutschen interdisziplinären Vereinigung für Schmerztherapie e. V. (DIVS) empfohlenen Verfahren bezogen auf spezielle Eingriffe.

6.2 Spezielle perioperative Aspekte – Umgang mit perioperativer Dauermedikation

Multimorbidität und Polypharmakotherapie ist in den westlichen Industrienationen häufig und – wenngleich nicht ausschließlich auf die ältere Generation beschränkt – ein bei steigender Alterung der Gesellschafft zunehmendes Problem (Agborsangaya et al. 2012; Griffiths et al. 2014). Im Falle einer notwendigen Operation stellt sich die Frage, ob und wie die patienteneigene Dauermedikation perioperativ weitergeführt werden soll: Zum einen wird gerade bei multimorbiden Patienten durch die verschiedenen Pharmaka ein System der Homöostase aufrechterhalten, das auch perioperativ so wenig wie möglich gestört werden soll, zum anderen stellt jedoch die Operation und Anästhesie per se einen massiven Eingriff in die Homöostase dar und mögliche Interaktionen der Dauermedikation mit Anästhesie und/oder chirurgischen Bedingungen (z. B. Blutungsneigung, Kreislaufstörungen, neurologische Beeinträchtigung) sollen so gut wie irgend möglich verhindert werden. Die Vor- und Nachteile einer Fortführung der Dauermedikation sind in den meisten Konstellationen nur unzureichend untersucht, sodass ein sinnvolles Vorgehen eine individuelle interdisziplinäre Abstimmung im Einzelfall voraussetzt. Hierbei steht die Abwägung chirurgischer und anästhesiologischer Risiken gegen die chronischen Erkrankungen und deren möglichen Komplikationen im Vordergrund (Deutsche Ges. f. Anästhesiologie 2010; Bohmer et al. 2014). Im Folgenden können nur allgemeine Aspekte zur Handhabung der perioperativen Dauermedikation in Anlehnung an die aktuelle Leitlinie zur präoperativen Evaluation nicht kardiochirurgischer operativer Patienten zusammengefasst werden (Bohmer et al. 2014).

6.2.1 Kreislaufwirksame Pharmaka

Eine antianginöse, antiarrhythmische oder antihypertensive Therapie sollte perioperativ fortgeführt werden. Insbesondere das Absetzen von Betablockern oder Nitraten kann zu gefährlichen Rebound-Phänomenen führen. Eine Ausnahme hiervon können in Einzelfällen ACE-Hemmer oder Angiotensin-Rezeptor-Antagonisten darstellen, wenn Eingriffe mit hohen Volumenverschiebungen oder Sympathikolyse (Periduralanästhesie) geplant sind. Eine Fortführung der Medikation postoperativ – insbesondere bei Patienten mit Herzinsuffizienz – sollte baldmöglichst erfolgen. Diuretika werden oft am Tag der Operation pausiert, um einen Hypovolämie zu vermeiden (Deutsche Ges. für Anästhesiologie 2010; Bohmer et al. 2014). Statine sollten perioperativ fortgeführt werden.

6.2.2 Antidiabetika

Die Interaktionen oraler Antidiabetika mit Anästhesie und Operation sind bislang nicht ausreichend geklärt. In Einzelfällen wurden Komplikationen (Tab. 6.4) beobachtet, was häufig dazu führt, dass diese Präparate perioperativ abgesetzt werden (Deutsche Ges. f. Anästhesiologie 2010; Bohmer et al. 2014).

Tab. 6.4 Antidiabetika und ihre Interaktion mit Anästhesie und Operation

Orales Antidiabetikum	Ereignis
Sulfonylharnstoffe	Verhinderung der ischämischen Präkonditionierung (tierexperimentell)
Glitazone	Akute Herzinsuffizienz
Biguanide (Metformin)	Lebensbedrohliche Laktazidosen

Insbesondere für Metformin ist ein präoperatives Absetzen des Präparates 48 Stunden vor der Operation weiterhin in der aktuellen Leitlinie empfohlen. In neueren Untersuchungen hierzu scheint das Risiko jedoch insgesamt sehr gering zu sein, sodass im Individualfall eine Einnahme bis zum Vorabend der Operation erwogen werden kann (Deutsche Ges. f. Anästhesiologie 2010; Bohmer et al. 2014, Duncan et al. 2007). Die Frage, ob alternative orale Antidiabetika (Sulfonylharnstoffe, Glitazone) perioperativ appliziert werden sollen, ist weiterhin unklar. Im Vordergrund sollte jedoch weniger die Art der Medikation als vielmehr die Kontrolle des Glukosehaushalts der Patienten stehen (Bohmer et al. 2014).

6.2.3 Antikoagulanzien

Eine dauerhafte Antikoagulation von Patienten stellt grundsätzlich eine besondere Herausforderung an das behandelnde Team dar. Die erhöhte Blutungsneigung ist in jedem Fall gegen das Risiko thromboembolischer Komplikationen abzuwägen. Gegebenenfalls kann es sinnvoll sein, perioperativ auf Präparate mit kürzerer Halbwertszeit zu wechseln (z. B. Marcumar – Heparin; Thrombozytenaggregationshemmer – Tirofiban). Eine generelle Empfehlung kann hier jedoch nicht gegeben werden. Hier ist eine individuelle Entscheidung im interdisziplinären Konsens (Chirurgie, Anästhesie, Kardiologie, innere Medizin) von zentraler Bedeutung (Deutsche Ges. f. Anästhesiologie 2010; Bohmer et al. 2014).

6.2.4 Psychopharmaka

Eine psychiatrische Dauermedikation sollte in aller Regel perioperativ fortgeführt werden, um einer psychomentalen Entgleisung oder einem akuten Krankheitsschub der Patienten in der ohnehin schon belastenden Situation einer Operation vorzubeugen. Allerdings können einige der eingesetzten Substanzen mit perioperativ häufig angewandten Pharmaka interagieren und gefährliche Wechselwirkungen (Tab. 6.5) hervorrufen (Deutsche Ges. f. Anästhesiologie 2010; Bohmer et al. 2014).

6.2.5 Glukokortikoide

Patienten mit einer Steroiddauermedikation sind unabhängig von der Art der Applikation und der Dosis bei abruptem Absetzen der Gefahr eines Hypokortisolismus ausgesetzt (Schlaghecke et al. 1992). Daher ist das Fortführen der Steroidmedikation perioperativ zu empfehlen. Unklar ist derzeit, ob eine zusätzliche Steroidgabe auch bei Patienten notwendig ist, die eine Steroidmedikation unterhalb der Cushing-Schwelle erhalten. Auch das Ausmaß der geplanten Operation sowie das Risiko eines postoperativen Systemic-Inflamatory-Response-Syndroms sollte berücksichtigt werden. Gegebenenfalls kann eine perioperative Substitution von Hydrokortison mit Dosierungen zwischen 25 und 250 mg täglich sinnvoll sein (Deutsche Ges. f. Anästhesiologie 2010; Bohmer et al. 2014).

6.2.6 PONV-Prophylaxe

Ohne prophylaktische Behandlung kann die Inzidenz von Postoperativer Übelkeit und Erbrechen („post operative nausea and vomiting", PONV) bei entsprechender Risikokonstellation bis zu 30 % betragen. Somit stellt PONV eine ernstzunehmende Komplikation operativer Eingriffe dar, die neben massiver Beeinträchtigung der Patientenzufriedenheit auch ökonomische Nachteile wie erhöhten Personalaufwand bei verlängerter Verweildauer im Aufwachraum sowie höhere Wiederaufnahmeraten bei ambulanten Operationen nach sich ziehen kann (Rusch et al. 2010). In einzelnen Fallberichten beschriebene schwerwiegende Komplikationen wie Aspiration, Boerhaave-Syndrom, Pneumothorax, Hautemphyseme, Trachealruptur oder Visusverlust zeigen, dass PONV als perioperative Komplikation nicht unterschätzt werden sollte (Rusch et al. 2010).).

Aktuelle Empfehlungen zu diesem Thema zeigen, dass eine ganze Reihe pharmakologischer Interventionen zur Verfügung stehen, mithilfe derer eine wirksame Prophylaxe und Therapie möglich sind (Tab. 6.6). Daneben sind die Auswahl des Anästhesieverfahrens (TIVA mit Propofol vorteilhafter gegenüber Anästhestika, Regionalanästhesie vorteilhafter gegenüber Allgemeinanästhesie) sowie die Menge und Art der perioperativ applizierten Opioide (Buprenorphin und Tramadol sind emetogener als Piritramid und Morphin, welche emetogener sind als Fentanil oder Remifentanil) wichtige Faktoren bei der Vermeidung von PONV.

Tab. 6.5 Psychopharmaka und ihre möglichen Wechselwirkungen mit perioperativen Pharmaka

Psychopharmakon	Intraoperative Medikation	Wechselwirkung
Trizyklische Antidepressiva	Kathecholamine Anästhetika	Wirkungsverstärkung Wirkungsverlängerung
SSRI	Pethidin, Tramadol	Serotoninsyndrom
MAO-Hemmer (1.–3. Gen.)	Indirekte Sympathomimetika Pethidin, Tramadol	Hypertensive Krisen Serotonerge Krisen
Antiepileptika	Opioide, Relaxanzien	Erhöhter Bedarf
Anti-Parkinson-Medikamente	Dopaminantagonisten (MCP, DHB, 5HT3-Antagonisten)	Parkinson-Krise

Tab. 6.6 Pharmakologische Interventionen zur Prophylaxe und Therapie. (Rusch et al. 2010)

Wirkstoff.	Dosierung	Zeitpunkt	Nebenwirkung
Kortikosteroide (Dexamethason)	4–8 mg	Narkose-Einleitung	BZ-Erhöhung, Hypo-/Hypertension, Immunsuppression
5-HT3-Antagonisten (Ondansetron)	4 mg	Vor Narkoseausleitung	Kopfschmerzen, Obstipation, Leberenzymerhöhung, QT-Verlängerung
Butyropherone (Droperidol/Haloperidol)	0,625–1,25 mg/1–2 mg	Vor Narkoseausleitung	Psychomimetische NW, Sedierung, extrapyramidalmotorische NW, QT-Verlängerung KI: Morbus Parkinson
Dopaminantagonisten (Metoclopramid)	25–50 mg	30 min vor OP-Ende	Extrapyramidalmotorische NW, Hypotension KI: M. Parkinson
Histaminantagonisten (Dimenhydrinat)	62 mg	Zur Narkoseeinleitung	Sedierung
Antocholinergika (Scopolamin)	1 mg/24 h	Zur Narkoseeinleitung	Schwindel, Mundtrockenheit, Akkomodationsstörungen

Das individuelle Risikoprofil wird anhand validierter PONV-Prognosesysteme (z. B. nach Apfel oder nach Koivuranta (Apfel et al. 1999; Koivuranta et al. 1997) abgeschätzt. Je nach vorhergesagtem Risiko kann dann durch Vermeidung emetogener Faktoren bei der Wahl des Anästhesieverfahrens oder durch zusätzliche pharmakologische Therapie (ggf. auch Kombinationstherapie) das Risiko reduziert werden. Eine Überlegenheit einer bestimmten pharmakologischen Therapie über eine andere konnte bisher nicht eindeutig gezeigt werden. Vielmehr erscheint es wichtig, dass überhaupt eine Prophylaxe vorgenommen und bei hohem Risiko eine Kombinationstherapie gewählt wird (Rusch et al. 2010).

6.3 Organisatorische Aspekte und Soft-Skills

6.3.1 Planung der perioperativen Überwachung

Das apparative Monitoring ist ein paradigmatisches Kennzeichen der perioperativen Medizin. Die kontinuierliche Überwachung ermöglicht sowohl die unmittelbare Reaktion auf Abweichungen vor allem der kardiorespiratorischen Funktionen des Patienten als auch die Steuerung der darauf ausgerichteten Therapie. Je geringer das physiologische Kompensationspotenzial des Patienten und je ausgeprägter die eingriffsbedingt zu erwartenden Belastungen sind, desto aufwendiger muss das Monitoring geplant und angewandt werden. Zentrale Entscheidungsparameter resultieren aus der Abwägung zwischen dem zusätzlichen Informationsgewinn aus einem erweiterten Monitoring, der Verfügbarkeit daraus potenziell resultierender Therapiemaßnahmen sowie den Eigenrisiken der invasiven Überwachungsmethoden selbst.

6.3.2 Erweitertes hämodynamisches Monitoring

Das Ziel eines jeden hämodynamischen Monitorings ist die Überwachung und Sicherstellung eines adäquaten Sauerstoffangebots an das Gewebe und die Organsysteme bei Patienten im perioperativen und intensivmedizinischen Bereich. Während bei einfachen Eingriffen außerhalb der großen Körperhöhlen bei Patienten der ASA-Klassen I oder II hinsichtlich der Hämodynamik eine Standardüberwachung mittels nicht invasiver Blutdruckmessung, Pulsoxymetrie, EKG und endtidaler CO_2-Messung ausreicht, erscheint bei Patienten mit hohem Risikoprofil (ASA-Klassifikation III oder höher) sowie bei Eingriffen mit mittlerem bis hohen Risiko eine erweiterte Überwachung der kardiovaskulären Funktionsparameter sinnvoll.

Hierfür stehen derzeit eine ganze Reihe verschiedener Verfahren zur Verfügung, die sich hinsichtlich Invasivität sowie Art und Anzahl der gewonnenen Informationen unterscheiden. Während der pulmonalarterielle Katheter (PAK) jahrelang als Goldstandard des erweiterten hämodynamischen Monitorings galt, verliert diese Methode aufgrund der hohen Invasivität sowie Komplexität in der Anwendung zunehmend an Bedeutung gegenüber weniger invasiven Verfahren (Wittkoswki et al. 2009). Interessant in dieser Hinsicht ist, dass eine Verringerung von Komplikationen und Mortalität unabhängig von der Art des eingesetzten Verfahrens vornehmlich dann beobachtet werden kann, wenn die Erhebung der hämodynamischen Funktionsparameter direkt mit Therapiestrategien zur Optimierung des Sauerstoffangebots verknüpft ist (Cove und Pinsky 2012; Hamilton et al. 2011; Rhodes et al. 2010). Wichtiger als die Art der Erhebung der hämodynamischen Parameter ist somit die differenzierte Interpretation und Umsetzung in Behandlungskonzepte. ◻ Tabelle 6.7 gibt einen Überblick über einige gängige, derzeit eingesetzte Verfahren zum perioperativen hämodynamischen Monitoring. Welches Verfahren letztendlich eingesetzt wird, richtet sich neben der Verfügbarkeit auch nach der Erfahrung des Anwenders.

6.3.3 Kommunikationsstruktur im Behandlungsteam

Analysen perioperativer Todesfälle zeigen, dass ein Großteil hiervon auf vermeidbaren Fehlern basiert (Naik und Brien 2013). Dies legt die Entwicklung einer modernen Fehlerkultur auch in der Medizin nahe, wie sie in anderen sogenannten „high reliability organizations“ (HRO) wie der Luftfahrt oder der Nukleartechnik schon länger existiert (Eichhorn 2013). Hierbei liegt der Fokus weniger auf technischem oder prozeduralem Wissen als vielmehr auf „non-technical skills“ wie Situationsbewusstsein, Aufgabenbewältigung, Entscheidungsfindung, Teamwork und Führungskompetenz. Im Zentrum dieser Bemühungen steht die Entwicklung einer suffizienten Kommunikation und Verarbeitung der verfügbaren Informationen im Behandlungsteam, um Fehler frühzeitig entdecken und beheben oder ganz vermeiden zu können.

Die Vermittlung dieser Konzepte und ihre Implementierung in die alltägliche Praxis sind eine der herausforderndsten Aufgaben der modernen Medizin und im Zuge der allgemeinen Bemühungen zur Kostenreduktion nicht ohne Widerstand durchführbar, da häufig ein hoher personeller und zeitlicher Aufwand betrieben werden muss, um sinnvolle Trainingskonzepte zu entwickeln und durchzuführen.

Im Folgenden sind zwei der gängigsten Verfahren kurz dargestellt, anhand derer „non-technical skills“ sowie suffiziente Kommunikationsstruktur insbesondere in Krisensituationen trainiert werden können. Der Interdisziplinarität ist hierbei besondere Bedeutung beizumessen, da die Versorgung von Patienten immer Teamwork verschiedener Disziplinen erfordert und nicht aus dem Blickwinkel einer isolierten Disziplin zu erreichen ist.

Checklisten und Time-Out-Procedures

Jeder Pilot wird, bevor er seine Maschine startet, die erforderlichen Voraussetzungen anhand von Checklisten überprüfen und, im Falle von entdeckten Mängeln, diese beheben oder den Start gar nicht erst beginnen. Dies ist auch gut so, bedenkt man, dass Vergesslichkeit nur allzu menschlich ist und jedem von uns regelhaft widerfährt (z. B. beim Einkaufen). Trotzdem findet die Implementierung von Checklisten in der Medizin und insbesondere im perioperativen Setting nur zögerlich Anwendung und ist bis heute nicht im Rahmen der perioperativen Routine etabliert. Zur Beschreibung des „Time-Outs“ an unserer Klinik finden Sie eine Beschreibung in der ersten Sektion dieses Buches.

Im Rahmen mehrerer Untersuchungen konnte gezeigt werden, dass die Implementierung von Checklisten zu einer Reduktion von Fehlern und konsekutiv zu einer Verringerung der perioperativen Morbidität und Mortalität führte, so wie sich die Kommunikationsstruktur im Team verbesserte (Weiser und Berry 2013; Weiser et al. 2010; McDowell und McComb 2014), wenn die Durchführung korrekt erfolgte. Meist wird hierbei im perioperativen Setting eine Strategie des Sign-In (vor Einleitung der Narkose), des Time-Out (vor dem Hautschnitt) und des Sign-Out (vor Verlegung des Patienten in den Aufwach-

Tab. 6.7 Überblick über einige gängige, derzeit eingesetzte Verfahren zum perioperativen hämodynamischen Monitoring

Verfahren	Prinzip	Vorteile	Nachteile
PAK	Thermodilution	Hohe Genauigkeit der Messungen, direkte Messungen inter- und intrakardialer Druckverhältnisse, Messung der gemischt venösen Sauerstoffsättigung, Berechnung von Sauerstoffangebot und -verbrauch	Hohe Invasivität, vielfältige Komplikationen, Komplexität der Anwendung, Beeinflussung der Messung durch Klappenvitien, Beeinflussung der Messung durch intrathorakalen Druck
Transpulmonale Therodilution	Transpulmonale Thermodilution (z. B. PICCO), transpulmonale Lithium-Dikkution (LiDCO)	Geringe Invasivität als PAK, zusätzliche volumetrische Daten (Wittkowski et al. 2009)	Fehlerhafte Messungen bei kardialen Vitien, fehlerhafte Messungen bei Arrhythmien, regelmäßige Kalibrierung notwendig
Pulskonturanalyse	z. B. PICCO, Vigileo	Keine externe Kalibrierung nötig, handelsübliche arterielle Kanülen können verwendet werden, kein ZVK nötig	Artefakte in der Pulskurve beeinflussen die Messung, Verlässlichkeit wird kontrovers diskutiert, eingeschränkt beurteilbar bei Arrhythmien
Transösophageale Echokardiographie (TEE)	Sonographie	Visuelle Darstellung der Herzhöhlen und der Herzfunktion in Echtzeit, Beurteilbarkeit von kardialen Vitien, Differenzierung zwischen links- und rechtsventrikulärer Hämodynamik	Sehr abhängig von Expertise des Untersuchers, nicht gut zur kontinuierlichen Überwachung geeignet, teuer in der Anwendung und aufwendig in der Pflege, Semiinvasives Verfahren mit geringen, aber spezifischen Risiken
Ösophagusdoppler	z. B. Cardio-Q	Einfache, wenig invasive Anwendung, geringe Komplikationsrate, universell und schnell einsetzbar, spezielle Sonden für wache, nicht beatmete Patienten, validierte Algorithmen (Wittkowski et al. 2009), keine Abhänigkeit von Klappenvitien	Abhängig von der Erfahrung des Untersuchers, ständige Korrektur der Sonde notwendig, Störsignale bei Elektrokoagulation, nicht einsetzbar bei IABP

raum respektive auf die Intensivstation) verfolgt (Weiser und Berry 2013).

Sowohl die klaren Ergebnisse oben zitierter Studien wie auch der gesunde Menschenverstand sollten dazu führen, dass Checklisten künftig im Rahmen der perioperativen Routine etabliert und kontinuierlich verbessert werden, um Fehlerquellen zu eliminieren oder deren Folgen durch Früherkennung zu verringern.

Simulationstraining und Situation-Awareness

Bei aller Vorbereitung mit größter Sorgfalt – auch unter Verwendung von Checklisten und Time-out-Prozeduren wie oben beschrieben – können im Rahmen der akutmedizinischen Versorgung von Patienten doch immer wieder Situationen auftreten, die unerwartet sind und die die Sicherheit des Patienten akut gefährden. Wenn solche Krisen auftreten, kann es trotz aller Expertise der beteiligten Personen zu einem Zusammenbruch der Kommunikation im Team und schließlich zu einer Handlungsunfähigkeit der beteiligten Personen kommen (Naik und Brien 2013; Eichhorn 2013; Schulz et al. 2013; Flin et al. 2010).

Sinnvolle Konzepte zur Vermeidung solcher Situationen basieren auf dem Prinzip von „human factors" sowie auf modernen Fehlerkulturen – weg von heroischen Einzelleistungen hin zu team- und kommunikationsorientierter Aufgabenbewältigung. Konzepte dies zu trainieren, können verschiedene Verfahren zur Schulung des Situationsbewusstseins (Schulz et al. 2013), aber auch Simulationstrainings in sogenannten „High-Fidelity-Simulatoren" ähnlich dem Simulatortraining in der Luftfahrt sein (Naik und Brien 2013). Diese Simulations- und Human-Factors-Trainings finden in der modernen Medizin zunehmend Anklang. Von einer flächendeckenden, in die Ausbildung integrierten Implementierung ist man allerdings im Gegensatz zu anderen HRO wie etwa der Luft- und Raumfahrt oder der Nukleartechnik leider noch weit entfernt.

Die moderne Medizin ist viel zu komplex, als dass eine adäquate Patientenversorgung allein durch fundierte fachliche Kenntnisse oder manuelle Geschicklichkeit und Expertise einzelner Behandelnder sichergestellt werden kann. Vielmehr sollte ein teamorientierter Ansatz mit Human-Factor-Training und moderner Fehlerkultur essentieller Bestandteil einer sicheren Patientenversorgung werden. Der größte Fehler bestünde in diesem Zusammenhang also nicht darin, einen zu machen, sondern zu glauben, man würde keinen machen. Bleiben wir unseren Patienten diese Einsicht nicht schuldig!

Literatur

Agborsangaya CB, Lau D, Lahtinen M, Cooke T, Johnson JA (2012) Multimorbidity prevalence and patterns across socioeconomic determinants: a cross-sectional survey. BMC public health 12:201

Apfel CC, Laara E, Koivuranta M, Greim CA, Roewer N (1999) A simplified risk score for predicting postoperative nausea and vomiting: conclusions from cross-validations between two centers. Anesthesiology 91(3):693–700

Arozullah AM, Conde MV, Lawrence VA (2003aa) Preoperative evaluation for postoperative pulmonary complications. The Medical clinics of North America 87(1):153–173

Arozullah AM, Henderson WG, Khuri SF, Daley J (2003bb) Postoperative mortality and pulmonary complication rankings: how well do they correlate at the hospital level? Medical care 41(8):979–991

Bainbridge D, Martin J, Arango M, Cheng D (2012) Evidence-based Peri-operative Clinical Outcomes Research G. Perioperative and anaesthetic-related mortality in developed and developing countries: a systematic review and meta-analysis. Lancet 380(9847):1075–1081

Bohmer AB, Defosse J, Geldner G, Mertens E, Zwissler B, Wappler F (2014) [Preoperative risk evaluation of adult patients prior to elective non-cardiac surgery : Follow-up survey of the recommendations published in 2010]. Der Anaesthesist 63(3):198–208

Canet J, Gallart L, Gomar C, Paluzie G, Valles J, Castillo J et al (2010) Prediction of postoperative pulmonary complications in a population-based surgical cohort. Anesthesiology 113(6):1338–1350

Cassidy MR, Rosenkranz P, McCabe K, Rosen JE, McAneny D (2013) I COUGH: reducing postoperative pulmonary complications with a multidisciplinary patient care program. JAMA surgery 148(8):740–745

Cove ME, Pinsky MR (2012) Perioperative hemodynamic monitoring. Best practice & research Clinical anaesthesiology 26(4):453–462

Deutsche Gesellschaft für Anästhesiologie und I, Deutsche Gesellschaft für Innere M, Deutsche Gesellschaft für C (2010) [Preoperative evaluation of adult patients prior to elective, non-cardiac surgery: joint recommendations of German Society of Anesthesiology and Intensive Care Medicine, German Society of Surgery and German Society of Internal Medicine]. Der Anästhesist. 59(11):1041-50

Dimova V, Lautenbacher S (2010) Chronic postoperative pain. Epidemiology and psychological risk factors. Anästhesiologie, Intensivmedizin, Notfallmedizin, Schmerztherapie AINS 45(7–8):488–493 (quiz 94)

Duncan AI, Koch CG, Xu M, Manlapaz M, Batdorf B, Pitas G et al (2007) Recent metformin ingestion does not increase in-hospital morbidity or mortality after cardiac surgery. Anesthesia and analgesia 104(1):42–50

Eichhorn JH (2013) Review article: practical current issues in perioperative patient safety. Canadian journal of anaesthesia = Journal canadien d'anesthesie 60(2):111–118

Engelhard K (2013) Anaesthetic techniques to prevent perioperative stroke. Current opinion in anaesthesiology 26(3):368–374

Engelhard K, Werner C (2005) Postoperative cognitive dysfunction. Der Anaesthesist 54(6):588–594

Flin R, Patey R, Glavin R, Maran N (2010) Anaesthetists' non-technical skills. British journal of anaesthesia 105(1):38–44

Futier E, Constantin JM, Paugam-Burtz C, Pascal J, Eurin M, Neuschwander A et al (2013) A trial of intraoperative low-tidal-volume ventilation in abdominal surgery. The New England journal of medicine 369(5):428–447

Ghaferi AA, Birkmeyer JD, Dimick JB (2009) Variation in hospital mortality associated with inpatient surgery. The New England journal of medicine 361(14):1368–1375

Griffiths R, Beech F, Brown A, Dhesi J, Foo I, Goodall J et al (2014) Peri-operative care of the elderly 2014: Association of Anaesthetists of Great Britain and Ireland. Anaesthesia 69(Suppl 1):81–98

Grosse-Sundrup M, Henneman JP, Sandberg WS, Bateman BT, Uribe JV, Nguyen NT et al (2012) Intermediate acting non-depolarizing neuromuscular blocking agents and risk of postoperative respiratory complications: prospective propensity score matched cohort study. Bmj 345:e6329

Hamilton MA, Cecconi M, Rhodes A (2011) A systematic review and meta-analysis on the use of preemptive hemodynamic intervention to improve postoperative outcomes in moderate and high-risk surgical patients. Anesthesia and analgesia 112(6):1392–1402

Hinrichs-Rocker A, Schulz K, Jarvinen I, Lefering R, Simanski C, Neugebauer EA (2009) Psychosocial predictors and correlates for chronic post-surgical pain (CPSP) – a systematic review. European journal of pain 13(7):719–730

Imberger G, McIlroy D, Pace NL, Wetterslev J, Brok J, Moller AM (2010) Positive end-expiratory pressure (PEEP) during anaesthesia for the prevention of mortality and postoperative pulmonary complications. The Cochrane database of systematic reviews 9:CD007922

Koivuranta M, Laara E, Snare L, Alahuhta S (1997) A survey of postoperative nausea and vomiting. Anaesthesia 52(5):443–449

Makhabah DN, Martino F, Ambrosino N (2013) Peri-operative physiotherapy. Multidisciplinary respiratory medicine 8(1):4

Mashour GA, Shanks AM, Kheterpal S (2011) Perioperative stroke and associated mortality after noncardiac, nonneurologic surgery. Anesthesiology 114(6):1289–1296

McDowell DS, McComb SA (2014) Safety checklist briefings: a systematic review of the literature. AORN journal 99(1):125–137 (e13)

Naik VN, Brien SE (2013) Review article: simulation: a means to address and improve patient safety. Canadian journal of anaesthesia = Journal canadien d'anesthesie 60(2):192–200

Popping DM, Elia N, Van Aken HK, Marret E, Schug SA, Kranke P et al (2014) Impact of Epidural Analgesia on Mortality and Morbidity After Surgery: Systematic Review and Meta-analysis of Randomized Controlled Trials. Annals of surgery 259(6):1056–1067

Qaseem A, Snow V, Fitterman N, Hornbake ER, Lawrence VA, Smetana GW et al (2006) Risk assessment for and strategies to reduce perioperative pulmonary complications for patients undergoing noncardiothoracic surgery: a guideline from the American College of Physicians. Annals of internal medicine 144(8):575–580

Ramachandran SK, Nafiu OO, Ghaferi A, Tremper KK, Shanks A, Kheterpal S (2011) Independent predictors and outcomes of unanticipated early postoperative tracheal intubation after nonemergent, noncardiac surgery. Anesthesiology 115(1):44–53

Reade MC, Finfer S (2014) Sedation and delirium in the intensive care unit. The New England journal of medicine 370(5):444–454

Rhodes A, Cecconi M, Hamilton M, Poloniecki J, Woods J, Boyd O et al (2010) Goal-directed therapy in high-risk surgical patients: a 15-year follow-up study. Intensive care medicine 36(8):1327–1133

Rodgers A, Walker N, Schug S, McKee A, Kehlet H, van Zundert A et al (2000) Reduction of postoperative mortality and morbidity with epidural or spinal anaesthesia: results from overview of randomised trials. Bmj 321(7275):1493

Rundshagen I (2014) Postoperative cognitive dysfunction. Deutsches Ärzteblatt international 111(8):119–125

Rusch D, Eberhart LH, Wallenborn J, Kranke P (2010) Nausea and vomiting after surgery under general anesthesia: an evidence-based review concerning risk assessment, prevention, and treatment. Deutsches Ärzteblatt international 107(42):733–741

Sabate S, Mazo V, Canet J (2014) Predicting postoperative pulmonary complications: implications for outcomes and costs. Current opinion in anaesthesiology 27(2):201–209

Schlaghecke R, Kornely E, Santen RT, Ridderskamp P (1992) The effect of long-term glucocorticoid therapy on pituitary-adrenal responses to exogenous corticotropin-releasing hormone. The New England journal of medicine 326(4):226–230

Schulz CM, Endsley MR, Kochs EF, Gelb AW, Wagner KJ (2013) Situation awareness in anesthesia: concept and research. Anesthesiology 118(3):729–742

Schumann R (2013) Pulmonary physiology of the morbidly obese and the effects of anesthesia. International anesthesiology clinics 51(3):41–51

Severgnini P, Selmo G, Lanza C, Chiesa A, Frigerio A, Bacuzzi A et al (2013) Protective mechanical ventilation during general anesthesia for open abdominal surgery improves postoperative pulmonary function. Anesthesiology 118(6):1307–1321

Sittl R, Irnich D, Lang PM (2013) Update on preemptive analgesia: options and limits of preoperative pain therapy. Der Anästhesist 62(10):789–796

Smetana GW (2006) Preoperative pulmonary evaluation: identifying and reducing risks for pulmonary complications. Cleveland Clinic journal of medicine 73(Suppl 1:):36–41

Smetana GW, Lawrence VA, Cornell JE (2006) American College of P. Preoperative pulmonary risk stratification for noncardiothoracic surgery: systematic review for the American College of Physicians. Annals of internal medicine 144(8):581–595

Van Aken H, Thomson D, Smith G, Zorab J (1998) 150 years of anaesthesia--a long way to perioperative medicine: the modern role of the anaesthesiologist. European journal of anaesthesiology 15(5):520–523

Weiser TG, Berry WR (2013) Review article: perioperative checklist methodologies. Canadian journal of anaesthesia = Journal canadien d'anesthesie 60(2):136–142

Weiser TG, Haynes AB, Dziekan G, Berry WR, Lipsitz SR, Gawande AA et al (2010) Effect of a 19-item surgical safety checklist during urgent operations in a global patient population. Annals of surgery 251(5):976–980

Wittkowski U, Spies C, Sander M, Erb J, Feldheiser A, von Heymann C (2009) [Haemodynamic monitoring in the perioperative phase. Available systems, practical application and clinical data]. Der Anaesthesist 58(8):764–778 (80–86)

Endoskopische Therapie postoperativer biliärer Komplikationen

F. Kolligs, J. Schirra

M. Rentsch, A. Khandoga, M. Angele, J. Werner (Hrsg.), *Komplikationsmanagement in der Chirurgie*,
DOI 10.1007/978-3-662-43475-8_7, © Springer-Verlag Berlin Heidelberg 2015

Biliäre Komplikationen sind typische, aber relativ seltene Komplikationen – meist als Leckagen – nach Cholezystektomie und Leberteilresektionen. Komplikationen der Gallenwege treten jedoch bei etwa 30 % aller Lebertransplantationen (LTx) auf. Sie sind damit die häufigste Komplikation nach LTx und resultieren in einer signifikanten Morbidität, Mortalität und Notwendigkeit der Retransplantation. Das Spektrum biliärer Komplikationen nach Lebertransplantation umfasst Gallelecks, Stenosen sowie Obstruktion durch „biliary cast" und Konkremente (eine Übersicht findet sich in Arain et al. 2013). Die meisten Komplikationen können endoskopisch auch langfristig gut behandelt werden. Der Erfolg der endoskopischen Therapie hängt jedoch von der Art, der Lokalisation und dem Umfang der Schädigung sowie dem Zeitpunkt des Auftretens nach der Operation und der konsequenten Durchführung der endoskopischen Therapie ab.

7.1 Leckage der Gallenwege

Nach offener oder laparoskopischer Cholezystektomie, nach Leberteilresektion, nach Lebertransplantation sowie nach Lebertrauma kann es zu einer Galleleckage kommen. Nach offener Cholezystektomie werden Galleleckagen in 0,2 bis 0,5 % der Fälle beschrieben, nach laparoskopischer Cholezystektomie ist das Risiko für eine Leckage 2,5- bis 4-fach höher als nach offener Cholezystektomie. Im Mittel präsentiert sich eine Leckage innerhalb von 9 Tagen nach Operation, kann aber auch erst nach mehreren Wochen apparent werden (Sandha et al. 2004). Typisch ist der Nachweis von Galleflüssigkeit in einer subhepatisch einliegenden chirurgischen Drainage. Häufige klinische Symptome bei Galleleckage sind Schmerzen, Ikterus, Fieber und ein geblähtes Abdomen.

Sofern die Kontinuität des verletzten Gallengangs erhalten bleibt, ist die endoskopische retrograde Cholangiopankreatikographie (ERCP) die Therapie der Wahl. Bei kompletter Durchtrennung oder Ligatur des Gallengangs ist dagegen in der Regel keine endoskopische Therapie möglich. Nach einer Cholezystektomie ist von einer Leckage am häufigsten der Ductus cysticus betroffen, gefolgt von peripheren Gallengängen und den großen Gallengängen. Sehr typisch nach einer Cholezystektomie ist eine Leckage aus kleinen aberranten Gallengängen des rechtshepatisch peripheren Gallenblasenbetts, die den rechten D. hepaticus mit dem D. cysticus oder auch der Gallenblase direkt verbinden (Luschka-Gang nach dem Tübinger Anatomen Hubert von Luschka). Ziel der endoskopischen Therapie ist es, die Leckage zu überbrücken und den Druckgradienten zwischen dem Gallenwegsystem und dem Duodenum zu senken, so den überwiegenden Abfluss der Galle ins Duodenum wieder herzustellen und eine Heilung der Leckage zu ermöglichen.

Grundsätzlich stehen hier mehrere endoskopische Vorgehensweisen zur Verfügung: die alleinige endoskopische Papillotomie, die Einlage einer nasobiliären Sonde mit oder ohne Papillotomie und die Einlage einer Kunststoffendoprothese mit oder ohne Papillotomie. Mehr als 90 % aller Gallelecks können so endoskopisch erfolgreich behandelt werden (Dumonceau et al. 2012). Die Entscheidung über das beste Vorgehen (Papillotomie, Stent-Einlage, nasobiliäre Sonde) ist nicht durch große, randomisierte Studien abgesichert, sondern basiert in der Regel auf der Einschätzung und Expertise des Endoskopikers. Die Erfolgsaussichten der endoskopischen Therapie sind bei Lecks im Bereich des Ductus cysticus oder der kleinen, peripheren Gallengänge höher als bei Leckage eines Hauptganges. Das Vorgehen wird durch das Vorliegen von Residualfragmenten im Gallengang nach Cholezystektomie oder bei Vorliegen einer Gallengangstenose weiter kompliziert.

Die alleinige Papillotomie oder die Einlage einer nasobiliären Sonde erfordern im Gegensatz zur Stent-Einlage keine wiederholte ERCP. Bei der Entscheidung zur Papillotomie ist zu bedenken, dass es in bis zu 15 % aller Patienten zu akuten oder chronischen Komplikationen nach Papillotomie kommen kann (Sugiyama und Atomi 2002). Dies sollte insbesondere bei jüngeren Patienten bei der Indikationsstellung zur Papillotomie bedacht werden.

Grundsätzlich muss zwischen drei Konstellationen unterschieden werden:

1. Es findet sich Galle in einer abdominellen Drainage oder bei Punktion eines Aszites, in der retrograden Kontrastmitteldarstellung der Gallenwege mittels ERCP findet sich keine Leckage.
2. Im Rahmen der ERCP findet sich die Leckage erst nach kompletter Darstellung der Gallenwege.
3. Eine Leckage wird bereits bei inkompletter Darstellung der Gallenwege nachgewiesen.

Wenn klinisch bei Nachweis von Galle im Aszites oder einer abdominellen Drainage eine Leckage vermutet werden muss oder wenn die Darstellung über den T-Drain einen größeren Kontrastmittelaustritt aus dem Gallengang zeigt, ist die Indikation zur ERCP gegeben. Wenn sich nach vollständiger Darstellung der intra- und extrahepatischen Gallenwege (komplettes Cholangiogramm) keine Leckage darstellt, kann durch eine forcierte Kontrastmittelgabe nach Blockierung des Galleabflusses durch einen in den Hauptgallengang eingelegten und gefüllten Ballon in einigen Fällen auch noch eine kleinere Leckage detektiert werden. Findet sich erst nach vollständiger Kontrastmitteldarstellung der Gallenwege eine Leckage oder ist eine Leckage nicht auffindbar, erscheint in den meisten Fällen

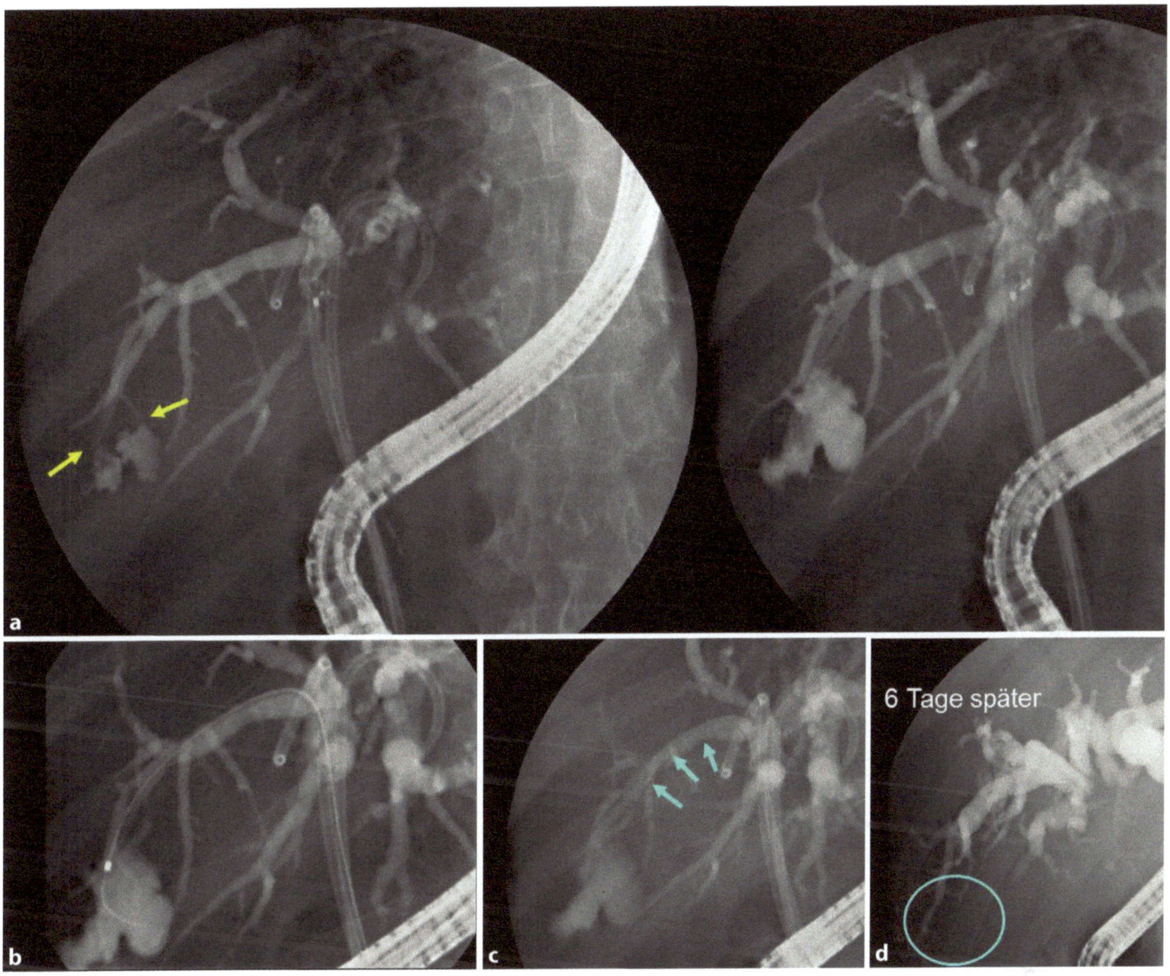

Abb. 7.1a–d Fistel mit KM-Austritt aus aberranten rechtsseitigen Gallenwegen (Luschka-Gang, gelbe Pfeile) nach Cholezystektomie, persistierend trotz bilateraler Gallengangdrainage mit Plastik-Stents **a**. Direktsondierung des ableitenden Gallengangs **b** und Drainage mit einem Plastik-Stent (blaue Pfeile, **c**). Kein Fistelnachweis mehr 6 Tage später (blauer Kreis, **d**)

eine reine Papillotomie ausreichend zu sein. Sie führt in 90 % der Fälle zur Ausheilung der Leckage (Sandha et al. 2004; Aksoz et al. 2009). Indikationen zur Stent-Einlage bestehen in dieser Situation bei größerem Kontrastmittelaustritt, bei geringem Kontrastmittelaustritt, der mit Gallengangstrikturen distal der Leckage assoziiert sind, bei zögerlichem Kontrastmittelabfluss ins Duodenum, bei Kontraindikation zur Papillotomie und bei Sepsis (Sandha et al. 2004).

Bei der Überlegung, ob eine Stent-Einlage erfolgen soll, ist zudem zu berücksichtigen, dass Gallelecks in der Regel schneller abheilen, wenn eine Stent-Einlage erfolgt, als wenn nur eine Papillotomie erfolgt. Die Einlage einer nasobiliären Sonde mit oder ohne Papillotomie ist als Alternative zum Stenting möglich (Elmi et Silverman 2005). Ein Vorteil zur Stent-Einlage ist, dass keine zweite ERCP zur Stent-Entfernung notwendig ist. Insbesondere bei kleineren Leckagen könnte sie somit eine sinnvolle Alternative zur Stent-Einlage darstellen. Zu beachten ist, dass durch eine nasobiliäre Sonde der zu erzielende Unterdruck in den Gallenwegen erhöht werden kann durch Positionierung des Sondenbeutels unter Patientenniveau. So können durch zusätzliche Einlage einer nasobiliären Sonde auch therapieresistente Fisteln angegangen werden). Ein Nachteil ist allerdings, dass einige Patienten die Einlage einer nasobiliären Sonde nicht tolerieren und sich die Sonde durch Zug leicht dislozieren lässt. Abbildung 7.1 zeigt den Fall einer Fistel mit KM-Austritt aus aberranten rechtsseitigen Gallenwegen nach Cholezystektomie.

Stellt sich die Leckage bereits früh, vor kompletter Darstellung der Gallenwege dar, handelt es sich also um eine größere Leckage, sollte zusätzlich zur Papillotomie eine Plastik-Stent-Einlage erfolgen (Sandha et al. 2004). Findet sich zusätzlich zur Leckage nach Cholezystektomie ein Konkrement in den Gallenwegen, sollte dieses entfernt werden. Nach 4 bis 8 Wochen sollte der Stent gezogen werden und die Abheilung der Leckage mittels retrograder Kontrastmitteldarstellung der Gallenwege überprüft werden. In Abhängigkeit vom Befund muss dann entschieden werden, ob ein erneutes Stenting erforderlich ist. Wenn eine Stenose besteht, muss diese nach Ausheilung der Leckage therapiert werden, siehe unten. An dieser Stelle sei angemerkt, dass die European Society of Gastrointestinal Endoscopy (ESGE) in ihrer klinischen Leitlinie die Einlage eines Plastik-Stents ohne Papillotomie empfiehlt sofern keine Gallengangstrikturen oder andere Abflusshindernisse in den Gallenwegen bestehen (Dumonceau et al. 2012). Diese Empfehlung stützt sich unter anderem auf eine kleine prospektive, randomisierte Studie, in der die Stent-Einlage mit und ohne Papillotomie in der Behandlung der Leckage nach laparoskopischer Cholezystektomie untersucht wurde (Mavrogiannis 2006). Es erfolgte entweder die Einlage eines 7-Fr-Stents ohne Papillotomie oder die Einlage eines 10-Fr-Stents nach Papillotomie. Es fand sich kein Unterschied in der Erfolgsrate der Ausheilung der Leckage zwischen beiden Gruppen.

Üblicherweise werden Plastik-Stents bei der Therapie von Gallenleckagen verwendet. Die vorübergehende Einlage von voll ummantelten, selbstexpandierenden Metall-Stents bei Leckage des D. hepatocholedochus ist beschrieben worden (Phillips et al. 2011; Lalezari et al. 2013). In einer Serie war die Einlage von Metall-Stents bei Leckage nach Lebertransplantation, aber mit Gallengangstrikturen in einem Drittel der Fälle assoziiert (Phillips et al. 2011). Aktuell wird der primäre Einsatz von Metall-Stents bei Leckage nicht empfohlen (Dumonceau et al. 2012). Der Einsatz von Gewebekleber (N-butyl-2-Cyanoacrylate) in refraktären Fällen von Gallengangleckagen ist beschrieben worden (Seewald et al. 2002).

7.2 Stenosen und Obstruktion (Cast, Konkremente) der Gallenwege

Die nichtinvasive **Diagnostik** von Stenosen und Obstruktionen der Gallenwege nach hepatobiliärer Chirurgie ist eine Domäne der Magnetresonanz-Cholangiopankreatikographie (MRCP). Die MRCP erlaubt die detaillierte Evaluation der intra- und extrahepatischen Gallenwege. Biliäre Komplikationen nach Lebertransplantation werden durch die MRCP mit einer Sensitivität, Spezifität, positiv und negativ prädiktivem Wert von 98 %, 94 %, 94 % und 98 % erkannt (Boraschi et al. 2010). Die MRCP dient insofern der Diagnostik und auch der Planung einer invasiven endoskopischen Therapie. Die Sonographie hat in transplantierten Patienten einen untergeordneten Stellenwert, da sie Stenosen in der Regel nur indirekt durch die Dilatation intrahepatischer Gallenwege erkennt und die Gallenwege in transplantierten Lebern oft nicht dilatieren. Die Ursache ist unbekannt. Es wird vermutet, dass eine (ischämische) periduktale Fibrose die prästenotische Dilatation der Gallenwege verhindert. Aber auch die MRCP hat Limitiationen: sie hat eine niedrige Sensitivität für intrahepatische Stenosen, zentrale Stenosen der Hepatikusgabel, für Sludge und Cast sowie für Konkremente < 5 mm (Beltran et al. 2005). Die Inzidenz von stenotischen Komplikationen nach Transplantationen ist relativ hoch und die Konsequenzen sind bedeutend (Cholangitis, Retransplantation). Wird keine nichtbiliäre Ursache für eine progrediente laborchemische Cholestase in operierten oder transplantierten Patienten gefunden, ist eine MRCP nicht verfügbar oder zeigt keine Stenose, sollte eine ERCP erfolgen.

7.2.1 Stenosen

Gallengangstrikturen – in der Regel des Hauptganges – treten bei 0,3 bis 0,8 % aller laparaskopischer Cholezystektomien auf und sind hier in der Regel Spätfolgen fibrotisch verheilter Leckagen (Deziel et al. 1993; Neuhaus et al. 2000). Gallenwegstenosen treten in 10 bis 25 % der Fälle nach orthotoper Lebertransplantation (OLT) auf (Arain et al. 2013). Es werden Stenosen der Anastomose zwischen Spender- und Empfängercholedochus (Anastomosenstenose) unterschieden von nichtanastomotischen Stenosen. Letztere sind definiert als Stenosen, die mehr als 5 mm proximal der Anastomose auftreten. Da die nichtanastomotischen Stenosen morphologisch den Stenosen ähneln, die tierexperimentell durch Verschluss der Arteria hepatica induziert werden können, werden sie „ischemic-type biliary lesions" (ITBL) genannt. Stenosen nach Lebertransplantation treten im Median 3 Monate postoperativ auf, 75 % davon im ersten postoperativen Jahr, 25 % später (Arain et al. 2013; Albert et al. 2013). Im ersten postoperativen Monat werden sie selten beobachtet. Voraussetzung für eine erfolgreiche endoskopische Therapie nach OLT ist die Kenntnis der postoperativen Anatomie. ◘ Abbildung 7.2 zeigt den Fall einer Anastomosenstenose des Ductus hepaticus communis nach operativ versorgter komplizierter Cholezystektomie, ◘ Abb. 7.3 zeigt den Fall einer Anastomosenstenose nach OLT.

Die beiden hauptsächlichen Rekonstruktionsverfahren sind die Choledocho-Choledochostomie und die Roux-Y-Hepatiko- oder Choledochojejunostomie. Indikationen für die Roux-Y-Anastomose sind die primär sklerosierende Cholangitis (PSC) und das Gallenwegkarzinom, um das Rezidivrisiko zu minimieren, außerdem Bedingungen, bei denen kein Spendercholedochus zur Verfügung steht (biliäre Atresie). Im Falle von Lebendspenden oder Splitlebertransplantationen wird der Empfängercholedochus anastomosiert mit dem linken D. hepaticus (Transplanta-

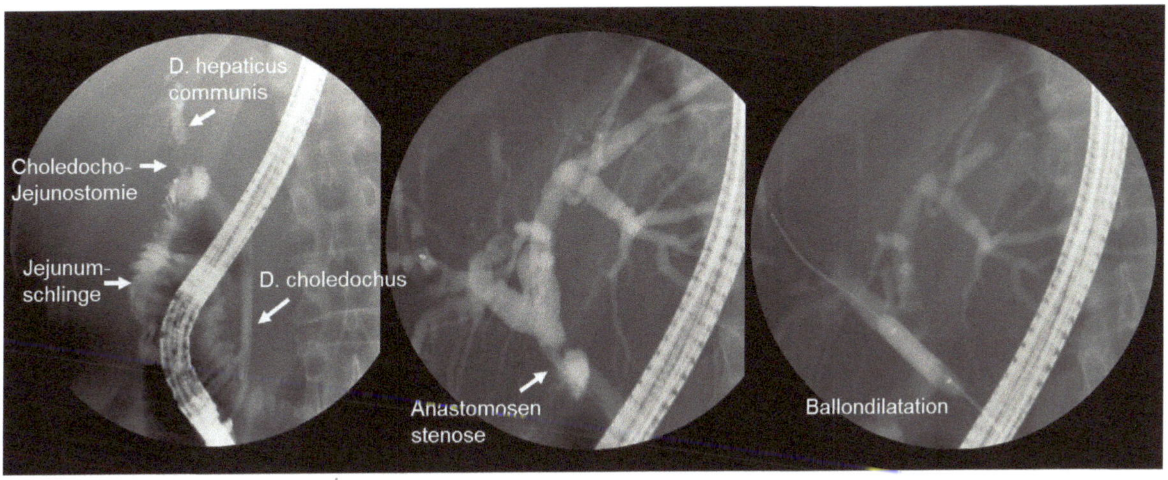

Abb. 7.2 Anastomosenstenose des D. hepaticus communis bei Z. n. Seit-zu-Seit-Anastomose mit einer hoch gezogenen Jejunumschlinge nach komplizierter Cholezystektomie mit Verletzung des D. hepaticus communis. Die Kontinuität der extrahepatischen Gallenwege blieb in diesem Fall erhalten. Ballondilatation der Stenose

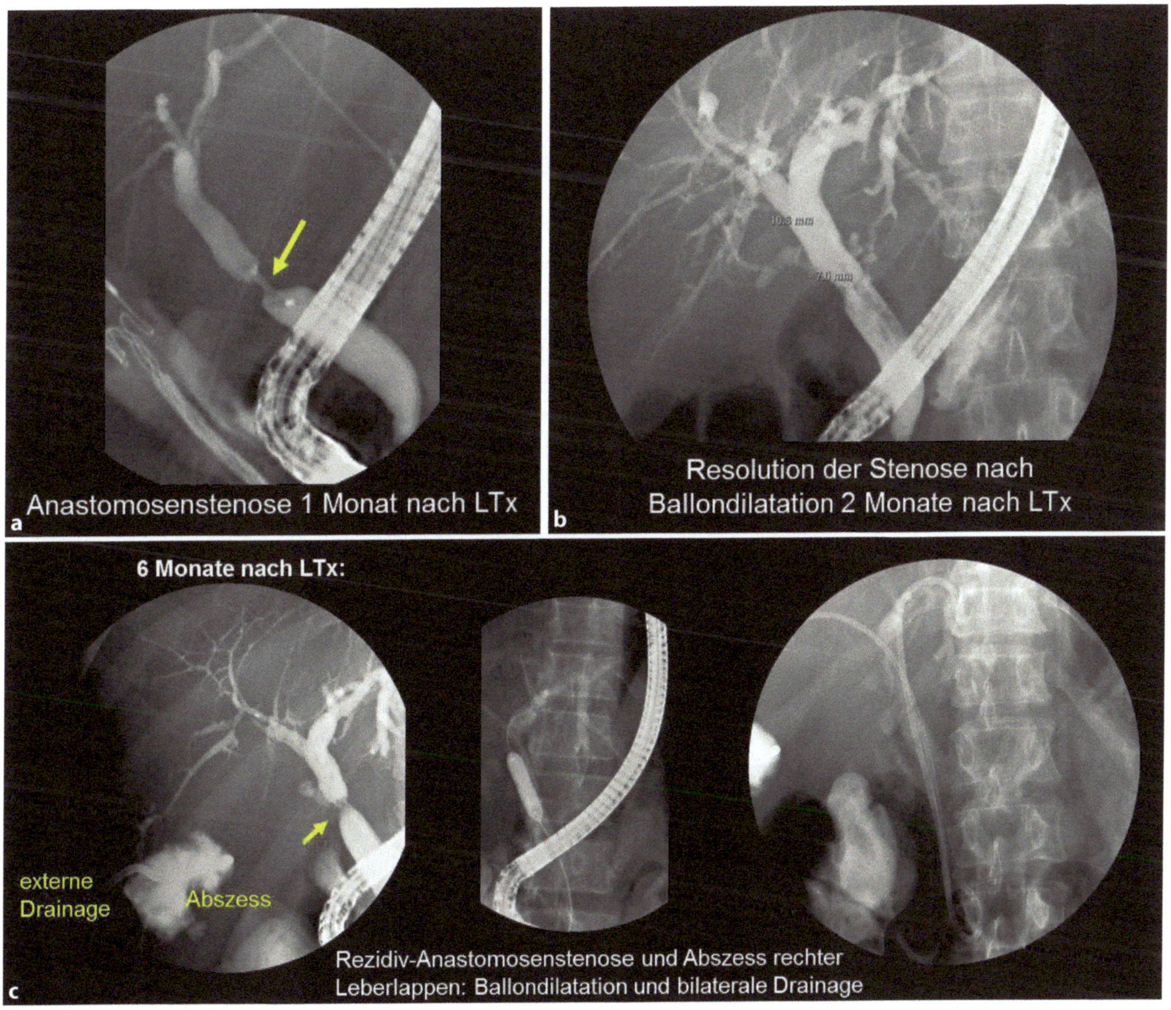

Abb. 7.3a–c Anastomosenstenose des Choledochus ein Monat nach LTx **a**. Nahezu komplette Resolution der Stenose einen Monat später nach Ballondilatation **b**. Vier Monate später Rezidivstenose mit sekundärer Abszessbildung der rechten Leber **c**. Der Abszess wurde nach extern drainiert, die Choledochusstenose ballondilatiert und mit zwei Plastikdrainagen drainiert

tion der linken Leber) oder den anterioren und posterioren Segmenten rechts (Transplantation der rechten Leber). Die anatomische Variabilität insbesondere bei Transplantation der rechten Leber kann zwei separate Anastomosen zu dem Empfängercholedochus und dem D. cysticus oder einer Roux-Schlinge (Hepatikojejunostomie) erforderlich machen. Die variable Anatomie und die schmalkalibrigen intrahepatischen Gallenwege machen die Anastomosen technisch schwieriger. Dies ist wahrscheinlich die Hauptursache dafür, dass biliäre Komplikationen nach Lebendspenden deutlich häufiger sind als nach OLT toter Spender (40 % vs. 25 % in einem Kollektiv von 545 Patienten)(Zimmermann et al. 2013). Allerdings beruhte die höhere Inzidenz von Komplikationen nach Lebendspende auf Leckagen (26 % vs. 10 %), wohingegen Stenosen mit vergleichsweise ähnlicher Häufigkeit auftraten (14 % vs. 15 %).

Das Hauptproblem bei Gallengangstenosen ist die Cholangitis. Nach Lebertransplantation sind die Gallenwege der immunsupprimierten Patienten häufig mikrobiell besiedelt. In einer größeren prospektiven Studie waren bei der ersten ERCP nur 30 % der Gallenwege steril (Gotthardt et al. 2013). In etwa 50 % fanden sich enterische Bakterien – v. a. Entercoccus-Spezies, E. coli und Klebsiellen. In 18 % der Fälle wurden Candida-Spezies nachgewiesen (v. a. C. albicans, aber auch C. glabrata). Bei 12 % fanden sich multiresistente Keime. Auch wenn viele Patienten symptomlos waren, so zeigte eine multivariate Analyse, dass Bakteriobilie und Fungibilie signifikant assoziiert waren mit den klinischen Zeichen einer Cholangitis. Ebenso waren vorangegangene endoskopische Interventionen signifikante Prädiktoren der mikrobiellen Gallebesiedlung und speziell der Besiedlung durch enterische Bakterien. Sowohl die Bakteriobilie als auch die Fungibilie waren mit einem signifikant kürzeren retransplantationsfreien Überleben assoziiert (Gotthardt et al. 2013). Für die endoskopische Praxis bedeutet dies:

- ERCP bei gesicherter oder mutmaßlicher Gallengangstenose sollten unter periinterventioneller Antibiotikatherapie erfolgen
- Insbesondere bei immunsupprimierten Patienten sollte im Rahmen der ERCP nach Möglichkeit Galle für die mikrobiologische Resistenzbestimmung asserviert werden.
- Endoskopische Grundprinzipien bei der Behandlung von Gallenwegstenosen sind Dilatation und/oder Drainage. Die Prozeduren sollten möglichst effektiv sein, um die Zahl der endoskopischen Interventionen möglichst gering zu halten.

7.2.2 Anastomosenstenosen

Anastomosenstenosen sind meist wenige Millimeter lange, kurzstreckige Strikturen der Choledocho-Choledochostomie oder der Choledocho-/Hepatikojejunostomie (◘ Abb. 7.3). Sie entwickeln sich mit Inzidenzraten von 8 bis 20 % meist im ersten Jahr (Median 2 bis 3 Monate) nach OLT (Albert et al. 2013; Stratta et al. 1989; Suarez et al. 2008; Park et al. 2008) als ein Resultat einer lokalen Fibrose der ringförmigen Anastomose, einer postoperativen Leckage oder einer lokalen Ischämie. Die endoskopische Therapie besteht in einer biliären Sphinkterotomie, gefolgt von einer Ballondilatation (je nach Anatomie 6–8 mm) und der Einlage multipler Plastik-Stents (8,5–10 F). Die Kombination von Ballondilatation und Stenting ist effektiver als die Ballondilatation allein (Sharma et al. 2008; Morelli et al. 2003; Costamagna et al. 2001; Tabibian et al. 2010). Die Ballondilatation sehr früher Strikturen (< 30 Tage) oder von Strikturen bei Anastomosenleckagen sollte allerdings wegen Rupturgefahr der Anastomose vermieden werden. Fibrotische Stenosen neigen auch nach Dilatation zur Retraktion und somit Rezidivstenose. Um ein Remodelling der dilatierten Striktur über eine kontinuierliche Dehnung zu erreichen, sollten möglichst viele Plastik-Stents eingelegt werden (progressives Stenting).

Die Prozedur wird alle zwei bis drei Monate wiederholt, um eine Stent-Okklusion und Cholangitis zu vermeiden. Im Mittel sind drei bis fünf solcher endoskopischer Interventionen erforderlich mit langfristigen Erfolgsraten von 70 bis 100 % (Arain et al. 2013; Albert et al. 2013; Williams und Draganov 2009). Die Verkürzung der Interventionsperioden auf zwei Wochen in einer unkontrollierten Studie zeigte eine ähnliche Erfolgsrate (87 %) bei ähnlicher Anzahl an Interventionen und somit einer Verkürzung der Behandlungsperiode auf 3,6 Monate (Morelli et al. 2008). Rezidivstenosen treten in 18 bis 34 % der Fälle auf (Albert et al. 2013; Alazmi et al. 2006), vor allem bei initial ausgeprägten Strikturen und spät auftretenden Strikturen (◘ Abb. 7.3). Rezidivstenosen sollten erneut endoskopisch therapiert werden. Die langfristigen Erfolgsraten liegen bei etwa 95 % (Albert et al. 2013).

Das progressive Stenting bei Anastomosenstenosen verhindert bei den meisten Patienten ein chirurgisches Vorgehen, ist aber selbst auch komplikationsträchtig. In einer prospektiven Studie traten in 21 von 31 Patienten (68 %) Komplikationen auf, die den Klinikaufenthalt verlängerten (Poley et al. 2013). Bei 14 % der ERCP wurden höhergradige Komplikationen beschrieben: 8 % Cholangitis, 4 % Post-ERCP-Pankreatitis, 2 % durch ERCP bedingte Schmerzen. Allerdings führen diese Komplikationen nicht zum Abbruch der endoskopischen Behandlung. Die hohe Rate postinterventioneller Cholangitiden unterstreicht die Notwendigkeit einer periinterventionellen Antibiotikatherapie und die Asservierung von Galle für die mikrobiologische Testung. Das Risiko der Post-ERCP-Pankreatitis besteht v. a. bei der ersten ERCP mit biliärer Sphinkterotomie und unterscheidet sich hier nicht von der allgemeinen

Inzidenz der Pankreatitis nach Erst-ERCP. Unter adäquater Prophylaxe – frühzeitige Entscheidung zur Pankreasgangdrainage bei Pankreasgangdarstellung, Gabe von Indomethacin (Dumonceau et al. 2010), intravenöse Volumentherapie mit Kristalloiden, adäquate postinterventionelle Nüchternphase – verlaufen diese Pankreatitiden in aller Regel milde. Eine Post-ERCP-Pankreatitis bei bereits suffizient sphinkterotomierten Patienten ist hingegen sehr selten.

Selbstexpandierende Metall-Stents haben einen größeren Durchmesser (8–10 mm) mit einem niedrigeren Verschlussrisiko als Plastik-Stents und sind deshalb besser geeignet zur Therapie maligner Gallengangstenosen. Die hohe und gleichmäßige radiäre Kraft dieser Stents macht sie zu Kandidaten für die Therapie auch benigner narbiger Choledochusstenosen. Dauerhaft einliegende Metall-Stents führen allerdings zu Komplikationen: Überwachsen und Einwachsen durch hyperplastisches Gewebe, Obstruktion durch Sludge und Konkremente. Dies gilt insbesondere für nichtummantelte oder teilummantelte Metall-Stents. Nichtummantelte Stents sind deshalb kontraindiziert bei benignen Stenosen. Metall-Stents bei benignen Stenosen müssen grundsätzlich entfernbar sein und dürfen nur temporär einliegen.

In den letzten Jahren wurden hierzu komplett ummantelte Metall-Stents entwickelt („fully covered self expanding metal stent“, fcSEMS), deren äußere Ummantelung ein Einwachsen von Gewebe durch die Maschen des Metallnetzes verhindert. fcSEMS, die transpapillär einliegen, können direkt mit Zange oder Schlinge entfernt werden, fcSEMS mit komplett intraduktaler Lage besitzen proximale und/oder distale Schlingen, anhand derer sie entfernt werden können. Ihre Implantation ist relativ einfach und die Entfernung der Stents gelingt in 100 % der Fälle. In einer kleinen Anzahl von Studien bei therapierefraktären Gallengangstenosen mit überwiegend kleinen Fallzahlen betrug die Liegedauer der fcSEMS etwa 3 Monate mit einer Erfolgsrate zwischen 70 und 95 % (Sauer et al. 2012; Poley et al. 2012, Moon et al. 2012). Re-Stenosen können erneut behandelt werden. Komplikationen sind Cholezystitis (4 %), insbesondere aber die Stent-Migration nach distal (4 bis 3 %). Die Migration geht in der Regel einher mit gut behandelten Stenosen und kommt bei transpapillären Stents häufiger vor als bei intraduktalen Stents.

Eine prospektiv randomisierte Studie an 20 Patienten mit Anastomosenstenosen nach LTx verglich die Therapie mit multiplen Plastik-Stents mit der durch fcSEMS (Kaffes et al. 2014): in der fcSEMS-Gruppe war die Anzahl notwendiger ERCP geringer (2 vs. 4,5), die Effektivität größer (100 % vs. 80 %), die Komplikationsrate niedriger (10 % vs. 50 %) bei kürzerem Klinikaufenthalt (6 Tage vs. 56 Tage). Die Rezidivrate war ähnlich (30 %).

Zusammengefasst sind Ballondilatationen mit progressivem Stenting durch multiple Plastik-Stents derzeit die Standardtherapie benigner narbiger postoperativer Choledochusstenosen mit langfristig hoher Erfolgsrate. Die temporäre Implantation komplett ummantelter Metall-Stents ist vielversprechend, sollte aber derzeit noch therapierefraktären Fällen vorbehalten bleiben.

7.2.3 Nichtanastomotische Stenosen

Nichtanastomotische Läsionen der Gallenwege sind unverändert ein Problem der Lebertransplantation. Sie sind definiert durch fokale oder diffuse Läsionen der extra- und intrahepatischen Gallengänge des Spenderorgans. Die Läsionen präsentieren sich meist als Stenosen, seltener auch als nekrotische Areale, bevorzugt im Leberhilus. ◘ Abbildung 7.4 zeigt eine Hilusnekrose nach LTx, ◘ Abb. 7.5 zeigt zentrale Gallengangstenosen nach LTx, beides Ausprägungen von „ischemic-type biliary lesions“ (ITBL).

Die nichtanastomotischen Stenosen („ischemic-type biliary lesions“, ITBL) sind typischerweise mehrere Zentimeter lang, nahezu immer ist die Hepatikusgabel betroffen, sie können multifokal oder diffus auftreten und auch segmental die kleinen peripheren intrahepatischen Gallengänge involvieren. Die Inzidenz der ITBL reicht von 5 bis 15 % nach LTx von hirntoten Spendern bis zu 20 bis 33 % nach LTx von Spendern nach Herztod (Arain et al. 2013; Sibulesky et Nguyen 2011). Die Ursache ist unklar. Pathogenetisch ähnlich ist die sekundär sklerosierende Cholangitis mit diffusen Kaliberschwankungen und Stenosen der intrahepatischen Gallenwege nach Reanimation und längerfristigem Intensivaufenthalt mit Beatmung. Die Gallenwege repräsentieren die ischämiesensibelsten Strukturen der Transplantate. Da durch Thrombosen der Leberarterie ähnliche Stenosen ausgelöst werden können, wird die Ischämie als Hauptursache angenommen.

Risikofaktoren sind eine prolongierte Dauer der kalten oder warmen Ischämie, eine AB0-Inkompatibilität, eine chronisch duktopenische Abstoßung (d. h. mit progressivem Gallengangverlust) sowie insbesondere die LTx herztoter Spender. Die Hypothese ist, dass all diese Bedingungen zu einer direkten Schädigung der Cholangiozyten und/oder der peribiliären vaskulären Plexus führen, die letztlich in ischämischen Gallenganglläsionen resultiert.

Die ITBL entwickelt sich im Median drei Monate nach LTx, im ersten Monat nach LTx ist die Gallenwegarchitektur meist völlig normal (Guichelaar et al. 2003). Das Management von Patienten mit ITBL ist schwieriger als das von Patienten mit Anastomosenstenosen. Die ITBL erfordert die Dilatation und Drainage multipler hilärer

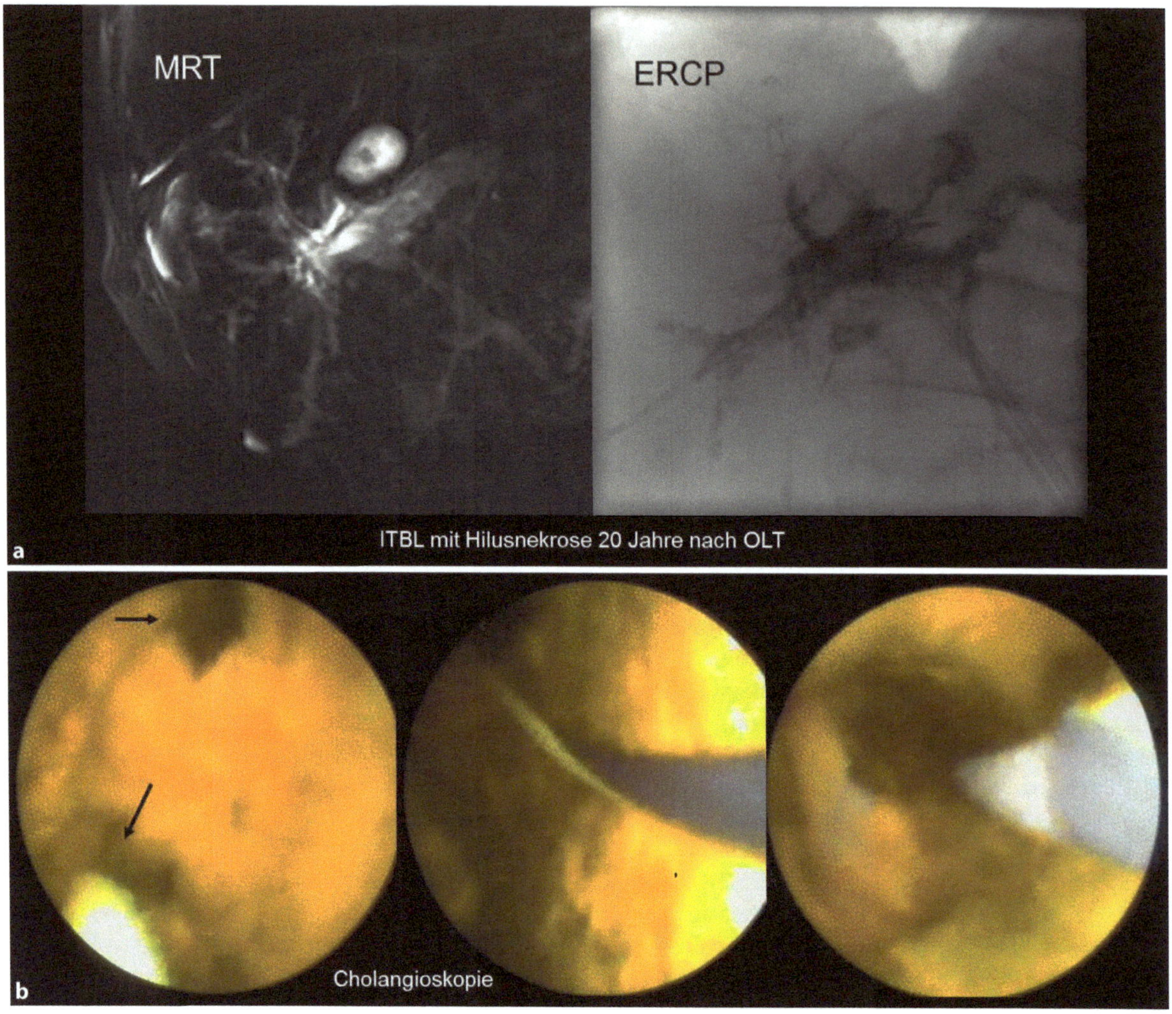

Abb. 7.4a–b „Ischemic-type biliary lesion", ITBL mit Hilusnekrose 20 Jahre nach orthotoper LTx. Kompletter Verlust der zentralen Hilus-Strukturen durch Gallengangnekrosen, konkordant in MRT und ERCP **a**. Die direkte Cholangioskopie **b** zeigt die gelblich-lehmigen Nekrosen des Hilus mit irregulär begrenzten Abgängen von Gallenwegen (Pfeile), die nach gezielter Draht-Sondierung unter Sicht drainiert werden. Der Patient wurde erneut gelistet für die LTx und ist zwischenzeitlich retransplantiert

und intrahepatischer Stenosen und meist sind langfristig in Abständen von 2 bis 3 Monaten wiederholte Eingriffe erforderlich. Hochgradige Stenosen erfordern häufig die dauerhafte Drainage mit multiplen Plastik-Stents (7–8,5 F), die regelmäßig gewechselt werden müssen.

Der dünne Durchmesser der intrahepatischen Gallenwege und die Zahl der Stenosen limitieren Anzahl und Durchmesser der Plastik-Stents. Plastik-Stents wiederum können sekundäre Seitäste okkludieren. Sowohl die Stenosen als auch die Plastik-Stents fördern die Bildung von Sludge und die mikrobielle Besiedlung. Dies resultiert in einer hohen Rate von Cholangitiden, häufigen Krankenhausaufenthalten, einem langfristigen Risiko einer sekundären biliären Zirrhose und einem reduzierten Überleben des Transplantats (Arain et al. 2013; Williams und Draganov 2009; Sibulesky und Nguiyen 2011).

Im Gegensatz zu Anastomosenstenosen ist die Einlage multipler Plastik-Stents in dieselbe Stenose bei ITBL nicht möglich; ebensowenig ist die Einlage multipler entfernbarer ummantelter Metall-Stents möglich, da diese einmündende Seitäste okkludieren würden. Somit ist das bei Anastomosenstenosen effektive Grundprinzip der längerfristigen Dehnung bei ITBL nicht umsetzbar. Stenosen bei ITBL werden je nach Kaliber der prästenotischen Gallenwege mit 4- bis 6 mm großen Ballons dilatiert. Da einfache Plastik-Stents einerseits dünner sind und andererseits selbst Quelle von Sludge, Konkrementen und Cholangitis werden können, kann es nach persönlicher Erfahrung der Autoren vorteilhaft sein, nach Dilatation auf zusätzliche Plastik-Stents zu verzichten. Dies ist möglich, wenn unter Therapie die Stenosen nicht mehr hochgradig sind und die mutmaßliche Dauer der Offenheit der Stenosen der Dauer

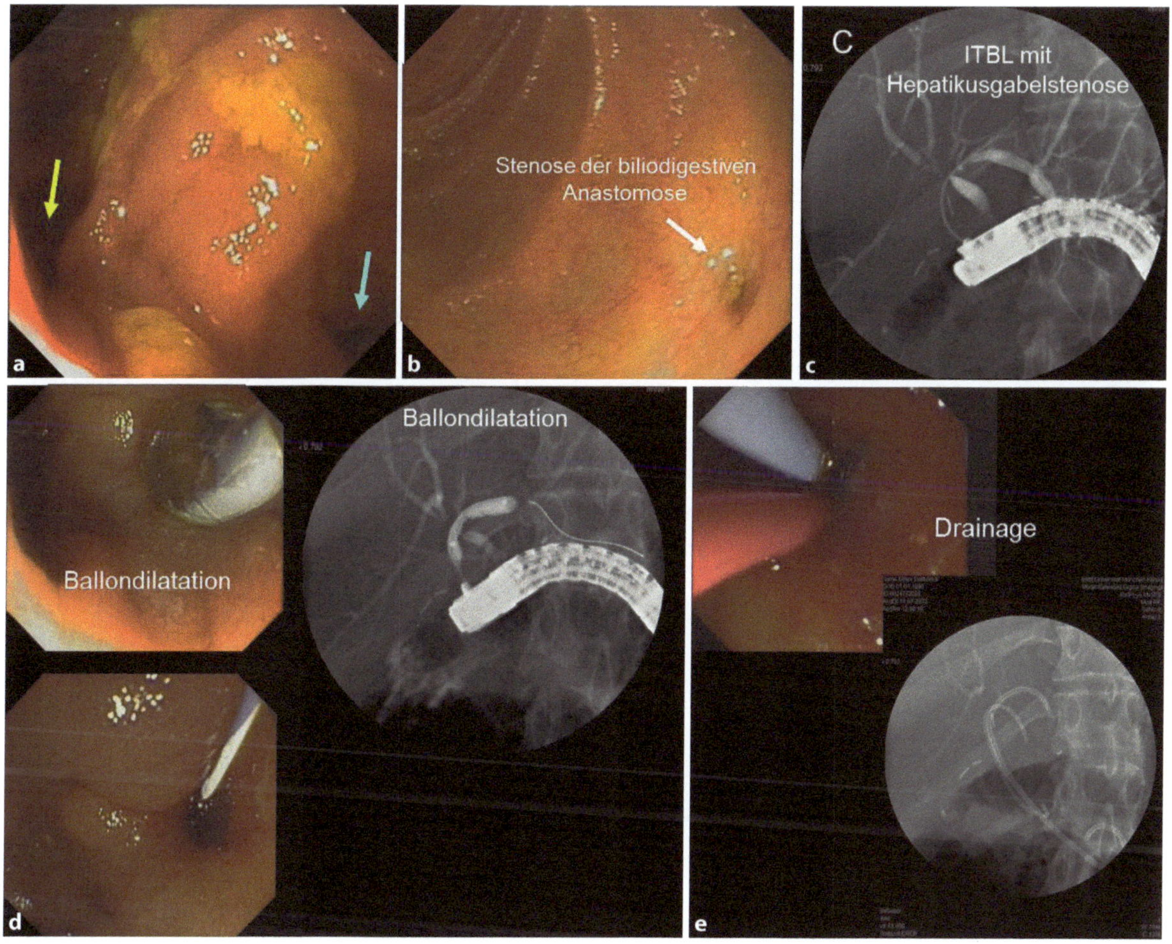

Abb. 7.5a–e „Ischemic-type biliary lesion" (ITBL) bei einer 22-Jährigen nach LTx mit Roux-Y-Anastomose und Hepatikojejunostomie mit Stenose der biliodigestiven Anastomose und der zentralen Gallenwege. Anlage eines Dünndarm-Kamin-Interventionsstoma für Endoskopien während des Bridging zur Re-LTx. Blick aus der antiperistaltischen Schlinge des Interventionsstoma **a** auf den zuführenden (gelber Pfeil) und abführenden (blauer Pfeil) Schenkel. Stenose der biliodigestiven Anastomose **b**. ITBL mit Hepatikusgabelstenose **c**. Ballondilatation **d** und Drainage mit Plastik-Stents **e**

der 2- bis 3-monatigen ERCP-Intervalle entspricht. Das Vorgehen mit alleiniger Ballondilatation ist dann analog der Behandlung der primär sklerosierenden Cholangitis. So zeigte eine retrospektive Analyse von 48 Patienten mit ITBL nach LTx eine größere Effektivität und eine niedrigere Cholangitisrate mit alleiniger Ballondilatation im Vergleich zu einer zusätzlichen Drainage (Zoepf et al. 2012).

Nur etwa 50 bis 75 % der Patienten mit ITBL sind endoskopisch langfristig befriedigend zu therapieren. Der Erfolg hängt von Ausmaß, der Zahl und der Lokalisation der Läsionen ab. Ischämische zentrale Nekrosen mit Verlust der Hilus-Strukturen sowie die duktopenische Abstoßung mit Verlust der kleinen peripheren Gallenwege („vanishing bile duct syndrome", VBDS) sind endoskopisch intraktabel und zeigen die Notwendigkeit einer erneuten Listung zur Lebertransplantation (▫ Abb. 7.4). Im Gegensatz dazu ist die isolierte Hepatikusgabelstenose – die häufigste Manifestation der ITBL – endoskopisch oft gut zu therapieren. 30 bis 50 % der Patienten erfordern eine Retransplantation oder sie sterben an den Folgen der ITBL (Arain et al. 2013; Williams und Draganov 2009; Sibulesky und Nguiyen 2011; Kulaksiz et al. 2008). Aufgrund hoher Rezidivraten ist bei Patienten mit ITBL in der Regel eine lebenslange Überwachung erforderlich. Zur Überwachung geeignet sind laborchemische Cholestaseparameter.

7.2.4 Hepatiko- oder Choledochojejunostomie mit Roux-Y-Rekonstruktion

Die konventionelle ERCP mit Duodenoskopen ist aufgrund der Länge des Zugangswegs bei Patienten mit Roux-Y-Rekonstruktion und biliodigestiver Anastomose im Allgemeinen unmöglich. Therapeutische Eingriffe an den Gallenwegen waren deshalb bis zur Entwicklung der

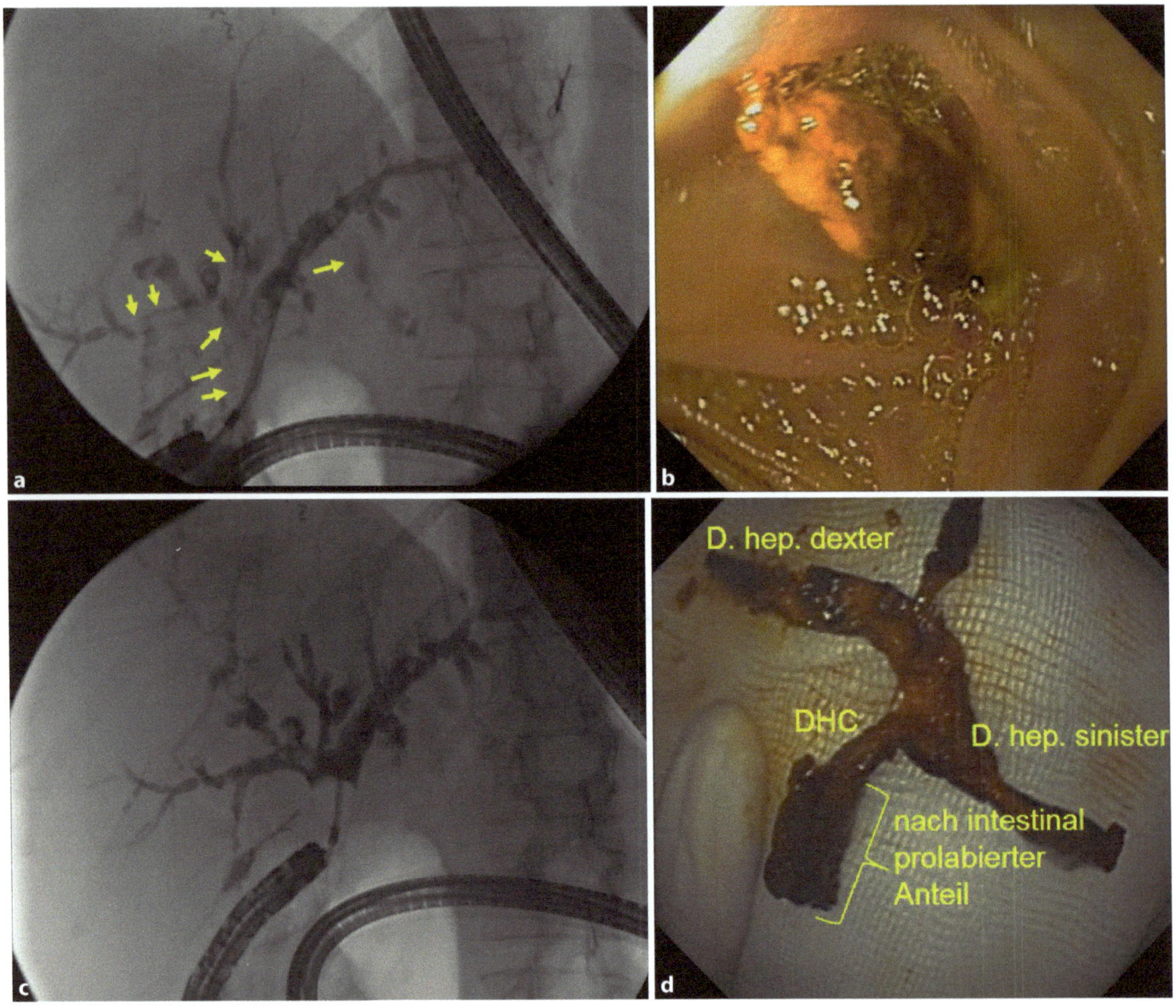

Abb. 7.6a–d Biliary-Cast-Syndrom 2½ Monate nach Lebertransplantation mit Roux-Y-Rekonstruktion und biliodigestiver Anastomose bei einem 46-jährigen Patienten. Die ERC via Ballon-Enteroskopie zeigt disseminierte Kontrastmittelaussparungen der intrahepatischen Gallenwege durch Cast (A, gelbe Pfeile), der auch durch die biliodigestive Anastomose ins Dünndarmlumen prolabiert **b**. Ballon-Extraktion **c** und Bergung des Cast „en-bloc" **d**

Ballon-Enteroskopie im Jahr 2003 eine Domäne der perkutanen transhepatischen Cholangiodrainage (PTCD). Die Doppel- und Single-Ballonenteroskopie erlaubt einen endoskopischen Zugang zu den Gallenwegen auch in der Roux-Y-Situation. Es handelt sich um 200 bis 240 cm lange dünne Enteroskope mit orthograder Optik und einem 2,8 mm-Arbeitskanal, die durch einen Overtube vorgeschoben werden. Ballonsysteme an Endoskop und am Overtube (Doppel-Ballonenteroskopie) oder nur am Overtube (Single-Ballon-Enteroskopie) erlauben ein Auffädeln des durch das Mesenterium beweglichen Dünndarms in einer Technik des „push and pull". Ballonenteroskopisch kann die biliodigestive Anastomose in etwa 90 % der Fälle erreicht werden (Albert et al. 2010). Therapeutische Eingriffe an den Gallenwegen sind hingegen durch die orthograde Optik mit limitierter optischer Einstellung der biliodigestiven Anastomose, der oft instabilen Lage des Endoskops, dem Fehlen eines Albaran-Hebels und vor allem durch den dünnen Arbeitskanal eingeschränkt und gelingen in nur 60 bis 80 % der Fälle (Albert et al. 2010). Abbildung 7.6 zeigt eine Single-Ballon-Enteroskopie zur ERC nach LTx mit Hepatikojejunostomie nach Roux-Y-Rekonstruktion.

Die Länge der Endoskope und der Arbeitskanal erfordern spezialisierte Arbeitsmaterialien. Verfügbar sind derzeit Sphinkterotome, Ballons von 4 bis 6 mm, Injektionsnadeln, Bougies und Steinextraktionskörbchen. Maximal 7-F-Plastik-Stents können durch den Arbeitskanal vorgeschoben werden. Diese Limitationen beeinflussen die Effektivität der Ballon-Enteroskopie.

Narbige Stenosen der biliodigestiven Anastomose oder intrahepatischer Gallenwege können in der Regel einfach ballondilatiert werden. Die Einlage von Plastik-Stents ist hingegen auf 7-F-Plastik-Stents limitiert Grundsätzlich ist auch der Wechsel von Plastik-Stents möglich, da der Overtube bei endoskopischer Stent-Entfernung *in situ* bleibt und die Re-Endoskopie verhältnismäßig zügig erfolgen kann. Die Einlage von selbstexpandierenden Metall-Stents ist hingegen nicht möglich, zumindest nicht durch den Arbeitskanal des Enteroskops.

Sollte der endoskopische Zugang zu den Gallenwegen durch die Endoskopie allein nicht gelingen, so kann er durch ein PTCD-Enteroskopie-Rendezvous nahezu immer erzwungen werden. Aufgrund der relativ langen Untersuchungsdauer (60 bis 120 min), und der eingeschränkten therapeutischen Effektivität ist die Enteroskopie nicht gut geeignet für häufig zu wiederholende ERC.

Im Falle absehbar häufiger endoskopischer Interventionen wie z. B. Dilatationen von Hepatikusgabelstenosen oder intrahepatischen Stenosen kann deshalb als interdisziplinare Einzelfallentscheidung die Anlage eines Interventionsstomas sinnvoll sein. Es handelt sich dabei um ein Dünndarmstoma, das etwa 30 cm von der biliodigestiven Anastomose mündet und den zügigen Zugang mit jedwedem Endoskop ermöglicht.

Um einen Gallensäureverlust zu minimieren, hat sich dabei bei uns die Anlage eines antiperistaltischen Kamin-Interventionsstomas bewährt. Dabei wird eine End-zu-End kutane Jejunostomie der abführenden Roux-Schlinge mit einer End-zu-Seit-Jejuno-Jejunostomie der zuführenden Roux-Schlinge kombiniert. Da diese Interventionsstomata dennoch mit einem erheblichen Lebensqualitätsverlust einhergehen, sind sie v. a. als Bridging bis zur Retransplantation geeignet.

7.2.5 „Biliary cast" und Konkremente

„Biliary cast" (Abb. 7.6) sind in das Lumen der Gallenwege sequestrierte pigmentierte ausgussartige Nekrosen der Gallenwegendothelien vermischt mit Sludge. Sie beweisen eine Ischämie der Gallenwege, treten in 2,5 bis 18 % der Fälle nach LTx auf (Sharma et al. 2008; Krok et al. 2010), können jedoch auch bei anderen Ursachen passagerer Ischämie (Reanimation, Intensivaufenthalt mit Multiorganversagen) auftreten.

Die endoskopische Extraktion von „biliary cast" erfolgt analog zur üblichen Steinextraktion nach biliärer Sphinkerotomie mit Körbchen und/oder Extraktionsballons. Häufig handelt es sich dabei um zähes zusammenhängendes Gewebe, das oftmals in größeren zusammenhängenden Konglomeraten „en bloc" extrahiert werden kann. Mehrzeitige Eingriffe können sinnvoll sein, da die Cast-Extraktion aus den größeren Gallenwegen manchmal erst die Mobilisierung des Casts aus kleineren segmentalen Gallenwegen erlaubt. Im Gegensatz zu Gallengangsteinen bedeutet die Extraktion des Casts jedoch oft nicht die Lösung des cholestatischen Problems. Da „biliary cast" Ausdruck einer Gallengangischämie ist, bestimmen letztlich die ischämischen Veränderungen der intrahepatischen Gallenwege (Stenosen, Gallengangverlust) die Prognose. Insofern ist „biliary cast" mit einem Anstieg von Morbidität, Transplantatversagen, der Notwendigkeit zur Retransplantation und Mortalität assoziiert (Arain et al. 2013).

Literatur

Aksoz K, Unsal B, Yoruk G et al (2009) Endoscopic sphincterotomy alone in the management of low-grade biliary leaks due to cholecystectomy. Dig Endosc 21(3):158–161

Alazmi WM, Fogel EL, Watkins JL et al (2006) Recurrence rate of anastomotic biliary strictures in patients who have had previous successful endoscopic therapy for anastomotic narrowing after orthotopic liver transplantation. Endoscopy 38(6):571–574

Albert JG, Ulrich F, Zeuzem S et al (2010) Endoscopic-retrograde cholangiopancreatography in patients with surgical modification of anatomy. Z Gastroenterol 48(8):839–849

Albert JG, Filmann N, Elsner J et al (2013) Long-term follow-up of endoscopic therapy for stenosis of the biliobiliary anastomosis associated with orthotopic liver transplantation. Liver Transpl 19(6):586–593

Arain MA, Attam R, Freeman ML (2013) Advances in endoscopic management of biliary tract complications after liver transplantation. Liver Transpl 19(5):482–498

Beltran MM, Marugan RB, Oton E et al (2005) Accuracy of magnetic resonance cholangiography in the evaluation of late biliary complications after orthotopic liver transplantation. Transplant 37(9):3924–3925

Boraschi P, Donati F, Gigoni R et al (2010) MR cholangiography in orthotopic liver transplantation: sensitivity and specificity in detecting biliary complications. Clin Transplant 24(4):E82–E87

Costamagna G, Pandolfi M, Mutignani M et al (2001) Long-term results of endoscopic management of postoperative bile duct strictures with increasing numbers of stents. Gastrointest Endosc 54(2):162–168

Deziel DJ, Millikan KW, Economou SG et al (1993) Complications of laparoscopic cholecystectomy: a national survey of 4,292 hospitals and an analysis of 77,604 cases. Am J Surg 165(1):9–14

Dumonceau JM, Andriulli A, Deviere J et al (2010) European Society of Gastrointestinal Endoscopy (ESGE) Guideline: prophylaxis of post-ERCP pancreatitis. Endoscopy 42(6):503–515

Dumonceau JM, Tringali A, Blero D et al (2012) Biliary stenting: indications, choice of stents and results: European Society of Gastrointestinal Endoscopy (ESGE) clinical guideline. Endoscopy 44(3):277–298

Elmi F, Silverman WB (2005) Nasobiliary tube management of postcholecystectomy bile leaks. J Clin Gastroenterol 39(5):441–444

Gotthardt DN, Weiss KH, Rupp C et al (2013) Bacteriobilia and fungibilia are associated with outcome in patients with endoscopic treatment of biliary complications after liver transplantation. Endoscopy 45(11):890–896

Guichelaar MM, Benson JT, Malinchoc M et al (2003) Risk factors for and clinical course of non-anastomotic biliary strictures after liver transplantation. Am J Transplant 3(7):885–890

Kaffes A, Griffin S, Vaughan R et al (2014) A randomized trial of a fully covered self-expandable metallic stent versus plastic stents in anastomotic biliary strictures after liver transplantation. Therap Adv Gastroenterol 7(2):64–71

Krok KL, Cardenas A, Thuluvath PJ (2010) Endoscopic management of biliary complications after liver transplantation. Clin Liver Dis 14(2):359–371

Kulaksiz H, Weiss KH, Gotthardt D et al (2008) Is stenting necessary after balloon dilation of post-transplantation biliary strictures? Results of a prospective comparative study. Endoscopy 40(9):746–751

Lalezari D, Singh I, Reicher S et al (2013) Evaluation of fully covered self-expanding metal stents in benign biliary strictures and bile leaks. World J Gastrointest Endosc 5(7):332–339

Mavrogiannis C, Liatsos C, Papanikolaou IS et al (2006) Biliary stenting alone versus biliary stenting plus sphincterotomy for the treatment of post-laparoscopic cholecystectomy biliary leaks: a prospective randomized study. Eur J Gastroenterol Hepatol 18(4):405–409

Moon JH, Choi HJ, Koo HC et al (2012) Feasibility of placing a modified fully covered self-expandable metal stent above the papilla to minimize stent-induced bile duct injury in patients with refractory benign biliary strictures (with videos). Gastrointest Endosc 75(5):1080–1085

Morelli J, Mulcahy HE, Willner IR et al (2003) Long-term outcomes for patients with post-liver transplant anastomotic biliary strictures treated by endoscopic stent placement. Gastrointest Endosc 58(3):374–379

Morelli G, Fazel A, Judah J et al (2008) Rapid-sequence endoscopic management of posttransplant anastomotic biliary strictures. Gastrointest Endosc 67(6):879–885

Neuhaus P, Schmidt SC, Hintze RE et al (2000) Classification and treatment of bile duct injuries after laparoscopic cholecystectomy. Chirurg 71(2):166–173

Park JB, Kwon CH, Choi GS et al (2008) Prolonged cold ischemic time is a risk factor for biliary strictures in duct-to-duct biliary reconstruction in living donor liver transplantation. Transplantation 86(11):1536–1542

Pawa S, Al-Kawas FH (2009) ERCP in the management of biliary complications after cholecystectomy. Curr Gastroenterol Rep 11(2):160–166

Phillips MS, Bonatti H, Sauer BG et al (2011) Elevated stricture rate following the use of fully covered self-expandable metal biliary stents for biliary leaks following liver transplantation. Endoscopy 43(6):512–517

Poley JW, Cahen DL, Metselaar HJ et al (2012) A prospective group sequential study evaluating a new type of fully covered self-expandable metal stent for the treatment of benign biliary strictures (with video). Gastrointest Endosc 75(4):783–789

Poley JW, Lekkerkerker MN, Metselaar HJ et al (2013) Clinical outcome of progressive stenting in patients with anastomotic strictures after orthotopic liver transplantation. Endoscopy 45(7):567–570

Sandha GS, Bourke MJ, Haber GB et al (2004) Endoscopic therapy for bile leak based on a new classification: results in 207 patients. Gastrointest Endosc 60(4):567–574

Sauer P, Chahoud F, Gotthardt D et al (2012) Temporary placement of fully covered self-expandable metal stents in biliary complications after liver transplantation. Endoscopy 44(5):536–538

Seewald S, Groth S, Sriram PV et al (2002) Endoscopic treatment of biliary leakage with n-butyl-2 cyanoacrylate. Gastrointest Endosc 56(6):916–919

Sharma S, Gurakar A, Jabbour N (2008) Biliary strictures following liver transplantation: past, present and preventive strategies. Liver Transpl 14(6):759–769

Sibulesky L, Nguyen JH (2011) Update on biliary strictures in liver transplants. Transplant Proc 43(5):1760–1764

Stratta RJ, Wood RP, Langnas AN et al (1989) Diagnosis and treatment of biliary tract complications after orthotopic liver transplantation. Surgery 106(4):675–683

Suarez F, Otero A, Solla M et al (2008) Biliary complications after liver transplantation from maastricht category-2 non-heart-beating donors. Transplantation 85(1):9–14

Sugiyama M, Atomi Y (2002) Risk factors predictive of late complications after endoscopic sphincterotomy for bile duct stones: long-term (more than 10 years) follow-up study. Am J Gastroenterol 97(11):2763–2767

Tabibian JH, Asham EH, Han S et al (2010) Endoscopic treatment of postorthotopic liver transplantation anastomotic biliary strictures with maximal stent therapy (with video). Gastrointest Endosc 71(3):505–512

Williams ED, Draganov PV (2009) Endoscopic management of biliary strictures after liver transplantation. World J Gastroenterol 15(30):3725–3733

Zimmerman MA, Baker T, Goodrich NP et al (2013) Development, management, and resolution of biliary complications after living and deceased donor liver transplantation: a report from the adult-to-adult living donor liver transplantation cohort study consortium. Liver Transpl 19(3):259–267

Zoepf T, Maldonado de Dechene EJ, Dechene A et al (2012) Optimized endoscopic treatment of ischemic-type biliary lesions after liver transplantation. Gastrointest Endosc 76(3):556–563

Therapiemöglichkeiten durch radiologische Interventionen

C. Trumm, R.-T. Hoffmann

M. Rentsch, A. Khandoga, M. Angele, J. Werner (Hrsg.), *Komplikationsmanagement in der Chirurgie*,
DOI 10.1007/978-3-662-43475-8_8, © Springer-Verlag Berlin Heidelberg 2015

Die Radiologie hat eine große Bedeutung bei der Diagnosestellung und bildgestützten interventionellen, d. h. minimal-invasiven Therapie postoperativer Komplikationen. Hierzu zählen insbesondere akute Blutungen, gallengangassoziierte Komplikationen wie Biliome, Galleabflussstörungen und Gallengangstenosen, nach Transplantationen auftretende vaskuläre und nichtfvaskuläre Komplikationen sowie Flüssigkeitskollektionen im Operationsgebiet.

Die interventionelle Radiologie umfasst ein großes Spektrum an bildgestützten Verfahren zur minimalinvasiven Behandlung von Komplikationen nach operativen Eingriffen. Zum bildgebenden Monitoring kommen zum einen die Fluoroskopie (Durchleuchtung) einschließlich der digitalen Subtraktionsangiographie (DSA), zum anderen die Computertomographie (CT) mit der Möglichkeit der CT-Fluoroskopie zum Einsatz. Während die DSA die Steuerung von endovaskulären bzw. biliären Interventionen wie der gezielten Embolisation von Blutungen, der Ballondilatation (perkutane transluminale Angioplastie; PTA) und Stent-Platzierung bei arteriellen und venösen Gefäßstenosen sowie der perkutanen transhepatischen Cholangiodrainage (PTCD erlaubt, können unter Monitoring mittels CT bzw. CT-Fluoroskopie über einen perkutanen Zugang nadelbasierte Eingriffe wie die Drainagenanlage und Embolisation von Endoleaks präzise durchgeführt werden (Amesur und Zajko 2006; Wingen und Gunther 2006; Bendermacher et al. 2012; Mahnken et al. 2013; Thompson et al. 2013).

8.1 Hämorrhagie

- Postoperative Blutungen können ihren Ursprung von der Mundhöhle bis zum Anus und einen eindeutigen oder okkulten Austrittspunkt haben, der weder endoskopisch noch bildgebend nachweisbar ist.
- Nur ein kleinerer Anteil von etwa 25 % kommt nicht spontan zum Stillstand. In 20 % der Fälle wird die Blutungsquelle nach erfolgloser Endoskopie mit radiologischen Untersuchungstechniken nachgewiesen (Walker et al. 2012)
- Die klinische Manifestation reicht von orthostatischen Puls- oder Blutdruckveränderungen bis zum hämorrhagischen Schock. Intensität und Charakteristik der Blutung sind für die Wahl der geeigneten Diagnostik entscheidend. Die Blutungsquelle hat ferner auf die Entscheidung zwischen minimalinvasiver oder chirurgischer Behandlungstechnik Einfluss.
- Die klassischen Untersuchungstechniken zum Blutungsnachweis sind die Szintigraphie (frühe 80er-Jahre) und Angiographie; mittlerweile stehen die Multidetektor-Computertomographie (MDCT), die Magnetresonanztomographie (MRT) einschließlich der MRT-Angiographie, sowie der kontrastverstärkte Ultraschall (CEUS) als weitere Untersuchungsmethoden zur Verfügung (Clevert et al. 2008; Trumm et al. 2010).

8.1.1 CT-Bildgebung

Die Computertomographie (CT) zeichnet sich v. a. durch Schnelligkeit, hohe räumliche Auflösung und die Möglichkeit der multiplanaren Rekonstruktion des akquirierten Volumendatensatzes aus. Zum Nachweis einer intestinalen Blutung mit der MDCT ist eine schnelle intravenöse oder intraarterielle Kontrastmittelinjektion in die Aorta oder in die AMS erforderlich.

Native CT-morphologische Zeichen der Blutung können sein:
- eine fokale Darmwandverdickung über 3 cm (intramurales Hämatom),
- ein an der Darmwand adhärenter Blutkoagel („sentinel clot sign"),
- ein mesenteriales Hämatom.

Als direkter Nachweis einer aktiven intestinalen Blutung ist eine Extravasation von Kontrastmittel in das Darmlumen zu werten, die in der arteriellen Phase der Perfusion einsetzt und in der venösen Phase persistiert bzw. zunimmt. Roy-Choudhury et al. (2007) konnten in einer In-vitro-Studie zeigen, dass sich mit der kontrastverstärkten MDCT Blutungen ab einer Extravasationsrate von 0,35 ml pro Minute nachweisen lassen.

8.1.2 Digitale Subtraktionsangiographie

Die digitale Subtraktionsangiographie (DSA) hat die Blattfilmangiographie abgelöst und kann Blutungen wesentlich sensitiver als diese nachweisen (Walker et al. 2012). Einschränkungen der DSA-Bildqualität können durch Bewegungen des Patienten, insbesondere aufgrund von Atembewegungen und der Darmperistaltik bedingt sein, die medikamentös reduziert werden kann. Die Blutungsquelle ist bei Überlagerung multipler kleiner Gefäße zuweilen schwer identifizierbar und muss durch selektive und superselektive Katheterisierung nachgewiesen werden (◻ Abb. 8.1a–e; Walker et al. 2012).

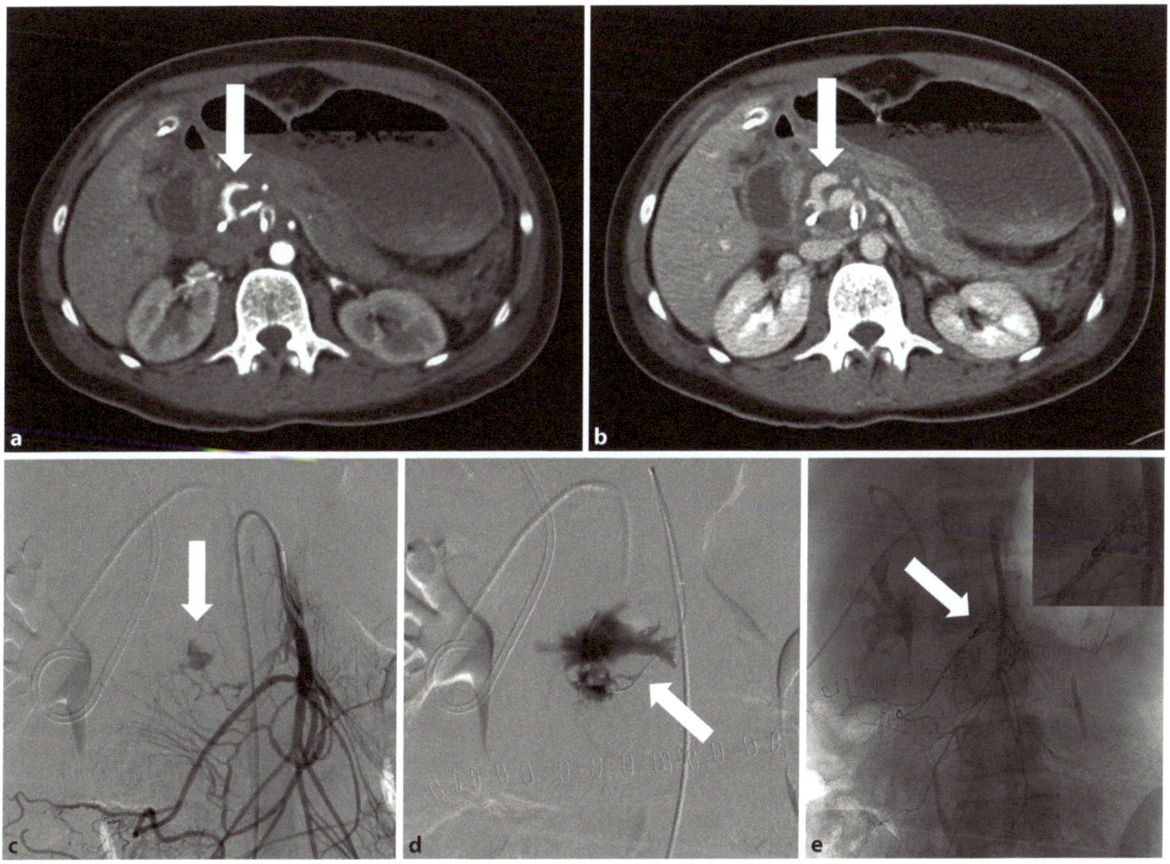

Abb. 8.1a–e 38-jährige Patientin mit MEN 1. Z. n. duodenumerhaltender Pankreaskopfresektion bei NET und operativer Revision. Hb-Abfall postoperativ. **a** Biphasische Computertomographie (CT) des Abdomens (arterielle Phase): Nachweis eines akuten Kontrastmittelparavasats (Pfeil) im Resektionsgebiet, am ehesten von der Arteria pancreatica inferior ausgehend. **b** Biphasische CT des Abdomens (venöse Phase): Weitere Zunahme des Kontrastmittelparavasats (Pfeil). **c** Selektive angiographische Darstellung (Digitale Subtraktionsangiographie; DSA) der Arteria mesenterica superior mittels eines 4 F SIM 1-Katheters. Korrelierend zur CT Nachweis eines akuten Kontrastmittelaustritts (Pfeil). **d** Aufsuchen des zuführenden Gefäßes und superselektive DSA-Darstellung der Blutung mittels 0,018 Inch Mikrokatheter (Pfeil). **e** Abschließende DSA-Übersichtsdarstellung nach superselektiver Embolisation mittels vier 3/2 Mikrocoils (Pfeil; siehe Bildausschnitt) ohne Blutungsnachweis

Hinsichtlich Sensitivität, Treffsicherheit und Patienten-Outcome ist die Angiographie der Szintigraphie vergleichbar. Die DSA kann Blutungen bis zu 0,1 ml pro Minute nachweisen (Kruger et al. 1996). Falls die Blutung zum Zeitpunkt der DSA- oder CT-Untersuchung bei hämodynamisch stabilen Patienten nicht nachweisbar ist, kann die Szintigraphie mit 99 mTc-markierten Erythrozyten erfolgreich sein (Howarth 2006).

8.1.3 Technik

Neben der endoskopischen und chirurgischen Blutungsstillung, die bei einem großen Teil abdomineller Blutungen eingesetzt wird, ist die Embolisation insbesondere bei arteriellen Blutungen im Gastrointestinaltrakt (Abb. 8.1), aus der Leber (Hämobilie), im Darm (als Folge eines Aneurysmas oder einer vaskulären Malformation), im Falle eines Versagens endoskopischer Techniken sowie bei blutenden intestinalen Anastomosen eine sinnvolle Option (Defreyne et al. 2001).

Venöse Blutungen sind zumeist Folge einer portalen Hypertension und können durch einen transjugulären intrahepatischen portosystemischen Shunt, ggf. in Kombination mit einer Embolisation, behandelt werden (Herrera 2014). Zur Embolisation stehen sowohl gleitbeschichtete Superselektivkatheter und Führungsdrähte als auch verschiedene Agenzien wie Polyvinylalkohol (PVA-) Partikel, Gelfoam, (Mikro-) Coils und Onyx® zur Verfügung, um möglichst zielgenau an der Stelle der abdominellen Gefäßläsion eine Blutungsstillung durchzuführen (Lenhart et al. 2010).

8.1.4 Leber/Leberarterie

Blutungen der A. hepatica können in ihrem extra- oder intrahepatischen Verlauf auftreten. Bei einem Extravasat aus der A. hepatica communis findet sich häufig ein großes intraabdominelles Hämatom.

Blutungen aus Pseudoaneurysmen der A. hepatica können eine massive intestinale Einblutung verursachen und nach chirurgischen Eingriffen, nach Transplantationen oder nach einer Gastrektomie – bevorzugt bei Infektionen im Operationsgebiet – auftreten. Die Behandlung besteht in einer Embolisation des Aneurysmasacks (de Villa et al. 1992; Pratschke et al. 2012), wobei Kollateralgefäße (z. B. A. gastroduodenalis) beachtet werden müssen, die eine arterielle Blutzufuhr zur Leber aufrechterhalten.

Blutungen aus kleinen intrahepatischen Ästen treten meist nach perkutanen Eingriffen (Biopsie oder Drainage) auf. Es sollte eine möglichst selektive Embolisation des blutenden Gefäßes durchgeführt werden. Zur Embolisation können Polyvinylalkoholpartikel (150–300 µm), Embosphären (300–500 µm), Gelfoam, Mikrocoils oder Onyx® verwendet werden.

Die häufigste Ursache arterieller Blutungen in Verbindung mit arterioportalen Shunts sind perkutane Leberbiopsien. Zusätzlich zur Hämobilie können die Patienten aufgrund des arteriellen Zuflusses in das Pfortadersystem einen portalen Hypertonus entwickeln. Die Embolisation muss exakt an der arterioportalen Verbindungsstelle erfolgen, da sich sonst sofort neue arterioarterielle Kurzschlüsse ausbilden (Tarazov 1993). Zur Okklusion des Shunts sind Mikrocoils besonders geeignet, die über einen 3-F-Koaxialkatheter eingebracht werden. Bei erneuter Blutung muss gegebenenfalls ein Zugang über die Pfortader versucht werden. Eine Blutungsstillung erfolgt dann ebenfalls mittels Coils.

Bei Blutungen nach Einlage einer Gallenwegdrainage wird das verletzte Gefäß im Hinblick auf intrahepatische arterio-arterielle Kollateralen proximal und distal der Blutungsstelle verschlossen (L'Hermine et al. 1996). In Einzelfällen bietet sich ein direkter transhepatischer Zugang über den Katheter in den Gallenwegen an.

Blutungen aus großen Aneurysmen der A. hepatica treten am häufigsten nach einer laparoskopischen Cholezystektomie auf (Nicholson et al. 1999). Diese Aneurysmen entstehen nach inkompletter Ligatur der A. cystica oder Verletzung der A. hepatica. Die Okklusion des Aneurysma-Sacks unter Erhaltung des Blutflusses distal gestaltet sich in der Regel schwierig. Hierzu werden vor allem Thrombin, Gelfoam, (ablösbare) Coils und Onyx® eingesetzt, wobei auch gecoverte Stents zur Ausschaltung des Aneurysmas verwendet wurden (Wingen und Gunther 2006). Bei transhepatischem Zugang sollte der Zugangsweg zusätzlich verschlossen werden.

8.1.5 Pankreasgefäße und A. gastroduodenalis

Die A. gastroduodenalis stellt eine Verbindung zwischen dem Stromgebiet des Truncus coeliacus und der A. mesenterica superior her. Aus diesem Grund muss die Embolisation einer Blutung (z. B. Aneurysmen, arterielle Verletzungen, peptische Ulzera) unter besonderer Berücksichtigung beider Versorgungsgebiete durchgeführt werden (◻ Abb. 8.1). Erfolgt ein Zugang zum Austritt der Blutung über die A. gastroduodenalis, muss der Katheter distal der Läsion positioniert und die A. gastroepiploica mit Coils verschlossen werden. Anschließend wird die blutende Arterie durch sukzessive Auffüllung mit Coils oder Gelfoam behandelt.

8.1.6 Gastrointestinaltrakt

Aneurysmen und Verletzungen von Arterien können zu Blutungen im Gastrointestinaltrakt führen. Eine superselektive Embolisation ist in vielen Fällen die einzige Behandlungsoption (Walker et al. 2012). Wird eine Blutung aus der Darmwand durch eine Embolisation gestillt, stellt die Darmischämie eine gefürchtete Komplikation dar.

!
- **Bei zu weit proximal vorgenommener Embolisation kann das blutende Gefäß durch Kollateralen weiter versorgt werden.**
- **Bei einer Embolisation distal der Vasa recta besteht dagegen ein hohes Risiko der Darmnekrose.**
- **Manche Autoren empfehlen die selektive Einbringung von Mikrocoils an der Stelle des Blutungsaustritts (Funaki et al. 2001). Zur Embolisation hat sich ferner die Verwendung von PVA-Partikeln mit einer Größe von 500 µm bewährt, die eine hohe Effektivität bei geringem Nekroserisiko besitzen.**

Auch wenn im Einzelfall nicht ausgeschlossen werden kann, dass es zu einer Darmischämie kommt, muss dies ggf. in Kauf genommen werden, um einer kritischen klinischen Situation zu begegnen. Nach Stabilisierung des Patienten kann dann eine chirurgische Resektion des betroffenen Darmsegments erforderlich sein. Zudem kann das lädierte Gefäß mit Mikrocoils oder durch Belassen des Mikrokatheters *in situ* und Injektion von Methylenblau markiert werden, um eine möglichst schonende Resektion zu ermöglichen.

8.2 Gallengangverletzung und -stenose

Gallengangverletzungen sind eine seltene, jedoch potenziell sehr problematische Komplikation chirurgischer Eingriffe an den Gallenwegen, wobei der größte Anteil solcher

Komplikationen im Rahmen der Cholezystektomie vorkommt (Thompson et al. 2013). Diese Verletzungen sollten grundsätzlich multidisziplinär angegangen werden. Ein erfolgreiches Management hängt dabei von Art und Zeitpunkt der Detektion der Verletzung, dem Vorliegen von Folgekomplikationen, dem Gesamtzustand des Patienten und der Verfügbarkeit erfahrener hepatobiliärer Chirurgen ab (Lau et al. 2010). Die Radiologie spielt sowohl bei Diagnostik als auch bei Therapie von Gallengangverletzungen eine Schlüsselrolle.

8.2.1 Biliom

Die meisten Biliome können über einen perkutanen Zugang in Direktpunktions- oder Seldinger-Technik unter kombinierter Ultraschall- und Fluoroskopie- bzw. CT-Kontrolle oder unter CT-Fluoroskopie entlastet werden (Lee et al. 2000; Thompson et al. 2013). Da die Symptome von Biliomen in der Regel gering ausgeprägt sind, ist deren Diagnose und Therapie oft verzögert. Flüssigkeitskollektionen, die potenziell Galleflüssigkeit enthalten, sollten umgehend mit einer Drainage versorgt werden. Eine verspätete Entlastung kann hingegen zu einer Abszessbildung, Cholangitis und Sepsis führen. Gallenleckagen, die von kleinen peripheren Gallengängen ausgehen, können definitiv durch eine Kombination aus einer perkutanen Drainagenanlage und entweder perkutanen Gallenwegdrainage (PTCD) oder endoskopischen Stent-Einlage behandelt werden, um den Gallefluss von der Leckagestelle abzulenken (Saad und Darcy 2008).

8.2.2 Perkutane transhepatische Cholangiodrainage (PTCD)

Eine vollständige Gallengangligatur bzw. -durchtrennung, eine proximale Gangverletzung sowie die Durchtrennung oder Ligatur eines aberranten Ductus hepaticus dexter erfordern in der Regel eine PTCD zur biliären Dekompression, Ableitung oder beides (Perini et al. 2005; Covey und Brown 2008; Saad und Darcy 2008; Pomerantz 2009).

Tipp

- Der Zugang zu den Gallengängen des rechten Leberlappens erfolgt unter Fluoroskopie von der Midaxillarlinie aus. Der Eintritt durch die Leberkapsel sollte im unteren Anteil des rechten Leberlappens sowie am Oberrand der Rippe liegen, um das Risiko eines Zugangs durch den Pleuraraum und einer Verletzung des interkostalen neurovaskulären Bündels zu minimieren.
- Die Gallengänge des linken Leberlappens sind über einen subxiphoidalen Zugang unter sonographischer Kontrolle zu erreichen.
- In beide Leberlappen wird eine 21- oder 22-G-Chiba-Nadel eingebracht und unter langsamer Injektion von Kontrastmittel zurückgezogen, um die (gestauten) Gallengänge zu kontrastieren.

Bei ausreichend peripherer Lage der Nadel im Bereich eines segmentalen Gallengangs kann die eigentliche PTCD eingebracht werden, bei zu zentraler Lage bzw. suboptimalem Einfallswinkel der Nadel kann eine zweite Nadel unter Fluoroskopie gezielt in einen periphereren Gallengang eingebracht werden, um eine Drainagenanlage zu ermöglichen (Covey und Brown 2008; Saad und Darcy 2008; Pomerantz 2009).

!
- **Bei Patienten mit einer Cholangitis sollte eine exzessive Manipulation in den Gallengängen vermieden werden, um das Risiko einer Sepsis zu minimieren.**
- **In diesen Fällen kann zunächst für 2 bis 4 Tage eine externe Drainage zur Dekompression angelegt und ein erster Zyklus einer Antibiose verabreicht werden, bevor eine interne Drainage angestrebt wird (Saad und Darcy 2008).**

Bei Patienten ohne eine Cholangitis kann primär eine intern-externe Entlastung versucht werden (Saad und Darcy 2008). Im Falle von Verletzungen, die die Sondierung des Katheters in den Gallengang verhindern (z. B. im Falle einer kompletten Ligatur des DHC), kann die Platzierung einer externen Drainage bis direkt vor die Stelle der Obstruktion für den Chirurgen eine gute Orientierungshilfe zum intraoperativen Auffinden darstellen, insbesondere wenn dieser Bereich durch Narbengewebe maskiert wird (Saad und Darcy 2008). Verletzungen des DHC erfordern in der Regel lediglich eine Drainage, während hiläre Verletzungen mit hochgradigen Strikturen des Ductus hepaticus dexter und sinister sowie eine Diskontinuität der beiden Gänge eine bilaterale Drainagenanlage erforderlich machen (Covey und Brown 2008; Saad und Darcy 2008).

8.2.3 Gallengangstenose

Etwa 95 % der biliären Strikturen treten sekundär nach chirurgischen Eingriffen an den Gallenwegen auf (Venbrux und Osterman 2001). Das initiale Management von Gallengangstrikturen konzentriert sich auf die Wiederherstellung des Galleabflusses, um einem obstruktiven

Ikterus, einer Cholangitis bzw. beiden Entitäten Abhilfe zu schaffen (Misra et al. 2004; Saad und Darcy 2008). Eine bilio-enterische Kontinuität ist die Voraussetzung für ein nichtchirurgisches Management mittels eines perkutanen oder endoskopischen Zugangs. Dabei kommt bei Patienten mit einer Striktur des Ductus hepaticus communis, die keine chirurgisch angelegte biliodigestive Anastomose haben, primär die endoskopische Ballondilatation und Stent-Platzierung zum Einsatz (Laasch und Martin 2002). Strikturen der proximalen Gallengänge sowie nach chirurgischer Rekonstruktion auftretende Strikturen können perkutan behandelt werden.

Der Erfolg der Behandlung ist dabei sowohl definiert durch den cholangiographischen Bildeindruck als auch verschiedene klinische Parameter. Eine Behandlung von Anastomosenstrikturen ist technisch erfolgreich, wenn die residuale Stenose weniger als 30 % des normalen Gangdurchmessers beträgt (Saad und Darcy 2008). Zwischen mehreren Sitzungen einer Ballondilatation wird eine intern-externe Gallenwegdrainage eingelegt, um eine Rezidivstenose zu verhindern. Die vorliegenden Daten sprechen dafür, dass eine Liegedauer der Gallenwegdrainage von über 4 Monaten mit einer verbesserten Offenheit einhergeht (Misra et al. 2004) Nach einer technisch erfolgreichen Behandlung wird die Drainage „externalisiert", d. h. proximal der ursprünglichen Lokalisation der Striktur platziert und abgeklemmt. Bleibt der Patient asymptomatisch und sprechen die Laborwerte nicht für eine biliäre Obstruktion, wird die Drainage entfernt. Die Langzeitoffenheit nach einer ausschließlichen perkutanen Behandlung liegt zwischen 33 und 90 % der Fälle (Laasch und Martin 2002; Saad und Darcy 2008).

8.3 Komplikationen nach Transplantationen

8.3.1 Leber

Postoperative Komplikationen treten bei bis zu 25 % der Empfänger eines Lebertransplantats (LT) auf (Blumhardt et al. 1987; Letourneau und Castaneda-Zuniga 1990; Langnas et al. 1991; Marujo et al. 1991). Jegliche Verschlechterung der Leberfunktion sollte zur sofortigen Suche nach einer möglicherweise reversiblen Ursache führen. Zur Diagnostik steht der Ultraschall als nichtinvasive und mobile Option zur Verfügung, der sowohl eine Evaluation der Flussverhältnisse im Allograft als auch der intrahepatischen Gallenwege erlaubt. Die CT und MRT können sich neben einer Beurteilung vaskulärer und biliärer Komplikationen auch gut dazu eignen, postoperative Flüssigkeitskollektionen gut nachzuweisen (Dani et al. 2013).

Arterielle Komplikationen

Die Leberarterienstenose (LAS) und insbesondere -thrombose (LAT) können jeweils zu einer arteriellen Minderversorgung der Transplantatleber führen.

Leberarterienthrombose (LAT)

Die Rate an LAT beim LT Empfänger liegt zwischen 4 und 42 %, wobei beim pädiatrischen Patientengut eine höhere Häufigkeit gesehen wird, bei dem komplexe, technisch aufwendige Anastomosen an deutlich kleineren Gefäßen angelegt werden (Lallier et al. 1995; Rela et al. 1996). Risikofaktoren, die eine LAT begünstigen, sind eine verlängerte kalte Ischämiezeit, eine AB0-Blutgruppeninkompatibilität, kleine Spendergefäße, eine Abstoßung, ein arterielles Kinking, ein reduzierter Fluss aufgrund einer Leberarterienstenose sowie anatomische Normvarianten (Blumhardt et al. 1987; Ishigami et al. 2004). Die Mortalität der LAT liegt bei ausbleibender Notfallretransplantation oder -revaskularisation bei über 80 % (Langnas et al. 1991).

Die Leberarterie liefert die einzige Gefäßversorgung des Gallenwegsepithels im Allograft (Northover und Terblanche 1979). Daher ist eine LAT in der Regel mit einer biliären Ischämie und resultierenden Stenosen, Nekrosen, Leckagen mit Biliombildung und intrahepatischen Abszessen assoziiert (Zajko et al. 1987; Orons et al. 1995). Sobald ein pathologischer Ultraschall- oder CT-Befund erhoben wird, folgt in der Regel eine selektive DSA-Darstellung der Transplantatarterie. Im Ultraschall kann eine LAS von einer LAT schwer zu differenzieren sein, es muss jedoch sorgfältig nach dieser gesucht werden, da sie im Hinblick auf eine Erhaltung des Allograft eine potenziell behandelbare Komplikation darstellt.

Tipp

- Vor der Angiographie sollte der interventionelle Radiologe sich der vaskulären Anastomosen, die im Rahmen der Transplantation angelegt wurden, bewusst sein.
- Es kommen Standardangiographiekatheter (z. B. Cobra von Cook Inc., USA) zum Einsatz, die einfach im Ostium des Truncus coeliacus platziert werden können, ohne dass ein Führungsdraht über die Anastomose eingeführt werden muss. Dies ist insofern wichtig, da ein durch den Führungsdraht verursachter Spasmus oder eine Dissektion schwer von einer Stenose oder einer Okklusion zu differenzieren ist.

Zahlreiche Arbeiten beschreiben eine Wiederherstellung des Flusses nach einer katheterbasierten thrombolytischen Therapie bzw. Einsatz von mechanischen Thrombektomiesystemen (Figueras et al. 1995; Boyvat et al. 2003; Loupatatzis et al. 2005). Sobald der Thrombus aufgelöst ist, kann eine zugrundeliegende Stenose verifiziert und durch eine perkutane transluminale Ballonangioplastie (PTA) sowie ggf. Stent-Implantation behandelt werden. Scheitert das transluminale Vorgehen, ist eine sofortige chirurgische Intervention erforderlich (Yilmaz et al. 2005; Singhal et al. 2010).

Leberarterienstenose (LAS)

Die Häufigkeit einer LAS nach Transplantation kann bis zu 11 % betragen (Marujo et al. 1991; Vignali et al. 2004). Die frühe Diagnose und Intervention können eine signifikante ischämische Organschädigung und ein Fortschreiten zur LAT verhindern. Der Großteil der LAS ist im Bereich der chirurgischen Anastomose zu finden und ist bedingt durch technische Faktoren, Klemmenschäden, ein Gefäßkinking, Fibrose, Ödem und Thrombusbildung. Eine sofortige postoperative LAS beruht meist auf der chirurgischen Technik und sollte ebenso chirurgisch angegangen werden. Hingegen kann eine früh postoperativ durchgeführte PTA zu einer Gefäßruptur führen (Singhal et al. 2010). Mit fortschreitender Ballontechnologie sind zwischenzeitlich Low-Profile-Ballons verfügbar geworden, die sich leicht über ein Gefäß-Kinking vorschieben lassen, wie es bei Transplantatpatienten häufig vorkommt. Diese Ballons sind in der Regel über 0,014 oder 0,018 Inch lange Drähte einzubringen, wobei der 5-F-Führungskatheter am Ostium des Truncus coeliacus verankert wird. Über den Führungskatheter sind ein schneller Katheterwechsel und eine Kontrastmitteldarstellung bei liegendem Ballon möglich. Falls die PTA erfolglos bleibt oder durch eine Dissektion kompliziert wird, kann über den 0,018-Inch-Führungsdraht ein Stent eingeführt werden. Obwohl die Datenlage zur Erholung der Leberfunktion nach PTA spärlich ist, konnten mehrere kleine Fallserien eine Verbesserung der Funktion des Allograft nach einer zeitnah durchgeführten PTA einer LAS berichten (Castaneda et al. 1990; Raby et al. 1991; Sheiner et al. 1997). Obwohl eine PTA und Stent-Implantation in erfahrenen interventionellen Händen sichere Eingriffe sind, können diese mit Komplikationen wie Spasmen, Dissektionen, Okklusionen und der Ausbildung von Pseudoaneurysmen assoziiert sein (Sheng et al. 1995; Propst et al. 1996; Narumi et al. 1998; Singhal et al. 2010).

Leberarterienpseudoaneurysmen (LAP)

Die Ausbildung von Pseudoaneurysmen der Leberarterie (LAP) und von arteriovenösen Fisteln ist insgesamt seltener als die LAT und LAS (Bechstein et al. 1987). Mögliche Ursachen sind ein Untergang der chirurgischen Anastomose durch technische Faktoren oder eine Infektion, sowie durch iatrogene Schädigungen nach der Transplantation wie im Rahmen einer PTA, einer perkutanen Gallendrainage oder einer Biopsie (L'Hermine et al. 1996; Fichelle et al. 1997; Karatzas et al. 1997). Die Diagnose eines Leberarterienpseudoaneurysmas wird üblicherweise im Ultraschall oder in der CT, seltener in der MRT gestellt (◘ Abb. 8.2a–e).

Da es zur Ruptur des LAP kommen kann, ist eine umgehende Behebung notwendig, um schwerwiegende Komplikationen wie ein Hämoperitoneum, eine Hämobilie oder eine massive Gastrointestinalblutung zu verhindern (Kim et al. 2005). Traditionell wurden Pseudoaneurysmen und AV-Fisteln chirurgisch saniert, zwischenzeitlich stehen perkutane endovaskuläre Methoden wie die Coil-Embolisation zur Verfügung (Pratschke et al. 2012, ◘ Abb. 8.2). Im Falle eines extremen Kinkings der zuführenden Gefäße kann ein direkter perkutaner Zugang zur Embolisation oder Injektion von Thrombin in das Pseudoaneurysma versucht werden. Zusätzlich stehen Low-Profile-Stent-Grafts zum Verschluss von Pseudoaneurysmen oder Okklusion des venösen Anteils in einer AV-Fistel zur Verfügung (Malex et al. 2005; Muraoka et al. 2005).

Pfortaderkomplikationen

Eine Pfortaderstenose (PAS) tritt bei weniger als 3 % der erwachsenen und bis zu 7 % der pädiatrischen LT-Empfänger auf, wobei diese in manchen Fällen zur Pfortaderthrombose voranschreitet (Lerut et al. 1987; Buell et al. 2002; Itri et al. 2013; Miyagi et al. 2014). Die PAS wird in der Regel im Bereich der Anastomose beobachtet (◘ Abb. 8.3) und kann bedingt sein durch die chirurgische Technik, eine redundante Vene oder den Einsatz eines Bypass-Grafts.

Die Patienten sind asymptomatisch oder zeigen klinische Zeichen einer portalen Hypertension. Eine Pfortaderthrombose (PAT) äußert sich generell in einer Erhöhung der Leberenzyme oder in Zeichen der portalen Hypertension im Sinne von Varizenblutungen, Aszites oder einer Splenomegalie aus. Nach der nichtinvasiven Darstellung der Stenose und möglicher assoziierter Thromben folgt in der Regel die direkte Pfortaderdarstellung über einen transhepatischen, transjugulären oder sogar transsplenischen Zugang. Nach einem transhepatischen Zugang zur Pfortader kann ein 5 F- Diagnostikkatheter in der Milz- oder oberen Mesenterialvene platziert werden, um eine portale Venographie vor einer möglichen PTA durchzuführen (◘ Abb. 8.3a–e).

Tipp

Im Schnitt werden großlumige Ballons zwischen 10 und 16 mm Durchmesser zur Behandlung einer Stenose des Pfortaderhauptstamms bei erwachsenen

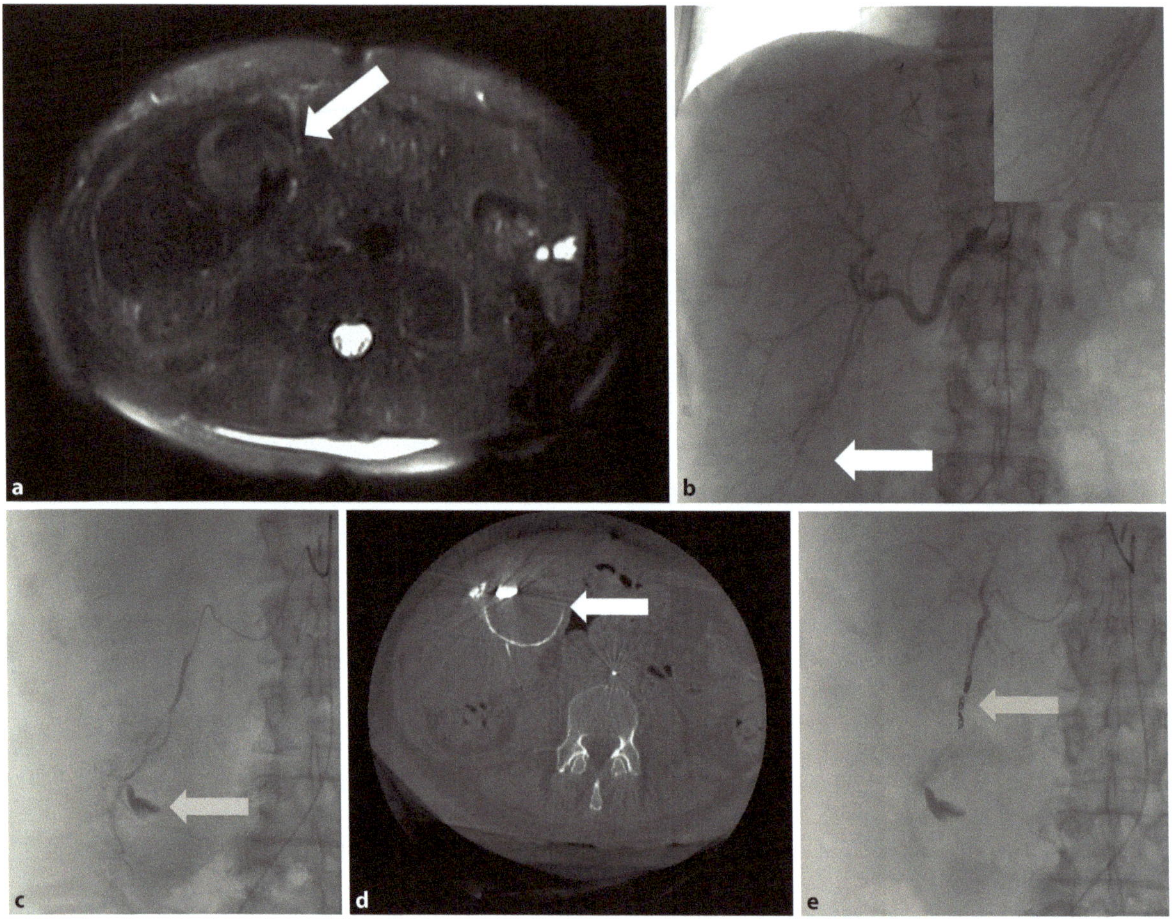

Abb. 8.2a–e 59-jährige Patientin mit Z. n. 2-maliger Lebertransplantation bei chronischer HCV-Infektion. Zuletzt Split-Leber-Transplantation. Erhöhte Leberwerte. In der KM-Sonographie v. a. teilthrombosiertes Pseudoaneurysma am Leberunterrand (Segment VI). **a** MRT Cholangiopancreaticographie (MRCP): 5 × 6 cm messende Läsion mit gemischter Signalintensität am Unterrand des rechten Leberlappens (Pfeil). **b** Selektive DSA-Darstellung des Truncus coeliacus mittels eines 4 F SIM 2 Katheters. Flauer Blush in Projektion auf das Segment VI (Pfeil; s. Bildausschnitt). **c** Superselektive DSA-Darstellung des zuführenden Segmentastes über 0,018 Inch Mikrokatheter mit Nachweis eines kräftigen KM-Einstroms (Pfeil) in ein großes Pseudoaneurysma. **d** Superselektive Darstellung des teilthrombosierten Pseudoaneurysmas (Pfeil) mittels Cone Beam-CT. **e** Nach superselektiver Embolisation mittels fünf 3/2 Mikrocoils Stase des Kontrastmittels im Aneurysmasack (Pfeil)

LT-Empfängern benötigt. Ist die PTA nicht erfolgreich bzw. tritt die Stenose wieder auf, kann ein Stent eingebracht werden. Nach Beendigung der eigentlichen Behandlung kann der Parenchymtrakt durch Coils, Gelfoam oder Kollagen verschlossen werden, um eine Einblutung in die Peritonealhöhle zu verhindern.

Mehrere Arbeiten beschreiben die erfolgreiche Behandlung einer PAS durch eine PTA und Stents (Godoy et al. 1996; Funaki et al. 1997; Uller et al. 2013). Im Falle einer PAT wurde eine erfolgreiche transhepatische bzw. transjuguläre Thrombolyse und Stent-Platzierung ebenso beschrieben (Haskal und Naji 1993; Bilbao et al. 1995; Ciccarelli et al. 2001; Uller et al. 2013).

Komplikationen der Vena cava inferior (VCI) und der Lebervenen

Eine Stenose oder Thrombose der Vena cava inferior tritt bei weniger als 1 % der LT-Empfänger auf (Brouwers et al. 1994), überwiegend im Bereich der chirurgischen Anastomose (Abb. 8.4a–d) sowie – seltener – durch extrinsische Kompression aufgrund von Flüssigkeitskollektionen oder Hämatomen.

Eine suprahepatische VCI-Stenose kann sich durch Aszites und Pleuraergüsse in Form eines Budd-Chiari-ähnlichen Syndroms äußern. Infrahepatische Stenosen können zu einem Ödem der unteren Extremität aufgrund des verminderten venösen Rückstroms führen. Insgesamt ist die Inzidenz von Stenosen der oberen und unteren VCI-Anastomose etwa vergleichbar. Die PTA, Stent-Platzierung sowie Thrombolyse werden wiederum zur endovaskulären Behe-

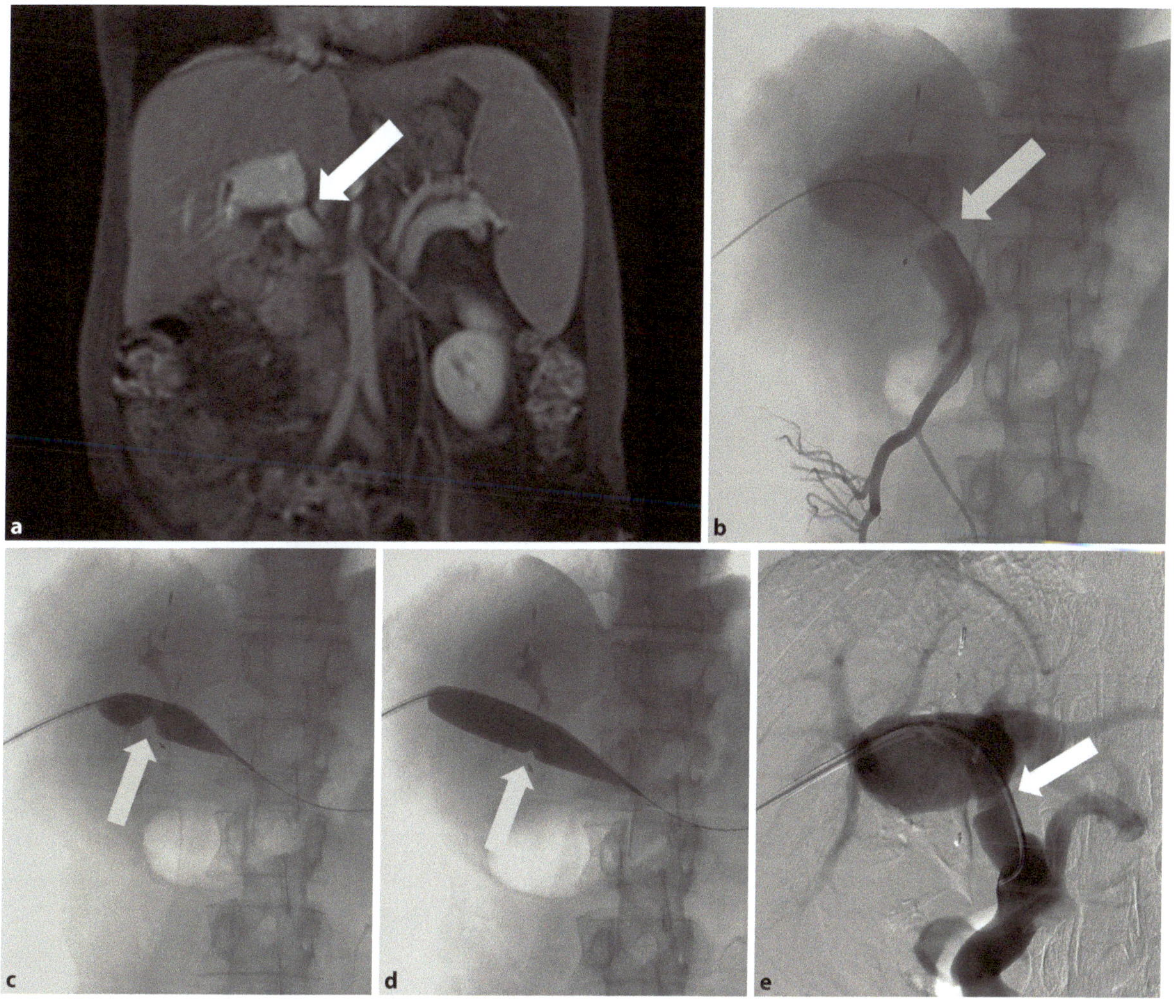

Abb. 8.3a–e 38-jährige Patientin mit primär sklerosierender Cholangitis. Z. n. Lebertransplantation. V. a. Pfortaderstenose. **a** Kontrastverstärkte MRT des Oberbauches (koronare T1-gewichtete fettgesättigte Sequenz): Stenose im Bereich der Pfortaderanastomose mit poststenotischer Dilatation (Pfeil). **b** Perkutane transhepatische Direktpunktion der Pfortader und DSA-Darstellung der hochgradigen Anastomosenstenose (Pfeil) mittels eines 4 F Cobra-Katheters. **c** Dilatation der Anastomosenstenose mittels eines 18 mm Ballons über 4 Minuten. Deutliche Taillierung des Ballons im Bereich der Stenose (Pfeil). **d** Zunehmende Aufdehnung der Stenose (Pfeil). **e** DSA-Abschlusskontrolle: Deutlich geringere Stenose sowie reduzierter Druckgradient (13 cm H2O prä- und 11 cm H2O poststenotisch)

bung dieser Komplikationen eingesetzt (Simo et al. 1995; Pfammatter et al. 1997; Ferro et al. 2014; Lorenz et al. 2014). Obwohl großlumige Ballons verfügbar sind, sind diese in der Regel nicht ausreichend, um die VCI zu dilatieren, weshalb in solchen Fällen mehrere Ballons simultan eingesetzt werden. Resistente Stenosen oder Stenosen mit einem elastischen Recoil müssen ggf. mit großen Stents versorgt werden (Berger et al. 1993; Orons et al. 1997; Abb. 8.4).

Eine Stenose der Lebervenen tritt bei 4 bis 5 % der LT-Empfänger auf (Cheng et al. 2005). In erster Linie kommt zur Behandlung wiederum die PTA zum Einsatz, wobei bei Patienten mit einer Piggyback-Anastomose ein transjugulärer Zugang bevorzugt wird. Eine Stent-Platzierung kann aufgrund der oft notwendigen Verlängerung in die VCI anspruchsvoll sein.

8.3.2 Niere

Vaskuläre Komplikationen nach Nierentransplantation umfassen die Nierenarterienstenose (NAS), arterielle und venöse Thrombosen der Transplantatniere sowie arterielle Läsionen wie AV-Fisteln, intrarenale Pseudoaneurysmen, arterielle Dissektionen und Fisteln zwischen Arterien und Kelchsystem (Orons und Zajko 1995; Kobayashi et al. 2007; Hedegard et al. 2009; Nixon et al. 2013). Zu den nichtvaskulären Komplikationen zählen die Ureterobstruktion, Urinleckagen, Flüssigkeitskollektionen um das Transplantatorgan wie Hämatome, Urinome, Abszesse und Lymphozelen, sowie die Transplantatabstoßung (Orons und Zajko 1995; Kobayashi et al. 2007; Hedegard et al. 2009; Nixon et al. 2013).

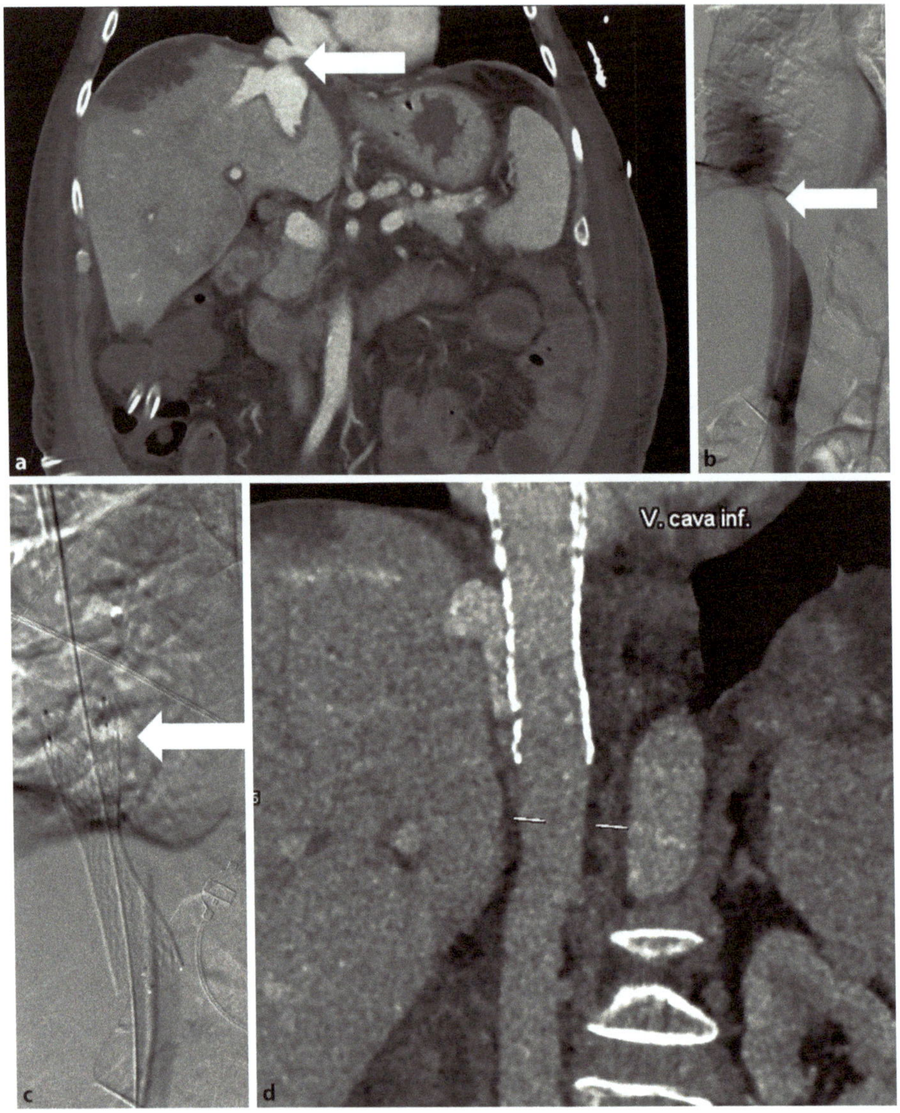

Abb. 8.4a–d 52-jähriger Patient mit C2-toxischer Leberzirrhose und Z. n. Lebertransplantation. **a** Kontrastverstärkte CT des Abdomens (koronare MPR): Einengung der Vena cava inferior im Bereich der Piggyback-Anastomose (Pfeil). Begleitend langstreckige Teilthrombose der Vena cava inferior und der Vena iliaca communis beidseits (nicht abgebildet). Hypodens demarkierte Nekroseareale der Transplantatleber mit Hauptanteil im Leberdom. **b** DSA-Phlebographie der Vena cava inferior über 4 F Schleuse: Korrelierend zur CT Darstellung der Anastomosenstenose vor allem bei Inspiration (Pfeil). **c** Über eine 10 F Schleuse Einbringen eines selbstexpandierenden Nitinol-Stents (26 mm Durchmesser, 85 mm Länge) mit partieller Lage des cranialen Stentanteils im rechten Vorhof (Pfeil). **d** Kontrastverstärkte CT-Kontrolle (koronare Curved MPR) nach Intervention mit regelrechter Lage und Perfusion des Stents

- Bei der Beurteilung der postoperativen Bildgebung ist es wichtig, die operativen Details im Hinblick auf die Art des Allograft (Leichen- bzw. Lebendspender) und die spezifischen arteriellen, venösen und urologischen Anastomosen zu kennen (Kobayashi et al. 2007)
- Arterielle Anastomosen umfassen End-zu-Seit- und End-zu-End-Anastomosen mit oder ohne einen Carrel-Patch.
- Venöse Anastomosen sind üblicherweise End-zu-Seit-Verbindungen mit der Vena iliaca externa.
- Urologische Anastomoseoptionen beinhalten die Neuanlage einer Ureteroneozystostomie, einer Ureteroureterostomie oder einer Ureteropyelostomie.

Vaskuläre Komplikationen

Vaskuläre Komplikationen treten bei zwischen 3 und 15 % der NT-Empfänger auf und können mit einer signifikanten Morbidität verbunden sein (Kobayashi et al. 2007).

Nierenarterienstenose (NAS)

Zu einer Transplantat-NAS kommt es bei 3 bis 12,5 % der NT-Empfänger (Fervenza et al. 1998; Patel et al. 2001). Die arterielle Stenose kann im Rahmen der Nierentransplantate in 2 Gruppen eingeteilt werden: 1. Transplantat-NAS sowie 2. proximale NAS bzw. Pseudo-Transplantat-NAS. Transplantat-NAS können nach der Lokalisation des Auftretens unterteilt werden: Hierbei werden Anastomosenstenosen, Stenosen der Nierenarterie sowie Segmentarterienstenosen unterschieden. Die Ursachen der Transplantat-NAS sind mannigfaltig, vom Klemmenschaden, Intimadissektionen, unzureichender Nahttechnik, externer Kompression durch

Fibrose bis zum Kinking langer Transplantatarterien. Weitere Faktoren umfassen eine gesteigerte kalte Ischämiezeit, Cyclosporin-Toxizität, eine akute zelluläre Abstoßung sowie CMV-Infektionen (Wong et al. 1996; Patel et al. 2001). Patienten mit einer Transplantat-NAS zeigen unterschiedliche Symptome. Unmittelbar nach der Transplantation kommt es zur Anurie und Dialysepflichtigkeit. Nach der ersten Woche tritt eine schwere renovaskuläre Hypertension auf (Osman et al. 2003).

Ohne Behandlung führt die Transplantat-NAS zur anhaltenden Dysfunktion des Transplantatorgans und schließlich zum Transplantatversagen.

Die Behandlungsoptionen einer Transplantat-NAS umfassen chirurgische und endoluminale Methoden. Die PTA mit oder ohne Stent-Platzierung ist die Methode der ersten Wahl. Der angiographische Zugang wird dabei abhängig von der Art der arteriellen Anastomose gemacht: Im Falle einer End-Zu-End-Anastomose mit der Arteria iliaca interna, die bei Allografts von Lebendspendern häufig angewendet wird, erfolgt der Zugang über die kontralaterale Arteria femoralis, um dem steilen Abwärtsverlauf der Arterie Rechnung zu tragen. Bei einer End-zu-Seit-Anastomose mit der Arteria iliaca externa wird wegen des eher ansteigenden Gefäßverlaufs eher ein ipsilateraler femoraler Zugang gewählt (Rundback et al. 1999).

Der technische Erfolg nach der PTA einer Transplantat-NAS ist definiert als eine residuale Stenose von weniger als 20 bis 30 %. Die Erfolgsraten und Komplikationsraten liegen dabei zwischen 60 und 94 %, bzw. 0 bis 8,3 %, wobei es selten zum Transplantatverlust kommt (Patel et al. 2001; Beecroft et al. 2004).

Zu den technischen Komplikationen zählen die arterielle Dissektion, Gefäßruptur sowie Thrombose. Ein adäquates klinisches Ansprechen auf die PTA äußert sich in der Nierenfunktion sowie der Normalisierung des Blutdrucks. Patel et al. (2001) definierten eine mehr als 15%ige Reduktion des Serumkreatinins sowie eine mehr als 15%ige Reduktion des systolischen Blutdrucks ohne Änderung der antihypertensiven Medikation, bzw. eine mehr als 10%ige Reduktion des diastolischen Blutdrucks bei einer gleichzeitigen Reduktion der antihypertensiven Medikation als Definition für einen klinischen Erfolg. In einer neueren Studie wurde ein klinischer Erfolg in 88,4 % der Fälle berichtet, mit einer Blutdrucknormalisierung bei 65,2 % sowie einer Funktionsverbesserung des Allografts bei 44,8 % der Patienten (Peregrin et al. 2008).

Obwohl die meisten Studien einen kurzfristigen Behandlungserfolg im Hinblick auf eine Blutdrucknormalisierung und eine Funktionsverbesserung des Transplantatorgans berichten, sind die Langzeiteffekte der endovaskulären Behandlung noch unklar (Salvadori et al. 2005; Audard et al. 2006 Geddes et al. 2008).

Im Falle einer Re-Stenose, die bei etwa 10 bis 12 % der Patienten auftritt, kann eine Re-PTA sowie ggf. eine Stent-Implantation erfolgen (Salvadori et al. 2005). Ein Stent sollte bei einer proximalen Transplantat-NAS, bei einem persistierenden systolischen Druckgradienten von mehr als 10 mm Hg, bei einer mehr als 30%igen residualen Stenose sowie bei Läsionen mit einem elastischen Recoil zum Einsatz kommen (Kobayashi et al. 2007; Douis et al. 2008). Hierzu werden entweder vormontierte ballonexpandierbare oder selbstexpandierbare Stents verwendet.

Nierenarterienthromobose (NAT) und Nierenvenenthrombose (NVT)

Eine Thrombose kann in der Transplantatniere sowohl in der Transplantatarterie als auch –vene vorkommen. Eine Transplantat-NAT/NVT ist eine schwerwiegende Komplikation, die in der Regel zu einem Verlust des Allograft führt. In der Regel tritt die Transplantatthrombose in den ersten 2 Wochen nach der Transplantation auf, wobei sich 80 % der Fälle im ersten Monat und 93 % im ersten Jahr ereignen (Kobayashi et al. 2007).

Nach dem ersten Monat tritt die Transplantat-NAT in der Regel im Rahmen einer Abstoßung oder einer hochgradigen Stenose auf, während sich die Transplantat-NVT meist durch Fortsetzung einer tiefen Beinvenenthrombose oder externe Kompression durch eine Flüssigkeitskollektion um das Allograft ausbildet. Klinisch äußert sich eine Thrombose durch eine Oligurie, Hämaturie, steigende Serumkreatininwerte sowie gelegentlich Schmerzen im Bereich der Transplantatniere (Kobayashi et al. 2007). Eine Transplantatthrombose wird häufig chirurgisch durch eine Laparotomie und Thrombektomie bis zur Transplantatnephrektomie behandelt. Obwohl es zahlreiche Fallberichte einer endoluminalen Therapie einer Graftthrombose gibt, ist die Rolle der interventionellen Radiologie noch nicht genau definiert (Rouviere et al. 2002; Obed et al. 2008).

Bei der perkutanen Fibrinolyse wird in der Regel ein Katheter im Thrombus 1 cm distal der chirurgischen Anastomose platziert. Anschließend erfolgt die Infusion eines Fibrinolytikums, z. B. von Urokinase, zunächst im Bolus von 200.000 IUs gefolgt von einer Infusion von 2500 IUs/kg/h in Kombination mit einer intravenösen Heparininfusion mit einer Infusionsrate von 500 IUs/kg/h. In einer der größten Fallserien berichteten Rouviere et al. eine technische erfolgreiche Rekanalisation bei 3 von 4 Fällen mit einer Transplantat-NAT, bei einer klinischen Erfolgsrate von 50 % der behandelten Patienten (Rouviere et al. 2002). Dabei wurde die Nierenarterie im Schnitt nach 10 bis 22 Stunden nach Beginn der Urokinaseinfusion rekanalisiert. Während eine große Ansammlung von thrombotischem Material chirurgisch angegangen werden sollte, kann eine endoluminale Therapie vor allem in Fällen mit einer geringen Thrombusansammlung, Thrombosen der Segmentarterien sowie chirurgischen Hochrisikopatienten sinnvoll eingesetzt werden. Nach erfolgreicher Rekanalisation sollte die Transplantatarterie sorgfältig hinsichtlich möglicher zugrundeliegender Ursachen wie einer Transplantat-NAS oder eines arteriellen Kinking untersucht werden.

!
- **In den ersten 2 Wochen nach der Transplantation sollte eine katheterbasierte Thrombolyse aufgrund der noch vulnerablen Anastomosennaht vermieden werden.**
- **Eine partielle Transplantat-NVT kann erfolgreich mit einer systemischen Antikoagulation behandelt werden.**
- **Eine komplette Thrombose der Transplantat-Nierenvene muss chirurgisch exploriert und rekanalisiert werden (Hedegard et al. 2009).**

Arterielle Verletzungen: arteriovenöse Fisteln, Pseudoaneurysmen, Dissektionen

Zu den arteriellen Verletzungen nach Nierentransplantation sind die AV-Fisteln, intrarenalen Pseudoaneurysmen, arterielle Dissektionen sowie Fisteln zwischen Arterien und Kelchsystem zu subsummieren (Ghoneim et al. 2011; Jain et al. 2013).

Zu diesen Komplikationen kommt es regelmäßig nach einer perkutanen Transplantatbiopsie. Eine Dissektion ist ein seltenes Ereignis, das vor allem im frühen postoperativen Verlauf spontan oder iatrogen auftritt (Maleux et al. 2003). Klinisch kommt es zu einer Anurie und einer prolongierten Dialysepflichtigkeit. Endoluminal wird die Dissektion der Nierenarterie durch eine Stabilisierung des Intimaflap mittels eines Stents behandelt. Die übrigen drei Formen der arteriellen Verletzung werden hinsichtlich ihrer Ätiologie, Manifestation und Management häufig zusammen betrachtet.

AV-Fisteln und Pseudoaneurysmen werden im Rahmen von 1 bis 18 % der renalen Allograft-Biopsien beobachtet, wobei bei bis zu 30 % der Fälle eine Kombination der Entitäten auftritt (Maleux et al. 2003). AV-Fisteln und Pseudoaneurysmen der Transplantatniere können asymptomatisch bleiben oder eine Makrohämaturie bzw. Hypovolämie im Rahmen eines Shunting und Stealphänomens verursachen (Maleux et al. 2003). Weniger häufig treten eine Niereninsuffizienz, eine Hypertension oder ein High-Output-Herzversagen auf. Zu AV-Fisteln kommt es, wenn eine benachbarte Arterie und Vene unbeabsichtigt gleichzeitig verletzt werden (Abb. 8.5a–d).

Hingegen treten Pseudoaneurysmen durch alleinige Lazeration einer Transplantatarterie auf. Obwohl bis zu 70 % der Pseudoaneurysmen innerhalb der ersten zwei Jahre spontan abheilen, ist eine Behandlung – insbesondere bei Auftreten von Symptomen – häufig geboten. Die Embolisation ist die Methode der Wahl zur Behandlung von symptomatischen AV-Fisteln und wachsenden Pseudoaneurysmen (Maleux et al. 2003). Durch eine superselektive Coilembolisation über einen Koaxialkatheter wird der Verlust an funktionell aktivem Transplantatnierenparenchym minimiert (Abb. 8.5).

Im Falle eines starken arteriellen Blutflusses in einer AV-Fistel kann der venöse Schenkel vor der Coil-Platzierung temporär durch einen Ballon okkludiert bzw. ablösbare Coils sinnvoll eingesetzt werden. Üblicherweise wird der Mikrokatheter vom arteriellen in den venösen Schenkel eingebracht, sodass die Coils im Bereich der Fistelverbindung platziert werden. Im Falle von Pseudoaneurysmen wird der Mikrokatheter so im Aneurysma platziert, dass der Aneurysmasack dicht mit Coils gefüllt werden kann ohne dass die zuführende verletzte Arterie verschlossen wird. In der Literatur wird eine technische Erfolgsrate zwischen 71 und 100 % angegeben, wobei es bei 57 bis 88 % der Fälle zu einer Besserung der Symptome kommt (Maleux et al. 2003; Nakatani et al. 2003). Kleinere Infarkte von bis zu 30 % des Nierenparenchyms, die bei bis zu 100 % der Fälle nach einer Coil-Embolisation beschrieben wurden, bleiben im Hinblick auf die Funktion des Allograft in der Regel ohne Auswirkungen, während eine aggressive Embolisation mittels Coils und PVA oder Gelfoam mit einer Infarzierung von 30 bis 50 % des Nierenparenchyms bei bis zu 28,6 % der Fälle zu einem Organverlust geführt hat (Dorffner et al. 1998).

8.4 Drainage von postoperativen Flüssigkeitskollektionen

- Die perkutane Drainage wird in der Regel bildgesteuert zur Entlastung einer entzündlichen oder nicht entzündlichen Flüssigkeitskollektion durchgeführt.
- Häufige Indikationen sind Abszesse (Khurrum Baig et al. 2002; Robert et al. 2013) und Empyeme, weniger häufig Lymphozelen (Alago et al. 2013), Biliome (Stampfl et al. 2011), Urinome, Hämatome (Pryluck et al. 2010), Nekrosen sowie Pseudozysten (Larsen und Kozarek 2014), insbesondere dann, wenn Zeichen der Superinfektion oder kontinuierlichen Größenzunahme vorliegen.
- Im Vergleich mit operativen Verfahren ist die perkutane Drainage kostengünstig, weniger invasiv

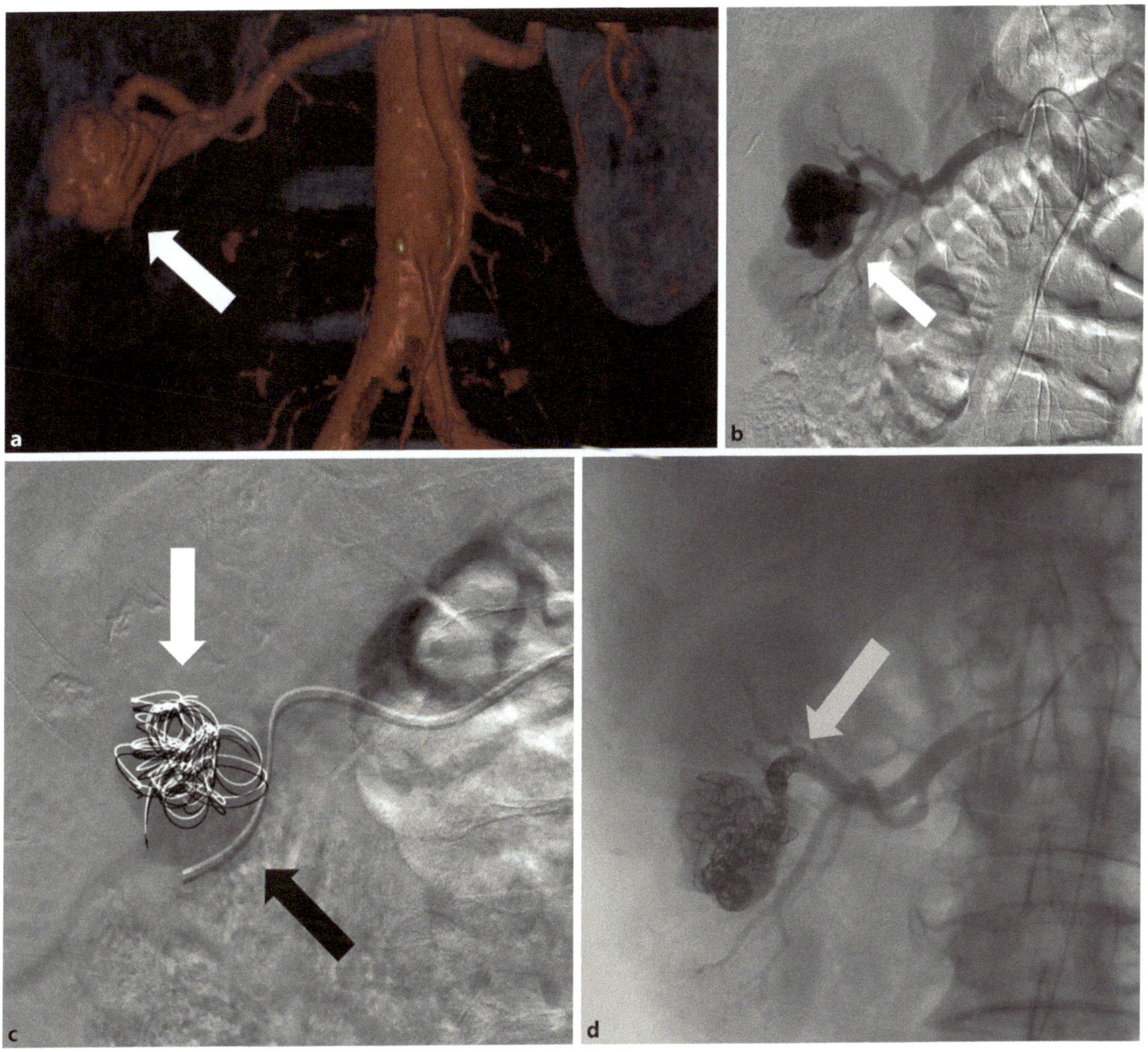

Abb. 8.5a–d 73-jähriger Patient mit Z. n. partieller Nephrektomie bei Nierenzellkarzinom. V. a. arteriovenöse Fistel postoperativ. **a** Zeitaufgelöste CT-Perfusion: Darstellung einer großen AV-Fistel von ca. 3,5 cm Durchmesser im Bereich der rechten Niere (Pfeil). **b** Selektive DSA-Darstellung der Arteria renalis dextra über einen 4 F Cobra-Katheter: Korrelierend Darstellung der AV-Fistel im mittleren Nierendrittel. **c** Superselektive DSA-Darstellung der AV-Fistel über 0,018 Inch Mikrokatheter (schwarzer Pfeil) nach partieller Embolisation mit mehreren ablösbaren Mikrocoils (weißer Pfeil). **d** Abschließende angiographische Übersichtsdarstellung nach zusätzlichem Einbringen von weiteren Mikrocoils in die AV-Fistel („detachable" Mikrocoils) und den zuführenden arteriellen Feeder (Pfeil; „pushable" Mikrocoils). Partielle Restperfusion der AV-Fistel

und kann meistens ohne Allgemeinanästhesie durchgeführt werden (Trumm et al. 2010).

- Die präinterventionelle Bildgebung soll klären, in welchem Kompartiment sich die Flüssigkeitsansammlung befindet (intra- vs. retroperitoneal, intraparenchymal vs. subkapsulär etc.), ob sich Zeichen einer Infektion finden (Gasblasen, randständige Kontrastmittelaufnahme) und den optimalen Zugangsweg für eine sichere perkutane Drainage aufzeigen.

8.4.1 Technik

Zur bildgestützten Steuerung bietet der Ultraschall den Vorteil der fehlenden Strahlenexposition, Echtzeitvisualisierung, Kosteneffektivität, und breiten Verfügbarkeit (Robert et al. 2013). Mit der CT können in einem Untersuchungsgang die Diagnostik erstellt, der Zugangsweg ausgewählt und die Einbringung des Drainagekatheters gesteuert werden (Trumm et al. 2010; Mahnken et al. 2013). Die meisten Drainagekatheter haben eine Pigtailkonfiguration und ein Einzel- oder Doppellumen. Bei Doppellumenkathetern verhindert das äußere Lumen einen Verschluss der

Seitenlöcher des Katheters, falls diese an der Abszesswand anliegen. Für intraabdominelle Abszesse werden üblicherweise Kaliber von 12–14 F verwendet. Größere Drainagekatheter (≥ 16–28 F) sind nur in Sonderfällen wie peripankreatischen Abszessen und Hämatomen mit höherer Viskosität notwendig. Zwei übliche Techniken zur Einbringung einer Drainage sind die Seldinger- und die Trokartechnik.

- Seldinger-Technik: Zunächst wird eine Koaxialkanüle (z. B. 18 G) in die Flüssigkeitskollektion eingeführt, anschließend ein 0,035-Inch-Führungsdraht, der in der Abszesshöhle aufgerollt wird. Alternativ kann eine 22-G-Kanüle, kombiniert mit einem 0,018-Inch-Draht, verwendet werden. Durch Fasziendilatatoren kann der Zugangsweg auf Durchmesser um bis zu 2 F oberhalb des Drainagekatheters erweitert werden. Zuletzt wird die Drainage nach Entfernung des zentralen spitzen Mandrins über den Führungsdraht eingeführt, wobei ein Abknicken des Drahts auf jeden Fall zu vermeiden ist. Alle Seitenlöcher der Drainage sollten innerhalb der Flüssigkeitsansammlung liegen.
- Trokartechnik: Zunächst wird eine Referenznadel in die Flüssigkeitskollektion eingebracht. Dann wird nach Hautinzision der Drainagekatheter parallel zur Nadel bis zur intendierten Tiefe eingeführt. Der zentrale Mandrin wird entfernt und der Drainagekatheter aspiriert, um eine korrekte Lage zu sichern. Lassen sich Eiter oder eine andere Flüssigkeit aspirieren, wird der Trokar mit einer Hand gelöst und stabilisiert und der Drainagekatheter mit der anderen Hand in die Flüssigkeitshöhle vorgeschoben. Der Verhalt wird möglichst komplett durch Aspiration entlastet, die Drainage durch eine Hautnaht fixiert und ein Drainagebeutel an den Drainagekatheter angeschlossen.

8.4.2 Indikationen

Die meisten subdiaphragmalen Abszesse treten postoperativ nach Eingriffen am Pankreas, Magen oder Gallenwegsystem auf. Um einen streng extrapleuralen Zugang zu gewährleisten, ist bisweilen ein technisch anspruchsvollerer doppelobliquer Zugang notwendig.

Abszesse im Retroperitoneum treten bei Patienten mit Spondylodiszitis oder akuter spinaler Osteomyelitis auf, im Rahmen eines Morbus Crohn sowie bei hämatogener Streuung. Aufgrund der tiefen Lokalisation ist meist eine CT-gesteuerte Drainageanlage notwendig.

Leberabszesse finden sich v. a. bei Patienten mit operativen Leber- oder Gallenwegseingriffen. In der CT zeigt sich gelegentlich ein heterogenes Bild mit soliden und flüssigen Anteilen, gelegentlich auch mit Septierungen. Unter Berücksichtigung des kostodiaphragmalen Rezessus wird ein Zugangsweg von vorne oder lateral als auch inter- und subkostal gewählt (◘ Abb. 8.6a–c).

Bei Abszessen im Leberdom ist ein doppelt obliquer Zugang notwendig. Bei oberflächlich gelegenen intraparenchymatösen Abszessen sollte der Katheter durch eine Brücke normalen Lebergewebes eingebracht werden, da auf diese Weise eine intraperitoneale Verschleppung von Keimen vermieden und eine stabile Lage des Drainagekatheters erzielt werden kann.

Indikationen zur perkutanen Drainage sind ferner große peri- und intrarenale Abszesse ebenso wie kleine intraparenchymatöse Abszesse, die nicht auf eine antibiotische Therapie ansprechen. Infizierte Urinome werden durch eine einfache perkutane Drainage oder in Kombination mit einer Nephrostomie behandelt, falls eine Kommunikation zwischen Urinom und Harnwegssystem besteht.

Peripankreatische Abszesse treten häufig in mehreren Lokalisationen auf. Der oft zähflüssige Inhalt erfordert großlumige Drainagen (> 20 F). Pankreasnekrosen finden sich bei Patienten mit schwerer akuter Pankreatitis und werden in der kontrastverstärkten CT als Perfusionsdefekte nachgewiesen. Die Therapie der Wahl ist die chirurgische Nekrosektomie, während die perkutane Drainage nur an wenigen Zentren praktiziert wird. Pankreatische Pseudozysten werden bei einem Durchmesser über 5 cm sowie bei kontinuierlicher Größenzunahme, einer vermuteten Superinfektion und Obstruktion des Gastrointestinal- oder Gallenwegsystems perkutan drainiert (Trumm et al. 2010; Larsen und Kozarek 2014).

Abhängig von der Lokalisation der Flüssigkeitsansammlung bieten sich im Becken verschiedene Zugangswege zur perkutanen Drainage an: Der präsakrale Zugang wird oft bei Abszessen nach tiefer anteriorer Rektumresektion gewählt. Bei tief liegenden Abszessen ist ein transglutealer Zugang durch das Foramen ischiadicum in Seldinger-Technik zu bevorzugen.

Eine kurative Drainageanlage, die zu einer kompletten Ausheilung der Infektion ohne Notwendigkeit eines operativen Eingriffs führt, kann bei mehr als 80 % der Patienten erzielt werden (Wallace et al. 2010). Ein partieller Behandlungserfolg, der eine klinische Stabilisierung bis zur chirurgischen Sanierung des zugrunde liegenden Problems ermöglicht, wird in 5 bis 10 % der Fälle beschrieben. Die Häufigkeiten eines Therapieversagens sowie des erneuten Auftretens einer Abszessformation liegen ebenfalls bei je 5 bis 10 % (Wallace et al. 2010).

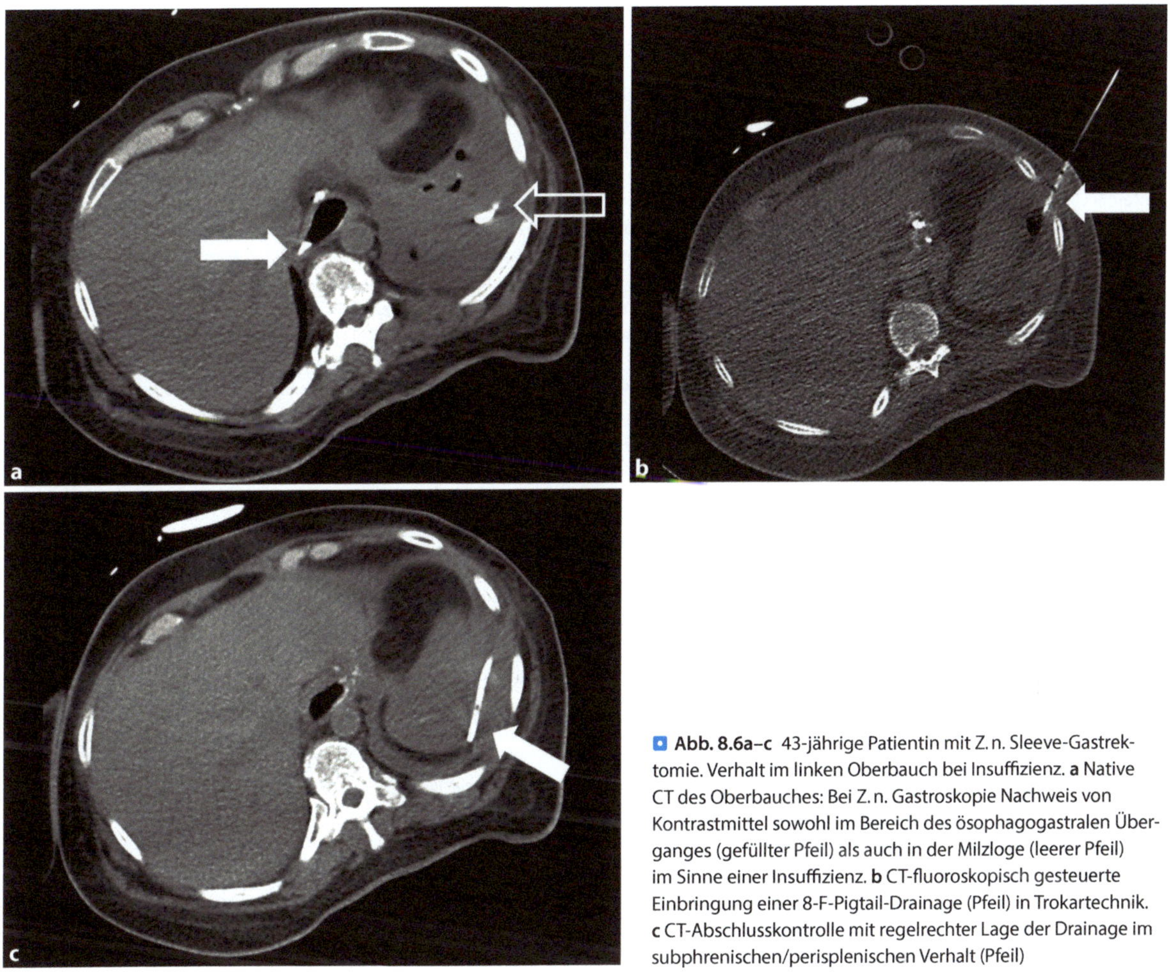

Abb. 8.6a–c 43-jährige Patientin mit Z. n. Sleeve-Gastrektomie. Verhalt im linken Oberbauch bei Insuffizienz. **a** Native CT des Oberbauches: Bei Z. n. Gastroskopie Nachweis von Kontrastmittel sowohl im Bereich des ösophagogastralen Überganges (gefüllter Pfeil) als auch in der Milzloge (leerer Pfeil) im Sinne einer Insuffizienz. **b** CT-fluoroskopisch gesteuerte Einbringung einer 8-F-Pigtail-Drainage (Pfeil) in Trokartechnik. **c** CT-Abschlusskontrolle mit regelrechter Lage der Drainage im subphrenischen/perisplenischen Verhalt (Pfeil)

Literatur

Alago W, Deodhar A, Michell H, Sofocleous CT, Covey AM, Solomon SB, Getrajdman GI, Dalbagni G, Brown KT (2013) Management of postoperative lymphoceles after lymphadenectomy: percutaneous catheter drainage with and without povidone-iodine sclerotherapy. Cardiovasc Intervent Radiol 36(2):466–471

Amesur NB, Zajko AB (2006) Interventional radiology in liver transplantation. Liver Transpl 12(3):330–351

Audard V, Matignon M, Hemery F, Snanoudj R, Desgranges P, Anglade MC, Kobeiter H, Durrbach A, Charpentier B, Lang P, Grimbert P (2006) Risk factors and long-term outcome of transplant renal artery stenosis in adult recipients after treatment by percutaneous transluminal angioplasty. Am J Transplant 6(1):95–99

Bechstein WO, Blumhardt G, Ringe B, Lauchart W, Bunzendahl H, Burdelski M, Pichlmayr R (1987) Surgical complications in 200 consecutive liver transplants. Transplant Proc 19(5):3830–3831

Beecroft JR, Rajan DK, Clark TW, Robinette M, Stavropoulos SW (2004) Transplant renal artery stenosis: outcome after percutaneous intervention. J Vasc Interv Radiol 15(12):1407–1413

Bendermacher BL, Stokmans R, Cuypers PW, Teijink JA, van Sambeek MR (2012) EVAR reintervention management strategies in contemporary practice. J Cardiovasc Surg (Torino) 53(4):411–418

Berger H, Hilbertz T, Zuhlke K, Forst H, Pratschke E (1993) Balloon dilatation and stent placement of suprahepatic caval anastomotic stenosis following liver transplantation. Cardiovasc Intervent Radiol 16(6):384–387

Bilbao JI, Arias M, Herrero JI, Iglesias A, Martinez Regueira F, Alejandre PL, Longo JM, Quiroga J (1995) Percutaneous transhepatic treatment of a posttransplant portal vein thrombosis and a preexisting spontaneous splenorenal shunt. Cardiovasc Intervent Radiol 18(5):323–326

Blumhardt G, Ringe B, Lauchart W, Burdelski M, Bechstein WO, Pichlmayr R (1987) Vascular problems in liver transplantation. Transplant Proc 19(1 Pt 3):2412

Bonham CA, Kapur S, Geller D, Fung JJ, Pinna A (1999) Excision and immediate revascularization for hepatic artery pseudoaneurysm following liver transplantation. Transplant Proc 31(1–2):443

Boyvat F, Aytekin C, Firat A, Harman A, Karakayali H, Haberal M (2003) Diagnostic and therapeutic management of hepatic artery thrombosis and stenosis after orthotopic and heterotopic liver transplantation. Transplant Proc 35(7):2791–2795

Brouwers MA, de Jong KP, Peeters PM, Bijleveld CM, Klompmaker IJ, Slooff MJ (1994) Inferior vena cava obstruction after orthotopic liver transplantation. Clin Transplant 8(1):19–22

Buell JF, Funaki B, Cronin DC, Yoshida A, Perlman MK, Lorenz J, Kelly S, Brady L, Leef JA, Millis JM (2002) Long-term venous complications after full-size and segmental pediatric liver transplantation. Ann Surg 236(5):658–666

Castaneda F, So SK, Hunter DW, Castaneda-Zuniga WR, Amplatz K (1990) Reversible hepatic transplant ischemia: case report and review of literature. Cardiovasc Intervent Radiol 13(2):88–90

Cheng YF, Chen CL, Huang TL, Chen TY, Chen YS, Wang CC, Tsang LL, Sun PL, Chiu KW, Eng HL, Jawan B (2005) Angioplasty treatment of hepatic vein stenosis in pediatric liver transplants: long-term results. Transpl Int 18(5):556–561

Ciccarelli O, Goffette P, Laterre PF, Danse E, Wittebolle X, Lerut J (2001) Transjugular intrahepatic portosystemic shunt approach and local thrombolysis for treatment of early posttransplant portal vein thrombosis. Transplantation 72(1):159–161

Clevert DA, Weckbach S, Minaifar N, Stickel M, Reiser M (2008) Contrast-enhanced ultrasound versus MS-CT in blunt abdominal trauma. Clin Hemorheol Microcirc 39(1-4):155–169

Covey AM, Brown KT (2008) Percutaneous transhepatic biliary drainage. Tech Vasc Interv Radiol 11(1):14–20

Dani G, Sun MR, Bennett AE (2013) Imaging of liver transplant and its complications. Semin Ultrasound CT MR 34(4):365–377

Defreyne L, Vanlangenhove P, De Vos M, Pattyn P, Van Maele G, Decruyenaere J, Troisi R, Kunnen M (2001) Embolization as a first approach with endoscopically unmanageable acute nonvariceal gastrointestinal hemorrhage. Radiology 218(3):739–748

Dorffner R, Thurnher S, Prokesch R, Bankier A, Turetschek K, Schmidt A, Lammer J (1998) Embolization of iatrogenic vascular injuries of renal transplants: immediate and follow-up results. Cardiovasc Intervent Radiol 21(2):129–134

Douis H, Shabir S, Lipkin G, Riley P (2008) Drug-eluting stent insertion in the treatment of in-stent renal artery restenosis in three renal transplant recipients. J Vasc Interv Radiol 19(12):1757–1760

Ferro C, Andorno E, Guastavino A, Rossi UG, Seitun S, Bovio G, Valente U (2014) Endovascular treatment with primary stenting of inferior cava vein torsion following orthotopic liver transplantation with modified piggyback technique. Radiol Med 119(3):183–188

Fervenza FC, Lafayette RA, Alfrey EJ, Petersen J (1998) Renal artery stenosis in kidney transplants. Am J Kidney Dis 31(1):142–148

Fichelle JM, Colacchio G, Castaing D, Bismuth H (1997) Infected false hepatic artery aneurysm after orthotopic liver transplantation treated by resection and reno-hepatic vein graft. Ann Vasc Surg 11(3):300–303

Figueras J, Busquets J, Dominguez J, Sancho C, Casanovas-Taltavull T, Rafecas A, Fabregat J, Torras J, aurrieta EJ (1995) Intra-arterial thrombolysis in the treatment of acute hepatic artery thrombosis after liver transplantation. Transplantation 59(9):1356–1357

Funaki B, Rosenblum JD, Leef JA, Hackworth CA, Szymski GX, Alonso EM (1997) Angioplasty treatment of portal vein stenosis in children with segmental liver transplants: mid-term results. AJR Am J Roentgenol 169(2):551–554

Funaki B, Kostelic JK, Lorenz J et al (2001) Superselective microcoil embolization of colonic hemorrhage. AJR Am J Roentgenol 177:829–836

Geddes CC, McManus SK, Koteeswaran S, Baxter GM (2008) Long-term outcome of transplant renal artery stenosis managed conservatively or by radiological intervention. Clin Transplant 22(5):572–578

Ghoneim TP, Thornton RH, Solomon SB, Adamy A, Favaretto RL, Russo P (2011) Selective arterial embolization for pseudoaneurysms and arteriovenous fistula of renal artery branches following partial nephrectomy. J Urol 185(6):2061–2065

Glanemann M, Settmacher U, Langrehr JM, Kling N, Hidajat N, Stange B, Staffa G, Bechstein WO, Neuhaus P (2001) Portal vein angioplasty using a transjugular, intrahepatic approach for treatment of extrahepatic portal vein stenosis after liver transplantation. Transpl Int 14(1):48–51

Godoy MA, Camunez F, Echenagusia A, Simo G, Urbano J, Calleja J, Clemente G (1996) Percutaneous treatment of benign portal vein stenosis after liver transplantation. J Vasc Interv Radiol 7(2):273–276

Gonzalez-Tutor A, Abascal F, Cerezai L, Bustamante M (2000) Transjugular approach to treat portal vein stenosis after liver transplantation – a case report. Angiology 51(6):511–514

Haskal ZJ, Naji A (1993) Treatment of portal vein thrombosis after liver transplantation with percutaneous thrombolysis and stent placement. J Vasc Interv Radiol 4(6):789–792

Hedegard W, Saad WE, Davies MG (2009) Management of vascular and nonvascular complications after renal transplantation. Tech Vasc Interv Radiol 12(4):240–262

Herrera JL (2014) Management of acute variceal bleeding. Clin Liver Dis 18(2):347–357

Howarth DM (2006) The role of nuclear medicine in the detection of acute gastrointestinal bleeding. Semin Nucl Med 36(2):133–146

Ishigami K, Zhang Y, Rayhill S, Katz D, Stolpen A (2004) Does variant hepatic artery anatomy in a liver transplant recipient increase the risk of hepatic artery complications after transplantation? AJR Am J Roentgenol 183(6):1577–1584

Itri JN, Heller MT, Tublin ME (2013) Hepatic transplantation: postoperative complications. Abdom Imaging 38(6):1300–1333

Jain S, Nyirenda T, Yates J, Munver R (2013) Incidence of renal artery pseudoaneurysm following open and minimally invasive partial nephrectomy: a systematic review and comparative analysis. J Urol 189(5):1643–1648

Karatzas T, Lykaki-Karatzas E, Webb M, Nery J, Tsaroucha A, Demirbas A, Khan F, Ciancio G, Montalvo B, Reddy R, Schiff E, Miller J, Tzakis AG (1997) Vascular complications, treatment, and outcome following orthotopic liver transplantation. Transplant Proc 29(7):2853–2855

Khurrum Baig M, Hua Zhao R, Batista O, Uriburu JP, Singh JJ, Weiss EG, Nogueras JJ, Wexner SD (2002) Percutaneous postoperative intra-abdominal abscess drainage after elective colorectal surgery. Tech Coloproctol 6(3):159–164

Kim HJ, Kim KW, Kim AY, Kim TK, Byun JH, Won HJ, Shin YM, Kim PN, Ha HK, Lee SG, Lee MG (2005) Hepatic artery pseudoaneurysms in adult living-donor liver transplantation: efficacy of CT and Doppler sonography. AJR Am J Roentgenol 184(5):1549–1555

Kobayashi K, Censullo ML, Rossman LL, Kyriakides PN, Kahan BD, Cohen AM (2007) Interventional radiologic management of renal transplant dysfunction: indications, limitations, and technical considerations. Radiographics 27(4):1109–1130

Kruger K, Heindel W, Dolken W, Landwehr P, Lackner K (1996) Angiographic detection of gastrointestinal bleeding. An experimental comparison of conventional screen-film angiography and digital subtraction angiography. Invest Radiol 31(7):451–457

Laasch HU, Martin DF (2002) Management of benign biliary strictures. Cardiovasc Intervent Radiol 25(6):457–466

Lallier M, St-Vil D, Dubois J, Paradis K, Laberge JM, Bensoussan AL, Guttman FM, Blanchard H (1995) Vascular complications after pediatric liver transplantation. J Pediatr Surg 30(8):1122–1126

Langnas AN, Marujo W, Stratta RJ, Wood RP, Shaw BW Jr. (1991) Vascular complications after orthotopic liver transplantation. Am J Surg 161(1):76–82 (discussion 82–73)

Larsen M, Kozarek RA (2014) Management of Pancreatic Ductal Leaks and Fistulae. J Gastroenterol Hepatol; 29(7):1360–1370

Lau WY, Lai EC, Lau SH (2010) Management of bile duct injury after laparoscopic cholecystectomy: a review. ANZ J Surg 80(1–2):75–81

Lee CM, Stewart L, Way LW (2000) Postcholecystectomy abdominal bile collections. Arch Surg 135(5):538–542 (discussion 542–534)

Lenhart M, Paetzel C, Sackmann M, Schneider H, Jung EM, Schreyer AG, Feuerbach S, Zorger N (2010) Superselective arterial embolisation with a liquid polyvinyl alcohol copolymer in patients with acute gastrointestinal haemorrhage. Eur Radiol 20(8):1994–1999

Lerut J, Tzakis AG, Bron K, Gordon RD, Iwatsuki S, Esquivel CO, Makowka L, Todo S, Starzl TE (1987) Complications of venous reconstruction in human orthotopic liver transplantation. Ann Surg 205(4):404–414

Letourneau JG, Castaneda-Zuniga WR (1990) The role of radiology in the diagnosis and treatment of biliary complications after liver transplantation. Cardiovasc Intervent Radiol 13(4):278–282

L'Hermine C, Ernst O, Delemazure G, Sergent (1996) Arterial complications of percutaneous transhepatic biliary drainage. Cardiovasc Intervent Radiol 19(3):160–164

Lorenz JM, van Beek D, Van Ha TG, Lai J, Funaki B (2013) Percutaneous thrombin injection in an infant to treat hepatic artery pseudoaneurysm after failed embolization. Pediatr Radiol 43(11):1532–1535

Lorenz JM, van Beek D, Funaki B, Van Ha TG, Zangan S, Navuluri R, Leef JA (2014) Long-term outcomes of percutaneous venoplasty and Gianturco stent placement to treat obstruction of the inferior vena cava complicating liver transplantation. Cardiovasc Intervent Radiol 37(1):114–124

Loupatatzis C, Stoupis C, Seiler C, Candinas D, Do DD, Triller J (2005) Use of a mechanical thrombectomy device to recanalize a subacutely occluded aortohepatic bypass after orthotopic liver transplantation. J Endovasc Ther 12(3):401–404

Mahnken A, Wilhelm K, Ricke J (2013) CT- and MR-Guided Interventions in Radiology. Springer, Heidelberg

Maleux G, Messiaen T, Stockx L, Vanrenterghem Y, Wilms G (2003) Transcatheter embolization of biopsy-related vascular injuries in renal allografts Long-term technical, clinical and biochemical results. Acta Radiol 44(1):13–17

Maleux G, Pirenne J, Aerts R, Nevens F (2005) Case report: hepatic artery pseudoaneurysm after liver transplantation: definitive treatment with a stent-graft after failed coil embolisation. Br J Radiol 78(929):453–456

Marujo WC, Langnas AN, Wood RP, Stratta RJ, Li S, Shaw BW Jr (1991) Vascular complications following orthotopic liver transplantation: outcome and the role of urgent revascularization. Transplant Proc 23(1 Pt 2):1484–1486

Misra S, Melton GB, Geschwind JF, Venbrux AC, Cameron JL, Lillemoe KD (2004) Percutaneous management of bile duct strictures and injuries associated with laparoscopic cholecystectomy: a decade of experience. J Am Coll Surg 198(2):218–226

Miyagi S, Kawagishi N, Maida K, Nakanishi W, Hara Y, Nakanishi C, Takeda I, Satoh K, Ohuchi N, Satomi S (2014) Risk factors for portal vein stenosis in living-donor liver transplantation. Transplant Proc 46(3):689–691

Muraoka N, Uematsu H, Kinoshita K, Takeda T, Morita N, Matsunami H, Itoh H (2005) Covered coronary stent graft in the treatment of hepatic artery pseudoaneurysm after liver transplantation. J Vasc Interv Radiol 16(2 Pt 1):300–302

Nakatani T, Uchida J, Han YS, Iwai T, Nakamura K, Kawashima H, Sugimura K (2003) Renal allograft arteriovenous fistula and large pseudoaneurysm. Clin Transplant 17(1):9–12

Narumi S, Osorio RW, Freise CE, Stock PG, Roberts JP, Ascher NL (1998) Hepatic artery pseudoaneurysm with hemobilia following angioplasty after liver transplantation. Clin Transplant 12(6):508–510

Nicholson T, Travis S, Ettles D, Dyet J, Sedman P, Wedgewood K, Royston C (1999) Hepatic artery angiography and embolization for hemobilia following laparoscopic cholecystectomy. Cardiovasc Intervent Radiol 22(1):20–24

Nixon JN, Biyyam DR, Stanescu L, Phillips GS, Finn LS, Parisi MT (2013) Imaging of pediatric renal transplants and their complications: a pictorial review. Radiographics 33(5):1227–1251

Northover JM, Terblanche J (1979) A new look at the arterial supply of the bile duct in man and its surgical implications. Br J Surg 66(6):379–384

Obed A, Uihlein DC, Zorger N, Farkas S, Scherer MN, Kruger B, Banas B, Kramer BK (2008) Severe renal vein stenosis of a kidney transplant with beneficial clinical course after successful percutaneous stenting. Am J Transplant 8(10):2173–2176

Orons PD, Zajko AB (1995) Angiography and interventional aspects of renal transplantation. Radiol Clin North Am 33(3):461–471

Orons PD, Sheng R, Zajko AB (1995) Hepatic artery stenosis in liver transplant recipients: prevalence and cholangiographic appearance of associated biliary complications. AJR Am J Roentgenol 165(5):1145–1149

Orons PD, Hari AK, Zajko AB, Marsh JW (1997) Thrombolysis and endovascular stent placement for inferior vena caval thrombosis in a liver transplant recipient. Transplantation 64(9):1357–1361

Osman YA, Shokeir, Ali-el-Dein B, Tantawy M, Wafa EW, el-Dein AB, Ghoneim MA (2003) Vascular complications after live donor renal transplantation: study of risk factors and effects on graft and patient survival. J Urol 169(3):859–862

Patel JV, Weston MJ, Kessel DO, Prasad R, Toogood GJ, Robertson I (2003) Hepatic artery pseudoaneurysm after liver transplantation: treatment with percutaneous thrombin injection. Transplantation 75(10):1755–1757

Patel NH, Jindal RM, Wilkin T, Rose S, Johnson MS, Shah H, Namyslowski J, Moresco KP, Trerotola SO (2001) Renal arterial stenosis in renal allografts: retrospective study of predisposing factors and outcome after percutaneous transluminal angioplasty. Radiology 219(3):663–667

Peregrin JH, Stribrna J, Lacha J, Skibova J (2008) Long-term follow-up of renal transplant patients with renal artery stenosis treated by percutaneous angioplasty. Eur J Radiol 66(3):512–518

Perini RF, Uflacker R, Cunningham JT, Selby JB, Adams D (2005) Isolated right segmental hepatic duct injury following laparoscopic cholecystectomy. Cardiovasc Intervent Radiol 28(2):185–195

Pfammatter T, Williams DM, Lane KL, Campbell DA Jr, Cho KJ (1997) Suprahepatic caval anastomotic stenosis complicating orthotopic liver transplantation: treatment with percutaneous transluminal angioplasty, Wallstent placement, or both. AJR Am J Roentgenol 168(2):477–480

Pomerantz BJ (2009) Biliary tract interventions. Tech Vasc Interv Radiol 12(2):162–170

Pratschke S, Trumm CG, Clevert DA, Denk G, Angele MK (2012) Successful prophylactic embolization of an intrahepatic pseudoaneurysm after split liver transplantation. Rofo 184(9):835–836

Propst A, Waldenberger P, Propst T, Vogel W, Konigsrainer A, Jaschke AK (1996) Spasms of the hepatic artery following percutaneous transluminal angioplasty and tolazoline administration in a liver transplant patient. Cardiovasc Intervent Radiol 19(3):181–183

Pryluck DS, Kovacs S, Maldonado TS, Jacobowitz GR, Adelman MA, Charles HC, Clark TW (2010) Percutaneous drainage of aortic aneurysm sac abscesses following endovascular aneurysm repair. Vasc Endovascular Surg 44(8):701–707

Raby N, Karani J, Thomas S, O'Grady J, Williams R (1991) Stenoses of vascular anastomoses after hepatic transplantation: treatment with balloon angioplasty. AJR Am J Roentgenol 157(1):167–171

Rela M, Muiesan P, Bhatnagar V, Baker A, Mowat AP, Mieli-Vergani G, Karani J, Williams R, Heaton ND (1996) Hepatic artery thrombosis after liver transplantation in children under 5 years of age. Transplantation 61(9):1355–1357

Robert B, Yzet T, Regimbeau JM (2013) Radiologic drainage of post-operative collections and abscesses. J Visc Surg 150(3 Suppl):11–18

Rouviere O, Berger P, Beziat C, Garnier JL, Lefrancois N, Martin X, Lyonnet D (2002) Acute thrombosis of renal transplant artery: graft salvage by means of intra-arterial fibrinolysis. Transplantation 73(3):403–409

Roy-Choudhury SH, Gallacher DJ, Pilmer J, Rankin S, Fowler G, Steers J, Dourado R, Woodburn P, Adam A (2007) Relative threshold of detection of active arterial bleeding: in vitro comparison of MDCT and digital subtraction angiography. AJR Am J Roentgenol 189(5):238–246

Saad N, Darcy M (2008) Iatrogenic bile duct injury during laparoscopic cholecystectomy. Tech Vasc Interv Radiol 11(2):102–110

Salvadori M, Di Maria L, Rosati A, Larti A, Piperno R, Becherelli P, Bandini S, Biagini M, Filocamo MT, Gallo M, Bertoni E (2005) Efficacy and safety of Palmaz stent implantation in the treatment of renal artery stenosis in renal transplantation. Transplant Proc 37(2):1047–1048

Sheiner PA, Varma CV, Guarrera JV, Cooper J, Garatti M, Emre S, Guy SR, Schwartz ME, Miller CM (1997) Selective revascularization of hepatic artery thromboses after liver transplantation improves patient and graft survival. Transplantation 64(9):1295–1299

Sheng R, Orons PD, Ramos HC, Zajko AB (1995) Dissecting pseudoaneurysm of the hepatic artery: a delayed complication of angioplasty in a liver transplant. Cardiovasc Intervent Radiol 18(2):112–114

Simo G, Echenagusia A, Camunez F, Quevedo P, Calleja IJ, Ferreiroa JP, Banares R (1995) Stenosis of the inferior vena cava after liver transplantation: treatment with Gianturco expandable metallic stents. Cardiovasc Intervent Radiol 18(4):212–216

Singhal A, Stokes K, Sebastian A, Wright HI, Kohli V (2010) Endovascular treatment of hepatic artery thrombosis following liver transplantation. Transpl Int 23(3):245–256

Stampfl U, Hackert T, Radeleff B, Sommer CM, Stampfl S, Werner J, Buchler MW, Kauczor HU, Richter GM (2011) Percutaneous management of postoperative bile leaks after upper gastrointestinal surgery. Cardiovasc Intervent Radiol 34(4):808–815

Takahashi M, Humke U, Girndt M, Kramann B, Uder M (2003) Early posttransplantation renal allograft perfusion failure due to dissection: diagnosis and interventional treatment. AJR Am J Roentgenol 180(3):759–763

Tarazov PG (1993) Intrahepatic arterioportal fistulae: role of transcatheter embolization. Cardiovasc Intervent Radiol 16(6):368–373

Thompson CM, Saad NE, Quazi RR, Darcy MD, Picus DD, Menias CO (2013) Management of iatrogenic bile duct injuries: role of the interventional radiologist. Radiographics 33(1):117–134

Trumm C, Hoffmann RT, Reiser MF (2010) Radiological interventional procedures for the acute abdomen. Radiologe 50(3):262–271

Uller W, Knoppke B, Schreyer AG, Heiss P, Schlitt HJ, Melter M, Stroszczynski C, Zorger N, Wohlgemuth WA (2013) Interventional radiological treatment of perihepatic vascular stenosis or occlusion in pediatric patients after liver transplantation. Cardiovasc Intervent Radiol 36(6):1562–1571

Venbrux AC, Osterman FA Jr (2001) Percutaneous management of benign biliary strictures. Tech Vasc Interv Radiol 4(3):141–146

Vignali C, Bargellini I, Cioni R, Petruzzi P, Cicorelli A, Lazzereschi M, Urbani L, Filipponi F, Bartolozzi C (2004) Diagnosis and treatment of hepatic artery stenosis after orthotopic liver transplantation. Transplant Proc 36(9):2771–2773

de Villa VH, Calvo FA, Bilbao JI, Azinovic I, Balen E, Hernandez JL, Pardo F (1992) Arteriodigestive fistula: a complication associated with intraoperative and external beam radiotherapy following surgery for gastric cancer. J Surg Oncol 49(1):52–57

Walker TG, Salazar GM, Waltman AC (2012) Angiographic evaluation and management of acute gastrointestinal hemorrhage. World J Gastroenterol 18(11):1191–1201

Wallace MJ, Chin KW, Fletcher TB, Bakal CW, Cardella JF, Grassi CJ, Grizzard JD, Kaye AD, Kushner DC, Larson PA, Liebscher LA, Luers PR, Mauro MA, Kundu S (2010) Quality improvement guidelines for percutaneous drainage/aspiration of abscess and fluid collections. J Vasc Interv Radiol 21(4):431–435

Wingen M, Gunther RW (2006) Gastrointestinal bleeding Diagnostics and therapy by interventional radiology. Chirurg 77(2):117–125

Wong W, Fynn SP, Higgins RM, Walters H, Evans S, Deane C, Goss D, Bewick M, Snowden SA, Scoble JE, Hendry BM (1996) Transplant renal artery stenosis in 77 patients – does it have an immunological cause? Transplantation 61(2):215–219

Yilmaz S, Kirimlioglu V, Isik B, Yilmaz M, Kirimlioglu HS, Ara C, Sogutlu G, Battaloglu B, Katz DA (2005) Urgent revascularization of a liver allograft with a saphenous vein interposition graft between the hepatic artery and the recipient splenic artery after late hepatic artery thrombosis. Dig Dis Sci 50(6):1177–1180

Zajko AB, Campbell WL, Logsdon GA, Bron KM, Tzakis A, Esquivel CO, Starzl TE (1987) Cholangiographic findings in hepatic artery occlusion after liver transplantation. AJR Am J Roentgenol 149(3):485–489

Prävention und Therapiemöglichkeiten bei Komplikationen in der allgemeinen und endokrinen Chirurgie

Kleine Eingriffe sind *prima vista* scheinbar von weniger Komplikationen betroffen. Bisher existieren keine verlässlichen Zahlen zum Risiko von Komplikationen bei sogenannten kleinen Eingriffen wie beispielsweise bei der Wundversorgung oder bei Eingriffen an der Körperoberfläche. Allerdings führen Komplikationen nach diesen Eingriffen mit Verzögerung der Wundheilung oder bei der Folgebehandlung zu Dissonanzen in der Beziehung zwischen Patient und Behandler mit allen denkbaren Folgen – auch juristischen Auseinandersetzungen. Im Zweifelsfall kann es problematisch werden, in derartigen Situationen die fehlerfreie Behandlung nachzuweisen. Aufgrund dessen erscheint es umso sinnvoller, diese „kleine Chirurgie" in diesem Lehrbuch zu beleuchten, da die Versorgung sehr häufig unter Notfallbedingungen und bei primär kontaminierten Wunden zu erfolgen hat.

Anders ist die Chirurgie der Schilddrüse und der Nebenniere mitunter von schwerwiegenden Komplikationen, die die betroffenen Patienten zeitlebens beeinflussen, behaftet. Hier sind beispielsweise die Rekurrensparese oder die postoperative organspezifische endokrine Insuffizienz zu nennen, abgesehen von einer Vielzahl chirurgischer Komplikationen, die nach Möglichkeit vermieden werden sollten.

Nachfolgend wird ein Überblick über die Präventions- und Behandlungsstrategien gegeben, die auch – mit Einschränkungen – exemplarisch Gültigkeit für die Versorgungsmöglichkeiten bei großen Eingriffen haben.

Komplikationen bei der Versorgung akuter Wunden

D. Herter, M. Lerchenberger, A. Khandoga

M. Rentsch, A. Khandoga, M. Angele, J. Werner (Hrsg.), *Komplikationsmanagement in der Chirurgie,*
DOI 10.1007/978-3-662-43475-8_9, © Springer-Verlag Berlin Heidelberg 2015

Akute traumatische Wunden sind mit einer Patientenzahl von jährlich über 2 Mio. einer der häufigsten Gründe für eine Vorstellung in chirurgischen Notaufnahmen (Tautenhahn et al. 2007). Obwohl die akute Wundversorgung global nach den gleichen Standards abläuft, die einfach und unkompliziert umzusetzen sind, kommt es hierbei nicht selten zu verzögerten Heilungsprozessen, Infektionen und sekundärer Wundheilung und damit auch zu verlängerter oder wiederholter Behandlungspflichtigkeit. Hierdurch entsteht einerseits ein relevanter ökonomischer Aspekt, andererseits können gerade scheinbar „einfache" Wundbehandlungen zu Endlosgeschichten bei fehlerhafter Behandlung oder Komplikationen werden. Aus diesem Grunde nimmt eine effiziente und insbesondere komplikationsarme Versorgung akuter Wunden einen steigenden Stellenwert ein.

Die akute Situation verhindert oft eine profunde Aufklärung über die Behandlungskonsequenzen und vielfach ist für die betroffenen Patienten in dieser Situation die Tragweite der Verletzung und der Behandlung gar nicht zu erfassen, sodass Missverständnisse bezüglich des Behandlungskonzepts und -erfolgs nicht selten sind. Dennoch sind komplizierte Behandlungsverläufe nicht *per se* zu vermeiden.

Da die Prävention von Komplikationen in dieser Situation nicht mehr *ex ante* sondern lediglich noch *ex post* durchgeführt werden kann, sind die konkreten Möglichkeiten einer präoperativen Komplikationsprophylaxe erheblich einschränkt. Die Behandlung ist bereits die Behandlung der Komplikation und Prävention der Folgekomplikationen oder einer Lebensbedrohung, wie bei schweren Weichgewebsinfektionen als maximale Ausprägung einer Wundkomplikation drastisch vor Augen geführt wird.

9.1 Präoperative Diagnostik und Hinweise auf Risikoerhöhung

In Abhängigkeit von ihrem zeitlichen Auftreten lassen sich akute von chronischen Komplikationen unterscheiden. ◘ Tabelle 9.1 gibt einen Überblick über die häufigsten akuten und chronischen Komplikationen nach chirurgischer Versorgung akuter Wunden.

Während Hämatome oder auch Serome sehr gut und meist mit geringem Aufwand behandelt werden können, stellen Wundinfektionen, nicht entfernte Fremdkörper, sowie Wund- und Weichgewebsnekrosen, insbesondere wenn letztere rasch progredient und mit systemischer Symptomatik vergesellschaftet sind. Im Folgenden sollen gerade die problematischen Komplikationen adressiert werden.

9.1.1 Risikofaktoren

Unterschiedliche Risikofaktoren können als Ursache für die Entstehung einer Komplikation nach akutem Trauma in Betracht kommen (◘ Tab. 9.2).

Neben lokalen Risikofaktoren, die ihre Ursache in der Art der Wunde (z. B. Biss-, Riss-, Schnitt-, Schusswunden) respektive der Art des ursächlichen Traumas haben, spielen zusätzlich patienteneigene systemische Risikofaktoren eine große Rolle (◘ Tab. 9.2). Einige dieser Risikofaktoren können durch entsprechende therapeutische Interventionen beeinflusst werden, jedoch treten auch Risikofaktoren (u. a. genetisch bedingte Prädispositionen) auf, die nicht beeinflussbar sind.

9.1.2 Allgemeine Strategien zur Risikoreduktion

Reduktion lokaler Risikofaktoren

Zur Minimierung des Komplikationsrisikos müssen sowohl die lokalen als auch die systemischen Risikofaktoren so optimal wie möglich adressiert werden. Abgesehen von den Risikofaktoren existieren definierte Wundsituationen und Aspekte, die ein potenziell hohes von einem niedrigen Risiko für Wundkomplikationen unterscheiden. Die Standards einer adäquaten und zeitgerechten Wundversorgung sind hinreichend publiziert (Singer et al. 1997).

Nekrotische oder ischämische Gewebeabschnitte haben in der Regel keine bzw. wenig Aussicht auf Erholung. Daher sollten Nekrosen immer exzidiert werden. Sollte hierdurch der Gewebedefekt für einen direkten Wundverschluss zu groß sein, muss eine primäre Versorgung ohne Wundverschluss erfolgen. Dies kann einen feuchten Wundverband oder auch Okklusiv-Verbände beinhalten. Eine VAC-Versorgung sollte in dieser Situation nur in Ausnahmefällen begonnen werden (Verdacht auf Infektion bzw. primäre Behandlung von infizierten Gewebeabschnitten, z. B. Abszesse). Sie bietet keinen nachweisbaren Vorteil gegenüber anderen offenen Wundbehandlungsverfahren und endet häufig in einer Chronifizierung der Wunde und einer entsprechend langen Behandlungsdauer, was bei frühzeitiger adäquater Wundversorgung vermeidbar wäre (Health Quality Ontario 2006; Peinemann und Sauerland 2011).

Die Gewebedeckung/der endgültige Wundverschluss kann dann zweizeitig durch Hauttransplantate, Schwenklappen oder freie Lappen bereits nach kurzer Zeit erfolgen, sofern die Wunde lediglich kontaminiert und nicht infiziert erscheint.

Sofern die verletzten Hautareale eine Gefährdung durch Ischämie oder eine vormalige Strahlenexposition aufweisen (letztere stellt eine spezielle Form der ischämi-

Tab. 9.1 Komplikationen nach chirurgischer Versorgung akuter Wunden

Akute Komplikationen	Chronische Komplikationen
Lokale Wundinfektionen	Übergang in chronische Wunde
Hämatome	Hypertrophe Narbenbildung/ Keloide
Serome	
Wundrand- und Weichteilnekrosen	
Rasch progrediente generalisierte Weichgewebsinfektionen-/nekrosen	
Verbliebene Fremdkörper im Wundbereich	

schen Schädigung dar) und noch keine Nekrose vorliegt, kann eine Naht mit abwartender Haltung und engmaschigen Kontrollen zur frühzeitigen Identifikation einer beginnenden Nekrose erwogen werden. Im Falle einer im Verlauf neu auftretenden Nekrose sind eine Exzision sowie ein erneuter Wundverschluss notwendig. Als sinnvolle Alternative erscheint hier eine Ausnahme im Hinblick auf die primäre Anlage eines VAC-Verbandes, da dieser eine Neovaskularisierung fördert und damit der Ischämie entgegenwirken kann. Analog ist eine VAC-Therapie auch bei wiederholter Verletzung bereits vorgeschädigter Gewebeabschnitte anwendbar.

Wenn eine verstärkte Blutungsneigung oder Wundsekretion anderer Art zu erwarten ist oder große Wundtaschen durch die Versorgung entstehen, sollte die Anlage einer Drainage in Erwägung gezogen werden. Hier steht dem Anwender eine mannigfaltige Auswahl an Drainagen zur Verfügung. Bei primär verschlossenen Wunden mit verstärkter Sekretionstendenz bevorzugen wir im Zweifelsfall die Einlage einer Redon-Drainage, alternativ ggf. auch einer Penrose-, oder Easy-Flow-Drainage. Zur Wahl der geeigneten Drainage existiert keine klare Evidenz, wichtig erscheint in diesem Zusammenhang eine interne Festlegung auf wenige ausgewählte Konzepte im Sinne einer SOP, da eine zuverlässige Verlaufsbeurteilung der Wundheilung bei entsprechender Standardisierung am besten möglich ist.

Bei primär infizierten Wunden kann eine offene Wundbehandlung in Betracht kommen. Bei der offenen Wundbehandlung können adaptierende Nähte zur Prävention einer weiteren Wundrandretention im Verlauf der weiteren Heilung hilfreich sein. Bisswunden sollten immer offen behandelt werden, bei Wundkontamination mit potenziell toxischen oder infektiösen Substanzen muss

Tab. 9.2 Lokale und systemische Risikofaktoren für Wundheilungsstörungen. (Aus Franz et al. 2008)

Lokale Risikofaktoren	Systemische Risikofaktoren
Lokale Ischämie, z. B. durch Gefäßverletzungen	Arterielle Durchblutungsstörungen, pAVK
Fremdkörper und nekrotisches Gewebe im Wundbereich	Hypothermie
Vorbestehende Infektionen im Wundgebiet	Diabetes mellitus, metabolisches Syndrom
Vorbestehende Gewebeschädigung (wiederholtes Trauma an gleicher Stelle, Z. n. Radiatio)	Nikotinabusus
	Störungen der Blutgerinnung oder Thrombozytenaggregation
	Immunsuppression
	Zytostatika, Radiatio
	Mangelernährung, Hypoalbuminämie

die offene Wundbehandlung zusätzlich von einer gezielten Postexpositionsprophylaxe begleitet werden. Auf die aktuellen Empfehlungen hierzu wird in ▶ Abschn. 9.2.2 näher eingegangen.

Reduktion systemischer Risikofaktoren

Die Behandlung der systemischen Risikofaktoren beinhaltet die Optimierung der Grunderkrankung. Bei kleinen oberflächlichen Wunden ist die Problematik durch systemische Vorerkrankungen oft nicht von Relevanz, jedoch potenziert sich das Risiko bei gleichzeitig vorhandenen lokalen Risikofaktoren. So wird z. B. eine lokale Ischämie nach Quetschung oder durch ein ausgeprägtes Gewebsödem die Wundheilung deutlich mehr beeinträchtigen, wenn gleichzeitig eine pAVK besteht.

Als Konsequenz einer lokalen und systemischen Ischämie kann es zur Nekrosenbildung mit Notwendigkeit einer Nachresektion der Wundränder und sekundärer Wunddefektdeckung kommen. Weiterhin kann die Bildung von hypertrophen Narben und Keloiden Ausdruck einer latenten lokalen Ischämie sein.

Rheologische Maßnahmen oder die Applikation von Prostaglandin-E1-Analoga (Alprostadil), wie sie bei der Behandlung chronisch ischämischer Wunden zur Anwendung kommen, entfalten eine vasodilatative Wirkung und fördern die Gefäßneuaussprossung, spielen jedoch in der Versorgung akuter Wunde eine untergeordnete Rolle. Insbesondere eine perioperative Anwendung wird durch den

Hersteller explizit nicht empfohlen, da es bei Patienten mit kardialem Risikoprofil zu einem akuten Lungenödem und globaler Herzinsuffizienz kommen kann. Trotz der Vielzahl der berichteten Todesfälle hat das Bundesgesundheitsamt die intravenöse Anwendung bislang nicht verboten. Die Schadenshaftung ist vom Hersteller auf den Arzt verlagert.

Im Stadium der klinischen Erprobung befinden sich derzeit einige Behandlungskonzepte zur Verhinderung einer Transformation von der akuten zur chronischen Wunde, die bislang vorliegenden Berichte sind erfolgsversprechend. Dennoch konnte sich bislang keines der Verfahren durchsetzen. Das Beispiel des initialen Enthusiasmus um die Alprostadil-Therapie verdeutlicht, dass eine *in vitro* und theoretisch gut wirksame Therapie aufgrund möglicher unerwünschter Arzneimittelwirkungen *in vivo* trotzdem nicht immer empfehlenswert ist.

9.2 Wundinfektionen

Infektionen akuter Wunden stellen mit Abstand das Problem mit der größten Tragweite dar. Während im Allgemeinen oberflächliche Schnittverletzungen relativ selten mit infektiösen Komplikationen behaftet sind, können tiefe Schnittwunden, Bisswunden durch Mensch und Tier, aber auch Wunden in der Nähe von Gelenken, Bändern und Sehnen (insbesondere an Händen und Füßen) sowie Wunden bei immunsupprimierten Patienten ein erhöhtes Risiko für eine Infektion darstellen.

Bissverletzungen (Prävalenz 1–2 %) (Brook 1989; Gawenda 1996; Maimaris und Quinton 1988), können bei unsachgemäßer Therapie schwerwiegende infektiologische Komplikationen verursachen. Die Mehrheit der Bissverletzungen wird von Hunden verursacht (60–90 %), gefolgt von Katzen (5–20 %), Nagetieren (2–3 %) und Menschen (2–3 %; Endom 2013).

Schussverletzungen stellen eine besondere Entität der Verletzungen dar, bei denen es gelegentlich zu Infektionen kommt. Obwohl in Deutschland selten (ca. 2600 Verletzungsfälle pro Jahr mit unterschiedlichem Outcome), wird das Thema jedoch im nachfolgenden Text im Speziellen noch vertieft.

Auch die deutlich vom allgemeinen Wundbehandlungs-Konzept abweichende Strategie bei der Behandlung von schweren Infektionen wie die akute nekrotisierende Fasziitis und der Gasbrand wird in einem eigenen Kapitel eingegangen (▶ Abschn. 9.2.4).

9.2.1 Prävention von Wundinfektionen

Das Infektionsrisiko nach einer Bissverletzung ist zum einen abhängig von der Lokalisation der Wunde und zum anderen von der Art des Verletzungsmusters und der Ausdehnung resp. Tiefe der Wunde. Bisswunden der Hand gelten hier als besonders infektionsgefährdet (Blackman 1998; Brook 1989; Maimaris und Quinton 1988; Thomas und Brook 2011).

Hundebisse stellen meist eine Kombination aus Riss-, Quetsch- und Schürfwunden dar, oftmals mit einer ausgeprägten Zerstörung des Weichteilmantels. Katzenbisse treten fast immer als schmale Stichwunden in Erscheinung, die bis in tiefe Gewebeschichten reichen können (Dendle und Looke 2009). Menschenbisse können sowohl zu Quetschungen, als auch zu tiefen Schnittverletzungen führen. Ein typisches Verletzungsmuster ist hier z. B. die Verletzung der Hand durch einen Faustschlag gegen die Schneidezähne des Gegners. Oft sind die Fingergelenke mitverletzt, es besteht die besondere Gefahr einer Gelenkinfektion (Endom 2013; Gawenda 1996).

Der wesentliche Aspekt der Prävention von Komplikationen bei derartigen Verletzungen besteht daher in der Identifikation und korrekten Interpretation der Verletzung. Die Einteilung in zwei Risikogruppen kann helfen, die Infektionsgefährdung einer Wunde besser einzuschätzen (◘ Tab. 9.3)

Schnittwunden sind hierbei als Wunden mit niedrigem Risiko einzustufen, im Vordergrund sollte hier die Identifikation von Nerven- und Sehnenverletzungen, sowie Durchblutungsstörungen stehen. Demgegenüber sind Stichwunden mit nicht vollständig abschätzbarer Eindringtiefe als risikobehaftet einzuschätzen. Das Infektionsrisiko definiert sich hierbei aus der Inokulation von Keimen durch den Stich selbst und durch die okkulte Verletzung von Hohlorganen. Eine begleitende Antibiotikatherapie ist bei hohem Infektionsrisiko selbstverständlich. Die Prävention einer Komplikation ist präoperativ darüber hinaus kaum zu beeinflussen. Es schließt sich die Notwendigkeit einer Wundinspektion und -exploration an, der Verbleib von Fremdkörpern in der Wunde muss ausgeschlossen werden.

Während die meisten Anteile von Fremdkörpern durch die Ultraschall und Röntgendiagnostik gut identifizierbar sind, können Glassplitter unter Umständen schlecht erkennbar sein. Hier sollte der Einsatz weichzeichnender Röntgenstrahlung oder der digitalen Volumentomographie erwogen werden, wenn Zweifel bezüglich einer kompletten Beseitigung der Glaspartikel bestehen.

Auf das spezifische Risiko der Infektion bei Schussverletzungen wird im entsprechenden Kapitel eingegangen (▶ Abschn. 9.6).

9.2.2 Intraoperative Prävention und Behandlung

Primär erfolgt eine gründliche Wundinspektion in Lokalanästhesie und falls erforderlich in Allgemeinanästhesie.

Tab. 9.3 Hoch- und Niedrigrisikowunden für eine Wundinfektion

Hochrisikowunden	Niedrigrisikowunden
Wunden an den Händen	Wunden im Gesicht
Tiefe Stich-/Punktionswunden	Saubere Schnittverletzungen
Bisswunden	
Wunden mit Gelenk-/Band-/Sehnen- und Knochenbeteiligung	
Wunden älter als 12 h	
Wunden bei immunsupprimierten Patienten	
Wunden mit *in situ* verbleibenden Fremdkörpern	

Bei tiefen schmalen Wunden ist eine genaue Untersuchung des gesamten Stichkanals aus oben genannten Gründen unerlässlich.

Um die Infektion einer primär klinisch nicht infizierten Wunde zu vermeiden, sollten einige Regeln bei der chirurgischen Wundversorgung beachtet werden. Eine Wundspülung unter Druck, insbesondere durch Sondierung von schmalen Stichkanälen mittels Kanülen oder Fogarty-Kathetern, wie sie von vielen Quellen nach wie vor propagiert wird, sollte aufgrund der Gefahr einer weiteren Keimausbreitung oder auch der weiteren Einspülung von Fremdkörpern ins Gewebe mit konsekutiver Entwicklung einer Phlegmone und anderen Komplikationen nicht angewendet werden (Endom 2013; Rieck 2001, 2005). Die Wundreinigung sollte mit steriler Ringerlösung oder Polihexanid 0,2 % (Lavasept®) erfolgen, Polihexanid weist im Gegensatz zu vielen anderen Wundantiseptika (z. B. Chlorhexidin oder Octenidin) eine gute Gewebeverträglichkeit auf (Kalteis et al. 2003).

! Beliebt ist nach wie vorher die Wundreinigung mit Octenidin (Octenisept®). Bereits im Jahre 2008 wurde vom Hersteller mittels eines Rote-Hand-Briefes vor einer Gewebespülung unter Druck gewarnt, weitere Warnhinweise folgten 2009 und 2011. Zum einen darf Octenidinlösung nicht unter Druck ins Gewebe eingespült werden, zum anderen muss bei einer mit Octenidinlösung gespülten tiefen Wunde ein Abfluss mittels Drainage gewährleistet sein, um die Entstehung aseptischer Nekrosen zu vermeiden. Mehrere Case-Reports berichten über die Entstehung solcher aseptischer Nekrosen, insbesondere bei tiefen Wunden mit engem Wundkanal und konsekutiv schlechtem Abfluss des eingebrachten Antiseptikums (Franz und Vögelin 2012; Högele und Neu 2011; Hülsemann und Habenicht 2009; Schupp und Holland-Cunz 2009).

Obligat sind die Untersuchung des aktiven und passiven Bewegungsumfanges in allen beteiligten Gelenken sowie die Prüfung der peripheren Durchblutung, Motorik und Sensibilität. Auch zum Ausschluss von Knochen- und Gelenkverletzungen sollte eine Röntgen- oder eine Ultraschalluntersuchung zur Objektivierung von Weichteilschäden zu erfolgen.

Zeigen sich bereits im Rahmen der Inspektion ausgeprägte Verletzungen der Hand oder des Gesichtes, ist die frühzeitige Versorgung des Patienten in Zusammenarbeit mit einer Spezialabteilung für Handchirurgie resp. plastische Chirurgie dringend zu empfehlen.

Ein Débridement ist einer reinen Spülung der Wunde im Hinblick auf eine Dekontamination überlegen. Wenn Verdacht auf Fremdkörperinokulation besteht, müssen eine entsprechende Exploration und eine sichere, ggf. operative Entfernung unter Anwendung intraoperativer Diagnostik erfolgen. Nicht nur aus infektiologischer, sondern auch aus medikolegaler Sicht ist eine Verbleib von Fremdkörpern in der Wunde als höchst problematisch anzusehen, späte Komplikationen bei initial übersehenen Fremdkörpern enden meist mit einer Regressforderung.

Verletzungen, die eine Penetration von Thorax und Abdomen oder eine Beteiligung großer Gefäße vermuten lassen, müssen immer chirurgisch in Allgemeinanästhesie exploriert werden (inklusive einer notwendigen Thorakotomie oder Laparotomie). Hier können die Prinzipien, die im Abschnitt Schussverletzungen (▶ Abschn. 9.6) subsummiert sind, angewendet werden.

Die Entnahme eines mikrobiologischen Abstriches bei einer frischen Verletzung ist in aller Regel nicht indiziert, da zum einen ein positives Ergebnis nicht zwangsläufig mit der Infektionswahrscheinlichkeit korreliert, zum anderen der primär isolierte Erreger im Falle einer späteren Infektion meist nicht den ursächlichen Erreger der Infektion darstellt (Boenning et al. 1983; Callaham 1980; Fleisher 1999).

Die Entscheidung, ob eine Wunde primär verschlossen werden kann oder ob eine sekundäre Wundheilung angestrebt wird, sollte in Abhängigkeit vom Risikoprofil der Wunde (Tab. 9.3) und der kosmetischen Relevanz für den Patienten individuell getroffen werden, wobei hier die Sicherheit der Versorgung immer Vorrang hat.

Unter Einbeziehung der oben genannten Risikofaktoren für eine Infektion lässt sich festhalten, dass Wunden mit hoher Infektionsgefahr – hierzu sind Bisswunden im Besonderen zu zählen – nach wie vor nicht primär verschlossen werden sollten. Ein primär chirurgischer Verschluss kann jedoch durchgeführt werden, wenn folgende Kriterien erfüllt sind:

Tab. 9.4 Tetanus-Immunprophylaxe im Verletzungsfall. (Robert-Koch-Institut, Epidemiologisches Bulletin 34/2014)

Vorgeschichte der Tetanus-Immunisierung (Anzahl der erhaltenen Tetanus-Impfstoffdosen)	Saubere, geringfügige Wunden		Alle anderen Wunden (tiefe, verschmutzte Wunden, ausgedehntes Weichteiltrauma, penetrierende Verletzungen)	
	DTdaP/Tdap[2]	TIG[3]	DTaP/TdaP[2]	TIG[3]
Unbekannt	Ja	Nein	Ja	Ja
0 bis 1	Ja	Nein	Ja	Ja
2	Ja	Nein	Ja	Nein[4]
3 oder mehr	Nein[5]	Nein	Nein[6]	Nein

[1] Tiefe und/oder verschmutzte (mit Staub, Erde, Speichel, Stuhl kontaminierte) Wunden, Verletzungen mit Gewebszertrümmerung und reduzierter Sauerstoffversorgung oder Eindringen von Fremdkörpern (z. B. Quetsch-, Riss-, Biss-, Stich-, Schusswunden).

[2] Kinder unter 6 Jahren erhalten einen Kombinationsimpfstoff mit DTaP, ältere Kinder Tdap (d. h. Tetanus-Diphterie-Impfstoff mit verringertem Diphterietoxoid-Gehalt und verringerter azellulärer Pertussis-Komponente). Erwachsene erhalten ebenfalls Tdap, wenn sie noch keine Tdap-Impfung im Erwachsenenalter (≥ 18 Jahre) erhalten haben oder sofern eine aktuelle Indikation für eine Pertussis-Impfung besteht.

[3] TIG = Tetanus-Immunglobulin, am Allgemeinen werden 250 IE verabreicht, die Dosis kann auf 500 IE erhöht werden; TIG wird simultan mit DTaP/Tdap-Impfstoff angewendet.

[4] Ja, wenn die Verletzung länger als 24 Stunden zurückliegt.

[5] Ja (1 Dosis), wenn seit der letzten Impfung mehr als 10 Jahre vergangen sind.

[6] Ja (1 Dosis), wenn seit der letzten Impfung mehr als 5 Jahre vergangen sind.

- Wunde zeigt keine klinischen Infektionszeichen
- Wunde ist nicht älter als 12 h (im Gesicht 24 h)
- Wunde ist nicht an Hand oder Fuß lokalisiert
- Patient ist nicht immunsupprimiert

Im Falle einer Primärnaht empfiehlt sich der Verschluss mit Einzelknopfnähten, um im Falle einer Infektion einzelne Fäden zur Drainage der Wunde entfernen zu können.

Nach chirurgischer Versorgung der Wunde sollte eine Wiedervorstellung des Patienten zu Wundkontrolle nach 24 bis 48 Stunden erfolgen (Jobmann 2013). Dies dient der frühzeitigen Erkennung infektiologischer Komplikationen. Bei Verletzungen einer Extremität wird empfohlen, diese für 48 bis 72 Stunden hochzulagern/ruhigzustellen (Brook 1989; Dendle und Looke 2009; Maimaris und Quinton 1988).

Ebenso kontrovers wie der primäre Wundverschluss wird auch der Einsatz einer Antibiotikaprophylaxe diskutiert (Callaham 1994; Cummings 1994; Fleisher 1999; Hawkins et al. 1983). Laut einer aktuellen Metanalyse aus dem Jahr 2012 von Henton und Jain gibt es Hinweise darauf, dass eine Antibiotikaprophylaxe bei Menschenbissen sowie bei Bissverletzungen der Hand das Infektionsrisiko verringert, sodass in diesen Fällen eine Gabe in jedem Falle indiziert ist.

Bei Katzen- und Hundebissen konnte das Risiko durch die prophylaktische Antibiotikagabe jedoch nicht reduziert werden (Henton und Jain 2012). Analog ist das Vorgehen bei potenziell infizierten Verletzungen anderer Genese, während einfache Schnittverletzungen und Wunden mit niedrigem Risikoprofil gar keiner oder zumindest keiner Antibiotikaprophylaxe über den Eingriff hinaus bedürfen. Im Einzelfall, insbesondere bei ausgedehnten Verletzungen oder immunsupprimierten Patienten, sollte eine Prophylaxe erwogen werden. Die Wahl des Antibiotikums richtet sich nach dem zu erwarteten Erregerspektrum. Dieses unterscheidet sich von Spezies zu Spezies nur leicht und beinhaltet unter anderem *Pasteurella spec.*, *Staphylococcus spec.*, *Streptococcus spec.* und Anaerobier (*Bacteroides*, *Fusobacterium*, Clostridien, *Propionibacterium*) (Dendle und Looke 2009; Blackman 1998; Goldstein 1992; Abrahamian und Goldstein 2011; Endom 2013). Es empfiehlt sich zur Prophylaxe die orale Gabe eines Betalaktam-Antibiotikums mit Betalaktamaseinhibitor (z. B. Amoxicillin/Clavulansäure) über 3 bis 5 Tage, im Falle einer Allergie kann auf ein Tetracyclin (z. B. Doxycyclin) in Kombination mit Metronidazol ausgewichen werden. Zur Vermeidung einer Infektion mit Clostridium tetani ist immer auch der Tetanusschutz zu überprüfen und gemäß den geltenden Richtlinien aufzufrischen (Tab. 9.4). Patienten, denen ihr Tetanusimpfstatus nicht erinnerlich ist, kann seit einigen Jahren ein Tetanusschnelltest (Tetanus-Quick-Stick, TQS) angeboten werden, der mit einer Spezifität von 87 bis 100 % (je nach Quelle) und einer Sensitivität von 55 bis 88 % (je nach Quelle) eine bestehende Tetanusimmunität nachweist. Bislang hat sich dieser Test in Deutschland noch nicht in der Klinikroutine durchgesetzt, er ist eine individuelle Gesundheitsleistung (iGeL),

Tab. 9.5 Postexpositionelle Hepatitis-B-Immunprophylaxe nach Exposition in Abhängigkeit vom aktuellen Anti-HBs-Wert. (Robert Koch-Institut, Epidemiologisches Bulletin 34/2014)

Aktueller Anti-HBs-Wert		Erforderlich ist die Gabe von	
		HB-Impfstoff	HB-Immunglobulin
≥ 100 IE/l		Nein	Nein
10–99 IE/l		Ja	Nein
< 10 IE/l oder nicht innerhalb von 48 h zu bestimmen	Und Anti-HBs war früher ≥ 100 IE/l zu einem früheren Zeitpunkt	Ja	Nein
	Und anti-HBs war nie ≥ 100 IE/l oder unbekannt	Ja	Ja

die Kosten von ca. 10 € pro Test werden von den gesetzlichen Krankenkassen nicht übernommen (Colombet et al. 2005; Hatamabadi et al. 2011; Paulke-Korinek et al. 2008; Stubbe et al. 2007).

Neben Bakterien können im Rahmen von Verletzungen auch Viren übertragen werden. Bei Tieren ist hier vornehmlich an Tollwut zu denken, bei Menschenbissen sollte auch eine Infektion mit Hepatitis-B/-C-Viren oder HIV in Betracht gezogen werden.

Ist eine Hepatitis B-/HIV-Infektion im Rahmen der Verletzung wahrscheinlich, sollte in jedem Falle eine Postexpositionsprophylaxe durchgeführt werden, ebenfalls bei entsprechender Risikokonstellation (z. B. bekannter intravenöser Drogenabusus). In allen anderen Fällen ist eine PEP in begründeten Einzelfällen zu erwägen. Nicht zuletzt aus haftungsrechtlichen Gründen sollte jedoch in allen Fällen der HBV-, HCV- und HIV-Serostatus von beißender und gebissener Person bestimmt werden.

Eine notwendige HIV-Postexpositionsprophylaxe (PEP) sollte so früh wie möglich begonnen werden, als optimal werden 2 Stunden post expositionem beschrieben. Der Zeitabstand von Exposition und Prophylaxe sollte nach Möglichkeit 24 Stunden nicht überschreiten, der Beginn einer Postexpositionsprophylaxe mehr als 72 Stunden nach Exposition wird aktuell nicht empfohlen. Als Präparat zur HIV-PEP wird zurzeit die Kombination von Raltegravir und Tenofovir-DF/Emtricitabin über 28 Tage empfohlen. Alternativ kann statt Raltegravir auch Lopinavir/Ritonavir und statt Tenofovir-DF/Emtricitabin Zidovudin/Lamivudin zum Einsatz kommen. Im Falle des Beginns einer HIV-PEP empfiehlt sich zusätzlich die zeitnahe Konsultation eines in der HIV-Therapie erfahrenen Infektiologen (Marcus et al. 2013). Die Empfehlungen der STIKO zur Hepatitis-B-Postexpositionsprophylaxe in Abhängigkeit vom Anti-HBs-Titer zeigt Tab. 9.5.

Im Fall einer HCV-Exposition wird gegenwärtig keine Postexpositionsprophylaxe empfohlen. Um eine Infektion der exponierten Person möglichst früh zu detektieren und entsprechend zu therapieren, sollte 2 bis 4 Wochen nach der Exposition die HCV-RNA bestimmt werden. Bei negativem Ergebnis ist eine Wiederholung des Tests nach 6 bis 8 Wochen möglich, bei hohem Infektionsrisiko (z. B. bei bekannt hoher Viruslast) können auch Kontrollen in kürzeren Zeitabständen sinnvoll sein.

Die Bestimmung von Anti-HCV wird vom RKI aktuell erst nach 12 und 26 Wochen empfohlen (nach vermuteter Serokonversion), in diesem Zusammenhang sollte auch die ALT im Serum kontrolliert werden. Ist der Anti-HCV-Titer positiv oder die ALT pathologisch erhöht, ist eine erneute HCV-RNA-Kontrolle angezeigt. Im Falle einer erfolgten Infektion sollte zur Verhinderung eines chronischen Verlaufes eine Therapie eingeleitet werden. Momentan ist hier (pegyliertes) Interferon-alpha das Mittel der Wahl (Robert-Koch-Institut 2014). Eine antivirale Therapie zur Postexpositionsprophylaxe der HCV-Infektion ist derzeit Gegenstand von Diskussionen in Anbetracht der neu verfügbaren Substanzen aus der Klasse der Protease-Inhibitoren sowie NS5A-Inhibitoren, nukleosidischen und nichtnukleosidischen NS5B-Polymerase-Inhibitoren.

Da Deutschland seit September 2008 gemäß der Weltorganisation für Tiergesundheit (OIE) als frei von klassischer Tollwut eingestuft wird (World Organisation for Animal Health, OIE, 2010), ist bei Bissen durch Wildtiere wie Füchse oder Rehe das Infektionsrisiko als so gering einzustufen, dass auf eine Postexpositionsprophylaxe verzichtet werden kann. Im Zweifelsfall kann die Rücksprache mit dem örtlichen Veterinäramt hilfreich sein, um sicherzugehen, dass in jüngerer Zeit keine neuen Wildtollwutfälle aufgetreten sind. Von kleinen Wildtieren wie Mäusen, Ratten, Eichhörnchen oder Hasen geht grundsätzlich keine Gefahr einer Tollwutübertragung aus, sodass selbst in Tollwutendemiegebieten ein Biss dieser Tiere keine Indikation für eine Postexpositionsprophylaxe darstellt (Robert Koch-Institut 2011).

! Von der klassischen Wildtollwut abzugrenzen ist die Fledermaustollwut. Diese wird von Lyssaviren

Tab. 9.6 Postexpositionelle Tollwut-Immunprophylaxe. (Robert Koch-Institut, Epidemiologisches Bulletin 34/2014)

Grad der Exposition	Art der Exposition durch ein tollwutverdächtiges oder tollwütiges Wild- oder Haustier oder eine Fledermaus	Art der Exposition. durch einen Tollwut-Impfstoffköder	Immunprophylaxe* (Fachinformation beachten)
I	Berühren/Füttern von Tieren, Belecken der intakten Haut	Berühren von Impfstoffködern bei intakter Haut	Keine Impfung
II	Nicht blutende, oberflächliche Kratzer oder Hautabschürfungen, Lecken oder Knabbern an der nicht intakten Haut	Kontakt mit der Impfflüssigkeit eines beschädigten Impfstoff-köders an der nicht intakten Haut	Tollwut-Schutzimpfung
III	Bissverletzungen, Kratzwunden, Kontakt von Schleimhäuten oder Wunden mit Speichel (z. B. durch Lecken), Verdacht auf Biss oder Kratzer durch eine Fledermaus oder Kontakt der Schleimhäute mit einer Fledermaus	Kontamination von Schleimhäuten und frischen Hautverletzungen mit der Impfflüssigkeit eines beschädigten Impfstoffköders	Tollwut-Schutzimpfung und einmalig mit der 1. Dosis simultan. Verabreichung von Tollwut-Immunglobulin (20 IE/kg Körpergewicht)

* Die einzelnen Impfungen und die Gabe von Tollwut-Immunglobulin sind sorgfältig zu dokumentieren.

ausgelöst, welche dem klassischen Rabiesvirus sehr ähnlich sind (European-Bat-Lyssaviridae, EBLV). Auch in Deutschland kommen Fledermäuse als Reservoir dieser Erreger in Betracht, die Übertragung erfolgt durch oberflächliche Kratzer oder Hautabschürfungen, Speichelkontakt mit nicht intakter Haut sowie durch Bissverletzungen, die jedoch aufgrund der geringen Größe der Tiere nicht immer erkennbar sind. Bei einem Kontakt mit lebenden oder toten Fledermäusen ist daher immer eine Postexpositionsprophylaxe durchzuführen, selbst wenn keine sichtbare Verletzung vorliegt (Tab. 9.6).

9.2.3 Therapie bei infizierten Wunden

Stellt sich ein Patient mit einer bereits infizierten Verletzung vor oder zeigen sich bei der routinemäßigen Wundkontrolle Infektionszeichen, ist in jedem Falle eine breite kalkulierte antibiotische Therapie einzuleiten. Bei höhergradigen Infekten muss eine chirurgische Revision mit Eröffnung der Wunde durchgeführt werden. Ob eine Revision mit Reinigung und erneutem Wundverschluss sinnvoll und durchführbar ist, muss von einem erfahrenen Operateur intraoperativ entschieden werden. In der Regel ist jedoch eine offene Wundbehandlung und ggf. die Anlage eines VAC-Verbandes die Therapie der Wahl, um der lokalen Gewebeschädigung entgegenzutreten.

Wie bei der Prophylaxe, richtet sich auch bei der Therapie der Infektion die Wahl des Antibiotikums zuerst nach dem vermuteten Erregerspektrum (s. oben), es sollten jedoch Abstriche und Gewebeproben zur mikrobiologischen Untersuchung entnommen werden. Bei systemischen Infektionszeichen wie Fieber oder Schüttelfrost ist weiterhin die Abnahme von Blutkulturen sinnvoll.

Als initiale Therapie bis zum Erhalt eines Antibiogramms eignen sich Betalaktamantibiotika in Kombination mit Betalaktamaseinhibitor (z. B. Ampicillin/Sulbactam, Amoxicillin/Clavulansäure, Piperacillin/Tazobactam), als Alternative stehen Cephalosporine der 2./3. Generation oder Fluorchinolone (jeweils in Kombination mit Metronidazol) oder auch Carbapeneme zur Verfügung. Nach Anpassung an das Antibiogramm sollte eine resistenzgerechte Antibiose sollte über mindestens 10 bis 14 Tage verabreicht werden.

Über die Notwendigkeit einer intravenösen Antibiotikaapplikation sollte ebenso wie über eine stationäre Aufnahme im Einzelfall unter Berücksichtigung der Gesamtsituation (Alter und Immunstatus des Patienten, Compliance, Ausdehnung der Infektion, Infektprogress unter laufender oraler Antibiose) entschieden werden.

Die Entfernung von Nahtmaterial bei primär verschlossenen und sekundär infizierten Wunden sowie eine anschließende sekundäre Wundheilung sind obligat.

9.2.4 Spezialfall: nekrotisierende Fasziitis und Gasbrand

Eine spezielle Form der infizierten Wunde mit rascher systemischer Infektausbreitung, die mit einer hohen Letalität assoziiert ist, stellt die nekrotisierende Fasziitis dar. Hierbei handelt es sich um ein Maximalbild einer Weichgewebsinfektion mit Nekrosen- und Blasenbildung des Unterhautgewebes, mit Beteiligung der Faszien, meist jedoch unter Aussparung der darunterliegenden Muskulatur. Häufig ist die Eintrittspforte sehr klein oder gar nicht mehr auszumachen. Zum Zeitpunkt der Diagnosestellung liegt häufig bereits ein Erkrankungsstadium vor, das mit einer höchst dringlichen Behandlungsindikation und lebensbedrohlichen Situation verbunden ist.

Klinische Kardinalssymptome sind ausgedünnte glänzend gespannte Haut, scharf abgegrenzte Erytheme und rasches Fortschreiten binnen Minuten bis wenige Stunden. Der Farbumschlag von rot zu livide als Zeichen einer beginnenden Nekrose ist nahezu beweisend, und macht unmittelbares medizinisches (chirurgisches) Handeln obligat. Meist liegen zusätzlich systemische Infektzeichen vor, ihr Fehlen schließt die Erkrankung jedoch keineswegs aus.

Obwohl mehr als 40 verschiedene Erreger als Auslöser des Krankheitsbildes beschrieben sind (Young et al. 2005, Kihiczak et al. 2006), stellen Streptokokken der Gruppe A den wichtigsten und neben Clostridium perfringens populärsten Erreger dar. Es wurde daher bereits früh zwischen zwei Formen der nekrotisierenden Fasziitis – ohne Nachweise von Streptokokken der Gruppe A (NF Typ I) und mit deren Nachweis (NF Typ II) unterschieden, wenngleich das empirische klinische Management sich primär nicht unterscheidet. Eine Risikoerhöhung liegt bei Diabetes mellitus, Adipositas, Hypertension und Herzerkrankung vor, allerdings scheint gerade die NF Typ II auch Menschen zu betreffen, die diese Risikofaktoren nicht aufweisen.

Prognoseentscheidend ist ohne Zweifel die schnelle Identifikation der Erkrankung. Die Score-Entwicklung unter Einbeziehung der Blut-/Serumwerte für Leukozyten, CRP, Natrium, Kreatinin, und Glukose wurde nie prospektiv evaluiert und kann unserer Meinung nach ebenso wenig als Kriterium zur Differenzierung der NF von anderen nekrotisierenden Weichteilinfektionen standhalten, wie die radiologische Diagnostik. Wichtig erscheint die klinische Diagnosestellung durch einen erfahrenen Chirurgen und ggf. die sehr kurzfristige Verlaufsbeobachtung. Der in den 50er-Jahren propagierte Fingertest, bei dem über eine 2 cm-Inzision im betroffenen Körperareal die Festigkeit der Faszie und die Anhaftung der Subkutis sowie ggf. der Austritt von trübem, schäumendem Wundsekret überprüft wurde, ist trotz seiner Effizienz verlassen worden, insbesondere, da er klinisch nie validiert wurde.

Die Diagnosesicherung gelingt daher durch die pathologische Aufarbeitung von entnommenem Gewebe (Faszie), was die therapeutische Strategie bereits vorwegnimmt.

Das ausgedehnte, aggressive chirurgische Débridement mit Entfernung von Faszien, erkrankter Haut und Subkutisabschnitten begleitet von einer Breitband-Antibiose (idealerweise ein Betalaktatamantibitiotikum in Kombination mit einem Betalaktamaseinhibitor) stellt nicht nur die Therapie der Wahl, sondern meist auch die einzige Chance zum Überleben dar.

Die oft mutilierenden Eingriffe sind auch bei begründetem Verdacht der Erkrankung durchzuführen, da die Erkrankung rasant fortschreitet. Häufig sind mehrere Nachoperationen erforderlich, um die Erkrankung vollständig zu kontrollieren.

Empfohlene Antibiotika-Alternativen stellen Carbapeneme, Cephalosporine der 3. oder 4. Gen. in Kombination mit Metronidazol oder Clindamycin dar. Sollte der Nachweis von Streptokokken der Gruppe A vorliegen, ist eine Antibiose mit Penicillin G in hoher Dosierung, alternativ Ampicillin oder Clindamycin adäquat.

Die postoperative Behandlung konzentriert sich nach der Infektkontrolle auf eine Intensivtherapie und ein chirurgisches Wundmanagement, welches in der Regel eine Einbindung erfahrener plastischer Chirurgen erfordert.

Therapieansätze mit hyperbarer Oxygenierung und hochdosierter intravenöser Applikation von IgG, aktiviertem Protein C, neuer Antibiotika oder Super-Antigen gerichteter Therapien haben sich bislang nicht durchsetzen können.

9.3 Hämatome und Serome

Hämatome und Serome stellen einen nicht unwesentlichen Risikofaktor für Infektionen dar. Dies macht nicht nur eine Prävention, sondern auch eine konsequenter Therapie von Hämatomen und Seromen unumgänglich (Franz et al. 2008; Franz et al. 2007).

9.3.1 Risikofaktoren

Der Hauptrisikofaktor für die Entstehung von Hämatomen ist eine Störung der Blutgerinnung. Diese kann angeboren sein, ist aber meist auf eine iatrogene Hemmung der Blutgerinnung (Vitamin K-Antagonisten, neue orale Antikoagulantien) oder der Thrombozytenaggregation (ASS, Clopidogrel) zurückzuführen.

Die Entstehung von Hämatomen wird durch eine unzureichende Wundinspektion und Blutstillung gefördert. Auch ein nicht sorgfältig durchgeführter Wundverschluss, der zur Bildung von Wundtaschen und „toten Räumen" führt, begünstigt die Hämatombildung sowie die Bildung von Seromen. Hierdurch leiten sich die entsprechenden Präventionsmaßnahmen bereits ab.

9.3.2 Prävention

Sofern möglich, kann eine Stabilisierung der Gerinnung oder Ausgleich einer Gerinnungsfaktorendefizienz erfolgen.

Zur Verhinderung der Hämatom- und Serombildung können über die genannte Fehlervermeidung wie oben beschrieben gegebenenfalls topische Hämostyptika wie Tabotamp® oder Tachosil® möglicherweise das Risiko einer Nachblutung verringern, wenngleich hierfür keine Evidenz vorliegt. Größere eröffnete Lymphgefäße sollten ebenfalls unterbunden werden.

Beim Verschluss der Wunde sollten große Wundtaschen und „tote Räume" vermieden werden oder eine Wunddrainage eingelegt werden.

Das Absetzen oder Pausieren von Antikoagulantien und Bridging mit alternativen Koagulantien kann nach Abwägung von Nutzen und Risiken im Einzelfall in Betracht gezogen werden. Ein abruptes komplettes Absetzen der Antikoagulantien ohne vorherige Anamnese und Rücksprache mit behandelnden Kollegen anderer Fachdisziplinen ist nicht zu empfehlen, solange durch die Blutung keine akute Lebensgefahr besteht.

9.3.3 Therapie

Bei kleinen Hämatomen und Seromen ist eine abwartende Haltung möglich, eine spontane Resorption kann abgewartet werden.

Bei größeren Seromen kommt eine perkutane Punktion unter sterilen Bedingungen in Betracht, eine offene Ausräumung ist oftmals nicht notwendig. Größere Hämatome müssen meist offen ausgeräumt werden. Bei Infektionsverdacht sollte sich eine offene Wundheilung anschließen, alternativ ist auch die Anlage eines VAC-Verbandes möglich.

9.4 Aseptische Wundrand- und Weichteilnekrosen

9.4.1 Wundspezifische Risikofaktoren

Analog zu Wundinfektionen sind die Risikofaktoren aus ◘ Tab. 9.2 als prädisponierend für aseptische Wundkomplikationen einzustufen.

9.4.2 Prävention

Eine entsprechende theoretische Prävention kann durch die hinreichend bekannten Prinzipien spannungsfreier Naht sowie Ischämievermeidung im Wundnahtbereich erzielt werden.

Auch Hämatome und Serome können die Spannung im Wundbereich erhöhen, daher empfiehlt sich das Vorgehen wie oben beschrieben auch als Prophylaxe für Wundrandnekrosen. Sollte sich keine spannungsfreie Naht anlegen lassen oder durch ausgedünnte Hautpartien bzw. Spannung bereits *per se* eine Ischämie evident werden, sollte eine passagere alloplastische Deckung mit Epigard oder ein feuchter Wundverband angelegt werden, mit dem Ziel einer plastischen Deckung im Intervall. Der gleiche Effekt kann mittels VAC-Therapie erzielt werden, allerdings unter deutlich mehr Mitteleinsatz.

9.5 Hypertrophe Narbenbildung/Keloide

Überschießende Narbenbildung kann zu hypertrophen Narben oder Keloiden führen, wobei sich diese beiden Entitäten dadurch unterscheiden, dass die hypertrophe Narbe auf das ursprünglich verletzte Gewebe beschränkt bleibt, während sich das Keloid auch auf benachbarte gesunde Hautareale ausdehnen oder zu Kontrakturen führen kann.

9.5.1 Risikofaktoren

Als wundspezifischer Risikofaktor für die Entstehung von Keloiden ist besonders die Lokalisation der Wunde von Bedeutung. Aus bislang unbekannten Gründen bilden sich Keloide bevorzugt an Brust, Schulter, oberem Rücken, Nacken und Ohrläppchen (Bayat et al. 2004), jedoch nur selten an Handflächen und Fußsohlen (Britto und Elliot 2001; Osswald et al. 2003; Sandler 1999). Weiterhin stellen lokale Spannungen im Wundgebiet einen Risikofaktor für die Keloidentstehung dar (Brissett und Sherris 2001), ebenso wie eine sekundäre Wundheilung (Robles und Berg 2007) und ausgedehnte Verbrennungswunden (Thompson et al. 2013).

Der wichtigste patientenspezifische Risikofaktor hingegen ist die ethnische Zugehörigkeit. Patienten mit dunkler Hautpigmentierung weisen ein bis zu 15-fach erhöhtes Risiko für die Keloidbildung aufweisen (Brissett und Sherris 2001; Hunasgi et al. 2013). Insgesamt spielen offenbar genetische Faktoren eine wichtige Rolle, auch vorbestehende Keloide in der Eigen- und sogar in der Familienanamnese erhöhen das individuelle Risiko, ein (weiteres) Keloid zu entwickeln (Robles und Berg 2007). Weiterhin scheinen hormonelle Einflüsse das Risiko einer Keloidbildung zu erhöhen, so zeigt sich z. B. in der Schwangerschaft oder während der Pubertät eine erhöhte Inzidenz (Aköz et al. 2002).

9.5.2 Prävention

Um überschießende Narbenbildung zu vermeiden ist es nötig, bereits im Rahmen der Wundversorgung optimale Voraussetzungen, die in den beiden vorangehenden Kapiteln bereits betont wurden, zu schaffen.

Im Anschluss an die Wundversorgung kann bei erkennbarem Risiko (bekannte Neigung zur Keloidbildung) ein Wundverband mit Silikongel, der bis zu einem Monat getragen wird, einer Keloidbildung vorbeugen (Gauglitz 2013; Robles und Berg 2007).

9.5.3 Therapie

Insbesondere bei kosmetisch oder funktionell stark störenden Narbenkeloiden sollte der Patient frühzeitig an einen Spezialisten (plastische Chirurgie oder Dermatologie) überwiesen werden, um eine optimale Versorgung zu gewährleisten. Neben einer lokalen Steroidinjektion (Triamcinolon) kommt eine Kryotherapie, Lasertherapie, Radiotherapie oder auch die chirurgische Entfernung des Narbengewebes in Frage.

Letztere sollte wegen hoher Rezidivraten bis zu 100 % mit einer der anderen Therapieoptionen kombiniert werden. Durch die Kombination lassen sich die Rezidivraten bis unter 20 % senken. Auch topische Chemotherapeutika wie Imiquimod, 5-FU oder Bleomycin oder die Anlage von lokalen Druckverbänden stellen mögliche Therapieoption dar (Gauglitz 2013; Robles und Berg 2007).

9.6 Spezielle Wunden, Schuss- und andere penetrierende Verletzungen

Im Laufe der vergangenen Jahrzehnte waren im deutschsprachigen Raum Schussverletzungen auf Unfälle im Rahmen von Jagd, Training, Pflege oder unsachgemäßer Lagerung sowie im Rahmen – im internationalen Vergleich – selten angewandter staatlicher oder krimineller Gewaltausübung zurückzuführen. Insbesondere das militärische Engagement in internationalen Krisengebieten führt zu einem Bedeutungsgewinn von Schussverletzungen als Verletzungsentität.

Die Schussverletzung muss als Sonderform des penetrierenden Traumas beurteilt werden, da im Gegensatz zu einer Stich- oder Spießverletzung die Auswirkungen des Projektils auf das Zielgewebe und vor allem das Verhalten im Zielgewebe wesentlich schwerer berechenbar sind. Die Behandlungsempfehlungen zielen jedoch auf beide Verletzungsentitäten.

9.6.1 Wundballistik

Das Projektil erhält durch Abbrennen der Treibladung kinetische Energie welche im Flug durch den Luftwiderstand bereits etwas abgebremst wird. Beim Auftreffen auf einen Körper kommt es zu einer erheblich stärkeren Abbremsung, die kinetische Energie wird in Druck-, Verformungs- und Wärmeenergie umgewandelt. Die Menge der punktuell übertragenen Energie korreliert dabei mit der Querschnittfläche des Projektils, d. h. ein stumpf geformtes Geschoss wird im Zielgewebe stärker abgebremst, gibt mehr Energie an die Umgebung ab und wird in seiner Bahn stärker durch das Zielgewebe beeinflusst, während ein spitzes Projektil im Körper weniger Widerstand bietet, eine größere Strecke zurücklegen kann und die kinetische Energie erst nach und nach abgibt. Der Geschossquerschnitt ist jedoch weiterhin abhängig von Geschossform, Deformationsverhalten, Taumel-Bewegungen und einer möglichen Fragmentierung.

Nach dem Eindringen eines Projektils zeigen sich je nach Geschossform charakteristische Verläufe. Allen gemeinsam ist die Bildung eines „narrow channel" mit je nach Munitionstyp unterschiedlicher Länge und Ausprägung. Danach verliert die Flugbahn ihre Stabilität, es kommt zu Taumel-Bewegungen, Deformation und Zerlegung des Projektils und damit unterschiedlich ausgeprägtem Gewebeschaden in der permanenten Wundhöhle. Die Freisetzung kinetischer Energie im Zielgewebe führt zu radialer Verdrängung und möglicher, jedoch nicht notwendiger irreversibler Schädigung des Gewebes in Abhängigkeit von dessen Elastizität.

Der Schaden wird zum einen durch das Projektil direkt verursacht, etwa durch direkte Penetration von Haut, Muskel, Gefäßen, Organen, zum anderen indirekt durch die abgegebene kinetische Energie welche vom Geschoss auf das umgebende Gewebe übertragen wird. Luft ist im Gegensatz zu Wasser komprimierbar: So kann durch luftgefüllte Organe – Lunge, luftgefüllter Darm – ein Teil der kinetischen Energie abgefangen und größere Schäden vermieden werden.

Flüssigkeitsgefüllte Organe wie das Herz, die großen Gefäße, die Leber, die Milz, die Nieren oder stuhlgefüllter Darm können nicht mit Kompression reagieren und sind der abgegebenen Energie schutzlos ausgesetzt. Weiterer indirekter Schaden kann durch Knochenmaterial verursacht werden. Wie oben erwähnt, spielt der Geschossquerschnitt eine wichtige Rolle bei der Schadensentstehung. Dieser wird einerseits durch Fragmentation des Projektils selbst wie auch durch beschleunigte Knochensplitter weiter erhöht und vergrößert das Trauma noch zusätzlich.

Im Folgenden soll auf die Charakteristika und Probleme bei der Versorgung von Schussverletzungen unterschiedlicher Lokalisationen eingegangen werden.

9.6.2 Extremitäten und Bewegungsapparat

Die Extremitäten sind gekennzeichnet durch den Gegensatz von relativ elastischem Gewebe (Haut, Bindegewebe, Muskeln, Sehnen, Nerven, Gefäße) und absolut starrem

Gewebe (Knochen). Während reine Weichteilverletzungen relativ begrenzt auf das getroffene Areal einwirken können, zeigt sich bei Treffern auf den Knochen der gegenteilige Effekt: Es kommt zum einen zur Fraktur des Knochens, zum anderen zur Splitterbildung nicht nur des Projektils, sondern auch des Knochens und damit zu einer signifikanten Verstärkung des Weichteiltraumas bis hin zur Amputation.

Ein weiteres Problem stellt das indirekte Trauma der Leitungsbahnen dar. Während es im Bereich der betroffenen peripheren Nerven zu temporären bis ständigen Funktionsausfällen kommen kann, sind insbesondere Intimaläsionen arterieller Gefäße von Bedeutung, welche durch die trügerische Sicherheit eines äußerlich unverletzt erscheinenden Gefäßes übersehen werden können. Die operative Versorgung sollte damit in absteigender Priorität die Versorgung akuter Blutungen, die Sicherstellung einer adäquaten arteriellen Versorgung distal des Traumas, die Wiederherstellung der Kontinuität von Knochen und Weichteilen sowie die Bergung inokulierter Fremdkörper (Kugelfragmente, Kleidungsreste) und Knochensplitter beinhalten. Von einem primären Wundverschluss ist bei der Betrachtung als kontaminierte Wunde tendenziell abzusehen.

9.6.3 Torso

Der Rumpf im Allgemeinen und das Abdomen im Besonderen zeichnen sich durch ihre Größe als zentrale Trefferzone aus. Die Organe des Abdomens sind von unterschiedlicher Elastizität und Dichtigkeit und daher in unterschiedlicher Weise durch Schussverletzungen betroffen. Während die parenchymatösen Oberbauchorgane und die Harnblase durch ihren hohen Flüssigkeitsgehalt für Lazerationen sowohl durch direktes als auch durch indirektes Trauma sehr anfällig sind, ist der Gastrointestinaltrakt in gasgefülltem, nüchternen Zustand weniger anfällig als in flüssigkeitsgefülltem Zustand. Bei Eintrittswunden im Bereich der Brustwarzen ist stets auch das Vorliegen einer thorakalen Verletzung zu evaluieren.

Bei thorakalen Verletzungen liegen ähnliche Verhältnisse vor: Während direkte Lungentreffer durch Komprimierbarkeit der Luft geringere Flurschäden verursachen, können Verletzungen von Herz, Aorta und Hohlvenen zu Organzerreißungen mit unmittelbarer Todesfolge führen. Bei Verletzungen ohne Beteiligung der großen Gefäße steht nach der Diagnose die Entlastung eines eventuellen Hämato-/Pneumothorax durch Anlage einer Thoraxdrainage im Vordergrund.

Die Diagnostik bei thorakoabdominalen Verletzungen sollte nach den gängigen ATLS-Vorgaben durchgeführt werden, eine ausgiebige klinische Untersuchung, Durchführung einer FAST-Sonographie unter besonderem Augenmerk auf den Perikarderguss, Röntgenaufnahmen unter Kontrastmarkierung der Ein- und Austrittsstellen sowie bei suffizienter hämodynamischer Stabilität die Durchführung einer Spiral-CT werden empfohlen.

Tipp

Bei wachen Patienten empfehlen sich Desinfektion und Abdecken bereits vor Narkoseeinleitung im Operationssaal. Die Narkoseeinleitung wird zu einer hämodynamischen Destabilisierung des Patienten führen, welche ein rasches chirurgisches Handeln notwendig machen kann.

Im Rahmen der operativen Exploration eines thorakoabdominalen Traumas wird folgendes Vorgehen empfohlen:

1. Explorative Laparotomie
2. Systematisches Packing der Bauchhöhle
3. Systematisches De-Packing und Versorgung der Blutungsquellen
4. Dekontamination der Abdominalhöhle: Durchsicht des gesamten Gastrointestinaltraktes, insbesondere des Duodenums. Darmübernähung bei kleineren Läsionen, Darmresektion bei großen Läsionen über 50 % der Zirkumferenz
5. Bei Instabilität Absetzen des perforierten Darmes. Beendigung der OP. Second Look nach Stabilisierung und Wiederherstellung der Darmkontinuität.
6. Bei stabilem Patienten Wiederherstellung der Darmkontinuität. Spülung, geplanter Second Look nach 24 bis 48 Stunden

- Bei kombiniertem thorakoabdominalem Trauma wird in bis zu 41 % der Fälle die falsche Körperhöhle zuerst eröffnet.
- In Abhängigkeit der klinischen und diagnostischen Erstevaluation können Hämato-/Pneumothorax erkannt und mittels Thoraxdrainage versorgt werden.
- Ein Teammitglied wird mit der Beobachtung der Fördermenge der Thoraxdrainage beauftragt. Indikation der Thorakotomie bei Fördermenge über 1500 ml unmittelbar nach Anlage, > 600 ml Fördermenge über 3 Stunden.
- Lagerung des Patienten in Rückenlage mit Drehung der betroffenen Thoraxseite um 30° bis 45° nach oben, Anbringen von Seitstützen. Bei Notwendigkeit einer thorakalen Intervention kann der Tisch gekippt und in nahezu optimaler Position ohne zeitraubende Umlagerung der Thorax eröffnet werden.

- Persistierender Hypotonus trotz beherrschtem abdominalem Situs, inadäquates Ansprechen auf Infusionslösungen und Blutprodukte, steigende Beatmungsdrücke und ein überhöhter ZVD sind Anzeichen einer thorakalen Pathologie.

Literatur

Abrahamian FM, Goldstein EJC (2011) Microbiology of animal bite wound infections. Clin Microbiol Rev 24(2):231–246

Aköz T, Gideroğlu K, Akan M (2002) Combination of different techniques for the treatment of earlobe keloids. Aesthetic plastic surgery 26(3):184–188. doi:10.1007/s00266-002-1490-3

Bayat A, Arscott G, Ollier WER, Ferguson MWJ, Mc Grouther DA (2004) Description of site-specific morphology of keloid phenotypes in an Afrocaribbean population. British journal of plastic surgery 57(2):122–133. doi:10.1016/j.bjps.2003.11.009

Blackman JR (1998) Man's best friend? The Journal of the American Board of Family Practice/American Board of Family Practice 11(2):167–9 (http://www.ncbi.nlm.nih.gov/pubmed/9542712)

Boenning DA, Fleisher GR, Campos JM (1983) Dog bites in children: epidemiology, microbiology, and penicillin prophylactic therapy. The American journal of emergency medicine, 1(1), 17–21. http://www.ncbi.nlm.nih.gov/pubmed/6680604. Zugegriffen: 4.10.2014

Brissett AE, Sherris DA (2001) Scar contractures, hypertrophic scars, and keloids. Facial plastic surgery FPS 17(4):263–272. doi:10.1055/s-2001-18827

Britto JA, Elliot D (2001) Aggressive keloid scarring of the Caucasian wrist and palm. British journal of plastic surgery 54(5):461–462. doi:10.1054/bjps.2000.3589

Brook I (1989) Human and animal bite infections. The Journal of family practice, 28(6), 713–8. http://www.ncbi.nlm.nih.gov/pubmed/2656906,. Zugegriffen: 4.10.2014

Callaham M (1980) Dog bite wounds. JAMA the journal of the American Medical Association 244(20):2327–2328 (http://www.ncbi.nlm.nih.gov/pubmed/7001059)

Callaham M (1994) Prophylactic antibiotics in dog bite wounds: nipping at the heels of progress. Annals of emergency medicine 23(3):577–579 (http://www.ncbi.nlm.nih.gov/pubmed/8135437)

Colombet I, Saguez C, Sanson-Le Pors M-J, Coudert B, Chatellier G, Espinoza P (2005) Diagnosis of tetanus immunization status: multicenter assessment of a rapid biological test. Clinical and diagnostic laboratory immunology 12(9):1057–1062. doi:10.1128/CDLI.12.9.1057-1062.2005

Cummings P (1994) Antibiotics to prevent infection in patients with dog bite wounds: a meta-analysis of randomized trials. Annals of emergency medicine 23(3):535–40 (http://www.ncbi.nlm.nih.gov/pubmed/8135429)

Dendle C, Looke D (2009) Management of mammalian bites. Australian family physician 38(11):868–874 (http://www.ncbi.nlm.nih.gov/pubmed/19893832)

Endom E (2013) Initial management of animal and human bites. http://www.uptodate.com (Erstellt: December 27, 2013). Zugegriffen: 27.12.2013

Fleisher GR (1999) The management of bite wounds. The New England journal of medicine 340(2):138–140. doi:10.1056/NEJM199901143400210

Franz MG, Steed DL, Robson MC (2007) Optimizing healing of the acute wound by minimizing complications. Current problems in surgery 44(11):691–763. doi:10.1067/j.cpsurg.2007.07.001

Franz MG, Robson MC, Steed DL, Barbul A, Brem H, Cooper DM, Wiersema-Bryant L et al (2008) Guidelines to aid healing of acute wounds by decreasing impediments of healing. Wound repair and regeneration official publication of the Wound Healing Society [and] the European Tissue Repair Society 16(6):723–748. doi:10.1111/j.1524-475X.2008.0427x

Franz T, Vögelin E (2012) Aseptic tissue necrosis and chronic inflammation after irrigation of penetrating hand wounds using Octenisept®. The Journal of hand surgery European volume 37(1):61–64. doi:10.1177/1753193411414353

Gauglitz GG (2013) Management of keloids and hypertrophic scars: current and emerging options. Clinical cosmetic and investigational dermatology 6:103–114. doi:10.2147/CCID.S35252

Gawenda M (1996) Therapeutische Sofortmaßnahmen und Behandlungsstrategien bei Bissverletzungen. Dtsch Arztebl 93:1959–1963

Goldstein EJ (1992) Bite wounds and infection. Clin Infect Dis 14(3):633–638

Hatamabadi HR, Abdalvand A, Safari S, Kariman H, Dolatabadi AA, Shahrami A, Hosseini M et al (2011) Tetanus Quick Stick as an applicable and cost-effective test in assessment of immunity status. The American journal of emergency medicine 29(7):717–720. doi:10.1016/j.ajem.2010.01.046

Hawkins J, Paris PM, Stewart RD (1983) Mammalian bites. Rational approach to management. Postgraduate medicine, 73(6), 52–64. http://www.ncbi.nlm.nih.gov/pubmed/6856542. Zugegriffen: 4.10.2014

Health Quality Ontario (2006) Negative pressure wound therapy: an evidence-based analysis. Ontario health technology assessment series, 6(14), 1–38. http://www.pubmedcentral.nih.gov/articlerender.fcgi?artid=3379164undtool=pmcentrezundrendertype=abstract

Henton J, Jain A (2012) Cochrane corner: antibiotic prophylaxis for mammalian bites (intervention review). The Journal of hand surgery European volume 37(8):804–806. doi:10.1177/1753193412452204

Högele AM, Neu J (2011) Wound closure after irrigation with Octenisept® without possibility for drainage. Der Unfallchirurg 114(1):70–72. doi:10.1007/s00113-010-1942-1

Hülsemann W, Habenicht R (2009) Severe side effects after Octenisept irrigation of penetrating wounds in children. Handchirurgie, Mikrochirurgie, plastische Chirurgie : Organ der Deutschsprachigen Arbeitsgemeinschaft für Handchirurgie : Organ der Deutschsprachigen Arbeitsgemeinschaft für Mikrochirurgie der Peripheren Nerven und Gefäße Organ der Vereinigung der Deut 41(5):277–282. doi:10.1055/s-0029-1238282

Hunasgi S, Koneru A, Vanishree M, Shamala R (2013) Keloid: A case report and review of pathophysiology and differences between keloid and hypertrophic scars. Journal of oral and maxillofacial pathology JOMFP 17(1):116–120. doi:10.4103/0973-029X.110701

Jobmann S (2013) Bite injuries. MMW Fortschritte der Medizin, 155(5), 54–55. http://www.ncbi.nlm.nih.gov/pubmed/23654133. Zugegriffen: 4.10.2014

Kalteis T, Lüring C, Schaumburger J, Perlick L, Bäthis H, Grifka J (2003) Tissue toxicity of antiseptics. Zeitschrift für Orthopädie und ihre Grenzgebiete 141(2):233–238. doi:10.1055/s-2003-38654

Maimaris C, Quinton DN (1988) Dog-bite lacerations: a controlled trial of primary wound closure. Archives of emergency medicine, 5(3), 156–61. http://www.pubmedcentral.nih.gov/articlerender.fcgi?artid=1285519undtool=pmcentrezundrendertype=abstract

Marcus et al. (2013) Deutsch-Österreichische Leitlinien zur Postexpositionellen Prophylaxe der HIV-Infektion, Deutsche AIDS-Gesellschaft, AWMF-Register-Nr. 055/004, Version vom 13..6.2013

Osswald SS, Elston DM, Vogel PS (2003) Giant right plantar keloid treated with excision and tissue-engineered allograft. Journal of the American Academy of Dermatology 48(1):131–134. doi:10.1067/mjd.2003.48

Paulke-Korinek M, Rendi-Wagner P, Kundi M, Tomann B, Wiedermann U, Kollaritsch H (2008) Pretravel consultation: rapid dipstick test as a decision guidance for the application of tetanus booster vaccinations. Journal of travel medicine 15(6):437–441. doi:10.1111/j.1708-8305.2008.00252.x

Peinemann F, Sauerland S (2011) Negative-pressure wound therapy: systematic review of randomized controlled trials. Deutsches Ärzteblatt international 108(22):381–389. doi:10.3238/arztebl.2011.0381

Rieck B (2001) Verletzungen von Menschen durch Hundebisse. Kleintiermed 4:160–166

Rieck B (2005) Hundebissverletzungen beim Kind. Monatsschrift Kinderheilkunde 153(8):789–795. doi:10.1007/s00112-005-1177-3

Robert Koch-Institut (2011) Tollwut in Deutschland: Gelöstes Problem oder versteckte Gefahr? Epid Bull, 8, 57–61. http://www.rki.de/DE/Content/Infekt/EpidBull/Archiv/2011/Ausgaben/08_11.html. Zugegriffen: 4.10.2014

Robert Koch-Institut (2014) Empfehlungen der Ständigen Impfkommission (STIKO) am Robert Koch-Institut/Stand: 25. August 2014. Epid Bull 34:326–328

Robles DT, Berg D (2007) Abnormal wound healing: keloids. Clinics in dermatology 25(1):26–32. doi:10.1016/j.clindermatol.2006.09.009

Sandler B (1999) Recurrent plantar keloid. Cutis, 63 (6), 325–326. http://www.ncbi.nlm.nih.gov/pubmed/10388951. Zugegriffen: 4.10.2014

Schupp CJ, Holland-Cunz S (2009) Persistent subcutaneous oedema and aseptic fatty tissue necrosis after using octenisept. European journal of pediatric surgery official journal of Austrian Association of Pediatric Surgery … [et al] = Zeitschrift für Kinderchirurgie 19(3):179–183. doi:10.1055/s-0029-1216379

Singer AJ, Hollander JE, Quinn JV (1997) Evaluation and management of traumatic lacerations. The New England journal of medicine 337(16):1142–1148. doi:10.1056/NEJM199710163371607

Stubbe M, Mortelmans LJM, Desruelles D, Swinnen R, Vranckx M, Brasseur E, Lheureux PE (2007) Improving tetanus prophylaxis in the emergency department: a prospective, double-blind cost-effectiveness study. Emergency medicine journal EMJ 24(9):648–653. doi:10.1136/emj.2007.048520

Tautenhahn J, Jannasch O, Lippert H (2007) Wunde, Wundheilung, Wundbehandlung. Allgemeine und Viszeralchirurgie up2date 3(3):201–215. doi:10.1055/s-2007-965637

Thomas N, Brook I (2011) Animal bite-associated infections: microbiology and treatment. Expert review of anti-infective therapy 9(2):215–226. doi:10.1586/eri.10.162

Thompson CM, Hocking AM, Honari S, Muffley LA, Ga M, Gibran NS (2013) Genetic risk factors for hypertrophic scar development. Journal of burn care und research official publication of the American Burn Association 34(5):477–482. doi:10.1097/BCR.0b013e3182a2aa41

World Organisation for Animal Health (OIE) (2010) Terrestrial Animal Health Code, Ninetieth Edition. http://www.oie.int/doc/ged/D7600.PDF. Zugegriffen: 28.12.2013

Komplikationen bei Eingriffen an der Körperoberfläche

M. Lerchenberger, M. Rentsch, A. Khandoga

M. Rentsch, A. Khandoga, M. Angele, J. Werner (Hrsg.), *Komplikationsmanagement in der Chirurgie,*
DOI 10.1007/978-3-662-43475-8_10, © Springer-Verlag Berlin Heidelberg 2015

Eingriffe an der Körperoberfläche stellen einen hohen Anteil an der Gesamtzahl der operativen Eingriffe nicht nur im Tätigkeitsbereich niedergelassener, sondern auch in der Klinik tätiger Chirurgen dar. Neben therapeutisch resezierenden Maßnahmen wie der Entfernung malignitätsverdächtiger kutaner und subkutaner Weichteilformationen nehmen insbesondere diagnostische Gewebeentnahmen (Lymphknoten, Muskel, peripherer Nerv) einen hohen Stellenwert in der interdisziplinären Zusammenarbeit ein. Obwohl diese Eingriffe gewöhnlich unter dem Stichwort der „kleinen Chirurgie" geführt, häufig im ambulanten Bereich und noch häufiger durch Anfänger durchgeführt werden, gibt es eine ganze Reihe vermeidbarer Komplikationen, auf die im folgenden Kapitel eingegangen werden soll.

10.1 Grundsätzliche Überlegungen

Operative Eingriffe im Bereich der Körperoberfläche müssen unterschieden werden in primär septische, etwa Wundversorgungen, sowie primär aseptische Eingriffe. Beiden gemeinsam sind die große Häufigkeit, das überwiegende Vorkommen im ambulanten Bereich, die zumeist hohe optische Exposition des Behandlungsergebnisses sowie die Erwartungshaltung des Patienten bezüglich Behandlungsgeschwindigkeit und -qualität. Dabei sind unterschiedliche Patientenkollektive zu unterscheiden:

1. Die Patienten, die auf eigene Initiative chirurgischen Rat einholen möchten bezüglich der Therapie einer neu aufgetretenen Raumforderung.
2. Die Patienten, die von einem niedergelassenen Kollegen zur (Nach-)Resektion eines verdächtigen Befundes überwiesen wird.
3. Die Patienten, die zur diagnostischen Probengewinnung durch die primär behandelnde Fachrichtung konsiliarisch vorgestellt werden.

10.2 Präoperative Prävention von Komplikationen

10.2.1 Anamnese und körperliche Untersuchung

Wie im Vorfeld aller operativen Eingriffe stellt die kritische Anamnese und körperliche Untersuchung einen wesentlichen Schritt in der OP-Planung dar. Neben der klinischen Kontrolle des Befundes sind insbesondere Vorerkrankungen, bestehende Immunsuppression und Vorhandensein von Blutgerinnungsstörungen (iatrogen vs. genetisch) zur Abschätzung des perioperativen Komplikationsrisikos zu erheben (▶ Kap. 9, ◘ Tab. 9.2). Daneben ist die Frage zu klären, ob der physiologische und insbesondere der psychische Zustand des Patienten einen Eingriff in Lokalanästhesie erlauben oder ob etwa plötzlich auftretende Angstattacken und damit einhergehend gesteigerte und unkontrollierbare Mobilität ein zusätzliches Risiko für Gewebeschäden und/oder Abbruch des Eingriffes bedingen könnten. Ebenso ist bei Einnahme blutgerinnungshemmender Medikamente (insbesondere Cumarinderivate) die perioperative Umstellung auf ein niedermolekulares Heparin abzuwägen.

10.2.2 Labordiagnostik

Bei umschriebenen, kleinen Eingriffen an Patienten die ihre Gesundheit sowie die Abwesenheit einer Blutgerinnungsstörung glaubhaft versichern, kann von regelhaft durchgeführten Blutentnahmen abgesehen werden. Insbesondere im Rahmen diagnostischer Lymphknotenentnahmen/-biopsien bei hämatologischen Grunderkrankungen sollte sich das Augenmerk des Operateurs auf Gerinnungsstatus und Thrombozytenzahl richten und in Abhängigkeit von der Dringlichkeit des Eingriffes unbedingt auf entsprechender Substitution bestanden werden.

10.2.3 Bildgebende Diagnostik

Eine neu aufgetretene weichteilige Raumforderung sollte vor Indikationsstellung primär sonographisch bezüglich ihrer Dignität bzw. Ausdehnung beurteilt werden, mit anschließender Schnittbildgebung bei Malignitätsverdacht. Insbesondere bei diagnostischen Biopsien sollte unmittelbar präoperativ eine weitere sonographische Kontrolle und Lokalisierung und Lagebeziehung des Befundes zu relevanten Strukuren (Nerven und Gefäße) erfolgen.

Tipp

Insbesondere für weniger erfahrene Chirurgen empfiehlt es sich, **nach** Lagerung und sterilem Desinfektion des OP-Gebietes den Befund sowie die regionalen Leitstrukturen sonographisch zu lokalisieren und auf der Haut anzuzeichnen. Der zeitliche Mehraufwand schafft operative Sicherheit, ein gezieltes Aufsuchen des Befundes minimiert das Gewebetrauma.

10.2.4 Interdisziplinäre Kommunikation

Zur Vermeidung von Fehlern in der Prozessverarbeitung wird eine suffiziente interdisziplinäre Kommunikation empfohlen. Bei Probenentnahmen zur Durchführung von spezieller Diagnostik, etwa Skelettmuskelpräparaten bei neuromuskulären Erkrankungen, sollte im Vorfeld der Materialumfang, das Transportmedium und die Verfügbarkeit der weiterverarbeitenden Stelle abgeklärt werden, um Probenzerstörung beziehungsweise -verfälschung und damit die Notwendigkeit eines erneuten Eingriffes weitestgehend zu reduzieren.

10.3 Therapie spezifische chirurgischer Komplikationen

10.3.1 Blutung

Präoperative Prävention

Im zeitlichen Ablauf an erster Stelle steht die präoperative Abklärung und ggf. Prävention des Blutungsrisikos. Bei dem überwiegenden Anteil der aufgeführten Eingriffe handelt es sich, wie oben erwähnt, um ambulante Eingriffe. Da der Patient postoperativ nur kurzzeitig zur Überwachung zur Verfügung steht, muss sichergestellt sein, dass zum Ende der Operation Blutungsfreiheit herrscht. Gerade bei „kleinen" Eingriffen muss der Operateur die optimalen Bedingungen zur Blutungsprävention sicherstellen. Nachdem der überwiegende Anteil dieser Eingriffe ambulant durchgeführt wird, steht die präoperative Abklärung eines eventuell vorhandenen Blutungsrisikos im zeitlichen Ablauf an erster Stelle. Der Operateur steht persönlich in der Verantwortung, eine präoperativ bestehende Gerinnungsstörung zu substituieren und ggf. die Pausierung einer vorbestehenden antikoagulatorischen Therapie – immer unter Berücksichtigung des individuellen Risikoprofils des Patienten – zu veranlassen. Weiterhin ist bereits in der Planungsphase der Operation auf die Bereitstellung suffizienter Mittel zur Blutstillung zu achten. Dies schließt die Bereitstellung von Kompressen, Gefäßklemmen und Ligaturmaterial, elektrischer Diathermie und ggf. die Vorlage lokaler Hämostyptika unbedingt mit ein.

Intraoperative Prävention und Therapie

Im Einzelfall kann auch eine Operation in Blutleere oder Blutsperre erfolgen, wenn der Eingriff an Extremitäten erfolgen soll. Dies ist insbesondere bei anderweitig erhöhtem Blutungsrisiko zu erwägen. Ein einfaches Mittel, die Blutungstendenz zu Ende der Operation zu reduzieren, stellen komprimierende Wundverbände dar. Hierbei muss darauf geachtet werden, dass keine zirkulären Druckverbände angelegt werden. Elastische Wundverbände können zwar ebenfalls die Blutungswahrscheinlichkeit herabsetzen, wobei hier der Kompressionsmöglichkeiten, wie erwähnt, eingeschränkt sind (Cave: Durchblutungs- und neurologische Störungen bei zu straffer Verbandanlage). Allerdings liegt hierdurch eine gewisse Immobilisation vor, die zu einer gewissen Konsolidierung der Wunde beitragen kann. Bei sehr mobilen Körperpartien (Hände, Finger, Füße) sollte am Schluss des Eingriffs aus dem gleichen Grund eine Schienung erwogen werden.

Postoperative Therapie

Im Anschluss (bis zum 1. oder 2. postoperativen Tag) sollten die Präventionsmaßnahmen, die zum Schluss eines oberflächlichen Eingriffs begonnen wurden, fortgesetzt werden. Hierbei ist zu bedenken, dass eine Gewebekompression über den ersten Tag nach der OP kaum zu realisieren sein dürfte. Sollte es hierunter zu Nachblutungen kommen, muss eine Revision mit Blutstillung, sofern die Hämostasemessungen ansonsten normwertige Ergebnisse liefern, durchgeführt werden. Die sorgfältige Wundkontrolle und Überwachung der Blutgerinnung in Risikosituationen ist Prärequisit für die Vermeidung einer Nachblutung.

10.3.2 Serome/Lymphozelen

Präoperative Prävention

Hinsichtlich Serom- oder Lymphozelenbildung lassen sich präoperativ allenfalls Risikokonstellationen in Form der Lokalisation des Eingriffs (Axilla, Leiste) abschätzen, eine suffiziente Prophylaxe ist zu diesem Zeitpunkt jedoch nicht möglich

Intraoperative Prävention und Therapie

Die Wahrscheinlichkeit der Ausbildung von Seromen/Lymphozelen lässt sich durch konsequente Gewebedurchtrennung über Klemmen und sukzessive Gewebe-Ligatur reduzieren. In der aktuell vorliegenden Literatur werden im Rahmen der chirurgischen Präparation das scharfe Vorgehen mittels Skalpell/Schere, elektrische Diathermie und Ultraschalldissektion verglichen.

Während bei Nutzung von Ultraschalldissektoren eine Reduktion des Blutverlustes beobachtet wurde, konnte kein signifikanter Nutzen hinsichtlich der Entstehung von Seromen bzw. Lymphozelen konstatiert werden (Adwani und Ebbs 2006). Der Nutzen externer Hämostyptika wird derzeit kontrovers diskutiert (Cha et al. 2012; Di Monta et al. 2012; Llewellyn-Bennett et al. 2012; Sinomato et al. 2009; Spotnitz und Sealant 2014). Insgesamt scheint sich jedoch zu zeigen, dass die Wirksamkeit beispielsweise von hämostypischen Kollagenauflagen von der korrekten Verwendung abhängig ist. Während bei „trockenem" Situs eine Reduktion postoperativer Serome zu verzeichnen ist, scheint es bei primär sezernierendem Situs eher zu einer Zunahme postoperativer Serome, Hämatome und Lymphozelen zu kommen (Spotnitz und Sealant 2014). Die intraoperative Einbringung von Drainagen wird im Rahmen axillärer Lymphknotendissektionen empfohlen (Evidenzgrad 2). Ansonsten bietet diese keinen signifikanten Vorteil. Insbesondere bei Lymphknotendissektionen im Bereich der unteren Extremität wird häufig das Tragen von Kompressionsstrümpfen zur Prophylaxe einer Lymphozele diskutiert. Einen nachweisbaren Nutzen bietet dies jedoch nicht (Stuiver et al. 2013).

Postoperative Therapie

Abermals (▶ Abschn. 10.3.1) wird eine Kompression des Wundbereichs, wie oben beschrieben, empfohlen. Der Effekt der Kompression ist nie prospektiv randomisiert untersucht worden, ist aber aufgrund von Logik und Suggestion nahezu die einzig effektive Maßnahme. Kommt es zu einem Serom oder einer Lymphozele, kann durch wiederholte Punktionen und Kompression gelegentlich ein Therapieerfolg erzielt werden. Die Injektion von „verklebenden" und granulationsfördernden Substanzen wie hypertone Kochsalzlösung und 40 % Glukose mag gelegentlich hilfreich sein, entbehrt aber ebenfalls jeder Evidenz. Bei persistierenden Seromen/Lymphozelen wird nicht selten eine Revision mit Verschorfung und evtl. einer Übernähung von Lymphgefäßen und Wundreinigung erforderlich.

Die Darstellung von Lymphgefäßen mittels Injektion von blau gefärbter Lipidemulsion in das proximale Lymphabstrom-Gebiet kann eine Lymphfistel sehr gut visualisieren. Die Indikation zu einer VAC-Anlage bei nachgewiesener oder wahrscheinlicher Lymphfistel muss gut abgewogen und überwacht werden, da die VAC-Therapie eine Fistelung zusätzlich provozieren kann. Eine Strahlentherapie in niedriger Dosierung kann bei schwer therapierbaren Verläufen unter Umständen zu einem Versiegen von Lymphfisteln beitragen.

10.3.3 Wundinfektion

Präoperative Prävention

Bei primär aseptischen Eingriffen besteht keine Indikation zur Durchführung einer perioperativen Antibiotikaprophylaxe, allerdings kann diese in Abhängigkeit von den individuellen Risikofaktoren der Patienten (Immunsuppression, Klappenvitien) durchaus angezeigt sein.

Intraoperative Prävention und Therapie

Insbesondere nach Resektion größerer subkutaner Raumforderungen sollte eine subkutane Adaptationsnaht zur Vermeidung von Wundtaschen erfolgen. Die Einlage einer Redon-Drainage ist zu erwägen, wenn sich Wundtaschen nicht vermeiden lassen. *Per se* existiert keine Evidenz, dass eine Drainage die Infektionsgefahr reduziert. Sogar für als Prophylaxe gegen die Ausbildung von Hämatomen oder Seromen, die ggf. sekundär eine Infektionsneigung begünstigen können, ist eine Drainagenanlage umstritten, wenngleich wir in unserer Klinik Letzteres im Zweifelsfall favorisieren. Zur Früherkennung einer Wundinfektion ist eine Wiedervorstellung zur Wundkontrolle am ersten postoperativen Tag erforderlich.

Postoperative Therapie

Akute Wundinfekte gehen häufig in Wundheilungsstörungen über. Aseptische Wundheilungsstörungen sind selten. Wundheilungsstörungen werden dementsprechend wie Infektionen gefördert durch die individuelle Konstitution des Patienten, Eingriffsdauer, Ausdehnung des Gewebetraumas und inadäquate Spannung im Bereich der Hautnaht. Hautinzisionen sind in möglichst spannungsarmen Arealen entlang der Hautspaltlinien nach Langer durchzuführen. Bei der Exzision größerer Hautareale ist dem weniger erfahrenen Chirurgen die Anzeichnung von Schnittlinien und Adaptationslinien zu empfehlen. Bei adipösen Patienten empfiehlt sich die lockere (Cave: Fettgewebsnekrosen!) Adaptation des Subkutangewebes. In Abhängigkeit von der individuellen Risikokonstellation empfiehlt sich die Hautnaht in Einzelknopftechnik bei hohem Risiko für Wundheilungsstörungen bzw. die fortlaufende Nahttechnik bei geringem Risiko.

10.4 Spezifische Komplikationen spezieller Eingriffe

Im Folgenden soll auf einzelne Eingriffe im Bereich der Haut- und Weichteile und deren perioperative Komplikationen hingewiesen werden.

10.4.1 Diagnostische Eingriffe

Die beschriebenen diagnostischen Eingriffe können je nach Indikation durchaus von unterschiedlicher Dringlichkeit sein. So stellt beispielsweise die Muskelbiopsie zur Abklärung einer ungeklärten Muskelschwäche eher eine elektive Behandlungsindikation dar, die Lymphknotenentnahme zur Diagnosesicherung vor Chemotherapie bei akuter hämatologischer Erkrankung durchaus eine Notfallindikation mit allen Konsequenzen für das perioperative Patientenmanagement.

Lymphknotenbiopsie

In der Regel werden Lymphknotenentnahmen zur Diagnosesicherung bei malignitätsverdächtigem Befund bzw. am Ende der diagnostischen Kette bei unklarer infektiöser Lymphadenopathie angestrebt. Nichtsdestotrotz sollte nicht leichtfertig exzidiert und die Indikation in jedem Einzelfall kritisch hinterfragt werden. Lymphknotenexzisionen stellen technisch schwierige und komplikationsträchtige Eingriffe dar, die gemeinhin in Vollnarkose durchgeführt werden. Insbesondere stellen die durch die S3-Leitlinien vorgegeben großzügigen Axilla- und Leistendissektionen ein hohes Risiko für infektiöse Komplikationen, aber auch Lymphfisteln dar.

Tipp

Bei Operation in Lokalanästhesie ist unbedingt zu beachten, dass die Injektion von Lokalanästhetika verdächtige Tastbefunde „maskieren" und den Operateur damit in die Irre führen kann.

Wie weiter oben erwähnt, sollte nach Lagerung und Vorbereitung des Patienten klinisch bzw. sonographisch die Lokalisation des zu exzidierenden Lymphknotens festgestellt werden. Optimalerweise lässt sich der verdächtige Lymphknoten *in toto* entfernen. Auf die sorgfältige Ligatur der zu- und abführenden Blut- und Lymphgefäße ist zur Vermeidung einer Lymphfistel und konsekutiv einer Lymphozele (s. o.) zu achten. Zur Vermeidung von Hämatomen, Seromen und Lymphfisteln steht die operative Sorgfalt an erster Stelle. Bei blutungsfreiem Situs kann zur Hämatom/Seromprophylaxe die Einlage externer Hämostyptika erwogen werden.

Muskelbiopsie

Muskelbiopsien sind indiziert zur Diagnosesicherung bei V. a. systemische neuromuskuläre Erkrankungen. Diese Eingriffe werden gemeinhin ambulant in Lokalanästhesie durchgeführt. Für die histologische Aufarbeitung ist, wenn nicht anders angefordert, ein natives Muskelbiopsat von 2,5 × 2 × 1 cm Größe erwünscht, welches sofort der weiteren Verarbeitung zugeführt werden soll. Bei der Wahl der Inzisionsstelle ist eine Korrelation mit zuvor durchgeführter MRT-Diagnostik empfehlenswert zur Vermeidung einer Re-Operation bei nur noch fettig degeneriertem Muskelmaterial. Aufgrund des relativ großen Muskeltraumas wird eine sorgfältige Diathermie zur Prävention von Nachblutungen empfohlen.

10.4.2 Therapeutische Eingriffe

Bei umschriebenen Tumoren von Haut und Weichteilgewebe ist trotz vermeintlich kleinem und leicht resektablem Befund eine strenge Indikationsstellung und bei Malignomverdacht ausgiebige präoperative Diagnostik und gegebenenfalls eine interdisziplinäre Eingriffsplanung unabdingbar. Anamnestisch ist unbedingt zu klären ob Malignitätskriterien erfüllt sein könnten.

Grundsätzlich ist unabhängig von der Größe und Lokalisation immer mit einem malignen Tumor zu rechnen. Bei den unten aufgeführten Warnsignalen ist vor jeder diagnostischen Exzision eine bildgebende Diagnostik durch Ultraschall und/oder ergänzende Schnittbildgebung angezeigt. Zusätzliche Warnsignale für Malignität sind:

- Tumorgröße > 5 cm
- Rasches Wachstum
- Schmerz
- Allgemeine Tumorzeichen (Abgeschlagenheit, Nachtschweiß, Gewichtsverlust etc.)
- Derbheit, Unverschiebbarkeit, fehlende Abgrenzbarkeit zur Faszie
- Tiefe Lokalisation.

Resektion von Hauttumoren

Inzision der Haut sollte entlang der Hautspaltlinien nach Langer erfolgen, der Schnitt sollte dabei so gesetzt werden, dass bei der Bestätigung eines malignen Befundes eine anatomische Nachresektion des onkologisch vorgegebenen Mindestabstandes möglich ist.

Resektion von Weichteiltumoren

Bei Eingriffen an Weichteiltumoren ist im Vorfeld die Frage der möglichen Malignität, der genauen Ausdehnung, der Vaskularisation der zu resezierenden Raumforderung abzuklären. Ähnlich der Lymphadenopathie können sich beispielsweise große Lipome an der Körperoberfläche als kleinere Raumforderungen maskieren. Von übergeordneter Bedeutung im Rahmen der Resektion gleich welchen Tumors, sei es ein Atherom, ein Lipom oder ein anderer unklarer Weichteiltumor, steht die vollständige Resektion des Befundes inklusive lokalisierbarer Kapselanteile.

Literatur

Adwani A, Ebbs SR (2006) Ultracision reduces acute blood loss but not seroma formation after mastectomy and axillary dissection: a pilot study. International journal of clinical practice 60(5):562–564

Cha HG, Kang SG, Shin HS, Kang MS, Nam SM (2012) Does fibrin sealant reduce seroma after immediate breast reconstruction utilizing a latissimus dorsi myocutaneous flap? Archives of plastic surgery 39(5):504–508

Di Monta G, Caraco C, Crispo A, Marone U, Mozzillo N (2012) Collagen sealant patch to reduce lymphatic drainage after lymph node dissection. World journal of surgical oncology 10:275

Llewellyn-Bennett R, Greenwood R, Benson JR, English R, Turner J, Rayter Z et al (2012) Randomized clinical trial on the effect of fibrin sealant on latissimus dorsi donor-site seroma formation after breast reconstruction. The British journal of surgery 99(10):1381–1388

Simonato A, Varca V, Esposito M, Venzano F, Carmignani G (2009) The use of a surgical patch in the prevention of lymphoceles after extraperitoneal pelvic lymphadenectomy for prostate cancer: a randomized prospective pilot study. The Journal of urology 182(5):2285–2290

Spotnitz WD, Fibrin Sealant (2014) The Only Approved Hemostat, Sealant, and Adhesive-a Laboratory and Clinical Perspective. ISRN surgery 203943

Stuiver MM, de Rooij JD, Lucas C, Nieweg OE, Horenblas S, van Geel AN et al (2013) No evidence of benefit from class-II compression stockings in the prevention of lower-limb lymphedema after inguinal lymph node dissection: results of a randomized controlled trial. Lymphology 46(3):120–131

Yilmaz KB, Dogan L, Nalbant H, Akinci M, Karaman N, Ozaslan C et al (2011) Comparing scalpel, electrocautery and ultrasonic dissector effects: the impact on wound complications and pro-inflammatory cytokine levels in wound fluid from mastectomy patients. Journal of breast cancer 14(1):58–63

Komplikationen in der Hernienchirurgie

T.S. Schiergens

M. Rentsch, A. Khandoga, M. Angele, J. Werner (Hrsg.), *Komplikationsmanagement in der Chirurgie*,
DOI 10.1007/978-3-662-43475-8_11,

> You can judge the worth of a surgeon by the way he does a hernia (Sir Thomas Fairbank (1876–1961)).

Die operative Versorgung von Hernien zählt mit über 200.000 Eingriffen jährlich zu den häufigsten chirurgischen Eingriffen in Deutschland. Sie macht bis zu 15 % der allgemeinchirurgischen Operationen aus. Zwar gelten Hernienoperationen in der Regel als Ausbildungseingriffe, jedoch sind sie durchaus nicht als trivial anzusehen. Dies wird durch gravierende und für den Patienten unter Umständen mit ernsten Langzeitfolgen sowie eingeschränkter Lebensqualität behaftete Komplikationen verdeutlicht, deren adäquates Management einen essenziellen Bestandteil der medizinischen Behandlung darstellt.

Mit der Häufigkeit der Hernieneingriffe im chirurgischen Alltag sind Komplikationen und Rezidive von relevanter zuletzt auch sozioökonomischer Bedeutung. In den letzten Jahren und Jahrzehnten hat sich die Hernienchirurgie darüber hinaus stetig weiterentwickelt. Insbesondere minimalinvasive Verfahren und das Prinzip des „tension free repair" mit dem Einsatz alloplastischen Fremdmaterials haben Einzug in die Therapie erhalten. Auch diese bringen ihre spezifischen Komplikationen wie die Biokompatibilität von Implantaten verschiedenen Materials mit sich. Damit unterliegen auch die Komplikationen in der Hernienchirurgie einem stetigen Wandel.

11.1 Leistenhernie (offene Verfahren)

Intra- und postoperative Gesamtkomplikationsraten nach Leistenbrucheingriffen als den häufigsten Hernienoperationen liegen bei 15 bis 28 % (Geissler und Anthuber 2011).

11.1.1 Präoperative Prävention

Seitenverwechslung

Aufgrund der Bilateralität des Leistenkanals besteht bei der Leistenhernienversorgung theoretisch die Gefahr der Seitenverwechslung. Zur deren Verhinderung hat sich bewährt, präoperativ beim wachen und kooperativen Patienten erneut die betroffene Seite zu erfragen und gegebenenfalls den Bruch zu palpieren (Geissler und Anthuber 2011; Schiergens 2011). Die jeweilige Seite ist idealerweise mit einem Kreuz zu kennzeichnen. Auch im Rahmen des Team-Time-Outs ist vor dem Hautschnitt explizit die zu versorgende Seite zu benennen.

Tipp

Bei jeder einseitigen Versorgung einer Leistenhernie ist die zu operierende Seite idealerweise am wachen Patienten zu markieren.

Anästhesie

Der Bruchlückenverschluss einer Leistenhernie bei ASA-I- bis ASA-II-Patienten kann gemäß der Leitlinien der European Hernia Society ambulant erfolgen und stellt bei Patienten, die sich aus chirurgischer, anästhesiologischer und sozialmedizinischer Sicht eignen, damit einen tageschirurgischen Eingriff dar (Geissler und Anthuber 2011; Simons et al. 2009). Für alle offenen, einseitigen Eingriffe wird die Lokalanästhesie als Methode der 1. Wahl erachtet (Simons et al. 2009). Hierfür stehen langwirksame Lokalanästhetika zur Verfügung (Cave: intravasale Injektion). Häufig klagen Patienten über eine unzureichende Schmerzausschaltung oder gelegentlich über eine Schmerzprovokation. Diesbezüglich sollte dem Operateur bewusst sein, dass intraoperative Schmerzen die häufigste Ursache für Patientenunzufriedenheit darstellen (Nordin et al. 2004).

Tipp

Der brennende Infiltrationsschmerz durch den pH-Wert des Injektats kann durch Zugabe einer Natrium-Bicarbonat-Lösung gemildert werden.

Von einer Versorgung in Lokalanästhesie profitieren insbesondere Patienten mit einem erhöhten Operationsrisiko (ASA-III und -IV). Darüber hinaus ist sie hilfreich, da der Patient intraoperativ zur Bauchpresse aufgefordert und somit die Bruchpforte beurteilt werden kann. Ein weiterer Vorteil ist die unmittelbar postoperativ mögliche Mobilisierung des Patienten zur Prävention von Sekundärkomplikationen wie der immobilisationsbedingten Pneumonie. Die Regionalanästhesie birgt im Vergleich zu den lokalanästhesiologischen Verfahren die erhöhte Gefahr eines Harnverhalts (Nordin et al. 2003). Diesbezüglich sollte für 24 Stunden ein Blasenkatheter angelegt werden (da Costa 2009). Bei Kindern oder laparoskopischen Operationen ist die Allgemeinnarkose obligat. Bei der Indikationsstellung zum laparoskopischen Vorgehen bei Patienten mit erhöhtem perioperativen Risiko sind der Hernienbefund und die Risiken durch die Allgemeinanästhesie streng gegeneinander abzuwägen.

Perioperative Antibiotikaprophylaxe

Eine routinemäßige perioperative Antibiotikaprophylaxe wird weder bei der offenen noch bei der endoskopischen

Operation empfohlen (Simons et al. 2009). Zur Vermeidung einer oberflächlichen Wundinfektion wäre die antibiotische Behandlung von 68 Patienten, zur Vermeidung einer tiefen Infektion eine antibiotische Behandlung von 352 Patienten erforderlich (Simons et al. 2003; Sanchez-Manuel und Seco-Gil 2004). Bei Patienten mit entsprechender Risikokonstellation in Bezug auf eine Wundinfektion wie hohes Alter, Rezidiveingriff, Immunsuppression oder die Erforderlichkeit von Wunddrainagen kann eine perioperative Antibiotikaprophylaxe erwogen werden (Simons et al. 2009).

11.1.2 Intraoperative Prävention und Therapie

Zur offenen Reparatur der Leistenhernie existieren verschiedene Techniken der Reparation, die sich der Präparation des Bruchs anschließen. Sie alle haben die allgemeinen Risiken des operativen transinguinalen Zugangs gemein. Spezifische Komplikationen treten in Zusammenhang mit den jeweiligen Charakteristika der Implantate auf.

Das Verfahren nach Lichtenstein stellt die am weitesten verbreitete, offene Operationsmethode dar. Die fehlerhafte Netzfixation durch ungenügende Überlappung der Befestigung im Bereich des Tuberculum pubicum kann zu direkten Rezidiven führen. Ferner sind medial die Fixierungsnähte an Faszienstrukturen, nicht durch Muskelgewebe zu stechen (Obermaier et al. 2009). Wird das Netz von kranial zu weit eingeschnitten oder wird der Durchtritt des Samenstrangs durch das Netz zu weit angelegt, begünstigt dies indirekte Rezidive. In diesem Fall muss das Netz intraoperativ gegen ein neues ausgetauscht und erneut zugeschnitten werden, da das „Flicken" des Netzes mit Nähten unweigerlich zu Verziehungen und damit zu Sollbruchstellen führt und somit die Spannungsfreiheit nicht mehr gewährleistet ist (Obermaier et al. 2009). Durch die Implantation des Netzes mit Nahtfixierung besteht darüber hinaus auch nach der Präparationsphase nun erneut die Gefahr einer Nervenläsion. Vor allem medialseitig ist im Bereich der Fixierung des Netzes der N. iliohypogastricus gefährdet, ggf. ist hier eine U-förmige Lücke in das Netz einzuschneiden (Obermaier et al. 2009). Im Areal der Netzüberlappung mit sich selbst (neu geschaffener innerer Leistenring, „mesh flaps") ist hingegen der N. ilioinguinalis in Gefahr. Am Unterrand des neu konstruierten inneren Leistenrings ist der R. genitalis des N. genitofemoralis gefährdet. Der Durchtritt darf in diesem Bereich nicht zu eng sein, um eine mechanische Reizung des Nervenastes durch das Netz zu vermeiden. Dieser ist ferner bei direktem Nahtverschluss (Operation nach Shouldice) großer, direkter Brüche in Gefahr. Bei intraoperativer Verletzung eines Nervs sollte primär eine Nervenresektion mit Ligatur erfolgen, um postoperative neuropathische Schmerzen zu verhindern.

Bei der Technik nach Robbins und Rutkow (Robbins und Rutkow 1993; Mesh-Plug-Methode), bei der eine vorgefertigte Polypropylen-Netzplombe implantiert wird, sind Plug-Wanderung und -Perforation in Hohlorgan wie Harnblase oder Darm beschrieben (Stout et al. 2007). Zur Prophylaxe wird neben der primär korrekten Platzierung des Plugs die Fixierung mit nicht-resorbierbarem Nahtmaterial empfohlen. Ferner ist ein eröffneter Bruchsack unbedingt zu verschließen, um eine durch den Kontakt zwischen Darm und Polypropylen-Netz bedingte Arrosion mit Entstehung von Darmfisteln zu vermeiden (Obermaier et a. 2009).

Verletzungen der Iliakal- oder Femoralgefäße werden meist durch Naht im Bereich des Leistenbands verursacht. Zur Blutungsstillung muss sich entsprechend eine Übersicht über das blutende Areal verschafft und die Blutung mittels Durchstechung gestillt werden. Intraoperative Läsionen des Samenstrangs sollten in Rahmen der Primäroperation sofort rekonstruiert werden. Die Rekonstruktion erzielt in 50 bis 70 % der Fälle eine Durchgängigkeit (Geissler und Anthuber 2011).

11.1.3 Postoperative Therapie

Serome und Hämatome

Postoperativ sollte zur Prävention eines Seroms (Inzidenz 0,5 bis 12,2 %) und eines Hämatoms (5,6 bis 16 %) ein Kompressionsverband über 24 Stunden aufgelegt werden. Der Nutzen der Einlage einer Drainage ist nicht belegt und umstritten. Bei trockenem Situs wird die Einlage einer Drainage nicht empfohlen. Serome und Hämatome können unmittelbar postoperativ als Pseudorezidive auftreten und von einem echten Rezidiv sonographisch differenziert werden. Sie weisen innerhalb der ersten drei postoperativen Wochen eine hohe spontane Rückbildungstendenz auf. Gerade skrotale Hämatome beängstigen den Patient häufig, hier steht die Aufklärung über die hohe Wahrscheinlichkeit einer spontanen Resorption im Vordergrund. Größere Serome können bei Persistenz oder dem Auftreten von erheblichen Symptomen punktiert werden (ggf. in Kombination mit Einlage einer Drainage unter sterilen Kautelen). Hämatome müssen operativ ausgeräumt werden, wenn sie eine entsprechende Größe aufweisen oder ein konservativer Therapieversuch fehlgeschlagen ist.

Wundinfektion

Die Raten für postoperative Wundinfekte sind mit ca. 6 % beschrieben. Ihre Therapie folgt den allgemeinen Regeln der septischen Wundbehandlung. Bei Infekten müssen leichtgewichtige, grobmaschige Netze oft nicht entfernt werden (Geissler und Anthuber 2011). Insgesamt ist die Entfernung alloplastischen Materials primär kritisch zu sehen, muss jedoch bei persistierendem Infekt erwogen werden.

Ischämische Orchitis

Die ischämische Orchitis ist verursacht durch eine Verletzung der Samenstranggefäße. Meist klingt diese spontan ab, bei einem Drittel der Patienten ist allerdings eine Hodenatrophie die Folge (Geissler und Anthuber 2011). Eine Superinfektion der ischämischen Orchitis kann in Einzelfällen eine Orchidektomie erforderlich machen.

Akuter testikulärer Schmerz

Die Ursache akuter postoperativer skrotaler Schmerzen nach Leistenhernienversorgung ist häufig polyätiologisch. Häufig sind vaskuläre Kompromittierung und Nerv-Entrapment. Primär gilt es, die akute Hodentorsion duplexsonographisch auszuschließen. Unmittelbar postoperativ einsetzender Schmerz ist häufig vaskulärer Ursache. Hier sollte frühzeitig eine urologische Vorstellung des Patienten erfolgen, um eine fortschreitende Ischämie mit der Folge einer Atrophie zu verhindern.

Postoperativer Harnverhalt

Ein postoperativer Harnverhalt ist medikamentös oder mit Einmalkatheterismus zu behandeln. Erfolgt keine Lokalanästhesie, sollte bei gefährdeten Patienten primär der Blasendauerkatheter für 24 Stunden belassen werden.

Chronischer Leistenschmerz

Chronischer Leistenschmerz wird definiert als über drei Monate postoperativ persistierender Schmerz. Die Ursache chronischer Leistenschmerzen ist nicht im Detail bekannt, vielmehr liegt eine komplexe Ätiologie zu Grunde. Er ist mit der Reduzierung der Lebensqualität und enormen Kosten verbunden (Hakeem und Shanmugam 2011). Er wird mit einer Inzidenz von ca. 12 % beschrieben (Aasvang und Kehlet 2005; Poobalan et al. 2001).

Die Schmerzen beginnen häufig einige Wochen bis Monate nach dem chirurgischen Eingriff. Es lassen sich neuropathische und nicht neuropathische Ursachen unterscheiden: Neuropathischer Schmerz ist verursacht durch Läsion oder mechanische Kompromittierung inguinaler Nerven wie Überdehnung, Kontusion, elektrische Schäden, Einnaht, Quetschen und Scheuern durch den Bruchlückenverschluss bzw. das Netz oder Tackern bei TAPP. Neben diesen primären, intraoperativen Affektionen sind ebenfalls sekundär auftretende Ursachen für neuropathischen Schmerz möglich. Hierzu gehören beispielsweise Schäden durch inflammatorische Prozesse wie Granulome (Hakeem und Shanmugam 2011; Cunningham et al. 1996). Die Ursache nicht neuropathischer Schmerzen ist oft in einer durch das Netz oder durch sonstige postoperative Verwachsungen verursachten Fibrose zu sehen.

Risikofaktoren für das Auftreten chronischer Leistenschmerzen sind der offene Bruchlückenverschluss ohne Netz, präoperativer inguinaler Schmerz und Rezidiveingriffe. Die Implantation von alloplastischem Fremdmaterial selbst ist ausdrücklich kein Risikofaktor (Koninger et al. 2004). Das laparoskopische Vorgehen mit geringerem Trauma im Bereich des Leistenkanals zieht eine insgesamt geringere Rate chronischer Leistenschmerzen nach sich (da Costa 2009). Das Alter spielt ebenfalls eine Rolle: So berichteten jüngere Patienten seltener von chronischen Leistenschmerzen im Vergleich zu älteren (Fujita et al. 2004). Resorbierbares Material reduziert chronischen Schmerz.

Die Symptomatik ist meistens komplex, insbesondere bei neuropathischen Schmerzen. Sie beinhaltet neben der Schmerzsensation Parästhesien sowie Hyp- und Hyperästhesien. Betroffene Patienten berichten häufig von ausstrahlenden Schmerzen in das Hemiskrotum der betroffenen Seite, das Bein oder den Rücken (Hakeem und Shanmugam 2011).

Im konservativen Armamentarium finden sich Analgetika (NSAR, Opioide), Antidepressiva und Co-Analgetika sowie Antikonvulsiva. Insbesondere bei im Vordergrund stehender neuropathischer Schmerzkomponente sind Antidepressivea und Antiepileptika im Vergleich zu klassischen Analgetika wirkungsvoll (Hakeem und Shanmugam 2011). Physikalische Therapien spielen im langfristigen Behandlungskonzept hingegen eine untergeordnete Rolle. Bei neuropathischen Schmerzen kann zunächst der Versuch einer Nervenblockade mit Infiltration eines Lokalanästhetikums ggf. in Kombination mit einer Steroidinfiltration unternommen werden. Dies stellt sich realiter technisch häufig als überaus anspruchsvoll heraus, da der spezifische Nerv proximal seiner Läsion infiltriert werden muss. Eine ultraschallgesteuerte Infiltration kann hierbei die Erfolgsrate erhöhen (Eichenberger et al. 2006). Bei Beschwerdefreiheit oder zumindest deutlicher Schmerzreduktion durch diese Maßnahme kann bei therapierefraktären und persistierenden Schmerzen die operative Re-Exploration der Leiste mit Entfernung des Netzes und Neurektomie erwogen werden (Hakeem und Shanmugam 2011; Levine 2008).

Der Wiedereingriff sollte dabei mindestens ein halbes Jahr nach der Primäroperation erfolgen, um zum einen dem konservativen Management eine realistische Chance zu geben, zum anderen, um das Nachlassen einer noch anhaltenden Neuropraxie abzuwarten. Die Erfolgsraten in solchen Fällen sind mit 70 bis 100 % veröffentlicht worden (Hakeem und Shanmugam 2011). Die alleinige Entfernung des Netzes bringt dabei keinen Erfolg, ebenso wie die alleinige Neurolyse. Der Nerv sollte über die gesamte Länge exzidiert werden, wobei die Nervenenden dabei ligiert oder kauterisiert werden müssen.

Tipp

Im Rahmen der ganzheitlichen Behandlung sollte der Patient bei chronischem Schmerzsyndrom in einer Spezialambulanz angebunden werden, ggf. kann eine stationäre Therapie in einer Schmerzklinik indiziert sein. Ebenso sollte eine psychologische Betreuung angeboten werden.

11.2 Laparoskopische Hernienversorgung

Die laparoskopische Hernienversorgung hat sich in den letzten Jahren stetig weiterentwickelt. Insbesondere die Verfahren zum Bruchlückenverschluss der Leistenhernien, v. a. bei beidseitigem Befund oder dem Rezidiv nach offenem Verfahren, aber auch zunehmend zur Versorgung von Narbenhernien (IPOM-Technik) zählen heute zu den Routineeingriffen. Die Komplikationen in der laparoskopischen Versorgung entsprechen zum einen den allgemeinen Risiken der Laparoskopie, zum anderen den spezifischen Risiken bei der Präparation und Reparation der jeweiligen Bruchregion (▶ Abschn. 11.1).

11.2.1 Komplikationen des Zugangs

Je nach Technik (Veress-Nadel, Hasson-Trokar, stumpfer Trokar) birgt der Zugang für die laparoskopische Chirurgie verschiedene Risiken der Verletzung intraabdomineller Strukturen. Gerade bei jungen, schlanken Patienten mit muskelkräftiger Bauchwand ist das Risiko erhöht. Dies trifft ebenso für adipöse Patienten zu.

Tipp

In schwierigen Situationen der Anlage des Pneumoperitoneums kann das Eingehen mit einem Kamera-Trokar unter Sicht auf die einzelnen Bauchwandschichten sinnvoll sein.

In einer Metaanalyse ließen sich keine Unterschiede bezüglich der verschiedenen Zugangstechniken im Hinblick auf die Rate von Organ- und Gefäßverletzungen nachweisen (Ahmad et al. 2012). Die offene Technik zeigte allerdings eine geringere Inzidenz extraperitonealer Gasinsufflationen sowie Verletzungen des großen Netzes. Unabhängig von der Zugangstechnik sollte jede Laparoskopie mit der sorgfältigen Kontrolle auf iatrogene Verletzungen durch den Zugang in das Abdomen beginnen. Im Vergleich der beiden minimal-invasiven Techniken des Bruchlückenverschlusses (TAPP, TEP), weist das transabdominelle Vorgehen (TAPP) mehr Zugangskomplikationen auf, der extraperitoneale Zugang (TEP) hingegen eine höhere Umsteigerate (Kockerling et al. 2012).

11.2.2 Komplikationen des Pneumoperitoneums

Unter Komplikationen des Pneumoperitoneums lassen sich insbesondere hämodynamische, pulmonale, renale, splanchnische, endokrine pathophysiologische Reaktionen erfassen, die, allerdings selten klinisch relevant, insbesondere durch ein adäquates anästhesiologisches Management erfasst und rasch adressiert werden müssen (Kockerling et al. 2012). Im Falle fraglich schwerwiegender Komplikationen sollte nach Rücksprache mit einem erfahrenen Anästhesisten der Eingriff abgebrochen und das Pneumoperitoneum sofort abgelassen werden. In 0,3 bis 3 % der Fälle ist ein ausgeprägtes Hautemphysem die Folge der Anlage eines Pneumoperitoneums. In seltenen Fällen sind die Halsweichteile beteiligt, sodass die Kompression der Atemwege im Extremfall eine Inzision im Halsbereich erforderlich machen kann. In diesem Zusammenhang muss auch an Pneumothorax und Pneumomediastinum gedacht werden.

11.2.3 Komplikationen der Präparation

Beim transabdominellen Bruchlückenschluss (TAPP) sind folgende Komplikationsraten beschrieben (Kockerling et al. 2012):

- Verletzung des N. cutaneus femoris lateralis: 0,26 %
- Blutung: 0,31 %
- Läsion der Harnblase: 0,09 %
- Darmverletzung: 0,1 %

Bei der extraperitonealen Patch-Plastik (TEP) sind folgende Komplikationsraten publiziert (Kockerling et al. 2012):

- Blutung aus den epigastrischen Gefäßen: 0,2 %
- Läsion der Harnblase: 0,2 %
- Darmverletzung: 0,02 %
- Konversion zu TAPP oder offenem Vorgehen: 0,3 %
- Verletzung des Ductus deferens; 0,1 %

Blutungen bei beiden operativen Verfahren werden häufig durch Verletzungen der epigastrischen Gefäße verursacht, entweder durch die Präparation oder durch den Ballon-Trokar (TEP). Besondere Vorsicht ist daher stets bei der Präparation in Nähe der epigastrischen, insbesondere aber auch der externen Iliakalgefäße („triangle of doom“) geboten (◘ Abb. 11.1).

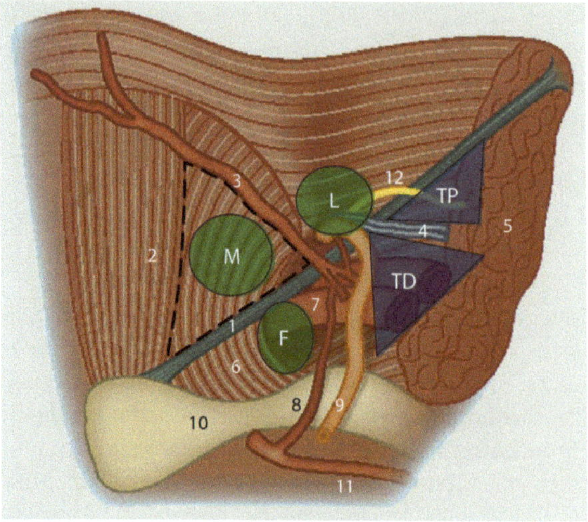

Abb. 11.1 Leistenregion von innen (TAPP-Ansicht). TD Triangle of Doom, TP Triangle of Pain, L laterale, M mediale, F femorale Bruchpforte; 1 Leistenband, 2 M. rectus abdominis, 3 epigastrische Gefäße, 4 Testikulargefäße, 5 M. iliopsoas, 6 Lig. lacunare, 7 V. iliaca externa, 8 Corona mortis, 9 Ductus deferens, 10 Os pubis, 11 A. obturatoria, 12 R. genitalis des N. genitofemoralis; Hesselbach-Dreieck (gestrichelt) zwischen 1, 2 und 3. (Aus Geissler und Anthuber 2011)

Initiale Sofortmaßnahme bei Blutung ist die Kompression mit geeignetem Instrument zur transienten Blutungsstillung. Dieser hat sich die gezielte, definitive Versorgung mittels Elektrokoagulation, Endo-Clip oder endoskopischer Naht anzuschließen (Kockerling et al. 2012). Für die laparoskopische Aufsicht auf die Leistenregion hat sich die Implementierung des „triangle of doom" (Verlauf der großen Gefäße) und des „triangle of pain" (Nerven), die in Kombination als „trapezoid of disaster" bezeichnet werden (Abb. 11.1), bewährt. Hier sollten Präparationen sowie die Fixierung des Netzes mit Tackern unterbleiben.

Im „trapezoid of disaster" sollten Präparationen und die Fixierung des Netzes mit Tackern unterbleiben.

Verletzungen der Harnblase können Folge der Präparation oder Schaden der Anwendung des Elektrokauters sein. Auch sind Einrisse der Blase bei Gasinsufflation in den Extraperitonealraum bei TEP beschrieben. Je nach Umfang der Verletzung und Expertise kann bei Eröffnung der Harnblase der Verschluss per endoskopischer bzw. laparoskopischer Naht erfolgen, ggf. muss ein offenes Vorgehen im Sinne einer Konversion gewählt werden. Intraoperativ sollte eine Dichtigkeitsprüfung über Füllung der Harnblase über den einliegenden Blasenkatheter erfolgen. Letzterer sollte für ca. eine Woche postoperativ belassen werden und nach unauffälligem Zystogramm gezogen werden.

Ebenso kann bei Verletzungen des Darms die unmittelbare Versorgung durch laparoskopische Naht erfolgen, im Zweifelsfall ist zur Sicherheit des Patienten eine Laparotomie erforderlich (Kockerling et al. 2012). Bei Austritt von Stuhl mit Kontamination des Situs sollte auf die Implantation alloplastischen Fremdmaterials verzichtet und ein Netz-freies Verfahren gewählt werden (Konversion, Operation nach Shouldice, Bassini).

Im Falle der Verletzung des Ductus deferens ist dieser proximal und distal mit Clips zu versorgen. Eine Naht dieser Struktur ist zu versuchen, allerdings nicht immer technisch möglich oder erfolgreich (Kockerling et al. 2012).

Inguinalnerven (Rami genitalis et femoralis des N. genitofemoralis, N. cutaneus femoris lateralis) können wie auch beim offenen Verfahren im Rahmen der Präparation verletzt werden. Die Verletzung des N. cutaneus femoris lateralis ist allerdings spezifisch für das laparoskopische Vorgehen, da der Nerv beim offenen Operieren nicht im Situs verläuft. Eine Verletzung führt zu Hyp- und Hyperästhesien im Bereich des lateralen proximalen Oberschenkels. Sie kann zu einem erheblichen Schmerzsyndrom führen (z. B. durch Clippen; Obermaier et al. 2009).

Eine Spätkomplikation des laparoskopischen Bruchlückenverschlusses ist der Dünndarmilius. Diesem, meist verursacht durch Adhäsionen, ist insbesondere durch sorgfältigen peritonealen Verschluss Vorschub zu leisten.

Postoperative Serombildungen nach TAPP sind häufig. Sie sind analog zum offenen Verfahren zu behandeln (▶ Abschn. 11.3.1).

11.3 Narbenhernie

Hier stehen neben dem oben erwähnten laparoskopischen Vorgehen (IPOM) die offenen Netzverfahren, insbesondere der Sublay-Bruchlückenverschluss als Standardverfahren im Vordergrund, welche einen spannungsfreien Verschluss des Fasziendefekts ermöglichen.

11.3.1 Serombildung

Das Ausmaß ist abhängig von der Art des implantierten Netzes und der Netzposition. In Onlay-Technik treten Serome häufiger auf (epifasziale Präparation). Beim laparoskopischen Vorgehen finden sich aufgrund des belassenen Bruchsacks bei fast allen Patienten Serome (Conze et al. 2011). Insgesamt resorbieren sich die meisten postoperativen Serome spontan, selten ist die sterile Punktion erforderlich. Die Ausbildung einer Seromkapsel mit operativer Revisionspflicht ist ebenfalls sehr selten (Conze et al. 2011).

11.3.2 Netzinfekt

Wund- und Netzinfektionen treten in bis zu 10 % der Fälle und damit deutlich häufiger als bei Leistenhernien auf (Conze et al. 2011; Stremitzer et al. 2010). Größe des Defekts und des implantierten Netzes sowie Operationsdauer sind dabei Risikofaktoren für einen tiefen Netzinfekt (Stremitzer et al. 2010). Häufig ist dann die Entfernung des Netzes indiziert, wenn die Infektion nicht mit konservativen Maßnahmen (Antibiotikatherapie) beherrscht werden kann oder bereits weit fortgeschritten ist (Stremitzer et al. 2010).

Insbesondere bei (teil-)resorbierbaren Netzen (Polypropylen/Polyglactine) sollte die konservative Therapie ernsthaft versucht werden (Antibiotika, VAC-Therapie), während die Indikation für die Netzentfernung bei nicht-resorbierbarem Material (PTFE/Polypropylen) großzügiger gestellt werden muss, da hier die Versagensraten eines versuchten Netzerhalts deutlich höher liegen. Dies sollte auch der Fall sein für freiliegende Netze. Es konnte gezeigt werden, dass 55 % der infizierten (insbesondere die teilresorbierbaren) Netze durch konservative Maßnahmen erhalten werden konnten (Stremitzer et al. 2010), sodass in jedem Einzelfall in individuellem Ausmaß der Versuch des Netzerhalts evaluiert werden sollte.

Literatur

Aasvang E, Kehlet H (2005) Surgical management of chronic pain after inguinal hernia repair. Br J Surg 92(7):795–801

Ahmad G, O'Flynn H, Duffy JM et al (2012) Laparoscopic entry techniques. Cochrane Database Syst Rev 2:CD006583

Conze J, Junge U, Klinge U et al (2011) Hernien. In: Siewert J, Schumpelick V, Rothmund M (Hrsg) Praxis der Viszeralchirurgie. Springer, Heidelberg, S 891–920

Cunningham J, Temple WJ, Mitchell P et al (1996) Cooperative hernia study. Pain in the postrepair patient. Ann Surg 224(5):598–602

Da Costa PM (2009) Complications and recurrences after different types of hernia repair: how to deal with it? Acta Chir Belg 109(1):36–41

Eichenberger U, Greher M, Kirchmair L et al (2006) Ultrasound-guided blocks of the ilioinguinal and iliohypogastric nerve: accuracy of a selective new technique confirmed by anatomical dissection. Br J Anaesth 97(2):238–243

Fujita F, Lahmann B, Otsuka K et al (2004) Quantification of pain and satisfaction following laparoscopic and open hernia repair. Arch Surg 139(6):596–600

Geissler B, Anthuber M (2011) Inguinal and femoral hernia repair. Chirurg 82(5):451–464

Hakeem A, Shanmugam V (2011) Current trends in the diagnosis and management of post-herniorraphy chronic groin pain. World J Gastrointest Surg 3(6):73–81

Heikkinen T, Bringman S, Ohtonen P et al (2004) Five-year outcome of laparoscopic and Lichtenstein hernioplasties. Surg Endosc 18(3):518–522

Kockerling F, Grund S, Jacob DA (2012) Typical intraoperative complications in laparoscopic surgery. Chirurg 83(7):633–641

Koninger J, Redecke J, Butters M (2004) Chronic pain after hernia repair: a randomized trial comparing Shouldice, Lichtenstein and TAPP. Langenbecks Arch Surg 389(5):361–365

Levine LA (2008) Microsurgical denervation of the spermatic cord. J Sex Med 5(3):526–529

Nordin P, Zetterstrom H, Gunnarsson U et al (2003) Local, regional, or general anaesthesia in groin hernia repair: multicentre randomised trial. Lancet 362(9387):853–858

Nordin P, Hernell H, Unosson M et al (2004) Type of anaesthesia and patient acceptance in groin hernia repair: a multicentre randomised trial. Hernia 8(3):220–225

Obermaier R, Pfeffer F, Hopt UT (2009) Hernienchirurgie, 1. Aufl. Elsevier, München

Poobalan AS, Bruce J, King PM et al (2001) Chronic pain and quality of life following open inguinal hernia repair. Br J Surg 88(8):1122–1126

Robbins AW, Rutkow IM (1993) The mesh-plug hernioplasty. Surg Clin North Am 73(3):501–512

Sanchez-Manuel FJ, Seco-Gil JL (2004) Antibiotic prophylaxis for hernia repair. Cochrane Database Syst Rev 4:CD003769

Schiergens TS (2011) Diagnosis of inguinal hernia. MMW Fortschr Med 153(49-50):34–35

Simons MP, Aufenacker T, Bay-Nielsen M et al (2009) European Hernia Society guidelines on the treatment of inguinal hernia in adult patients. Hernia 13(4):343–403

Stout CL, Foret A, Christie DB et al (2007) Small bowel volvulus caused by migrating mesh plug. Am Surg 73(8):796–797

Stremitzer S, Bachleitner-Hofmann T, Gradl B et al (2010) Mesh graft infection following abdominal hernia repair: risk factor evaluation and strategies of mesh graft preservation. A retrospective analysis of 476 operations. World J Surg 34(7):1702–1709

Komplikationen in der Schilddrüsenchirurgie

M. Hornung, A. Agha

M. Rentsch, A. Khandoga, M. Angele, J. Werner (Hrsg.), *Komplikationsmanagement in der Chirurgie*,
DOI 10.1007/978-3-662-43475-8_12, © Springer-Verlag Berlin Heidelberg 2015

Chirurgische Eingriffe im Bereich der Schilddrüse sind weit verbreitet und stellen eine häufig durchgeführte Operation dar. Gerade aufgrund dieser Tatsache ist es wichtig, auf die möglichen Komplikationen, die teilweise bei Auftreten eine hohe und längerfristige Leidensqualität für den Patienten bedeuten, einzugehen. Eine interdisziplinäre Herangehensweise mit sorgfältiger Vorbereitung einschließlich einer wohlbedachten Indikationsstellung sind Voraussetzungen für eine qualitativ hochstehende und komplikationsarme Schilddrüsenchirurgie. Postoperative Kontrollen zum frühzeitigen Erkennen etwaiger Komplikationen und damit die Möglichkeit der optimalen und rechtzeitigen Therapie sollten ebenso wie die eigentliche Operation Bestandteil der Patientenbehandlung sein.

Bei Operationen an der Schilddrüse handelt es sich um eine häufig durchgeführte chirurgische Intervention. In Deutschland werden etwas mehr als 100.000 Schilddrüsenoperationen pro Jahr durchgeführt (Musholt 2010). Die Hauptindikation für das operative Vorgehen im Bereich der Schilddrüse stellt die histologische Sicherung eines für das Vorliegen eines malignen Geschehens suspekten Herds in der Schilddrüse dar, wobei es in den letzten Jahren zu einer zunehmenden Inzidenz von bösartigen Schilddrüsentumoren kam (Dralle et al. 2013).

In letzter Zeit wurden jedoch zunehmend kritische Stimmen laut, dass in Deutschland Schilddrüsen im Vergleich zu anderen Ländern zu häufig operiert werden würden (Goretzki 2013). Gerade in diesem Kontext spielt die Beachtung bzw. die Prävention und falls aufgetreten, die Behandlung von Komplikationen eine besondere Rolle.

Es muss hierbei in Betracht gezogen werden, dass eine Parese des Nervus laryngeus recurrens nicht selten assoziiert ist mit Schluck- sowie Sprachstörungen und ein postoperativer Hypoparathyroidismus nicht immer mit Kalzium und Vitamin D ausreichend substituiert werden kann, sodass diese im Bereich der Schilddrüsenchirurgie häufigsten Komplikationen für die Patienten langwierige und sehr belastende Beschwerden nach sich ziehen können (Arlt at al 2002; Dralle et al. 2011). Selbstverständlich stellen die genauen anatomischen Kenntnisse über den Verlauf des Nervus laryngeus recurrens und die Lagemöglichkeiten der Nebenschilddrüsen eine Voraussetzung für jeden Schilddrüsenchirurgen dar.

Man muss davon ausgehen, dass die Wahrscheinlichkeit für Komplikationen mit dem Ausmaß der Operation korreliert (Karamanakos et al. 2010; Dralle et al. 2011). So steigt die Inzidenz für eine Rekurrensparese oder einen Hypothyreoidismus bei einer notwendigen Sternotomie oder einer Lymphknotendissektion bei Schilddrüsenkarzinom (Pieracci et al. 2007, White et al. 2008). Insbesondere ist jeder Rezidiveingriff mit einem erhöhten Risiko vergesellschaftet (Dralle et al. 2004).

Grundsätzlich unterscheiden wir operationsspezifische und allgemeine Komplikationen (Thomusch et al. 2000; Thomusch et al. 2001). Im Rahmen dieses Kapitels wird hauptsächlich auf die spezifisch bei Schilddrüsenoperationen vorkommenden Komplikationen eingegangen.

12.1 Präoperative Diagnostik

Die präoperative Diagnostik sollte folgende Aspekte zur Komplikationsprävention beachten:
- Ausmaß der geplanten Operation
- Funktion der Stimmlippen
- Vorliegen einer entzündlichen Erkrankung der Schilddrüse

12.1.1 Anamnese

Durch eine ausführliche Anamnese sollten neben allgemeinen operativen Risikofaktoren Hinweise für ein erhöhtes Komplikationsrisiko wie etwa Voroperationen, vorbestehende Schilddrüsenerkrankungen insbesondere entzündlicher Art oder Symptome für ein malignes Geschehen erkannt werden (Dralle et al. 2013).

12.1.2 Klinische Untersuchung

Die klinische Untersuchung mit der Palpation des Halses soll erste Hinweise auf die Größe der Schilddrüse geben und damit bei der Indikationsstellung sowie bei der Planung der Operation behilflich sein (Dralle et al. 2013).

12.1.3 Laboruntersuchung

Neben den üblichen Serum- und Blutwerten sollten laborchemisch präoperativ zusätzlich TSH, fT3 und fT4 zur Bestimmung der Stoffwechsellage sowie Serumkalzium zum Ausschluss einer Hyperkalzämie und Kalzitonin als eventuellen Hinweis auf ein medulläres Schilddrüsenkarzinom oder eine C-Zellhyperplasie analysiert werden (Musholt et al. 2011).

12.1.4 Sonographie

Die Sonographie der Schilddrüse sowie des umliegenden Gewebes insbesondere etwaiger detektierbarer Lymphknoten stellt sicherlich die wichtigste präoperative Untersuchung dar, um zunächst die Operationsindikation zu klären und in der Folge Hinweise auf das Operationsausmaß zu erhalten (Dralle et al. 2013). Falls im klinischen Setting verfügbar, kann eine Kontrastmittelsonographie als weiterführende Diagnostik verwendet werden (Schleder at al. 2014).

12.1.5 Szintigraphie

Eine Szintigraphie ergänzt die Sonographie im Sinne einer Funktionsdifferenzierung einzelner Schilddrüsenknoten und kann eine intrathorakale oder dystope Struma zur Darstellung bringen (Musholt et al. 2011).

12.1.6 Magnetresonanz- oder Computertomographie ohne Kontrast

Um das Ausmaß einer ausgedehnten Struma vollständig zu erkennen, kann ggf. eine Kernspintomographie bzw. eine Computertomographie ohne Kontrastmittel sinnvoll sein (Dralle et al. 2013).

12.1.7 Feinnadelpunktion

Eine Feinnadelpunktion mit anschließender zytologischer Analyse kann zur Eingrenzung des Malignitätsrisikos beitragen. Sie stellt allerdings keine obligate präoperative Untersuchung dar, sondern wird bei suspektem Knoten, tumorverdächtigem Halslymphknoten, schnell wachsendem Tumor und lokal invasivem Wachstum empfohlen (Musholt et al. 2011; Dralle et al. 2013).

12.1.8 Laryngoskopie

Vor und auch nach jeder Schilddrüsenoperation sollte eine laryngoskopische Untersuchung der Stimmlippen durchgeführt werden, um einerseits etwaige Pathologien in die Operationsplanung einbeziehen zu können und andererseits hiermit die Voraussetzung für eine Qualitätskontrolle zu schaffen (Musholt et al. 2011).

12.2 Prävention und Behandlung spezifischer Komplikationen

12.2.1 Schädigung des Nervus laryngeus recurrens

Die Schädigung des Nervus laryngeus recurrens stellt eine spezifische und gleichzeitig gravierende Komplikation der Schilddrüsenchirurgie dar (Dralle et al. 2004). Mit einer Prävalenz von ca. 2 % tritt im Durchschnitt eine Parese des Nervus laryngeus reccurens auf (Karamanakos et al. 2010). Diese Quote erhöht sich bei Vorliegen eines malignen Geschehens, einer Rezidivstruma, einer notwendigen Sternotomie sowie einer fehlenden intraoperativen Identifikation des Nervs oder dem Vorliegen eines Morbus Basedow auf bis zu 12 % bezogen auf „nervs at risk" (Dralle et al. 2004; Karamanakos et al. 2010; Musholt 2010, Giugliano et al. 2014).

Präoperative Prävention

Wie oben schon angemerkt, sollte vor der Operation der beidseitige Status der Nervenfunktion mittels einer Laryngoskopie bestimmt werden, da wegen der vorliegenden Struma oder durch Voroperationen eine Schädigung schon präoperativ bestehen kann. Hiermit kann die Operationsplanung angepasst und das Risiko insbesondere für eine beidseitige Parese minimiert werden (Musholt et al. 2011).

Intraoperative Prävention und Therapie

Während der Operation sollte der Nervus laryngeus recurrens dargestellt, eine Sicherung durch Neuromonitoring durchgeführt und erst daraufhin die Resektion begonnen werden (Thomusch et al. 2003a; Dralle et al. 2004). Das intraoperative Neuromonitoring (IONM) gehört heute gemäß der gültigen Qualitätsstandards zur Schilddrüsenoperation. Empfohlen wird das indirekte Monitoring des Nervus vagus wie auch das direkte des Nervus laryngeus recurrens vor und nach Entfernung der Schilddrüse (Dralle et al. 2010; Randolph et al. 2011). Zeigt sich bei geplanter Thyreoidektomie nach der Resektion einer Schilddrüsenseite der Verdacht auf eine Parese des Nervus laryngeus recurrens, ist es ratsam die Operation zu beenden und, falls die Parese durch eine Laryngoskopie bestätigt, die eventuelle Erholung des Nervs in den Wochen nach Operation abzuwarten, bevor die andere Seite angegangen wird (Smith et al. 2014). Bei sichtbarer Durchtrennung des Nervs kann eine Direktnaht mit End-zu-End-Anastomose durchgeführt werden. Es besteht damit die Möglichkeit, das Ausmaß der Funktionseinschränkung zu verringern (Simon et al. 2012).

Tipp

Wird das IONM des Nervus laryngeus recurrens zu nahe am Eintritt in den Kehlkopf durchgeführt, kann das zu falsch positiven Ergebnissen führen. Deswegen sollte zur Sicherheit eine Kontrolle mit ausreichendem Abstand zur Eintrittsstelle oder noch besser ein indirektes Signal über den Nervus vagus nachgewiesen werden.

Postoperative Therapie

Es wird empfohlen, eine Laryngoskopie unabhängig von klinischen Symptomen im postoperativen Verlauf zur Qualitätskontrolle und einer eventuell notwendigen adäquaten Komplikationsbehandlung durchzuführen. Bei dem Befund einer Parese kann es zu vorübergehender Heiserkeit und Schluckstörungen kommen. In diesem Fall ist im weiteren postoperativen Verlauf die Einleitung einer logopädischen Therapie indiziert. Des Weiteren sollten im Abstand von ca. 6 Wochen Kontrollen der Stimmbandfunktion bei den Kollegen der HNO durchgeführt werden. Gegebenenfalls kann durch eine Stimmbandaugmentation die Symptomatik verbessert werden (Kwon et al. 2004).

Bei beidseitiger Nervenläsion kann aufgrund lebensbedrohlicher Erstickungsgefahr die Notwendigkeit einer Tracheotomie mit Anlage einer Beatmungskanüle bestehen (Bellantone et al. 2002). In den meisten Fällen kann jedoch mit einer Lateralfixation eines Stimmbands die akute Atemnot behoben werden (Woodson et al. 2010).

Die Mehrzahl der Läsionen bildet sich in den Wochen oder Monaten (bis zu 12 Monate) nach der Operation weder zurück und es handelt sich demnach um eine temporäre Parese (Smith et al. 2014; Enomoto et al. 2014). Ursächlich hierfür scheinen intraoperativer Zug am oder Druck auf den Nerven bzw. eine Ischämie zu sein (Stamatakos et al. 2013).

12

! Bei einer Rezidivstruma kann der Verlauf des Nervus laryngeus recurrens durch neu aufgetretene Knoten und/oder Vernarbungen nach der Voroperation sehr variieren, sodass nicht von einer typischen Lokalisation mit den entsprechenden anatomischen Leitstrukturen ausgegangen werden kann.

Tipp

Im Fall einer Rezidivstruma sollte ein lateraler Zugang angestrebt werden. Hierbei wird nach Hautschnitt und dem Durchtrennen des Platysmas der mediale Rand des Musculus sternokleidomastoideus aufgesucht und von dort aus vorsichtig in die Tiefe präpariert. Zunächst sollte der Nervus laryngeus recurrens dargestellt und erst dann unter Sicht des Nervens mit der Mobilisierung der Rezidivstruma begonnen werden.

Es ist von zentraler Bedeutung, dass die intraoperative Darstellung des Nervus laryngeus recurrens als obligater Schritt im Rahmen der chirurgischen Intervention im Bereich der Schilddrüse versucht wird (▫ Abb. 12.1).

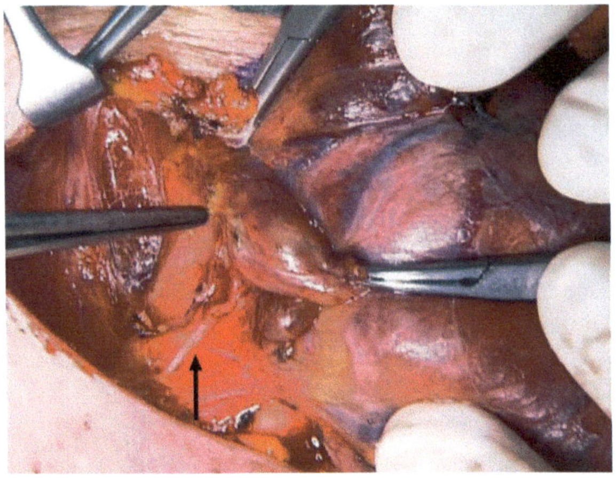

▫ Abb. 12.1 Die intraoperative Darstellung des Nervus laryngeus recurrrens als obligater Schritt im Rahmen der chirurgischen Intervention im Bereich der Schilddrüse

12.2.2 Hypoparathyroidismus

Eine weitere Komplikation nach Schilddrüsenoperationen stellt der Hypoparathyroidismus dar. Hierbei kommt es zu einer Schädigung oder akzidentellen Entfernung einer oder mehrerer Nebenschilddrüsen und damit zu einer vorübergehenden (7,3 % bis zu 40 % aller Schilddrüsenoperationen) oder permanenten (1,5 % bis zu 9,2 %) Hypokalzämie (Thomusch et al. 2003b; Karamanakos et al. 2010; Giugliano et al. 2014). Diese kann über Parästhesien und Muskelzuckungen bis zu generalisierten Muskelkrämpfen führen. Insgesamt kann das Krankheitsbild des Hypoparathyroidismus für den Patienten sehr belastend werden.

Intraoperative Prävention und Therapie

Es wird empfohlen, die Nebenschilddrüsen darzustellen und sie somit nicht nur sichtbar im Situs belassen zu können, sondern auch ihre ausreichende Durchblutung zu sichern. Grundsätzlich sollte eine kapselnahe Präparation der Schilddrüse angestrebt werden, sodass auch bei unübersichtlichem Situs die Wahrscheinlichkeit für das Belassen von intakten Nebenschilddrüsen möglichst hoch ist (Delbridge 2002; Thomusch et al. 2003b). Muss eine Nebenschilddrüse (unsichere Durchblutungssituation, im Rahmen einer Lymphknotendissektion) entfernt werden oder wird sie akzidentell mit entnommen, sollte während des Eingriffs eine Autotransplantation durchgeführt werden (Thomusch et al. 2003b). Hierfür wird die Nebenschilddrüse *ex situ* zerkleinert und in einer Muskeltasche des Musculus sternokleidomastoideus platziert. Die Stelle sollte daraufhin mit einem nicht resorbierbaren Faden markiert werden, sodass bei eventuellen zukünftigen pathologischen Veränderungen ein rasches Auffinden möglich ist. Alternativ wird auch der Musculus brachioradialis für eine Autotransplantation verwendet (Delbridge 2002).

Postoperative Therapie

Eine postinterventionelle und in den meisten Fällen temporäre Hypokalzämie zeigt sich nicht immer mit klinischen Zeichen und wird nicht selten erst am 2. postoperativen Tag apparent. Deswegen sollte in den ersten Tagen nach dem Eingriff eine Kontrolle der Serumkalziumwerte sowie des klinischen Patientenbefindens durchgeführt werden und bei Auffälligkeiten Kalzium zunächst *per os* substituiert werden (Arlt et al. 2002). Reicht diese Medikation nicht aus und/oder handelt es sich um einen permanenten Hypoparathyroidismus, muss zusätzlich Vitamin D verabreicht werden (Sitges-Serra et al. 2010).

Perioperativ scheinen das Parathormon und Vitamin D im Blut sowie postoperative Veränderungen im Serumkalzium biochemische Marker für temporäre Hypokalzämien nach Schilddrüsenoperationen zu sein. Als klinische Prädiktoren spielen hierfür das weibliche Geschlecht, Morbus Basedow, die Nebenschilddrüsenautotransplantation und irrtümliche Entfernung von Nebenschilddrüsen eine Rolle (Edafe et al. 2014).

Im Fall eine Lymphknotendissektion des zentralen Kompartments wird sehr häufig die untere Nebenschilddrüse mit entfernt. Diese muss *ex situ* gesichert und autotransplantiert werden.

Eine sichere Darstellung der Nebenschilddrüsen intraoperativ verringert das Risiko eines postoperativen Hypoparathyroidismus (Abb. 12.2).

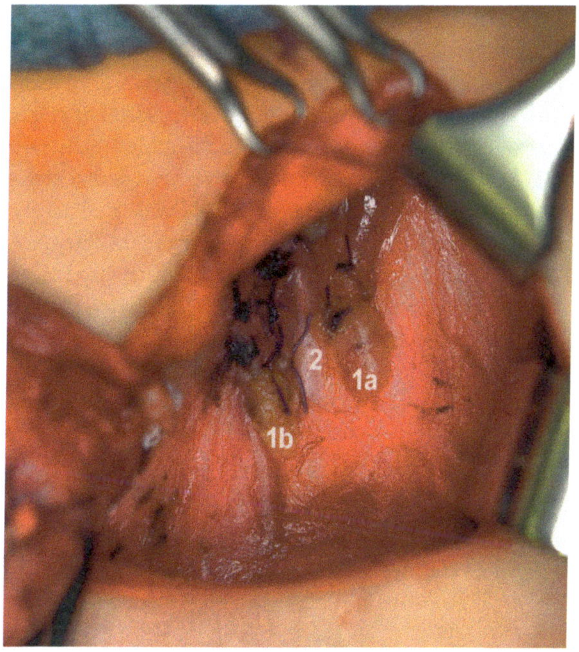

Abb. 12.2 Lokalisation der Nebenschilddrüsen nach Entfernung der Schilddrüse (1a = obere Nebenschilddrüse, 1b = untere Nebenschilddrüse, 2 = Nervus laryngeus recurrens)

Postoperative Therapie

Entscheidend für die Behandlung einer Blutung ist die korrekte klinische Einschätzung der Symptome, damit der richtige Zeitpunkt für die Revision nicht verpasst wird (Doran et al. 2012). Insgesamt sollte bei Verdacht auf Nachblutung eher frühzeitig die Indikation zur operativen Exploration gestellt werden.

12.3 Weitere Komplikationen

12.3.1 Hämorrhagie

Blutungen und insbesondere Nachblutungen spielen in der Schilddrüsenchirurgie aufgrund der lokalen Verhältnisse im Halsbereich eine bedeutende Rolle, primär nicht wegen des Blutverlusts sondern durch den Druck, der auf die Trachea entsteht und zu einer akuten Dyspnoe und somit zu einer lebensbedrohlichen Situation führen kann (Bellantone et al. 2002; Doran et al. 2012).

Intraoperative Prävention und Therapie

Grundsätzlich sollte am Ende der Schilddrüsenoperation auf vollkommene Blutstille geachtet werden und venöse Blutungen mittels eines anästhesiologisch durchgeführten Blähmanövers möglichst ausgeschlossen werden.

12.3.2 Schädigung umliegender Organe und Strukturen

Heiserkeit, Sprach- und Atembeschwerden können auch ihre Ursache in Schleimhautschwellungen im Larynx und Pharynxbereich haben (Silva et al. 2012). Mittels einer Laryngoskopie kann in diesen Fällen eine Parese des Nervus laryngens recurrens ausgeschlossen werden. In der Regel kommt es ohne Therapie zu einer zügigen Verbesserung der Symptome im postoperativen Verlauf (Stamatakos et al. 2013).

Schädigungen der Trachea und des Ösophagus – dieser ist insbesondere bei großen retrotrachealen Strumen gefährdet – können Atembeschwerden sowie zu Fisteln und bei nicht unmittelbarem Erkennen zu Infektionen und Abszessen führen (Yoo et al. 2012). In diesen Fällen ist eine operative Sanierung erforderlich, um die Perforationen zu verschließen.

Im Falle einer Lymphknotendissektion besteht die Gefahr einer Lymphfistel. Gerade in der linken Seite kann hierbei der Ductus thoracicus verletzt werden, was zu einer erheblichen Lymphsekretion führen kann. Oftmals reicht eine zunächst indizierte Drainagebehandlung nicht aus und die operative Revision mit dem Versuch der Übernähung ist notwendig (Lorenz et al. 2010; Dralle et al. 2013).

Eine Verletzung der Pleura mit folgendem Pneumothorax kann bei der Resektion von großen retrosternalen Strumen auftreten. Das Risiko hierfür erhöht sich speziell bei der Durchführung einer Sternotomie. Sollte ein Pneumothorax auftreten, muss in der Regel eine Thoraxdrainage angelegt werden (Bajwa et al. 2013).

12.3.3 Schädigung weiterer neurologischer Strukturen

Eine Schädigung des im Bereich der Oberpolgefäße verlaufenden Nervus laryngeus superior kann ebenfalls zu Schluckstörungen sowie zu einer schnellen Ermüdbarkeit der Stimme und dem Verlust der Fähigkeit, hohe Töne zu bilden führen. Die Läsion wird verhältnismäßig selten festgestellt und bedarf logopädischer Therapie (Barczynski et al. 2013).

Insbesondere bei der Dissektion des zentralen Lymphknotenkompartments oder bei Rezidiv-Lymphknotenexstirpationen in diesem Bereich kann es zu einer Verletzung des Sympathikusnervs kommen. Als klinisches Korrelat ist in der Folge das sogenannte Horner-Syndrom mit Ptosis, Miosis und Enophthalmus erkennbar (Italiano et al. 2011). Meist handelt es sich um eine temporäre Erscheinung und grundsätzlich besteht die Notwendigkeit einer neurologischen Betreuung.

Weitere neurologische Ausfälle können nach Resektionen intrathorakaler Strumen sowie Lymphknotendissektionen in allen 4 Kompartimenten mit Schädigung des Nervus phrenicus (Zwerchfelllähmung mit Atembeschwerden), des Nervus fascialis (Gesichtsmuskelparesen), des Nervus accessorius und glossopharyngeus sowie des Armplexus mit Paresen und Sensibilitätsausfällen im entsprechenden Arm auftreten (Dralle et al. 2013). Hier bedarf es ebenfalls einer neurologischen Behandlung.

12.3.4 Wundinfektionen

Grundsätzlich können Wundinfektionen nach jeder Operation auftreten, jedoch können sie nach Eingriffen an der Schilddrüse aufgrund der engen Verhältnisse im Halsbereich einen besonders schweren Verlauf nehmen. Zunächst kann es ähnlich wie bei Hämorrhagien zum Druck auf das umliegende Gewebe durch Flüssigkeitsansammlungen oder Abszesse kommen. Häufig ist eine Wiedereröffnung der Wunde vonnöten. Bei Nichterkennen und damit nicht rechtzeitiger Therapie kann in sehr seltenen Fällen ein Wundinfekt zu der schwerwiegenden Komplikation einer Mediastinitis durch einen Senkungsabszess führen (Nikolaos et al. 2007). Wunddrainagen scheinen hingegen das Auftreten von Infekten nicht verhindern zu können (Woods et al. 2014).

Literatur

Arlt W, Fremerey C, Callies F, Reincke M, Schneider P, Timmermann W, Allolio B (2002) Well-being, mood and calcium homeostasis in patients with hypoparathyroidism receiving standard treatment with calcium and vitamin D. Eur J Endocrinol 146:215–222

Bajwa SJ, Sehgal V (2013) Anesthesia and thyroid surgery: The never ending challenges. Indian J Endocrinol Metab Mar 17(2):228–234. doi:10.4103/2230-8210.109671

Barczynski M, Randolph GW, Cernea CR, Dralle H, Dionigi G, Alesina PF et al (2013) External branch of the superior laryngeal nerve monitoring during thyroid and parathyroid surgery: International Neural Monitoring Study Group standards guideline statement. Laryngoscope 123(Suppl 4):1–14. doi:10.1002/lary.24301.

Bellantone R, Lombardi CP, Bossola M, Boscherini M, De Crea C, Alesina P, Traini E, Princi P, Raffaelli M (2002) Total thyroidectomy for management of benign thyroid disease: review of 526 cases. World J Surg 26(12):1468–1471

Delbridge L (2003) Total thyroidectomy: the evolution of surgical technique. ANZ J Surg 73(9):761–768 (Sep)

Doran HE, England J, Palazzo F, British Association of Endocrine and Thyroid Surgeons (2012) Questionable safety of thyroid surgery with same day discharge. Ann R Coll Surg Engl 94(8):543–547. doi:10.1308/003588412X13373405384576.

Dralle H, Lorenz K (2010) Intraoperatives Neuromonitoring bei Schilddrüsenoperationen: Chirurgische Standards und gutachterliche Aspekte. Chirurg 81(7):612–619. doi:10.1007/s00104-009-1882-x

Dralle H, Machens A (2013) Surgical management of the lateral neck compartment for metastatic thyroid cancer. Curr Opin Oncol 25(1):20–26. doi:10.1097/CCO.0b013e328359

Dralle H, Sekulla C, Haerting J, Timmermann W, Neumann HJ, Kruse E, Grond S, Mühlig HP, Richter C, Voss J, Thomusch O, Lippert H, Gastinger I, Brauckhoff M, Gimm O (2004) Risk factors of paralysis and functional outcome after recurrent laryngeal nerve monitoring in thyroid surgery. Surgery 136(6):1310–1322 (Dec)

Dralle H, Lorenz K, Machens A (2011) State of the art: surgery for endemic goiter—a plea for individualizing the extent of resection instead of heading for routine total thyroidectomy. Langenbecks Arch Surg 396(8):1137–1143. doi:10.1007/s00423-011-0809-4.

Dralle H, Musholt TJ, Schabram J, Steinmüller T, Frilling A, Simon D et al (2013) German Association of Endocrine Surgeons practice guideline for the surgical management of malignant thyroid tumors. Langenbecks Arch Surg 398(3):347–375. doi:10.1007/s00423-013-1057-6.

Edafe O, Antakia R, Laskar N, Uttley L, Balasubramanian SP (2014) Systematic review and meta-analysis of predictors of post-thyroidectomy hypocalcaemia. Br J Surg 101(4):307–320. doi:10.1002/bjs.9384.

Enomoto K, Uchino S, Watanabe S, Enomoto Y, Noguchi S (2014) Recurrent laryngeal nerve palsy during surgery for benign thyroid diseases: risk factors and outcome analysis. Surgery 155(3):522–528. doi:10.1016/j.surg.2013.11.005

Giugliano G, Proh M, Gibelli B, Grosso E, Tagliabue M, De Fiori E, Maffini F, Chiesa F, Ansarin M (2014) Central neck dissection in differentiated thyroid cancer: technical notes. Acta Otorhinolaryngol Ital 34(1):9–14

Goretzki PE (2013) Pressekonferenz 56. Symposium der Deutschen Gesellschaft für Endokrinologie (DGE) am 13. März 2013, Düsseldorf. http://www.dge2013.de/download/presse/presse_130311.pdf

Italiano D, Cammaroto S, Cedro C, Bramanti P, Ferlazzo E (2011) Horner syndrome following thyroidectomy. Neurol Sci 32(3):531 doi:10.1007/s10072-010-0451-x

Karamanakos SN, Markou KB, Panagopoulos K, Karavias D, Vagianos CE, Scopa CD, Fotopoulou V, Liava A, Vagenas K (2010) Complications and risk factors related to the extent of surgery in thyroidectomy. Results from 2,043 procedures. Hormones (Athens) 9(4):318–325

Kwon TK, Buckmire R (2004) Injection laryngoplasty for management of unilateral vocal fold paralysis. Curr Opin Otolaryngol Head Neck Surg 12(6):538–542

Lorenz K, Abuazab M, Sekulla C, Nguyen-Thanh P, Brauckhoff M, Dralle H (2010) Management of lymph fistulas in thyroid surgery. Langenbecks Arch Surg 395(7):911–917. doi:10.1007/s00423-010-0686-2

Musholt TJ (2010) Total thyroidectomy for multinodular goiter. Chirurg 81(7):603–606 (608-11) doi:10.1007/s00104-009-1880-z.

Musholt TJ, Clerici T, Dralle H, Frilling A, Goretzki PE, Hermann MM et al (2011) German Association of Endocrine Surgeons practice guidelines for the surgical treatment of benign thyroid disease. Langenbecks Arch Surg 396(5):639–649. doi:10.1007/s00423-011-0774-y

Nikolaos ND, Apostolakis EE, Marangos MN, Koletsis EN, Zampakis P, Panagopoulos K, Dougenis D (2007) A less invasive management of post-thyroidectomy descending necrotizing mediastinitis is feasible: a case report and literature review. Med Sci Monit 13(7):CS83–87

Pieracci FM, Fahey TJ 3rd (2007) Substernal thyroidectomy is associated with increased morbidity and mortality as compared with conventional cervical thyroidectomy. J Am Coll Surg 205(1):1–7

Randolph GWDH, Randolph GWDH, International Intraoperative Monitoring Study Group (2011) Electrophysiologic recurrent laryngeal nerve monitoring during thyroid and parathyroid surgery: international standards guideline statement. Laryngoscope 121(Suppl 1):1–16. doi:10.1002/lary.21119.

Schleder S, Janke M, Agha A, Schacherer D, Hornung M, Schlitt HJ, Stroszczynski C, Schreyer AG, Jung EM (2014) Preoperative differentiation of thyroid adenomas and thyroid carcinomas using high resolution contrast-enhanced ultrasound (CEUS). Clin Hemorheol Microcirc 4 (Epub ahead of print)

Silva IC, Nettolde P, Vartanian JG, Kowalski LP, Carrara-de Angelis E (2012) Prevalence of upper aerodigestive symptoms in patients who underwent thyroidectomy with and without the use of intraoperative laryngeal nerve monitoring. Thyroid 22(8):814–819. doi:10.1089/thy.2011.0118

Simon D, Lassau M, Schmidt-Wilcke P, Boucher M (2012) Intraoperative complications of neck surgery. Chirurg 83(7):626–632. doi:10.1007/s00104-011-2210-9.

Sitges-Serra A, Ruiz S, Girvent M, Manjón H, Dueñas JP, Sancho JJ (2010) Outcome of protracted hypoparathyroidism after total thyroidectomy. Br J Surg 97(11):1687–1695. doi:10.1002/bjs.7219

Smith J, Douglas J, Smith B, Dougherty T, Ayshford C (2014) Assessment of recurrent laryngeal nerve function during thyroid surgery. Ann R Coll Surg Engl 96(2):130–135. doi:10.1308/003588414X13814021676594

Stamatakos M, Paraskeva P, Katsaronis P, Tasiopoulou G, Kontzoglou K (2013) Surgical approach to the management of medullary thyroid cancer: when is lymph node dissection needed? Oncology 84(6):350–355. doi:10.1159/000351148.

Thomusch O, Machens A, Sekulla C, Ukkat J, Lippert H, Gastinger I, Dralle H (2000) Multivariate analysis of risk factors for postoperative complications in benign goiter surgery: prospective multicenter study in Germany. World J Surg 24(11):1335–1341

Thomusch O, Sekulla C, Ukkat J, Gastinger L, Lippert H, Dralle H (2001) Quality assurance study of benign and malignant goiter. Prospective multicenter data collection regarding 7,617 patients. Zentralbl Chir 126(9):664–671

Thomusch O, Sekulla C, Dralle H (2003a) Is primary total thyroidectomy justified in benign multinodular goiter? Results of a prospective quality assurance study of 45 hospitals offering different levels of care. Chirurg 74(5):437–443

Thomusch O, Machens A, Sekulla C, Ukkat J, Brauckhoff M, Dralle H (2003b) The impact of surgical technique on postoperative hypoparathyroidism in bilateral thyroid surgery: a multivariate analysis of 5846 consecutive patients. Surgery 133(2):180–185 (Feb)

White ML, Doherty GM, Gauger PG (2008) Evidence-based surgical management of substernal goiter. World J Surg 32(7):1285–1300. doi:10.1007/s00268-008-9466-3

Woods RS, Woods JF, Duignan ES, Timon C (2014) Systematic review and meta-analysis of wound drains after thyroid surgery. Br J Surg 101(5):446–456. doi:10.1002/bjs.9448.

Woodson G (2010) Arytenoid abduction: indications and limitations. Ann Otol Rhinol Laryngol 119(11):742–748

Yoo H, Chae BJ, Park HS, Kim KH, Kim SH, Song BJ, Jung SS, Bae JS (2012) Comparison of surgical outcomes between endoscopic and robotic thyroidectomy. J Surg Oncol 105(7):705–708. doi:10.1002/jso.22106

Komplikationen in der Nebennierenchirurgie

P. N. Khalil, M. D'Anastasi, A. Kleespies

M. Rentsch, A. Khandoga, M. Angele, J. Werner (Hrsg.), *Komplikationsmanagement in der Chirurgie*,
DOI 10.1007/978-3-662-43475-8_13, © Springer-Verlag Berlin Heidelberg 2015

Die Chirurgie der Nebenniere basiert im Wesentlichen auf einer akkuraten endokrinologischen Diagnostik sowie einer geeigneten radiolologischen Schnittbildgebung. Eine enge interdisziplinäre Zusammenarbeit von Endokrinologie, Radiologie, Anästhesie und Chirurgie ist für den Behandlungserfolg von besonderer Bedeutung. Zur Vermeidung bzw. Beherrschung von Komplikationen ist es erforderlich, dass der behandelnde Chirurg neben den entsprechenden operativen Fähigkeiten sowie den nötigen anatomischen Kenntnissen auch über ein fundiertes endokrinologisches Wissen verfügt.

Das Komplikationsmanagement beginnt mit der Indikationsstellung. Hierdurch können postoperative Störungen der Hormonhomöostase entsprechend antizipiert bzw. durch spezielle perioperative Behandlungsmaßnahmen vermieden werden. Der dezidierten präoperativen Abklärung der Patienten kommt daher in Abhängigkeit von Grunderkrankung und geplantem operativem Vorgehen eine besondere Bedeutung zu. Die enge Lagebeziehung der Nebennieren zu ihren Nachbarorganen sowie der entsprechende vaskuläre Zu- und insbesondere Abfluss bestimmen neben den allgemeinen chirurgischen Risiken maßgeblich die möglichen chirurgischen Komplikationen. Ausgehend von den erforderlichen Grundlagen werden nachfolgend das notwendige Vorgehen zur Vermeidung, aber auch zur Beherrschung von Komplikationen in der Nebennierenchirurgie dargestellt und die für den Behandlungserfolg kritischen Punkte aufgezeigt.

13.1 Komplikationsvermeidung durch exakte präoperative Diagnostik und Indikationsstellung

13.1.1 Anatomische Topographie

Eine wichtige Voraussetzung zur Komplikationsvermeidung ist die exakte Kenntnis der topographischen Lagebeziehung der Nebennieren zur Umgebung, irrespektive des operativen Zugangs, der offen bzw. konventionell, laparoskopisch oder retroperitoneoskopisch gewählt werden kann. Die Wahl des Verfahrens wird mitunter durch die Indikation bestimmt, wobei hinsichtlich der Komplikationshäufigkeit keinem speziellen Zugang grundsätzlich Vorrang einzuräumen ist.

Im Hinblick auf die Radikalität des Eingriffs bei malignen Nebennierenprozessen und dem damit verbundenen Rekurrenzrisiko ist aus unserer Erfahrung heraus dem offenen Vorgehen der Vorzug zu geben. Oberstes Gebot ist bei Malignitätsverdacht jedoch die Entfernung der gesamten Nebenniere mit intakter Kapsel, was primär unproblematisch erscheint. Bei veränderter Gewebetextur der Nebennieren durch entsprechende Vorerkrankungen und Hormonproduktion (Verfettung) jedoch kann die Identifikation der Nebenniere im retroperitonealen Fett erschwert sein, sodass die Umgebungsstrukturen als Leitstrukturen zur Resektion dienen.

Die Umgebungsstrukturen der Nebennieren sind in ◘ Tab. 13.1 dargestellt (Rijcken und Colombo-Benkmann 2007).

Die linke Nebennierenvene drainiert am häufigsten in die linke Nierenvene, während die kurze rechte Nebennierenvene am häufigsten direkt in die Vena cava mündet. In diesem Zusammenhang ist das Wissen über mögliche Gefäßvariationen, die in der Literatur mit 10 bis 13 % angegeben werden, zur Prävention von intraoperativen Blutungskomplikationen von relevanter Bedeutung (Schloten 2013; Strebel 2008).

Die arterielle Gefäßversorgung ist variabel und erfolgt meist über die obere, mittlere und untere A. suprarenalis, die aus der A. phrenica inferior, der Aorta bzw. der A. renalis entspringen und intraoperativ sicher von Oberpolarterien der Niere unterschieden werden müssen.

Tipp

Ein entscheidender Faktor für den Erfolg in der Nebennierenchirurgie ist die dezidierte Kenntnis der topographischen Anatomie der Nebenniere einschließlich dessen venösen Abflusses, insbesondere da je nach Zugangsart die Lage des Patienten variiert und damit die Orientierung erschwert sein kann.

13.1.2 Physiologie und Pathophysiologie

In den 3 Zonen der Nebennierenrinde werden eine Vielzahl unterschiedlicher Steroidhormone synthetisiert, die ihrer Wirkung nach in 3 Hauptgruppen eingeteilt werden können:

1. Mineralokortikoide (Aldosteron und Kortikosteron)
2. Glukokortikoide (Kortisol)
3. Androgene und Östrogene (Dehydroepiandosteron, Östradiol)

Kontrolliert wird die Hormonproduktion im Wesentlichen über den Hypothalamus (CRH) sowie der Hypopophyse (ACTH) bzw. der negativen Rückkopplung und – im Falle des Aldosteron – zusätzlich durch den Na2+/K+ -Spiegel im Blut und das Renin-Angiotensin-Aldosteron-System (RAAS).

Im Nebennierenmark werden die Katecholamine Adrenalin, Noradrenalin und Dopamin synthetisiert und deren Freisetzung über Azetylcholin gefördert. Primäre Erkrankungen von Nebennierenrinde und Nebennieren-

■ **Tab. 13.1** Umgebungsstrukturen der Nebennieren

Links		Rechts
Zwerchfell	Kranio-dorsal	Zwerchfell
Aorta	Medial	Vena cava inferor
Medialer Nierenoberpol Nierengefäße	Kaudal	Medialer Nierenoberpol Nierengefäße
Bursa omentalis Magenfundus Pankreasschwanz Milz	Ventral	Leber

mark können im Sinne einer Über- oder Unterfunktion zu einem Überschuss oder Mangel der jeweiligen Syntheseprodukte führen. Hiervon abzugrenzen sind sekundäre Erkrankungen, die ihre Ursache auf der Ebene des Hypothalamus oder der Hypophyse haben. Schließlich ist zu bedenken, dass auch ein paraneoplastisches Syndrom zu einer Störung der Hormonsynthese in den Nebennieren führen kann.

13.1.3 Chirurgisch relevante Krankheitsbilder

Zu den chirurgisch relevanten Erkrankungen der Nebennierenride gehören der primäre Hyperaldosteronismus oder auch Conn-Syndrom mit dem klassischen Leitsymptom der Hypertonie und – seltener – eine Hypokaliämie oder metabolische Azidose (Weiner 2013).

Der primäre Hyperaldosteronismus stellt die häufigste Ursache der sekundären Hypertonie dar (Schlamp 2008). Die meisten Patienten erhalten zum Zeitpunkt der Diagnose bereits eine antihypertensive Therapie. Ging man früher davon aus, dass bei den meisten Patienten ein aldosteronproduzierendes Adenom die Ursache sei, so wird dies von der aktuellen Studienlage nicht unterstützt. Häufig handelt es sich um eine idiopathische zumeist bilaterale Nebennierenrindenhyperplasie mit der Konsequenz, dass eine einseitige chirurgische Therapie ihr Ziel verfehlen würde.

Lediglich bei nachgewiesenem Adenom bei unauffälliger kontralateralen Nebenniere besteht die Therapie der Wahl in der einseitigen Adrenalektomie, die ggf. auch partiell erfolgen kann (Schlamp 2008). Bei beidseitiger Hyperplasie erfolgt die medikamentöse Therapie, da eine bilaterale Adrenalektomie unverhältnismäßig erscheint und unterbleiben sollte (Chao 2013).

Der Hypercortisolismus oder auch Cushing-Syndrom (■ Abb. 13.1a,b) ist ein weiteres chirurgisch relevantes Krankheitsbild, das durch eine erhöhte Sekretion von Kortisol oder ACTH gekennzeichnet ist (Lattin 2014). Die Adrenalektomie ist auch hier die Therapie der Wahl, die bei beidseitiger Hormonaktivität im Gegensatz zur Indikationsstellung bei Hyperaldoseronismus auch bilateral indiziert sein kann. Ob ein ein- oder zweizeitiges Vorgehen gewählt wird, hängt von möglichen allgemeinen perioperativen Kontraindikationen und Komorbidität ab (Schlamp 2008).

Für die weitere Prävention von hormonellen Defizienzsymptomen entscheidend ist hier insbesondere die Unterscheidung zwischen einer zentralen ACTH-Überproduktion – dem Morbus Cushing –, einer paraneoplastisch verursachten ACTH-Sekretion und dem ACTH-unabhängigen primären adrenalen Cushing-Syndrom (20 % der Fälle; Schlamp 2008).

Lediglich letzteres tritt im Gegensatz zu den anderen Formen meist einseitig auf. Dem adrenalen Cushing-Syndrom liegt zumeist ein Nebennierenrindenadenom (■ Abb. 13.1) und seltener ein Nebennierenrindenkarzinom zugrunde. Klassisches klinisches Erscheinungsbild ist eine Fettstoffwechselstörung mit Umverteilung der Depotfette, die Hautatrophie sowie eine für die postoperative Komplikationsprävention relevante Hypertonie. Bei den meisten Patienten besteht zum Zeitpunkt der Diagnose bereits eine Osteoporose (Newell-Price 2006). Im Vergleich hierzu relativ seltener ist eine Hypokaliämie.

Adrenokortikale Karzinome sind selten und zumeist hormonaktiv (80 % der Fälle). Es kann eine zum Teil exzessive Synthese einzelner, aber auch mehrerer Hormone vorkommen. Eine entsprechende Symptomatik weisen jedoch nicht einmal 50 % der Patienten auf. Bei diagnostischen Hinweisen auf einen malignen Prozess sollte ein offenes Vorgehen diskutiert werden.

Zusammenfassend kann festgestellt werden, dass zu den chirurgisch relevanten Krankheitsbildern der Nebennierenrinde das Conn- und das Cushing-Syndrom und selten das Nebennierenrindenkarzinom zu zählen sind.

Die klassische chirurgisch relevante Indikation des Nebennierenmarks ist das Phäochromozytom (■ Abb. 13.2a,b). Abzugrenzen hiervon ist das extraadrenale Paragangliom.

Die Adrenalektomie ist die chirurgische Therapie der Wahl, was auch für das maligne Phäochromozytom im Stadium I-III gilt. Zumeist gutartig und einseitig auftretend, kann das Phäochromozytom in etwa 15 % der Fälle malignen Ursprungs sein sowie in etwa 10 % der Fälle beidseitig vorkommen.

Von klinischer Relevanz ist in diesem Zusammenhang ein hereditärer Ursprung des Phäochromozytoms in bis zu 25 % der Fälle, beispielsweise im Rahmen der MEN, der Hippel-Lindau-Erkrankung oder der Neurofibromatose (Lattin 2014). Die klinischen Leitsymptome sind im

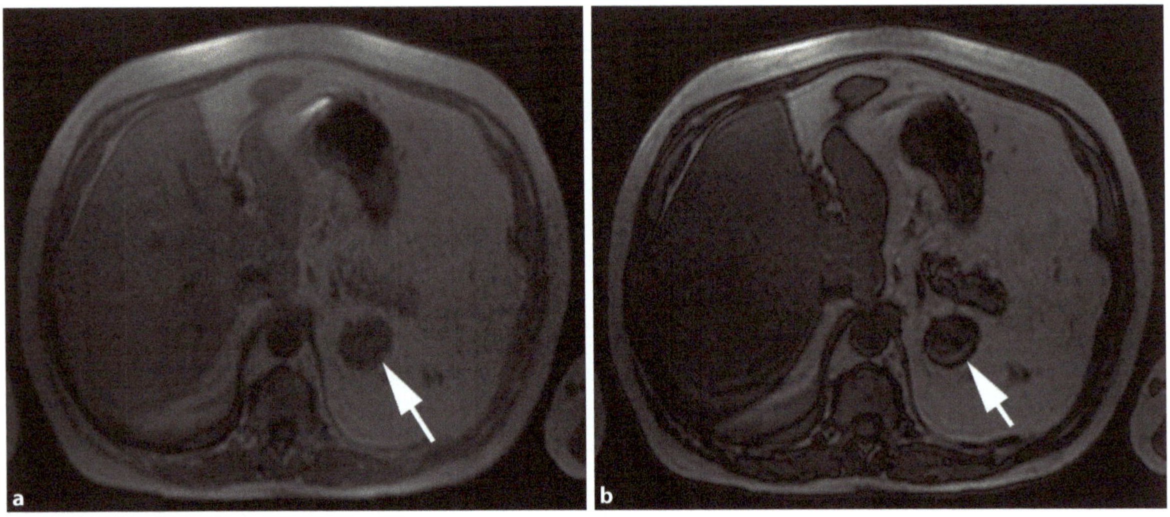

◘ **Abb. 13.1a,b** 58-jähriger Patient mit einem ACTH-unabhängigem Cushing-Syndrom bei einem Nebennierenadenom links. **a** Das MRT-Bild zeigt eine 3,8 cm große Raumforderung der linken Nebenniere mit einem Signalintensitätsabfall in der Opposed-Phase-Sequenz (**b**), vereinbar mit einem Nebennierenadenom

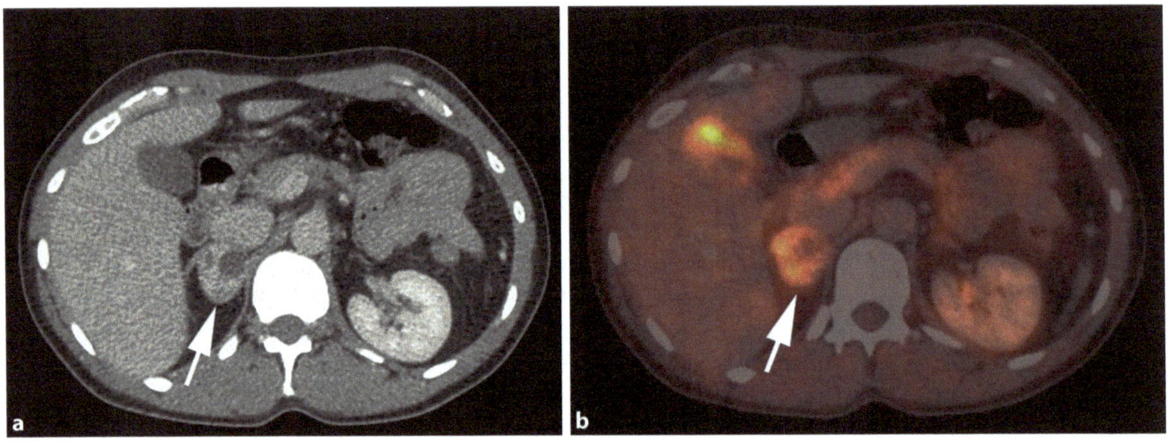

◘ **Abb. 13.2a,b** 35-jähriger Patient mit multipler neuroendokriner Neoplasie Typ 2a. F-18 DOPA PET-CT. **a** und **b** zeigen eine 32 mm große inhomogen kontrastmittelaufnehmende, teils zystische Raumforderung der rechten Nebenniere mit einer deutlich gesteigerten Decarboxylase-Aktivität, betont im Randbereich, vereinbar mit einem Phäochromozytom (entfernt *in toto*, histologisch bestätigt)

Hinblick auf das anästhesiologische intraoperative Management sehr komplikationsrelevant. Die paroxymale Hypertonie mit Blutdruckkrisen bzw. die persistierende arterielle Hypertonie, Palpitationen, Schweißattacken und Kopfschmerzen (Lenders JW 2005; Schlamp 2008) erfordern einerseits eine entsprechende präoperative Konditionierung sowie eine intensivmedizinische postoperative Überwachung. Zu konstatieren ist demnach, dass zu den chirurgisch relevanten Krankheitsbildern des Nebennierenmarks das benigne und das maligne Phäochromozytom gehören.

Von klinischer Bedeutung ist schließlich das Inzidentalom der Nebenniere, das als Zufallsbefund im Rahmen der bildgebenden Diagnostik wegen anderer Symptome/Erkrankungen diagnostiziert wird. Da es sich hierbei in etwa 60 % der Fälle um ein hormonell inaktives Adenom ohne relevanten Krankheitswert handelt, hat die exakte präoperative Abklärung und Indikationsstellung einen sehr hohen Stellenwert in der Vermeidung von Komplikationen bei einem eventuell ungerechtfertigten operativen Eingriff. Allerdings findet sich in 30 % der Fälle bei genauer Abklärung ein hormonell aktives Adenom im Sinne eines Conn- bzw. Cushing-Syndroms oder aber Phäochromozytoms. Mit primären Nebennierenkarzinomen oder Metastasen extraadrenaler Tumoren ist neben benignen Zysten oder Hämangiomen in 10 % der Fälle zu rechnen (Schlamp 2008).

Bei hormonaktiven Adenomen besteht generell eine Operationsindikation, während bei hormoninaktiven Inzidentalomen das weitere Vorgehen von der jeweiligen

Größe oder einem bildmorphologischen Malignitätsverdacht abhängt (Young 2007).

> Nebennierenraumforderungen >6 cm oder mit einer Größenprogredienz >1 cm innerhalb eines Jahres sollten operiert werden, während Raumforderungen <4 cm – und hierunter fallen zwei Drittel aller Inzidentalome – in der Regel nur beobachtet werden. Letzteres sieht CT-Kontrollen im 6-monatigen Abstand sowie eine jährliche endokrinologische Kontrolle vor (Fassnacht 2010; Young 2007).

13.1.4 Endokrinologie und Diagnostik

Als geeignete radiologische Schnittbildgebung in der Nebennierendiagnostik kommt sowohl die CT als auch die MRT zum Einsatz. Die MIBG-Szintigraphie und die Dopa-PET sind darüber hinaus hochspezifische Untersuchungen beispielsweise in der Diagnostik des Phäochromozytoms (Schlamp 2008).

Unterscheidung zwischen zentralen, bilateralen und unilateralen Erkrankungen

Zur Differentialdiagnostik von Conn-Adenom und bilateraler Hyperplasie empfiehlt sich bei grenzwertigen oder unklaren Befunden in der CT oder der MRT die seitengetrennte Nebennierenvenenblutentnahme. Die dabei ermittelte Aldosteronsekretion aus der jeweiligen Nebenniere im Vergleich zur Gegenseite ermöglicht die genaue Diagnose.

Die endokrinologische Diagnostik umfasst neben dem Routinelabor einschließlich der Elektrolyte grundsätzlich einen Dexamethason-Hemmtest, die Bestimmung der Metanephrine im 24-Stunden-Sammelurin sowie im Serum, die Bestimmung des Aldosteron-Renin-Quotienten sowie ggf. eine Steroidhormonbestimmung im Serum bei Verdacht auf Nebennierenrindenkarzinom (Young 2007; Fassnacht 2010).

Der CRH-Test ist überdies geeignet, zwischen einem zentralen Cushing-Syndrom und einem adrenalen bzw. ektopen Cushing-Syndrom zu unterscheiden. Die primäre Diagnostik sowie das Follow-Up sollten in erfahrenen endokrinologischen Händen liegen und nicht dem Chirurgen überlassen bleiben.

Bei Verdacht auf das Vorliegen eines adrenokortikalen Karzinoms ist ein komplettes Tumor-Staging durchzuführen. Hierzu zählen eine Computertomographie von Thorax und Abdomen und bei Knochenschmerzen zusätzlich die Knochenszintigraphie bzw ein PET-CT. Bei Verdacht auf Vorliegen einer Nebennierenmetastase hängt die weitere Diagnostik im Wesentlichen von der vermuteten Tumorentität ab.

Wesentliche Voraussetzung für eine erfolgreiche Nebennierenchirurgie sind die akkurate endokrinologische Diagnostik und eine geeignete radiographische Schnittbildgebung (Strebel 2008). In Hinblick auf Komplikationen und deren Management sollte generell die spezifische Entität der vorliegenden Nebennierenerkrankung präoperativ geklärt sowie Lokalisation und Größe hinlänglich beschrieben sein. Im Rahmen der Operationsaufklärung ist der jeweilige Patient nicht nur über die allgemeinen und speziellen operativen Risiken dezidiert aufzuklären, sondern insbesondere auch auf die möglichen kurz- und langfristigen endokrinologischen Folgen des Eingriffs und eine ggf. lebenslang notwendige Medikation hinzuweisen.

> Die Basisdiagnostik umfasst neben dem Routinelabor eine Schnittbildgebung, zumeist CT oder MRT, einen Dexamethason-Hemmtest, Methanephrine im 24-Stunden-Sammelurin und Serum sowie die Bestimmung des Aldosteron-Renin-Quotienten. Bei Verdacht auf ein Nebennierenkarzinom oder eine Metastase eines extraadrenalen Tumores ist ein komplettes Staging durchzuführen.

13.2 Präoperative Komplikationsprävention

Aufgrund der spezifischen endokrinologischen Charakteristik der Nebennierenraumforderungen und der durch ihre Entität definierten Therapieziele sind jeweils verschiedene Vorbehandlungsstrategien zur Komplikationsprävention erforderlich.

13.2.1 Conn-Syndrom

Patienten mit einem Conn-Syndrom weisen zum Zeitpunkt der Operationsindikation klinisch meist nur eine schlecht einstellbare Hypertonie auf. Weniger als ein Drittel der Patienten zeigt eine Hypokaliämie. Medikamentös kommen hier daher vor allem Spironolakton, kaliumssparende Diuretika sowie Antihypertensiva zum Einsatz (Harvey 2014). Präoperativ ist zur Anregung der gesunden kontralateralen Nebenniere eine Vorbehandlung mit einem Aldosteron-Antagonisten für 3 bis 4 Wochen zu empfehlen (Schlamp 2008).

Postoperativ kann sich die Elektrolytstörung rasch normalisieren, jedoch zeigen Studien auch, dass bis zu 30 % der Patienten nach Adrenalektomie eine persistierende

Hyperglykämie aufweisen (Chiang 2013). Die antihypertensive Medikation kann unter postoperativ regelmäßiger Blutdruckkontrolle in der Regel zügig beendet oder zumindest deutlich reduziert werden. Allerdings weisen etwa 3 % der Patienten einen refraktären postoperativen Hypertonus auf (Jiang 2014). Neuere Untersuchungen zeigen, dass ein wesentlicher Faktor für die Normalisierung des Hypertonus die Dauer des präoperativen Hypertonus sowie die Höhe des präoperativen Aldosteronspiegels sind, weshalb die frühe Diagnose und Operation entscheidend ist (Zhang 2013).

Präoperativer Check:
- Arterieller Hypertonus eingestellt?
- Kalium im Serum normalisiert?
- Metabolische Azidose ausgeglichen?
- Perioperatives Monitoring gewährleistet?

13.2.2 Cushing-Syndrom

Patienten mit einem Cushing-Syndrom haben ein insgesamt erhöhtes Risiko für thrombembolische Ereignisse, weshalb von einigen Autoren die perioperative Gabe von Antikoagulantien empfohlen wird (Schneider 2007). Die perioperative niedermolekulare Heparinisierung, ggf. auch in therapeutischer Dosierung, ist Standard. Insgesamt weisen die Patienten mit Cushing-Syndrom eine höhere Prävalenz für Diabetes mellitus und kardiovaskuläre Erkrankungen auf, was stets im Rahmen der präoperativen Diagnostik dezidiert abzuklären und im Falle einer diabetischen Stoffwechsellage präoperativ zu korrigieren ist (Shibusawa 2013). Zudem ist es wichtig, den Elektrolythaushalt, insbesondere eine vorliegende Hypokaliämie, präoperativ auszugleichen, um elektrolytbedingte Komplikationen zu vermeiden.

Präoperativer Check:
- Diabetes mellitus eingestellt?
- Natrium/Kalium im Serum normalisiert?
- Niedermolekulare Heparinisierung indiziert/eingeleitet?
- Kortisonsubstitution gewährleistet/initialisiert?
- Perioperatives Monitoring gewährleistet?

! Das Cushing-Syndrom ist mit einem erhöhten Thromboembolie-Risiko verbunden. Aufgrund einer erhöhten Gewebsfragilität ist bei der chirurgischen Präparation besonders hohe Sorgfalt geboten und eine perioperative Kortisontherapie in Stressdosis durchzuführen sowie postoperativ langsam auszuschleichen.

13.2.3 Phäochromozytom

Patienten mit einem Phäochromozytom weisen eine erhöhte Katecholaminausschüttung auf, was zu einer Vasokonstriktion und in der Folge zu einer paroxymalen Hypertonie mit Blutdruckkrisen, aber auch zu einer persistierenden Hypertonie führen kann (Schneider 2007). Dieser Umstand ist perioperativ von ganz besonderer Bedeutung, da die Manipulation an der entsprechenden Nebenniere oder selbst die Anlage des Pneumoperitoneums im Falle eines laparoskopischen Vorgehens zu einer exzessiven Katecholaminausschüttung führen kann. Bereits die Palpation des Abdomens im Rahmen der allgemeinen körperlichen Untersuchung kann unter Umständen eine solche hypertensive Krise auslösen (Schneider 2007). Demgegenüber führt das entsprechende Absetzen des venösen Abflusses der Nebenniere durch die verminderte Katecholaminfreisetzung der supprimierten kontralateralen Nebenniere konsekutiv zu einer Vasodilatation mit möglicher Hypotonie bis hin zu einem manifesten hypovolämischen Schock. Patienten mit einem Phäochromozytom sind daher präoperativ medikamentös einzustellen.

Etwa 10 bis 14 Tage vor der geplanten Operation wird unter stationärer Überwachung einschleichend mit einer Alpha-Blockade und dem Ziel der Normotonie begonnen (Berutti 2012; Schneider 2007). Dies gilt auch für Patienten, die mit einer manifesten phäochromozytombedingten Hochdruckkrise präsentieren (Schloten 2013). Zum Einsatz kommen hier beispielsweise Phenoxybenzamin (Beginn mit 20 mg und dann tägliche Steigerung um 20 bis 30 mg bis zu einer max. Dosis von 300 mg pro Tag, bis leicht hypotone RR-Werte erreicht werden) oder alternativ Prazosin.

Eine Volumengabe zum Ausgleich der bestehenden Hypovolämie erscheint zudem sinnvoll. Nach Erreichen der Normotonie erfolgt dann die Erhaltungstherapie. Bei fehlenden Kontraindikationen kann zudem einige Tage nach dem Beginn der Alphablockade – jedoch keinesfalls ohne vorherige Alpha-Blockade – eine zusätzliche Beta-Blocker-Therapie eingeleitet werden, sofern die eventuelle Tachykardie nicht durch die Hypovolämie induziert ist. Ziel ist es, das Auftreten von Arrhythmien zu vermindern und eine Reflextachykardie zu vermeiden. Diese spezifische antihypertensive Therapie sollte etwa zwölf Stunden vor der Operation pausiert und nach der Operation beendet werden (Schneider 2007).

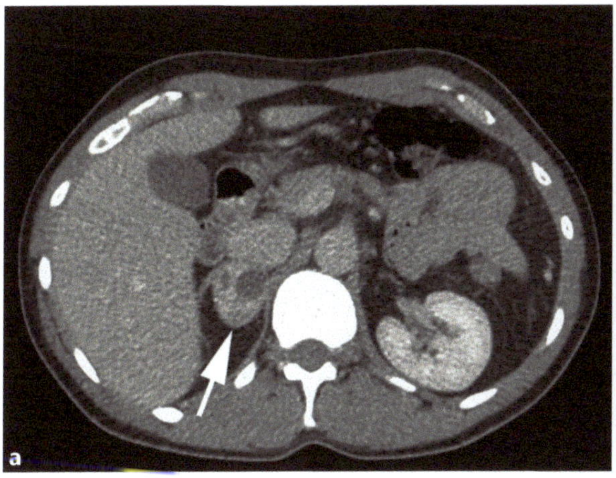

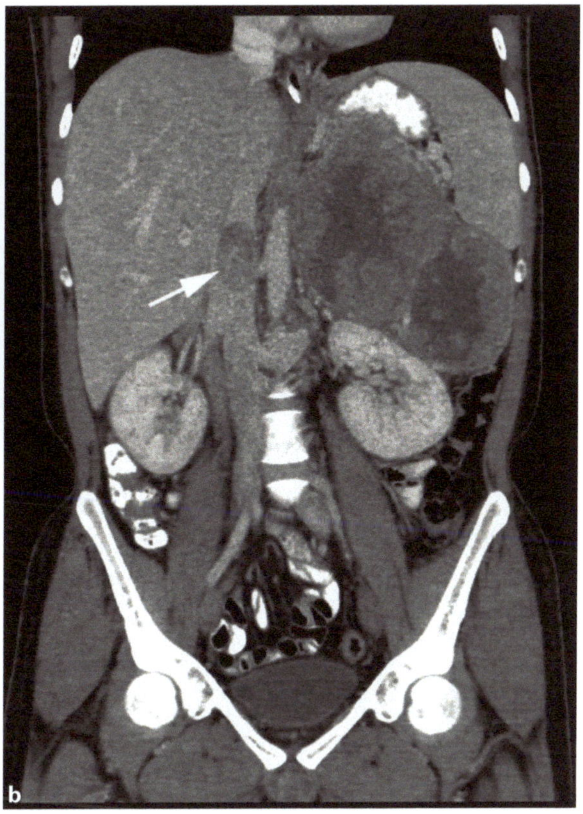

Abb. 13.3a,b Nebennierenrindenkarzinom rechts. CT, axial **a** und koronar **b**, ausgedehnte zentral nekrotischen Raumforderung der linken Nebenniere mit Cava-Zapfen

Präoperativer Check:

- Arterieller Hypertonus > 10 d eingestellt (Alpha-Blockade?
- Intravasales Volumen normalisiert (ZVD)?
- Eventuelle Beta-Blockade indiziert/eingeleitet?
- Perioperatives Monitoring gewährleistet?

Tipp

Im Rahmen der chirurgischen Therapie des Phäochromozytoms kommt es insbesondere auf die perioperative medikamentöse Einstellung des Blutdrucks mit dem Ziel der Normotonie und dem Ausgleich der Hypovolämie an. Hierzu wird eine Alpha-Blockage und ggf. zusätzlich eine Beta-Blockade sowie eine angemessene Volumensubstitution durchgeführt.

Nebennierenrindenkarzinom und Nebennierenmetastasen. Das perioperative Management von Nebennierenkarzinomen (Abb. 13.3a,b) erfolgt im Wesentlichen analog und in Abhängigkeit der jeweiligen hormonellen Ausgangssituation. Überwiegend handelt es sich jedoch um hormoninaktive Tumore. Bei inoperablen Befunden, Metastasierung oder R^+-Situation liegt eine prognostisch sehr ungünstige Ausgangslage vor, weshalb Tumorfreiheit nach Möglichkeit auch unter großem Aufwand angestrebt werden sollte. Adrenalektomien bei Nebennierenmetastasen (Abb. 13.4) können in der Regel sicher durchgeführt werden (Moreno 2013; Berruti 2012; Schlamp 2008).

Zur weiteren Therapie bei Nebennierenkarzinomen kommt vor allem das selektiv adrenotoxische Mitotane zum Einsatz und zusätzlich Substanzen wie z. B. Doxorubicin, Cisplatin oder Methotrexat.

Abbildung 13.5a-c zeigt ein Nebennierenkarzinom vor und nach der Resektion.

13.2.4 Bilaterale Adrenalektomie

Die beidseitige Adrenalektomie ist nur selten indiziert. Häufig ist eine einseitige Adrenalektomie und subtotale kontralaterale Adrenalektomie oder beidseitige subtotale Adrenalektomie ausreichend, was die Notwendigkeit einer lebenslangen Hormonsubstitution vermeiden lässt. Diese Hormonsubstitution kann sich insbesondere in Stresssituationen als schwierig herausstellen.

Beidseitig adrenalektomierte Patienten sind lebenslang auf eine Steroidsubstitution angewiesen. Über die Konsequenzen ist der einzelne Patient dezidiert aufzu-

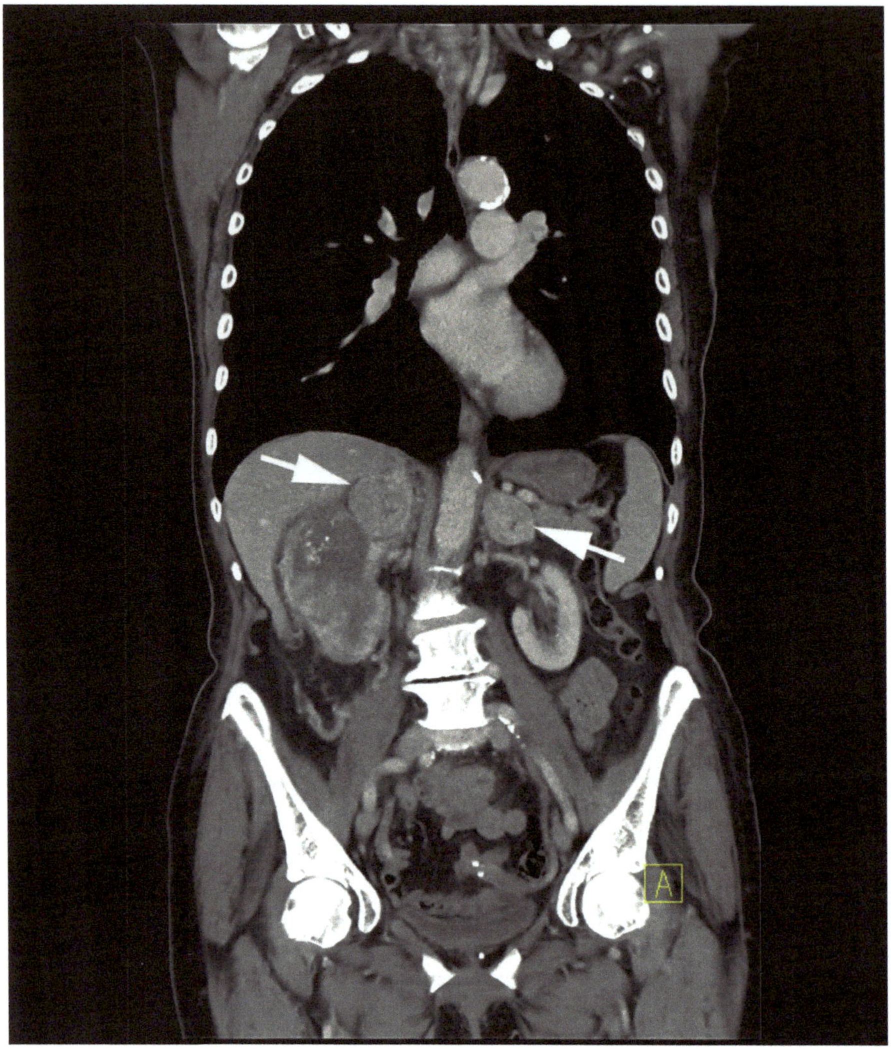

Abb. 13.4 Nebennierenmetastasen beidseits bei klarzelligem Nierenzellkarzinom. CT, axial

klären. So entwickeln etwa 10 bis 25 % der Patienten im weiteren Verlauf ein Nelson-Syndrom, das dadurch gekennzeichnet ist, dass es durch chronische ACTH-Überproduktion zur Ausbildung eines ACT bildenden Hypophysentumors kommt, der neben einer entsprechende Neurologie auch zu einer Hypophysenunterfunktion führen kann. Außerdem kann in bis zu 30 % der Fälle eine Addison-Krise auftreten, weshalb die Patienten vor der Entlassung mit einem entsprechenden Notfallpass versorgt werden sollten.

Es ist mittlerweile akzeptiert, Nebennierengewebe durch subtotale Resektion auch im Falle eines familiären beidseitigen Phäochromozytoms zu erhalten, obgleich dies mit einem Rezidivrisiko von bis zu 30 % verbunden ist (Lenders 2014; Schloten 2011). Bei fast 60 % der so behandelten Patienten kann eine lebenslange Steroidabhängigkeit vermieden werden (Castinetti 2013). Eine bilaterale Adrenalektomie kommt aber auch bei einem Cushing-Syndrom mit makro- oder mikronodulärer Hyperplasie, bei Vorliegen eines ACTH-abhängigen Cushing-Syndroms oder aber im Falle eines Rezidivs in Betracht (Langer und Bartsch 2010).

Die bilaterale Adrenalektomie ist nur selten erforderlich. Die Patienten benötigen eine lebenslange postoperative Hormonsubstitution, entwickeln in bis zu 25 % ein Nelson-Syndrom und in 30 % eine Addison-Krise. Die bilaterale Nebennierenteilresektion ist, soweit onkologisch vertretbar, zu bevorzugen.

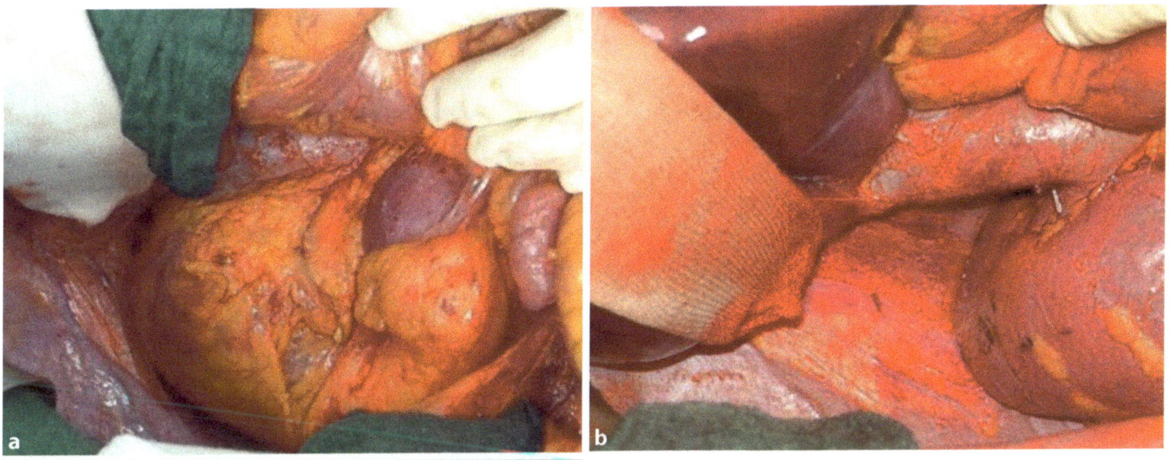

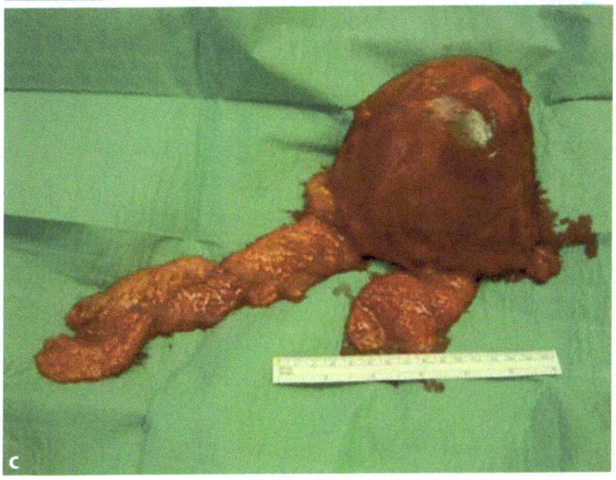

Abb. 13.5a-c Nebennierenkarzinom rechts. Operationssitus bei primär offenen Vorgehen vor **a** und nach Resektion **b**, Präparat Nebenniere **c**

13.3 Intraoperative Komplikationsprävention und Therapie

13.3.1 Intraoperative Pathophysiologie

Conn-Syndrom

Obgleich die meisten Patienten laborchemisch ein normales Kalium aufweisen, sollten peri- und vor allem intraoperativ die Kaliumwerte kontrolliert und ggf. eine Substitution durchgeführt werden, um elektrolytbedingte Narkosekomplikationen und postoperative Kaliumentgleisungen zu vermeiden.

Cushing-Syndom

Die Hormonbildung in der Nebennierenrinde unterliegt normalerweise einem zirkadianen Rhythmus, der beim Cushing-Syndrom aufgehoben ist. Perioperativ ist daher mit der Hydrokortisongabe in sog. Stressdosis zu beginnen und diese postoperativ im Sinne einer ausschleichenden Erhaltungsdosis so lange fortzuführen, bis sich die in der Regel atrophe kontralaterale Nebenniere erholt hat. Dies kann mitunter ein Jahr und länger dauern.

In Stresssituationen ist aufgrund eines erhöhten Bedarfs darauf zu achten, die Dosis anzupassen und zu erhöhen. Ein plötzliches Absetzen oder gar ein primär Unterlassen der Kortisonsubstitution hingegen birgt die Gefahr einer akuten Nebenniereninsuffizienz (Addison-Krise). Die Kortisonmedikation ist in jedem Falle langsam auszuschleichen. Klinisches Leitsymptom eines Hypokortisolismus ist dabei in erster Linie körperliche Schwäche, rasche Ermüdbarkeit bis hin zu Somnolenz und Koma sowie die Hypotonie bis hin zum manifesten Schock.

Phäochromozytom

Intraoperativ kommen beim Phäochromozytom zusätzlich kurzwirksame Vasodilatatoren und nach dem Absetzen der Nebennierenvene gegenregulatorisch Noradrenalin zum Einsatz (Schneider 2007). Bei akuten hypertensiven Krisen stellt Nitroprussidnatrium unter kontinuierlicher, intraarterieller RR-Messung die Therapie der Wahl dar, ersatzweise kann Nifedipin (bei Patienten ohne koronare Herzerkrankung) eingesetzt werden. Postoperativ ist schließlich auf das Auftreten von Hypoglykämien im besonderen Maße zu achten, um elektrolytbedingte Komplikationen zu vermeiden.

Chirurgisch-technisches Management

Erkrankungen der Nebenniere sind insgesamt selten und deren operative Therapie ist zumeist an Zentren gebündelt. So liegt die Komplikationsrate nach Adrenalektomie und die damit verbundene Krankenhausverweildauer bei Chirurgen mit hohen Operationszahlen signifikant niedriger als bei Chirurgen mit geringer Anzahl an Eingriffen (Hauch 2014; Park 2009).

Zur Prävention von technischen Komplikationen ist daher ein viszeralchirurgisch erfahrener Chirurg von ausgesprochenem Vorteil, insbesondere in Anbetracht der oft möglichen minimalinvasiven Operationsverfahren. Sämtliche mögliche intraoperativen „technischen" Komplikationen und Verletzungen von benachbarten Strukturen und Blutungen lassen sich letztlich hierauf zurückführen. Die manuelle Expertise und Fähigkeiten entscheiden über den Erfolg und den komplikationslosen intra- und postoperativen Verlauf.

Spektrum möglicher intraoperativer „technischer" Komplikationen:

- Pneumothorax (Zwerchfellverletzung)
- Pankreasverletzung
- Milz-/Milzgefäßverletzung
- Vena cava-Verletzungen
- Nebennierenvenenverletzung
- Pfortaderverletzung
- Retroperitoneales Hämatom

Taktisch empfiehlt es sich, die mediale Grenzschicht von kaudal medial kommend entlang der entsprechenden Leitstrukturen (links Aorta, rechts Vena cava) oberflächlich zu eröffnen. Zumeist lässt sich dann bei vorsichtiger Präparation die Vena adrenalis und die arterielle Versorgung, die in 18 % der Fälle variabel (> 1 Gefäß) ist, gut darstellen. Bei stark hormonaktiven Raumforderungen (z. B. Phäochromozytom) empfiehlt sich die primäre Durchtrennung der Nebennierenvene. Der Anästhesist sollte immer und insbesondere im Falle eines Phäochromozytoms rechtzeitig über den Zeitpunkt der Venendurchtrennung informiert werden, um mittels Volumen- und Katecholamingabe gegenregulatorisch eingreifen zu können. Die jeweilige Nebenniereneinmündung besitzt sehr häufig eine fragile Gewebetextur, sodass ein höchst exaktes Vorgehen beim Gefäßverschluss mit Clips oder Ligatur erforderlich ist. Es empfiehlt sich des Weiteren, in diesem Fall Titanclips zu verwenden, da diese in dem engen Raum, den die Gefäßstrecke bietet, ein Clipping (mindestens zwei zentral und einer zur Nebenniere hin) besser ermöglichen.

Insbesondere bei Patienten mit Cushing-Syndrom ist intraoperativ aufgrund der erhöhten Gewebefragilität und dem kompromittierten Immunsystem besonders hohe Sorgfalt bei der chirurgischen Präparation geboten um Blutungskomplikationen, Wundheilungsstörungen und spätere Wundinfektionen zu vermeiden.

Die Versorgung der arteriellen Gefäße mittels Clips stellt einen vergleichsweise ungefährlicheren intraoperativen Schritt bezüglich Blutung dar. Allerdings muss hierbei sehr sorgfältig auf die eindeutige Identifikation der Nebennierenarterie(n) geachtet werden. Renale Polgefäße, und bei älteren Menschen mit arteriellen Gefäßveränderungen auch die Nierenarterie, können einen sehr kleinen Durchmesser aufweisen, sodass Verwechslungsgefahr bestehen kann und das Clipping einer Nierenarterie deletäre Folgen haben kann.

Die Inzidenz für Blutungskomplikationen wird in der Literatur mit 0,7 bis 5,4 % angegeben, wobei schwere Komplikationen selten sind (Strebel 2008).

Sollte es dennoch zu einer intraoperativen Blutung kommen, ist deren Kontrolle gerade bei den endoskopischen Verfahren unter Umständen sehr anspruchsvoll. Zur Beherrschung kann zunächst kurzfristig der abdominelle Druck auf 25 mmHg gesteigert werden und bei kleinen Blutungen lokal Druck mittels Stieltupfer ausgeübt, sowie Hämostyptika verwendet werden (Strebel 2008).

Für die weitere Blutstillung ist jedoch eine adäquate Darstellung der jeweiligen Gefäßstruktur stets unerlässlich. Bei der endoskopischen Vorgehensweise kann dies die aktive Unterstützung eines zweiten erfahrenen Operateurs erforderlich machen. Nach Fassen des Gefäßstumpfes (unter Umständen mit umgebendem Gewebe) mit einer stumpfen Klemme kann dieser evtl. mit zusätzlichem(n) Clip(s) versorgt werden oder alternativ mittels Naht und monofilem Faden (auch selbstverriegelnde Fäden) versorgt werden. Im Falle schwerer Blutungskomplikationen ist eine zeitnahe Konversion auf ein offenes Verfahren unerlässlich, um den Patienten nicht zu gefährden (Strebel 2008).

Mögliche chirurgische Komplikationen können sich aus dem gewählten Zugangsweg, der jeweiligen Technik sowie aus der Topographie ergeben. Neben den jeweiligen Nachbarstrukturen kommt hier insbesondere der Nebennierenvene eine besondere Bedeutung zu.

13.3.2 Chirurgisch adäquater Zugang zur Komplikationsvermeidung

Aufgrund der Lage der Nebennieren existieren eine Reihe möglicher operativer Zugangswege, wobei keinem speziellen Verfahren grundsätzlich Vorrang einzuräumen ist. Die Erfahrung des Operateurs und des gesamten OP-Teams

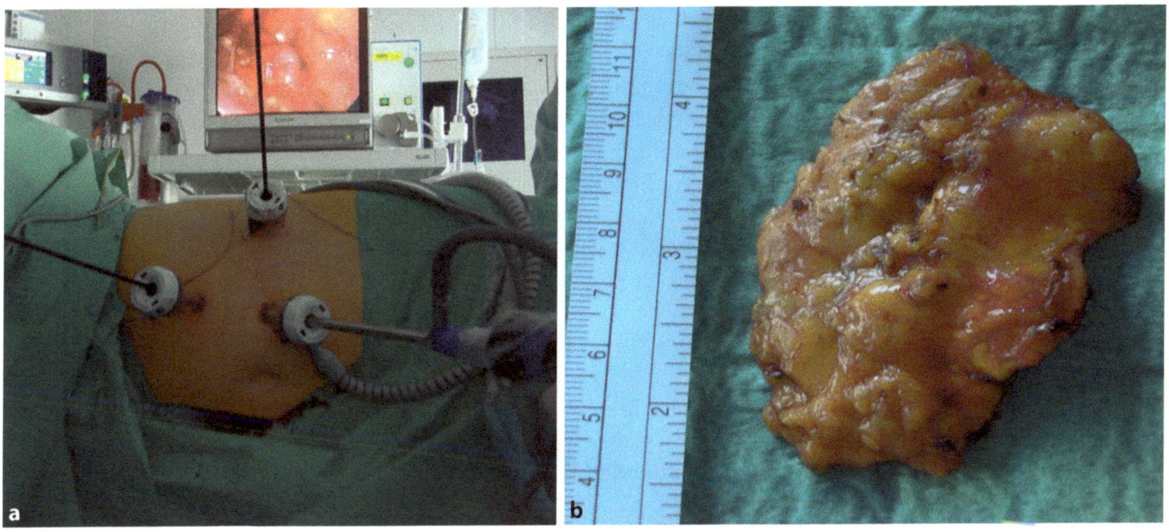

Abb. 13.6 Laparoskopischer Zugang zur linken Nebenniere in Rechtsseitenlage (**a**), Präparat Nebenniere (**b**)

mit dem jeweiligen Operationsverfahren, die Grunderkrankung, die Tumorgröße und die vorhandenen spezifischen Komorbiditäten des Patienten sind das Maß für die Wahl des Verfahrens.

Wichtig erscheint in diesem Zusammenhang, möglichst das gleiche Vorgehen in hoher Frequenz anzuwenden, um die Expertise möglichst umfassend zu gestalten. Zusätzlich ist die Identifikation von Anomalien und Auffälligkeiten für alle Beteiligten deutlich einfacher, wenn ein möglichst hoher einheitlicher Standard vorliegt.

Heute können bis zu 90 % aller Adrenalektomien laparoskopisch durchgeführt werden, was im Vergleich zur offenen Adrenalektomie mit einer geringeren Morbidität und Krankenhausverweildauer verbunden ist (Elfenbein 2013). Die Konversionsrate von einer primär laparoskopisch begonnenen Operation auf das offenes Verfahren wird in der Literatur mit 1,8 % angegeben, wobei die Tumorgröße, die Grunderkrankung (z. B. Karzinom, Metastase) und intraoperative Komplikationen (z. B. Blutungen) die Konversionsrate im Wesentlichen determinieren (Tiberio 2013; Bittner 2013). Allerdings sollte bei primären Anhaltspunkten für ein malignes Geschehen keine laparoskopische Adrenalektomie angestrebt werden. Unserer Erfahrung nach liegt das Risiko für die Entwicklung einer späteren Peritonealkarzinose bei laparoskopischem Vorgehen etwas höher.

Aufgrund seiner zentralen Lage kann die Nebenniere prinzipiell über einen transperitonealen oder einen retroperitonealen Zugang in konservativer oder minimalinvasive Technik sowie in Seiten-, Rücken- oder Bauchlage operiert werden, wobei jede Methode Vor- und Nachteile hat. Ein konventionell offen chirurgisches Vorgehen ist in begründeten Einzelfällen erforderlich, wie weiter oben erwähnt. Die Entscheidung hierzu ist fundiert zu begründen und exakt zu dokumentieren, da dies im Falle von Komplikationen haftungsrechtliche Konsequenzen nach sich ziehen kann (Langer und Bartsch 2010). Mögliche spezielle chirurgische Komplikationen resultieren dabei primär aus der engen Lagebeziehung der jeweiligen Nebenniere zu einzelnen Nachbarstrukturen und dem gewählten operativen Zugangsweg (▶ Abschn. 13.1.1).

Insgesamt ist die Adrenalektomie mit einer geringen perioperativen Mortalität verbunden. Eine große Untersuchung in den USA mit über 40.000 Patienten ergab diesbezüglich eine Krankenhausmortalität von 1,1 %, was auch über die Jahre stabil blieb. Demgegenüber war jedoch in den vergangenen Jahren ein signifikanter Anstieg schwerer Komplikationen zu beobachten, die mit etwa 7 % angegeben wurden (Murphy 2010).

Eine aktuelle US-amerikanische Querschnittsuntersuchung, die fast 8000 Adrenalektomien der Jahre 2003 bis 2009 untersuchte, bezifferte das Risiko für das Auftreten von Komplikationen nach beidseitiger Adrenalektomie auf etwa 23 % und nach einseitigen Adrenalektomie auf etwa 15 %, wobei die Komplikationsrate bei maligner Erkrankung höher war als bei benignem Grundleiden (23 % versus 13 %; Hauch 2014).

Der Operateur hat zur Vermeidung von Lagerungsschäden die Lagerung des Patienten zu überprüfen oder selbst durchzuführen und dies auch zu dokumentieren. Standard sollte die von der WHO geforderte Verwendung der sogenannten „Check-in“-Checkliste und die Durchführung des Team-Time-Out sein (Langer und Bartsch 2010).

Transabdomineller Zugang

Der transabdominelle Zugang kann konventionell offen chirurgisch in Rückenlage (Abb. 13.5) oder minimalinvasiv laparoskopisch (Abb. 13.6) in Rücken- oder

Seitenlage erfolgen. Der transperitoneale Zugang gilt als Standardzugang in der Chirurgie des adrenokortikalen Karzinoms, sofern eine komplette Tumorentfernung möglich erscheint (Berutti 2012). Der offene Zugang kann über eine mediane Laparotomie oder einen einseitigen bzw. beidseitigen Subkostalschnitt gewählt werden. Beim laparoskopischen Zugang werden 3 bis 4 Trokare variabel, meist in einem 5 bis 7 cm messenden Abstand subkostal und im Bereich der Flanke platziert. In einem selektionierten Patientengut kann die Adrenalektomie auch sicher in Single-Port-Technik über einen 2,5 cm messenden subkostalen Schnitt erfolgen (Vidal 2014).

Im Falle eines laparoskopischen Vorgehens in Seitenlage empfiehlt es sich, den Patienten auf dem Operationstisch mit Bauch und Brust nahe am Tischrand zu positionieren und die sterile Abdeckung hier tief, also kontralateral des Nabels zu kleben, sodass im Falle einer Blutungskomplikation der Patient ohne Sterilitätseinbußen schnell in Rückenlage zurückgekippt und laparotomiert werden kann. Die Konversionsrate bei einem primären laparoskopischen transperitonealen Zugang wird in der Literatur speziell für das Phäochromozytom mit etwa 3 % angegeben (Paganini 2014; Conzo et al. 2013a) In jedem Falle sollte die entsprechende Nebenniere zur Vermeidung einer Zellverschleppung mittels Bergebeutel geborgen werden.

Tipp

Insbesondere bei großen Tumoren oder bei Tumorinvasion eignet sich der offene transabdominelle Zugang in Rückenlage.

Jedoch kann bei offenem transabdominellen Zugang bei adipösen Patienten die Exposition deutlich erschwert sein kann. Eventuell schafft in dieser Situation eine Halbseitenlage (45°) oder sogar Seitenlage mit einer Querlaparotomie mehr Übersicht. Hilfreich kann in dieser Situation auch die Verwendung des Laparoskopie-Instrumentariums bei offenem Vorgehen sein (z. B. Ultraschall-Schere), was sich insbesondere anbietet, wenn der Eingriff von einem laparoskopischen zu einem offenen Vorgehen konvertiert wurde, da das Instrumentarium ohnehin in Verwendung war.

Bei abdominell voroperierten Patienten können Verwachsungen durch die notwendige Adhäsiolyse unter Umständen das chirurgische Vorgehen erschweren und damit das Komplikationspotenzial erhöhen. Vorangegangene Operationen im selben Quadranten der jeweiligen Nebennieren stellen jedoch keine prinzipielle Kontraindikation für ein laparoskopisches Vorgehen dar (Mazeh 2012; Morris 2008), die Schwelle zur Konversion bei erschwerten präparatorischen Verhältnissen sollte jedoch niedrig liegen.

Die lokale Übersicht ist essentielle Voraussetzung zur Vermeidung von intraoperativen Komplikationen durch Verletzung benachbarter Strukturen. Die korrekte Lagerung ist hierfür eine Grundvoraussetzung und sollte vom Operateur vor Beginn der Operation genau überprüft werden.

Tipp

Insbesondere bei großen Tumoren oder bei Tumorinvasion eignet sich der offene transabdominelle Zugang in Rückenlage. Dieser kann jedoch auch in Seitenlage erfolgen. Bei großen Tumoren oder bei Ausbildung intravasaler Tumorzapfen im Venengebiet ist zur besseren Exposition darüber hinaus auch ein thorakoabdomineller Zugang möglich.

In extremen Ausnahmefällen kann auch der Einsatz einer Herz-Lungen-Maschine notwendig werden. Der thorakoabdominelle Zugang erfolgt von ventrolateral beginnend auf Höhe des 9. Interkostalraums bis in die Mediane des Oberbauchs und ermöglicht insbesondere bei großen Tumoren eine gute Übersicht, ist auf der anderen Seite aber mit der erhöhten Morbidität eines Zweihöhleneingriffs verbunden. Demgegenüber ist die Komplikationsrate im Rahmen eines rechtsseitigen laparoskopischen Operationsverfahrens gering.

Retroperitoneoskopischer Zugang

Der retroperitoneale Zugang ist der direkteste Weg zur jeweiligen Nebenniere; allerdings im Vergleich zu anderen Zugangswegen mit einer eingeschränkten Übersicht, der erschwerten Lokalisation umgebender Organe und dem Nachteil, die Nebennierenvene im Rahmen der Präparation nicht primär kontrollieren zu können. Trotz dieser Limitierung zeigen Untersuchungen, dass die Krankenhausverweildauer kürzer ist (Chen 2013; Mohammadi-Fallah 2013; Nigri 2013).

Der Zugang kann sowohl in Seiten- als auch Bauchlage des Patienten erfolgen. Der Zugang erfolgt im Bereich der mittleren Axillarlinie unmittelbar unterhalb des Rippenbogens, gefolgt von einer Präparation bis auf das Peritoneum mit anschließender Platzierung eines Ballon-Trokars in das Retroperitoneum zur Schaffung eines retroperitonealen Raumes. Schließlich werden zwei weitere Trokare platziert. Für die spätere Übersicht ist es wichtig, den Patienten in Seitenlage möglichst weit seitlich „aufzuklappen".

Ein primäres Operieren in Bauchlage erfordert einen höheren Lagerungsaufwand verglichen mit anderen Zugangswegen. Grundsätzlich erfolgt hier unterhalb des Endes der 12. Rippe die Platzierung des ersten Trokars nach Eröffnung der Gerota-Faszie zur Anlage des Pneumoretroperitoneums. Anschließend werden zwei weitere

Trokare platziert und das retroperitoneale Fettgewebe stumpf abgeschoben, wodurch die entsprechende Nebenniere freigelegt wird. Nach Mobilisation der Nebenniere erfolgen die Darstellung und das Absetzen der jeweiligen Nebennierenvene. Der Vorteil der Bauchlage im Vergleich zur Seitenlage ist, dass bei beidseitiger Adrenalektomie ein zeitaufwendiges Umlagern entfällt. Nachteilig hingegen ist die eingeschränkte Übersicht im Vergleich zu anderen Zugangswegen.

Verletzungen von Hohlorganen oder parenchymatöser Organe sind im Rahmen eines reproperitoneoskopischen Zugangs selten, wenn sorgsam und möglichst ohne Strom präpariert wird. Eine mögliche chirurgische Komplikation ist die Pleuraverletzung mit der Notwendigkeit einer Pleuradrainagenanlage. Bezogen auf das Gesamtergebnis ist die retroperitoneoskopische der laparoskopischen Adrenalektomie als gleichwertig anzusehen – allerdings mit einer etwas kürzeren Krankenhausverweildauer (Constantinides 2012).

Insgesamt sind die chirurgischen Komplikationsraten in der Nebennierenchirurgie mit laparoskopischem und retroperitoneoskopischem Zugang gering.

Offener dorsaler und lateral-retroperitonealer Zugang

Darüber hinaus ist es möglich, einen dorsalen Zugang in Bauchlage zu wählen, der i.S. einen Hockeyschlägerschnitt dorsal auf Höhe der 10 Rippen beginnt und nach kaudal über die 12. Rippe nach ventral fortgeführt wird. Dieser Zugang wird aufgrund des etablierten und gewohnten Vorgehens analog zum Vorgehen bei Nephrektomie häufig in der Urologie angewendet. Zur Vermeidung von Blutungskomplikationen, aber auch von postoperativen Neuralgien ist es bei diesem Zugang insbesondere wichtig, die entsprechende Interkostalarterie sowie den Nervus subcostalis zu schonen. Nach entsprechender Rippenresektion ist es schließlich möglich, die entsprechende Nebenniere zu explorieren. Zur Vermeidung eines Pneumothorax sollte die Pleura penibel geschont werden.

Nachteil ist wie bei der Retroperitoneoskopie auch hier, dass die Nebennierenvene erst nach Mobilisation der Nebenniere (ggf. mit entsprechender Hormonausschüttung) versorgt werden kann. Andererseits ist die Wahrscheinlichkeit für intraabdominelle Komplikationen geringer. Typische postoperative Darmatonien, wie sie bei einem transabdominellen Zugang häufig auftreten, sind selten.

Allerdings ist dieser Zugang nicht für große Tumoren geeignet. Hierzu ist der laterale oder Flankenzugang von der medialen Axillarlinie subkostal nach ventral in Seitenlage des Patienten besser geeignet. Anschließend wird die schräge Bauchmuskulatur durchtrennt und das Peritoneum nach ventral verdrängt, sodass die Nebenniere in aufgeklappter Lagerung des Patienten gut zu explorieren ist. Ansonsten gelten auch hier die Nachteile und möglichen Risiken eines dorsalen Zuganges.

13.4 Postoperative Komplikationen und Therapie

Hinsichtlich möglicher Komplikationen sind die grundsätzlichen Unterschiede einer Laparotomie bzw. Laparoskopie zu berücksichtigen. Zu den postoperativen Komplikationen zählen u. a. Hämatombildung, Wundinfektionen, Wundheilungsstörungen und Nervenläsionen sowie Narbenhernien bzw. Trokarhernien, insbesondere bei offenen Operationsverfahren. Die Behandlungsalgorithmen bei Komplikationen gleichen denjenigen anderer operativer Eingriffe.

13.4.1 Nachblutung und Hämatombildung

Postoperative Blutungskomplikationen sind in der Nebennierenchirurgie extrem selten. Sofern keine Instabilität des Hämoglobins im Serum besteht, sollte aufgrund der schlechten Übersichtlichkeit und damit schwierigen Versorgbarkeit eine chirurgische Revision genau überdacht werden. Es besteht die Gefahr, dass im Retroperitoneum durch das Vorgehen mehr Gewebetrauma induziert wird, mit dem Risiko einer Ausweitung der Wundfläche und sogar Verstärkung des erneuten Blutungsrisikos.

Im Falle einer Hb-Instabilität ist dieser Schritt jedoch unumgänglich, häufig ist eine laparoskopische Versorgungsmöglichkeit nicht mehr gegeben.

Sollte es bei konservativer Therapie zu mechanischen Komplikationen oder zu einer Superinfektion des Hämatoms kommen, wäre eine CT-gesteuerte Drainage das Verfahren der Wahl.

13.4.2 Nervenläsion und Relaxation der Bauchdeckenmuskulatur

Die Verletzung der Nerven im Bereich lateraler Zugänge an der Bauchdecke kann zum einen Schmerzsyndrome oder auch eine profunde Störung der Innervation der Bauchdeckenmuskulatur zur Folge haben. Naturgemäß ist das Risiko für derartige Verletzungen beim offenen Vorgehen häufiger.

Für die Behandlung chronischer Schmerzen empfiehlt sich die frühzeitige Einbindung spezialisierter Schmerzdienste, da häufig langfristige Beschwerden für die Patienten entstehen können.

Bei einer ausgeprägten Relaxation der Bauchdecke können Eingriffe analog zur Hernienversorgung erwogen werden, wenngleich eine konventionelle Versorgung mit

Tab. 13.2 Therapieempfehlungen bei Nebenniereninsuffizienz

Glukokortikoidsubstitution	Fludrokortison 0,05–0,2 mg/d plus Glukokortikoidnotfallausweis, regelmäßige Schulung
Mineralkortikoidsubstitution	Fludrokortison 0,05–0,2 mg/d plus Glukokortikoidnotfallausweis, regelmäßige Schulung
Erhöhter Stress (z. B. viraler Infekt, kleine Operationen)	Verdoppelung der Tagesdosis für den Zeitraum der Beschwerden
Starker Stress (schwere Krankheiten, Operationen, Polytrauma, Entbindung)	200 mg Hydrokortison in Glukose 5 % über 24 h kontinuierlich (Beginn präoperativ); 100 mg am 1. postoperativen Tag, Reduktion nach Klinik, Fludrokortisonpause bis Hydrokortison < 50 mg/d
Kurzfristiges Stressereignis, (sportliches Training, Prüfungssituation, Bergwanderung)	Einmalige Dosiserhöhung (ca. 5–10 mg) vor dem anstehenden Ereignis

Netzimplantation meist keine nachhaltige Lösung darstellt, da die Netzbefestigung in diesem Fall in der Regel nicht transfaszial erfolgen kann.

Bauchdeckenverschiebeplastiken analog zur Versorgung nach Ramirez bieten eine Möglichkeit der Rekonstruktion mit theoretisch etwas höherer Stabilität. Allerdings existieren keine Studiendaten, welche Versorgung vorteilhaft ist.

13.4.3 Trokar- und Narbenhernien

Bei etwa 1 % der Patienten, die sich einer laparoskopischen Nebennierenoperation unterziehen, treten der Literatur zufolge Trokarhernien auf. Der Faszienverschluss sollte daher stets unter visueller Kontrolle erfolgen und die Trokare unter Sicht entfernt werden.

Auch unter Wahrung großer Sorgfalt sind Komplikationen nicht gänzlich auszuschließen, aber zu minimieren und sicher zu beherrschen. So sollten beispielsweise die Trokare bei minimalinvasivem Zugang nicht blind platziert werden, sondern erst nach Anlage eines Pneumoperitoneums über eine Veres-Nadel oder unter Sicht nach Platzierung des ersten Trokars über eine Minilaparotomie. Welche dieser beiden Vorgehensweisen letztlich zu bevorzugen ist, wird kontrovers diskutiert.

Hinsichtlich der jeweiligen Nebennierenseite – links oder rechts – ergeben sich spezifische Risiken, die sich im Wesentlichen aus der jeweiligen Topographie ergeben und die es sicher zu beherrschen gilt, um Komplikationen zu vermeiden.

13.4.4 Störungen der Hormonhomöostase

Häufigstes postoperatives Problem ist ein Hormonmangel, der eine logische Konsequenz der Entfernung eines hormonproduzierenden Fokus bei einem überaktiven Organsystem ist. Hieraus ergibt sich die postoperative Substitutionspflicht mit Hydrokortison nach standortspezifischen Schemata, aber auch die Hormonsubstitutionsnotwendigkeit über einen mittelfristigen oder langfristigen Verlauf nach dem operativen Eingriff. Letztere richtet sich vor allem nach der individuellen Klinik und muss einer ambulanten engmaschigen Überwachung folgen. Empfehlenswert ist in dieser Situation wieder die Anbindung an spezielle endokrinologische Ambulanzen.

Die Therapieempfehlungen bei endokrinologischer Nebenniereninsuffizienz umfassen die jeweilige Substitution von Hydrokortison und Fludrokortison in Abhängigkeit von individueller Betätigung und Stresslevel (Tab. 13.2).

Literatur

Berruti A, Baudin E, Gelderblom H, Haak HR, Porpiglia F, Fassnacht M, Pentheroudakis G (2012) ESMO Guidelines Working Group. Adrenal cancer: ESMO Clinical Practice Guidelines for diagnosis, treatment and follow-up. Ann Oncol 23(Suppl 7):131–138

Bittner JG 4th, Gershuni VM, Matthews BD, Moley JF, Brunt LM (2013) Risk factors affecting operative approach, conversion, and morbidity for adrenalectomy: a single-institution series of 402 patients. Surg Endosc 27(7):2342–2350

Castinetti F, Qi XP, Walz MK, Maia AL, Sansó G, Peczkowska M, Hasse-Lazar K, Links TP, Dvorakova S, Toledo RA, Mian C, Joao Bugalho M, Wohllk N, Kollyukh O, Canu L, Loli P, Bergmann SR, Biarnes Costa J, Makay O, Patocs A, Pfeifer M, Shah NS, Cuny T, Brauckhoff M, Bausch B, von Dobschuetz E, Letizia C, Barczynski M, Alevizaki MK, Czetwertynska M, Ugurlu MU, Valk G, Plukker JT, Sartorato P, Siqueira DR, Barontini M, Szperl M, Jarzab B, Verbeek HH, Zelinka T, Vlcek P, Toledo SP, Coutinho FL, Mannelli M, Recasens M, Demarquet L, Petramala L, Yaremchuk S, Zabolotnyi D, Schiavi F, Opocher G, Racz K, Januszewicz A, Weryha G, Henry JF, Brue T, Conte-Devolx B, Eng C, Neumann HP (2014) Outcomes of adrenal-sparing surgery or total adrenalectomy in phaeochromocytoma associated with multiple endocrine neoplasia type 2: an international retrospective population-based study. Lancet Oncol 15(6):648–655

Chao CT, Wu VC, Kuo CC, Lin YH, Chang CC, Chueh SJ, Wu KD, Pimenta E, Stowasser M (2013) Diagnosis and management of primary aldosteronism: an updated review. Ann Med 45(4):375–383

Chen W, Li F, Chen D, Zhu Y, He C, Du Y, Tan W (2013) Retroperitoneal versus transperitoneal laparoscopic adrenalectomy in adrenal tumor: a meta-analysis. Surg Laparosc Endosc Percutan Tech 23(2):121–127
Chiang WF, Cheng CJ, Wu ST, Sun GH, Lin MY, Sung CC, Lin SH (2013) Incidence and factors of post-adrenalectomy hyperkalemia in patients with aldosterone producing adenoma. Clin Chim Acta 424:114–118
Constantinides VA, Christakis I, Touska P, Palazzo FF (2012) Systematic review and meta analysis of retroperitoneoscopic versus laparoscopic adrenalectomy. Br J Surg 99(12):1639–1648
Conzo G, Musella M, Corcione F, De Palma M, Ferraro F, Palazzo A, Napolitano S, Milone M, Pasquali D, Sinisi AA, Colantuoni V, Santini L (2013a) Laparoscopic adrenalectomy, a safe procedure for pheochromocytoma. A retrospective review of clinical series. Int J Surg 11(2):152–156
Conzo G, Musella M, Corcione F, Depalma M, Stanzione F, Della-Pietra C, Palazzo A, Napolitano S, Pasquali D, Milone M, Agostino-Sinisi A, Ferraro F, Santini L (2013bb) Role of preoperative adrenergic blockade with doxazosin on hemodynamic control during the surgical treatment of pheochromocytoma: a retrospective study of 48 cases. Am Surg 79(11):1196–1202
Elfenbein DM, Scarborough JE, Speicher PJ, Scheri RP (2013) Comparison of laparoscopic versus open adrenalectomy: results from American College of Surgeons-National Surgery Quality Improvement Project. J Surg Res 184(1):216–220
Fassnacht M (2010) Nebennieren-Inzidentalom/Subklinisches Cushing-Syndrom: Wann besteht eine OP-Indikation. J Klin Endokrinol Stoffw 3(4):16–20
Harvey AM (2014) Hyperaldosteronism: diagnosis, lateralization, and treatment. Surg Clin North Am 94(3):643–656
Hauch A, Al-Qurayshi Z, Kandil E (2015) Factors Associated with Higher Risk of Complications After Adrenal Surgery. Ann Surg Oncol 22(1):103–110 (Epub ahead of print)
Jiang SB, Guo XD, Wang HB, Gong RZ, Xiong H, Wang Z, Zhang HY, Jin XB (2014) A retrospective study of laparoscopic unilateral adrenalectomy for primary hyperaldosteronism caused by unilateral adrenal hyperplasia. Int Urol Nephrol 46(7):1283–1288 (Epub ahead of print)
Langer P, Bartsch DK (2010) Endokrine Chirurgie des Bauchraums. In: Bauch, Bruch, Heberer, Jähne (Hrsg) Behandlungsfehler und Haftpflicht in der Viszeralchirurgie. Springer, Heidelberg, S 295–321
Lattin GE Jr, Sturgill ED, Tujo CA, Marko J, Sanchez-Maldonado KW, Craig WD, Lack EE (2014) From the radiologic pathology archives: Adrenal tumors and tumor-like conditions in the adult: radiologic-pathologic correlation. Radiographics 34(3):805–829
Lenders JW, Eisenhofer G, Mannelli M, Pacak K (2005) Phaeochromocytoma. Lancet 366(9486):665–675
Lenders JW, Duh QY, Eisenhofer G, Gimenez-Roqueplo AP, Grebe SK, Murad MH, Naruse M, Pacak K, Young WF Jr (2014) Pheochromocytoma and paraganglioma: an endocrine society clinical practice guideline. J Clin Endocrinol Metab 99(6):1915–1942
Mazeh H, Froyshteter AB, Wang TS, Amin AL, Evans DB, Sippel RS, Chen H, Yen TW (2012) Is previous same quadrant surgery a contraindication to laparoscopic adrenalectomy? Surgery 152(6):1211–1217
Mohammadi-Fallah MR, Mehdizadeh A, Badalzadeh A, Izadseresht B, Dadkhah N, Barbod A, Babaie M, Hamedanchi S (2013) Comparison of transperitoneal versus retroperitoneal laparoscopic adrenalectomy in a prospective randomized study. J Laparoendosc Adv Surg Tech A 23(4):362–366
Moreno P, de la Basarrate QA, Musholt TJ, Paunovic I, Puccini M, Vidal O, Ortega J, Kraimps JL, Bollo Arocena E, Rodríguez JM, González López O, Del Pozo CD, Iacobone M, Veloso E, Del Pino JM, García Sanz I, Scott-Coombes D, Villar-Del-Moral J, Rodríguez JI, Vázquez Echarri J, González Sánchez C, Gutiérrez Rodríguez MT, Escoresca I, Nuño Vázquez-Garza J, Tobalina Aguirrezábal E, Martín J, Candel Arenas MF, Lorenz K, Martos JM, Ramia JM (2013) Adrenalectomy for solid tumor metastases: results of a multicenter European study. Surgery 154(6):1215–1222
Morris L, Ituarte P, Zarnegar R, Duh QY, Ahmed L, Lee J, Inabnet W 3rd, Meyer-Rochow G, Sidhu S, Sywak M, Yeh M (2008) Laparoscopic adrenalectomy after prior abdominal surgery. World J Surg 32(5):897–903
Murphy MM, Witkowski ER, Ng SC, McDade TP, Hill JS, Larkin AC, Whalen GF, Litwin DE, Tseng JF (2010) Trends in adrenalectomy: a recent national review. Surg Endosc 24(10):2518–2526
Newell-Price J, Bertagna X, Grossman AB, Nieman LK (2006) Cushing's syndrome. Lancet 367(9522):1605–1617
Nigri G, Rosman AS, Petrucciani N, Fancellu A, Pisano M, Zorcolo L, Ramacciato G, Melis M (2013) Meta-analysis of trials comparing laparoscopic transperitoneal and retroperitoneal adrenalectomy. Surgery 153(1):111–119
Paganini AM, Balla A, Guerrieri M, Lezoche G, Campagnacci R, D'Ambrosio G, Quaresima S, Antonica MV, Lezoche E (2014) Laparoscopic transperitoneal anterior adrenalectomy in pheochromocytoma: experience in 62 patients. Surg Endosc 28(9):2683–2689 (Epub ahead of print)
Park HS, Roman SA, Sosa JA (2009) Outcomes from 3144 adrenalectomies in the United States: which matters more, surgeon volume or specialty? Arch Surg 144(11):1060–1067
Rijcken, Colombo-Benkmann M (2007) Ist die minimalinvasive Adrenalektomie schon Standard oder noch Ausnahme? In: Colombo-Benkmann M, Senninger N (Hrsg) Endokrine Chirurgie. tdv-Verlag, Münster, S 125–137
Romero Arenas MA, Sui D, Grubbs EG, Lee JE, Perrier ND (2014) Adrenal metastectomy is safe in selected patients. World J Surg 38(6):1336–1342
Schlamp A, Reisch N, Müller OA, Mussack T, Hallfeldt K, Breuschlein F (2008) Tumore der Nebenniere. In: Göke B, Fürst H, Reincke M, Auernhammer CJ (Hrsg) Endokrine Tumore – Empfehlungen zur Diagnostik, Therapie und Nachsorge, 2. Aufl. Zuckschwerdt Verlag, München, S 95–114
Schneider HJ, Schaaf L, Kellermann W, Standl E (2007) Perioperatives Management bei endokrinologischen Erkrankungen und Diabetes mellitus. Deutsches Ärztebl 104(24):1747–1751
Scholten A, Valk GD, Ulfman D, Borel Rinkes IH, Vriens MR (2011) Unilateral subtotal adrenalectomy for pheochromocytoma in multiple endocrine neoplasia type 2 patients: a feasible surgical strategy. Ann Surg 254(6):1022–1027
Scholten A, Cisco RM, Vriens MR, Shen WT, Duh QY (2013a) ariant adrenal venous anatomy in 546 laparoscopic adrenalectomies. JAMA Surg 148(4):378–383
Scholten A, Cisco RM, Vriens MR, Cohen JK, Mitmaker EJ, Liu C, Tyrrell JB, Shen WT, Duh QY (2013bb) Pheochromocytoma crisis is not a surgical emergency. J Clin Endocrinol Metab 98:581–591
Shibusawa N, Yamada M, Hashida T, Hashimoto K, Satoh T, Horiguchi J, Oyama T, Takeyoshi I, Mori M (2013) Dilated cardiomyopathy as a presenting feature of Cushing's syndrome. Intern Med 52(10):1067–1071
Strebel RT, Müntener M, Sulser T (2008) Intraoperative complications of laparoscopic adrenalectomy. World J Urol 26(6):555–560
Tiberio GA, Solaini L, Arru L, Merigo G, Baiocchi GL, Giulini SM (2013) Factors influencing outcomes in laparoscopic adrenal surgery. Langenbecks Arch Surg 398(5):735–743
Vidal O, Astudillo E, Valentini M, Ginestá C, Espert JJ, Gracía-Valdecasas JC, Fernández-Cruz L (2014) Single-port Laparoscopic Left Adrenalectomy (SILS): 3 Years' Experience of a Single Institution. Surg Laparosc Endosc Percutan Tech 24(5):440–443 (Epub ahead of print)

Weiner ID (2013) Endocrine and hypertensive disorders of potassium regulation: primary aldosteronism. Semin Nephrol 33(3):265–276
Young WF Jr (2007) Clinical practice. The incidentally discovered adrenal mass. N Engl J Med 356(6):601–610
Zhang X, Zhu Z, Xu T, Shen Z (2013) Factors affecting complete hypertension cure after adrenalectomy for aldosterone-producing adenoma: outcomes in a large series. Urol Int 90(4):430–434

Prävention und Therapiemöglichkeiten bei Komplikationen in der Oberbauch- und der onkologischen Chirurgie

Die Ösophagus- und Magenchirurgie sowie chirurgische Eingriffe an der Milz leben in ganz besonderem Umfang von der korrekten Indikationsstellung und technischen Durchführung. Dies ist von besonderer Tragweite, da schwerwiegende Komplikationen bei diesen Eingriffen einen äußerst engen Spielraum zur effektiven Korrektur lassen und mitunter mit deletären Folgen für die Patienten behaftet sein können. Daher sollten die oben genannten Aspekte besondere Aufmerksamkeit erhalten. Es sei hierbei auch auf Sektion IX dieses Buches und hier speziell auf Empfehlungen zum Management von Anastomoseninsuffizienzen sowie zum Blutungsmanagement (▶ Kap. 28) hingewiesen.

Komplikationen in der Ösophagus- und Magenchirurgie

M. Albertsmeier, M. Angele

M. Rentsch, A. Khandoga, M. Angele, J. Werner (Hrsg.), *Komplikationsmanagement in der Chirurgie*,
DOI 10.1007/978-3-662-43475-8_14, © Springer-Verlag Berlin Heidelberg 2015

Die Mehrzahl der Patienten, bei denen eine Ösophagusresektion durchgeführt wird, wird aufgrund einer malignen Erkrankung operiert. Dieses Patientenkollektiv ist charakterisiert durch eine große Anzahl an Komorbiditäten, die einen erheblichen Einfluss auf den postoperativen Verlauf haben. Bei Adenokarzinomen sind eine begleitende Adipositas und kardiovaskuläre Vorerkrankungen führend, während bei Plattenepithelkarzinomen häufig die Folgen eines Alkohol- und Nikotinabusus zu beobachten sind. Zusätzlich scheint eine neoadjuvant durchgeführte Chemo- oder Radiochemotherapie die postoperative Komplikationsrate zu erhöhen. Schließlich führt auch die Tatsache, dass die Ösophaguschirurgie immer sowohl das Abdomen als auch den Thorax betrifft, zu einer Erhöhung des Operationsrisikos. Demgegenüber ist das operative Risiko in der Magenchirurgie grundsätzlich geringer einzuschätzen. Doch auch hier gibt es spezifische Komplikationsmöglichkeiten, die in diesem Kapitel dargestellt werden sollen.

14.1 Ösophaguschirurgie

14.1.1 Patientenselektion – potenzielle Risikofaktoren

Die Prävention von Komplikationen nach Ösophagusresektionen beginnt bereits präoperativ. Für die korrekte Indikationsstellung muss sowohl die onkologische Resektabilität des Tumors als auch die funktionelle Operabilität des Patienten geklärt werden. Nur durch eine adäquate Patientenselektion können absehbare und damit unnötige Komplikationen nach Ösophagusresektionen minimiert werden (Metzger et al. 2004).

Neben der individuellen Einschätzung durch einen erfahrenen Chirurgen helfen objektive Untersuchungen zur kardiovaskulären und pulmonalen Funktion bei der Patientenselektion. Eine Einschränkung der Vitalkapazität auf weniger als 80 % der Norm und der Einsekundenkapazität auf weniger als 70 % sind mit einer erhöhten Rate an pulmonalen und nichtpulmonalen Komplikationen verbunden. Eine Fahrradergometrie kann zur Einschätzung der kardialen Belastbarkeit verwendet werden. Grob orientierend hilft der Treppentest zur Beurteilung der kardiovaskulären und pulmonalen Funktion. In multivariaten Analysen konnten hohes Alter und pulmonale Funktionsstörungen als Risikofaktoren für die Entwicklung einer postoperativen Komplikation identifiziert werden. In Bezug auf das Alter ist hier allerdings das biologische und nicht das kalendarische Alter von größerer Relevanz.

In einer Reihe von Studien wurden Scoring-Systeme veröffentlicht, die jedoch in prospektiven Analysen keine valide Prognose über den postoperativen Verlauf nach Ösophagektomie liefern konnten (Abunasra et al. 2005).

Insbesondere Patienten mit einem erhöhten postoperativen Risiko sollten möglichst optimal für die Operation konditioniert werden. Hierzu zählen intensives präoperatives Atemtraining, Nikotin- und Alkoholkarenz sowie zusätzliche enterale und parenterale Ernährung. Zusätzlich bedürfen diese Patienten einer engmaschigen postoperativen Evaluation, um mögliche Komplikationen frühzeitig zu diagnostizieren und entsprechend zu therapieren.

- Die Operationsindikation muss unter Berücksichtigung therapeutischer Alternativen (Radiochemotherapie) durch einen erfahrenen Chirurgen gestellt werden.
- Für die Einschätzung der Operabilität ist vor allem die Lungenfunktion entscheidend (FEV1 >70 %, Vitalkapazität >80 %).

14.1.2 Chirurgisches Vorgehen

Aus onkologischer Sicht ist die Kombination eines abdominellen und thorakalen Zugangs (Ösophagusresektion nach Lewis) bei entsprechendem Gesundheitszustand des Patienten der alleinigen transhiatalen Präparation vorzuziehen (Palmes et al. 2011). Je nach Tumorsitz (oberes Ösophagus-Drittel) ist zusätzlich ein zervikaler Zugang erforderlich. Zur Rekonstruktion wird vorzugsweise ein Mageninterponat und in zweiter Linie ein Koloninterponat verwendet.

In spezialisierten Zentren wird insbesondere der thorakale Teil der Ösophagektomie minimalinvasiv durchgeführt (Metzger et al. 2004). Die onkologische Radikalität wird durch dieses Vorgehen nicht eingeschränkt. In einer neuen Metaanalyse unter Einschluss von mehr als 1200 Patienten zeigte sich eine Reduktion der pulmonalen Komplikationen und der Gesamtmortalität nach minimalinvasiv durchgeführter im Vergleich zur offenen Ösophagektomie. Dennoch scheint bei minimalinvasivem Vorgehen eine intrathorakale Hernierung häufiger als bei offenem Vorgehen aufzutreten. Durch vorsichtige Präparation des Hiatus sollte eine angemessene Weite des Hiatus oesophageus erreicht werden. Im Falle einer intraoperativ bemerkten Lücke kann diese z. B. durch Z-Nähte mit kräftigem, nichtresorbierbarem Nahtmaterial verschlossen werden.

Insgesamt erscheint die thorakoskopische Anlage einer intrathorakalen Anastomose jedoch weiterhin kritisch. Aus diesem Grund wird ein minimalinvasives Vorgehen häufiger bei Patienten mit zervikaler Anastomose angewendet. Ob die robotorassistierte thorakoskopische Chirurgie gegenüber der handgeführten thorakoskopischen Operation einen zusätzlichen Vorteil bietet oder sogar das Spektrum der minimalinvasiv zu operierenden Tumoren erweitern kann, muss noch in klinischen Studien geklärt werden (Clark et al. 2011).

Eine perioperative Antibiotikaprophylaxe mit einem Cephalosporin der zweiten Generation beim Magenhochzug sowie zusätzlich mit Nitroimidazol beim Kolonhochzug ist als Standard anzusehen.

14.1.3 Perioperatives Management

Neben der Patientenauswahl trägt das perioperative anästhesiologische Management der Patienten entscheidend zur Morbiditätsreduktion nach Ösophagusresektionen bei. Insbesondere die respiratorischen Komplikationen sowie die Rate an Anastomoseninsuffizienzen können hierdurch beeinflusst werden. Eine intraoperative kardiovaskuläre Instabilität (Hypoxie, Hypotension, Katecholaminpflichtigkeit) ist mit einer erhöhten postoperativen Komplikationsrate verbunden und sollte vermieden werden.

Die Gefahr der intraoperativen Aspiration lässt sich durch eine adäquate Cuff-Insufflation und einen kontinuierlichen Sog an der Magensonde reduzieren. Die Verwendung eines hoch thorakalen Periduralkatheters zur postoperativen Schmerzkontrolle stellt einen entscheidenden Vorteil für das postoperative Management der Patienten dar. Neben der effektiven Schmerzkontrolle führt die Verwendung eines Periduralkatheters zur Verbesserung der pulmonalen Funktion. Ferner kommt es zu einer Verbesserung der Mikrozirkulation des Mageninterponates, was zu einer Verringerung der Rate an Anastomoseninsuffizienzen beiträgt (Palmes et al. 2011).

14.1.4 Spezifisches Komplikationsmanagement

Pneumonie

Die Bronchopneumonie ist die häufigste Komplikation nach Ösophagektomie und die wichtigste Ursache postoperativer Mortalität. Präoperativer Nikotinabusus sowie eine Vorschädigung des Lungenparenchyms sind prädisponierende Faktoren.

Prävention

Bei Patienten mit vorbestehender Einschränkung der respiratorischen Funktion kann durch präoperatives Atemtraining kurzfristig eine Verbesserung der Lungenfunktion erzielt werden. Zur Prävention einer Pneumonie sind perioperativ eine Flüssigkeitsrestriktion sowie die frühzeitige Extubation – möglichst innerhalb von 24 Stunden – anzustreben. Eine längere Beatmung setzt Patienten dem Risiko eines potenziellen Barotraumas der Lunge sowie einer respiratorassoziierten Infektion aus. Sollte eine Extubation aus funktionellen Gründen nicht möglich sein, ist frühzeitig die Indikation zur Tracheotomie zu stellen (Tandon et al. 2001).

Eine suffiziente Schmerzbehandlung mittels kontinuierlicher Schmerzkontrolle durch einen hoch thorakalen Periduralkatheter beugt ebenfalls durch Verhinderung einer flachen Atmung und durch Erhalt eines suffizienten Hustenstoßes einer Pneumonie vor. Die systematische prophylaktische Antibiotikatherapie über eine perioperative Einzelgabe hinaus ist nicht indiziert und trägt lediglich zur Entstehung von Resistenzen bei.

Intraoperative Prävention und Therapie

Aus chirurgischer Sicht ist auf eine möglichst schonende Handhabung der Lunge bei der Mobilisation des Ösophagus und der Präparation der paraösophagealen Lymphknoten zu achten. Die mechanische Manipulation an der Lunge zur Exposition des Ösophagus trägt entscheidend zur Entstehung pulmonaler Komplikationen bei. Neben der intraoperativen mechanischen Irritation besteht postoperativ die Gefahr rezidivierender Aspirationen. Dies wird begünstigt durch die Entfernung des unteren Ösophagussphinkters, durch eine Denervierung des Magenschlauches und durch die mögliche Komplikation einer Rekurrensparese.

Postoperative Therapie

Bei Atelektasen von Lungenlappen sollte durch bronchoskopische Absaugung obstruierender Schleim beseitigt werden. Zusätzlich kann die seltene Komplikation einer Torquierung eines Lungenlappens durch eine Bronchoskopie ausgeschlossen werden.

Prävention der postoperativen Pneumonie
- Physiotherapeutische und ggf. medikamentöse Konditionierung bei pulmonal vorerkrankten Patienten
- Nikotinkarenz
- Schonende intraoperative Handhabung der Lunge
- Bronchoskopische Absaugung bei Sekretverhalt

Tachyarrhythmie

Eine postoperative Tachyarrhythmie kann zwar Folge einer kardialen Grunderkrankung sein, wenn sie jedoch neu auftritt, muss sie immer als Warnhinweis für eine septische Komplikation im Allgemeinen und für eine Anastomoseninsuffizienz im Besonderen gewertet werden.

Prävention

Eine bestehende antiarrhythmische Therapie, insbesondere mit Betablockern, sollte grundsätzlich auch im Rahmen von Ösophagusresektionen fortgeführt werden.

▪ Postoperative Therapie

Die Therapie der postoperativen Tachyarrhythmie besteht zunächst im vorsichtigen Ausgleich eines eventuell bestehenden Volumen- und Elektrolytdefizits, wobei hochnormale Werte für Magnesium und Kalium angestrebt werden. Hiermit ist häufig eine Normalisierung des Herzrhythmus zu erreichen. Bei Persistenz der Tachyarrhythmie erfolgt die Therapie entsprechend den aktuellen kardiologischen Leitlinien. Ziel ist dabei entweder eine Kardioversion (elektrisch oder medikamentös) oder eine Frequenzkontrolle.

! Im Mittelpunkt müssen bei einer neu aufgetretenen Tachyarrhythmie nach Ösophagusresektion immer die Fokussuche mit Ausschluss einer Anastomoseninsuffizienz und gegebenenfalls die Fokussanierung stehen.

Anastomoseninsuffizienz

Die Anastomoseninsuffizienz trägt erheblich zur postoperativen Mortalität nach Ösophagusresektionen bei. Es ist die technisch bedingte Frühinsuffizienz innerhalb der ersten 48 Stunden (chirurgische Komplikation) von der Spätinsuffizienz (Wundheilungsstörung/Ischämie) zu unterscheiden.

Intraoperative Prävention und Therapie

Die wichtigsten Voraussetzungen zur Vermeidung einer Anastomoseninsuffizienz nach Ösophagektomie sind eine gute arterielle Vaskularisation, ein suffizienter venöser Abstrom des Interponates sowie eine spannungsfreie Anastomose. Durch eine sorgfältige Präparationstechnik unter Schonung der versorgenden Gefäße kann eine Verbesserung der Durchblutung erreicht werden.

! Es ist bei der Präparation des Magenschlauches auf einen Erhalt der A. gastroduodenalis und der A. und V. gastroepiploica dextra zu achten.

Zeigt sich bereits intraoperativ eine unzureichende Durchblutung des zu anastomosierenden kranialen Anteiles des Mageninterponates, so ist die Anlage einer Anastomose nicht sinnvoll. In solchen Fällen sollte die Verwendung eines Koloninterponates favorisiert werden. Ob durch eine vorangegangene Konditionierung des Magenschlauches bei Risikopatienten durch präoperative Embolisation oder durch zweiseitige Operation mit Durchtrennung der Arteria gastrica sinistra eine Verbesserung der Interponatdurchblutung erreicht werden kann, ist unklar. Zur Vermeidung von Spannung ist eine Mobilisation des Duodenums durch ein Kocher-Manöver erforderlich. Ein Residualtumor im Bereich der Anastomose, der schon aus onkologischen Gründen zu vermeiden ist, ist mit einer erhöhten Anastomoseninsuffizienzrate assoziiert. Eine Passage- bzw. Durchblutungsstörung des Magenschlauches durch Torquierung muss im Zweifelsfall endoskopisch als Ursache für eine Anastomoseninsuffizienz ausgeschlossen werden.

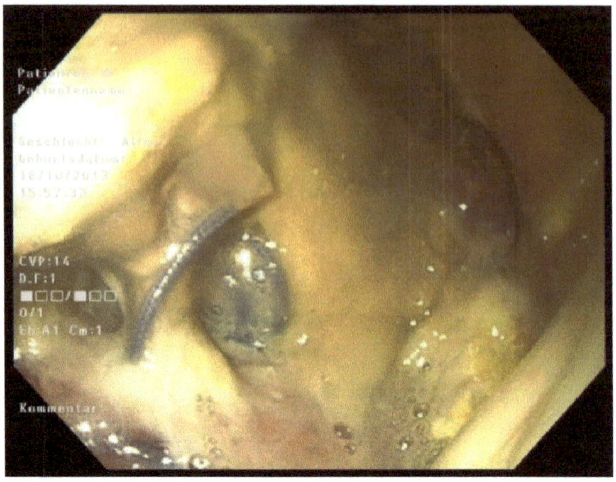

Abb. 14.1 Endoskopie. Insuffizienz einer Gastrojejunsostomie auf ca. 75 % der Zirkumferenz mit großer Insuffizienzhöhle. L Wahres Lumen; IH Insuffizienzhöhle

Bei intrathorakalen Anastomosen zeigen sich für die Handnaht im Vergleich zur Stapleranastomose gleichwertige Ergebnisse hinsichtlich Insuffizienz- und Stenoserate. Bei zervikalen Anastomosen ist eine Handnaht zu bevorzugen (Korolija 2008).

Postoperative Therapie

▪ Symptomatik

Eine engmaschige klinische Kontrolle des Patienten ist erforderlich zur frühzeitigen Erkennung einer Interponatkomplikation. Erstes klinisches Zeichen des Infektgeschehens ist oft eine Vigilanzminderung als Zeichen der septischen Enzephalopathie. Begleitend können Fieber, ein Anstieg der laborchemischen Infektparameter (Leukozyten, CRP, Interleukin-6) oder ein Anstieg der Infektparameter auftreten. Eine neu aufgetretene postoperative Tachyarrhythmie muss ebenfalls hinsichtlich einer möglichen septischen Genese abgeklärt werden. Schließlich sind Veränderungen der Drainageflüssigkeit sowie eine Rötung der Wunde nach zervikaler Anastomose als Hinweis auf eine Komplikation zu werten. Jedem Verdacht ist systematisch nachzugehen. Routinemäßige Kontrollen der Anastomose durch Kontrastmittelschlucken vor Beginn einer enteralen Ernährung werden jedoch nicht generell empfohlen.

▪ Diagnostik

Geeignete Untersuchungen zum Nachweis einer Anastomoseninsuffizienz sind die Gastroskopie (Abb. 14.1), die Computertomographie (Abb. 14.2), die Kontrastmittelpassage und die enterale Zufuhr von Methylenblau-Lösung bei liegenden Drainagen.

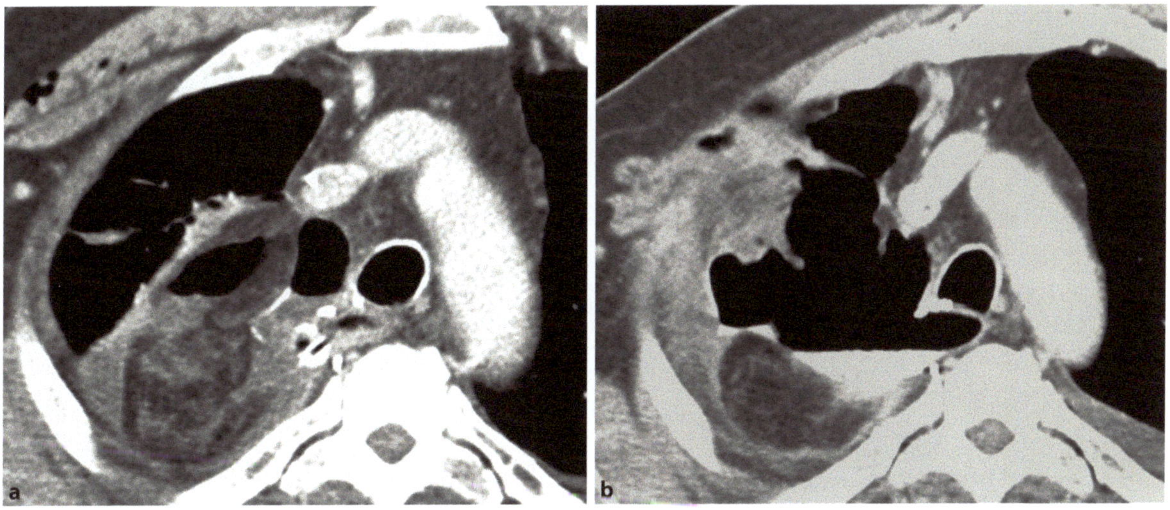

Abb. 14.2a,b Computertomographie. a 8. postooperativer Tag: Kleine Luftblase (#) im Bereich der Ösophagogastrostomie als Hinweis auf eine Anastomoseninsuffizienz. Eine Endoskopie zwei Tage zuvor war unauffällig gewesen. b 4 Wochen postoperativ: Computertomografisch deutlich größenprogredienter Befund. T Trachea; L Lumen des proximalen Ösophagus; C Clips, MS Magensonde; ICH Insuffizienzhöhle

Ziele der Untersuchung sind es, die Größe einer möglichen Insuffizienz, die Interponatperfusion und -morphologie (Ausschluss einer Interponatnekrose) sowie eine suffiziente Ableitung durch die intraoperativ eingelegten Drainagen darzustellen. Die Spiegelung des Interponates ist in der Hand eines erfahrenen Endoskopikers nach Ösophagektomie zu keinem Zeitpunkt gefährlich und führt zu einer klaren Diagnose. Insbesondere ist neben der Abklärung der Anastomose eine sichere Beurteilung der Schleimhaut des gesamten Interponates möglich. Allerdings können bei der Endoskopie kleine Leckagen übersehen werden, die durch Mukus oder Schleimhautfalten verdeckt werden. Hier bieten die radiologischen Verfahren einen Vorteil, da sie außerdem eine gute Beschreibung der Ausdehnung der Insuffizienzhöhle liefern. Die Computertomographie hat gegenüber dem Ösophagusbreischluck eine höhere Sensitivität bei jedoch geringerer Spezifität und höheren Kosten.

Die Computertomographie ist die beste Methode zum Ausschluss eines intrathorakalen oder mediastinalen Verhaltes und sollte zu diesem Zweck bei Nachweis einer Anastomoseninsuffizienz die anderen Methoden immer ergänzen. Zusätzlich sollten engmaschig Entzündungsparameter im Blut bestimmt werden (Palmes et al. 2011).

Diagnostik der Anastomoseninsuffizienz

- Die Gabe von Methylenblau kann auf einfache Weise eine Insuffizienz am Krankenbett nachweisen.
- Die Breischluck-Untersuchung kann die Größe der Insuffizienz zeigen.
- Die Computertomographie stellt auch umgebende mediastinale oder thorakale Verhalte dar und sollte bei anderweitig nachgewiesener Insuffizienz die Diagnostik ergänzen.

Therapie der Anastomoseninsuffizienz

Die Behandlung der Insuffizienz ist abhängig von der Höhe der Anastomose (intrathorakal vs. zervikal), der Perfusion des Interponates und dem Zeitintervall nach der Operation. Die frühzeitige Anastomoseninsuffizienz ist häufig durch das umliegende Gewebe nicht gedeckt. Es findet sich Austritt von Kontrastmittel in die Thoraxhöhle oder das Mediastinum. Diese frühzeitigen Insuffizienzen bedürfen meist einer Revisionsoperation. Im Gegensatz dazu sind Leckagen zu einem späteren postoperativen Zeitpunkt oft durch umliegendes Weichgewebe gedeckt. Die Kontrastmitteluntersuchung zeigt, ob eine abgedeckte Leckage vorliegt, die eher ein konservatives Vorgehen zulässt. Durch Teile der Pleura und der Vena azygos kann während der Anlage der Anastomose intraoperativ eine Kompartimentierung erreicht werden. Eine randomisierte Studie hierzu ist jedoch nicht verfügbar (Holscher et al. 2011). Die Strategien der Behandlung der Anastomoseninsuffizienzen werden in Sektion IX ausführlich dargestellt.

Ziel der Behandlung einer Anastomoseninsuffizienz ist die Vermeidung einer Sepsis bzw. die Fokussanierung bei bereits eingetretener Sepsis. Nur durch rasches, dem Gesundheitszustand des Patienten und der Insuffizienzgröße angepasstes Handeln kann ein für den Patienten lebensbedrohlicher Zustand abgewendet werden.

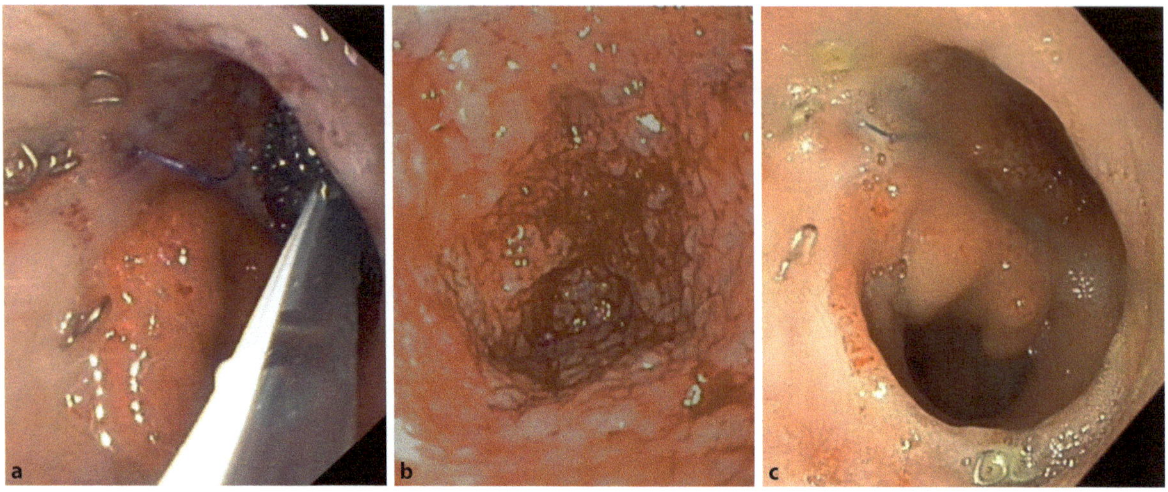

Abb. 14.3a-c Endoskopische Vakuumtherapie. **a** In der Insuffizienzhöhle einliegender Schwamm mit Drainage zur transnasalen Ausleitung. **b** und **c** Nahezu vollständig granulierte und deutlich verkleinerte Insuffizienzhöhle

Insgesamt lässt sich die thorakale Anastomoseninsuffizienz in drei Kategorien einteilen, bei denen ein unterschiedliches Vorgehen nach dem Grad der Insuffizienz angezeigt ist (Abb. 14.3):

▪ Anastomoseninsuffizienz 1. Grades

Es liegt eine kleine Insuffizienz vor, die adäquat drainiert wird und das Interponat ist gut durchblutet. Der Patient hat keine Zeichen einer Sepsis. Die Therapie ist konservativ und besteht aus einer Behandlung mit Antibiotika und enteraler Ernährung über eine distal der Anastomose liegende Magensonde oder eine im Rahmen der Primäroperation eingelegte Katheterjejunostomie. Eine engmaschige klinische Kontrolle des Allgemeinzustandes des Patienten ist erforderlich, um eine beginnende Sepsis zu erkennen. Bei Zeichen einer Sepsis muss in der Regel das Behandlungskonzept geändert werden. Bei kleineren Insuffizienzen kann durch die Verwendung von Fibrinkleber (Applikation in die Ränder der Insuffizienz) oder von Clips die Ausheilung möglicherweise beschleunigt werden. Bei etwas größeren Insuffizienzen kann die Endo Vac-Therapie zur Anwendung kommen (Abb. 14.3a-c). Voraussetzung ist eine endoskopisch sondierbare Höhle (Weidenhagen et al. 2010).

Eine mäßige systemische Entzündungsreaktion tritt nach EndoVac-Wechseln regelmäßig auf. Kommt es jedoch zu einer deutlichen Verschlechterung des Patientenzustandes mit persistierendem Anstieg der Entzündungszeichen oder einem erhöhten Vasopressorenbedarf, ist eine Änderung der Therapiestrategie notwendig.

▪▪ Durchführung der EndoVac-Therapie

- Zunächst wird mit dem flexiblen Endoskop die Anastomoseninsuffizienz von transoral eingespiegelt und von Nahrungsresten und eitrigem Sekret durch Spülen soweit wie möglich befreit (Weidenhagen et al. 2010). Gleichzeitig werden das Ausmaß der Insuffizienz sowie Tiefe und Weite der Insuffizienzhöhle bestimmt.
- Im nächsten Schritt wird außerhalb des Patienten ein Overtube auf das Endoskop aufgefädelt und erneut die Insuffizienzhöhle eingespiegelt.
- Unter Schienung durch das Endoskop wird nun der Overtube über das liegende Endoskop transoral bis in die Insuffizienzhöhle vorgeschoben. Voraussetzung für ein problemloses Vorschieben des Overtubes ist eine gute Übereinstimmung des Innendurchmessers des Overtubes und des Außendurchmessers des Endoskops, damit es hier zu einem glatten Übergang kommt.
- Der Overtube wird am Ende der Insuffizienzhöhle platziert und in dieser Position festgehalten, das Endoskop zurückgezogen und entfernt. Der Overtube bildet nun einen transoralen geschienten Zugang in die Insuffizienzhöhle.
- Das Schwammsystem wird nach Befeuchtung mit dem Wundgel in die obere äußere Öffnung des Overtubes hineinkomprimiert und nach Auffädeln des Drainageschlauchs mit dem Pusher über den liegenden Overtube bis in die Insuffizienzhöhle vorgeschoben.
- Erreicht die Schwammspitze das innere Ende des Overtubes, wird der Pusher in dieser Position festgehalten und der Overtube zurückgezogen und damit das Schwammsystem in dieser Position innerhalb der Insuffizienzhöhle freigesetzt.
- Nach vorsichtigem Entfernen des Einführsystems inklusive des Pushers erfolgt die erneute Kontrollendoskopie zur Lagekontrolle des Schwammsystems vor Applikation des Vakuums.

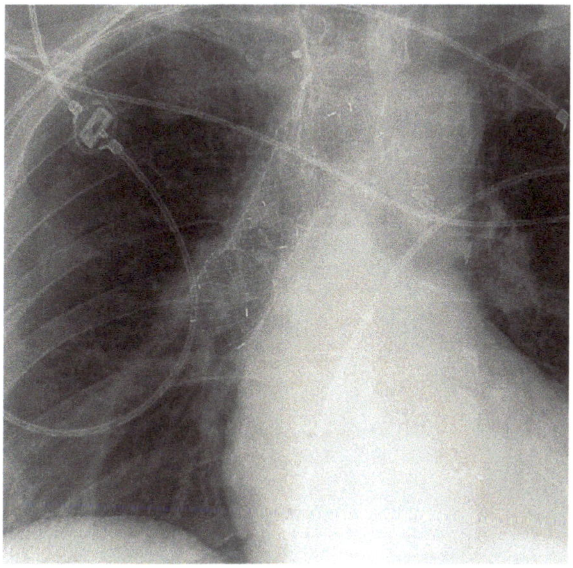

Abb. 14.4 Röntgen-Thorax nach Einbringung eines beschichteten Stents bei Insuffizienz einer thorakalen Anastomose, Liegendaufnahme, S-Stent

- Das Schwammsystem wird für 2 bis 3 Tage im Patienten belassen. Vor Wechsel oder Entfernung des Schwammsystems muss es zunächst mit physiologischer Kochsalz- oder Ringerlösung angespült werden, um das Granulationsgewebe aus den Poren herauszulösen.
- Das Schwammsystem wird dann durch vorsichtigen und kontinuierlichen Zug am Drainageschlauch transoral entfernt.
- Im nächsten Schritt erfolgt das erneute Einspiegeln mit dem Endoskop, die Inspektion der Insuffizienzhöhle, das erneute Ausmessen der Insuffizienzhöhle und Zurechtschneiden des nachfolgenden Schwammes und Wiedereinbringen des Schwammes wie oben beschrieben.

Anastomoseninsuffizienz 2. Grades

Es handelt sich um eine große Insuffizienz bei guter Perfusion des Interponates und ausreichender Drainage über die liegenden Thoraxdrainagen. Hinzu kommen beginnende Zeichen einer Sepsis. Im Rahmen einer Konsensuskonferenz wurde hier die endoskopische Einbringung eines selbstexpandierenden beschichteten Stents empfohlen (Abb. 14.4), dieser sollte nach 4 bis 6 Wochen entfernt werden. Abbildung 14.5a,b zeigt CT-gesteuerte Drainagen in einem thorakalen Verhalt.

Anastomoseninsuffizienz 3. Grades (Interponatnekrose)

Die drittgradige Insuffizienz zeichnet sich durch eine große Wundheilungsstörung im Anastomosenbereich in Verbindung mit einer Minderperfusion oder manifesten Nekrose des Interponates aus. Zusätzlich liegen eine Sepsis oder ein septischer Schock vor. Eine sofortige chirurgische Intervention ist erforderlich. Je nach Zustand des Patienten und des Interponates ist eine Diskontinuitätsoperation mit kompletter Interponatentfernung oder eine Kürzung des Interponates mit Anastomosenneuanlage durchzuführen.

Insuffizienzen nach zervikaler Anastomose sind bei 25 bis 45 % der Patienten zu beobachten. In den meisten Fällen können sie durch Wunddrainagen im Sinne einer Speichelfistel ausbehandelt werden. Hierfür werden die Subkutis und die Muskulatur eröffnet, wobei auf einen ausreichend weiten Zugang zur Anastomose zu achten ist. Auf diese Weise kann eine Leckage in 4 bis 6 Wochen abheilen. Durch Trinken von klarer Flüssigkeit kann die Insuffizienz von innen gespült werden. Bei unzureichender Eröffnung der Wunde droht eine Mediastinitis. Nur bei eingetretener Sepsis, in der Regel auf dem Boden einer Interponatnekrose, ist eine Diskontinuitätsoperation durchzuführen. Eine Kürzung des Interponates und eine Neuanlage der Anastomose sind zumeist nicht möglich. Wegen einer hohen Stenoserate nach Insuffizienz der zervikalen Anastomose ist eine frühzeitige Bougierung zu empfehlen.

> Therapie der Anastomoseninsuffizienz
> - Kleine Insuffizienzen (Grad 1) werden mittels Fibrinklebung, Clipping verschlossen oder mittels EndoVac drainiert.
> - Bei größeren Insuffizienz (Grad 2) kann ein Stent eingebracht werden – ggf. nach Konditionierung mittels EndoVac-Therapie. Mediastinale und thorakale Verhalte sollten nach außen drainiert werden.
> - Kommt es bei großen Insuffizienzen (Grad 3) zu einer nicht beherrschbaren Sepsis, kann eine Neuanlage der Anastomose oder eine Diskontinuitätsresektion notwendig werden.
> - Bei zervikalen Insuffizienzen, die interventionell nicht ausreichend zu behandeln sind, muss eine Speichelfistel angelegt werden. Nur bei nicht beherrschbarer Sepsis ist eine Diskontinuitätsresektion indiziert.

Anastomosenstenose

Klinisches Leitsymptom ist die Dysphagie, die begleitet sein kann von rezidivierendem Erbrechen oder Regurgitationen sowie persistierendem Gewichtsverlust.

Prävention

Die Anastomosenstenose ist zumeist die Folge einer Anastomoseninsuffizienz oder einer Minderperfusion des Interponates mit narbiger Ausheilung.

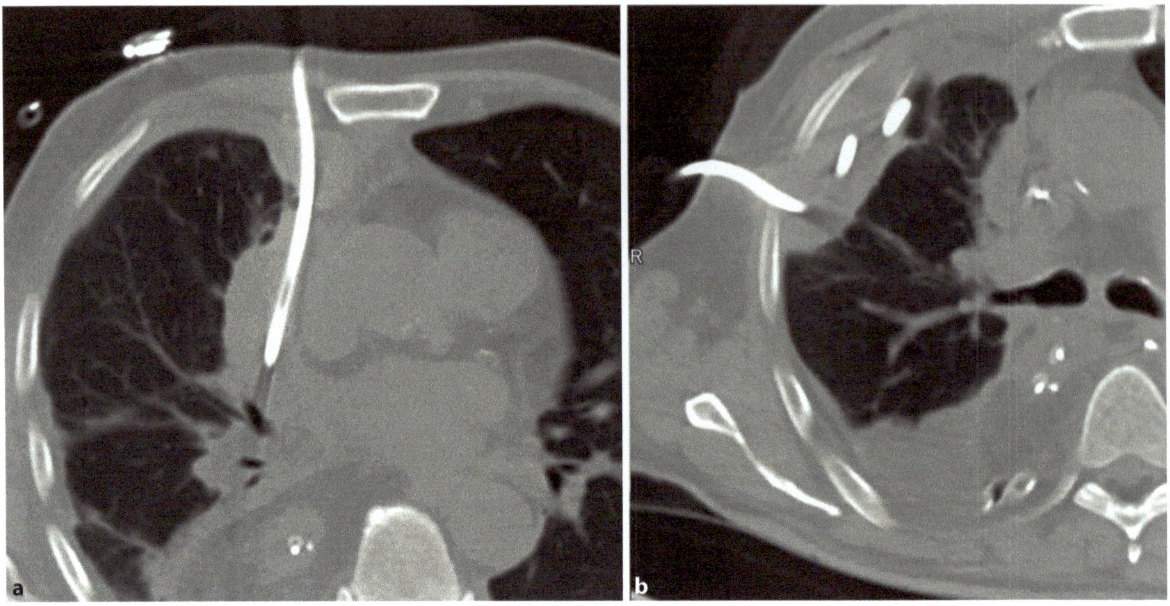

Abb. 14.5a,b Zwei CT-gesteuert eingebrachte Drainagen (Pfeile) in einem thorakalen Verhalt. Hierüber kann eine Spülung etabliert werden

▪ Intraoperative Prävention und Therapie

Zur Prävention einer Anastomosenstenose sollten Zirkularstapler mit einem Mindestdurchmesser von 25 mm verwendet werden (Holscher et al. 2011). Ein eindeutiger Unterschied zwischen handgenähten und Stapleranastomosen ist im Vergleich der Studien nicht aufzuzeigen, wenngleich bei hohen intrathorakalen Anastomosen die technische Herausforderung bei der Stapleranastomose geringer ist.

▪ Postoperative Therapie

Zur Behandlung der überschießenden Narbenbildung wird bei Patienten mit Anastomoseninsuffizienz eine frühzeitige endoskopische Bougierung empfohlen. Die Dilatation von handgenähten Anastomosen ist dabei leichter als bei Stapleranastomosen.

Pylorusstenose und Magenentleerungsstörung

Zusätzlich zur Anastomosenstenose werden Einengungen im Bereich des Pylorus nach Magenhochzug beobachtet.

▪ Intraoperative Prävention und Therapie

Eine routinemäßige Pyloroplastik kann jedoch nicht empfohlen werden, da dadurch die Magenentleerung nicht verbessert und es zu einem erhöhten Reflux von Galleflüssigkeit in den Magenschlauch kommt.

▪ Postoperative Therapie

Postoperative Entleerungsstörungen sollten zunächst mit Prokinetika wie z. B. Metoclopramid und ggf. Erythromycin behandelt werden. Eskalierend kann dann die endoskopische Injektion von Botulinumtoxin oder eine Ballondilatation zum Einsatz kommen.

Störungen des Schluckaktes

Die Verletzung des N. laryngeus recurrens führt neben einer Heiserkeit zu einem verstärkten Auftreten postoperativer Schluckstörungen und sollte daher vermieden werden (Liebermann-Meffert et al. 1999). Zudem wird durch die Stimmlippenparese die Gefahr einer Aspirationspneumonie erhöht.

▪ Intraoperative Prävention und Therapie

Die radikale Resektion der paraösophagealen Lymphknoten im oberen Mediastinum erfordert somit eine genaue Kenntnis der Anatomie. Der rechte Nervus laryngeus recurrens kann leicht im Bereich der A. subclavia geschädigt werden, während auf der linken Seite eine Gefährdung im Verlauf der dorsalen Trachea besteht. Bei infrabifurkalen Ösophaguskarzinomen wird der N. vagus mit seinen Ästen zum Herz und zur Lunge erhalten und darunter durchtrennt.

▪ Postoperative Therapie

Bei Patienten mit persistierender Dysphagie ist ein intensives logopädisches Schlucktraining einzuleiten.

Chylothorax

Ein Chylothorax nach einer Ösophagektomie wird am einfachsten durch einen Farbumschlag der Flüssigkeit in den Thoraxdrainagen diagnostiziert. Es findet sich das typische milchige Sekret. Laborchemisch kann der Verdacht auf eine Chylusfistel durch den Nachweis von Chylomikronen bestätigt werden.

■ Intraoperative Prävention und Therapie

Zur Prophylaxe eines Chylothorax sollte der Ductus thoracicus oberhalb des Zwerchfells dargestellt und mit nicht resorbierbarem Nahtmaterial ligiert werden. Lässt sich der Ductus thoracicus nicht eindeutig identifizieren, wird eine Durchstechung des umliegenden Fettgewebes in dem zu erwartenden Verlauf oberhalb des Zwerchfells empfohlen (Lai et al. 2011).

■ Postoperative Therapie

Je nach Menge der Fistelung kann ein konservativer Therapieversuch oder ein direkt operatives Vorgehen angezeigt sein. Die konservative Therapie, bestehend aus einer parenteralen Ernährung, ist bei Sekretmengen von mehr als 500 ml pro 24 Stunden wenig erfolgversprechend. Beim chirurgischen Vorgehen kann die Lymphfistel durch die orale Gabe von Sahne intraoperativ dargestellt werden.

Tracheobronchiale Verletzung

Auf Grund der anatomischen Nachbarschaft von Ösophagus und Pars membranacea kann es im Rahmen der Ösophagusresektion zu Verletzungen im Bereich der Trachea und vor allem des linken Hauptbronchus kommen. Insbesondere nach neoadjuvanter Radiochemotherapie wird die Dissektion durch Verklebungen zum Teil erschwert.

■ Prävention

Bei Patienten mit T4-Tumoren und dem bildmorphologischen Verdacht auf eine Infiltration der Trachea sollte präoperativ eine Bronchoskopie durchgeführt werden. Bestätigt sich der Verdacht, sollten diese Patienten einer palliativen definitiven Radiochemotherapie zugeführt werden.

■ Intraoperative Prävention und Therapie

Findet sich intraoperativ eine Trachealinfiltration, kann die Operation abgebrochen bzw. eine R2-Resektion akzeptiert werden. Größere Defekte der Trachea und der Hauptbronchien sollten vermieden werden.

Intraoperativ bemerkte Läsionen im Bereich der Trachea sollten primär versorgt werden. Eine Deckung mit gut vaskularisiertem Gewebe, zum Beispiel Pleura oder Muskellappen, ist nach Übernähung der Verletzung anzustreben.

Größere iatrogene Verletzungen der Pleura visceralis im Rahmen der Ösophagektomie sollten übernäht werden. Kleinere Parenchymlecks bei oberflächlichen Läsionen verschließen sich zumeist spontan bei kompletter Ausdehnung der Lunge.

■ Postoperative Therapie

Wird ein substantielles Luftleck postoperativ entdeckt, sollten bronchoskopisch Verletzungen der Trachea oder der Hauptbronchen ausgeschlossen werden. Bei kleineren Verletzungen der Trachea ist eine frühzeitige Extubation zur Verringerung des endexspiratorischen Druckes anzustreben. Lässt die respiratorische Situation des Patienten eine Extubation nicht zu, kann durch das Einbringen eines endobrochialen oder -trachealen Stents ein Verschluss erzielt werden. In seltenen Fällen ist eine Deckung der Läsion mittels Muskellappen notwendig.

Alkoholentzugsyndrom

Alkoholentzugsyndrome treten – entsprechend der bekannten Verteilung der Komorbiditäten – häufiger bei Patienten mit Plattenepithelkarzinomen im Vergleich zu Patienten mit Adenokarzinomen der Speiseröhre auf.

■ Prävention

Eine ausführliche präoperative Anamnese kann helfen, ein mögliches Alkoholentzugssyndrom zwar nicht zu verhindern aber zumindest zu antizipieren.

■ Postoperative Therapie

Die Behandlung erfolgt mit Clonidin zur Kontrolle vegetativer Symptome. Halluzinationen und Agitation können mit Neuroleptika und Benzodiazepinen therapiert werden.

14.2 Magenchirurgie

Im Vergleich zu Ösophagusresektionen liegen die perioperativen Morbiditäts- und Mortalitätsraten in der Magenchirurgie deutlich niedriger. Dennoch gibt es eine Reihe von spezifischen Komplikationen, deren Diagnose, Management und Prävention hier besprochen werden sollen.

14.2.1 Chirurgisches Vorgehen

Resektionsausmaß

Um tumorfreie Resektionsränder (R0) zu erzielen, ist aufgrund des typischen Ausbreitungsmusters der Magenkarzinome außer bei Mukosakarzinomen (T1a N0 M0) ein proximaler Sicherheitsabstand am Magen von 5 cm (intestinaler Typ n. Laurén) bzw. 8 cm (diffuser Typ n. Laurén) *in situ* einzuhalten. Zur Beachtung dieser oralen Sicherheitsabstände ist somit beim diffusen Karzinom im unteren Magendrittel sowie beim intestinalen Typen im unteren und mittleren Magendrittel onkologisch in der Regel eine subtotale distale Magenresektion ausreichend, während in allen anderen Fällen eine Gastrektomie notwendig ist (Meyer et al. 2012). Dabei ermöglicht die subtotale Gastrektomie langfristig eine bessere Lebensqualität, indem sie Reflux vermeidet und die Ernährung erleichtert. Nachdem bei entsprechender Patientenselektion die 5-Jahres-Überlebensraten sich zwischen den beiden Resektionsverfahren nicht unterscheiden (Gouzi et al. 1989), sollte unter den oben geschilderten Voraussetzungen die subtotale Gastrektomie bevorzugt werden (Bozzetti et al. 1999). Dies gilt auch für Antrumkarzinome mit einer Serosainfiltration (De Manzoni et al. 2003).

Eine Reduktion der perioperativen Morbidität oder Mortalität ist hierdurch jedoch nicht zu erzielen (Bozzetti et al. 1999; Gouzi et al. 1989).

Rekonstruktion

Bezüglich der Rekonstruktion nach subtotaler Resektion oder totaler Gastrektomie existiert kein allgemein gültiger Standard, es kann individuell unter Berücksichtigung der Erfahrung des Operateurs und des Tumorstadiums vorgegangen werden (Meyer et al. 2012). Am häufigsten kommt letztlich weltweit die nach Roux ausgeschaltete Jejunalschlinge zur Anwendung. Die Bildung eines Pouches nach totaler Gastrektomie ermöglicht prinzipiell eine bessere früh-postoperative Ernährung und langfristig eine bessere Lebensqualität. Sie sollte nach Möglichkeit durchgeführt werden. Eine Verminderung der Morbidität konnte hierdurch jedoch nicht erreicht werden (Meyer et al. 2012).

Nach subtotaler Gastrektomie stellen die Verfahren nach Billroth-I (Gastroduodenostomie) und Billroth II (Gastrojejunostomie) alternative Möglichkeiten zur Rekonstruktion dar. Auch wenn die Gründe hierfür nicht ganz klar sind, scheint das Verfahren nach Billroth-II häufiger einen postoperativen Ileus zu verursachen (Park et al. 2005). Vor allem aber scheint eine Billroth-II-Resektion mit einem höheren Risiko für ein Anastomosenkarzinom verbunden zu sein als eine Billroth-I-Resektion. Ursächlich für das erhöhte Entartungsrisiko wird ein alkalischer Galle- und Pankreassaftreflux verantwortlich gemacht (der nach einer Billroth-II- ausgeprägter als nach einer Billroth-I-Resektion ist und durch eine Braun'sche Fußpunktanastomose vermindert werden soll). Aufgrund des erhöhten Karzinomrisikos wird häufig eine regelmäßige Gastroskopie – beginnend nach 15 Jahren – empfohlen, ohne dass sich der Nutzen einer solchen Strategie belegen lässt.

Lymphadenektomie

Für die D2-Lymphadenektomie mit Entfernung der regionären Lymphknoten im Kompartiment I und II konnte in den meisten Studien eine Prognoseverbesserung gezeigt werden. Sie kann mit geringen Morbiditätsraten durchgeführt werden und stellt das Verfahren der Wahl dar (Meyer et al. 2012). Darüber hinaus ermöglicht sie ein exaktes Staging. Eine zusätzliche Entfernung der Lymphknoten am Milzhilus („D2+-Lymphadenektomie") macht eine Splenektomie und ggf. eine Pankreaslinksresektion notwendig. Dieses Vorgehen kann bei befallenen Lymphknoten in diesem Bereich grundsätzlich die Prognose weiter verbessern, es aber nachweislich zu einer signifikant erhöhten Morbidität und Mortalität aufgrund von Pankreas-bedingten Komplikationen (Bonenkamp et al. 1999; Cuschierie et al. 1999).

14.2.2 Spezifisches Komplikationsmanagement

Anastomoseninsuffizienz

Das Auftreten einer Nahtinsuffizienz stellt eine schwerwiegende Komplikation nach einer Gastrektomie dar. Am häufigsten ist die Insuffizienz der Ösophagojejunostomie mit einer Rate von etwa 5 %, gefolgt von der Insuffizienz des Duodenalstumpfes oder der enteroduodenalen Anastomose mit etwa 2 % und der eher seltenen Insuffizienz der Jejunojejunostomie.

▪ Intraoperative Prävention und Therapie

Grundvoraussetzungen für die Heilung jeder Anastomose sind eine ausreichende Durchblutung und eine spannungsfreie Anlage. Während der Präparation ist daher auf eine ausreichende Mobilisation bei gleichzeitigem Erhalt einer ausreichenden Gefäßversorgung zu achten. So sind bei der subtotalen Gastrektomie unbedingt die Aa. gastricae breves zu erhalten, da die gastroepiploischen Gefäße mitreseziert werden und eine arterielle Versorgung des Restmagen andernfalls nicht gewährleistet wäre. Wird eine Splenektomie notwendig, dann ist die Operation aufgrund dessen zur Gastrektomie zu erweitern.

▪ Postoperative Therapie

Das diagnostische und therapeutische Vorgehen bei Insuffizienzen der Ösophagojejunostomie unterscheidet sich nicht wesentlich vom Management der Anastomoseninsuffizienzen nach Ösophagusresektion (▶ Abschn. 14.1.4). Bei transhiatal oder intrathorakal angelegten Anastomosen kann bei Versagen der interventionellen Therapien eine Diskontinuitätsresektion mit vorübergehender Anlage einer Speichelfistel bis zur Fokussanierung in Betracht kommen.

Ein Duodenalstumpf ist ohne großen technischen und zeitlichen Aufwand endoskopisch nicht einsehbar, hier ist die Computertomographie die Untersuchung der ersten Wahl. Bei einem früh postoperativ auftretenden Farbumschlag der abdominellen Drainagen kann auf eine apparative Diagnostik in der Regel verzichtet werden, da die operative Revision in jedem Fall notwendig ist und die Diagnostik lediglich die Behandlung verzögert. Operativ werden bei diesen frühen Insuffizienzen in der Regel eine Übernähung oder eine Duodenojejunostomie durchgeführt. Später auftretende Insuffizienzen sind hingegen durch eine interventionelle (in der Regel CT-gesteuerte) Drainagenanlage zu therapieren.

Blutung und Nachblutung

▪ Prävention

Die Zahl der Patienten, die sich mit einer vorübergehenden oder dauerhaften Antikoagulation in der Chirurgie vorstellen, ist in den letzten Jahren, nicht zuletzt aufgrund der Verwendung von „drug eluting stents" in der Kardiologie deutlich gestiegen. Die Notwendigkeit einer perioperativen Antikoagulation über eine einfache Thromboseprophylaxe hinaus ist individuell unter Berücksichtigung der aktuellen kardiologischen Leitlinien und der jeweils gegeben Risikokonstellation interdisziplinär zu prüfen (vgl. hierzu Sektion II dieses Lehrbuchs). Eine besondere Würdigung verlangt bei dieser Abwägung der Umstand, dass Magenkarzinome zu relevanten Blutungen neigen, die in manchen Fällen sogar der Grund der Vorstellung sind.

Eine andere Situation liegt vor, wenn im Rahmen der präoperativen Abklärung interventionspflichtige koronare Stenosen entdeckt werden. Bei vertretbarem kardiologischem Risiko, welches ggf. durch eine Koronarangiographie abzuklären ist, wird man der primären Operation gegenüber der Koronarintervention mit konsekutiver Antikoagulation der Vorzug geben, insbesondere wenn es sich um eine blutendes Karzinom handelt oder das Magenkarzinom kurativ resektabel ist.

▪ Intraoperative Prävention und Therapie

Selbstverständlich hat die Präparation gemäß den Standards chirurgischer Technik und äußerst sorgfältig zu erfolgen, um das Risiko einer intraoperativen Blutung oder postoperativen Nachblutung zu minimieren.

▪ Postoperative Therapie

Postoperativ müssen endoluminale von extraluminalen Nachblutungen unterschieden werden. Die extraluminale Nachblutung kann durch einen Farbumschlag der Drainagen auffallen. Ansonsten sind ein Abfall des Hämoglobinwertes und Kreislaufinstabilität mögliche Zeichen. Die Abdomensonographie kann die Verdachtsdiagnose rasch bestätigen. Im Zweifelsfall muss eine Computertomographie durchgeführt werden. Ist die Diagnose gesichert, steht damit auch die Indikation zur umgehenden operativen Revision.

Bei endoluminalen Nachblutungen stellen die Anastomosen die wahrscheinlichste Blutungsquelle dar. Hier sollte umgehend eine endoskopische Untersuchung erfolgen, welche auch die Möglichkeit zur interventionellen Hämostase, z. B. mittels Fibrinunterspritzung, bietet. Bei Erfolglosigkeit der endoskopischen Intervention kann eine Angiographie in Interventionsbereitschaft erfolgen. Ansonsten ist auch bei der nicht stillbaren endoluminalen Blutung die Indikation zur operativen Revision gegeben.

Voraussetzung jeder Blutstillung, egal ob endoluminal oder extraluminal ist eine Optimierung der Blutgerinnung, die nach jeder Maßnahme (PPSB-Komplex, Gefrierplasma, Fibrinogen, etc.) unmittelbar zu überprüfen ist.

Pankreasfistel

Das Auftreten einer Pankreasfistel nach Gastrektomie führt zu einer signifikanten Verschlechterung der Gesamtprognose (Cuschieri et al. 1999). Die Indikation zur erweiterten D2-Lymphadenektomie sollte daher äußerst zurückhaltend gestellt werden.

▪ Intraoperative Prävention und Therapie

Aufgrund der schwerwiegenden Folgen einer Pankreasfistel hat die pankreasnahe Präparation bei jeder Gastrektomie äußerst vorsichtig zu erfolgen. Wenn eine Pankreaslinksresektion durchgeführt wird, kann der Verschluss mittels Stapler oder Handnaht erfolgen (Diener et al. 2011). Auch wenn der Nachweis einer Morbiditätsreduktion dieser Maßnahme bislang nicht erbracht werden konnte, erscheint es sinnvoll, eine Drainage am Pankreasabsetzungsrand zu belassen.

Es konnte gezeigt werden, dass das Somatostatin-Analogon Octreotid die Wahrscheinlichkeit des Auftretens einer Pankreasfistel vermindern kann. Dieser Effekt ist besonders deutlich bei Pankreaslinksresektionen (im Ggs. zu Pankreaskopfresektionen) und bei weichen Pankreata (Fehlen einer chronischen Pankreatitis). Wird die Gastrektomie um eine Pankreaslinksresektion erweitert, erscheint die Anwendung somit im Allgemeinen gerechtfertigt. Wir beginnen diese Therapie bereits intraoperativ. Die Dosis beträgt 3-mal 200 μg für 7 Tage.

▪ Postoperative Therapie

Wenn nach Pankreasresektion oder Pankreasverletzung Drainagen eingelegt wurden, sollte hierin täglich die Amylase bestimmt werden, um eine Pankreasfistel zu erkennen und im Verlauf beurteilen zu können. Bei einem postoperativen Anstieg der Infektzeichen sollte nach Ausschluss alternativer Ursachen (Pneumonie, Harnwegsinfekt) großzügig die Indikation zur Computertomographie gestellt werden. Zeigt sich hierin ein entzündlicher Verhalt, dessen Drainage nicht gewährleistet ist, sollte eine interventionelle (CT-gesteuerte) Drainage erfolgen. Eine operative Revision ist nur bei Versagen der interventionellen Therapie oder bei generalisierter Peritonitis indiziert. Meist ist wird auch hierbei lediglich eine Lavage und Drainagenanlage durchgeführt.

Pulmonale Komplikationen

Auch wenn Atelektasen und Pneumonien nach Gastrektomie deutlich seltener auftreten als nach Ösophagusresektionen, sind die Prinzipien ihrer Prävention die gleichen: frühzeitige Extubation, adäquate Atemgymnastik, suffiziente Schmerztherapie und bei Bedarf eine bronchoskopische Absaugung. Insbesondere nach transhiataler Gastrektomie oder Pankreasresektionen kommt es nicht selten zur Ausbildung von Pleuraergüssen, welche großzügig drainiert werden sollten.

Literatur

Abunasra H, Lewis S, Beggs L et al (2005) Predictors of operative death after oesophagectomy for carcinoma. The British journal of surgery 92:1029–1033

Bonenkamp JJ, Hermans J, Sasako M et al (1999) Extended lymph-node dissection for gastric cancer. The New England journal of medicine 340:908–914

Bozzetti F, Marubini E, Bonfanti G et al (1999) Subtotal versus total gastrectomy for gastric cancer: five-year survival rates in a multicenter randomized Italian trial. Italian Gastrointestinal Tumor Study Group. Annals of surgery 230:170–178

Clark J, Sodergren MH, Purkayastha S et al (2011) The role of robotic assisted laparoscopy for oesophagogastric oncological resection; an appraisal of the literature. Diseases of the Esophagus 24:240–250

Cuschieri A, Weeden S, Fielding J et al (1999) Patient survival after D1 and D2 resections for gastric cancer: long-term results of the MRC randomized surgical trial. Surgical Co-operative Group. British journal of cancer 79:1522–1530

De Manzoni G, Verlato G, Roviello F et al (2003) Subtotal versus total gastrectomy for T3 adenocarcinoma of the antrum. Gastric cancer official journal of the International Gastric Cancer Association and the Japanese Gastric Cancer Association 6:237–242

Diener MK, Seiler CM, Rossion I et al (2011) Efficacy of stapler versus hand-sewn closure after distal pancreatectomy (DISPACT): a randomised, controlled multicentre trial. Lancet 377:1514–1522

Fiorica F, Di Bona D, Schepis F et al (2004) Preoperative chemoradiotherapy for oesophageal cancer: a systematic review and meta-analysis. Gut 53:925–930

Gouzi JL, Huguier M, Fagniez PL et al (1989) Total versus subtotal gastrectomy for adenocarcinoma of the gastric antrum. A French prospective controlled study. Annals of surgery 209:162–166

Grotenhuis BA, Wijnhoven BP, Grune F et al (2010) Preoperative risk assessment and prevention of complications in patients with esophageal cancer. Journal of surgical oncology 101:270–278

Holscher AH, Fetzner UK, Bludau M et al (2011) Complications and management of complications in oesophageal surgery. Zentralblatt fur Chirurgie 136:213–223

Korolija D (2008) The current evidence on stapled versus hand-sewn anastomoses in the digestive tract. Minimally invasive therapy & allied technologies : MITAT official journal of the Society for Minimally Invasive Therapy 17:151–154

Lai FC, Chen L, Tu YR et al (2011) Prevention of chylothorax complicating extensive esophageal resection by mass ligation of thoracic duct: a random control study. The Annals of thoracic surgery 91:1770–1774

Liebermann-Meffert DM, Walbrun B, Hiebert CA et al (1999) Recurrent and superior laryngeal nerves: a new look with implications for the esophageal surgeon. The Annals of thoracic surgery 67:217–223

Metzger R, Bollschweiler E, Vallbohmer D et al (2004) High volume centers for esophagectomy: what is the number needed to achieve low postoperative mortality? Dis Esophagus 17:310–314

Meyer HJ, Holscher AH, Lordick F et al (2012) Current S3 guidelines on surgical treatment of gastric carcinoma. Der Chirurg; Zeitschrift fur alle Gebiete der operativen Medizen 83:31–37

Palmes D, Bruwer M, Bader FG et al (2011) Diagnostic evaluation, surgical technique, and perioperative management after esophagectomy: consensus statement of the German Advanced Surgical Treatment Study Group. Langenbeck's archives of surgery/Deutsche Gesellschaft fur Chirurgie 396:857–866

Park DJ, Lee HJ, Kim HH et al (2005) Predictors of operative morbidity and mortality in gastric cancer surgery. The British journal of surgery 92:1099–1102

Tandon S, Batchelor A, Bullock R et al (2001) Peri-operative risk factors for acute lung injury after elective oesophagectomy. Br J Anaesth 86:633–638

Weidenhagen R, Hartl WH, Gruetzner KU et al (2010) Anastomotic leakage after esophageal resection: new treatment options by endoluminal vacuum therapy. The Annals of thoracic surgery 90:1674–1681

Komplikationen in der Sarkomchirurgie und bei multiviszeralen Resektionen

M. Albertsmeier, M. Angele

M. Rentsch, A. Khandoga, M. Angele, J. Werner (Hrsg.), *Komplikationsmanagement in der Chirurgie*,
DOI 10.1007/978-3-662-43475-8_15, © Springer-Verlag Berlin Heidelberg 2015

Multiviszerale Resektionen können aufgrund von unterschiedlichen Pathologien indiziert sein. Am häufigsten ist die Mitresektion infiltrierter Nachbarorgane bei lokal fortgeschrittenen Tumoren des Gastrointestinaltraktes. Sehr ausgedehnte Resektionen können bei der abdominellen Kompartimentresektion in der Behandlung retroperitonealer Weichgewebssarkome sowie bei der zytoreduktiven Chirurgie aufgrund einer Peritonealkarzinose notwendig werden. Die Morbidität dieser radikalen Operationsverfahren ist dabei größer als die Summe der Komplikationen der Einzelresektionen. Die Präventionsmöglichkeiten und das Komplikationsmanagement sollen im Folgenden am Beispiel der retroperitonealen und abdominellen Weichgewebschirurgie erläutert werden.

15.1 Grundsätzliche Überlegungen

15.1.1 Prinzip der systematischen Kompartimentresektion

Entscheidendes Prinzip in der Chirurgie der Weichteiltumore ist die Resektion des Tumors als Ganzes mit einer tumorbedeckenden Grenzschicht (Raut und Pisters 2006). Bei Sarkomen der Extremitäten lässt sich beobachten, dass diese die Grenzen der Muskellogen über einen langen Zeitraum respektieren. Die Tumorresektion kann daher als sog. Kompartimentresektion erfolgen, bei welcher nur das tumortragende Kompartiment reseziert wird. Daher ist in den letzten Jahren eine Verringerung der Radikalität des operativen Eingriffes bei der Behandlung von Extremitätensarkomen zu beobachten (Colombo et al. 2012).

Bei den retroperitonealen Sarkomen hingegen ist eine solche Begrenzung nicht gegeben. Sie streuen häufig entlang bindegewebiger Septen über die den Tumor umgebende Pseudokapsel hinaus (Würl 2007). Geht die bindegewebige Verbindung verloren, können einzelne sog. Skip-Metastasen teilweise in einer Entfernung von mehreren Zentimetern vorliegen (Mocellin et al. 2006). Das Kompartiment wurde für retroperitoneale Weichteilsarkome daher definiert als der vom Tumor infiltrierte Raum einschließlich aller angrenzenden Organe und Aponeurosen (Bonvalot et al. 2009).

Die klinische Relevanz dieser Zusammenhänge zeigt sich an der hohen Rate mikroskopisch befallener Resektionsränder unter den makroskopisch vollständig resezierten Tumoren von 28 bis 46 % in großen Serien (Bonvalot et al. 2009; Lewis et al. 1998; Singer et al. 2003). Vor allem aber führt dieses Ausbreitungsverhalten zu hohen Lokalrezidivraten von über 50 %. Letztlich sind Lokalrezidive retroperitonealer Sarkome für 3 von 4 tumorbedingten Todesfällen verantwortlich, während dies bei den Extremitätensarkomen nur in weniger als 10 % der Fälle zutrifft (Stojadinovic et al. 2002).

Diese Erkenntnisse haben zu dem Konzept der systematischen abdominellen Kompartimentresektion geführt (Bonvalot et al. 2010; Bonvalot et al. 2009; Gronchi et al. 2009a). Dabei wird nicht nur der Tumor allein oder zusammen mit infiltrierten Nachbarorganen reseziert. Vielmehr erfolgt die Tumorresektion *en bloc* mit einer Grenzschicht von nicht beteiligten Geweben und Organen. Die meisten angrenzenden Organe werden bei diesem Vorgehen in einer multiviszeralen Resektion großzügig mit entfernt, wenn sie in einer Entfernung von 1 bis 2 cm zum Tumor liegen.

Hierzu gehören häufig eine Niere, ein Hemikolon, der Pankreasschwanz sowie Anteile des Zwerchfells und des Musculus psoas. Demgegenüber werden das Duodenum, der Pankreaskopf, Teile der Leber und des Magens, Knochen sowie größere Gefäße und Nerven in der Regel nur dann reseziert, wenn sie durch den Tumor infiltriert sind.

In zwei retrospektiven Analysen konnte gezeigt werden, dass sich die 3- und 5-Jahres-Lokalrezidivraten durch eine systematische Kompartimentresektion gegenüber einer bloßen Mitresektion infiltrierter Nachbarorgane signifikant senken lassen (Bonvalot et al. 2009; Gronchi et al. 2009b). Auch wenn ein signifikanter Vorteil beim langfristigen Gesamtüberleben durch diese radikale Chirurgie bislang nicht belegt werden konnte, sind die Vorteile bzgl. der lokalen Tumorkontrolle doch so positiv, dass die systematische Kompartimentresektion als operativer Standard in der Chirurgie der retroperitonealen Sarkome angesehen werden muss.

15.1.2 Einbindung in multimodale Therapiekonzepte

Trotz der hier vorgestellten vielversprechenden Ergebnisse einer radikalen Sarkomchirurgie bleibt das Problem bestehen, dass zahlreiche Tumoren nicht vollständig reseziert werden können, und dass selbst bei durch eine Kompartimentresektion R0-resezierten Patienten eine hohe Lokalrezidivrate zu erwarten ist. Zur Verbesserung der lokalen Tumorkontrolle sollte die Operation daher immer in ein multimodales Therapiekonzept eingebunden werden. Issels und Mitarbeiter konnten in einer Phase III-Studie (EORTC 62961) zeigen, dass bei Hochrisiko-Sarkomen (FNCLCC Grad 2/3, > 5 cm, Lokalisation nahe der Faszie) des Retroperitoneums und der Extremitäten eine multimodale Therapie bestehend aus perioperativer Chemotherapie (EIA) und regionaler Hyperthermie im Vergleich zur Chemotherapie alleine das lokale progressionsfreie Überleben signifikant verlängern kann (Issels et al. 2010).

Aus chirurgischer Sicht in diesem Zusammenhang festzustellen, dass die Durchführung einer neoadjuvanten Chemotherapie keinen Einfluss auf die postoperative Morbidität nach Resektion retroperitonealer Sarkome hat (Mazeron und Suit 1987).

15.1.3 Morbidität und Ausmaß der Resektion

Insgesamt lässt sich die abdominelle Kompartimentresektion im Sinne einer multiviszeralen Resektion durch erfahrene Chirurgen mit einer vertretbaren Komplikationsrate durchführen. Bonvalot und Gronchi berichten für ihre beiden Zentren eine perioperative Morbidität von 18 % und eine Mortalität von 3 % (Bonvalot et al. 2010). Die häufigsten Komplikationen stellten Anastomoseninsuffizienzen und infizierte Verhalte im Operationsgebiet dar. Ferner kam es zu Nachblutungen, Wunddehiszenzen, einer Lungenembolie und einem Kompartmentsyndrom der unteren Extremität.

Dabei hängt das Auftreten postoperativer Komplikationen entscheidend mit der Zahl der resezierten Organe zusammen: Ab drei entfernten Organen steigt die Komplikationsrate signifikant. Außerdem ist von Bedeutung, welche Organe reseziert werden. Die Resektion eines Hemikolons, einer Niere oder von Teilen des Musculus psoas führen zu keiner Steigerung der Morbidität. Diese Organe, welche häufig die ventrale, mediale und dorsale Begrenzung des zu resezierenden Kompartiments ausmachen, können und sollten also obligatorisch mit entfernt werden.

Resektionen des Pankreasschwanzes, der Milz und des Zwerchfells führen zwar zu einer gewissen Steigerung der Morbidität, die aber nahezu vollständig dadurch erklärt ist, dass diese Organe in der Regel zusammen und/oder mit weiteren Organen entfernt werden, sodass die zuvor beschriebene Risikosteigerung durch die Resektion von drei und mehr Organen das organspezifische Risiko bei weitem überwiegt. Bei der Resektion von Pankreasschwanz, Milz und Zwerchfell sollte daher zwar äußerst vorsichtig vorgegangen werden; doch auch diese Organe sollten systematisch *en bloc* mit dem Tumor entfernt werden, wenn sie in seiner Nähe liegen.

Demgegenüber führen die Resektionen großer Gefäße zu einer messbaren Steigerung der Morbidität unabhängig von der Zahl der resezierten Organe. Nach Resektion der Vena cava und der Iliakalvenen kann es zu relevanten (Nach-) Blutungen kommen, postoperative Hämatome müssen in der Regel aufgrund des immer gegebenen Infektionsrisikos großzügig entlastet werden und die notwendige Antikoagulation im therapeutischen Bereich erhöht das Blutungsrisiko zusätzlich. Aus diesem Grund werden Resektionen der großen Venen nur bei direkter Tumorinfiltration durchgeführt. Ansonsten sollte es immer möglich sein, den Tumor von der Gefäßwand abzupräparieren.

Bezüglich der Resektion großer arterieller Gefäße, der Leber, des Magens und des Dünndarms können nur bedingt evidenzbasierte Empfehlungen gegeben werden, da die vorliegenden Fallzahlen zu gering sind. Allgemein ist es jedoch so, dass totale Gastrektomien, Resektionen des Duodenums und des Pankreaskopfes schon für sich eine relevante Morbidität bedingen. Alle insbesondere im Kapitel Pankreasresektionen diskutierten Komplikationen können hier eintreten. Zudem lassen sich nach Durchführung eines Kocher-Manövers die Tumoren meistens problemlos vom Duodenum und Pankreaskopf entfernen. Das Risiko dieser Maßnahmen muss daher im Einzelfall gegen den zu erwartenden onkologischen Nutzen abgewogen werden. Demgegenüber sind subtotale Magenresektionen, Wedge-Resektionen am Magen und Dünndarmteilresektionen außerhalb des Duodenums als unkritisch zu werten und sollten, wenn die onkologische Radikalität dies erfordert, systematisch durchgeführt werden.

Da Lymphknotenmetastasen bei Liposarkomen, Leiomyosarkomen und Neurofibrosarkomen in weniger als 10 % der Fälle vorkommen (Fong et al. 1993; Mazeron und Suit 1987; Weingrad und Rosenberg 1987), ist eine systematische Lymphknotendissektion nicht erforderlich (Wong und Brennan 2004). Nachdem ausgedehnte Lymphadenektomien zu einer Steigerung der postoperativen Morbidität führen, sollte lediglich bei makroskopisch oder in der präoperativen Diagnostik auffälligen Lymphknoten eine entsprechende Resektion erfolgen.

Resektionsausmaß:

- Bei Lagebezug (Distanz < 2 cm) sollten systematisch mit dem Tumor *en bloc* die folgenden Organe entfernt werden:
  - Niere ipsilateral
  - Hemikolon ipsilateral
  - Musculus psoas ipsilateral
  - Zwerchfellschenkel, Pankreasschwanz und Milz
  - Teile des Magens
  - Teile des Dünndarms distal des Duodenums
- Nur bei direkter Infiltration werden entfernt:
  - Gefäße
  - Nerven
  - Duodenum und Pankreaskopf
  - Leber
- Eine besondere Risikobewertung ist notwendig für die totale Gastrektomie und die Pankreatoduodenektomie.

15.1.4 Operative Technik

Der operative Zugang erfolgt über eine mediane Laparotomie, da hierdurch sowohl eine gute Exposition der Abdominalhöhle, als auch des Retroperitoneums erzielt werden kann. Ein lokaler Zugang zum Retroperitoneum über die Flanke ist aufgrund der mangelnden Übersicht nicht ausreichend.

Prävention des Frührezidivs

! Eine intraoperative Eröffnung des Tumors ist unbedingt zu vermeiden, da die resultierende Tumorzellaussaat Ursprung prognosebegrenzender – oft multilokulärer Lokalrezidive – sein kann (Würl 2007).

In der multivariaten Analyse von Bonvalot et al. verringerte eine intraoperative Tumorruptur das 5-Jahres-Überleben um den Faktor 3,24 und war damit einer inkompletten (R2)-Tumorresektion gleichzusetzen (Bonvalot et al. 2009). Um den Tumor in toto und *en bloc* mit den ihn umgebenden Strukturen entfernen zu können, ist eine standardisierte Operationstechnik notwendig. Im Folgenden sollen die grundsätzlichen und systematischen Operationsschritte für rechts- oder linksseitig gelegene Tumoren schematisch beschrieben werden.

Retroperitonealer Tumor rechts

Nach Eröffnung des Abdomens wird zunächst das Mesocolon des Colon ascendens zentral durchtrennt. Anschließend erfolgt das Absetzen des Ileums und des Colon transversum. Im Bereich des Colon transversum wird die Bursa omentalis eröffnet, dann wird ein Kocher-Manöver zur Mobilisation des Duodenums durchgeführt, woran sie die kaudale Durchtrennung des Ureters anschließt. Im nächsten Schritt werden die Arteria und Vena renalis dextra rechtsseitig der Vena cava abgesetzt. Infiltriert der Tumor die Vena cava, wird diese kranial und kaudal angeschlungen und zum Ende des Eingriffes abgesetzt. Erst jetzt erfolgt die Präparation von lateral im Bereich des Retroperitoneums. Liegt der Tumor dorsal der rechten Niere werden zusätzlich Anteile des rechten Zwerchfellschenkels mitreseziert. Abschließend wird die Darmkontinuität durch eine Ileotransversostomie wiederhergestellt und die Vena cava entweder mittels Direktnaht oder Gefäßprothese rekonstruiert. Bei Weichgewebstumoren im Bereich der hepatischen Vena cava bzw. bei Infiltration der Leber sind zum Teil komplexe Leberresektion notwendig (Zaenkert et al. 2013).

Retroperitonealer Tumor links

Bei Tumoren des linken Retroperitoneums muss präoperativ entschieden werden, ob eine kraniale oder kaudale Lage vorliegt. Vergleichbar zur Resektion rechtsseitig beginnt auch hier die Resektion von zentral. Zunächst erfolgt die Durchtrennung des Mesocolons descendens, das Absätzen des Colon transversum und des Colon descendens bzw. bei kaudaler Lage des Sigmas im Sinne einer anterioren Resektion. Nun wird der Ureter abgesetzt und von medial die Arteria und Vena renalis sinistra durchtrennt. Bei kranialer Lage des Tumors ist zumeist eine Resektion des Pankreasschwanzes *en bloc* mit einer Splenektomie erforderlich. Dorsalseitig müssen meistens Anteile des Zwerchfells mitentfernt werden. Die Darmkontinuität wird z. B. durch eine Transversosigmoidostomie wiederhergestellt.

Intraoperativ können zur Verbesserung der lokalen Tumorkontrolle Sonden zur Applikation einer lokalen Bestrahlung eingelegt werden. Hierbei kann eine Strahlendosis von 15 Gy im Bereich des Tumors erzielt werden und so die Effektivität einer neoadjuvanten perkutanen Bestrahlung gesteigert werden. Zur Planung einer adjuvanten Strahlentherapie kann die Clip-Markierung des Resektionsgebietes sinnvoll sein (Lindner und Issels 2011). Insbesondere beim Primäreingriff sollte nur in Ausnahmefällen, z. B. bei schlechtem Allgemeinzustand und Komorbiditäten, von der systematischen Kompartimentresektion abgewichen werden.

Aufgrund ihrer durch das Kompartiment ziehenden Gefäßversorgung kann es sogar erforderlich sein, außerhalb des Kompartiments liegende Organe *en bloc* mitzuresezieren (Bonvalot et al. 2010; Wong und Brennan 2004). Insbesondere bei Beteiligung der Arteria mesenterica superior resultiert hier jedoch gelegentlich eine primär inoperable Situation.

Bei zentraler Lokalisation des Tumors im Bereich der Vena cava und der Aorta unter Beteiligung der Gefäße der rechten und linken Niere oder der Viszeralarterien ist das oben vorgeschlagene radikale Vorgehen nicht ohne Weiteres möglich. Ausgewählte Patienten, bei denen eine R0-Resektion erreichbar ist, können jedoch von einer Resektion der großen abdominellen Gefäße mit entsprechender Rekonstruktion profitieren (Schwarzbach et al. 2006; Zaenkert et al. 2013).

In Einzelfällen kurativ nichtresektabler Patienten kann hier durch eine Debulking-Operation eine Symptomverbesserung erreicht werden. Gerade bei diesen Patienten ist eine Einbindung in ein multimodales Therapiekonzept erforderlich.

Indikation zur Revision

Allgemein gilt, dass nach multiviszeralen Resektionen die Indikation zur operativen Revision frühzeitig, eventuell früher als nach anderen Operationen, gestellt werden sollte. Dies begründet sich zum einen durch die Vielfalt der Komplikationsmöglichkeiten aufgrund derer ein einzelnes Ereignis nicht ohne Weiteres als harmlos eingestuft werden kann.

Zum anderen können einzelne Komplikationen nach multiviszeraler Resektion mehr als nach einer einfachen Resektion weitere Komplikationen nach sich ziehen. Beispielsweise heilen gastrointestinale Anastomosen in Gegenwart eines Urinlecks schlechter als ohne ein solches, sodass das an sich wenig gefährliche Urinleck rasch behoben werden sollte, um Folgekomplikationen am Gastrointestinaltrakt zu vermeiden.

15.2 Spezifisches Komplikationsmanagement

15.2.1 Anastomoseninsuffizienzen

Anastomoseninsuffizienzen stellen die häufigste Komplikation nach multiviszeraler Resektion eines retroperitonealen Weichteilsarkoms dar. Ihrer Vermeidung kommt daher eine besondere Bedeutung zu.

Intraoperative Prävention und Therapie

Voraussetzung für eine gute Anastomosenheilung ist selbstverständlich eine sichere Nahttechnik. Während Dünndarmanastomosen meist unkritisch sind, ist insbesondere bei Kolonanastomosen auf eine spannungsfreie Anlage und eine gute Durchblutung der Schnittränder zu achten. Ferner sollte die Indikation zur Anlage eines protektiven Stomas bei tiefen Rektum- oder mehreren Kolonanastomosen großzügig gestellt werden.

Postoperative Therapie

Aufgrund des ausgeprägten Traumas ist von einer starken postoperativen Darmparalyse auszugehen. Es sollten daher eine frühzeitige Darmstimulation und ein langsamer Kostaufbau erfolgen. Kommt es zu einer Anastomoseninsuffizienz, ist die Indikation zur Revision großzügig zu stellen.

15.2.2 Duodenalfistel

Intraoperative Prävention und Therapie

Wie bereits zuvor ausgeführt, sollten Resektionen des Duodenums aufgrund ihres hohen Komplikationsrisikos vermieden werden (Bonvalot et al. 2010). Im Allgemeinen lassen sich retroperitoneale Weichgewebstumore mit Durchführung eines Kocher-Manövers gut vom Duodenum trennen. Nur bei direkter Infiltration ist nach derzeitigem Kenntnisstand eine Duodenumresektion in Betracht zu ziehen.

Wird intraoperativ eine Verletzung des Duodenums festgestellt, so sollte diese quer vernäht werden. Größere Wanddefekte können durch das Aufnähen einer Dünndarmschlinge versorgt werden.

Postoperative Therapie

Um die Ausbildung einer Duodenitis mit konsekutiver Perforation im Bereich von Ulzera, Übernähungen oder Anastomosen zu vermeiden, sollten Patienten postoperativ Protonenpumpeninhibitoren in üblicher Dosierung erhalten. Nach Anastomosen am oberen Gastrointestinaltrakt sollten die Patienten zur Entlastung obligatorisch mit einer Magensonde versorgt werden. Prokinetika sollten zur Behandlung einer Oberbauchatonie großzügig eingesetzt werden, um einen stasebedingten Druck auf Nähte am Magen oder Duodenum zu vermeiden.

Wird postoperative eine Duodenalfistel diagnostiziert, so besteht damit die Indikation zur sofortigen Revision. Kleine Fisteln mit sauberen Rändern können übernäht werden. Zur Schaffung günstigerer Heilungsbedingungen kann zusätzlich eine Omentumplastik durchgeführt werden. Bei größeren Fisteln kann alternativ eine Jejunalschlinge aufgenäht werden.

15.2.3 Niereninsuffizienz nach Nephrektomie

Eine postoperative Niereninsuffizienz ist häufig durch schwere extrarenale Komplikationen verursacht. Ein protrahierter septischer Schock und die Medikamententoxizität vor allem von Antibiotika spielen hier eine entscheidende Rolle.

Präoperative Prävention

Um zu vermeiden, dass bei seitenungleicher Nierenfunktion die einzige ausreichend funktionierende Niere entfernt wird, sollte präoperativ immer eine seitengetrennte Nieren-Clearance durchgeführt werden. Es ist nicht gerechtfertigt, onkologische Radikalität durch Dialysepflichtigkeit zu erkaufen. Das Resektionsausmaß muss bei funktioneller Einzelniere also entsprechend begrenzt werden.

Intraoperative Prävention und Therapie

Sind bei einem zentral gelegenen Tumor nur die Gefäße eine Niere, nicht aber das Organ selbst, betroffen, so können die Gefäße distal des Tumors abgesetzt werden und anschließend eine Autotransplantation der Niere in die Fossa iliaca erfolgen.

15.2.4 Zwerchfelldefekte

Kleinere Zwerchfelllücken nach Resektion können mittels Direktnaht versorgt werden. Größere Defekte sind mittels alloplastischen Materials zu decken. Aufgrund des bestehenden Infektrisikos bei gleichzeitig vorhandenen gastrointestinalen Anastomosen ist hier ein Biomaterial wie z. B. Rinderperikard zu bevorzugen. In jedem Fall ist nach Zwerchfellresektionen eine Thoraxdrainage einzulegen, um der Entwicklung größerer Pleuraergüsse, welche die Zwerchfellheilung negativ beeinflussen und zu Atelektasen führen, zu verhindern.

15.2.5 Bewegungsstörungen

Postoperative Bewegungsstörungen resultieren meist aus einer Läsion des Nervus femoralis in seinem retroperitonealen Verlauf. Bei infiltrierenden oder nervennahe verdrängend wachsenden Tumoren bestehen sie häufig schon präoperativ und sollten durch eine gründliche (fach-) neurologische Untersuchung dokumentiert werden.

Aufgrund der gravierenden Konsequenzen und der Tatsache, dass sich nicht infiltrierende Nerven in der Regel gut vom Nerven entfernen lassen, sollte auf eine Nervenresektion bei nicht gegebener Infiltration verzichtet werden. Auch nach einer Neurolyse sind postoperative sensible und motorische Ausfälle häufig. Diese Patienten profitieren von einer intensiven Physiotherapie, die postoperativ so früh als möglich begonnen werden sollte.

15.3 Zentrumschirurgie

Die für ein derart komplexes Therapiekonzept notwendigen Entscheidungen sind größtenteils interdisziplinär zu treffen und bedürfen einer hohen Expertise in den beteiligten Fächern Chirurgie, Onkologie, Radiologie und Pathologie. Die ideale Plattform hierfür ist ein interdisziplinäres Tumorboard an einem spezialisierten Zentrum.

Insbesondere ist aber die Qualität des Primäreingriffs entscheidend für die Entstehung von Rezidiven und damit für die Prognose des Patienten (Bonvalot et al. 2009). Die in diesem Artikel beschriebene anspruchsvolle Chirurgie kann nur an einem Zentrum mit hoher Fallzahl, in welchem hinreichende anästhesiologische, intensivmedizinische, radiologische und internistische Kapazitäten vorhanden sind, sinnvoll durchgeführt werden.

Gutierrez et al. untersuchten in einer Registerstudie des US-Bundesstaates Florida an 4205 Patienten den Einfluss der Zentrumsgröße auf Mortalität und Überleben der Patienten (Gutierrez et al. 2007). Dabei fanden Sie eine signifikant niedrigere 30- und 90-Tage-Mortalität in den großen Zentren (Odds Ratio 2,20 bzw. 2,26) und ein signifikant besseres 5- (37,4 % bzw. 33,2 %) und 10-Jahres-Überleben (15,9 % bzw. 11,6 %). In einer multivariaten Analyse von Einflussfaktoren zeigten sich eine hohes Tumorgrading, eine Tumorgröße von mehr als 10 cm sowie die Operation in einem kleinen „Zentrum" als negative prädiktive Faktoren für das Überleben der Patienten.

Der Einfluss der Zentrumsgröße lag dabei in der Größenordnung des Einflusses der Tumorgröße. Bonvalot et al. konnten in ihrer Untersuchung zeigen, dass die Zentrumsgröße auch einen signifikanten Einfluss auf die Lokalrezidivrate hat (Bonvalot et al. 2009). Patienten scheinen also sowohl unmittelbar perioperativ als auch langfristig onkologisch von der Expertise spezialisierter Zentren zu profitieren. Aus diesen Daten ergibt sich insgesamt die Empfehlung, retroperitoneale Sarkome ausschließlich an großen Zentren mit hoher Fallzahl operativ zu behandeln (Bonvalot et al. 2010; Bonvalot et al. 2009; Gutierrez et al. 2007a; Gutierrez et al. 2007b).

Literatur

Albertsmeier et al (2014) Möglichkeiten der Viszeralchirurgie in der Therapie abdomineller und retroperitonealer Sarkome. Allgemein- und Vizeralchirurgie. Update 8. Georg Thieme Verlag, Stuttgart, S 163–173

Bonvalot S, Rivoire M, Castaing M et al (2009) Primary retroperitoneal sarcomas: a multivariate analysis of surgical factors associated with local control. J Clin Oncol 27:31–37

Bonvalot S, Miceli R, Berselli M et al (2010) Aggressive surgery in retroperitoneal soft tissue sarcoma carried out at high-volume centers is safe and is associated with improved local control. Annals of surgical oncology 17:1507–1514

Colombo C, Randall RL, Andtbacka RH et al (2012) Surgery in soft tissue sarcoma: more conservative in extremities, more extended in the retroperitoneum. Expert review of anticancer therapy 12:1079–1087

Fong Y, Coit DG, Woodruff JM et al (1993) Lymph node metastasis from soft tissue sarcoma in adults. Analysis of data from a prospective database of 1772 sarcoma patients. Annals of surgery 217:72–77

Gronchi A, Bonvalot S, Le Cesne A et al (2009aa) Resection of uninvolved adjacent organs can be part of surgery for retroperitoneal soft tissue sarcoma. J Clin Oncol 27:2106–2107 (author reply 2107–2108)

Gronchi A, Lo Vullo S, Fiore M et al (2009bb) Aggressive surgical policies in a retrospectively reviewed single-institution case series of retroperitoneal soft tissue sarcoma patients. J Clin Oncol 27:24–30

Gutierrez JC, Perez EA, Franceschi D et al (2007aa) Outcomes for soft-tissue sarcoma in 8249 cases from a large state cancer registry. The Journal of surgical research 141:105–114

Gutierrez JC, Perez EA, Moffat FL et al (2007bb) Should soft tissue sarcomas be treated at high-volume centers? An analysis of 4205 patients. Annals of surgery 245:952–958

Issels RD, Lindner LH, Verweij J et al (2010) Neo-adjuvant chemotherapy alone or with regional hyperthermia for localised high-risk soft-tissue sarcoma: a randomised phase 3 multicentre study. The lancet oncology 11:561–570

Lewis JJ, Leung D, Woodruff JM et al (1998) Retroperitoneal soft-tissue sarcoma: analysis of 500 patients treated and followed at a single institution. Annals of surgery 228:355–365

Lindner LH, Issels RD (2011) Hyperthermia in soft tissue sarcoma. Current treatment options in oncology 12:12–20

Mazeron JJ, Suit HD (1987) Lymph nodes as sites of metastases from sarcomas of soft tissue. Cancer 60:1800–1808

Meric F, Milas M, Hunt KK et al (2000) Impact of Neoadjuvant Chemotherapy on Postoperative Morbidity in Soft Tissue Sarcomas. Journal of Clinical Oncology 18:3378–3383

Mocellin S, Rossi CR, Brandes A et al (2006) Adult soft tissue sarcomas: Conventional therapies and molecularly targeted approaches. Cancer Treatment Reviews 32:9–27

Raut CP, Pisters PW (2006) Retroperitoneal sarcomas: Combined-modality treatment approaches. Journal of surgical oncology 94:81–87

Schwarzbach MHM, Hormann Y, Hinz U et al (2006) Clinical results of surgery for retroperitoneal sarcoma with major blood vessel involvement. Journal of Vascular Surgery 44:46–55

Singer S, Antonescu CR, Riedel E et al (2003) Histologic subtype and margin of resection predict pattern of recurrence and survival for retroperitoneal liposarcoma. Annals of surgery 238:358–370 (discussion 370–351)

Stojadinovic A, Yeh A, Brennan MF (2002) Completely resected recurrent soft tissue sarcoma: primary anatomic site governs outcomes. Journal of the American College of Surgeons 194:436–447

Weingrad DN, Rosenberg SA (1978) Early lymphatic spread of osteogenic and soft-tissue sarcomas. Surgery 84:231–240

Wong S, Brennan MF (2004) Therapeutisches Management intraabdomineller und retroperitonealer Weichgewebssarkome. Der Chirurg 75:1174–1181

Würl P (2007) Möglichkeiten der operativen Therapie fortgeschrittener und rezidivierender intraabdomineller und retroperitonealer Sarkome. Viszeralmedizin 23:137–144

Zaenkert EK, Bruns CJ, Winter H et al (2013) Resection of sarcoma involving the intrahepatic vena cava: report of 2 cases from a specialized center. Ann Vasc Surg 27:498 (e499–413)

Komplikationsmanagement nach Milzeingriffen

M. Thomas, F. Bösch, M. Rentsch

M. Rentsch, A. Khandoga, M. Angele, J. Werner (Hrsg.), *Komplikationsmanagement in der Chirurgie,*
DOI 10.1007/978-3-662-43475-8_16, © Springer-Verlag Berlin Heidelberg 2015

Die Milz stellt das größte retikuloendotheliale Organ des Menschen dar. In der Vergangenheit wurde die Indikation zur Splenektomie selbst bei kleinen Milzverletzungen schnell gestellt. Durch Verständnis der auch im Erwachsenenalter wichtigen Milzfunktionen und der möglichen, teils schwerwiegenden Komplikationen nach erfolgter Splenektomie, insbesondere der Postsplenektomie-Sepsis (OPSI-Syndrom) wird heutzutage versucht, einen Organerhalt anzustreben.

Wurden in den späten 1970er-Jahren lediglich 15 % aller Milztraumata konventionell behandelt, liegt die Anzahl der konservativ behandelten Milzrupturen mittlerweile bei 65 %. Das konservative Vorgehen ist hierbei mittlerweile in nahezu 90 % der Fälle erfolgreich (Peitzman et al. 2000; Konstantakos et al. 1999; Pachter et al. 1998).

Die Indikation zur Splenektomie reicht von Begleitresektionen aus onkologischer Sicht (Magenkarzinom, Pankreasschwanzkarzinom, Sarkome), über traumatische Milzrupturen und Resektionen bei hämatopoetischen und lymphatischen Grunderkrankungen bis hin zu selteneren Indikationen wie benigne Grunderkrankungen (▣ Tab. 16.1). Die Notwendigkeit einer Splenektomie durch intraoperative iatrogene Milzverletzung im Rahmen abdomineller Eingriffe wird weltweit mit 9 bis 40 % aller Indikationen zur Splenektomie beziffert (Morgenstern 1977; Rose et al. 2000; Hugh et al. 1986; Coon 1990).

16.1 Grundsätzliches

Die Morbidität und Mortalität nach einer Splenektomie wird in erster Linie von der Grunderkrankung und der Milzgröße beeinflusst (Boddy et al. 2006; MacRae et al. 1992; Arnoletti et al. 1999; Wobbes et al. 1984). Somit zeigen Patienten mit einem Milzgewicht über 2000 g sowie Patienten, welche unter einer malignen Grunderkrankung leiden, das höchste Risiko für einen mit Komplikationen behafteten postoperativen Verlauf.

Die allgemeine Komplikationsrate nach erfolgter Splenektomie liegt zwischen 13 und 52 % und wird maßgeblich durch die Grunderkrankung beeinflusst (Horowitz et al. 1996). So zeigen Patientenkollektive elektiver Splenektomien mit myeoloproliferativer Grunderkrankung deutlich höhere Komplikationsraten (58 %) als Patientenkollektive mit lymphoproliferativer Grunderkrankung (26 %) bzw. Patientenkollektive mit idiopathischer thrombozytopenischer Purpura (17 %; MacRae et al. 1992). Die Gesamtmortalität nach einer Splenektomie liegt bei 1,2 bis 9 % (Qu et al. 2013; Baccarani et al. 1999).

▪ Laparoskopisch vs. offene Splenektomie

Die laparoskopische Splenektomie stellt heutzutage den Gold-Standard der elektiven Splenektomie bei hämatologischen, benignen Grunderkrankungen dar. Lediglich Patienten mit einer massiven Splenomegalie sowie Patienten mit einem hohen BMI stellen hier eine Ausnahme dar. Es konnte gezeigt werden, dass durch Wahl des laparoskopischen Zugangs eine längere Operationszeit einkalkuliert werden muss, jedoch signifikant kürzere Krankenhausaufenthalte (durchschnittlich 3 Tage) und ein signifikant geringerer intraoperativer Blutverlust erzielt werden kann (Winslow et al. 2003; Park et al. 1999).

Des Weiteren konnte gezeigt werden, dass durch die laparoskopisch durchgeführte Operation die Rate postoperativer Komplikationen im Vergleich zur offenen Splenektomie signifikant reduziert werden konnte (26,6 % offener Zugang vs. 15,5 % laparoskopischer Zugang, Winslow et al. 2003).

Zu erwähnen ist hier jedoch ein möglicher Selektions-Bias, da in den vergleichenden Studien mehr Patienten mit maligner Grunderkrankung in der Gruppe der offen durchgeführten Splenektomien eingeschlossen wurden und das durchschnittliche Milzgewicht ebenfalls in der Gruppe der offen durchgeführten Splenektomie im Vergleich zur laparoskopisch durchgeführten Vergleichspopulation leicht höher lag (Baccarani et al. 1999).

16.2 Spezifisches Komplikationsmanagement

16.2.1 Blutung

Intraoperative Blutungen stellen die häufigste Komplikation im Rahmen von Milzeingriffen dar. Hierbei stellen sie mit 80 % die häufigste Ursache für eine offene Konversion eines primär laparoskopischen Vorgehens dar (Vecchio et al. 2010; Caprotti et al. 1998).

▪ Präoperative Prävention

Die Indikation zur Splenektomie besteht abgesehen von Notfalleingriffen sehr häufig bei behandlungspflichtigen hämatologischen, immunologischen und onkologischen Erkrankungen die u. a. mit einer Störung der plasmatischen und thrombozytären Gerinnung assoziiert sind. Dies erhöht systemimmanent das intraoperative Blutungsrisiko und, mit Einschränkungen, auch das postoperative. Da der laparoskopischen Technik aus besagten Gründen eindeutig der Vorzug zu geben ist, gilt es dieses Risiko im Vorfeld zu identifizieren und auch adäquat zu reagieren. Entscheidend ist unter Umständen nicht die Blutungsneigung, die über die Standardtests zu erfassen ist, vielmehr kann bei komplexen Gerinnungsstörungen eine dezidierte Abklärung eine zutreffendere Auskunft über die zu erwartende Koagulopathie oder Thrombopenie geben (Hayward et al. 2012). Aus unserer Sicht sollten

Tab. 16.1 Indikationen zur elektiven Splenektomie. (Modifiziert nach Worni et al. 2013)

I	II	III	IV
Primarärtumor der Milz (Hämangiom, Lymphangion, Hämangiosarkom, Lymphangiosarkom)	Immunthrombozytopenie	Thalassämie	Milzabszesse
Lymphome (Hodkin-, Non-Hodgkin-)	Heriditäre Thrombozytopenie	Sichelzellanämie	Milzzysten
Leukämien (Haarzell-, CLL)	Heriditäre Sphärozytose		Amyloidose
Milzmetastasen	Autoimmunhämolytische Anämie		
	Osteomyelofibrose		

die jeweiligen Mängel präoperativ ausgeglichen werden, ggf. auch unmittelbar vor der Operation, um den Therapieeffekt zum Zeitpunkt der Operation auszunutzen zu können.

Intraoperative Prävention und Therapie

Während des Eingriffs ist die subtile Präparationstechnik entscheidend, da sowohl die Milz, als auch die zu- und abführenden Gefäße sehr fragil sein können, insbesondere bei ausgeprägter Splenomegalie. Die im zeitlichen Ablauf möglichst frühzeitige Absetzung der Gefäße und hierbei die Sequenz der Durchtrennung der Arterie und danach der Vene erscheint primär trivial, kann aber im Zusammenhang mit der Fragilität besonders im Falle von dilatierten Milzvenen zu einer signifikanten Reduktion des Blutverlustes führen. Bei laparoskopischer Technik (in Rechts-Seitenlage) empfiehlt es sich wegen des Erhalts der Übersichtlichkeit im Bereich des Milzhilus, die perisplenischen Gewebestrukturen zum Zwerchfell, die bei der offenen Technik mitunter bereits früh durchtrennt werden, erst am Ende der Operation zu durchtrennen. Alle Gefäße werden sinnvollerweise zweifach ligiert, was Sickerblutungen aus den Gefäßstümpfen in ihrer Wahrscheinlichkeit reduziert. Bei der laparoskopischen Vorgehensweise würde sich niemand auf die Dichtigkeit von nur einem singulären Clip verlassen.

Therapeutisch steht bei eingetretener Blutung intraoperativ neben der Substitution von Erythrozytenkonzentraten die chirurgische Behebung des Blutungsproblems im Fokus. Gegebenenfalls muss in dieser Situation bei laparoskopischem Vorgehen rasch konvertiert werden.

Postoperative Therapie

Bei suffizientem perioperativem Ausgleich von Thrombopenie und Gerinnungsstörungen ist das Risiko einer postoperativen Nachblutung als gering einzustufen, da die milzspezifischen Auswirkungen der immunologischen oder hämatologischen Grunderkrankung beseitigt sind. Daher ist bei einer Nachblutung immer in erster Linie an ein technisches Problem zu denken. Eine Revision und chirurgische Blutstillung ist in der Regel, wie weiter oben beschrieben wurde, die effizienteste und effektivste Strategie der Problembeseitigung, alternative konservative Vorgehensweisen sind allenfalls speziellen Ausnahmefällen vorbehalten.

16.2.2 Verletzung von Nachbarstrukturen

Naturgemäß kann eine Verletzung von Nachbarstrukturen, beispielsweise des Magens und des Pankreas präoperativ nicht antizipiert werden. Eine präoperative Risikominimierung ist daher, abgesehen vom operativen Zugang, kaum signifikant möglich.

Magen- und Kolonverletzungen

Hohlorganverletzungen im Rahmen einer Splenektomie sind selten und werden als primäre oder sekundäre Perforationen mit einer Häufigkeit von ca. 1 % in der Literatur angegeben (Casaccia et al. 2010). Hierbei dürfte die direkte Perforation im Rahmen der Präparation noch weitaus seltener sein. Fast ausnahmslos treten die klinischen Symptome der Perforation mit deutlichem Abstand zur Splenektomie auf. Meist liegt der Kolonperforation eine Verletzung der Pankreaskapsel mit konsekutiver tryptischer Arrosion der Kolonwand zugrunde. Die Exposition gegenüber tryptischem Sekret kann in Einzelfällen auch für eine Magenperforation verantwortlich sein, wenngleich der deutlich wahrscheinlichere Mechanismus eine mögliche thermische Schädigung durch die Präparationsinstrumente und/oder die Kompromittierung der Magenwanddurchblutung als Folge der Durchtrennung der Gastricae brevis-Gefäße eintreten kann. Letzteres mag überraschen, dennoch wird die regionale Durchblutungsstörung als ursächlich für die Magenperforation nach einer Splenektomie diskutiert (Harrison et al. 1977).

Pankreasverletzungen

Pankreasverletzungen nach einer Splenektomie stellen mit 1 bis 2 % zwar eine relativ seltene, jedoch schwere Komplikation dar (Katkhouda et al. 1998). Zur klinischen Symptomatik gehören schwere und anhaltende Bauchschmerzen, postoperatives Fieber und Anstieg systemischer Infektparameter sowie der Serum-Amylase und Lipase. Des Weiteren kann bei Patienten, bei denen intraoperativ eine Wunddrainage eingelegt wurde, ein Farbumschlag der Drainage beobachtet werden (Pankreassekret). Zur Diagnosesicherung kann hier eine Bestimmung der Amylase und Lipase aus dem Sondermaterial der Drainage erfolgen.

▪ Intraoperative Prävention und Therapie

Abgesehen von sorgfältiger chirurgischer Vorgehensweise existieren intraoperativ keine spezifischen Strategien, die eine signifikante Risikoreduktion nach sich ziehen würden. Sollte der extrem seltene Fall einer intraoperativen Identifikation einer Läsion von Hohlorganen oder des Pankreas eintreten, ist selbstredend eine umgehende chirurgische Sanierung indiziert. Obwohl keine wissenschaftliche Evidenz für oder gegen ein spezifisches Nahtmaterial zu finden ist, sei an dieser Stelle erwähnt, dass sich selbst verriegelnde Nähte, die speziell für die Anwendung im Rahmen von laparoskopischen Eingriffen entwickelt wurden (z. B. V-Lock®) unserer Erfahrung nach sehr gut für die Übernähung am Gastrointestinaltrakt geeignet sind und eine Alternative zur Klammernaht darstellen können.

Offensichtliche Pankreasläsionen sind selten durch Übernähung gut zu versorgen. Häufig ist eine suffiziente Versorgung lediglich durch eine kleine Segmentresektion unter Mitnahme des Verletzungsareals möglich. Hier gelten analog die Prinzipien zur Pankreaslinksresektion.

▪ Postoperative Therapie

Sollte die Verdachtsdiagnose einer pankreatischen Begleitverletzung gestellt sein, sollte eine abdominelle Computertomographie durchgeführt werden. Im Falle von größeren Flüssigkeitsverhalten sollte eine CT-gesteuerte Drainagenanlage erfolgen. Ebenfalls empfiehlt sich, eine empirische, breite antibiotische Therapie zu initiieren (z. B. Meropenem und Clont).

Bei pankreatischen Fördermengen über 50 ml am Tag sollte zur Gewährleistung einer verbesserten enteralen Drainage eine ERCP mit Stent-Einlage erwogen werden. Ebenfalls ist eine medikamentöse Therapie mittels Sandostatin (3-mal 100 µg pro Tag) zur Hemmung der exokrinen Pankreassekretion zu erwägen. Hierdurch kann in den meisten Fällen (40 bis 60 %) ein Versiegen der Pankreasfistel erreicht werden (Saber et al. 2007).

Sollte sich eine Sepsis mit (Mehr-) Organfunktionsverlust abzeichnen oder bleibt die Drainagebehandlung über mehrere Tage ohne erkennbaren Therapieerfolg, muss eine chirurgische Sanierung diskutiert und in Abhängigkeit von der Schwere der Begleitkomplikationen und Erfolgsaussichten einer Revision abgewogen werden.

In diesem Zusammenhang ist zu bedenken, dass die Verwachsungstendenz ab ca. 14 Tagen nach Ersteingriff deutlich zunimmt und bei einer Revision möglicherweise noch mehr Begleitverletzungen nach sich zieht. Insbesondere bei Hohlorganverletzungen sollte die Indikationsstellung großzügig erfolgen, da die Aussicht auf einen konservativen Therapieerfolg bei Kolonfisteln, insbesondere aber bei Magenfisteln extrem gering ist.

Subphrenischer Abszess

Das Auftreten subphrenischer Abszesse ist relativ häufig (5 %, Horowitz et al. 1996). Sie entstehen durch eine Superinfektion postoperativer Flüssigkeitsmengen oder einer infizierten Pankreasfistel. Klinische Anzeichen sind neben Fieberschüben und einem Anstieg der systemischen Infektparameter häufig reaktive linksseitige Pleuraergüsse. Therapie der Wahl ist neben einer perkutanen Drainage eine breite antibiotische Therapie, bzw. die chirurgische Revision entsprechend den oben genannten Kriterien.

16.2.3 Spezifische postoperative Komplikationen

Komplikationen des Respirationstraktes

Die häufigsten Komplikationen nach erfolgten Milzeingriffen stellen die des Respirationstraktes dar und werden mit einer Prävalenz von 10 bis 20 % beziffert (Winslow et al. 2003; Park et al. 1999). Hierbei kann es im postoperativen Verlauf vermehrt zu Pneumonien, Pleuraergüssen und Atelektasen kommen (vermehrt linksseitig).

Laparoskopisches Vorgehen sowie eine frühzeitige Mobilisierung, kombiniert mit intensiver postoperativer Atemtherapie sind hierbei entscheidende Therapieansätze zur Vermeidung dieser Komplikationen.

Thrombembolische Komplikationen

Thromboembolische Komplikationen treten bei ca. 10 % der Patienten nach einer Splenektomie auf und reichen von Portalvenenthrombosen bis hin zu Lungenembolien (Mohren et al. 2004). Hierbei sind Patienten mit myeloproliferativer Grunderkrankung und Hypersplenismus besonders gefährdet (Winslow et al. 2002; Targarona et al. 2008).

Eine in diesem Zusammenhang besonders gefürchtete Komplikation stellt die Pfortaderthrombose dar, welche je nach Grunderkrankung mit einer Inzidenz von 0,7 bis 17,9 % angegeben wird (Rattner et al. 1993; van't Riet et al. 2000).

Eine postoperative prophylaktische Antikoagulation mittels niedermolekularem Heparin scheint hierbei insbesondere bei Hochrisikopatienten (myeloproliferative Grunderkrankung und Splenomegalie) insuffizient und sollte in diesem Patientenkollektiv frühzeitig mittels Plättchenaggregationshemmern erweitert werden (Chaffanjon et al. 1998). Eine prophylaktische Antikoagulation sollte unabhängig der Grunderkrankung ab einer Thrombozytenzahl ab 500.000 G/L erfolgen.

Sollte es trotzdem zu einer Pfortaderthrombose nach einer Splenektomie kommen, ist eine frühzeitige systemische Heparinisierung des Patienten (Ziel ptt 50 bis 60 Sekunden) indiziert. Hierbei ist der Zeitpunkt der Therapieinitiierung entscheidend (bis zum 10. postoperativen Tag gute Therapieergebnisse, van't Riet et al. 2000), sodass bei Hochrisikopatienten eine routinemäßige, postoperative Doppler-Sonographie diskutiert werden sollte.

Postsplenektomie-Sepsis

Die Postsplenektomie-Sepsis („overwhelming postsplenectomy sepsis", OPSI-Syndrom) ist eine seltene, jedoch sehr gefürchtete Komplikation bei Z. n. Splenektomie.

Zu den Erregern, welche zu diesem Krankheitsbild führen, gehören meist bekapselte Bakterien wie Streptococcus pneumoniae, Haemophilus influenzae und Neisseria meningitides.

Die Inzidenz einer Postsplenektomie-Sepsis wird mit 3,2 % beziffert (Bisharat et al. 2001). Die Mortalitätsrate liegt bei 38 bis 69 % (Davidson und Wall 2001). Zur Vermeidung einer Postsplenektomie-Sepsis sollte präoperativ (3 Wochen vor einer geplanten Splenektomie) eine Impfung gegen Pneumokokken, Meningokokken und Haemophilus influenzae erfolgen.

Im Rahmen einer Notfall-Splenektomie sollten am 14. postoperativen Tag die oben genannten Impfungen erfolgen (Robert-Koch Institut: ► http://rki.de). Asplenische Patienten sollten im weiteren Verlauf jährliche Influenza-Impfungen durchführen lassen.

Literatur

Arnoletti JP, Karam J, Brodsky J (1999) Early postoperative complications of splenectomy for hematologic disease. Am J Clin Oncol 22(2):114–118

Baccarani U et al (1999) Splenectomy in hematology. Current practice and new perspectives. Haematologica 84(5):431–436

Bisharat N et al (2001) Risk of infection and death among post-splenectomy patients. J Infect 43(3):182–186

Boddy AP, Mahon D, Rhodes M (2006) Does open surgery continue to have a role in elective splenectomy? Surg Endosc 20(7):1094–1098

Caprotti R et al (1998) Laparoscopic splenectomy for hematological disorders. Our experience in adult and pediatric patients. Int Surg 83(4):303–307

Casaccia M et al (2010) Putative predictive parameters for the outcome of laparoscopic splenectomy: a multicenter analysis performed on the Italian Registry of Laparoscopic Surgery of the Spleen. Ann Surg 251(2):287–291

Chaffanjon PC et al (1998) Portal vein thrombosis following splenectomy for hematologic disease: prospective study with Doppler color flow imaging. World J Surg 22(10):1082–1086

Coon WW (1990) Iatrogenic splenic injury. Am J Surg 159(6):585–588

Davidson RN, Wall RA (2001) Prevention and management of infections in patients without a spleen. Clin Microbiol Infect 7(12):657–660

Harrison BJ, Glanges E, Sparkman RS (1977) Gastric fistula following splenectomy: its cause and prevention. Ann Surg 185(2):210–213

Hayward CP et al (2012) Approaches to investigating common bleeding disorders: an evaluation of North American coagulation laboratory practices. Am J Hematol 87(Suppl 1):45–50

Horowitz J et al (1996) Postoperative complications after splenectomy for hematologic malignancies. Ann Surg 223(3):290–296

Hugh TB, Coleman MJ, Cohen A (1986) Splenic protection in left upper quadrant operations. Aust N Z J Surg 56(12):925–928

Katkhouda N et al (1998) Laparoscopic splenectomy: outcome and efficacy in 103 consecutive patients. Ann Surg 228(4):568–578

Konstantakos AK et al (1999) Optimizing the management of blunt splenic injury in adults and children. Surgery 126(4):805–812 (discussion 812–3)

MacRae HM, Yakimets WW, Reynolds T (1992) Perioperative complications of splenectomy for hematologic disease. Can J Surg 35(4):432–436

Worni MHHS, Güller U (2013) Elektive Splenektomie bei Erwachsenen – Vorbereitung, Durchführung und Nachbetreuung. Therapeutische Umschau 70(3):171–176

Mohren M et al (2004) Thromboembolic complications after splenectomy for hematologic diseases. Am J Hematol 76(2):143–147

Morgenstern L (1977) The avoidable complications of splenectomy. Surg Gynecol Obstet 145(4):525–528

Pachter HL et al (1998) Changing patterns in the management of splenic trauma: the impact of nonoperative management. Ann Surg 227(5):708–717 (discussion 717–9)

Park A et al (1999) Laparoscopic vs open splenectomy. Arch Surg 134(11):1263–1269

Peitzman AB et al (2000) Blunt splenic injury in adults: Multi-institutional Study of the Eastern Association for the Surgery of Trauma. J Trauma 49(2):177–187 (discussion 187–9)

Qu Y et al (2013) Management of postoperative complications following splenectomy. Int Surg 98(1):55–60

Rattner DW, Ellman L, Warshaw AL (1993) Portal vein thrombosis after elective splenectomy. An underappreciated, potentially lethal syndrome. Arch Surg 128(5):565–569 (discussion 569–70)

Rose AT et al (2000) The incidence of splenectomy is decreasing: lessons learned from trauma experience. Am Surg 66(5):481–486

Saber AA et al (2007) Safety zone for splenic hilar control during splenectomy: a computed tomography scan mapping of the tail of the pancreas in relation to the splenic hilum. Am Surg 73(9):890–894

Targarona EM (2008) Portal vein thrombosis after laparoscopic splenectomy: the size of the risk. Surg Innov 15(4):266–270

Van't Riet M et al (2000) Diagnosis and treatment of portal vein thrombosis following splenectomy. Br J Surg 87(9):1229–1233

Vecchio R et al (2010) How to prevent intraoperative risks and complications in laparoscopic splenectomy. G Chir 31(1–2):55–61

Winslow ER, Brunt LM (2003) Perioperative outcomes of laparoscopic versus open splenectomy: a meta-analysis with an emphasis on complications. Surgery 134(4):647–653 (discussion 654–5)

Winslow ER et al (2002) Portal vein thrombosis after splenectomy. Am J Surg 184(6):631–635 (discussion 635–6)

Wobbes T, van der Sluis RF, Lubbers EJ (1984) Removal of the massive spleen: a surgical risk? Am J Surg 147(6):800–802

Prävention und Therapiemöglichkeiten bei Komplikationen in der Dünndarm- und kolorektalen Chirurgie

Die chirurgischen Eingriffe an Dünn und Dickdarm nehmen in der Viszeralchirurgie meist den zahlenstärksten Anteil der Operationen ein, wodurch sicherlich ein Teil der subjektiv hoch erscheinenden Komplikationsraten zu erklären ist. Andererseits liegt durch die Kombination einer Resektion und Rekonstruktion mittels Anastomose in einem bakteriell kontaminierten Umfeld ein systemimmanentes Risiko vor. Hinzu kommt, dass das Risiko einer lokalen Ischämie mit der Konsequenz einer Fehlheilung oder Insuffizienz nicht für jeden postoperativen Abschnitt schon intraoperativ antizipierbar ist. Aufgrund dessen spielt die Erfahrung und Intuition hierbei eine nicht unwesentliche Rolle bei der Prävention von Komplikationen bei Eingriffen des Dünn- und Dickdarms. Der folgende Buchabschnitt gibt einen Überblick über die speziellen Aspekte der Komplikationsprävention und Behandlung in diesem Bereich.

Komplikationen bei Dünndarmeingriffen

M. Rentsch, M. S. Kasparek, M. Joka

M. Rentsch, A. Khandoga, M. Angele, J. Werner (Hrsg.), *Komplikationsmanagement in der Chirurgie*,
DOI 10.1007/978-3-662-43475-8_17, © Springer-Verlag Berlin Heidelberg 2015

Obwohl Dünndarmresektionen vergleichsweise zu den am häufigsten durchgeführten Eingriffen zählen, ist die Komplikationsrate auch im Vergleich zu kolorektalen Resektionen vergleichsweise gering. Dies liegt im Wesentlichen an zwei Ursachen: die sehr gute Durchblutung und die fast ausnahmslos übersichtlich und spannungsfrei anzulegende Anastomose. Aus der Mobilität resultiert ein weiterer Vorteil: die Nahtverbindungen können häufig über relativ kleine Zugänge oder laparoskopisch angelegt werden, was die Invasivität der Eingriffe begrenzt. Einschränkend steht dem die gelegentlich notwendige Austastung oder komplette schrittweise Exploration des Dünndarms gegenüber, was bei minimalinvasiver Vorgehensweise erschwert sein kann, zumindest aber ein hohes Maß an Erfahrung erfordert. Auch die chirurgische Therapie des Ileus ist unter laparoskopischen Bedingungen anspruchsvoll und nicht unter allen Umständen in einem vernünftigen Verhältnis von Aufwand zu Nutzen realisierbar.

Der Großteil wissenschaftlicher Evidenz zur Dünndarmresektion rührt aus der Behandlung chronisch entzündlicher Darmerkrankungen und kolorektaler Eingriffe mit der Anlage von ösophagojejunalen oder ileokolischen Anastomosen. Weniger Untersuchungen fokussieren auf eine Analyse von Anastomosen zwischen zwei Dünndarmanteilen, wie beispielsweise im Rahmen von Ileostomarückverlagerungen. Die spärliche Anzahl an Untersuchungen zu Dünndarmanastomosen lässt lediglich vermuten, dass die Morbidität derselben allgemein als sehr gering eingeschätzt wird.

Eine besondere Art der Komplikation mit massiven Auswirkungen auf das Leben der Patienten ist das Kurzdarmsyndrom, auf dessen Behandlungsmöglichkeiten in ▶ Abschn. 17.2 gesondert eingegangen wird.

17.1 Spezifische Komplikationen nach Dünndarmeingriffen

17.1.1 Anastomoseninsuffizienz

Mit einer Insuffizienz der Dünndarmanastomosen mit der Folge einer Peritonitis ist in etwa 0,3 % bis 5,5 % der Fälle zu rechen (Kirkpatrick et al. 2003). Verglichen beispielsweise mit der Insuffizienzrate von bis zu 21 % nach Rektumresektionen ist diese Zahl relativ niedrig angesiedelt (Köckerling et al. 1999; Milsom et al. 2009; Boccola et al. 2011). Im Gegensatz zu risikominimierenden Faktoren, die oben bereits erwähnt sind, existieren einige prädisponierende Faktoren, die das Risiko der Insuffizienz erhöhen können. Diese zu identifizieren und ihnen gezielt vorzubeugen kann ein effektiver Schritt zur Risikoprävention darstellen (Morse et al. 2013). Die in nachstehender Tabelle (◘ Tab. 17.1) aufgeführten Risikofaktoren wurden in ihrer Bedeutung redundant in multiplen Studien teilweise oder komplett bestätigt (Kirkpatrick et al. 2003; Saha et al. 2009; Volk et al. 2011), sodass von einer klinischen Relevanz ausgegangen werden kann.

Präoperative Prävention der Anastomoseninsuffizienz

▪ **Risikofaktor Anämie**

Bei planbaren Eingriffen sind eine präoperative Konditionierung mit Optimierung von risikorelevanten Grunderkrankungen sowie ein Ausgleich von vorbestehenden Defizienzen sinnvoll. Daher sollte bei entsprechender kardiopulmonaler Risikokonstellation unbedingt eine Einbindung der Kollegen der entsprechenden Fachbereiche erfolgen, mit dem Ziel einer entsprechenden Vorbereitung und auch begleitenden Betreuung, wie in ▶ Kap. 5 ausgeführt. Eine vorbestehende Anämie ist auszugleichen. Ein klar definierter Grenzwert existiert hierzu nicht, da die Gewebeoxygenierung nur bedingt vom Hämoglobingehalt des Blutes (oder des Hämatokrits) abhängt. Bei einem operativen Eingriff wird entsprechend der Leitlinien der Bundesärztekammer der „Aufrechterhaltung des Sollblutvolumens (Normovolämie)“ erste Priorität eingeräumt. Hierbei wird davon ausgegangen, dass bis zu einem Hämatokrit von 30 % (Hämoglobinwert 10,5–9,5 g/dl = 6,5–5,9 mmol/l) in aller Regel keine Transfusion von Erythrozytenkonzentraten erforderlich und lediglich eine Volumensubstitution notwendig ist. In Abhängigkeit von bekannten Vorerkrankungen ist eine situations-adaptierte Transfusionsindikation zu stellen. In der klinischen Praxis hat sich daher als grob orientierende Faustregel bewährt (auch wenn dies durch physiologische Grundlagen nicht zu untermauern ist) präoperativ einen Hb-Wert von ca. 10 g/dl anzustreben, um hinsichtlich einer intraoperativen Gefährdung einen gewissen Spielraum zu generieren.

▪ **Malnutrition**

Die Optimierung der präoperativen nutritiven Situation wurde bereits andernorts in diesem Buch erörtert. In klinischen Studien wird häufig ein Albuminwert von 3,0 g/dl zur Definition einer Malnutrition herangezogen, was die Ernährungssituation leicht nachvollziehbar in inadäquater Weise simplifiziert. Allerdings sollte ein derartig erniedrigter Albuminwert präoperativ zumindest weiter abgeklärt werden. Wie durch Kuppinger und Mitarbeiter dargestellt, eignet sich insbesondere ein modifiziertes „Nutritional Risk Screening 2002“ (NRS-2002, Kuppinger et al. 2012) als Ausweitung des von der „European Society of Parenteral and Enteral Nutrition“ empfohlenen Ernährungs-Screenings zur Quantifizierung eines ausgleichsbedürftigen nutritiven Defizits. Dieser modifizierte NRS-2000-Score bindet die Variablen Gewichtsverlust, BMI, Allgemeinverfassung und Menge der aufgenommen

Tab. 17.1 Faktoren, die potenziell und nachweisbar das Risiko für eine Anastomoseninsuffizienz erhöhen. Einschränkend ist bei der zitierten Studie zu berücksichtigen, dass sowohl Dünndarm- als auch Dickdarmeingriffe in die Analyse aufgenommen wurden. (Morse et al. 2013)

Risikofaktor	Keine Insuffizienz (n = 644)	Insuffizienz. (n = 38)	p-Wert
Diabetes mellitus	113 (17,6 %)	6 (15,8 %)	0,782
Pulmonale Erkrankung	103 (16,0 %)	11 (29,0 %)	0,045
Kardiale Erkrankung	259 (40,2 %)	16 (42,1 %)	0,818
Akute intraabdominelle Infektion	127 (19,7 %)	13 (34,2 %)	0,032
Albumin < 3,0 g/dl	127 (20 %)	14 (37 %)	0,011
Chemotherapie	29 (4,5 %)	1 (2,6 %)	1,000
Chronische Entzündung	183 (28,4 %)	11 (29 %)	0,944
Steroide	56 (8,7 %)	2 (5,3 %)	0,763
Strahlentherapie	13 (2,0 %)	1 (2,6 %)	0,555
Bluttransfusion	21 (3,3 %)	6 (15,8 %)	< 0,001*
Anastomose unter Spannung	3 (0,5 %)	2 (5,3 %)	0,027*
Keine Drainagen	593 (92 %)	21 (3 %)	< 0,001*
Niereninsuffizienz	59 (9 %)	5 (13 %)	0,445
Notfalleingriff	88 (13,7 %)	9 (23,7 %)	0,203

* signifikant in multivariater Analyse, Cox-Regression

Tab. 17.2 Einstufung des Ernährungsstatus und Schweregrad der Erkrankung zur Ermittlung des Komplikationsrisikos mittels Nutritional-Risk-Sceenings der „European Society for Clinical Nutrition and Metabolism"

Störung des Ernährungsstatus		Schwere der Erkrankung	
Mild Score 1	Gewichtsverlust > 5 % in 2 Monaten oder Nahrungsaufnahme < 50–75 % der normalen Anforderung in der vorausgegangenen Woche	Mild Score 1	Hüftfraktur Chronisch Kranke Patienten mit Komplikation: Zirrhose, COPD, Chronische Hämodialyse, Diabetes, Malignom
Moderat Score 2	Gewichtsverlust > 5 % in 2 Monaten oder BMI 18,5-20,5 und eingeschränktes Allgemeinbefinden oder Nahrungsaufnahme < 25–50 % der normalen Anforderung in der vorausgegangenen Woche	Moderat Score 2	Ausgedehnter abdominalchirurgischer Eingriff Schlaganfall Schwere Pneumonie maligne hämatologische Erkrankung
Schwer Score 3	Gewichtsverlust > 5 % in 1 Monat (ca. 15 % in 3 Monaten) oder BMI < 18,5 und eingeschränktes Allgemeinbefinden oder Nahrungsaufnahme < 0–25 % der normalen Anforderung in der vorausgegangenen Woche	Schwer Score 3	Schädeltrauma Knochenmarkstransplantation Intensivpatient (Apache > 10)

Score + Score = Gesamt-Score

Nahrung ein und kategorisiert diese mit 1 bis 3 Punkten (Kondrup et al. 2003; Tab. 17.2).

Klassischerweise wird dann ab einem Wert von 3 in geringes oder hohes Ernährungsrisiko unterschieden, während dies nach Kuppinger et al. schon ab einem Wert von größer/kleiner 2 empfehlenswert erscheint, wobei die Entwicklung einer postoperativen Komplikation die Zielvariable der GLM-Analyse darstellte. Allerdings waren in der Analyse gastrointestinale Eingriffe nicht erfasst, wenngleich wir von einer Übertragbarkeit der Situation ausgehen. Dennoch wird die präoperative nutritive Nahrungsergänzung empfohlen.

Zu diesem Zweck führen wir bei Patienten mit einem NRS-2002 von >2 zusätzlich zur normalen Kost eine additive enterale Ernährung beispielsweise mit 3-mal 200 ml Impact® oder einem ähnlichen Präparat durch.

Häufig ist es zeitlich präoperativ nicht möglich, nutritive Konditionierung vorzunehmen. Dennoch ist unser Empfinden, dass ein Vorteil durch eine kurze Zusatzernährungsphase zwar kaum messbar sein wird, jedoch auch kein Schaden hierdurch hervorgerufen werden kann. Die ökonomische Belastung hierdurch dürfte eine untergeordnete Rolle spielen.

Der bis unmittelbar vor der Operation gestatteten Ernährung stand lange das Paradigma einer präoperativen Darmreinigung und Nahrungskarenz gegenüber. Schon früh war jedoch klar, dass die bakterielle Besiedelung des Darms durch die Darmreinigung nicht signifikant zu beeinflussen ist. Die mittlerweile vorliegenden Erkenntnisse zur Fast-Track-Chirurgie widerlegen die Sinnhaftigkeit einer Darmreinigung mittels antegrader Darmspülung speziell vor Dünndarmeingriffen.

Spezifische Diagnostik zur präoperativen Risikostratifizierung und -minimierung

Wie weiter unten erläutert stellt die Ileostomarückverlagerung einen Großteil der Dünndarmeingriffe dar. Gerade bei diesem Eingriff ist in der Regel der distal vom Ileostoma gelegene Darmabschnitt voroperiert, daher liegen primär bei einem Patienten, dessen Darmpassage in diesem Abschnitt ausgeschaltet ist, keine Informationen darüber vor, inwieweit in diesem Bereich stenosierende oder fistulierende Prozesse vorliegen. Aufgrund dessen muss bei elektiven Ileostomarückverlagerungen eine exakte Information über diesen distalen Darmabschnitt vorliegen. Wir führen wie auch viele andere Zentren eine Abklärung in zwei Schritten durch:

- Zum einen wird der distale Darmschenkel ab dem Stoma mittels kontrastmittelverstärkter Röntgendiagnostik dargestellt, um Stenosen und/oder Leckagen auszuschließen.
- Zum anderen wird die Anastomose mit Rektoskopie, Sigmoidoskopie („Kurzkoloskopie") oder Koloskopie eingespiegelt, um eine Information über den luminalen Lokalbefund im voroperierten Darmabschnitt zu erhalten.

Intraoperative Prävention und Behandlung

Anastomosentechnik und Konfiguration

Bereits seit den 60er-Jahren wird in der Literatur über Untersuchungen zur Technik und Konfiguration von gastrointestinalen Anastomosen berichtet. Vorweg sei an dieser Stelle genommen, dass sich keine der möglichen Konfigurationen eindeutig durchsetzen konnte – mit dem Resultat, dass nach wie vor verschiedene „Schulen", hauptsächlich von Tradition getragen, nebeneinander existieren.

In den späten 60er-Jahren fokussierten die Studien hauptsächlich auf die Auswirkungen der Eversion und Inversion der einzelnen Darmschichten – was aus heutiger Sicht große Verwunderung auslösen dürfte. Zusammenfassend ergab sich, dass die möglichst dichte Serosa-Adaption die bakterielle Kontamination der Anastomosenregion und damit septische Komplikationen zu reduzieren vermag (Hearn und Cohn 1970).

Des Weiteren wurden folgende technische Fragestellungen zur Anastomosenkonfiguration adressiert, die sich häufig nicht klar voneinander trennen lassen:

- **Einreihige versus zweireihige Naht**: Die zweireihige Naht stellte lange Zeit den Standard dar und wurde immer für die sicherere Variante gehalten. Die hypothetischen Vorteile liegen in einer besseren Übersichtlichkeit, einer Flexibilität der Lumenweite und einer „doppelten" Abdichtung. Allerdings hat sich in mehreren Studien, hierunter auch mehrere Metaanalysen (Sajid et al. 2012; Burch et al. 2000) mittlerweile die Erkenntnis durchgesetzt, dass bezüglich Anastomoseninsuffizienz und Komplikationen zumindest keine Nachteile durch die ein- oder zweireihige Nahttechnik entstehen. Hinsichtlich potenzieller Lumeneinengung (geringere Wulstbildung, Operationsdauer und Kosten besteht ein unzweifelhafter Vorteil der fortlaufenden, einreihigen Naht. Zusätzlich scheint die Gefahr einer lokalen Ischämie und ungleichen Zugverteilung im Gegensatz zur Einzelknopfnaht geringer (Sajid et al. 2012; Shikata et al. 2006). Dennoch sind die Ergebnisse bisher mit Zurückhaltung zu interpretieren, da randomisierte kontollierte Studien zu diesem Aspekt nicht existieren.
- **Einzelknopf versus fortlaufende Naht**: Abgesehen von den Studien, die mit der Analyse einer ein- vs. zweireihigen Naht gleichzeitig die Frage einer Einzelknopfnaht vs. fortaufender Naht untersuchten, existieren nur beschränkt experimentelle Untersuchungen zu Auswirkungen der lokalen Ischämie auf die Anastomosenheilung. Hier zeigt sich zumindest kein Unterschied im Auftreten von Leckagen oder lokal septischen Komplikationen (Daams et al. 2013).
- **End-zu-End- vs. Seit-zu-Seit-Anastomose**: Auf dem Boden einer Vielzahl von klinischen Studien, auch hierunter wieder Metaanalysen (Simillis et al. 2007; Guo et al. 2013; Resegotti et al. 2005; Milsom et al. 2001), erscheint die End-zu-Seit- bzw. die Seit-zu-Seit-Anastomose etwas günstiger bezüglich Anastomoseninsuffizienzen bei Morbus Crohn, aber auch bei Rückverlagerungen von Ileostomata zu sein. Hierfür können hypothetisch mehrere Charakteristika der Anastomose ursächlich sein: zum einen ist eine Einengung durch Wulstbildung im Bereich der Naht deutlich unwahrscheinlicher, die Weite der Anasto-

17

mose kann frei bestimmt werden. Dies verhindert die Obstruktion mit Distension des Nahtbereiches (und damit lokaler Hypoperfusion und Gefahr der Heilungsstörung). Des Weiteren ist die Durchblutung über die mesenteriale Gefäßversorgung bei einer Seit-zu-Seit-Anastomose nicht kompromittiert, was bei einer End-zu-End-Anastomose zumindest in minimalem Umfang zwangsläufig der Fall ist. Den vorliegenden Studien haftet jedoch der Nachteil an, dass keine scharfe Trennung zwischen Anastomosenkonfiguration und -technik vorliegt. Dies bedeutet, dass die End-zu-End-Anastomosen meist mittels Handnaht und die Seit-zu-Seit-Anastomosen meist als Staplernaht durchgeführt wurden.

- **Handnaht vs. Stapler-Naht**: Unter der Prämisse, dass möglicherweise wie erwähnt die Anastomosenkonfiguration und weniger die Technik für die Vorteile der Staplernaht ursächlich ist, kann die Staplernaht als geringfügig sicherer hinsichtlich der Prävention von Anastomoseninsuffizienz und septischen Komplikationen eingestuft werden (Simillis et al. 2007; Goulder und Bowel 2012).

Drainage – ja oder nein?

Für die Drainagenanlagen bei Dünndarmresektionen gelten die gleichen Grundsätze wie generell. Es muss daher zwischen prophylaktischen und therapeutischen Drainagen unterschieden werden. In diesem Zusammenhang ist die Anlage einer therapeutischen Drainage zur Ableitung von infiziertem Sekret oder Pus, Galle oder auch Hämatom allgemein akzeptiert und wird generell favorisiert. Kontrovers wird jedoch die Anlage von prophylaktischen Drainagen diskutiert und dem entsprechend auch uneinheitlich und von klinikeigener Philosophie geprägt.

Prinzipiell kommen unter den aktiven bzw. passiven und offenen, halboffenen und geschlossenen Systemen im Rahmen der Dünndarmchirurgie in aller Regel nur die beiden letztgenannten, die Easy-Flow und Robinson-, bzw. Blake-Drainagen zum Einsatz. Allerdings ist die Notwendigkeit hierzu bei elektiven Dünndarmeingriffen nicht gegeben. Dies gilt auch für den risikolosen Blindverschluss des Duodenalstumpfes bei Magenresektionen (Campion et al. 1988). Anders ist die Lage bei kompliziertem Duodenalverschluss wegen vorbestehender Perforation und/oder naher Malignom-Lagebeziehung einzustufen. Hier kann die Drainage durchaus sinnvoll und nützlich sein, gerade bei der Entwicklung von sehr kleinen Insuffizienzen in diesem Bereich, die eventuell eine Revisionslaparotomie unter diesen Umständen abwenden kann.

Bei Dünndarmoperationen wegen eines Ileus oder einer segmentalen Ischämie kann sich die Intention der Drainagenanlage ändern. Es ist davon auszugehen, dass – auch wenn als solches makroskopisch keine Entzündung vorliegt – bei einer Ileuserkrankung eine bakterielle Translokation stattfindet, die im Extremfall zu einer Peritonitis führen kann. Bei Vorliegen einer diffusen Peritonitis ist die Anlage von Drainagen sehr umstritten, da die Abdominalhöhle ohnehin nicht vollständig drainiert werden kann. Aus theoretischen Überlegungen erscheint jedoch eine Drainage der tiefsten Punkte des Abdomens (Douglas-, Morrisson- und Koller-Pouch) sinnvoll, um hier entzündliches oder kontaminiertes Exsudat, welches sich an diesen Punkten sammelt, abzuleiten und eine Abszedierung zu vermeiden. Allerdings existiert hierzu keinerlei belastbare Evidenz.

Auch für ileokolische Anastomosen ist die Evidenzlage ähnlich, eine Drainagenanlage ist letztlich nur bei schon primär infizierten OP-Feld durch Abszesse oder lokalisierter Peritonitis zu rechtfertigen, in klinischen Studien konnte kein Vorteil einer Drainagenanlage bei kolorektalen Eingriffen festgestellt werden (hierunter werden die ileokolischen Anastomosen subsummiert) (Hagmüller 1990; van Goor 2007).

Definitiv kann jedoch festgehalten werden, dass eine Drainage bei Dünndarmoperationen eine Anastomoseninsuffizienz keinesfalls verhindert, sie kann lediglich eine Peritonitis oder Abszedierung - sofern schon vorbestehend, sinnvoll behandeln oder zu einer früheren Diagnose einer aufgetretenen Anastomoseninsuffizienz führen.

Adhäsiolyse distal von Anastomosen

Eine mechanische Obstruktion im intestinalen Abstrom distal einer Nahtverbindung wird sich immer kontraproduktiv auf die Heilung der Anastomose auswirken (van Goor 2007; Ten Broek et al. 2013). Obwohl hierfür keine Evidenz aus der Literatur zu gewinnen ist, sollte intraoperativ aus unserer Sicht eine sorgfältige Adhäsiolyse des gesamten Dünndarms erfolgen. Dies kann mitunter sehr zeitaufwendig sein, gelegentlich ist auch eine Trennung der verklebten und vernarbten Strukturen unmöglich, sodass weitere Resektionen mit Anastomosen und Übernähungen erforderlich sind. Bei ausgeprägten Adhäsionen kann teilweise durch die Verabreichung von Kochsalzlosung mit einer Knopfkanüle zwischen die zu trennenden Darmabschnitte vereinfacht werden, um eine sichere Präparationsschicht zu finden.

Die Adhäsiolyse dient in dieser Situation lediglich der Abwendung von Folgekomplikationen wie Anastomoseninsuffizienz oder Fistelbildungen im gestauten proximalen Darmabschnitt. Eine dauerhafte Verhinderung von Rezidivadhäsionen ist hierdurch nicht zu erreichen. Rezidivadhäsionen können den Metaanalysen zufolge durch den Einsatz spezieller barriereblockierender Agenzien (Hyaluronsäure/Carboxymethylzellulose-Membrane und 0,5 % Eisenhyaluron-Gel) verhindert werden, wobei in diesen Analysen klar wird, dass für Dünndarmeingriffe der Effekt marginal ist und die langfristigen Vorteile offensichtlich vor allem nach pelvinen Eingriffen auftreten.

Sollte eine Adhäsiolyse trotz aller technischen Maßnahmen unmöglich sein (beispielsweise bei Tumorummauerung distaler Abschnitte), muss ein Stoma angelegt werden.

Vor Verschluss des Abdomens sollte der gesamte Darm nochmals durchgemustert werden, um zum einen eventuell übersehene Verwachsungen noch zu lösen und vor allem um mögliche Verletzungen oder Deseriosierungen des Darmes zu erkennen und übernähen zu können.

Postoperative Therapie

In der postoperativen Phase sind im Wesentlichen zwei Aspekte zur Prävention einer Anastomoseninsuffizienz zu beachten. Diese sind einerseits die Prävention eines Subileus oder Ileus, da dieser zu einer Distension des intestinalen Abschnitts führt und zu einer Verminderung der mikrovaskulären Perfusion, was die Heilung der Anastomose gefährdet.

Des Weiteren scheint eine frühe enterale Ernährung einer der Schlüssel zur raschen Heilung der Anastomose zu sein (Lewis et al. 2009; Mazaki und Ebisawa 2008), wenngleich nicht alle Arbeiten den spezifischen positiven Einfluss der frühen enteralen Ernährung auf die Anastomosenheilung nachvollziehen konnten.

Die enterale Ernährung sollte binnen 6 bis 24 Stunden beginnen, zunächst in Form von Flüssigkost. Auch gesüßte Flüssigkeiten können in dieser Situation eine enterale Ernährung substituieren, von Vorteil ist jedoch eine Ernährung mit flüssigen Nahrungsbestandteilen wie zum Beispiel mittels Trinknahrung. Diese Erkenntnisse finden sich im Konzept der Fast-Track-Chirurgie wieder, welches im Rahmen von Dünndarmeingriffen sicherlich in den meisten Fällen gerechtfertigt und auch praktikabel ist.

Sollte sich eine Insuffizienz manifestieren, gibt es zur operativen Revision kaum Alternativen (▶ Sektion IX Intensivmedizin). Intraoperativ muss abgewogen werden, ob die Anastomose neu angelegt werden kann, oder beispielsweise bei einer ausgeprägten Peritonitis, Immunsuppression oder Kreislaufinstabilität des Patienten eher eine Ausleitung des Darmabschnitts als Stoma erfolgen sollte, um weitere gegebenenfalls lebensbedrohliche Komplikationen zu vermeiden.

17.1.2 Blutung

Präoperative Diagnostik und Prävention

Liegt präoperativ eine Blutung aus dem zu resezierenden Dünndarmabschnitt vor, muss einerseits überprüft werden, ob die Gerinnungssituation nicht verbessert werden kann oder – falls eine zeitnahe Operation aus anderen Gründen nicht möglich ist – die Blutung endoskopisch erreicht und gestillt werden kann. Präoperative Gefäßokklusionen bei stark durchbluteten Dünndarmtumoren per Angiographie machen keinen Sinn, da die Blutgefäßversorgung des Dünndarmes über Kollateralen eine suffiziente Drosselung des Zuflusses nicht zulässt.

Intraoperative Prävention

Wie bei jedem operativen Eingriff ist auch bei Dünndarmeingriffen eine subtile Präparationstechnik und Blutstillung unabdingbar. Beim Absetzen des Mesenteriums sollte durchweg auf eine suffiziente Ligaturtechnik geachtet werden, wobei diese sinnvollerweise mittels Ligatur oder Durchstichligatur erfolgen sollte.

Die Anastomosennahttechnik unter Mitnahme eines minimalen Mukosasaums bei hauptsächlicher Fassung von seromuskulärem Gewebe stoppt in der Regel kleine Darmwandblutungen. Diese können auch hochselektiv mittels Elektrokoagulation unter Zuhilfenahme von sehr feinen Pinzetten vorgenommen werden, wobei die bipolare Koagulation weniger Umgebungseffekt hervorruft. Bei zweireihiger Nahttechnik kann nur die innere, seromuskuläre Nahtreihe zur Blutungskontrolle beitragen.

Weniger kontrollierbar hingegen sind verzögerte Anastomosenblutungen, die meist durch eine lokale Arrosion der Mukosa im Nahtbereich hervorgerufen werden. Hier können die oben dargestellten Strategien gegen eine Anastomoseninsuffizienz zu einer Prävention beitragen, ohne dass hierfür wissenschaftliche Daten zu Verfügung stehen.

Behandlung postoperativer Blutungskomplikationen

Prinzipiell muss nach Dünndarmeingriffen zwischen Blutungen in das Abdomen oder in die Bauchdecke und Anastomosenblutungen in das Darmlumen unterschieden werden. Um beide konservativ oder operativ beherrschen zu können, müssen Gerinnungsstörungen, wie sie zum Beispiel bei Leberzirrhose, nach großen Eingriffen oder in der Sepsis vorkommen konsequent und nachhaltig ausgeglichen werden. Kommt es hierunter nicht zu einem Sistieren der Blutung, muss über andere Behandlungsmöglichkeiten nachgedacht werden. Bei Blutungen in die Bauchhöhle, die sich meist bereits durch vermehrte freie Flüssigkeit in der Sonographie bei gleichzeitigem Hb-Abfall nachweisen lassen, wird dann in der Regel eine Revisionsoperation mit entsprechender Blutstillung notwendig. Doch auch wenn es unter Gerinnungssubstitution zum Sistieren einer abdominellen Blutung kommt, muss spätestens nach Optimierung der Gerinnung und Stabilisierung des Patienten über eine Revisionsoperation zur Hämatomausräumung nachgedacht werden, unter anderem um eine Superinfektion des Hämatoms zu vermeiden.

Bei Blutungen aus Dünndarmanastomosen, die häufig erst einige Tage postoperativ auftreten, gestaltet sich die

Therapieplanung häufig schwieriger, da die Anastomosen meist endoskopisch schlecht zugänglich sind und andererseits die operative Revision in aller Regel die Aufhebung und Neuanlage der Anastomose bedingt. Prinzipiell können Anastomosen im oberen und ganz distalen Dünndarm sowie Anastomosen zwischen Dünndarm und Ösophagus, Magen oder Kolon meist endoskopisch erreicht werden.

Ein Versuch der endoskopischen Blutstillung dort bietet sich vermutlich vor allem dann an, wenn die Anastomose schon mindestens fünf Tage alt ist, da dann das Risiko einer durch die Endoskopie verursachten Anastomoseninsuffizienz vermutlich geringer ist. Es sei jedoch darauf hingewiesen, dass es zu dem richtigen Zeitpunkt für eine derartige Intervention keinerlei Daten gibt. Ist eine Anastomose endoskopisch nicht erreichbar und die Anastomosenblutung anders nicht zu kontrollieren, bedarf es in aller Regel der operativen Revision mit zumindest teilweiser Auflösung der Anastomose, Identifikation der Blutungsquelle, Blutstillung und Neuanlage der Anastomose.

17.1.3 Anastomosenstenose

Zur Problematik einer Anastomosenstenose nach Dünndarmresektion fokussiert die Literatur in aller erster Linie auf zwei Situationen: erstens die Rückverlagerung von Ileostomata als sehr frühes Ereignis nach Operation und die Stenosenentwicklung bei Anastomosen nach Dünndarmresektion bei Morbus Crohn als mittel- bzw. langfristige Komplikation. In einer Studie mit 127 Patienten mit gemischten Diagnosen wird bei einer Gesamtkomplikationsrate von 33 % die Obstruktionsrate (die eine Stenose vermuten lassen) mit 4,6 % beziffert (Garcia-Botello et al. 2004). Diese Zahlen decken sich mit älteren Daten (5 % Obstruktion) von Phang und Mitarbeitern der University of Minnesota an 366 Patienten nach Ileostomarückverlagerung bei gemischten Diagnosen (Phang et al. 1999).

Präoperative Prävention

Nachdem auch bei Stenosen in aller Regel eine Inflammation im Bereich der Nahtverbindung auf dem Boden von Mikroinsuffizienzen oder lokaler Ischämie postuliert werden kann, können die allgemeinen Empfehlungen zu präoperativen Konditionierung mit dem Ziel der Vermeidung von Komplikationen bei Dünndarmanastomosen auf die Situation der Stenosenprävention übertragen werden.

Intraoperative Prävention und Therapie

Meist wird bei einer entsprechenden Stenosensymptomatik ein fehlerhaftes chirurgisch technisches Vorgehen unterstellt. Allerdings wird jeder Operateur alles daran legen, eine offene und weite Anastomose anzufertigen, die nach Komplettierung der Naht manuell durch eine „bidigitale" Austastung der Lumenweite der Anastomose gut verifizierbar ist. Jede Anastomose wird postoperativ eine inflammatorische Reaktion aufweisen, was zur Konsequenz hat, dass diese in gewissem Umfang unkalkulierbare Lumeneinengung antizipiert werden muss. Ebenso können durch eine gute Strategie (weniger durch das rein technisch-manuelle Vorgehen) Anastomosen intraoperativ so angelegt werden, dass die Wahrscheinlichkeit eine Stenosenenge reduziert wird.

- **Zu den strategischen Manövern zählen:**
  - **Spannungsfreiheit der Anastomose**: durch Spannung auf der Anastomose kann eine mechanische Verziehung, eine Rotationen oder eine lokale Ischämie provoziert werden. Alle diese Faktoren können mittelfristig durch eine vermehrte Narbenbildung im Bereich der Anastomose zu einer manifesten Stenose führen. Bei Dünndarmanastomosen mit großen Laparotomien stellt dies in der Regel kein Problem dar, es sei denn die Mesowurzel ist durch entsprechende zugrundeliegende Erkrankungen stark verkürzt. Demgegenüber können aber massiv Verwachsungen und ein kleiner Zugang, wie zum Beispiel bei der Ileostomarückverlagerung oder bei laparoskopisch assistierten Operationen bei adipösen Patienten die Möglichkeit einer spannungsfreien Anastomose konterkarieren. Gegebenenfalls muss deshalb die Adhäsiolyse ausgedehnt oder der Zugangsweg erweitert werden, um die Spannungsfreiheit der Anastomose sicher zu stellen und die Gefahr einer möglichen Anastomoseninsuffizienz zu minimieren.
  - **Gewährleistung optimaler Durchblutung**: Wenngleich selbstverständlich bläulich livide Darmabschnitte nicht anastomosiert werden dürfen, so ist die tatsächliche Güte der Darmperfusion bei grenzwertiger Gesamtdurchblutung intraoperativ weiterhin schwer abzuschätzen. Mehrere starke Blutungen aus der Submukosa und Mukosa des frisch durchtrennten Dünndarms sprechen in der Regel für eine gute Darmperfusion. Ist dies nicht der Fall, muss gegebenenfalls nochmal nachreseziert werden. Teilweise treten livide Verfärbungen im Bereich der Anastomose erst nach Fertigstellung derselben auf. In diesen Fällen ist dringend zu empfehlen nochmals nach zu resezieren und die Anastomose neu anzulegen.
  - **Schaffung primär ausreichender Lumenweite:** Obwohl die Lumenweite nach einhelliger Auffassung und aufgrund allgemeiner Logik bei einer Seit-zu-Seit-Anastomose größer sein müsste als bei einer End-zu-End- oder End-zu-Seit-Anastomose, kann in o. g. Studien bei nicht entzündlichen Darmerkrankungen kein Unterschied zwischen den Techniken hinsichtlich des Auftretens einer Stenose festgestellt

werden (▶ Abschn. 17.1.1). Dies mag z. T. durch eine Einengung der Lumina an den Umschlagspunkten der Nähte von Rückwand auf Vorderwand bei der Seit-zu-Seit-Technik bedingt sein, da an diesen Punkten das lichte Lumen in axialer Richtung des Darmes dennoch eingeengt sein kann.

Behandlung der Anastomosenstenose

Sofern intraoperativ unter Berücksichtigung der aufgezeigten Kriterien gearbeitet wird, sollte eine Stenosenbildung weitestgehend ausgeschlossen sein. Für die Behandlung von längerfristig doch auftretenden Stenosen existieren Fallberichte, in denen eine Ballondilatation Abhilfe geschafft hat. Andererseits dürften Dünndarmanastomosen in den allermeisten Fällen aufgrund ihrer Lage einer entsprechenden Maßnahme gar nicht zugänglich sein. Aus diesem Grund ist bei entsprechender Klinik und gegebenenfalls Nachweis einer narbigen Stenose in der MRT-Untersuchung nach Sellink nicht selten die Resektion mit Anastomosenneuanlage indiziert.

17.1.4 Adhäsionen und Bridenbildung

Präoperative Ausgangslage

Nach jedem operativen Eingriff mit Eröffnung des Peritoneums kann es zum Auftreten von intraabdominellen Verwachsungen kommen, welche durch das Trauma an sich, aber auch durch Infektionen und deren Abwehr verursacht werden, weshalb eine Kontamination der Bauchhöhle bei der Operation oder eben auch im Rahmen von Komplikationen vermieden werden sollte (van Goor 2007). Auch wenn das Ausmaß der Verwachsungen mit dem operativen Trauma zu korrelieren scheint, so treten diese trotzdem auch nach minimalinvasiven Eingriffen auf und können zum Beispiel durch einen Bridenileus klinisch apparent werden.

Präoperativ lässt sich die Entwicklung von postoperativen Verwachsungen weder beeinflussen noch lässt sich deren spätere Ausprägung und deren klinische Relevanz hervorsagen. Die ökonomische Bedeutung dieser Problematik ist enorm. Nach Hochrechnungen aus dem Jahr 1996 aus den USA forderten die Hospitalisierungen wegen Adhäsiolysen mehr als 700 Millionen Dollar. Mehr als 300.000 Patienten werden seither jährlich wegen Adhäsionsproblemen und Dünndarmadhäsionen chirurgisch behandelt (Ray et al. 1994). Hinzu kommen Behandlungen, die nach Voroperationen (z. B. bei Endometriose) wegen Infertilität auf dem Boden von Verwachsungen vorgenommen werden. Gerade aus dem gynäkologischen Sektor existieren einige Arbeiten, die sich spezifisch mit Adhäsionen und deren Prävention beschäftigen.

Eine prinzipielle Maßnahme zur Prävention von Adhäsionen, insbesondere in der frühen postoperativen Phase, stellt daher die möglichst kritische Indikationsstellung zu operativen Revisionen dar. Auch wenn erhebliche interindividuelle Unterschiede in der Neigung zur Entwicklung von Adhäsionen bestehen, zeigt der klinische Alltag, dass repetitive Laparotomien zu einer Zunahme von Adhäsionen führen, die schließlich dazu führen können, dass weitere Revisionsoperationen und Adhäsiolysen technisch unmöglich werden. In diesen Fällen kann es nötig sein, Patienten mit nicht mehr chirurgisch versorgbaren Fisteln über lange Zeit konservativ zu behandeln (◘ Abb. 17.2), bis die Adhäsionen sich derart organisiert haben, dass frühestens nach drei Monaten, besser jedoch nach einem halben Jahr oder Jahr, eine entsprechende Adhäsiolyse wieder einigermaßen risikoarm durchgeführt und das zugrunde liegende Problem erfolgreich chirurgisch angegangen werden kann.

Intraoperative Prävention und Behandlung

Sorgsame Gewebebehandlung zur Vermeidung von Mikrotraumen und damit assoziierter posttraumatische Inflammation ist eine Grundvoraussetzung zur Prävention von Adhäsionen. Die Grundsätze sind in den sog. Halsted-Prinzipien zusammengefasst (W. S. Halsted 1852–1922).

Halsted-Prinzipien:
- Schonende Behandlung der Gewebe
- Gute Hämostase (Blutstillung)
- Erhaltung der Blutgefäßversorgung
- Strenge Asepsis
- Keine Spannung im Gewebe
- Sorgfältige Apposition von Geweben
- Verhinderung von Toträumen

Überträgt man die aktuellen Empfehlungen der Fachgesellschaften für Gynäkologie, die sich an diesen Prinzipien orientieren, beinhaltet dies auch die Anwendung laparoskopischer Techniken, wenngleich dies nicht bei allen Dünndarmeingriffen sinnvoll und möglich ist.

Des Weiteren wurde vermutet, dass Blutüberreste, aber auch nekrotische Gewebereste intra-abdominell zu postoperativen Verwachsungen führen können, sodass eine akribische Hämostase positiv beitragen kann. Hierbei ist jedoch eine flächige Elektrokoagulation zu vermeiden, da diese wiederum zu Nekrosen führt. Stattdessen sollte eine möglichst gezielte Blutstillung erfolgen.

Die Gesamtoperationsdauer sollte möglichst kurz gehalten sein und die Austrocknung von Gewebe möglichst reduziert werden, beispielsweise durch den Einsatz feuchter Bauchtücher. Fremdmaterial sollte so sparsam wie möglich eingesetzt werden. Sofern möglich sollte – wie im Fall

17

von Klammernahtmaterialien – eine Peritonealisierung erfolgen. Empfehlenswert ist weiterhin die Verwendung von stärke- und latexfreien Handschuhen (Robertson et a. 2010; de Wilde 1991; Arung et al. 2011).

Pharmakologische Ansätze beinhalteten die systemische und lokale Applikation von antiinflammatorisch und antithrombotisch wirksamen Substanzen. Hierzu zählen Steroide, unselektive und selektive Cyclooxygenase-Inhibitoren, Heparin und „tissue plasminogen activator" (t-PA; Brochhausen et al. 2012). Wenngleich zu allen Ansätzen überzeugende tierexperimentelle Daten vorliegen, so konnten diese bislang kaum in klinischen Studien wiederholt werden. Aus diesem Grund konnte sich bislang keiner dieser Ansätze im klinischen Alltag etablieren. Des Weiteren existieren mittlerweile eine ganze Reihe von spezifischen Adhäsionsinhibitoren (◘ Tab. 17.3).

Die Kombination Hyaluronsäure/Carboxymethylzellulose (HA/CMC) scheint in einer Metaanalyse unter Berücksichtigung der gegenwärtigen kontrolliert-randomisierten Studien einen Vorteil hinsichtlich der Ausbildung von Adhäsionen zu bieten. Dieser lässt sich für den Einsatz Eisenhyaluron-Gel bisher nicht nachvollziehen. Demgegenüber konnte in einer randomisierten Studie mit dem Vergleich von Patientinnen (n = 37), die wegen Endometriose behandelt wurden, ein adhäsions-präventiver Effekt von CMC plus Polyethyleneoxid (PEO) beobachtet. Für Polyethylenglycol-Spray und regenerierte oxidierte Glukose ist die Datenlage unklar, so dass der Einsatz unter dem Aspekt der Adhäsionsprävention derzeit zweifelhaft bleibt. Der möglichst flächendeckenden Rekonstruktion und auch dem Verschluss des Peritoneums im chirurgischen Zugangsbereich wurde in der Vergangenheit große Bedeutung zur Prävention des Peritoneums beigemessen. In einer Cochrane-Metaanalyse (Gurusamy et al. 2013) konnte diese Annahme klar widerlegt werden. Dies bedeutet, dass die peritoneale Integrität so weit als möglich unangetastet bleiben sollte, um Adhäsionen zu vermeiden. Eine spätere Rekonstruktion des Peritoneums erscheint den Daten zufolge nutzlos.

Sofern bereits nach Voroperation Adhäsionen vorliegen, müssen diese möglichst sorgsam mit dem Ziel der Vermeidung von Deperitonealisierungen (Peritoneum viszerale) vorgenommen werden. Hierbei erlangen die Halsted-Prinzipien noch größeren Stellenwert. Diese können selbstverständlich auch im Rahmen von laparoskopischen Eingriffen erfolgen. Allerdings liegen kontroverse Studiendaten vor, was die Neubildung von Adhäsionen bei offener vs. laparoskopischer Operation betrifft. Der CO_2-Insufflation *per se*, der Gastemperatur, dem Druck des Pneumoperitoneums sowie der Dauer der Laparoskopie werden proadhäsive Effekte bescheinigt, allerdings zeigt die Mehrzahl an randomisierten klinischen Studien eine reduzierte Tendenz zu Verwachsungen nach laparoskopischem Vorgehen.

◘ Tab. 17.3 Strategien zur Prävention von Adhäsionen; bislang erprobte Substanzen zur Adhäsionsprophylaxe – experimentell und klinisch. Die theoretischen Wirkmechanismen sind unterschiedlich fundiert

Vermuteter Mechanismus	Strategie
Reduktion des peritonealen Schadens	Laparooskopische Chirurgie minutiöse Präparationstechnik 32 % Dextran 70 Spülung Polividone-Lösung
Vermeidung von Fibrinbildung	Heparin Adenosin
Vermeidung der Entzündungsreaktion	Cortikosteriode NSAID Pentoxifyline Calcium-Kanal-Blocker Vitamin E
Förderung der Fibrinolyse	Streptokinase Urokinase rekombinanter tPA
Verhinderung der Fibrin-Organisation/Kollagenablagerung	Halofuginon
Separierung der geschädigten Gewebeflächen	32 % Dextran 70 amniotische Membran Silikone modifizierte oxidierte regenerierte Zellulose (Interceed) Polytetrafluoroethylen (Preclude) Hyaluron-basierte Membran (Seprafilm) Polylactid-Co-Glycolid (PLGA) Polylaktischer Säurefilm (SurgiWrap)

Bei offener Adhäsiolyse kann sich die Trennung der Verwachsungsgewebeanteile deutlich voneinander unterscheiden. Die Verwendung von Elektrokoagulation zur Trennung der Gewebeschichten birgt den Vorteil einer deutlich „blutärmeren" Dissektion gegenüber der einfachen scharfen Durchtrennung, allerdings ist hierbei das Risiko okkulter, erst sekundär relevanter, Darmwandläsionen, die sich in Fisteln und/oder Abszessen äußern können, erhöht. Bei sehr indurierten Verwachsungen die nur minimalen Raum für eine scharfe Trennung lassen, kann die Gewebeschicht durch Einbringen von steriler Ringer- oder Kochsalzlösung zwischen die Gewebeschichten aufgeweitet werden, was die Durchtrennung erleichtert (◘ Abb. 17.1a,b).

Wenn der Zeitpunkt der Lösbarkeit von Verwachsungen überschritten ist, muss auf eine Adhäsiolyse zunächst verzichtet werden und der Fokus auf den Zeitgewinn für ein Intervall von einigen Monaten gelegt werden, um eine eventuelle Adhäsiolyse zu einem späteren Zeitpunkt vornehmen zu können.

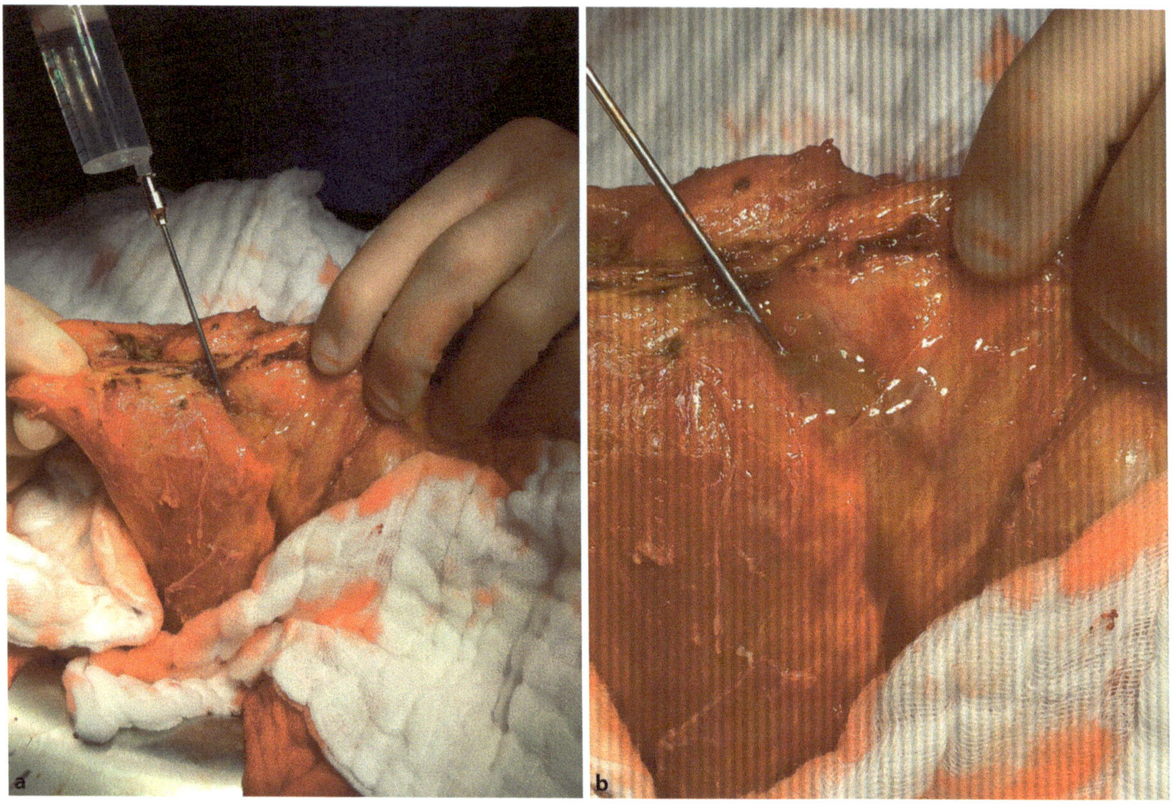

Abb. 17.1a,b Durch Einbringen von Kochsalzlösung o. ä. zwischen die stark adhärenten Darmschlingen mit Knopfkanüle können die Darmwände voneinander separiert werden, sodass eine Trennung im Rahmen der Adhäsiolyse unproblematischer werden kann

Nicht selten ist diese Situation von Fistelbildung oder der Notwendigkeit einer offenen Abdomenbehandlung begleitet. Dies erfordert entsprechend der klinischen Situation ein ausgewogenes parenterales Ernährungsmanagement. Hierbei muss jedoch erwogen werden, dass experimentelle Daten belegen, dass eine enterale Ernährung für den Erhalt der Mukosa erforderlich ist. Daher tritt bei einem fistulierenden Prozess auf dem Boden von Adhäsionen mit oder ohne offene Abdomenbehandlung ein Circulus vitiosus ein, in der weder eine enterale Ernährung noch eine chirurgische Re-Etablierung einer Darmpassage möglich ist.

Bei Retraktion der Bauchdecke mit entsprechend fistulierenden Prozessen kann in Einzelfällen eine plastische Deckung durch Bauchwandverschiebeplastiken (z. B. nach Ramirez) oder eine Spalthautdeckung erschwert. Unter Umständen kann bei therapierefraktärer Fistelsituation wie oben beschrieben bei offenem Abdomen eine streng fokussierte Exzision von Granulationsgewebe über dem verbackenen Intestinum um eine Fistel herum durch chirurgischen Verschluss mit konsekutiver Spalthautdeckung zu einer Wiederherstellung der intestinalen Passage führen (Abb. 17.2a-d).

17.1.5 Stomakomplikationen

Für die Anlage eines Dünndarm-Stomas befürworten wir eine evertierende Einnaht des zuführenden Schenkels, die der global üblichen Technik entspricht. Dies erleichtert die Versorgung mit Auffangbeuteln und minimiert die Gefahr der peristomalen Hautaffektion und Stomadehiszenzen. Interessanterweise werden trotz der hinreichend publizierten Beispiele für die Technik (z. B. ▶ http://www.webop.de/surgeries/88#paragraph_10 oder Schumpelik 2011) viele unterschiedliche Nuancen der Vorgehensweise beschrieben. Entsprechende Patientenverfassung, idealer Ausleitungspunkt, Spannungsfreiheit der Darmschlinge und ausreichende Größe des Durchtritts durch die Bauchdecke vorausgesetzt, entstehen Probleme häufig durch eine mangelhafte Stichtechnik der Fixation im Cutis-Niveau. Die doppelte antimesenteriale Fixation im Faszien- und Cutis-Niveau (Anderson et al. 1994) ist bei einer temporären Stomaanlage unserer Ansicht nach verzichtbar (und eher mit zusätzlichen Komplikationen behaftet), und selbst bei permanenter Stomaanlage zu diskutieren.

Der Fixationsstich wird häufig als intrakutaner Stich mit Versenkung des Fadenknotens empfohlen, andererseits jedoch auch als Rückstichknoten außerhalb der Hautkante

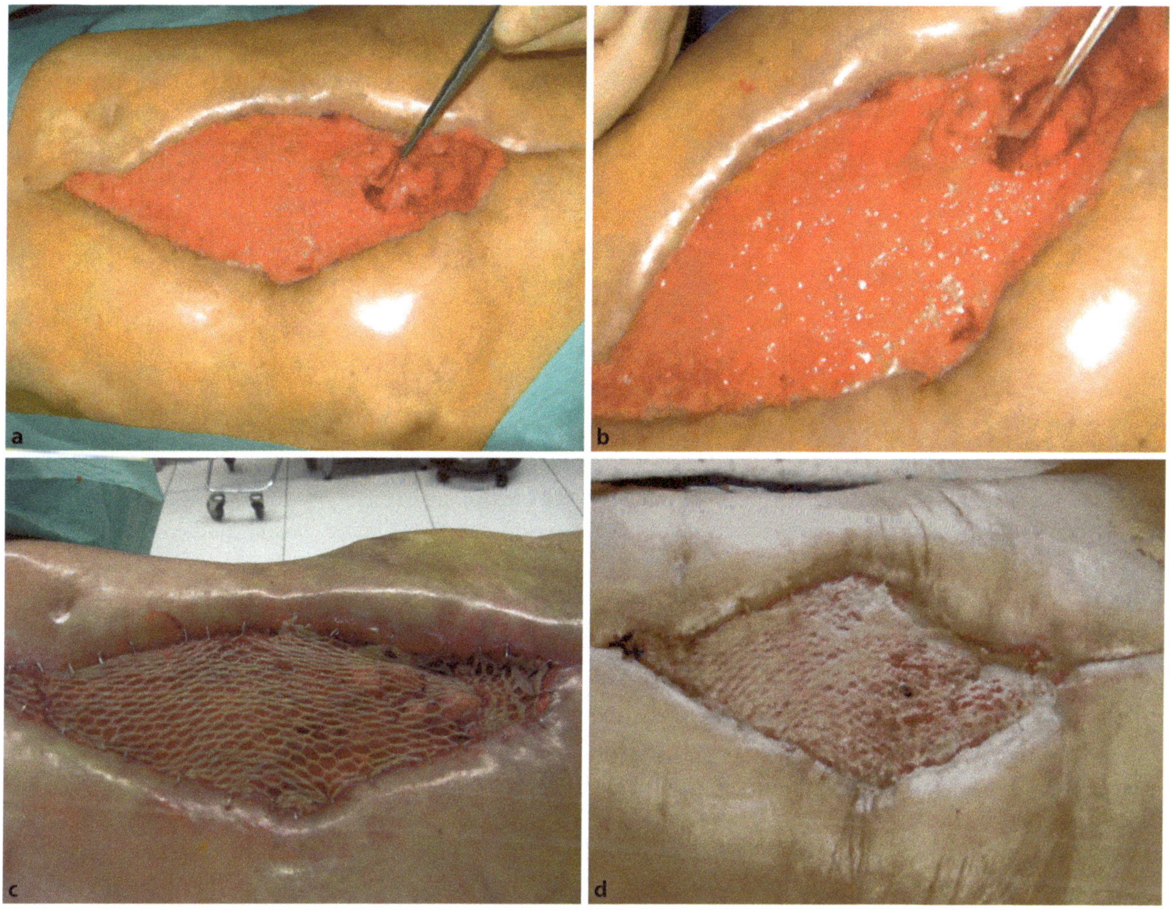

Abb. 17.2a-d Chronischer, intraktabler Fistelbauch: Versorgung im Intervall mit Spalthautplastik, nachdem die Fistel im Granulationsgewebe mobilisiert und vernäht wurde

zur Schleimhaut. Beide Techniken bergen jedoch bei geringgradiger Retraktion der Wundränder das Risiko des Keimeintritts nach subkutan, mit nachfolgendem Infekt und Fehlheilung des Stomas. Auch eine überwendliche Naht bei der Fixation ist beschrieben, die dieses Risiko möglicherweise etwas reduziert. Eine wissenschaftlich akzeptable Argumentation für oder gegen eine Stichtechnik existiert derzeit nicht, wenngleich unserem Eindruck nach die überwendliche Naht die wenigsten Probleme nach sich zieht.

Aspekte der Kolostomaanlage sind im nachfolgenden Kapitel aufgeführt. Spezielle Stomata wie beispielsweise die Anlage eines „kontinenten" Kock-Pouch-Stomas, werden so selten angelegt, dass eine sinnvolle Darstellung von Komplikationsvermeidungsstrategien nicht möglich ist.

17.1.6 Postoperative Darmparalyse

Auch nach Dünndarmeingriffen kommt es in klinisch relevantem Umfang zu einer postoperativen Darmparalyse oder zu einem postoperativen Subileus oder Ileus. Häufiger ist die Ileusentwicklung jedoch nach Koloneingriffen. Übergreifend ist die Thematik daher am Ende des Abschnitts als Überleitung zum Kapitel zur Kolonchirurgie angeschlossen (▶ Kap. 19). Die Behandlung besteht in der Anregung der Peristaltik, in einem enteralen Kostaufbau und in der Befolgung des Fast-Track-Konzepts.

17.2 Kurzdarmsyndrom

Eine gefürchtete Komplikation repetitiver Dünndarmeingriffe ist die Entstehung eines Kurzdarmsyndroms, vor allem wenn wiederholte Resektionen notwendig sind oder die verbliebene funktionell aktive Dünndarmlänge weniger als ca. einen Meter beträgt, wobei diese Länge deutlich variieren kann. In dieser Situation ist aufgrund der zu geringen Resorptionsfläche keine ausreichende Resorption von Nahrungsbestandteilen und Flüssigkeit mehr möglich.

Verdeutlicht werden die physiologischen Auswirkungen einer Dünndarmresektion durch die Tatsache, dass es

Tab. 17.4 Malabsorptionsauswirkungen in Abhängigkeit vom resezierten Dünndarmabschnitt

Duodenumresektion	Jejunumresektion	Ileumresektion
Eisenmangel	Reduzierte Wasserabsorption	Vitamin-B-12-Mangel
Kalziummangel	Reduzierte Elektrolytabsorption	Gallensäurenverlustsyndrom
Magnesiummangel	Reduzierte Nährstoffabsorption	
Folsäuremangel		

durch die Resektion von 5 Zentimetern Dünndarm zum Verlust von ein bis drei Quadratmetern Resorptionsfläche kommt. Ab einer Reduktion der Resorptionsfläche um 50 % ist eine Malabsorption für einzelne Nahrungsbestandteile zu befürchten und bei einer Reduktion von über 70 % wird von der Notwendigkeit einer dauerhaften parenteralen Substitution ausgegangen (Tab. 17.4).

Insofern gelten 100 cm Darmlänge bei end-ständiger Enterostomie als kritisch, 65 cm bei ileokolischer Anastomose und 30 cm bei jejunokolischer Anastomose als kritische Längenmaße (Messing et al. 1999). Hierbei sind die ersten beiden Situationen mit einer signifikanten Reduktion der Lebenserwartung assoziiert, während sich der Erhalt der Ileozökalklappe oder von Restkolon prognostisch günstig auswirkt. Das Ileum kann die Funktionseinbuße durch Ausfall jejunaler Resorptionsfläche kompensieren, aber nicht umgekehrt.

Klinische mittel- und langfristige Auswirkungen des Kurzdarmsyndroms
- Hyperphagie
- Hyponatriämie
- Hypochlorämie
- Metabolische Azidose (D-Laktat-Azidose)
- Cholelithiasis
- Urolithiasis
- Gesteigerte Magensekretion/erhöhte Gastrinspiegel
- Gastroösophagealer Reflux
- Hepatosteatosis

Symptome der enteralen Verlängerung und Dilatation
- Abdominelle Distension
- Enterale Stase
- Bakterielle Überwucherung

17.2.1 Präoperative Prävention

Nachdem die postoperative Entstehung eines Kurzdarmsyndroms abgesehen von Ausnahmefällen nicht antizipierbar ist, existieren keine präoperativen Strategien zur Vermeidung eines Kurzdarmsyndroms, abgesehen von einer Operationsplanung, die eine sparsame Resektion mit einbezieht.

17.2.2 Intraoperative Prävention und Behandlung

Auch hier spielt die Durchführung einer darmsparenden Resektion die entscheidendste Rolle. Bei malignen Prozessen, die aus Gründen der onkologischen Radikalität eine ausgedehnte Dünndarmresektion erfordern würden, sollte intraoperativ immer bedacht werden, welche Konsequenzen dieser Eingriff auf die Lebensqualität und Überlebensmöglichkeit des individuellen Patienten hat. Hierbei müssen auch die Therapiealternativen mit ihrer jeweiligen prognostischen Bedeutung in die Überlegungen mit einbezogen werden. Im Einzelfall kann es hier sinnvoll sein, onkologische Gesichtspunkte zugunsten der verbleibenden Lebensqualität unterzuordnen.

Bei einzelnen Erkrankungen wie zum Beispiel neuroendokrinen Tumoren des Dünndarms kann bereits das Tumor-Debulking zu einer deutlichen Verbesserung der Prognose bei anschließender adjuvanten Therapie führen und es kann hier im Speziellen sinnvoll sein, auf ausgedehnte Dünndarmresektionen zu verzichten, die ein sicheres Kurzdarmsyndrom nach sich ziehen würden.

Vor allem bei kurzstreckigen, benignen Stenosen wie sie typischerweise beim Morbus Crohn vorkommen, können zum Erhalt der Dünndarmlänge Strikturoplastiken (nach Heinicke-Mikulicz oder Finney) mit Längseröffnung der Stenose und anschließendem queren Verschluss notwendig sein, vor allem wenn es sich um einzelne beziehungsweise mehrere weit auseinander gelegene Stenosen handelt. Bei langstreckigen Stenosen kann eine Strikturoplastik nach Michelassi durchgeführt werden, bei der die Darmlumina nach Absetzen des Darmes in der Mitte des stenosetragenden Darmsegments seitlich eröffnet werden und anschließend eine Seit-zu-Seit-Anastomose der Dünndarmschlinge ohne Darmdurchtrennung oder -resektion durchgeführt wird. Bei mehreren Stenosen auf wenigen Zentimetern ist es vermutlich dennoch sinnvoll, diesen Darmabschnitt sparsam zu resezieren, wobei es hierbei nicht notwendig ist, im makroskopisch entzündungsfreien Bereich zu resezieren.

17.2.3 Behandlungsmöglichkeiten

Die Behandlungsmöglichkeiten eines Kurzdarmsyndroms (Tab. 17.5) sind in allererster Linie durch interdisziplinäre Zusammenarbeit zu bewerkstelligen, wenngleich bei Versagen der konservativen Therapieoptionen chirurgische Strategien zum Einsatz kommen.

Die Therapie umfasst klar den medikamentösen Ausgleich von substitutionsbedürftigen Substanzen. Hierzu zählen Elektrolyte, Vitamine und Spurenelemente sowie ggf. ein Ausgleich des Säure-Basen-Haushaltes. Die supplementäre Ernährung unter Einschluss von Aminosäuren wie Arginin, Glutamin und spezifischen Lipiden wurde in einzelnen Studien als vorteilhaft hinsichtlich der Darmmukosahypertrophie und Steigerung der Resorption nachgewiesen, allerdings blieb in der klinischen Praxis lediglich das Konzept der Glutaminsubstitution erhalten.

Es besteht unter Umständen die Notwendigkeit, die Magen-Darm-Passage zur Vermeidung großer Flüssigkeitsverluste zu dezelerieren. Hierzu existieren die Standardmedikamente Loperamid, Codein und Opium-Tinktur. Die Passage wird u. a. durch die Sekrete aus Magen, Leber (Galle) und Pankreas beschleunigt. Auch hierfür existieren Standardmedikamente, die sich effektiv auf eine Verlangsamung der Passage und eine Reduktion der Aggressivität des Sekrets auswirken (Ranitidin, Omeprazol, Pankreatin, Octreotid, Cholestyramin).

Aufgrund experimenteller klinischer Studien besteht eine Rationale für den Einsatz von EGF-1, IGF-1, Enteroglucagon, Neurotensin, Peptide YY (PYY), GLP-2, Growth-Hormone (Wachstumshormone) mit dem zugrundeliegenden Konzept einer Steigerung der DNS-Synthese sowie der Länge der Mikrovilli, der luminalen Zirkumferenz und damit der gesamten Mukosaoberfläche und der Wanddicke zur verbesserten Flüssigkeits- und Elektrolytabsorption.

In klinischen Studien konnte lediglich ein signifkanter Effekt für Growth-Hormone (Szudlarek et al. 2000; Scolapio et al. 1997; Byrne et al. 1995) und für GLP-2 (Jeppesen et al. 2011) reproduziert werden. Im breiten klinischen Einsatz spielen alle Substanzen lediglich eine untergeordnete Rolle. Sollte sich die Frage nach einem Einsatz der genannten Substanzen abzeichnen, ist eine Hinzuziehung der Expertise großer spezialisierter Zentren zu erwägen, evtl. auch über eine Verlegung des Patienten.

Wenn im Langzeitverlauf mit konservativen Mitteln keine Optimierung der Darmpassage zu erzielen ist, können (an spezialisierten Zentren) operative Eingriffe unter der Zielsetzung der intestinalen Transitzeitreduktion erwogen werden. Hierzu sind die segmentale Dünndarmumkehr und intestinale Klappenkonstruktion beschrieben ebenso wie eine Koloninterposition, alle jedoch mit nur partiellem Erfolg. Bei Kindern und jungen Erwachsenen sind sogenannte „longitudinal intestinal lengthening“ -Eingriffe wie die „serial transverse enteroplasty“ (STEP) und die Bianchi-Prozedur beschrieben und werden auch regelmäßig angewendet (Bianchi 1980; Kim et al. 2003).

Sollten auch diese Verfahren zu risikoreich oder technisch nicht mehr durchführbar sein, ist eine Dünndarmtransplantation oder eine multiviszerale Transplantation zu diskutieren. Diese kann in großen Zentren insbesondere durch die Fortentwicklung differenzierter Immunsuppressiva-Konzepte mittlerweile mit akzeptablem Risiko durchgeführt werden.

Auf die Details der konservativen perioperativen Therapie im Rahmen von Dünndarmtransplantation oder multiviszeraler Transplantationen soll an dieser Stelle nicht eingegangen werden und es sei diesbezüglich auf die Spezialliteratur verwiesen.

Tab. 17.5 Darstellung der Behandlungsmöglichkeiten des Kurzdarmsyndroms

Früh	Mittelfristig	Reserveoptionen bei Versagen der konservativen Therapie
Symptombehandlung (Medikamente)		
TPM (totale parenterale Nutrition)	TPM (totale parenterale Nutrition)	
Differenzierte enterale Ernährung	Differenzierte enterale Ernährung	
	Darmrehabilitation (Glutamin, GLP-2)	
		Verlängerungsplastiken/Transitzeitreduktion (Cave: weiterer Darmverlust!)
		Dünndarmtransplantation

Literatur

Anderson DN, Driver CP, Park KG, Davidson AI, Keenan RA (1994) Loop ileostomy fixation: A simple technique to minimise the risk of stomal volvulus. Int J Colorectal Dis 9(3):138–40

Arung W, Meurisse M, Detry O (2011) Pathophysiology and prevention of postoperative peritoneal adhesions. World J Gastroenterol 17(41):4545–4553

Bianchi A (1980) Intestinal loop lengthening- -a technique for increasing small intestinal length. J Pediatr Surg 15(2):145–151

Boccola MA, Buettner PG, Rozen WM, Siu SK, Stevenson AR, Stitz R, Ho YH (2011) Risk factors and outcomes for anastomotic leakage in colorectal surgery: A single-institution analysis of 1576 patients. World J Surg 35(1):186–195

Brochhausen C, Schmitt VH, Planck CN, Rajab TK, Hollemann D, Tapprich C et al (2012) Current strategies and future perspectives for intraperitoneal adhesion prevention. J Gastrointest Surg 16(6):1256–1274

Burch JM, Franciose RJ, Moore EE, Biffl WL, Offner PJ (2000) Single-layer continuous versus two-layer interrupted intestinal anastomosis: A prospective randomized trial. Ann Surg 231(6):832–837

Byrne TA, Persinger RL, Young LS, Ziegler TR, Wilmore DW (1995) A new treatment for patients with short-bowel syndrome. Growth hormone, glutamine, and a modified diet. Ann Surg 222(3):243–254 (discussion 254–5)

Campion JP, Nomikos J, Launois B (1988) Duodenal closure and esophagojejunostomy experience with mechanical stapling devices in total gastrectomy for cancer. Arch Surg 123(8):979–983

Daams F, Monkhorst K, van den Broek J, Slieker JC, Jeekel J, Lange JF (2013) Local ischaemia does not influence anastomotic healing: An experimental study. Eur Surg Res 50(1):24–31

García-Botello SA, García-Armengol J, García-Granero E, Espí A, Juan C, López-Mozos F, Lledó S (2004) A prospective audit of the complications of loop ileostomy construction and takedown. Dig Surg 21(5- 6):440–446

van Goor H (2007) Consequences and complications of peritoneal adhesions. Colorectal Dis 9(Suppl 2):25–34

Goulder F (2012) Bowel anastomoses: The theory, the practice and the evidence base. World J Gastrointest Surg 4(9):208–213

Guo Z, Li Y, Zhu W, Gong J, Li N, Li J (2013) Comparing outcomes between side-to-side anastomosis and other anastomotic configurations after intestinal resection for patients with crohn's disease: A meta-analysis. World J Surg 37(4):893–901

Gurusamy KS, Cassar DE, Davidson BR (2013) Peritoneal closure versus no peritoneal closure for patients undergoing non-obstetric abdominal operations. Cochrane Database Syst Rev 7:CD010424

Hagmüller E, Lorenz D, Werthmann K, Trede M (1990) Uses and risks of drainage following elective colon resection. A prospective, randomized and controlled clinical study. Chirurg 61(4):266–271

Hearn D, Cohn I (1970) Inverted versus everted gastrointestinal anastomoses: The role of the everted mucosa in anastomotic breakdown. Am Surg 36(12):728–730

Jeppesen PB, Gilroy R, Pertkiewicz M, Allard JP, Messing B, O'Keefe SJ (2011) Randomised placebo-controlled trial of teduglutide in reducing parenteral nutrition and/or intravenous fluid requirements in patients with short bowel syndrome. Gut 60(7):902–914

Kim HB, Fauza D, Garza J, Oh JT, Nurko S, Jaksic T (2003) Serial transverse enteroplasty (STEP): A novel bowel lengthening procedure. J Pediatr Surg 38(3):425–429

Kirkpatrick AW, Baxter KA, Simons RK, Germann E, Lucas CE, Ledgerwood AM (2003) Intra-abdominal complications after surgical repair of small bowel injuries: An international review. J Trauma 55(3):399–406

Köckerling F, Rose J, Schneider C, Scheidbach H, Scheuerlein H, Reymond MA et al (1999) Laparoscopic colorectal anastomosis: Risk of postoperative leakage. Results of a multicenter study. Laparoscopic colorectal surgery study group (LCSSG). Surg Endosc 13(7):639–644

Kondrup J, Rasmussen HH, Hamberg O, Stanga Z (2003) Ad Hoc ESPEN Working Group. Nutritional risk screening (NRS 2002): A new method based on an analysis of controlled clinical trials. Clin Nutr 22(3):321–336

Kuppinger D, Hartl WH, Bertok M, Hoffmann JM, Cederbaum J, Küchenhoff H et al (2012) Nutritional screening for risk prediction in patients scheduled for abdominal operations. Br J Surg 99(5):728–737

Lewis SJ, Andersen HK, Thomas S (2009) Early enteral nutrition within 24 h of intestinal surgery versus later commencement of feeding: A systematic review and meta-analysis. J Gastrointest Surg 13(3):569–575

Mazaki T, Ebisawa K (2008) Enteral versus parenteral nutrition after gastrointestinal surgery: A systematic review and meta-analysis of randomized controlled trials in the english literature. J Gastrointest Surg 12(4):739–755

Merad F, Yahchouchi E, Hay JM, Fingerhut A, Laborde Y, Langlois-Zantain O (1998) Prophylactic abdominal drainage after elective colonic resection and suprapromontory anastomosis: A multicenter study controlled by randomization. French associations for surgical research. Arch Surg 133(3):309–314

Messing B, Crenn P, Beau P, Boutron-Ruault MC, Rambaud JC, Matuchansky C (1999) Long-term survival and parenteral nutrition dependence in adult patients with the short bowel syndrome. Gastroenterology 117(5):1043–1050

Milsom JW, Hammerhofer KA, Böhm B, Marcello P, Elson P, Fazio VW (2001) Prospective, randomized trial comparing laparoscopic vs. Conventional surgery for refractory ileocolic crohn's disease. Dis Colon Rectum 44(1):1–8 (discussion 8–9)

Milsom JW, de Oliveira O, Trencheva KI, Pandey S, Lee SW, Sonoda T (2009) Long-term outcomes of patients undergoing curative laparoscopic surgery for mid and low rectal cancer. Dis Colon Rectum 52(7):1215–1222

Morse BC, Simpson JP, Jones YR, Johnson BL, Knott BM, Kotrady JA (2013) Determination of independent predictive factors for anastomotic leak: Analysis of 682 intestinal anastomoses. Am J Surg 206(6):950–955 (discussion 955- 6)

Phang PT, Hain JM, Perez-Ramirez JJ, Madoff RD, Gemlo BT (1999) Techniques and complications of ileostomy takedown. Am J Surg 177(6):463–466

Ray NF, Denton WG, Thamer M, Henderson SC, Perry S (1998) Abdominal adhesiolysis: Inpatient care and expenditures in the united states in 1994. J Am Coll Surg 186(1):1–9

Resegotti A, Astegiano M, Farina EC, Ciccone G, Avagnina G, Giustetto A et al (2005) Side-to-side stapled anastomosis strongly reduces anastomotic leak rates in crohn's disease surgery. Dis Colon Rectum 48(3):464–468

Robertson D, Lefebvre G, Leyland N, Wolfman W, Allaire C, Awadalla A et al (2010) Adhesion prevention in gynaecological surgery. J Obstet Gynaecol Can 32(6):598–608

Saha AK, Tapping CR, Foley GT, Baker RP, Sagar PM, Burke DA et al (2009) Morbidity and mortality after closure of loop ileostomy. Colorectal Dis 11(8):866–871

Sajid MS, Siddiqui MR, Baig MK (2012) Single layer versus double layer suture anastomosis of the gastrointestinal tract. Cochrane Database Syst Rev 1:CD005477

Schumpelik V (2011) Kurzatlas Chirurgie: Eine Operationslehre für Einsteiger. Thieme, Stuttgart

Schumpelinck V, Scolapio JS, Camilleri M, Fleming CR, Oenning LV, Burton DD, Sebo TJ et al (1997) Effect of growth hormone, glutamine, and diet on adaptation in short-bowel syndrome: A randomized, controlled study. Gastroenterology 113(4):1074–1081

Shikata S, Yamagishi H, Taji Y, Shimada T, Noguchi Y (2006) Single- versus two-layer intestinal anastomosis: A meta-analysis of randomized controlled trials. BMC Surg 6:2

Simillis C, Purkayastha S, Yamamoto T, Strong SA, Darzi AW, Tekkis PP (2007) A meta-analysis comparing conventional end-to-end anastomosis vs. Other anastomotic configurations after resection in crohn's disease. Dis Colon Rectum 50(10):1674–1687

Szkudlarek J, Jeppesen PB, Mortensen PB (2000) Effect of high dose growth hormone with glutamine and no change in diet on intestinal absorption in short bowel patients: A randomised, double blind, crossover, placebo controlled study. Gut 47(2):199–205

Ten Broek RP, Kok-Krant N, Bakkum EA, Bleichrodt RP, van Goor H (2013) Different surgical techniques to reduce post-operative adhesion formation: A systematic review and meta-analysis. Hum Reprod Update 19(1):12–25

Volk A, Kersting S, Held HC, Saeger HD (2011) Risk factors for morbidity and mortality after single-layer continuous suture for ileocolonic anastomosis. Int J Colorectal Dis 26(3):321–327

de Wilde RL (1991) Goodbye to late bowel obstruction after appendicectomy. Lancet 338(8773):1012

Besonderheiten bei Morbus Crohn und Colitis ulcerosa

M. Rentsch, M.S. Kasparek

M. Rentsch, A. Khandoga, M. Angele, J. Werner (Hrsg.), *Komplikationsmanagement in der Chirurgie,*
DOI 10.1007/978-3-662-43475-8_18,

Viele der bisherigen geschilderten Präventionsstrategien leiten sich aus Erkenntnissen zu chronisch entzündlichen Darmerkrankungen ab. Dennoch existieren mittlerweile einige chirurgische Standards, die Komplikationen bei dieser speziellen Chirurgie vermeiden sollen und Erkrankungsrezidive und langfristige Folgeprobleme abwenden, bzw. damit die Lebensqualität der Patienten nachhaltig positiv beeinflussen. Der Anteil an Dünndarmchirurgie bei Eingriffen zu Colitis ulcerosa ist naturgemäß relativ gering. Es existieren zwei chirurgische Standardsituationen hierzu: Die Anlage eines Ileostomas (temporär als doppelläufiges, bzw. permanent als einlumiges Stoma) und die Bildung eines ileoanalen Pouches.

Im Hinblick auf die Stomaversorgung bei Patienten mit chronisch entzündlichen Darmerkrankungen gelten die gleichen Prinzipien wie bei Dünndarmeingriffen *per se*. Diese sind in ► Kap. 17 skizziert.

18.1 Komplikationen bei ileoanalem Pouch

Das Risiko, im Pouch eine Pouchitis zu entwickeln, scheint nach vorausgegangener extraintestinaler Manifestation der Erkrankung (z. B. bei primär sklerosierender Cholangitis; Rahman et al. 2011) erhöht zu sein, auch die Assoziation der Erkrankung mit pANCAs erhöht das Risiko (Fleshner et al. 2001). Ferner konnte eine Assoziation einer Pankolitis vor einer Kolektomie und ein längerer Follow-Up festgestellt werden (Hashavia et al. 2012).

In 5 bis 15 Prozent der Fälle muss mit einer rezidivierenden bzw. mit einer chronischen Pouchitis gerechnet werden. Obwohl die Ätiologie nach wie vor nicht geklärt ist, könnte die gestapelte Anastomose gegenüber der Handnaht einen leichten Vorteil hinsichtlich der Pouchitis bieten, vermutlich aufgrund einer höheren Wahrscheinlichkeit einer subklinischen Stenosierung. Es existiert jedoch eine ganze Reihe von potenziellen Risikofaktoren, die sich teilweise durch die korrekte chirurgische Technik vermeiden lassen. Diese sind in den Kästen „Primär idiopathische Pouchitis" und „Sekundäre chirurgische Pouchitis" nachfolgend aufgeführt (modifiziert nach Heuschen et al. 1999). Daraus wird ersichtlich, dass in bestimmten Situationen, wie beispielsweise bei einem langen blinden Ende des Pouches oder einem persistierenden Steg im Bereich der longitudinalen Klammernahtreihe des Pouches auch chirurgische Eingriffe zur Behandlung der Pouchitis notwendig sein können.

Primär idiopathische Pouchitis

- Bakterielle Überwucherung
- Kurzkettige Fettsäuren
- Glutamin- und Butyratmangel
- Colonmetaplasie
- Remanifestation der CU (immunologisch)
- Colits indeterminata, Morbus Crohn

Sekundäre chirurgische Pouchitis

- Ischämie
- Anastomoseninsuffizenz bzw. -fisteln
- Blindes Ende am Pouchdach
- Pouchauslass-Stenose
- Pouchauslass-Stenose, Striktur, „long outlet", Steg, langer Rektum-Cuff mit Stenose
- Parapouchanale Entzündung
- Belassene Rektummukosa

Es besteht weitgehender Konsens, dass eine Stase von Fäzes im Pouch die Pouchitis mitbedingt. Idealerweise sollte der Pouch als J-Pouch mit einer Länge von 15 cm angelegt werden, was im Vergleich zu einem S- oder W-Pouch zu einer etwas häufigeren Stuhlfrequenz führt, aber Vorteile hinsichtlich der myoelektrischen Aktivität des Pouches besitzt (Brisinda et al. 2011). Dies bedingt eine etwas bessere Kontraktilität und stärkere Größenzunahme im Lauf der Zeit, was zusammengefasst eine bessere Pouch-Funktion ausmacht und das Auftreten von Entleerungsstörungen minimiert. Die Belassung eines Rektum-Cuffs widerspricht der Zielsetzung der Operation mit der Entfernung der gesamten kolorektalen Mukosa und sollte wegen des Risikos persistierender Entzündungen und deren Folgen und dem Entartungsrisiko vermieden werden.

Zur Therapie der Pouchitis nach Ausschluss chirurgisch zu behandelnder Ursachen wird ein Eskalationsschema vorgeschlagen, beginnend mit symptomatischer und probiotischer Therapie (■ Abb. 18.1). Bei schweren, therapierefraktären Verlaufsformen können die Aufhebung des Pouches und eine permanente Ileostomaanlage indiziert sein.

18.2 Morbus Crohn

Chirurgie bei Morbus Crohn stellt im Prinzip *per se* bereits eine Komplikationsbehandlung dar, nachdem ein chirurgisches Vorgehen lediglich bei Versagen der konservativen Therapie oder bei Komplikationen unter konservativer Therapie in Betracht kommt. Auf der anderen Seite besteht ein klarer Zusammenhang zwischen einer komplikationsfreien Behebung des Problems und dem rezidivfreien künftigen Leben des Patienten. Dies bedeutet, dass eine besondere Anforderung an die Qualität und Zielsicherheit des Therapieerfolges besteht.

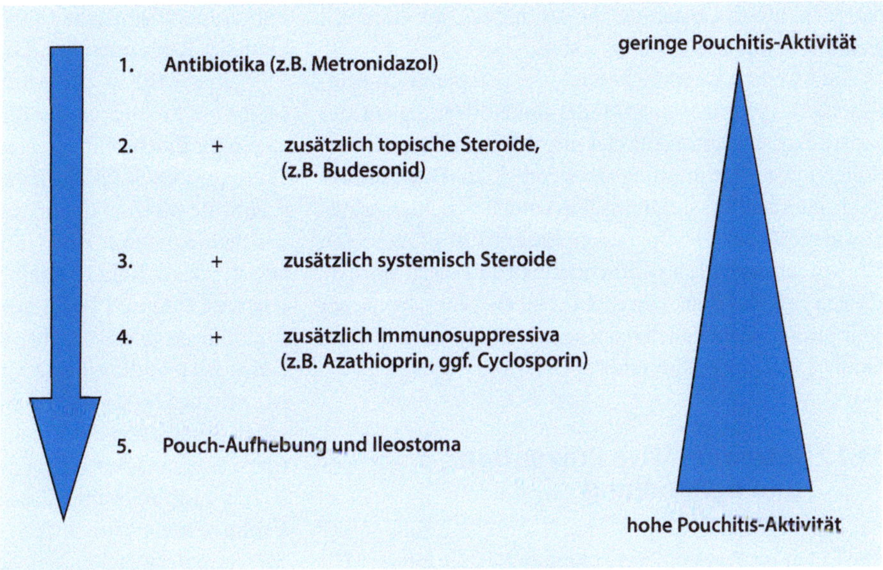

Abb. 18.1 Therapeutischer Eskalationsalgorithmus bei leichter bis schwerer Pouchitis

18.2.1 Präoperative Optimierung

Patienten mit chronischen entzündlichen Erkrankungen haben häufig einen dekompensierten Ernährungsstatus oder Zeichen einer Mangelernährung. Daher gelten die oben genannten nutritiven Konditionierungsempfehlungen insbesondere bei Patienten mit Morbus Crohn. So war bereits früh gezeigt worden, dass ein niedriger Albuminlevel (< 3,0 g/l) die Wahrscheinlichkeit für Komplikationen nach Crohn-Chirurgie erhöht. Allerdings sind möglicherweise der enteralen Konditionierung durch eine Stenoseproblematik und/oder eine Einschränkung der intestinalen Resorption Grenzen gesetzt. Dies bedeutet, dass bei einem nicht unerheblichen Patientenanteil eine vollkalorische parenterale Ernährung mit entsprechender Ergänzung von Vitaminen, Spurenelementen und Aminosäuren (z. B. Glamin) zum Ausgleich von Defiziten eingesetzt werden sollte (Efron und Young-Fadok 2007; Jacobson 2012; Lashner et al. 1989). Hierzu ist ein breites Spektrum an Variationen denkbar, „die" perfekte Zusammenstellung der parenteralen Nutrition für Crohn-Patienten existiert nicht, es muss eine individualisierte Supplementation erfolgen.

Viele der Crohn-Patienten stehen zum Zeitpunkt des Versagens konservativer Therapieansätze zwangsläufig unter hohen Dosen immunmodulierender Medikamente einschließlich Kortikosteroiden (Efron und Young-Fadok 2007). Während lange Zeit davon ausgegangen wurde, dass jegliche immunmodulierende oder auch supprimierende Therapie das Komplikationsrisiko erhöht, konnte in mehreren Studien mittlerweile belegt werden, dass die präoperative Therapie mit Immunmodulatoren (Azathioprin, 6-Mercaptopurin, Methotrexat oder Infliximab) mit einer Reduktion von septischen Komplikationen einherging.

In einer weiteren Studie von Colombel et al. (2004) war bei einer Analyse von Komplikationen im Rahmen der Crohn-Chirurgie kein Hinweis auf eine Risikosteigerung durch Infliximab erkennbar. Lediglich die Anwendung von Steroiden in hoher Dosierung war in einer Arbeit von Yamamoto mit einer Steigerung an septischen Komplikationen vergesellschaftet (Yamamoto et al. 2013). In dieser und anderen Arbeiten (z. B. Alves et al. 2007; Aberra et al. 2003) wird eine Steroiddosis zwischen 20 und 40 mg pro Tag als kritische Schwelle betrachtet, bei der mit einer erhöhten Komplikationsrate zu rechnen ist.

Ein „Streamlining" der immunsuppressiven Therapie vor Eingriffen bei Morbus Crohn ist daher als ein wesentlicher Faktor der erfolgreichen Gesamttherapie aufzufassen. Dies beinhaltet die Absenkung der Steroiddosis unter oder auf 20 mg/d, Azathioprin, Mercaptopurin und Methotrexat können bei derzeitigem Wissensstand belassen werden; Infliximab hat aller Wahrscheinlichkeit keinen Einfluss, wird aber gegensätzlich diskutiert (Serradori et al. 2013; Nasir et al. 2010; Tay et al. 2003). Da aber keine tägliche Gabe erforderlich ist, sollte eine erneute Gabe im Einzelfall nicht unbedingt in einer Episode appliziert werden, in der ein operativer Eingriff in Kürze abzusehen ist. Darüber hinaus ist die Gabe bei bestehender Abszedierung oder drohender Sepsis zumindest zweifelhaft, wenn nicht relativ kontraindiziert.

Eine entsprechende Anpassung der Immunsuppression und präoperativen nutritiven Konditionierung erfordert allerdings Zeit, die möglicherweise in der Akutsituation nicht ohne Weiteres vorliegt. Aufgrund dessen ist zum einen eine Antibiotika-Therapie in einer drohenden septischen Dekompensation unverzichtbar. Klassisch ist hier eine Kombination von Fluorochinolonen und Metronidazol anzusehen, wenngleich andere Antibiotika-Kombinationen, die das anaerobe Spektrum der Darmflora mit erfassen, keinesfalls unterlegen sind.

Eine weitere, wesentliche Säule des präoperativen Konditionierungskonzepts verbindet die Notwendigkeit der Sepsisfokus-Sanierung mit der nutritiven und immunmodulierenden Optimierungsnotwendigkeit. Die radiologisch-interventionelle Drainage eventuell bestehender Abszesse im Vorfeld des operativen Eingriffs ist in mehreren Studien mittlerweile als sehr vorteilhaft aufgezeigt worden, da sich hier das Risiko anastomosenbezogener septischer Komplikationen deutlich reduzieren lässt (Alves et al. 2007; Golfieri et al. 2006; Gutierrez et al. 2006).

18.2.2 Intraoperative Prävention und Behandlung

Die Daten zur Anastomosenkonfiguration, die mittlerweile auf die Gesamtheit der Dünndarmanastomosen übertragen wurde, stammen in erster Linie aus den Erfahrungen der Crohn-Chirurgie. So wurde festgestellt, dass lokale intestinale Stase und Passagestörung zu einem Rezidiv im betreffenden Abschnitt prädisponieren (z. B. im neoterminalen Ileum nach Ileozökalresektion oder Hemikolektomie rechts). Daher wich das lange Zeit bestehende Paradigma, auf keinen Fall blinde Darmabschnitte zu belassen, einer Empfehlung, möglichst weite Anastomosen oder ggf. Strikturoplastiken im Hinblick auf akute Komplikationen und Rezidivrisiko anzufertigen (Michelassi und Upadhyay 2004).

In diesem Zusammenhang hatten sich handgenähte Anastomosen in einer Studie als unabhängiger Risikofaktor für septische Komplikationen erwiesen (Kanazawa et al. 2012), was sich in einer weiteren Arbeit von Scarpa und Mitarbeitern bestätigt (Scarpa et al. 2007). Auch für die Anfertigung einer ileokolischen Anastomose wurde anhand zweier Metaanalysen ein Vorteil für die gestapelte gegenüber der Handnaht-Anastomose identifiziert (Choy et al. 2011).

Die gestapelte Seit-zu-Seit Anastomose ist daher, abweichend von der allgemeinen klinischen Praxis, den Literaturdaten zufolge die sicherste Anastomose zur Vermeidung von Komplikationen und Rezidiven bei Morbus Crohn.

Stenosen und Fistelbildungen müssen während des Eingriffs im gesamten gastrointestinalen Trakt abgesucht und beseitigt werden. Bei Stenosen im Bereich des Rektums und bei Fistelbildungen in diesem Bereich muss intraoperativ abgewogen werden, ob eine sehr risikoreiche Rektumresektion effektiver zur Behandlung der Erkrankung ist oder ob eine Vorschaltung eines Ileostomas zunächst zur Überbrückung bis zu einer definitiven Versorgung nach Ausschöpfung lokaler Drainagetechniken und immunmodulatorischer Therapie eine Option zur Umgehung der Rektumresektion darstellt.

Selten wird in der Annahme einer Colitis ulcerosa (meist bei Problemen der Abgrenzung und Klassifikation als Colitis indeterminata) eine ileoanale Pouchanastomose angelegt. Dies stellt ein nahezu unlösbares Problem dar, da im für Morbus Crohn am höchsten rezidivgefährdeten Ileumabschnitt eine J-Konfiguration des Darmes mit langstreckiger Naht in Kombination mit einer intendierten relativen Stenose (Erhalt des Sphinkters und Kontinenzfunktion ist ja erwünscht) vorliegt. In den allermeisten Fällen besteht die einzige Möglichkeit der Prävention einer pelvinen septischen Komplikation in der möglichst raschen Beseitigung der Situation und in einer endständigen (permanenten) Ausleitung des Ileums.

Da eine relevante Zahl von Patienten mit Morbus Crohn zeitlebens mehrfach operiert werden muss, liegt die Vermutung nahe, dass ein Vorteil für laparoskopische Resektionsverfahren vorliegt. Dieses Vorgehen kann technisch sehr herausfordernd sein, wenngleich alle Vorteile der laparoskopischen Chirurgie auch bei der Crohn-Chirurgie übertragbar sind (Young-Fadok et al. 2001). Oftmals kann aufgrund der Komplexität ein laparoskopisches Verfahren nicht sinnvoll angewendet werden, da hierdurch die Operationszeit signifikant steigt und die Orientierung erheblich eingeschränkt sein kann. Im kurz- wie im langfristigen Verlauf bietet die laparoskopische Technik einer Metaanalyse zufolge weder Vor- noch Nachteile (Dasari et al. 2011).

18.2.3 Postoperative Therapie, Rezidivprophylaxe

Postoperativ existieren außer allgemeinen Maßnahmen zur Prävention von Ileus und Subileusepisoden in aller Regel keine besonderen Strategien, die sich in der Diagnose Morbus Crohn begründen. Wie bei allen Situationen, in denen perioperativ Steroide verabreicht wurden, sollten diese postoperativ möglichst rasch ausgeschlichen werden. Hierzu bietet sich ein Vorgehen analog zu organtransplantierten Patienten, wenn zugleich eine Therapie mit anderen Immunsuppressiva (in aller Regel Azathioprin) begonnen werden kann.

Die möglichst engmaschige klinische Kontrolle der Patienten kann unter Umständen eine Revisionsoperation verhindern, bzw. zumindest eine entsprechende Situation früher identifizieren. Anhand des eigenen Patientenguts konnten wir nachweisen, dass Komplikation Grad 3 und 4 im postoperativen Verlauf nach Operationen bei Morbus Crohn zu einem verfrühten Rezidiv der Erkrankung führen.

Im mittelfristigen Verlauf empfiehlt sich mit dem Ziel der Rezidivprophylaxe die möglichst rasche Anbindung an spezialisierte Einrichtungen für Gastroenterologie.

Literatur

Aberra FN, Lewis JD, Hass D, Rombeau JL, Osborne B, Lichtenstein GR (2003) Corticosteroids and immunomodulators: Postoperative infectious complication risk in inflammatory bowel disease patients. Gastroenterology 125(2):320–327

Alves A, Panis Y, Bouhnik Y, Pocard M, Vicaut E, Valleur P (2007) Risk factors for intra-abdominal septic complications after a first ileocecal resection for crohn's disease: A multivariate analysis in 161 consecutive patients. Dis Colon Rectum 50(3):331–336

Brisinda G, Vanella S, Valenza V, Crocco A, Perotti G, Di Giuda D, Maria G (2011) Surgical prophylaxis of pouchitis in ulcerative colitis. Dig Dis Sci 56(5):1257–1265

Choy PY, Bissett IP, Docherty JG, Parry BR, Merrie A, Fitzgerald A (2011) Stapled versus handsewn methods for ileocolic anastomoses. Cochrane Database Syst Rev 9:CD004320

Colombel JF, Loftus EV, Tremaine WJ, Egan LJ, Harmsen WS, Schleck CD, Zinsmeister AR, Sandborn WJ (2004) The safety profile of infliximab in patients with Crohn's disease: the Mayo Clinic.

Dasari BV, McKay D, Gardiner K (2011) Laparoscopic versus open surgery for small bowel crohn's disease. Cochrane Database Syst Rev 1:CD006956

Efron JE, Young-Fadok TM (2007) Preoperative optimization of crohn's disease. Clin Colon Rectal Surg 20(4):303–308

Fleshner PR, Vasiliauskas EA, Kam LY, Fleshner NE, Gaiennie J, Abreu-Martin MT, Targan SR (2001) High level perinuclear antineutrophil cytoplasmic antibody (panca) in ulcerative colitis patients before colectomy predicts the development of chronic pouchitis after ileal pouch-anal anastomosis. Gut 49(5):671–677

Golfieri R, Cappelli A, Giampalma E, Rizzello F, Gionchetti P, Laureti S et al (2006) CT-guided percutaneous pelvic abscess drainage in crohn's disease. Tech Coloproctol 10(2):99–105

Gutierrez A, Lee H, Sands BE (2006) Outcome of surgical versus percutaneous drainage of abdominal and pelvic abscesses in crohn's disease. Am J Gastroenterol 101(10):2283–2289

Hashavia E, Dotan I, Rabau M, Klausner JM, Halpern Z, Tulchinsky H (2012) Risk factors for chronic pouchitis after ileal pouch-anal anastomosis: A prospective cohort study. Colorectal Dis 14(11):1365–1371

Heuschen UA, Heuschen G, Herfarth C (1999) Ileoanal pouch as rectal substitute. Chirurg 70(5):530–542

Jacobson S (2012) Early postoperative complications in patients with crohn's disease given and not given preoperative total parenteral nutrition. Scand J Gastroenterol 47(2):170–177

Kanazawa A, Yamana T, Okamoto K, Sahara R (2012) Risk factors for postoperative intra-abdominal septic complications after bowel resection in patients with crohn's disease. Dis Colon Rectum 55(9):957–962

Lashner BA, Evans AA, Hanauer SB (1989) Preoperative total parenteral nutrition for bowel resection in crohn's disease. Dig Dis Sci 34(5):741–746

Michelassi F, Upadhyay GA (2004) Side-to-side isoperistaltic strictureplasty in the treatment of extensive crohn's disease. J Surg Res 117(1):71–78

Nasir BS, Dozois EJ, Cima RR, Pemberton JH, Wolff BG, Sandborn WJ et al (2010) Perioperative anti-tumor necrosis factor therapy does not increase the rate of early postoperative complications in crohn's disease. J Gastrointest Surg 14(12):1859–1865 (discussion 1865–6)

Rahman M, Desmond P, Mortensen N, Chapman RW (2011) The clinical impact of primary sclerosing cholangitis in patients with an ileal pouch-anal anastomosis for ulcerative colitis. Int J Colorectal Dis 26(5):553–559

Resegotti A, Astegiano M, Farina EC, Ciccone G, Avagnina G, Giustetto A et al (2005) Side-to-side stapled anastomosis strongly reduces anastomotic leak rates in crohn's disease surgery. DisColon Rectum 48(3):464–468

Scarpa M, Angriman I, Barollo M, Polese L, Ruffolo C, Bertin M, D'Amico DF (2004) Role of stapled and hand-sewn anastomoses in recurrence of crohn's disease. Hepatogastroenterology 51(58):1053–1057

Scarpa M, Ruffolo C, Bertin E, Polese L, Filosa T, Prando D et al (2007) Surgical predictors of recurrence of crohn's disease after ileocolonic resection. Int J Colorectal Dis 22(9):1061–1069

Serradori T, Germain A, Scherrer ML, Ayav C, Perez M, Romain B et al (2013) The effect of immune therapy on surgical site infection following crohn's disease resection. Br J Surg 100(8):1089–1093

Tay GS, Binion DG, Eastwood D, Otterson MF (2003) Multivariate analysis suggests improved perioperative outcome in crohn's disease patients receiving immunomodulator therapy after segmental resection and/or strictureplasty. Surgery 134(4):565–572 (discussion 572–3)

Yamamoto T, Shiraki M (2013) Risk assessment of postoperative complications in crohn's disease: Current status and future perspective. Dis Colon Rectum 56(3):e33

Young-Fadok TM, HallLong K, McConnell EJ, Gomez Rey G, Cabanela RL (2001) Advantages of laparoscopic resection for ileocolic crohn's disease. Improved outcomes and reduced costs. Surg Endosc 15(5):450–454

Postoperativer Ileus

M.S. Kasparek, M. Rentsch

M. Rentsch, A. Khandoga, M. Angele, J. Werner (Hrsg.), *Komplikationsmanagement in der Chirurgie*,
DOI 10.1007/978-3-662-43475-8_19, © Springer-Verlag Berlin Heidelberg 2015

Auch nach Dünndarmeingriffen kommt es in klinisch relevantem Umfang zu einer postoperativen Darmparalyse oder zu einem postoperativen Ileus. Diese klinischen Krankheitsbilder werden unter dem Begriff des ESBO („early small bowel obstruction") subsummiert. Häufiger als nach Dünndarmoperationen ist die Ileusentwicklung jedoch nach Koloneingriffen. Übergreifend ist die Thematik daher am Ende des Abschnitts als Überleitung zum Kapitel zur Kolonchirurgie angeschlossen.

19.1 Pathophysiologische Grundlagen

Zum postoperativen Ileus tragen pharmakologische, inflammatorische, hormonelle, metabolische, neurologische, psychologische und gastrointestinal-physiologische Faktoren bei, die über spezifische Mechanismen eine postoperative Darmparalyse begünstigen. Andererseits bieten diese spezifischen Mechanismen auch Angriffspunkte zur Therapie.

Der postoperative Ileus ist pathophysiologisch in einer frühen Phase auf eine sympathische Hemmung der gastrointestinalen Motilität und in einer nach mehreren Stunden entstehenden zweiten Phase auf eine intramurale Entzündungsreaktion zurückzuführen, die interessanterweise als sogenannter „field-effect" den gesamten Intestinaltrakt und damit auch Bereiche, an denen keine mechanische Manipulation stattgefunden hat, betrifft. Dies führt zu einer Hemmung des intestinalen Transits, die in den verschiedenen Teilen des Gastrointestinaltrakts verschieden lang anhält, wobei sich die Motilität im Kolon 3 bis 5 Tage postoperativ als Letzte erholt, weshalb das Einsetzen des Stuhlgangs allgemein als klinisches Zeichen des Endes des postoperativen Ileus interpretiert wird.

Da der postoperative Ileus neben anderen Problemen wie der Notwendigkeit einer parenteralen Ernährung oder Magensonde bei rezidivierendem Erbrechen häufig zu einer Verlängerung des Krankenhausaufenthalts führt, ist dieser mit einer erheblichen finanziellen Belastung des Gesundheitssystems verbunden. Trotz intensiver klinischer und grundlagenwissenschaftlicher Forschung über die vergangenen Jahrzehnte ist dieses Problem bis heute nicht gelöst.

Die Prinzipien der sogenannten „Fast-Track-Chirurgie" zielen im Wesentlichen auf eine schnelle Erholung des gastrointestinalen Transits ab. Dies beginnt bereits mit dem präoperativen Gespräch mit den Patienten, sodass gezeigt werden konnte, dass eine Aufklärung über den zu erwartenden postoperativen Verlauf hinsichtlich Kostaufbau und Einsetzen des Stuhlgangs direkten Einfluss auf das tatsächliche Ingangkommen der postoperativen Darmpassage hat. Ferner wird heute bei Darmeingriffen auf eine präoperative Darmlavage verzichtet, da diese gefürchtete septische Komplikationen nicht verringern kann, sich aber negativ auf den Flüssigkeitshaushalt der Patienten und den postoperativen Ileus auswirken kann.

Die laparoskopische Operationstechnik scheint mit einem weniger ausgeprägten postoperativen Ileus vergesellschaftet zu sein, was wir in klinisch-experimentellen Arbeiten auch für kolorektale Eingriffe nachweisen konnten (Kasparek et al. 2003). Vor allem bei größeren und offenen Baucheingriffen scheint sich eine zusätzliche peridurale Anästhesie durch die Unterbrechung spinaler Reflexbögen positiv auf den postoperativen Ileus auszuwirken. Diese sollte optimalerweise nur mit Lokalanästhetika unter Verzicht auf Opiate und oberhalb von Th9 durchgeführt werden. Intraoperativ wirkt sich eine flüssigkeitsrestriktive Narkoseführung positiv auf die postoperative Darmmotilität aus. Eine Magensonde sollte zum Ende der Narkose wenn immer möglich entfernt werden.

In der postoperativen Phase ist die frühe Mobilisation bereits am Operationstag fester Bestandteil von sogenannten „Fast-Track-Protokollen". Wenngleich die Evidenz für einen positiven Einfluss dieser Maßnahme auf die Darmmotilität sehr gering ist, so hilft diese zumindest das Risiko weiterer Komplikationen wie Thrombose und Pneumonie zu verringern und trägt zur schnelleren Rekonvaleszenz der Patienten bei. Insgesamt sollten eingebrachte Blasenkatheter, Venenzugänge und Drainagen baldmöglichst entfernt werden, da diese die Mobilisation des Patienten behindern. Der frühe postoperative Kostaufbau kann über den gastrokolischen Reflex die Darmmotilität direkt stimulieren, was auch für kolorektale Eingriffe gilt (Kasparek et al. 2003). Weitere Arbeiten wiesen einen positiven Effekt des Kaugummikauens auf den postoperativen Ileus nach, was vermutlich über eine vagale Stimulation vermittelt ist (Asao et al. 2002).

Um die Normalisierung der Darmmotilität medikamentös zu unterstützen, steht eine Vielzahl von Medikamenten zur Verfügung. Zunächst sollten Elektrolytverschiebungen, die sich meist als Hypokaliämie darstellen, behoben werden. Wenngleich die Evidenz für die weithin gebräuchlichen Abführmittel wie zum Beispiel Natriumpicosulfat, Laktulose, Makrogol und Magnesiumsulfat sowie peranal verabreichte Einläufen zur Behandlung des postoperativen Ileus gering ist, so zeigt die tägliche klinische Praxis doch deren Wirksamkeit in den meisten Fällen.

Bei Persistenz des postoperativen Ileus über den dritten Tag hinaus sollten jedoch weitere Maßnahmen ergriffen werden. Bei einer Oberbauchatonie mit rezidivierendem Erbrechen und der Notwendigkeit einer erneuten Magensondenanlage kann beispielsweise Erythromycin verabreicht werden, welches über Makrolidrezeptoren, welche lediglich im Magen exprimiert werden, die Magenentleerung beschleunigen kann, jedoch aus diesem Grund auch keine Wirkung auf andere Darmabschnitte hat. Erythromycin muss hierzu intravenös in einer Dosis von mindestens 2-mal 250 mg gegeben werden und ist maximal für 5 Tage wirksam. Am Magen und oberen Dünndarm werden Dopaminrezeptoren exprimiert, welche über Metoclopramid stimuliert werden können, wodurch es zu einer vermehrten Acetylcholinausschüttung und damit zur Stimulation der Darmmotilität in diesen Bereichen kommt. Am unteren Dünndarm und Dickdarm steht dieser Mechanismus nicht zur Verfügung. Dünn- wie auch Dickdarmmotilität kann über den Hemmer der Acetylcholinesterase Neostigmin stimuliert werden, sodass wir zeigen konnten, dass es durch Neostigmin zu einer dosisabhängigen Stimulation der Kolonmotilität nach kolorektalen Eingriffen kommt (Kasparek et al. 2003).

Bei Patienten, die postoperativ einen hohen Opiatbedarf haben, kann es sinnvoll sein, die nicht erwünschten peripheren Nebenwirkungen der Opiate, wie die Hemmung der intestinalen Motilität durch periphere Opiatrezeptorantagonisten wie Alvimopan, Naloxon oder Methylnaltrexon zu unterbinden.

Bevor Patienten mit der Diagnose eines postoperativen Ileus behandelt werden, muss sichergestellt werden, dass der verzögerten Darmpassage nicht andere Ursachen wie septische Komplikationen, Anastomoseninsuffizienz oder mechanischer Ileus zu Grunde liegen, was auch im weiteren Verlauf der Behandlung des postoperativen Ileus immer wieder überprüft werden muss.

Ein Ileus kann nach jeder Art von abdominellen Eingriffen auftreten, mit unterschiedlicher Wahrscheinlichkeit und Frequenz. Abzugrenzen hiervon sind Ileuserkrankungen auf dem Boden anderer Ursachen, paralytisch oder mechanisch-obstruktiv, die hier nicht abgehandelt werden, da sie eine Komplikation *per se* darstellen, die ggf. chirurgisch therapiert werden muss. In der Folge kann es dennoch zu einer Persistenz der Darmparalyse bis zum Ileusrezidiv kommen.

Eine klare Abgrenzung zwischen Paralyse und Ileus existiert nicht und die Definition eines Ileus ist daher unscharf. Ein Ileus kann als Maximalausprägung der Paralyse interpretiert werden und ist nicht auf einen bestimmten Darmabschnitt beschränkt. Daher gelten viele der therapeutischen Maßnahmen für eine Darmparalyse nach Dünndarmeingriffen ebenfalls für die Behandlung eines Ileus.

Jeder Darmabschnitt erholt sich nach einem abdominellen Eingriff unterschiedlich rasch. So erlangt der Dünndarm in der Regel nach 48 Stunden wieder die normale Motilität, während im Bereich des Kolon hierfür in der Regel 3 bis 5 Tage veranschlagt werden müssen (Livingston et al. 1990).

Pathophysiologisch liegt der paralytischen Ileusbildung eine Dysregulation des extrinsischen, parasympatischen, sympathischen und intrinsischen intestinalen Nervensystems zugrunde, mit einem Überwiegen der sympathischen Impulse. Dies wird dem chirurgischen Stress mit Steigerung der intestinalen Durchblutung zugeschrieben. Hierbei kommt es zu einer multifaktoriell bedingten Dysregulation der intestinalen Motorik.

Ein postoperativer Ileus kann nicht antizipiert werden, allerdings existieren einige Vorschläge, diese Dysregulation zu antagonisieren.

19.2 Prävention und Behandlung

Nach wie vor ist der Standard die Dekompression des Intestinaltraktes mittels Magensonde, obwohl jüngere Daten eindeutig zeigen, dass die Annahme, hierdurch die Inzidenz an infektiösen Komplikationen und insbesondere Anastomoseninsuffizienzen verhindert werden könnten, fehlerhaft ist (Kehlet et al. 2008). Auch beim postoperativen Ileus scheint die Dekompression via Magensonde in einer Vielzahl der Fälle verzichtbar, die Erholung vom Ileus ist hierdurch kaum beeinflusst (Nelson et al. 2005; Cheatham et al. 1995). Dies gilt auch für die strenge Nulldiät. Es trifft zwar zu, dass große Mahlzeiten bei schon vorbestehender intestinaler Obstruktion kontraproduktiv sein können. Allerdings ist eine apodiktische Nahrungskarenz in dieser Situation nicht unbedingt hilfreich zur Behebung des Ileus. Vielmehr ist bekannt, dass kleine Mahlzeiten in der frühen postoperativen Phase die Dauer der Darmparalyse durch die Stimulation der Magen-Darm-Passage reduzieren (Mangesi und Hofmeyr 2002). Ein ähnlicher Effekt kann durch Kaugummikauen erzielt werden (Asao et al. 2002).

Eine weitere effektive Strategie zur Reduktion der Inzidenz des postoperativen Ileus stellt die Anwendung der Periduralanalgesie dar (Kehlet 2008; Miedema und Johnson 2003). Die Periduralanalgesie sollte 48 bis 72 Stunden lang fortgeführt werden. Allerdings ist der Effekt aufgehoben, wenn ein lumbaler Periduralkatheter gelegt wird (er sollte idealerweise bei Th6–Th8 liegen), und wenn Opiate appliziert werden. Letztere sind eine der Hauptursachen für eine Verlangsamung der gastrointestinalen Motorik.

Ähnlich wie Opiate führt eine perioperative übermäßige Flüssigkeitssubstitution zu einem Darmödem und zur Verlangsamung der Darmmotilität. Ziel ist daher eine ausreichende postoperative Flüssigkeitssubstitution, aber exzessive Flüssigkeitssubstitution sollte definitiv vermieden werden.

Zusätzlich ist gezeigt worden, dass durch die analgetische Therapie mit NSAID die postoperative Dauer einer Darmparalyse oder Ileus reduzieren kann, was allerdings auch durch eine simultane mögliche Reduktion der Opiat-Schmerztherapie bedingt sein dürfte. Klassiker unter diesen Medikamenten ist Ketolorac (Kehlet 2008), allerdings ist ein gleichartiger Effekt durch Ibuprofen zu erzielen. Derzeit in Erprobung, jedoch noch nicht in breiter klinischer Anwendung, befinden sich selektive Opoid-μ-Rezeptor-Antagonisten wie z. B. Naloxon, Methylnaltrexon und Almimopan.

Die bekannten prokinetisch wirksamen Substanzen wie Metoclopramid, Erythromycin, Neostigmin, aber auch Cisaprid und Ceruletid sind bezüglich Ihrer Wirksamkeit äußerst umstritten, bzw. mittlerweile aus dem Vertrieb zurückgezogen worden, nachdem sie teilweise erhebliche Nebenwirkungen aufwiesen. Unglücklicherweise existiert keine einzige durch Studiendaten untermauerte sichere und effektive prokinetische Medikation.

Suppositorien und Einläufe scheinen unter den konservativen Mitteln am ehesten effektiv, eine Darmparalyse oder einen Ileus zu durchbrechen. Auch hierzu ist die Studienlage dünn, über den Stellenwert der Einläufe existiert kaum verwertbare Information. Bezüglich Magnesium und Biscadol-Suppositorien wird an einem kleinen Kollektiv nach radikaler Hysterektomie eine 50%ige Reduktion der Zeit bis zur ersten Luftpassage berichtet (Fanning und Andrews 2001).

Im Übrigen gelten zur Prävention die gleichen Empfehlungen wie diejenigen zur Prävention von intraabdominellen Adhäsionen. Die laparoskopische Operationstechnik zieht geringere Ileustendenz nach sich, ebenso wie die behutsame Behandlung des Gewebes (▶ Kap. 17, Halsted-Prinzipien), wenngleich aus chirurgisch-technischer Sicht die Mittel zur Ileusprävention eingeschränkt sind.

In der Summe sind alle verfügbaren Maßnahmen für sich gesehen nur eingeschränkt wirksam, um einen Ileus zu vermeiden oder zu behandeln. In multimedialen Ansätzen und postoperativen Klinikpfaden werden die genannten Strategien jedoch gebündelt und kombiniert in Form einer thorakalen PDA unter Verwendung von Bupivicain: frühe enterale Ernährung, Opiatreduktion, nichtsteriodale antiinflammatorische Analgesie, Laxantienverwendung, frühe Entlassung und ambulante Betreuung (Kehlet 2008).

Eine chirurgische Therapie sollte eigentlich in allererster Linie bei mechanischem Ileus indiziert werden. Bei längerfristigem Versagen der konservativen Therapieversuche kann es jedoch auch beim paralytischen Ileus erforderlich werden, eine Relaparotomie durchzuführen. Insbesondere können auch kleine Verhalte (Schlingenabszesse) oder auch eine diffuse Peritonitis geringen Ausmaßes zu einer Paralyse führen. In letzteren Fällen wäre eine Relaparotomie mit dorsoventraler Lavage ein probates Mittel zur Kombination der abdominellen Infektsanierung und Dekompression des Gastrointestinaltraktes. Allerdings muss hierbei bedacht werden, dass diese Maßnahme ein erneutes Trauma mit der Neigung zu einem erneuten Ileus nach sich zieht.

Literatur

Asao T, Kuwano H, Nakamura J, Morinaga N, Hirayama I, Ide M (2002) Gum chewing enhances early recovery from postoperative ileus after laparoscopic colectomy. J Am Coll Surg 195(1):30–32

Cheatham ML, Chapman WC, Key SP, Sawyers JL (1995) A meta-analysis of selective versus routine nasogastric decompression after elective laparotomy. Ann Surg 221(5):469–476 (discussion 476–8)

Fanning J, Andrews S (2001) Early postoperative feeding after major gynecologic surgery: Evidence-based scientific medicine. Am J Obstet Gynecol 185(1):1–4

Holte K, Kehlet H (2002) Epidural anaesthesia and analgesia - effects on surgical stress responses and implications for postoperative nutrition. Clin Nutr 21(3):199–206

Kasparek MS, Müller MH, Glatzle J, Manncke K, Becker HD, Zittel TT, Kreis ME (2003) Postoperative colonic motility in patients following laparoscopic-assisted and open sigmoid colectomy. J Gastrointest Surg 7(8):1073–1081 (discussion 1081)

Kehlet H (2008) Postoperative ileus – an update on preventive techniques. Nat Clin Pract Gastroenterol Hepatol 5(10):552–8

Livingston EH, Passaro EP (1990) Postoperative ileus. Dig Dis Sci 35(1):121–132

Mangesi L, Hofmeyr GJ (2002) Early compared with delayed oral fluids and food after caesarean section. Cochrane Database Syst Rev 2002 3:CD003516

Miedema BW, Johnson JO (2003) Methods for decreasing postoperative gut dysmotility. Lancet Oncol 4(6):365–372

Nelson R, Tse B, Edwards S (2005) Systematic review of prophylactic nasogastric decompression after abdominal operations. Br J Surg 92(6):673–680

Komplikationen in der kolorektalen Chirurgie

M. Rentsch, M. S. Kasparek

M. Rentsch, A. Khandoga, M. Angele, J. Werner (Hrsg.), *Komplikationsmanagement in der Chirurgie*,
DOI 10.1007/978-3-662-43475-8_20,

Erkrankungen des Kolons und Rektums sind *per se* häufig und bedürfen regelmäßig einer chirurgischen Behandlung, sodass nahezu in jeder viszeralchirurgischen Einrichtung kolorektale Chirurgie betrieben wird. Dennoch ergeben sich auch in der kolorektalen bzw. koloproktologischen Chirurgie Komplikationen, mit denen trotz umfangreicher Datenlage zu deren Prävention und Management je nach erfasstem Komplikationsspektrum bei bis zu 45 % der Patienten zu rechnen ist, wovon bis ca. ein Zehntel der Komplikationen einen hohen Schweregrad (Blutung, Anastomoseninsuffizienz) haben und häufig eine Reoperation notwendig machen. Auch bei der kolorektalen Chirurgie existiert eine Palette an präoperativen Präventionsmöglichkeiten. Des Weiteren müssen die intra- von den postoperativen Komplikationen getrennt werden, wobei hierbei ein gegenseitiger Einfluss bestehen kann. Letztere lassen sich in unmittelbar postoperative und späte Komplikationen unterteilen.

20.1 Allgemeine Präventionsstrategien

Wie in anderen Kapiteln bereits ausgeführt, ist eine Sicherstellung der allgemeinen Operabilität die Grundvoraussetzung auch für eine erfolgreiche Chirurgie von Kolon und Rektum. Darüber hinaus beginnt die Prävention von Komplikationen bereits deutlich vor dem eigentlichen chirurgischen Eingriff. Gerade in der kolorektalen Chirurgie haben sich multiple Konzepte zur präoperativen Konditionierung und nutritiven Supplementation als wirksam für die Reduktion von Komplikationen erwiesen.

Ferner beinhalten die Eingriffe häufig die Therapie von benachbarten Organsystemen im urogenitalen Bereich, sodass eine frühzeitige Einbindung der Nachbardisziplinen mit einer weitsichtigen strategischen Planung der Operation nicht nur sinnvoll, sondern auch sicherer für die Patienten ist.

20.1.1 Präoperative nutritive Konditionierung

Hinsichtlich einer Konditionierung der Patienten durch gezielte präoperative Ernährung sind multiple Studien verfügbar (Burden et al. 2012; Holst et al. 2014). Das Konzept der präoperativen nutritiven Konditionierung nimmt die Erkenntnisse zum operativen Risiko bei Unterernährung (Hiesmayr et al. 2006; Ho et al. 2014) auf und soll durch immunstimulierende Supplementation von Nahrungsbestandteilen zur Reduktion von Komplikationen führen (Moran Lopez et al. 2014). Im Rahmen von Koloneingriffen sind Patienten mit chronisch entzündlichen Erkrankungen, hohem Alter und malignen Grunderkrankungen in Bezug auf Ernährungsdefizite besonders gefährdet.

Die präoperative Ernährung zielt daher auf einen Ausgleich der Malnutrition, aber auch auf eine Immunstimulation ab. Des Weiteren werden durch die präoperative nutritive Konditionierung postoperative Hyperglykämie und Insulinresistenz reduziert (Gustafsson und Ljungqvist 2011). Im Rahmen von Koloneingriffen nehmen aufgrund der empfohlenen Darmreinigung die präoperativen Nüchternphasen teilweise bis zu 48 Stunden oder länger ein, sodass eine potenzielle Malnutrition noch verschlechtert wird. Die präoperative nutritive Konditionierung wurde daher auch in den sog. „Fast-Track-Konzepten" implementiert (Kehlet 2005).

Klinische Effekte der nutritiven Konditionierung sind:
- schnellerer Wiedereintritt der postoperativen Darmtätigkeit
- kürzerer Krankenhausaufenthalt

So sinnvoll die klinischen Effekte der nutritiven Konditionierung sind, so wenig können sie jedoch die Komplikationshäufigkeit, die Reoperationsfrequenz und Wiederaufnahmefrequenz beeinflussen.

Die Basis für die nutritive Konditionierung stellt wieder die in ▶ Kap. 17 beschriebene Evaluation des nutritiven Risikos dar (Kuppinger et al. 2012). Die präoperative Nutrition wird in der Regel enteral bewerkstelligt, es kann jedoch auch eine parenterale Zusatzernährung erforderlich werden.

In der Praxis kann eine Ernährung mit hochkalorischer kohlehydratreicher Trinknahrung erfolgreich sein. In mehreren Arbeiten zur Chirurgie des oberen Gastrointestinaltraktes konnte mittlerweile der positive Effekt der immunmodulierenden Substanzen Arginin, Omega-3-Fettsäuren und von Nukleotiden herausgearbeitet werden (Braga 2012). Durch nahezu alle bekannten Anbieter für Zusatztrinknahrung wird ein entsprechendes Präparat angeboten. In Studien ist Impact® als enterale Zusatz-Trinknahrung am besten untersucht und im deutschsprachigen Raum am weitesten verbreitet. Ein Vorteil ist, dass trotz einer Darmreinigung die Einnahme des Präparates bis zum Vortag des Eingriffs möglich ist. Zusätzlich wurden trinkbare Glukoselösungen entwickelt, die bis unmittelbar vor dem operativen Eingriff (am Morgen) eingenommen werden konnten. Ein einheitliches Schema hat sich bislang nicht durgesetzt, jedoch ist allen Konzepten folgender Algorithmus gemein:
- Hochkalorische enterale Ernährung der Patienten bis zu 6 Stunden vor dem Eingriff
- Unterstützung der genannten Nahrungszufuhr durch enterale Zusatztrinknahrung
- Fakultatives Anbieten einer kohlenhydratreiche, fettarme Trinknahrung am Morgen vor der Operation (bis zu 500 ml)

Sollte eine parenterale Ernährung bei schwer unterernährten Patienten erforderlich und eine enterale Ernährung nicht möglich sein, wird eine Verzögerung des operativen Eingriffs für 7 bis 10 Tage, bei dringlichen Eingriffen für 5 bis 7 Tage zum Ausgleich der Ernährungsdefizite mit vollkalorischer parenteraler Ernährung empfohlen (McClave et al. 2013).

20.1.2 Fast-Track-Konzept

Die kolorektale Chirurgie stellt quasi den Prototyp des chirurgischen Eingriffs dar, bei dem das Konzept der Fast-Track-Surgery etabliert wurde (Kehlet 2005). Dieses geht jedoch über den immunmodulierenden nutritiven Aspekt deutlich hinaus. Ziel ist eine schnellere Genesung des Patienten, eine Reduktion von Komplikationen und ein kürzerer Krankenhausaufenthalt.

Die Grundzüge des Fast-Track-Konzepts beinhalten folgende Aspekte:
- Präoperativ:
  - Nutritional-Risk-Screening und Einleitung nutritiver Maßnahmen
  - Kein präoperatives Fasten, flüssige Kost (zumindest glukosehaltig)
  - Indikationsbezogene Darmvorbereitung (Rechtskolon: keine Vorbereitung, Linkskolon: Klysmata)
  - ambulante Risikoabklärung und Aufklärung
- Operationstag:
  - präoperativ Glukose-Booster, oraler Drink
  - Periduralanästhesie
  - PONV-Prophylaxe
  - Minimalinvasive Chirurgie
  - Minimaltraumatisierende Chirurgie
  - Normothermie/restriktives Volumenmanagement
  - Verzicht auf Sonden und Drainagen
  - Beginn der Mobilisation am Nachmittag/Abend nach der Operation
- Erster postoperativer Tag
  - Mobilisation
  - PONV-Therapie
  - Orale Ernährung und Supplemente
  - Frühe Entfernung von Blasenkatheter und PDK

Hieraus wird deutlich, dass die Darmvorbereitung nicht mehr den klassischen Darmreinigungsalgorithmen mit entsprechender Spülung entspricht. Einzelne Zentren gehen hier einen Kompromiss ein und applizieren zusätzlich zur reinen Reinigung des distalen Darmabschnitts bei linksseitigen Koloneingriffen ein orales Abführmittel. Allerdings steht dies gewissermaßen im Gegensatz zum intendierten Volumenmanagement der Fast-Track-Konzepte.

Ferner ist eine angepasste Anästhesie mit konsequenter Anwendung der periduralen Anästhesie und PONV-Prophylaxe unbedingt notwendig. Auch ein restriktives Volumenmanagement hat sich als positiv hinsichtlich der Komplikationsrate und des postoperativen Ileus herausgestellt. Bei komplex vorerkrankten Patienten ist allerdings die Umsetzung eines Fast-Tack-Konzepts häufig nur eingeschränkt realisierbar, da einzelne Faktoren den Bausteinen des Gesamtkonzepts entgegenlaufen. Als Beispiel sei hier die Antikoagulation genannt, die eine PDA verhindern.

In gleicher Weise ist unter Umständen vor dem Hintergrund eines Patientenguts mit zunehmender Komorbidität eine differenzierte präoperative Abklärung nicht in allen Fällen realisierbar, ebenso wenig wie eine konsequente frühzeitige Mobilisation. Wichtig erscheint in diesem Zusammenhang, dass möglichst viele Einzelaspekte des Fast-Track-Konzepts realisiert werden, um eine zügige Patientengenesung zu unterstützen.

Mittlerweile hat sich das laparoskopische Vorgehen für linksseitige Koloneingriffe und die Rektumchirurgie, aber auch für die Kolektomie weitestgehend durchgesetzt, was dem Fast-Track-Konzept entspricht. Allerdings trifft dies nicht für rechtsseitige Koloneingriffe zu, bei denen die Anastomose (Ileotransversostomie) als problematisch angesehen wird, und die Invasivität beim offenen Vorgehen als nicht wesentlich größer gilt als bei der minimal invasiven Technik.

20.1.3 Einbindung von Nachbardisziplinen

Die präoperative konsiliarische Einbindung von Spezialisten der Kardiologie, Hämostaseologie und Anästhesie ist im Hinblick auf eine Risikominimierung des operativen Eingriffs eine Selbstverständlichkeit. Bei der kolorektalen Chirurgie ist durch die anatomische Lagebeziehung des Kolons und insbesondere des Rektums häufig eine Mitbehandlung (Resektion) der Urogenitalorgane erforderlich.

Daher gilt es als unabdingbar bei entsprechender präoperativer Befundkonstellation, im Vorfeld des Eingriffs das Vorgehen mit Gynäkologen und Urologen abzustimmen.

Die Ausweitung des Eingriffs auf Uterus, Adnexen und Ovarien lässt in aller Regel keine Rekonstruktion zu, bei Vaginabeteiligung bei tumorösen Eingriffen ist eine intraoperative Einbindung der Gynäkologie aufgrund medikolegaler Aspekte dringend anzuraten. Gleiches gilt auch bei einer nicht intendierten Verletzung/Exzision im Bereich der Vaginalhinterwand, auf die weiter unten noch eingegangen wird. Der wesentliche Aspekt einer frühzeitigen Einbindung der Gynäkologie liegt in der exakten präoperativen Aufklärung der Patientinnen und der Antizipation eventueller postoperativer

Gleiches trifft auch für die Urologie zu, wenngleich hier zusätzlich der Aspekt der Rekonstruktion des harnableitenden Systems (siehe unten) einen hohen Stellenwert besitzt. Bei Zweifeln bezüglich der Beteiligung des harnableitenden Systems (Ureteren) empfiehlt sich definitiv die präoperative Schienung der Ureteren. Dies verschafft intraoperative Sicherheit im Rahmen der Präparation.

20.2 Prävention und Behandlung klassischer Komplikationen der kolorektalen Chirurgie

20.2.1 Anastomoseninsuffizienz

Die Anastomoseninsuffizienz ist unter Umständen eine vitale Bedrohung für den Pateinten und stellt aber auch im Hinblick auf das funktionelle Ergebnis und das onkologische Langzeitergebnis eine schwerwiegende Komplikation dar. Fasst man große Metaanalysen und Beobachtungsstudien zusammen, ist von einer Anastomoseninsuffizienzrate beim Rektumkarzinom von um die 12 % auszugehen.

Präoperative Prävention

Sogenannte Fast-Track-Protokolle (FTP) oder auch ERAS-(Enhanced Recovery after Surgery) Protokolle dienen vor allem der Prävention von Komplikationen und um die postoperative Erholung der Patienten zu beschleunigen. Ein positiver Effekt auf die Anastomoseninsuffizienzrate oder septische Komplikationen konnte bislang allerdings nicht nachgewiesen werden. Wenn möglich sollten jedoch Risikofaktoren für Anastomoseninsuffizienzen wie zum Beispiel Mangelernährung oder Kortisoneinnahme präoperativ identifiziert und ggf. behoben werden. Eine gezielte präoperative Strategie zur Prävention eine Anastomoseninsuffizienz existiert nicht. Es kann allenfalls sicher gesagt werden, dass eine komplette antegrade Darmspülung im Vergleich zur Klysmareinigung vor Links-Koloneingriffen und Rektumeingriffen der Datenlage in der Literatur zufolge keinen signifikanten Vorteil zeigt. Dennoch führen wir diese vor dem Hintergrund unseres subjektiven täglichen klinischen Eindrucks weiterhin durch.

Intraoperative Prävention und Therapie

Ein wesentlicher Faktor zur Vermeidung von Anastomoseninsuffizienzen ist die sorgfältige und schichtgerechte Präparation, da hierdurch der Erhalt einer guten mikrovaskulären Gewebedurchblutung am besten gewährleisten ist. Wie unten erläutert reduziert dies auch die Wahrscheinlichkeit von Blutungskomplikationen und Nachblutungen. Die Identifikation der jeweiligen zur Durchblutungssicherung notwendigen Gefäßarkaden ist für die Prävention von Anastomosenkomplikationen unabdingbar.

In diesem Zusammenhang sollte festgehalten werden, dass im Speziellen das Colon transversum mit der Arteria colica media eine sehr gute und großkalibrige arterielle Blutversorgung aufweist. Wird diese reseziert, beispielsweise bei Transversumresektionen, muss die Durchblutung für den restlichen Dickdarm explizit sichergestellt werden. Eine Strategie, dieses Risiko auszuschalten, ist die Mitresektion des rechtsseitigen Kolons bei Transversumresektionen im Sinne einer erweiterten Hemikolektomie rechts.

Die Technik der Anatomosenanlage *per se* stellt einen hochgradig standardisierten Operationsschritt dar, der jedoch zentrumsabhängig sehr variabel umgesetzt wird.

Zur Anastomosenkonfiguration existieren wenige klinische Arbeiten mit widersprüchlichen Ergebnissen, ebenso wie für die Stichabstände zum luminalen Rand und zwischen den Stichen oder auch hinsichtlich der in die Naht gefassten Darmwandschichten und die tolerable Spannung auf der Anastomose. Sofern man alle bisher zu diesen Fragestellungen publizierten Arbeiten systematisch analysiert, wie durch Slieker und Mitarbeiter vorgenommen, erscheint die einschichtige, invertierende, fortlaufende Naht mit langsam resorbierendem monofilem Faden am sichersten (Evidenzlevel 1b) (Slieker et al. 2013).

Sogleich muss aber darauf hingewiesen werden, dass die Erlernung einer zentrumsspezifischen Technik, die über lange Zeit eine individuelle Interpretation und Einschätzung der intraoperativen Situation hinsichtlich Dichtigkeit, Durchblutung und Spannungsfreiheit der Anastomose einprägt, die Aspekte der Evidenz aus der Literatur deutlich überwiegen können.

Die handgenähten Anastomosen (z. B. mit PDS 5-0) werden in unserer Klinik zweireihig mit invertierender Naht für die lumennahe Nahtreihe angelegt. Rektumanastomosen werden in Double-Stapling-Technik angelegt. Dies entspricht dem globalen Standard. Für eine eventuell auftretende Komplikation mit fehlender Möglichkeit einer erneuten Staplerrekonstruktion kann es dennoch hilfreich sein, auch eine tiefe Rektumanastomose per Hand zu nähen. Gleiches gilt für die Anfertigung von koloanalen Durchzugsanastomosen.

Bei Anastomosen im Bereich des Rektums führen wir zur Dichtigkeitsprüfung bei gleichzeitiger Wasserfüllung des kleinen Beckens peranal eine Luftinsufflation oder Rektoskopie durch. Bei dieser Wasserprobe treten gelegentlich kleine Insuffizienzen mit Luftaustritt trotz intakter Klammernaht zutage. Ein Grund kann in diesem Zusammenhang ein zu stark approximierter Stapler mit Quetschung des Gewebes sein. In dieser Situation empfehlen wir die nochmalige Übernähung und Wiederholung der Luftprobe. Ist die Anastomose dann luftdicht, kann unter Berücksichtigung anderer Risikofaktoren für eine Anastomoseninsuffizienz und der Komorbiditäten des Patienten gegebenenfalls auf die Anlage eines protektiven Stomas verzichtet werden. Falls die Situation weiter durch eine Insuffizienz oder Unklarheit bezüglich der Dichtigkeit gekennzeichnet ist, sollte ein Stoma vorgeschaltet werden.

Mit einer Anlage eines protektiven Stomas kann Studien zufolge die Anastomoseninsuffizienzrate von 13,9 % auf 9,3 % gesenkt werden und somit auch die Frequenz für Reoperationen (10,7 % ohne vs. 2,9 % mit Stoma) und die Mortalität (2 % ohne vs. 0,7 % mit Stoma) (Slieker et al. 2013; Kasparek und Jauch 2010). Allerdings fehlen klare Indikatoren dafür, diejenigen Patienten, die von einem protektiven Stoma profitieren gegenüber denjenigen, die möglicherweise durch Komplikationen der Stomaanlage und -rückverlagerung gefährdet sind, zu unterscheiden. Suggestive Indikatoren, die für die Stomaanlage sprechen, sind abgesehen von den intraoperativ-technischen Problemen bei der Anastomosenanlage (wie oben erwähnt, z. B. notwendige Übernähung), die neoadjuvante Radiochemotherapie, eine tiefe oder koloanale Anastomose, katabole oder immunsupprimierte Patienten, hohes Alter und gegebenenfalls auch das männliche Geschlecht (Kasparek und Jauch 2010).

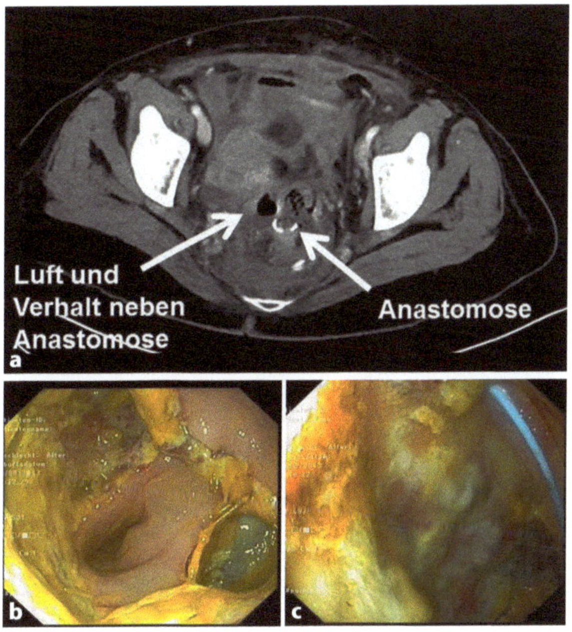

▪ Abb. 20.1a-c a Anastomoseninsuffizienz b Insuffizienz über ca. 2/3 der Anastomose. c Abdominelle Drainage in Insuffizienzhöhle sichtbar

Postoperative Therapie

Tritt postoperativ eine Anastomoseninsuffizienz auf, ist das weitere Vorgehen im Wesentlichen abhängig vom klinischen Zustand des Patienten, dem Ausmaß der Umgebungsreaktion (z. B. Abszess oder Peritonitis), der Größe der Insuffizienz und dem Vorhandensein eines protektiven Stomas.

Sofern systemische Infektzeichen wie Fieber und ein Anstieg der Entzündungswerte in Verbindung mit Abdominalschmerzen vorliegen, muss nach Kolon- und Rektumresektionen aus unserer Sicht zwingend weitere Diagnostik mittels Computertomographie und gegebenenfalls Endoskopie erfolgen. Die Endoskopie spielt bei Koloneingriffen jedoch eine geringere Rolle, da hier prinzipiell die Sorge besteht, gerade früh postoperativ die Anastomose weiter zu schädigen und die Anastomoseninsuffizienz mit freier Luft, Abszess- oder freier Flüssigkeit in der Regel bereits in der CT zu sehen ist. Auch sollte die Indikation zur operativen Revision großzügig gestellt werden. Nach ausgiebiger Lavage muss gegebenenfalls auch unter intraoperativer endoskopischer Kontrolle und Berücksichtigung des klinischen Zustands des Patienten entschieden werden, ob die Anastomose erhalten werden kann. Individuell muss entschieden werden, ob die Situation durch Anlage eines protektiven Stomas – falls nicht ohnehin schon vorhanden – beherrscht werden kann. In diesem Fall empfiehlt es sich, das kleine Becken mit einer Netzplombe abzudeckeln und mit 1 bis 2 Drainagen konsequent zu drainieren. Diese Drainagen haben zusätzlich eine Funktion als Indikatordrainagen, falls es doch weiterhin zu einem relevanten Austritt von Darminhalt kommt.

Falls dies nicht möglich oder sinnvoll erscheint, muss die Anastomose aufgelöst werden. Bei distalen Kolonanastomosen oder klassischerweise nach einer Rektumresektion muss der Rektumstumpf verschlossen und eine Hartmann-Situation mit einem endständigen Deszendostoma angelegt werden.

Distale Insuffizienzen können häufig mit Endo-Vac-Therapie erfolgreich behandelt werden (Braga 2012). Analog können auch Patienten, die unter einem protektiven Stoma eine Anastomoseninsuffizienz entwickeln ohne hierbei eine ausgeprägte klinische Symptomatik oder eine Peritonitis aufweisen, auf diese Weise behandelt werden. Unserer Erfahrung nach können Anastomoseninsuffizienzen, die mehr als die halbe Zirkumferenz umfassen, mit einer Endo-Vac-Therapie versorgt werden. Die Einbringung der Schwämme erfolgt in der Regel über eine Kurzkoloskopie, alle drei bis fünf Tage müssen sie gewechselt werden. Ziel ist die konsequente Drainage des entzündlichen Sekrets und die Verkleinerung der Insuffizienzhöhle durch die Stimulation der Granulation (▪ Abb. 20.1; ▪ Abb. 20.2).

Gelegentlich finden sich auch sehr kleine, punktuelle Insuffizienzen, die vor allem unter dem Schutz eines Stomas zunächst keinerlei Beschwerden machen und mit lokaler Spülung im Rahmen einer Rektoskopie behandelt werden können, zumal in dieser Situation ein EndoVac-Schwamm in die kleine Öffnung nicht eingebracht werden kann. In diesen Fällen empfiehlt es sich, die Anastomose trotzdem

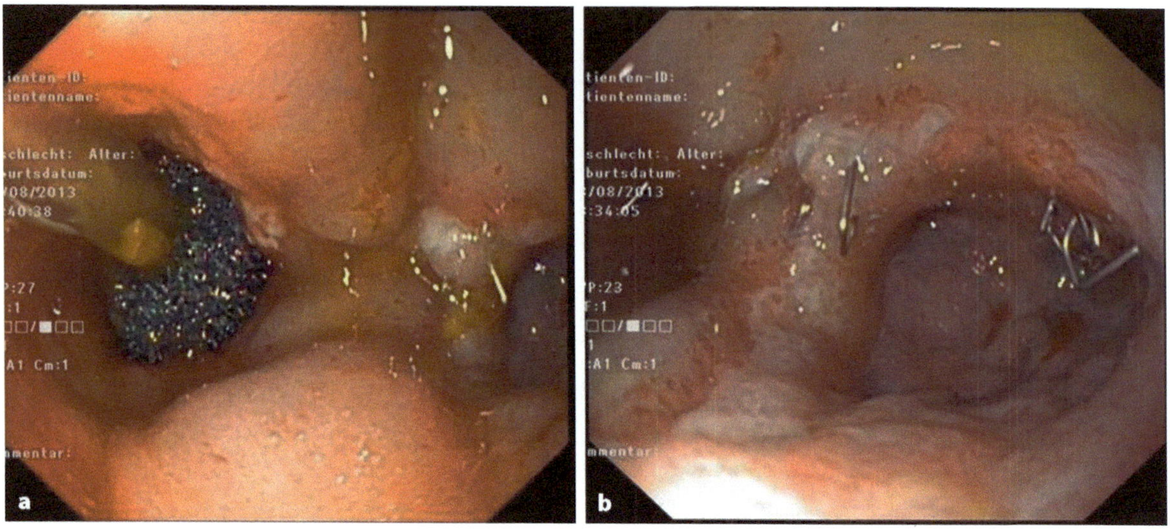

Abb. 20.2a,b Endo-Vac-Therapie. a EndoVac-Schwamm in Insuffizienz. b Nach 2 Wochen EndoVac-Therapie weitestgehend abgeheilte Insuffizienz

nach einigen Tagen erneut endoskopisch zu kontrollieren, da die Größe der Insuffizienz vor allem bei Patienten nach neoadjuvanter Vorbehandlung nicht selten im Verlauf doch noch deutlich zunimmt und dann doch mit einer Endo-Vac-Therapie begonnen werden sollte.

Auch eine transanale Übernähung bei Insuffizienz sehr tiefer Anastomosen oder eine endoskopische Versorgung mit Clips scheint ohne oder mit Vorbehandlung durch EndoVac-Therapie teilweise erfolgversprechend zu sein (Verlaan et al. 2011). Welchen Einfluss die EndoVac-Therapie bei Anastomoseninsuffizienz auf die funktionellen Ergebnisse hat, ist bislang unklar, dürfte allerdings nicht schlechter sein als nach anderen konservativen Therapiemaßnahmen.

Spätfolgen einer Anastomoseninsuffizienz im Rektumbereich können Störungen der Kontinenz, sowohl als Inkontinenz als auch als Outlet-Obstruction mit oder ohne Überlaufinkontinenz sein (▶ Abschn. 20.3.1; ▶ Abschn. 20.3.2). Während bei Anastomoseneinengung eine Bougierungsbehandlung über einen individuell zu definierenden Zeitraum unter Umständen zu einer Besserung der Beschwerden führen kann, ist eine Stuhlinkontinenz sehr komplex zu therapieren. Zumeist sind Versuche der Stuhlregulierung und Ernährungsumstellung wenig erfolgreich.

Wichtig ist in diesem Zusammenhang zu klären, ob eine neurogene oder anatomisch funktionelle Inkontinenz zugrunde liegt, was durch Anamnese und proktologische Untersuchung gut zu evaluieren ist. Häufig ist in dieser Situation ein Sphinkterersatz nicht sinnvoll möglich und es muss eine Aufhebung der Anastomose mit Anlage eines Stomas angeraten werden.

20.2.2 Blutungskomplikationen

Prä- und intraoperative Prävention

Grundvoraussetzungen für die Vermeidung von Blutungskomplikationen sind die exakte Kenntnis der individuellen Anatomie sowie eine exakte Präparationstechnik in den anatomisch korrekten Schichten. Prädilektionsstellen für arterielle Blutungen stellen die Arterienäste der A. ileocolica und der A. colica dextra dar, die im Falle von rechtsseitigen Koloneingriffen unterbunden werden müssen. Wir empfehlen die konsequente Anwendung von Durchstichligaturen anstatt Ligaturen auch am Mesokolon, um das Risiko einer Blutung und auch Nachblutung (▶ Abschn. 20.3) zu reduzieren. Gleiches gilt für die Arteria mesenterica inferior bei linksseitigen Koloneingriffen und in der Rektumchirurgie. Im Falle eines laparoskopischen Vorgehens sollte Klarheit über die Zuverlässigkeit der jeweils verwendeten Clips bestehen. Der eigenen Erfahrung zufolge besitzen Titanclips den Vorteil, dass sie platzsparend eingesetzt werden können (bei engen Präparationsverhältnissen eventuell vorteilhaft) und zugleich in Multifire-Instrumenten eine Zeitersparnis ermöglichen. Die Verwendung von bioresorbierbaren Clips hat diesen Vorzug nicht, bioresorbierbare Clips bieten aber als verriegelbarer Clip hypothetisch eine größere Sicherheit, benötigen aber etwas mehr freipräparierte Gefäßdistanz. Vascular-Stapler-Devices bieten hinsichtlich Abrutschgefahr die meiste Sicherheit. Auch hierfür ist eine entsprechend der Staplerbreite ausreichende Präparation der Gefäße nötig. Hinsichtlich der Kosten stellt dieses Verfahren das teuerste dar. Prinzipiell ist auch eine Versiegelung der Gefäße mit entsprechend dafür geeigneten und erprobten Energy-Devices möglich. Uns erscheint in diesem Fall jedoch zumindest ein zusätzliches Clipping der Gefäße als sinnvoll.

Intraoperative Vermeidung von Blutungskomplikationen

Die intraoperative Identifikation der Iliakalgefäße stellt in der Regel kein Problem und damit auch keine wesentliche Gefahr dar, eine unbeabsichtigte Verletzung dürfte zu den Raritäten zählen, die durch umgehende Übernähung beherrscht werden kann, was im Falle einer laparoskopischen Operation in der Regel der Konversion bedarf. Allerdings kann bei enger anatomischer Lagebeziehung von Zökalpol und insbesondere Rektum zu den Iliakalgefäßen bei T4-Karzinomen oder -rezidiven auch eine Mitresektion erforderlich sein.

Idealerweise werden Gefäßübernähungen mit monofilem, nicht resorbierbarem Nahtmaterial durchgeführt (z. B. Prolene®). Im Venenbereich stellt eine Naht in der Regel keine Herausforderung dar. Problematisch kann jedoch eine einfache Naht im Bereich von plaquegeschädigten Arterien sein. Sofern eine dichte Naht nicht möglich ist, kann versucht werden, Teflon-Patches an der Einstich- und Ausstichstelle des Fadens anzubringen, um einem Ausreißen der Naht vorzubeugen und gleichzeitig eine etwas höhere Zugkraft der Naht zuzulassen.

Bei größeren Defekten ist ebenfalls ein partieller Gefäßersatz mit Rinderperikard oder in Ausnahmefällen alternativ ein kompletter Gefäßersatz mit Rohrprotheseninterponat möglich. Im letzteren Fall sollte die Prothese bereits vor der Einbringung in den kontaminierten Situs antibakteriell imprägniert werden, sofern keine silberbeschichtete Prothese verwendet werden kann. Falls der Eingriff von vorneherein entsprechend planbar ist, eignet sich ein Eigenveneninterponat aus einem Segment der Vena saphena magna der Gegenseite oder bei Cava-Infiltration auch aus einem Segment der Vena femoralis. Allerdings ist es hierzu ratsam, Spezialisten der Gefäßchirurgie primär mit einzubinden, was nicht nur die strategische Planung, sondern auch die Operationsdauer deutlich optimieren kann.

Sollte bei der Präparation v. a. im kleinen Becken aber auch im restlichen Bereich des Retroperitoneums nicht die avaskuläre Schicht (Waldeyer-Schicht, Gerota-Faszie) eingehalten werden oder werden können, können unangenehme und schlecht stillbare venösen Blutungen auftreten. Abgesehen von einer Koagulation mit bipolarem Strom, der subjektiv etwas effektiver als monopolarer Strom empfunden wird, kann im kleinen Becken versucht werden, die Blutung mittels konsequenter Kompression z. B. mit einem Stiltupfer für 5 bis10 Minuten vorgenommen werden, was in den meisten Fällen zum Sistieren der Blutung führt. Sollte der Erfolg ausbleiben, kann der Versuch unter Interposition von Hämostyptika wie Tabotamp®, Tachosil® oder auch Gelita® wiederholt werden.

Umstechungen von Blutungen aus der lateralen Beckenwand sind nur im Falle ihres Ursprungs im Bereich der A. oder V. iliaca interna erfolgreich. Bei diffusen Blutungen oder nicht eindeutiger Lokalisierbarkeit kommt es nicht selten zum Ausreißen der Stichkanäle und einer weiteren Provokation von Blutungen.

Sofern mit diesen Maßnahmen keine Blutungskontrolle möglich ist, muss durch einen zusätzlichen Assistenten die Kompression gehalten werden (z. B. mit Stiltupfer), bis die die Resektion komplettiert und damit ein besserer Zugang und Raum für eine nochmalige Versorgung gegeben ist. Ist dies weiter nicht möglich, kann ein Packing des Beckens und eine Stabilisierung des Patienten und seiner Gerinnung sinnvoll sein, um nach ca. 48 Stunden in einer Reoperation die Blutstillung unter optimierten Maßnahmen vorzunehmen, unter Umständen auch nach Verlegung in eine maximalversorgende Klinik.

Gegebenenfalls kann zu diesem Zeitpunkt die Rekonstruktion der Darmkontinuität vorgenommen werden. Andere Maßnahmen zur Blutstillung im Becken bei Plexusblutungen – z. B. mit der Platzierung von Pins am Beckeneingang – wurden zwar erprobt, haben sich aber in der eigenen Praxis nie als notwendig erwiesen.

Die bisherige Diskussion fokussierte auf die sicher deutlich anspruchsvollere Situation einer Blutung im Bereich des Beckens bzw. der Beckeneingangsebene. Aber auch bei der Mobilisation der linken Flexur liegt insbesondere eine Verletzungsgefahr für die Milzkapsel vor. Tritt unter diesen Umständen eine Blutung ein, droht häufig eine langwierige Blutstillung. Auch in diesem Fall kann eine Kompression der perisplenischen Region und der Milz analog zum Vorgehen bei Plexusblutungen eine Hämostase bewirken. Sollte eine Splenektomie erforderlich werden, ist von einer Erhöhung der Infektanfälligkeit und einer Zunahme der perioperativen Morbidität auszugehen. In diesem Fall muss an die postoperative Impfung gegen Pneumokokken, Meningokokken, Haemophilus influenzae Typ b und gegebenenfalls auch gegen Influenza entsprechend den Empfehlungen des Robert Koch Instituts gedacht werden (▶ Kap. 16).

Postoperative Therapie

Hämoglobin- und auch kreislaufwirksame Nachblutungen können vor allem bei Blutungen aus Arteria oder Vena mesenterica inferior, mesenterialen Gefäßen, kleinen Gefäßen im kleinen Becken oder bei Milzverletzungen auftreten und sollten unter Kreislaufstabilisierung und Substitution von Blut- und Gerinnungsprodukten operativ versorgt werden. Intraabdominelle Nachblutungen sollten auch bei spontaner Persistenz revidiert werden, da sonst die Gefahr einer Infektion des Hämatoms mit Abszessbildung oder Peritonitis besteht.

Bei Anastomosen im Bereich des Rektums ist der peranale Abgang kleinerer Mengen Blut mit oder ohne Stuhlgang die ersten Tage postoperativ häufig und erfordert meist weder eine weitere Abklärung noch eine Therapie, wenn die

Symptomatik nach einigen Tagen spontan abklingt. Sollte es allerdings zum Absetzen größerer Mengen Bluts kommen, sollte eine endoskopische Kontrolle der Anastomose erfolgen. Diese kann je nach Höhe der Anastomose entweder mit einem starren Prokto- oder Rektoskop oder mit einem flexiblen Koloskop erfolgen. Sollte sich hierbei eine Blutungsquelle zeigen, kann sie direkt durch Unterspritzung oder Clipping behandelt werden. Der Vollständigkeit halber ist zu erwähnen, dass es bei Patienten, die eine Insuffizienz einer tiefen Anastomose entwickeln gelegentlich zum peranalen Abgang von altem, blutigen Sekret kommt, ohne dass sich klinisch ein Anhalt für eine aktive Blutung ergibt. Dieses stammt dann aus dem kleinen Becken und kann ein frühes Zeichen für eine neu aufgetretene Insuffizienz sein.

20.2.3 Verletzungen von Nachbarstrukturen

Verletzungen von Nachbarstrukturen sind in der kolorektalen Chirurgie naturgemäß nicht zu antizipieren, insofern auch nur in beschränktem Umfang im präoperativen Setting präventiv zu adressieren. Bei offenen Operationen treten diese vor allem im voroperierten Situs auf und es muss eine situationsadaptierte Versorgung der Verletzungen erfolgen. Laparoskopische Eingriffe erfordern hinsichtlich der Verletzung von Nachbarstrukturen besondere Aufmerksamkeit, da sie nicht in jedem Fall sofort offensichtlich ist, weil sie häufig außerhalb des Blickfeldes entstehen.

Dünndarmverletzungen

In aller Regel können Dünndarmverletzungen, die im Rahmen einer Adhäsiolyse bei Verwachsungen auftreten, gut durch Übernähungen versorgt werden. Bei Wandverletzungen erscheint es wichtig, eine komplette Adhäsiolyse anzuschließen und damit das Risiko einer intraluminalen Drucksteigerung im Übernähungsbereich, verursacht durch weitere Engen oder Stenosen in verwachsenen Darmabschnitten, weiter distal zu minimieren.

Im Rahmen von laparoskopischen Eingriffen kann es bei der Verwendung der Optiview-Trokare® trotz aller Vorsichtsmaßnahmen bei Eingehen unter Sicht in das Abdomen ohne vorherige Gasinsufflation zu Verletzungen des Darmes bei der Trokarpositionierung kommen. Das Risiko ist vor allem bei voroperierten Patienten deutlich erhöht. Diese Verletzungen lassen sich unter Umstanden in ihrem Umfang schwer einschätzen. Wenn es die Situation zulässt, kann die endgültige Versorgung im Rahmen der Resektatbergung über den Bergeschnitt erfolgen, allerdings erfordert dies eine temporäre laparoskopische Übernähung, um einen unkontrollierten Austritt von Darminhalt während der laproskopischen Präparation zu verhindern.

Sollte dies nicht möglich sein, muss der Eingriff auf ein offenes Verfahren konvertiert werden, eine sichere Versorgung geht vor apodiktischem Festhalten am laparoskoischen Vorgehen.

Eine weitere Gefahrenquelle für Dünndarmverletzungen stellt die thermische Läsion bei der Verwendung von Ultraschall-Dissektionsinstrumenten o. ä. dar. Die Lagerung, die eine sichere Exposition für die chirurgische Präparation erlaubt, muss so erfolgen, dass die Dünndarmschlingen nicht die Sicht auf das Präparationsareal verlegen und wiederholt bei Seite gelagert werden müssen. Hierdurch kann ein unnötiger Kontakt zwischen heißem Präparationsinstrument und Darmschlingen vermieden werden. Sofern die Schädigung bemerkt wird, kann eine Übernähung mit resorbierbarem Nahtmaterial erfolgen, beispielsweise auch mit selbstverriegelndem Faden.

Verletzung von Ureter, Harnblase und Urethra

Prävention

Die Einbindung der Kollegen der Urologie und Gynäkologie bereits deutlich vor dem Eingriff (nicht währenddessen, wenn die betreffenden Strukturen bereits zerstört oder im Rahmen der Präparation nicht mehr zu erhalten sind) reflektiert nicht nur den respektvollen Umgang mit den Kollegen, sondern macht für die strategische Planung und Operationstaktik Sinn. Wie oben ausgeführt, muss dies als Qualitätssicherungskriterium angesehen werden.

Statistisch kommt es bei der Rektumresektion häufiger zu Verletzungen des linken als des rechten Ureters und ebenfalls der linksseitigen Harnblase, was durch die anatomische Lagebeziehung bedingt ist. Die Kombination aus wandüberschreitendem Wachstum und Tumorsitz im oberen Rektum stellt eine besondere Gefahr für eine akzidentielle Verletzung oder auch – aus Radikalitätsgründen – für eine geplante Mitresektion der harnableitenden Strukturen dar. Wie bereits angedeutet, empfiehlt es sich, bei nicht auszuschließender Beteiligung der Ureteren in einem tumorösen Prozess die Ureteren präoperativ zu schienen. Dies erleichtert die intraoperative Identifikation und die Entscheidung bei eventuell erforderlicher Mitresektion. Zusätzlich ist bei Verletzung bereits eine intraluminale Schienung, welche im Falle der Versorgung einer Verletzung ohnehin erfolgen sollte.

Intraoperative Therapie

Aus oben genannten anatomischen Gründen sollte im Rahmen der kolorektalen Chirurgie die eindeutige Identifikation des linken Ureters bei der Sigma- und Rektumresektion den Standard dar.

Eine längerstreckige Darstellung ist außer bei Rezidivoperationen nicht erforderlich, da dies unter anderem mit dem Risiko der Durchblutungsstörung und Verletzung der autonomen Nervenplexus einhergeht.

Tab. 20.1 Klassifikation der American Association for the Surgery of Trauma (AAST) für Ureterverletzungen. (Hiesmayr et al. 2006)

Grad	Art der Verletzung
I	Hämatombildung
II	Durchtrennung von < 50 % des Harnleiterdurchmessers
III	Durchtrennung von > 50 % des Harnleiterdurchmessers
IV	Kompletter Abriss mit Devaskularisierung < 2 cm
V	Kompletter Abriss mit Devaskularisierung < 2 cm

Eine intraoperativ bemerkte Verletzung oder ein Defekt bei bewusster Mitresektion des Ureters wird selbstverständlich sofort versorgt. Eine Verletzung oder umschriebene Mitresektion der Harnblasenwand stellt in aller Regel keine große Herausforderung dar und kann durch zweireihige Übernähung versorgt werden. Allerdings muss hierbei die stenosefreie Rekonstruktion der Ureterostien gewährleistet sein, da im Falle eines konsekutiven Harnstaus eine Reoperation und Reinsertion des Harnleiters notwendig werden kann.

Postoperative Therapie

Nach einer Blasenübernähung sollte für ca. 14 Tage für eine Dauerdrainage der Harnblase gesorgt werden, um eine Blasendehnung zu vermeiden und eine ungestörte Abheilung sicherzustellen. Der Stellenwert eines Dauerkatheters und einer suprapubischen Ableitung sind hierbei als gleich effektiv anzusehen. Die theoretische Möglichkeit für Komplikationen erscheint bei der Anlage eines suprapubischen Katheters etwas höher zu liegen. Vor Entfernung der Ableitung sollte idealerweise ein Zystogramm erfolgen, um die Dichtigkeit der Blase nachzuweisen.

Postoperative Diagnostik bei klinischem Verdacht auf Verletzung

Harnleiterverletzungen werden jedoch häufig im Verlauf erst verzögert klinisch evident, z. B. wenn eine subtile thermische Läsion erst nach Tagen zu einer lokalen Nekrose der Ureterwand führt. Häufig fallen diese Patienten durch eine sehr hohe Sekretion über die einliegenden Drainagen oder, sofern diese schon entfernt sind oder keine angelegt wurden, durch plötzliches Auftreten eines Aszites mit oder ohne Peritonismus auf. Gleichzeitig ist möglicherweise ein Rückgang der Urinausscheidung zu verzeichnen.

Auch bei Auftreten dieser Symptomatik bei Wiedervorstellung nach schon erfolgter Entlassung muss an diese Komplikation gedacht werden, sofern im Bereich des Beckens oder der Iliakalachse präpartiert wurde. Die Diagnose wird meist durch die Messung des Kreatinins im Drainagesekret oder Aszites im Vergleich zum Serum-Kreatinin mühelos gesichert. Der Kreatininwert ist im Urin nicht konstant, liegt bei Patienten mit normaler Nierenfunktion jedoch um ein Vielfaches höher als im Serum in einem Bereich, der selbst von dialysepflichtigen Patienten im Serum nicht erreicht wird.

Tab. 20.2 Therapieoptionen von Ureterverletzungen. (Modifiziert nach den EAU Guidelines 2003; Holst et al. 2014)

Art der Verletzung	Therapieoptionen
Oberer Ureter	Ureterokalikostomie Ureteroureterostomie Ureterotransversostomie
Mittlerer Ureter	Ureteroureterostomie Ureterotransversostomie Boari-Lappen Ureterreimplantation
Unterer Ureter	Ureterreimplantation Psoas-bladder-hitch-Plastik Zystoplastik
Kompletter Ureter	Ileuminterponat Autotransplantation Nephrektomie
Kleine Läsion	Ureterkatheteranlage Perkutane Nephrostomie

Eine Hämaturie tritt bei Harnleiterverletzungen nur in 20 bis 40 % der Fälle auf und ist somit ein unsicheres Zeichen für eine Verletzung der ableitenden Harnwege (Siemer et al. 1997).

Prinzipiell kann es beispielsweise durch die Schädigung der Durchblutung des Ureters nicht nur zu einer Leckage kommen, sondern auch eine Stenose entstehen. Hierbei steht klinisch ein Harnstau mit konsekutiven Problemen im Vordergrund. Eine Urosepsis oder auch eine nachhaltige Nierenschädigung kann bei verzögerter Diagnose und Therapie die Folge sein.

Wenn eine Ureterstenose nicht durch alterierte Retentionsparameter, Rückgang der Urinfördermenge oder eine Urosepsis auffällt, kann eine „stumme Niere" mit komplettem Funktionsverlust die Folge sein. Diese fällt häufig erst sehr viel später im Rahmen von Folgeuntersuchungen auf.

Spezifische 2-zeitige Therapie der Komplikation

Je nach Ausmaß und Lokalisation der Verletzung gestaltet sich die Versorgung des harnableitenden Systems unterschiedlich (Tab. 20.1; Tab. 20.2) (Trottmann et al. 2007; Moore et al. 1992; Lynch et al. 2005).

Ureterverletzungen im Rahmen von Rektumresektionen betreffen am häufigsten den distalen Ureter. Die Standardversorgung bei Verletzungen Grad I und II (Hämatom, Durchtrennung < 50 %) umfasst eine retrograde

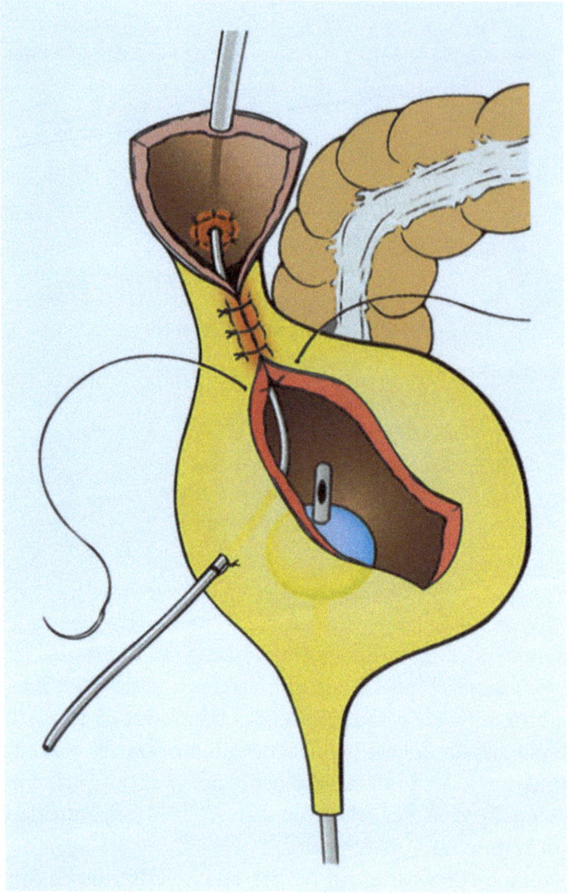

Abb. 20.3 Nahezu des ⅔ des Harnleiters kann mit Hilfe eines gestielten Boari-Blasenlappens und zusätzlicher Hörner-Blasen-Plastik (Psoas-Hitch Technik) ersetzt werfen. Hierbei wird der aus der Harnblase gebildete Boari-Lappen zu einem Rohr geformt und der Harnleiter im Sinne einer Ureterozystoneostomie und Fixation des Blasenhornes am Musculus posas implantiert. (Aus Zwergel und Zwergel 2010)

Schienung des Harnleiters mit einem Doppel-J-Katheter und Übernähung in Einzelknopftechnik. Dies ist bei mehr als der Hälfte der Patienten technisch möglich und der invasiveren, perkutanen Nephrostomie auch deshalb überlegen, weil die Nephrostomie nicht zu einer kompletten Ausschaltung des Urinabgangs über den Ureter führt.

Silikon und Hydro-Plus-Schienen scheinen wegen der geringeren Traumatisierung besonders zur Ureterschienung geeignet zu sein, zumal sie weniger zur Inkrustierung neigen. Zusätzlich sollte zur maximalen Entlastung und zur Vermeidung eines vesikouretralen Urinreflux eine Blasendauerableitung erfolgen. Die Harnleiterschienen werden in der Regel für mindestens drei Wochen belassen wie auch die Blasenableitung. Der korrekte Heilungsverlauf und die Intaktheit des Ureters sollte mit einer retrograden Ureterpyelographie oder durch ein Ausscheidungsurogramm dokumentiert werden, bevor Schienen und Blasenkatheter entfernt werden (Trottmann et al. 2007).

Komplexe Verletzungen des Harnleiters Grad III–V, sowie Verletzungen von Grad I und II, die nicht minimalinvasiv behandelt werden können, müssen mittels Resektion und chirurgischer Rekonstruktion versorgt werden. Längere Ureterdefekte (bis zu 2–3 cm Länge) können nach Seiteröffnung als schräge Seit-zu-Seit-Anastomose z. B. mit Vicryl 4/0 rekonstruiert werden.

Längerstreckige, distale Verletzungen des Harnleiters sollten und können in der Regel mit einer Ureterozystostomie mit Psoas-Hitch-Technik versorgt werden. Voraussetzung ist eine ausreichende Mobilität und Kapazität der Harnblase. Zur Steigerung der Mobilität wird die Blase einerseits etwas von ventrokaudal her mobilisert, quer eröffnet und längs vernäht. Der so ausgezogene Teil der Harnblase wird dann am Musculus psoas per Naht fixiert; der Harnleiter wird dann nach Leadbetter-Politano oder Lich-Gregoir mit einem 1 bis 2 cm langen intramuralen Verlauf als Anti-Reflux-Plastik unter Schienung reinseriert.

Sollte die hierdurch gewonnene Mobilität nicht ausreichen kann, kann eine Boari-Plastik durchgeführt werden, die einen zusätzlichen Streckengewinn bis zu 15 cm, also ca. ⅔ der Ureterlänge schafft. Hierbei wird eine Ausstülpung der Blase durch ein ausgeklapptes Segment zu einem tubulären Segment vernäht (Abb. 20.3), in welches das Ureterende inseriert werden kann. Dies erfolgt ebenfalls mit einem intramuralen Verlauf als Anti-Reflux-Plastik, intraluminaler Schienung und Fixation am Musculus psoas.

Entsprechend der Empfehlungen der Europäischen Gesellschaft für Urologie sollten zusätzlich zur intraluminalen Schienung alle Rekonstruktionen mit einer Ureterschienung versorgt und ureternah mittels intraabdomineller Drainage drainiert werden. Eine Blasendauerableitung sollte für mindestens 2 Tage erfolgen, bei gleichzeitiger Übernähung oder Rekonstruktion der Blase jedoch für 14 Tage. Die Dichtigkeitskontrolle erfolgt nach 14 Tagen mittels Zystogramm. Die Harnleiterschienung sollte für mindestens sechs Wochen belassen werden, bevor diese nach einer retrograden Ureteropyelographie entfernt werden kann. Unserer Erfahrung nach stellt auch das längere Belassen ein durchaus relevantes Problem, mit Verkrusten der Schiene und Harnaufstau mit begleitender Urosepsis, dar. Aufgrund dessen sollte ein System etabliert werden, welches die Behandler und auch ggf. den Patienten an den Verbleib einer Schiene nach der Entlassung erinnert (beispielsweise besonderer Vermerk im Arztbrief oder ein Patientenpass), und so eine zeitgerechte Entfernung der intraluminalen Schienung gewährleistet. Abschließend sollte nach drei Monaten ein Ausscheidungsurogramm erfolgen.

Zusammenfassend lässt sich festhalten, dass zur Sicherstellung guter Ergebnisse in der chirurgischen Behandlung von Ureterverletzungen die frühzeitige Diagnosestellung und Therapie, die Entfernung von nekrotischem Uretergewebe, sowie schließlich eine spannungsfreie, spatulierte, wasserdichte Anastomose mit resorbierbarem Nahtmaterial, die innere Schienung und eine periureterale Drainage die Grundlage zur erfolgreichen Therapie bilden (Lynch et al. 2005).

Andere operative Verfahren wie die Transureteroureterostomie, die Ureterokalykostomie mit Resektion des unteren Nierenpols und Anastomosierung des Ureters mit dem freigelegten unteren Nierenkelch, die Autotransplantation der Niere mit Anschluss an den Beckengefäßen oder die Nephrektomie als *ultima ratio* sind glücklicherweise nur sehr selten notwendig.

Verletzungen der Vagina

Verletzungen der Vagina betreffen in der Regel die Scheidenhinterwand und können sowohl unbeabsichtigt als auch beabsichtigt im Rahmen einer En-bloc-Resektion bei dem Verdacht auf Tumorinfiltration erfolgen.

Kleine Verletzungen stellen meist kein größeres Problem dar und können mit resorbierbarem Nahtmaterial verschlossen werden. Bei größeren Defekten und vor allem bei sexuell aktiven Frauen kann es sinnvoll und nötig sein, einen Kollegen der Gynäkologie hinzuzuziehen, um eine möglichst anatomisch korrekte Rekonstruktion zu erreichen und funktionelle Folgen möglichst gering zu halten. Auch in diesem Fall stellt die ein- oder ggf. zweireihige Nacht das Verfahren der Wahl zum Defektverschluss dar.

Verletzungen der Milz

Eine Verletzung der Milz hat zumeist eine Blutung als Konsequenz. Die Problematik und ihre Behandlungsmöglichkeiten sind daher im Absatz ▶ Abschn. 20.2.2 und in ▶ Kap. 16, subsummiert.

Verletzungen des Pankreas

Verletzungen des Pankreas treten bei unübersichtlicher und/oder bei Verlassen der korrekten Schicht im Rahmen der Mobilisation der linken Kolonflexur auf. Auch bei ausgedehnten Tumoren, z. B. im Colon transversum, kann es sinnvoll sein, Teile des Pankreas mitzuentfernen.

Sollte es zu einer Pankreasfistel in unmittelbarer Nähe zu einer Anastomose kommen, ist diese hochgradig gefährdet. Daher sollte bei entsprechenden Risikokonstellationen eine großzügige Drainagenanlage vorgenommen werden, d. h. am günstigsten 2 Drainagen in Nähe des Pankreas, wo eine Verletzung oder Parenchymresektion vorgenommen wurde. Im Falle einer Fistulierung, die analog zum Vorgehen nach Pankreasresektion verifiziert werden kann (▶ Kap. 22), ist die Etablierung einer intrakorporalen Dauerspülung mit suffizientem Ablauf hilfreich. Daher sollte diese Situation bei der Drainagenanlage im Rahmen der Primäroperation bereits mit bedacht werden.

Tritt die Fistel klinisch erst zutage, wenn die Drainagen bereits entfernt sind, bleibt die radiologisch-interventionelle Drainage als Therapieoption der Wahl. Auch hierüber kann versucht werden, mit der Platzierung von 2 Drainagen eine Spülzirkulation zu etablieren. Andernfalls ist auch die Platzierung von Spül-/Ablauf Drainagen (van-Sonnenberg-Drainagen) möglich.

Chirurgische Revisionen sind in dieser Situation nicht selten mit einer hohen Komplikationsrate verbunden. Der Nutzen und das Risiko einer Revision in dieser Situation muss daher besonders abgewogen werden, häufig ist eine Serosaverletzung von benachbarten Darmschlingen in dieser Situation nicht vermeidbar. Sollte sich die Anastomose in diesem Bereich befinden, muss diese exakt inspiziert werden. Im Falle eines Insuffizienzverdachts muss die Versorgung entsprechend der o. g. Prinzipien mit entweder Übernähung, mit Übernähung und zusätzlicher Vorschaltung eines Stomas (z. B. doppelläufiges Ileostoma) oder die Aufhebung der Anastomose mit passagerer Anlage einer Hartmann-Situation erfolgen.

Ziel einer chirurgischen Revision muss die Etablierung einer suffizienten Drainage mit Spülkreislauf sein, der dann nach Bedarf genutzt werden kann.

20.2.4 Wundinfektionen

Wundinfektionen kommen bei kontaminierten Eingriffen, wie in der kolorektalen Chirurgie, bei etwa 9 % der Patienten vor (Biondo et al. 2012) und stellen bei primär kontaminiertem OP-Situs eine große Herausforderung dar. Prinzipiell gelten die in ▶ Abschn. III dargestellten Maßgaben zur Wundtherapie. Konkret umfasst die Behandlung die Wiedereröffnung der Wunde im infizierten Bereich mit anschließender Spülung. Der primären Behandlung sollten dann regelmäßige Verbandswechsel alle 24 Stunden nach Spülung oder Ausduschen der Wunde folgen.

Eine Antibiotikatherapie ist nur bei einer ausgeprägten, persistierenden Umgebungsreaktion oder bei immunsupprimierten Patienten indiziert. Die Indikation zur Unterdrucktherapie sehen wir nur bei ausgedehnten, tiefen Wunden mit deutlicher Sekretion und Belägen. Hier kann ein Vakuumverband zu einer schnellen Reinigung und Unterstützung der Granulation beitragen. Die Therapie sollte jedoch nicht zuletzt aufgrund der dadurch entstehenden Kosten und der häufig verlängerten Hospitalisierung auch baldmöglichst wieder beendet und die Wunde gegebenenfalls in Lokalanästhesie oder Kurznarkose sekundär verschlossen werden.

Eine größere Herausforderung und Belastung für den Patienten stellen perineale Wundheilungsstörungen nach Rektumexstirpation dar. Diese treten bei mindestens 30 % der Patienten auf und werden durch eine neoadjuvanter Bestrahlung begünstigt (Showalter et al. 2013). Bei diesen Patienten sind die Wunden häufig stark belegt und heilen meist auch verzögert ab und stellen wegen Schmerzen beim Sitzen und einer Geruchsbelästigung eine Belastung für die Patienten dar. Hierbei treffen dennoch auch die oben genannten Prinzipien zur Wundbehandlung zu, wobei hier ein sekundärer Verschluss aufgrund der schlechten Heilungstendenz und der mechanischen Belastung eher nicht zu empfehlen ist oder mit einer Schwenklappenplastik kombiniert werden sollte.

20.3 Behandlung von langfristigen postoperativen Komplikationen

20.3.1 Blasenentleerungsstörungen

Blasenentleerungsstörungen nach Rektumresektionen treten bei 30 bis 40 % der Patienten auf, von denen ca. 70 bis 75 % präoperativ eine normale Blasenentleerung aufwiesen. Als Risikofaktoren konnten neben einer präoperativen Störung der Blasenentleerung die intraoperative Nervenschädigung und der perioperative Blutverlust identifiziert werden (Lange et al. 2008). Letzterer ist ein indirekter möglicher Hinweis auf Blutverluste über den sakralen Plexus, wenn die Präparationsebene der mesorektalen Faszie mit der unmittelbar dahinter liegenden autonomen parasympathischen und sympathischen Innervation nicht exakt eingehalten wird. Möglicherweise verbessert die Einführung eines intrapelvinen autonomen Neuromonitorings die Voraussetzungen einer nervenschonenden Operationstaktik.

Die Präventionsstrategien umfasst daher die exakte Präparation entlang der mesorektalen Faszie (Waldeyer-Faszie). Zur exakten Befundverifikation ist neben der Restharnbestimmung möglicherweise eine urodynamische Abklärung sinnvoll.

Als primäre postoperative Behandlungsoption bei manifester Blasenentleerungsstörung ist in der Regel die transurethreale oder suprapubischer Harnableitung indiziert. Alternativ kann auch ein intermittierender Selbstkatheterismus (IKS) erforderlich werden (Schönberger 2003). Medikamentös kann die Gabe cholinerger Substanzen (Betanecholchlorid, Carbacholchlorid, Distigminbromid) in Erwägung gezogen werden. Im Anschluss kann versucht werden, über ein konsequentes Blasentraining mit regelmäßiger Restharnmessung die Blasenfunktion wieder zu trainieren, um letztendlich auf den Blasenkatheter wieder zu verzichten.

Inwiefern die sakrale Nervenstimulation in dieser Situation hilfreich sein kann, ist bislang unklar. Bei Inkontinenz als führendem Symptom nach Rektumeingriffen empfiehlt sich mit dem Ziele einer Wiedererlangung der Harnkontinenz ein gezieltes Blasen- und Beckenbodentraining. Der Therapiefortschritt kann durch ein Biofeedback-Training bei gleichzeitiger Beckenbodengymnastik optimiert werden. Ein messbarer therapeutischer Erfolg kann sich allerdings möglicherweise erst im Laufe von Monaten bis Jahren abzeichnen.

Inwieweit die medikamentöse Therapie mit alpha-adrenergen Substanzen mit oder ohne Östrogene bei der postoperativen Inkontinenz einen therapeutischen Effekt bewirken kann, bleibt in klinischen Studien zu klären.

Als invasive Maßnahme stehen urologische Operationsverfahren zur Suspension und Augmentation der harnableitenden Strukturen zur Verfügung. Deren Nutzen und Risiko muss durch die Kollegen der Urologie in Anbetracht der jeweiligen Situation und Anatomie abgewogen werden.

20.3.2 Stuhlentleerungsstörungen

Ein bis zwei Jahre nach einer Rektumresektion beziehungsweise nach einer Stomarückverlagerung ist häufig noch eine Veränderungen der Stuhlentleerungsfunktion zu verzeichnen. Die damit verbundenen Symptome werden als „anteriores Resektionssyndrom" zusammengefasst.

Früh postoperativ berichten die Patienten charakteristischerweise von einer hohen Stuhlfrequenz, weichen Stühlen und einem imperativen Stuhlgang, der nur eine beschränkte Verzögerung zulässt. Gelegentlich ist die Stuhlkontinenz eingeschränkt. Diese Symptome bessern sich bei den meisten Patienten in den ersten Monaten, doch einige Patienten berichten im weiteren Verlauf auch von einer Obstipation mit dem Gefühl der inkompletten Stuhlentleerung, gepaart mit einem kaum aufschiebbaren Stuhldrang, der sie in ihrem Leben und ihrer Lebensqualität stark einschränken kann.

Insofern besteht innerhalb der ersten drei Monate in der Regel kein konkreter Handlungsbedarf zum invasiven Vorgehen, allerdings sollte eine regelmäßige Reevaluation Aufschluss über die Besserungstendenz geben. Eine detaillierte Anamnese stellt hierzu das wichtigste Instrument dar. Patienten sollten hierbei nicht nur nach der Stuhlfrequenz, sondern auch nach der Dauer, die sie auf der Toilette verbringen, nach einer inkompletten Entleerung mit baldigem erneuten Stuhlgang, nach der Notwendigkeit von Einlagen und den Einschränkungen im Alltag dezidiert befragt werden. Gegebenenfalls ist auch das Führen eines Stuhltagebuchs vor allem zur Kontrolle eines Therapieerfolgs sinnvoll.

Bei der digitalen rektalen Untersuchung können Sphinktertonus, der Analkanal, eine Rektozele, das untere Rektum und meist auch die Anastomose beurteilt werden. Zusätzlich sollte eine Rektoskopie zur Überprüfung der Anastomose erfolgen, bei der die Weite der Anastomose, die Beschaffenheit als eventueller Hinweis auf ein Lokalrezidiv oder eine narbige Stenose und das darüber liegende

Rektum beurteilt werden. Zum Nachweis eines Mukosaprolaps (Intussuszeption) oder von zusätzlichen Hämorrhoiden ist eine zusätzliche Proktoskopie besser geeignet. In manchen Fällen muss zum Beispiel zum Ausschluss eines Lokalrezidivs eine weitere Bildgebung im Sinne von MRT, CT oder auch PET-CT erfolgen oder beim Verdacht auf eine Intussuszeption oder Rektozele eine (MR-) Defäkographie durchgeführt werden. Durch eine konsequente Abklärung müssen anatomische und gegebenenfalls chirurgisch therapierbare Ursachen ausgeschlossen werden.

Früh postoperativ ist der imperative, kaum aufschiebbare Stuhldrang gelegentlich ein Zeichen einer zu geringen Kapazität des verbliebenen oder durch Kolon ersetzten Rektums. Deshalb wird bei tiefen Anastomosen heute die Anlage eines Reservoirs zum Beispiel als Kolon-J Pouch, als Coloplasty-Pouch oder als Seit-zu-End-Anastomose empfohlen und dieses Problem bessert sich häufig noch innerhalb der ersten ein bis zwei Jahre postoperativ.

Sollten diese Symptome persistieren, muss jedoch auch beispielsweise an eine Anastomosen-Stenose als Ursache gedacht werden, die zu einer Art „Überlauf-Symptomatik" führen kann. In einem solchen Fall kann es hilfreich sein, mechanische Maßnahmen zur Besserung der Entleerung zu ergreifen. Eine Möglichkeit bietet hier die Bougierung der Anastomose, was ggf. eine Analgosedierung erfordert. Nach präziser Anleitung kann die Bougierungstherapie bei sphinkternaher Lokalisation vom Patienten mit einem Hegarstift regelmäßig zu Hause selbst durchgeführt werden. Alternativ kann eine Kerbung eines narbigen Anastomosenrings hilfreich sein, insbesondere wenn dieser segelartig ausgebildet ist. Für eine inkomplette Entleerung kann neben einer narbigen Stenose aber auch eine Intussuszeption oder eine Rektozele verantwortlich sein. Unserer Erfahrung nach sollten bei diesen Patienten nicht einzelne anatomische Veränderungen alleine für eine Stuhlentleerung verantwortlich gemacht werden, da deren Korrektur in den allermeisten Fällen nicht zwingend zu einer Verbesserung, sondern unter Umständen auch zu einer Verschlechterung der Symptomatik führen kann und zudem häufig technisch anspruchsvoll und komplikationsträchtig ist.

Aus diesem Grunde sollten vor einer etwaigen chirurgischen Reintervention alle konservativen Therapiemaßnahmen ausgeschöpft werden, die allerdings häufig auch im Ausschlussverfahren evaluiert werden müssen.

Während bei manchen Patienten mit eher festen Stühlen und Stuhlentleerungsstörung eventuell milde Abführmittel wie Magnesium, Makrogol und Natriumpicosulfat zu einer Besserung führen, bessert sich die Symptomatik bei anderen mit eventuell weicheren Stühlen und häufiger Stuhlfrequenz eher unter stuhlformenden Substanzen wie Flohsamen, Leinsamen, Weizenkleie, Trockenpflaumen oder Loperamid, wobei hier auf eine ausreichend hohe Trinkmenge zu achten ist, um das Auftreten einer Passagestörung zu verhindern. Voraussetzung für eine erfolgreiche Therapie ist die Aufklärung des Patienten über die durchaus komplexe Störung und das sequentielle Vorgehen, welches auch therapeutisch Rückschläge beinhalten kann.

Unter Umständen ist ein Stuhltagebuch für Patient und Therapeut in diesem Zusammenhang hilfreich. Patienten, die über eine inkomplette Entleerung berichten, sind aufgrund der langen Zeit, die sie auf der Toilette verbringen, häufig sehr stark in ihrem Alltag eingeschränkt. Diesen Patienten kann teilweise durch ein Herbeiführen des Stuhlgangs durch Abführzäpfchen oder (Mini-) Klysmen effektiv geholfen werden. Zusätzlich stehen heute auch alternative Systeme zur analen Selbstirrigation zur Verfügung. Begleitend kann es sinnvoll sein, Beckenbodengymnastik durchzuführen und die Patienten bei einem hierauf spezialisierten Therapeuten vorzustellen.

Eine eingeschränkte anale Kontinenz findet sich nicht selten bei älteren Patienten mit einer präoperativ bereits eingeschränkten Sphinkterfunktion, einer koloanalen Anastomose oder nach einer intersphinktären Resektion, weshalb gerade bei älteren Patienten die Indikation zu tiefen Anastomosen nur nach präoperativer Evaluation des Kontinenzorgans und nach Aufklärung über die möglicherweise postoperativ eingeschränkte Kontinenzfunktion gestellt werden sollte. Auch bei diesen Patienten kann gelegentlich durch diätetische Maßnahmen mit stuhlformenden Substanzen, aber auch durch Beckenbodengymnastik eine Verbesserung erreicht werden. In einigen Fällen kann auch die Sakralnervenstimulation durch Implantation eines entsprechenden Generators eine Verbesserung bringen, allerdings sollte dieser Schritt aus den gleichen Gründen wie schon beim Vorgehen bei Harnentleerungsstörungen erwähnt (hoher Kostenaufwand, hohe peroperative Komplikationsrate, Malfunktion bei unpräziser Elektrodenimplantation) sehr genau überdacht und indiziert sein.

Voraussetzung hierfür ist zumindest ein willkürlich betätigbarer Schließmuskel. Sollten diese Maßnahmen nicht zum Erfolg führen, kann auch bei diesen Patienten versucht werden, das Neorektum durch Klysmen oder anale Irrigation „programmiert" zu entleeren, um einer unwillkürlichen Stuhlentleerung vorzubeugen. Ferner besteht mit einem Analtampon, welcher über den Analkanal eingebracht wird, die Möglichkeit, den Verschlussmechanismus mechanisch zu verstärken.

Sollten alle konservativen Behandlungsmethoden nicht zu einem für den Patienten befriedigenden oder erträglichen Zustand führen und keine anderweitige, sinnvolle chirurgische Therapieoption bestehen, so muss mit den Patienten auch die Möglichkeit der Aufhebung der Anastomose und der Anlage eines endständigen Kolostomas diskutiert werden. Die Akzeptanz ist hierbei sehr unterschiedlich, aber es sollte dringend vermieden werden, die Lebensqualitätseinschränkung der Patienten durch eine gestörte Stuhlentleerung dadurch zu verlängern, dass diese Alternative zu spät in Betracht gezogen wird.

20.3.3 Störungen der Sexualfunktion

Die Anzahl der Patienten die nach einer Rektumresektion über eine sexuelle Dysfunktion klagen wird wahrscheinlich deutlich unterschätzt, zum einen aufgrund einer unzureichenden Evaluation durch die Ärzte, andererseits aber auch aufgrund der Zurückhaltung auf Patientenseite das Problem zu verbalisieren.

Wahrscheinlich ist das Auftreten derartiger Störungen multifaktoriell bedingt und die Radiotherapie trägt einen wesentlichen Teil dazu bei (O'Gorman et al. 2014). Der sexuellen Dysfunktion kommt insofern eine große Bedeutung zu, als sie einen Einfluss auf die Lebensqualität hat und die Anzahl der operierten Patienten, die sexuell aktiv sind, groß ist.

Bei Männern obliegt die Kontrolle der Ejakulation dem Sympathikus, während die Kontrolle der erektilen Funktion dem Parasympathikus zugeschrieben wird. Schädigungen dieser nervalen Strukturen sind bei 14 bis 69 % der Patienten nach Rektumresektion die Ursache, wenn die Patienten über eine retrograde Ejakulation berichten und bei 11 bis 76 % der Patienten, die eine erektile Dysfunktion oder Impotenz beklagen (Kasparek et al. 2012). Betroffene Patienten sollten frühzeitig identifiziert und durch spezialisierte Urologen betreut werden, da beispielsweise mit Phosphodiesterasehemmern wie Sildenafil, aber auch durch die lokale Applikation von Prostaglandinen oder technischen Hilfsmitteln effektive Therapieoptionen zur Verfügung stehen, die Sexualfunktion wieder herzustellen.

Verglichen mit dem männlichen Geschlecht gibt es noch weniger Literatur zur sexuellen Dysfunktion bei Frauen nach Rektumresektionen. Allerdings scheint diese auch beim weiblichen Geschlecht in bis zu 60 % der Fälle aufzutreten und es muss davon ausgegangen werden, dass auch hier die Dunkelziffer hoch ist und betroffene sexuell aktive Patientinnen substanziell an Lebensqualität einbüßen (Panjari et al. 2012). Neben dem Einfluss auf das autonome Nervensystem im Bereich des kleinen Beckens scheint bei Frauen zusätzlich die Radiotherapie einen lokalen Einfluss auf das weibliche Genitale zu haben, sodass ein Großteil der Frauen nach Rektumresektionen und Bestrahlungen über eine Verengung der Scheide berichtet, die zu einer mechanischen Störung der Sexualfunktion beitragen kann (Hendren et al. 2005). Für Frauen wie für Männer ist es entscheidend, dass die Symptome einer gestörten Sexualfunktion erkannt und die Patientinnen und Patienten an entsprechende Spezialisten wie Urologen oder Gynäkologen weiter verwiesen werden, da es sonst zu einer deutlichen Beeinträchtigung der Lebensqualität kommen kann.

Literatur

Biondo S, Kreisler E, Fraccalvieri D, Basany EE, Codina-Cazador A, Ortiz H (2012) Risk factors for surgical site infection after elective resection for rectal cancer. A multivariate analysis on 2131 patients. Colorectal Dis 14(3):e95–e102

Braga M (2012) Perioperative immunonutrition and gut function. Curr Opin Clin Nutr Metab Care 15(5):485–488

Burden S, Todd C, Hill J, Lal S. Pre-operative nutrition support in patients undergoing gastrointestinal surgery. Cochrane Database Syst Rev 11:CD008879

Gustafsson UO, Ljungqvist O (2011) Perioperative nutritional management in digestive tract surgery. Curr Opin Clin Nutr Metab Care 14(5):504–509

Hendren SK, O'Connor BI, Liu M, Asano T, Cohen Z, Swallow CJ et al (2005) Prevalence of male and female sexual dysfunction is high following surgery for rectal cancer. Ann Surg 242(2):212–223

Hiesmayr M, Schindler K, Pernicka E, Schuh C, Schoeniger-Hekele A, Bauer P et al (2009) Decreased food intake is a risk factor for mortality in hospitalised patients: The nutritionday survey 2006. Clin Nutr 28(5):484–491

Ho JW, Wu AH, Lee MW, Lau SY, Lam PS, Lau WS et al (2014) Malnutrition risk predicts surgical outcomes in patients undergoing gastrointestinal operations: Results of a prospective study. Clin Nutr 1:0261–5614 (Epub ahead of print)

Holst M, Rasmussen HH, Irtun O (2014) Advances in clinical nutrition in GI surgery. Expert Rev Gastroenterol Hepatol 23:1–7

Kasparek MS, Jauch KW (2010) [Stoma creation during low anterior resection: The cons]. Chirurg 81(11):968 (970–3)

Kasparek MS, Hassan I, Cima RR, Larson DR, Gullerud RE, Wolff BG (2012) Long-term quality of life and sexual and urinary function after abdominoperineal resection for distal rectal cancer. Dis Colon Rectum 55(2):147–154

Kehlet H (2005) Fast-track colonic surgery: Status and perspectives. Recent Results Cancer Res 165:8–13

Kuppinger D, Hartl WH, Bertok M, Hoffmann JM, Cederbaum J, Küchenhoff H et al (2012) Nutritional screening for risk prediction in patients scheduled for abdominal operations. Br J Surg 99(5):728–737

Lange MM, Maas CP, Marijnen CA, Wiggers T, Rutten HJ, Kranenbarg EK et al (2008) Urinary dysfunction after rectal cancer treatment is mainly caused by surgery. Br J Surg 95(8):1020–1028

Lynch TH, Martínez-Piñeiro L, Plas E, Serafetinides E, Türkeri L, Santucci RA et al (2005) EAU guidelines on urological trauma. Eur Urol 47(1):1–15

McClave SA, Martindale R, Taylor B, Gramlich L (2013) Appropriate use of parenteral nutrition through the perioperative period. JPEN J Parenter Enteral Nutr 37(5 Suppl):73–82

Moore EE, Cogbill TH, Jurkovich GJ, McAninch JW, Champion HR, Gennarelli TA et al (1992) Organ injury scaling. III: Chest wall, abdominal vascular, ureter, bladder, and urethra. J Trauma 33(3):337–339

Morán López JM, Piedra León M, García Unzueta MT, Ortiz Espejo M, Hernández González M, Morán López R, Amado Señaris JA (2014) Perioperative nutritional support. Cir Esp 92(6):379–386

O'Gorman C, Denieffe S, Gooney M (2014) Literature review: Preoperative radiotherapy and rectal cancer - impact on acute symptom presentation and quality of life. J Clin Nurs 23(3–4):333–351

Panjari M, Bell RJ, Burney S, Bell S, McMurrick PJ, Davis SR (2012) Sexual function, incontinence, and wellbeing in women after rectal cancer – a review of the evidence. J Sex Med 9(11):2749–2758

Schönberger B (2003) Bladder dysfunction and surgery in the small pelvis. Therapeutic possibilities. Urologe A 42(12):1569–1575

Showalter SL, Kelz RR, Mahmoud NN (2013) Effect of technique on postoperative perineal wound infections in abdominoperineal resection. Am J Surg 206(1):80–85

Siemer S, Russ F, Mutschler W, Zwergel T (1997) Injuries of the urinary system and management in multiple trauma cases. Urologe A 36(6):513–522

Slieker JC, Daams F, Mulder IM, Jeekel J, Lange JF (2013) Systematic review of the technique of colorectal anastomosis. JAMA Surg 148(2):190–201

Trottmann M, Tritschler S, Graser A, Strittmatter F, Becker A, Haseke N, Stief CG (2007) Injuries of the renal pelvis and ureter. Diagnosis and management. Urologe A 46(8):927–934

Ulrich A, Weitz J, Büchler MW (2010) Protective stoma after deep anterior rectal resection: Pro. Chirurg 81(11):962 (964–7)

Verlaan T, Bartels SA, van Berge Henegouwen MI, Tanis PJ, Fockens P, Bemelman WA (2011) Early, minimally invasive closure of anastomotic leaks: A new concept. Colorectal Dis Suppl 7:18–22

Zwergel T, Zwergel U (2010) Verletzungen. In: Hautmann R (Hrsg) Urologie, 4. Aufl. Springer Medizin Verlag, Heidelberg

Prävention und Therapiemöglichkeiten bei Komplikationen in der minimalinvasiven Chirurgie

Die hepatobiliäre und Transplantationschirurgie ist unter den einzelnen Subdisziplinen der Viszeralchirurgie ohne Zweifel zu den anspruchsvollsten Bereichen zu zählen. Dies spiegelt sich nicht nur in der eigentlichen chirurgischen Performance wider, sondern auch in der strategischen Planung und Patientenselektion – beispielsweise bei der Leberchirurgie in hohem Alter oder in der Transplantationschirurgie, bei der die Empfängerauswahl und -konditionierung sowie die Beachtung von spenderspezifischen Eigenheiten über den Therapieerfolg entscheiden. Eine klare Planung von Eingriffen und die exakte Abklärung und Vorbereitung stellen die Grundvoraussetzung zur Vermeidung von Komplikationen dar, in einem Bereich, der durch seine Komplexität sehr komplikationsgefährdet ist. Die folgende Buchsektion gibt einen Überblick über die Prävention und die Behandlung der typischen und häufigen Probleme, die sich in diesem Bereich ergeben können.

Komplikationen in der hepatobiliären Chirurgie

M. Rentsch, M. Angele, M. Guba

M. Rentsch, A. Khandoga, M. Angele, J. Werner (Hrsg.), *Komplikationsmanagement in der Chirurgie*,
DOI 10.1007/978-3-662-43475-8_21,

Komplikationen im Rahmen von Lebereingriffen treten in Abhängigkeit von der Analysequalität und der untersuchten Subpopulation in 1 bis 40 % der Fälle auf (Benzoni et al. 2007; Hyder et al. 2013). Hierbei sind zum einen die Größe und die Art des Eingriffs ausschlaggebend für die Wahrscheinlichkeit einer Komplikation (Abdalla 2010), insbesondere revisions- oder interventionspflichtige Komplikationen und wiederholte Hospitalisierung (Hyder et al. 2013; Belghiti et al. 2000; Barbas et al. 2013), andererseits steigt das Risiko bei Vorliegen eines Lebervorschadens deutlich an (Das et al. 2001).

Die Eingriffsgröße als Risikofaktor scheint jedoch durch gute Indikationsstellung und präzises, standardisiertes perioperatives Management teilweise kompensierbar zu sein (eigene, nicht veröffentlichte Daten). So berichten manche Zentren über sehr niedrige Komplikationsraten auch bei sehr ausgedehnten Lebereingriffen (Kamiyama et al. 2010; Midorikawa et al. 1999). Insbesondere ist einzelnen Studien zufolge die Mortalität durch eine gute Selektions- und Behandlungsstrategie im Rahmen von Lebereingriffen deutlich zu senken, sodass die Bedeutung der Leberresektion bei der Behandlung von benignen und malignen hepatischen Tumoren nach wie vor grundlegende und sogar zunehmende Bedeutung erlangt (Kopetz et al. 2009).

Als sicher kann angesehen werden, dass es durch die Entwicklung ausgefeilter Technik in Synergie mit der Etablierung neuer, effektiver Chemotherapiekonzepte zu einer hoch signifikanten Besserung der Prognose für Patienten mit hepatisch metastasieren kolorektalen Karzinomen gekommen ist (◘ Abb. 21.1a,b; Midorikawa et al. 1999). Inwieweit diese Entwicklung auf die Prognose von primären Lebertumoren und Metastasen anderer Tumorentitäten (sog. NCNELM) übertragbar ist, kann derzeit noch nicht eindeutig beantwortet werden, jedoch erscheint es sehr wahrscheinlich, dass auch gerade bei primären Lebermalignomen die Prognose im Lauf der Jahre deutlich gestiegen ist.

Grundlage einer derartigen Entwicklung der Leberchirurgie ist einerseits die besagte Etablierung ausgefeilter Möglichkeiten in der Anästhesie, neben Konditionierungsstrategien und neuen Chemotherapieoptionen wie Pfortaderembolisation oder In-situ-Split mit zweizeitiger Resektion. Andererseits stellt ein ausgefeiltes und optimales Management von Komplikationen die Basis für ein erfolgreiches Leberchirurgie-Programm dar.

Die Komplikationen lassen sich in Minor- und Major-Formen klassifizieren, andererseits in primäre, technisch bedingte Komplikationen, die sekundären Komplikationen anderer Organsysteme (Lunge, Niere, Herz, Weichgewebe) gegenüberstehen. Alle Einteilungen sind eigentlich arbiträr und subjektiv geprägt. Minor- und Major-Komplikationen unterscheiden zumeist die Komplikationen mit vitaler Bedrohung von denjenigen ohne vitaler Bedrohung. Dabei werden revisionspflichtige chirurgische Komplikationen meist der Gruppe der Major-Komplikationen zugerechnet, während kardiopulmonale beispielsweise eher den Minor-Formen zugerechnet werden. Allerdings könnte eine Revision mit erfolgreicher Beseitigung eines technischen Problems mit einer deutlichen Prognoseverbesserung vergesellschaftet sein, während ein Herzinfarkt postoperativ unter Umständen deletäre Folgen im Hinblick auf weitere postoperative Komplikationen und das Gesamtüberleben haben kann.

Mit der Clavien-Dindo-Klassifikation postoperativer Komplikationen wurde versucht, eine Systematik der Klassifikationen herbeizuführen, wenngleich sie in der genannten Problematik auch keine erschöpfende Aussage zulässt. Zur Einteilung der Komplikationen nach Clavien-Dindo und deren ökonomische Aspekte wird Näheres in Sektion I, ▶ Kap. 1 ausgeführt. ◘ Tabelle 21.1 gibt daher einen Überblick über das Komplikationsspektrum ohne Wertung des Schweregrades oder prognostischer Bedeutung.

21.1 Präoperative Diagnostik und Hinweise auf Risikoerhöhung

Die präoperative Diagnostik muss, um das Komplikationsrisiko möglichst gering zu halten, folgende Kriterien klären:

1. Liegt eine technische Operabilität vor?
2. Lässt die Leberfunktion das geplante Vorgehen ohne relevante Risikosteigerung zu?
3. Ist die geplante Operation für den Patienten in seiner allgemeinen Verfassung zumutbar?

21.1.1 Anamnese und körperliche Untersuchung

Obwohl nahezu selbstverständlich, ist die genaue Anamnese und körperliche Untersuchung einer der wesentlichen Schritte bei der Evaluation des Patienten vor einer geplanten Leberresektion. Hierbei werden wesentliche Hinweise für generelle Risiken (z. B. kardiopulmonale Vorerkrankungen), aber auch für die funktionelle Operabilität der Leber, z. B. Hinweise auf portale Hypertension oder Lebervorerkrankungen, gewonnen. So sind bei lebergesunden Patienten auch größere Resektionen ohne Mortalität realisierbar, während diese bei hepatischen Vorerkrankungen bis zu 10 % oder mehr erreichen kann.

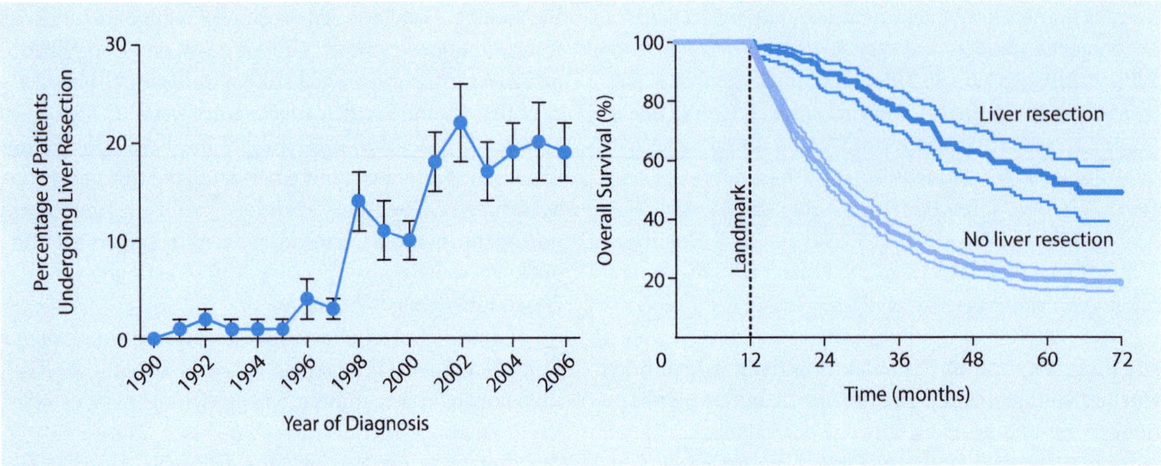

Abb. 21.1a,b Durch die Verbesserung der diagnostischen sowie der anästhesiologischen und chirurgisch-technischen Möglichkeiten kann ein chirurgisches Verfahren heute bei deutlich mehr Patienten als vor 30 Jahren zur Behandlung von kolorektalen Lebermetastasen angewendet werden. Zusätzlich ist durch die Einführung hocheffektiver Chemotherapieprotokolle etwa in den Jahren von 2000 bis 2001 eine deutliche Verbesserung der Operationsmöglichkeiten eingetreten. Dies geht mit einer Steigerung des Gesamtüberlebens einher: Patienten, die operiert werden können, haben ein deutlich besseres Überleben im Vergleich zu Patienten ohne Operation. (Aus Kopetz et al. 2009)

Tab. 21.1 Diese Tabelle weist die wichtigsten Komplikationen nach Leberresektionen aus. Zu berücksichtigen ist, dass sich die genannten Komplikationen gegenseitig beeinflussen können

Primäre Komplikationen	Sekundäre Komplikationen
Leberfunktionsstörung	Nierenfunktionsstörung
Hämorrhagie (intra-/postoperativ)	Pulmonale Funktionsstörung
Gallenleckage	Pneumonie, Pleuraerguss
Technische Komplikationen der Rekonstruktion der biliären Drainage	Spontane bakterielle Peritonitis
Cholangitis	
Peritonitis	Therapierefraktärer Aszites
Hepato-vaskuläre Thrombosen	Wundinfekt

21.1.2 Bildgebende Diagnostik – Beurteilung der technischen Operabilität

In der Regel liegt vor dem Erstkontakt im chirurgischen Zentrum bereits eine orientierende Diagnostik vor, beispielsweise mittels Sonographie oder CT, gelegentlich auch mittels MRT. Idealerweise kann die Bildgebung zum besseren Vergleich mit nachfolgenden Bildgebungen über spezielle Software in das klinikübliche System eingelesen werden.

Primär wird die Bildgebung zur Beurteilung der technischen Operabilität herangezogen werden müssen. Dabei spielt nicht nur die Anzahl von Leberherden eine Rolle, sondern auch der Bezug zu wichtigen intrahepatischen Strukturen. Während die Segmentzuordnung und die Abstandsabschätzung zu großen portalen und hepatovenösen Gefäßen im Bereich des rechten Leberlappens relativ unproblematisch sind, existieren der Erfahrung nach drei intrahepatische Regionen, die ein besonderes Augenmerk benötigen:

- Erstens die Gallengangbifurkation, die in vielen Varianten vorliegen kann und bei Tumorlokalisation in der Gabelung (klassischerweise hiläres Cholangiokarzinom – Klatskintumor, aber auch andere Malignome) zu finden ist. Zur Klärung der Resektabilität ist hier die genaue Überprüfung erforderlich, um exakt zu klären, ob das linke Gallengangsystem tumorfrei ist, wenn eine rechtsseitige erweiterte Hemihepatektomie geplant ist (sehr selten auch *vice versa*).
- Zweitens die Region der Aufzweigung der Segment 4- und Segment ⅔-Versorgung. Analog muss bei geplanter Linksresektion die Aufzweigung und der Verlauf des anterioren und posterioren rechten Gallengangs identifiziert werden. Hier entscheidet sich die Erhaltungsmöglichkeit des Parenchyms bei ausgedehnten Tumorprozessen im Grenzbereich der benannten Segmente, die unter Umständen für den Erhalt einer ausreichenden Parenchymreserve notwendig sein kann.
- Drittens ist bei Beziehung von Tumoren zu Vena cava immer zu klären, inwieweit diese in die Gefäße infiltrieren. Eine Operabilität ist in diesem Zusammenhang zwar nicht *per se* ausgeschlossen, dies muss

aber akribisch geplant und vorbereitet sein. Ferner muss hierbei eine sinnvolle Indikationsstellung erfolgen, da das Risiko von Eingriffen mit Ersatz der Vena cava als deutlich erhöht einzustufen ist. Neben der technischen nimmt auch die allgemeine Operabilität eine zentrale Rolle ein, die die operative Strategie mit beeinflusst.

Die Bildgebung spielt bereits in der Früherkennung von Lebertumoren, aber auch in der Abklärung von Komplikationen und der Einschätzung ihres Schweregrades eine entscheidende Rolle. Hierbei kommt der Sonographie eine große Bedeutung zu, da sie als Screening-Verfahren häufig zur Anwendung kommt. Ferner erlaubt sie eine sichere Diagnose von Flüssigkeitsansammlungen (z. B. Biliom, Hämatom) und deren Verlaufskontrolle. Standard ist aktuell eine hochwertige Geräteausstattung, die sowohl kontrastverstärkte als auch Duplexsonographie erlaubt.

Grundsätzlich stehen als bildgebende Verfahren zur Diagnosesicherung und zur Bestimmung der Tumorausdehnung bei primären und sekundären Lebertumoren die Sonographie, die CT und die MRT zur Verfügung. Alle Verfahren kommen auch zur Detektion von etwaigen postoperativen Komplikationen oder auch als Verlaufsdiagnostik zum Einsatz. Hierbei wird in der überwiegenden Zahl der Fälle die CT eingesetzt werden, da sie über die Sonographie hinaus detailliertere Informationen geben kann z. B. über räumliche Beziehungen verschiedener Strukturen und die Durchblutungsverhältnisse in sonographisch nicht darstellbaren Abschnitten.

Die rein diagnostische Angiographie ist heute nicht mehr indiziert; das Verfahren spielt jedoch eine große Rolle bei den lokalen minimalinvasiven Therapieformen wie der transarteriellen Chemoembolisation (TACE) oder der Radioembolisation (SIRT), die bei eventueller Inoperabilität von Leberraumforderungen zum Einsatz kommen können. Zur Charakterisierung eines spezifischen Leberherdes ist dabei der kontrastmittelverstärkte Ultraschall (CE-US) im Nachweis der arteriellen Hypervaskularisation und des späteren Wash-Outs der MRT und der CT gleichwertig und damit für die Charakterisierung ausreichend geeignet (Forner et al. 2008). Zusätzlich ist heute der kontrastverstärkte intraoperative Ultraschall in der klinischen Praxis angelangt, der eine präzise Steuerung der Schnittebene bei der Resektion planen lässt und auch kleine Herde, die der präoperativen Bildgebung unter Umständen entgangen sind, aufdeckt. Allerdings müssen hierzu die technischen Voraussetzungen optimiert sein und eine gute Untersucherexpertise vorliegen. So können z. B. auch Herde eines Cholangiokarzinoms ein Wash-out aufweisen und somit als HCC fehlgedeutet werden (Rimola et al. 2009).

Die Mehrzeilen-Computertomographie (MDCT) ist heute als Standardtechnik in der radiologischen Abklärung anzusehen, wenngleich die MRT in den letzten Jahren erhebliche technische Fortschritte gemacht hat, sodass Limitationen wie schlechte räumliche Auflösung oder Atemartefakte zunehmend in den Hintergrund treten. Ein immanenter Vorteil ist der deutlich bessere Weichteilkontrast in den verschiedenen Wichtungen, der bereits auf nicht kontrastverstärkten MR-Bildern eine Detektion größerer Läsionen zulässt. Besondere Bedeutung für die Diagnostik primärer Lebertumoren hat die Untersuchung mit leberspezifischen Kontrastmitteln. Hier sind insbesondere die beiden hepatobiliären Kontrastmittel (MultiHance®, Bracco, Italien und Primovist®, Bayer Schering Pharma, Deutschland) zu nennen, die neben der leberspezifischen Aussage auch eine Untersuchung in der vaskulären Phase erlauben.

Vorteile der MRT sind die geringere Anzahl an falsch positiven Befunden und die deutlich genauere Charakterisierung der entdeckten Läsionen. Mit der Gadolinium-verstärkten MRT lässt sich durch die Verwendung spezieller hochauflösender Sequenzen (3-D-Sequenzen ähnlich der MR-Angiographie) eine Detektion mit 76 % Sensitivität, 75 % Spezifität und ein negativer Vorhersagewert von 50 % erreichen (Burrel et al. 2003).

Bei komplexen hepatischen Tumoren, die eine Indikation für eine Resektion darstellen, würden wir nach Möglichkeit eine komplementäre Bildgebung empfehlen, sofern in der primären Diagnostik keine eindeutige Aussage ermöglicht wurde (Abb. 21.2). Beispielsweise kann eine MRT der Leber unter Verwendung von Primovist® eine höhere Sensitivität bezüglich den in der CT okkulten Leberrundherden liefern. Mittels Kontrastsonographie sind ebenfalls zusätzliche Informationen über die CT-Bildgebung hinaus zu gewinnen, auch hinsichtlich intrahepatischer Flussverhältnisse und Lagebeziehung von Tumoren zu großen Gefäßen. Letzteres ist mittels kontrastverstärkter CT (4-Phasen-CT) am besten zu beurteilen, zusätzlich eignen sich die hieraus resultierenden Datensätze hervorragend zur Anfertigung von Volumenberechnungen.

21.1.3 Labordiagnostik – Beurteilung der Leberfunktion

Die Bildgebung erlaubt die Beurteilung der technischen Operabilität, eine Aussage zur Leberfunktion und insbesondere zur Funktion des sog. „liver remnant" – dem Leberanteil nach der Resektion – ist nur in Zusammenschau mit einem kompletten Laborpanel möglich. Der Vorschlag eines leberspezifischen Laborpanels beinhaltet neben den Elektrolyt- und Hämatologie-Parametern mit Interleukin-6 und Procalcitonin die Bestimmung der Retentionsparameter sowie GOT, GPT, AP, γGT, Bilirubin, PChE, Albumin, Cholesterin, Triglyzeride, Prothrombin-

Tab. 21.2 Basislabordiagnostik vor Leberresektion

Messparameter	Indikator für	Optimierungspotential präoperativ
Elektrolyte	Nierenfunktion Nierenfunktionsstörung hepatorenales Syndrom	Ausgleich Elektrolytstörung, Flüssigkeitssubstitution, Diuretika, Behandlung der Leberfunktionsstörung
Kreatinin, Harnstoff		
Blutbild, CRP, Interleukin-6 Procalcitonin	Inflammation, Sepsis Anämie	Therapie des Infektfokus (Drainage), Antibiotika, Optimierung des Immunstatus, nutritive Konditionierung
GOT (ASAT), GPT (ALAT), Bilirubin	Hepatozelluläre Integrität Leberzellschaden	Nutritive Konditionierung, Behandlung der Lebererkrankung, sofern sinnvoll möglich
GGT, AP, Bilirubin	Biliäre Exkretion, Cholestase	Biliäre Drainage, Antibiotika, nutritive Konditionierung
Cholinesterase, Albumin, Cholesterin, Triglyzeride, PTT, INR, Faktor V	Hepatozelluläre Synthese Synthesefunktionsstörung	Nutritive Konditionierung, Ausgleich Gerinnungsfaktoren
AFP, CA19-9, CEA, Chromogranin A, NSE	Tumorentität	Überprüfung der Indikation anhand Staging (Komplettierung)

zeit, INR, Faktor V, sowie des CRP und der Tumormarker AFP, CA-19-9 und CEA.

Tabelle 21.2 zeigt die Basislabordiagnostik vor Leberresektion. Viele Störungen und deren Optimierungspotenzial lassen sich bereits aus diesen einfach zu bestimmenden Parametern ablesen. Die Indikationsstellung hängt jedoch in grenzwertigen Situationen von der tatsächlich realisierbaren Optimierung im Verlauf nach den ergriffenen Maßnahmen ab.

Bei Vorliegen eines neuroendokrinen Tumors wäre zusätzlich eine präoperative Bestimmung des Chromogranin A und NSE Wertes von großem Nutzen.

Aus diesen Laborwerten ergeben sich wertvolle Informationen zum möglicherweise präexistenten Entzündungsgeschehen bei Cholestase, sowie zur Syntheseleistung der Leber. Diese wiederum kann durch eine Malnutrition zusätzlich kompromittiert sein. Zur Beurteilung einer Malnutrition sind in der allgemeinen klinischen Praxis die anamnestischen Angaben (Gewichtsverlust, subjektiver Ernährungsmangel) in Kombination mit dem aktuellen BMI ausreichend. Ein Ausgleich einer Unter- oder Mangelernährung ist durch nutritive Supplementation und Vitamin K-Substitution kurzfristig möglich. Bei Notwendigkeit einer Gerinnungsstabilisierung zu Erlangung von Operabilität muss die Sinnhaftigkeit der Indikation stets hinterfragt werden, diese Situation sollte nur Einzelfällen (z. B. Patienten mit angeborenem Faktorenmangel oder Marcumar-Therapie) vorbehalten sein.

Die Tumormarker sind für eine Verlaufsbeobachtung von Nutzen, allerdings nur, wenn eine Erhöhung vor Resektion vorlag, die anschließend abfällt. Inwieweit eine spezielle Funktionsdiagnostik mit szintigraphischen und stoffwechselspezifischen Verfahren (GSA-, Mebrofenin-Szintigraphie, MEGX-, ICG- oder Aminopyrin-Atem-Test) substantielle zusätzliche Informationen erbringt, kann noch nicht hinreichend belegt werden. Mancherorts hat sich der LiMax-Test etabliert, der vergleichsweise die präziseste Vorhersage bezüglich der zu erwartenden Leberfunktion liefern kann.

21.1.4 Beurteilung der allgemeinen Operabilität

Für die Beurteilung der allgemeinen Operabilität ziehen wir neben den anamnestischen Angaben zur Belastbarkeit eine Kombination aus Lungenfunktionsprüfung und Ergometrie heran. Ergeben sich hieraus Auffälligkeiten, leiten sich hier weitere Untersuchungen des kardiovaskulären Systems ab – beispielsweise Echokardiographie, Koronarangiographie.

Der von uns verwendete Algorithmus ist in Abb. 21.2 illustriert. Sollten sich aus den gegebenen Untersuchungen Kriterien für Inoperabilität ergeben, würden alternative, lokal ablative oder systemisch wirksame Verfahren angestrebt werden.

Bislang existieren keine konkreten Kriterien für allgemeine Inoperabilität, die eine Operation ausschließen. Schließlich liegt immer eine wechselseitige Beeinflussung verschiedener vorerkrankter Organsysteme vor, die eine Kompensation einerseits ermöglichen, sich aber auch zu lebensbedrohlichen Komplikationskomplexen aufaddieren können. Dies kann schwer antizipiert werden und unterliegt in allererster Linie der subjektiven Einschätzung des erfahrenen Operateurs.

Demgegenüber können einzelne Risikokonstellationen durch geeignete Vorbehandlung deutlich abgefedert

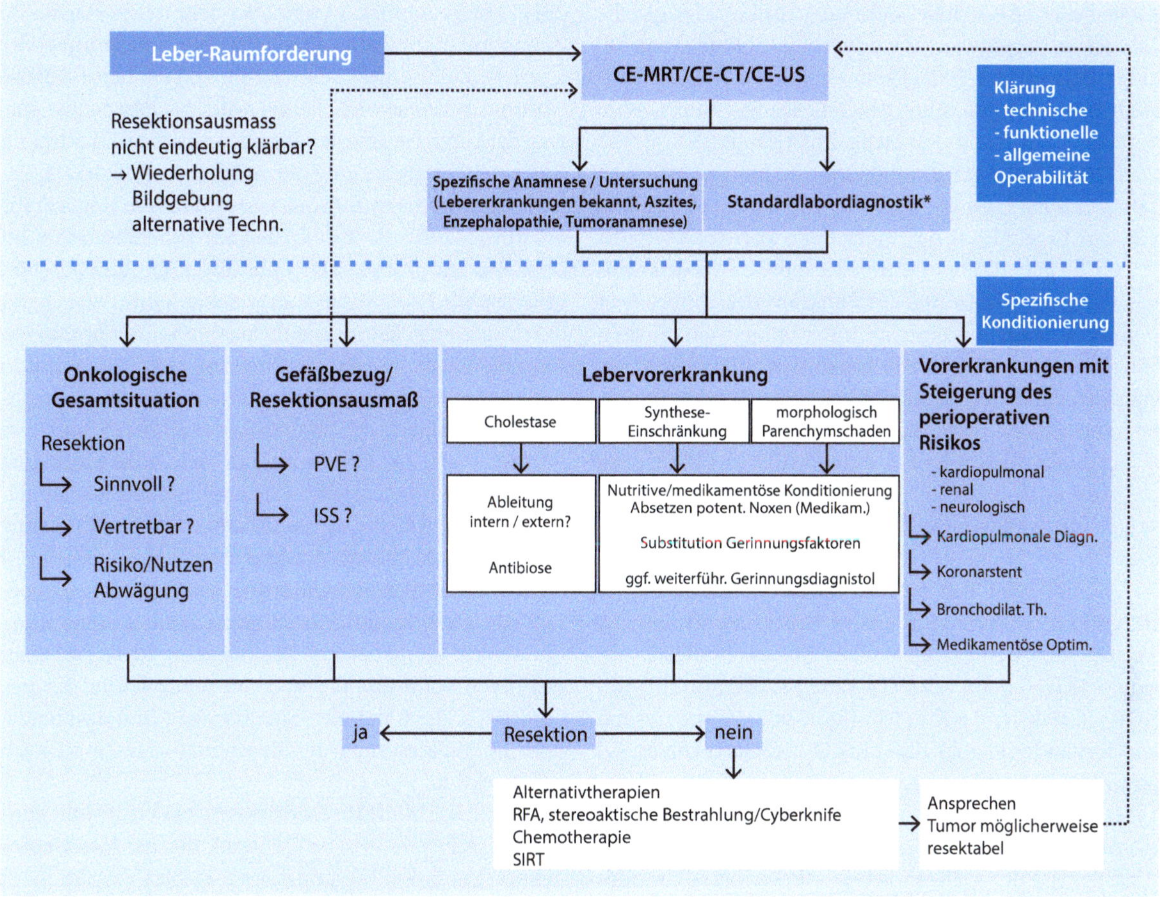

Abb. 21.2 Die standardisierte Abklärung der chirurgischen Operabilität und die Erkennung sowie Beseitigung etwaiger Risikofaktoren stellen entscheidende Schritte zur Risikoreduktion und zur erfolgreichen Leberchirurgie dar. Das dargestellte Modell ist unser Vorschlag für die Verdachtsdiagnose einer potenziell operablen Leberraumforderung

werden. Ein zu kleines zu erwartendes Leberrestvolumen würde die Indikation einer portalvenösen Embolisation mit Hypertrophie des kontralateralen Leberlappens oder ein zweizeitiges Verfahren mit In-situ-Splitting der Leber und verzögerter Resektion nach sich ziehen. Nutritive Defizite sollten soweit möglich ausgeglichen werden, das Risiko einer Cholangitis kann möglicherweise durch eine Antibiose ausgeglichen werden. Details zu den jeweiligen differenzierten Strategien finden sich in den nachfolgenden einzelnen Subkapiteln.

21.2 Leberfunktionsstörung

21.2.1 Präoperative Prävention

Die im Rahmen von ausgedehnten Leberresektionen wohl schwerwiegendste Komplikation, da häufig irreversibel, ist eine Leberdysfunktion bzw. das Leberversagen. Abgesehen vom perioperativen Risiko, das durch den allgemeinen Gesundheitsstatus und im Speziellen durch die kardiopulmonale Belastbarkeit des Patienten determiniert wird, hängt die Mortalität nach einer Leberresektion auf dem Boden eines Leberversagens wesentlich von den **hepatischen Vorerkrankungen** (Hepatitis, Steatosis hepatis) und **Vortherapien** (Chemotherapie, vorausgegangene Leberresektion) ab.

Bei Leberzirrhose sind Mortalitätsraten von 10 % (Child A), 30 % (Child B) und 80 % (Child C) beschrieben (Mansour et al. 1997). Daher ist eine Leberresektion bei Child-C-Zirrhose nicht sinnvoll, auch bei Child-B-Klassifikation muss die Indikation zur Resektion genau überdacht werden. Auch durch eine Steatosis hepatis wird das Risiko eines Leberversagens gesteigert (14 % vs 2 % bei normaler Leber), insbesondere durch die Empfindlichkeitserhöhung gegenüber Ischämie und Reperfusionsschäden (Belghiti und Ogata 2005; Dokmak et al. 2012; Kele et al. 2013).

Unter den Chemotherapeutika, die zu einer bedrohlichen Steatose führen können, zählen Irinotecan und Oxaliplatin (Fernandez et al. 2005); in der Kombination mit einer Sinusoid-Obstruktion („veno-occlusive disease" oder „blue liver syndrome") kann dies ggf. eine Leberresektion ausschließen. Als weiterer bekannter Risikofaktor gilt die Cholestase, hepatozytär oder durch biliäre Obstruktion bedingt (Belghiti et al. 2000; Dokmak et al. 2013). Die Therapieoptionen zur Entlastung des Gallengangsystems sind in ► Abschn. 21.4 und in ► Abschn. 21.5 erläutert.

Generell kann gesagt werden, dass die anamnestischen Daten und die Ergebnisse der körperlichen Untersuchung mit den Ergebnissen der Bildgebung korreliert werden sollten. So gilt es insbesondere, eine möglichst präzise Abschätzung der **Masse** und der **Funktion** des „future liver remnants“ – der Restleber nach Resektion – zu erhalten (Belghiti et al. 2000). Hierzu haben sich einige Verfahren etabliert, die bei der Abschätzung hilfreich sein können. So kann anhand dreidimensionaler Rekonstruktion der Schichtbilder (beispielsweise durch MEVIS®, Osirix®; van der Vorst et al. 2010) eine präzise Abschätzung des zu resezierenden und verbleibenden Lebervolumens vorgenommen werden (Vauthey et al. 2000).

Hierbei wird das verbleibende (volumetrisch bestimmte) in Relation zum totalen Lebervolumen gesetzt, welches sich wiederum von der Körperoberfläche ableitet (TLV[cm3] = -794,41 + 1267,28 × KOF[m2]; mit KOF = Größe (cm) × Gewicht (kg)/3,600). Unter normalen Umständen erlaubt ein FLR/KG Verhältnis von ca. 0,4 und FLR/TLV Verhältnis von ca. 20 % noch eine sichere Leberresektion.

Allerdings ist die alleinige Messung des Volumens zu Abschätzung der späteren Leberfunktion unter Umständen unzureichend, sodass Verfahren zur Abschätzung der Funktionsreserve entwickelt wurden. Zu diesen gehören die Indocyanid-Grün-Clearance, die GEC (Galaktose-Eliminationskapazität), der Aminopyrin-Atemtest und der MEGX (Monoethylglycinexylidid)-Test. Zusätzlich können szintigraphische Verfahren wie die 99Tc-Galactosyl-Serumalbumin-Szintigraphie und die 99Tc-Mebrofenin-Szintigrafie die Vorzüge einer präzisen Schichtbildgebung mit funktionsszintigraphischer Analytik kombinieren (de Graaf et al. 2010). Hierzu muss dennoch kritisch angemerkt werden, dass die bisherigen technischen Beschreibungen der Verfahren keine eindeutige Überlegenheit gegenüber der klinischen Einschätzung anhand des Child-Pugh-Scores und der Schichtbildgebung mittels CT oder MRT gezeigt hatten (Schneider 2004).

Bei grenzwertigen Leberrestvolumina kann eine **präoperative portalvenöse Embolisation** der zu entfernenden Leberhälfte zur Hypertrophie des verbleibenden Leberlappens führen, in der Regel nach 2 bis 4 Wochen. Ab einem vorhergesagten Leberrestvolumen von 25 bis 30 % ist, unter Berücksichtigung eventueller Vorerkrankungen, die Embolisation gerechtfertigt. Bei gesicherter Zirrhose ist von einem Schwellenwert von etwa 35 bis 40 % Restlebergewebe auszugehen. Unter geeigneten Bedingungen kann auch ein In-situ-Splitting der Leber (Schnitzbauer et al. 2012) vorgenommen werden, bei dem der portalvenöse Zufluss zur erkrankten Leberhälfte unterbrochen, aber der arterielle Zufluss, der Galleabstrom und der hepatovenöse Abstrom belassen wird. Ferner wird das Parenchym entlang der vorab festgelegten Resektionsgrenze durchtrennt, was eine Durchtrennung der möglichen Kollateralkreisläufe ermöglicht und somit ein profundere Regenerationsstimulus für die zu erhaltenden Leberabschnitte im Vergleich zur präoperativen portalvenösen Embolisation generiert wird. Allerdings wurde früher (ohne Parenchymdurchtrennung) kein wesentlicher Vorteil der operativen Pfortaderligatur festgestellt (Broering et al. 2002) und in der Erstbeschreibung fehlt der Vergleich der beiden Techniken gegeneinander (Schnitzbauer et al. 2012). Ferner ist bei dieser sog. „ALLPS-Procedure“ eine hohe Morbidität und Mortalität festzustellen (unveröffentlichte Registerdaten), sodass auch eine subtotale Parenchymdurchtrennung mittlerweile als adäquat erachtet wird.

Inwieweit spezifische nutritive Konzepte die postoperative Morbidität und Mortalität nach einer Leberresektion senken können, ist nicht eindeutig geklärt. Ziel einer **nutritiven Konditionierung** ist die Optimierung des Immunstatus, der katabolen Situation bei Tumorpatienten und die Verbesserung der Regenerationsreserven nach der Resektion.

Durch die indirekte Kalorimetrie kann der proteinunabhängige respiratorische Quotient, der der Energieproduktion durch Kohlehydratstoffwechsel im Verhältnis zur Fettoxidation entspricht, gemessen werden. Hierdurch kann ein alteriertes Stoffwechselmuster identifiziert werden (Henkel und Buchman 2006). Alternativ können auch die Ernährungsgewohnheiten in Relation zum BMI/kg erfasst werden (Kuppinger et al. 2012), durch welche das Komplikationsrisiko abgeschätzt werden kann oder das bereits vor 20 Jahren entwickelte Schema: Gewichtsverlust < 14 % innerhalb der letzten 6 Monate, Serum-Albumin < 3 g/dl, Hämatokrit < 30 % und Gesamtkörperkalium < 85 % (Halliday et al. 1988; Pitt et al. 1981).

Bei diesen Patienten erscheint eine präoperative nutritive Konditionierung durchaus sinnvoll. So konnte auch in kontrolliert randomisierten Studien mittlerweile der positive Effekt eines nutritiven Supports vor Leberresektion herausgearbeitet werden, insbesondere bei Patienten mit Leberzirrhose (Ishikawa et al. 2010; Meng et al. 1999). Die Verwendung von verzweigtkettigen Aminosäuren (BCAA) scheint ein Potential zu entfalten, welches das Überleben, die Albuminkonzentration und die Lebensqualität positiv beeinflusst (Henkel und Buchman 2006).

Wir sind daher dazu übergegangen, ab dem Tag der Aufnahme, nach Möglichkeit jedoch < 48 h mit einer entsprechenden Zusatzdiät (Impact ®) vor der Leberresektion zu beginnen. Nach der Resektion ist möglichst frühzeitig mit einer normalen Diät fortzufahren, ab dem 3. postoperativen Tag können die Patienten im Allgemeinen wieder ohne Restriktionen essen, abhängig von der gastrointestinalen Verträglichkeit.

21.2.2 Intraoperative Prävention und Therapie

Eine Okklusion des hepatovenösen Zustroms im Sinne eines Pringle Manövers reduziert zwar einerseits den Blutverlust, andererseits bedeutet dies für die Leber warme Ischämie. Eine gesunde Leber toleriert in der Regel 45 bis 60 Minuten Ischämiezeit, aber nach entsprechender Zeit kann auch ein relevanter, irreversibler Leberschaden resultieren, speziell nach ausgedehnten Leberresektionen. Die Ischämietoleranz sinkt bei Steatose, Fibrose und bei Zirrhose noch weiter ab – unter diesen Bedingungen kann ein signifikanter Leberschaden schon nach 30 Minuten Ischämie eintreten. Aus diesem Grund haben sich mehrere Strategien zur Steigerung der Ischämietoleranz entwickelt. Zwei Strategien haben sich zuletzt in Experimenten und in der Klinik als hepatoprotektiv erwiesen: intermittierendes Ausklemmen der Leber und ischämische Präkonditionierung.

Intermittierendes Ausklemmen beinhaltet die Anlage eines Pringle-Manövers über 10–30 min, unterbrochen von jeweils 5-15 min Reperfusion (Belghiti et al. 1999; Clavien et al. 2003). Intermittierendes Ausklemmen hatte sich in der Vergangenheit als effektiver als ein kontinuierliches Pringle Manöver zur Reduktion des Leberschadens erwiesen (Belghiti et al. 1999).

Ischämische Präkonditionierung beinhaltet eine kurzzeitige Flow-Unterbrechung (10 min) und Reperfusion (10 min) vor der eigentlichen Ischämie während der Ausklemmung im Rahmen der Resektion. Auch dieses Verfahren erwies sich gegenüber einer kontinuierlichen Ischämie als vorteilhaft (Clavien et al. 2003), allerdings existiert kein Vergleich der beiden Strategien.

Mannigfaltige medikamentöse Strategien wurden in den vergangenen Jahrzehnten experimentell mit der Intention einer Ischämietoleranzentwicklung untersucht. Interessanterweise hat sich bislang keine der Strategien in der Klinik durchgesetzt, obwohl die experimentellen Ergebnisse häufig hocheffektive Hepatoprotektion zeigten. Die klinische Anwendung scheiterte häufig an der Realisierbarkeit, an der Heterogenität der Patienten mit Lebererkrankungen und an den mangelnden ökonomischen Anreizen für die Pharmaindustrie.

21.2.3 Postoperative Therapie

Die Behandlung eines postoperativen Leberversagens ist ausgesprochen problematisch, zumal überlappende Ursachen und Komplikationen hierfür ausschlaggebend sein können, wie z. B. hoher Blutverlust, zu kleines Leberrestvolumen, Ischämie, Lebervorerkrankung oder infektiöse Probleme. Klinisch präsentiert sich ein Leberversagen häufig wie ein „overwhelming sepsis-like syndrome“ mit der Entwicklung eines Multiorganversagens, ohne dass die Ursachen und Mechanismen exakt bekannt sind. Vor dem Hintergrund einer „Toxin-Hypothese“, die von einer Akkumulation von hepatotoxischen Substanzen durch gestörten Lebermetabolismus und -entgiftung ausgeht, sind Verfahren wie Dialyse und MARS bei Leberversagen erprobt worden (Khuroo et al. 2004; Sen et al. 2005). Die Albumin-Dialyse setzt auf eine Entgiftung, bei der die Toxine an das Albumin gebunden werden. Beim molekularen „adsorbents regulating system“ (MARS) strömt das Blut entlang albuminimprägnierter Membranen. Der Nutzen einer MARS-Therapie wird in der Literatur kontrovers diskutiert, insbesondere, da kein Effekt der Therapie bei Patienten nach Leberresektion und Leberversagen gezeigt wurde (Khuroo et al. 2004).

21.3 Hämorrhagie

Blutungen im Rahmen von Leberresektionen können intra- und postoperativ auftreten. Selbstredend sollte der Blutverlust möglichst gering gehalten werden. Es existieren klare Indizien, dass die Wahrscheinlichkeit für v. a. septische Komplikationen postoperativ und die Mortalität in Abhängigkeit vom intraoperativen Blutverlust deutlich ansteigt (Yang et al. 2011).

Die in Studien veranschlagten Trennwerte der Blutverlustvolumina schwankt zwischen 600 und 1000 ml, höhere intraoperative Blutverlustmengen (bis 5000 ml) werden bei einer direkten Lagebeziehung von dem Pfortaderhauptstamm oder der Vena cava zu dem zu resezierenden Tumor berichtet (Kubo et al. 2007). Die assoziierten Komplikationen beinhalten eine vermehrte Reoperationspflicht (Barbas et al. 2013), eine erhöhe Rate an Biliomen (Xing et al. 2004) und an septischen Komplikationen (Belghiti et al. 2000). Ferner wird eine Immunsuppression ausgelöst, die sich prognostisch ungünstig auf den Verlauf maligner Erkrankungen auswirkt (de Boer et al. 2007). Außerhalb der Möglichkeiten chirurgischer Maßnahmen zur Reduktion des intraoperativen Blutverlusts muss berücksichtigt werden, dass der intraoperative Volumenstatus und damit der **zentralvenöse Druck** den elementarsten und wichtigsten Einflussfaktor für den Blutverlust darstellt. Idealerweise wird ein zentralvenöser Druck von 1 bis 5 mmHg angestrebt. Die intraoperativ anästhesiologische Führung des Patienten mit einem so niedrigen zentralvenösen Druck wie er gerade noch vertretbar ist, besitzt damit fundamentale Priorität im Rahmen von Leberresektionen. Chirurgische Präventi-

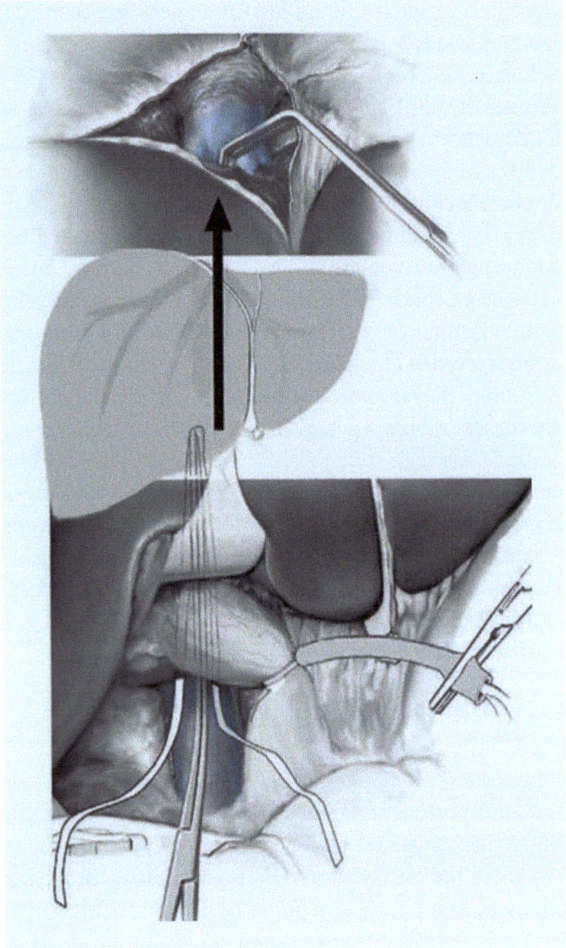

Abb. 21.3 Vorschlag zur Technik der totalen vaskulären Exklusion bei Leberresektion. (Aus Clavien et al. 2007)

onsmaßnahmen zur Blutungsreduktion und Kontrolle sind häufig zum Scheitern verurteilt, wenn eine Operation ohne niedrigen zentralvenösen Druck nicht gelingt.

21.3.1 Präoperative Prävention

Die Identifikation von Risikofaktoren für Blutungsereignisse während Leberoperationen lässt eine Taxierung der Risiken präoperativ zu. Es wird daher empfohlen, bei bereits präoperativ erkennbarer Gefäßbeteiligung von zu entfernenden Leberabschnitten, insbesondere von Tumoren, eine Eigenblutspende für den eventuellen Substitutionsbedarf vorzunehmen (Midorikawa et al. 1999; Xing et al. 2004). Selbstredend muss die Gerinnungssituation präoperativ optimiert sein. Hierbei ist jedoch nicht nur der Ist-Status relevant, sondern es muss die zu erwartende Situation nach der Resektion antizipiert werden.

Insbesondere trägt eine hepatische Dysfunktion nach der Leberresektion zur Steigerung des postoperativen Hämorrhagie-Risikos bei, da eine profunde Gerinnung möglicherweise nicht möglich ist. Klare Grenzwerte sind hierzu nicht publiziert, es muss aber bei einer Entfernung von 70 % und mehr Lebergewebe bei gesundem Lebergewebe und einem postoperativen Quickwert von 30 % (INR ca. 2,3) mit einer Erhöhung des Blutungsrisikos gerechnet werden. Daher sollte im Zweifelsfall eine Abklärung der Funktionsreserve der verbleibenden Restleber erfolgen, die im ▶ Abschn. 21.2 erläutert werden.

21.3.2 Intraoperative Prävention und Therapie

Die einfachste Methode höhere Blutverluste zu vermeiden ist eine subtile Präparation, insbesondere bei der Parenchymdurchtrennung, die die jeweilige gründliche und konsequente Blutstillung an der Resektionsfläche (beidseitig) in regelmäßigen Abständen vorsieht. Eine Darstellung und Absetzung der großen Gefäße (A. hepatica, Pfortader, Lebervenen) vor der Parenchymdissektion bei Hemihepatektomien kann ebenfalls den Blutverlust deutlich senken. Eine Strategie, die von Clavien und Mitarbeitern und anderen vorgeschlagen wird, ist die **Darstellung und Anschlingung aller perihepatischen großen Gefäße** (Clavien et al. 2007; Abb. 21.3).

Dies beinhaltet nicht nur die Gefäße des Ligamentum hepatoduodenale, sondern auch die infra- und suprahepatische Vena cava. Im Bedarfsfall ist hierdurch eine ideale vaskuläre Kontrolle und im Zweifelsfall sogar eine komplette vaskuläre Exklusion möglich. Hierdurch kann passager der ante- und retrograde hepatische Blutfluss komplett unterbrochen werden und der Blutverlust auf ein geringes Maß reduziert werden. Einfacher zu bewerkstelligen und ebenfalls effektiv ist die **Ausklemmung des Ligamentum hepatoduodenale** (Pringle-Manöver). Limitierend für beide Techniken ist hierbei lediglich die Zeitspanne der Leberischämie (Pringle 1908). Diese sollte unserer Auffassung nach 20 Minuten in Kontinuität nicht übersteigen, wenngleich hierzu kein wissenschaftlich fundiertes Limit existiert: So sind auch gute Resultate mit deutlich längeren Ausklemmintervallen als durchaus praktizierbar beschrieben (Dubay et al. 2009).

Mehrere verschieden Strategien habe sich daher in der jüngeren Vergangenheit als effektiv in mehrerlei Hinsicht entwickelt: Das von mehreren Arbeitsgruppen von (Belghiti et al. 1999; Clavien et al. 2003) propagierte **intermittierende Ausklemmen der Leber** mit jeweiligen Reperfusionsphasen zur Rekompensation der Leberdurchblutung hatte sich nicht nur zur Reduktion des Blutverlustes, sondern auch bezüglich der Regenerationsstimulation nach der Leberresektion als effektiv erwiesen. Möglicherweise ist dieser Effekt durch eine wiederholte „ischämische

Präkonditionierung“ im Rahmen der Resektion bedingt, die in der ursprünglichen Konzeptbeschreibung vor der Leberresektion mit der Intention einer Parenchymprotektion eingeführt wurde. Allerdings ist dieses „intermittierende Clamping“ nicht für jeden Patienten geeignet und hängt stark von der Parenchymqualität ab, wie weiter oben beschrieben wurde.

Eine weitere Variante stellt die von Dubay aus Toronto publizierte In-situ-Perfusion der Leber mit Organkonservierungslösung vor Leberresektion dar (Dubay et al. 2009). Durch diese Technik können auch zentrale Lebertumore mit Beteiligung der Vena cava operativ versorgt werden, die ansonsten mit sehr hohen Blutverlusten und einer enorm erhöhten perioperativen Letalität vergesellschaftet sein können.

Obwohl keine klare Beschreibungen der Situationen gibt, die zu außergewöhnlichen Blutungen prädisponieren, existieren aus der Erfahrung der Autoren drei Situationen abgesehen von Eingriffen mit Ersatz großer Gefäße (Vena cava), bei denen die Blutverluste unerwartete Ausmaße annehmen. Nach ausgedehnten Chemotherapien ist das Parenchym oft sehr brüchig, inklusive der Gefäßwände. Eventuell muss hier von den üblichen Parenchymdissektionstechniken (Ultraschall- oder Wasserstrahldissektor) Abstand genommen werden, oder eine Parenchymversiegelung in kleinen zeitlichen Abständen vorgenommen werden.

Der zweite Faktor ist die Vorbehandlung mittels Strahlentherapie, die zu extrem starken Verwachsungen von Leberparenchym mit umgebenden Strukturen führt. Die Durchtrennung der Strukturen führt zur moderaten Blutungen aus den Parenchymgrenzflächen und gelegentlich ist es verwachsungsbedingt problematisch, den Leberhilus zeitnah freizulegen, um frühzeitig ein Pringle-Manöver einzuleiten, mit dem sich der Blutverlust drosseln ließe.

Der dritte relevante Faktor ist die Zeit: Je länger die Dissektion dauert, desto höher ist der Blutverlust, speziell in vorbeschriebenen Situationen. Bei Resektionen, bei denen *per se* mit einer komplexen zeitaufwendigen Resektion gerechnet wird, ist das Risiko für unerwartet hohe Blutverluste geringer einzuschätzen. Oft sind es Eingriffe, die von allen Seiten (Operateur, Anästhesie, OP-Assistenz), als „kleine“ Eingriffe unterschätzt werden, die dann zu den genannten inadäquat hohen Blutverlusten führen.

21.3.3 Postoperative Therapie

Bei Hämorrhagie im Rahmen von Leberresektionen stehen die Aufrechterhaltung der Zirkulation und die Gewebeoxygenierung im Vordergrund. Prinzipiell sollte immer ein Cell Saver®, auch bei malignen Grunderkrankungen, eingesetzt werden (Ausnahme: parasitäre Erkrankungen, z. B. Echinokokkose). Gegebenenfalls muss dennoch eine Substitution von Fremd-Erythrozytenkonzentraten erfolgen. Ferner sollte nach Möglichkeit intraoperativ bereits abgeklärt werden, inwieweit ein Mangel an Gerinnungsfaktoren durch den kombinierten Parenchymverlust und Faktorenverbrauch vorliegt, sodass zu diesem Zeitpunkt bereits eine gezielte Substitution anzustreben ist.

Häufig ist eine Reintervention erforderlich, um eine postoperative Blutung zu kontrollieren. Dimension und Art der Intervention hängen im Wesentlichen von Ausmaß und Dynamik der Blutung ab, sowie von den hämostaseologischen Rahmenbedingungen. In bestimmten Situationen kann eine Blutung durch eine selektive Angiographie und Embolisation effektiv behandelt werden. Geeignet erscheinen hierbei insbesondere Blutungen, deren Dynamik eine entsprechende zeitaufwendige Vorgehensweise erlaubt. Schwere Blutungen schließen radiologisch-interventionelle Verfahren in nahezu allen Fällen aus, hier muss eine chirurgische Reintervention erfolgen.

21.4 Gallenleckage

21.4.1 Präoperative Prävention

Mittlerweile belegt eine gute Studiendatenlage das Vorgehen einer präoperativen Immunonutrition, um die Wahrscheinlichkeit von biliären und septischen Komplikationen vor Leberresektionen zu reduzieren (Pitt et al. 1981; Masuda et al. 2012). In Studien wird explizit die Kombination aus ungesättigten Omega-3-Fettsäuren, Arginin und Glutamin empfohlen, wie dies in vielen Präparaten mittlerweile umgesetzt ist (z. B. in Impact®). Dies scheint insbesondere bei Vorerkrankungen der Leber, wie auch auf Patienten mit Malignomen zuzutreffen.

Einschränkend muss jedoch erwähnt werden, dass die Studien meist sehr kleine Kollektive untersuchten und diese zwangsläufig ein hohes Maß an Inhomogenität aufwiesen. Daher ist bislang noch nicht eindeutig geklärt, inwieweit der Effekt einer Immunonutrition bei allen Patienten, also auch Patienten ohne manifeste Malnutrition sinnvoll ist. Zumindest erscheint die Gabe von Trinknahrung kein Fehler und ohne Nebenwirkung zu sein, möglichweise werden hierdurch die Behandlungskosten im Durchschnitt gesenkt (Senkal et al. 1997).

Für die Parenchymdissektion bei der Resektion stehen mehrere Technologien zur Verfügung. Hierbei ist entsprechend einer monozentrischen Analyse (Lesurtel und Belghiti 2008) und einer Cochrane-Metaanalyse (Gurusamy et al. 2009) die Crush-and-Clamp-Technik hinsichtlich biliärer Leckagen gegenüber anderen Verfahren als vorteilhaft anzusehen. Der Stellenwert dieser Technik bei Vorliegen einer Leberzirrhose ist jedoch nicht eindeutig geklärt.

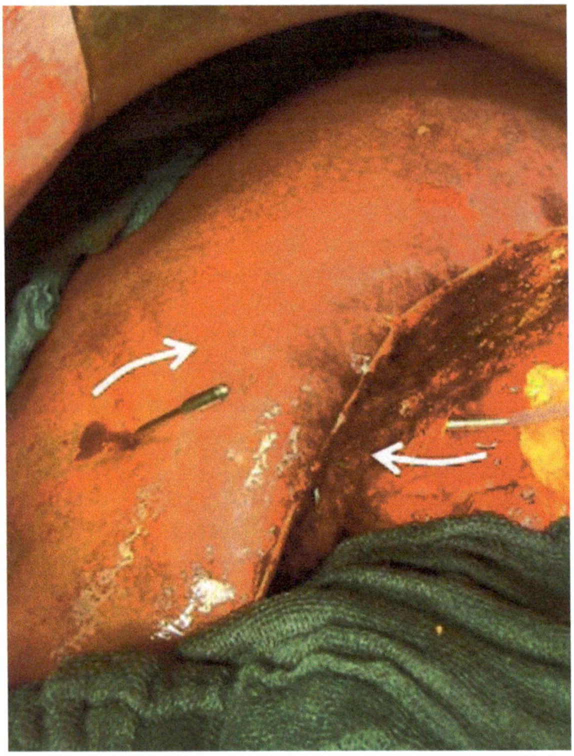

■ **Abb. 21.4** Platzierung einer transhepatischen „Neuhaus-Drainage". Mit einer Knopfsonde wird das Gallengangsystem intubiert und schließlich die Leberkapsel in der Peripherie perforiert. Danach wir die am Ende der Knopfkanüle konnektierte Drainage transhepatisch ausgeleitet und sekundär, nach Reposition der Leber durch die Bauchwand nach extern ausgeleitet. (Aus Seehofer et al. 2012)

Bei biliärer Obstruktion muss mit einem erhöhten Risiko für Infektionen im Operationsgebiet inklusive biliärer Leckagen gerechnet werden (Belghiti et al. 2000; Cherqui et al. 2000). Insbesondere gilt dies für Patienten mit Tumoren der zentralen Gallenwege. Um diesem Aspekt gerecht zu werden, sind mehrere Vorgehensweisen denkbar, obwohl keine fundierte Evidenz für Vor- bzw. Nachteile der jeweiligen Strategien und auch keine Bilirubin-Schwellenwerte, ab dem das perioperative Risiko durch die Galleableitung gesenkt wird, existieren: Bei stark erhöhtem Bilirubin erscheint die Kombination der Abklärung mit einer präoperativen **Galleableitung** dennoch sinnvoll (Farges et al. 2013; Kloek et al. 2010).

Am etabliertesten dürfte mittlerweile die innere Stent-Ableitung via endoskopische retrograde Cholangiopankreatographie (ERCP) sein, im Prinzip analog ist die Ableitung über die nasobiliäre Sonde, allerdings wird dies aufgrund der schlechten Toleranz durch die Patienten selten praktiziert. Einige Autoren empfehlen hingegen anstatt einer internen Ableitung mittels ERCP plus Stent-Anlage die Darstellung plus Drainage nach extern via PTC, da hier die Gefahr einer Keimverschleppung aus dem Intestinum und damit eine Kontamination eines eventuell noch sterilen Gallenwegsystems geringer ist. Obwohl diese Sichtweise absolut plausibel erscheint, ist sie nicht sicher durch Studien belegt. Die Arbeitsgruppe aus Amsterdam zeigt dennoch bei 90 vs. 11 Patienten mit endoskopischer vs. perkutaner Drainage eine geringere Rate an infektiösen Problemen und weniger Interventionserfordernis. Sinnvoll erscheint in Situationen, in denen eine biliäre Drainage vor Leberresektionen angezeigt ist, eine begleitende periinterventionelle präoperative empirische Antibiotikatherapie (Ahn et al. 2013). Hierbei ist der Zentrumsstandard maßgebend, wir würden in diesem Falle Piperacillin/Tazobactam vorschlagen, andere Autoren setzen Cephalosporine ein (Weber et al. 2008).

21.4.2 Intraoperative Prävention und Therapie

Auch intraoperativ besteht bei hohem Risiko für biliäre infektiöse Komplikationen die Möglichkeit einer **Gallendrainagenanlage** Hierbei hat sich die Verwendung von transhepatischen Inside-out-Drainagen („Neuhaus-Drainage") aus Silikon als sehr effektiv erwiesen (■ Abb. 21.4).

Insbesondere die Schienung der biliodigestiven Anastomosen im Bereich von Segment und Gallengängen bei Trisektorektomien mit Entfernung der zentralen Gallenwege scheint die Insuffizienzrate deutlich zu reduzieren.

Ein anderes, vielerorts mittlerweile etabliertes Verfahren zum Ausschluss von Gallefisteln oder -Leckagen ist die **intraoperative Darstellung der Gallenwege**. Ist, wie oben beschrieben eine „Neuhaus-Drainage" eingebracht worden, gestaltet sich die Darstellung einfach, da hier eine antegrade Spülung über die Drainage eine Identifikation von Undichtigkeiten im Bereich der Anastomose aufdecken kann.

Zur Visualisierung wurde hierfür sowohl Luftinsufflation wie auch die Spülung mit Kochsalzlösung oder Methylenblau beschrieben (Hayashibe et al. 2006; Ijichi et al. 2000). Am elegantesten gelingt die Darstellung mit dem sog. „White-Test" unter Verwendung von lipidhaltiger Infusionslösung, beispielsweise Lipofundin –u. a. auch die Trägersubstanz von Propofol (Nadalin et al. 2008). Hier ist eine Undichtigkeit von Gallenwegen im Bereich von Resektionsflächen oder biliären Rekonstruktionen hervorragend darstellbar (■ Abb. 21.5).

Der White-Test ist auch retrograd sehr gut durchführbar, wir kanülieren hierfür den abgesetzten Ductus cysticus mit einer dünnen Knopfkanüle, da ubiquitär eine Cholezystektomie im Rahmen von Leberresektionen erfolgt. Durch passagere Okklusion des distalen Hauptgallengangs kann somit das intrahepatische Gallenwegsystem retrograd mit Druck befüllt werden. Einschränkend sollte darauf hingewiesen werden, dass Gallengänge, die akzidentiell eröffnet wurden und keine Verbindung zum zentralen Gal-

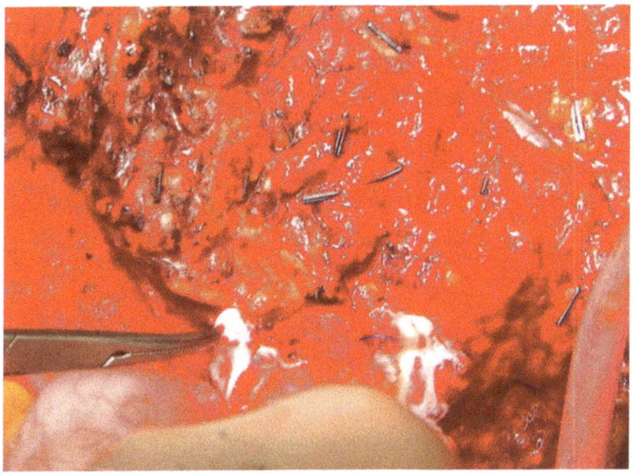

Abb. 21.5 Mit dem White Test (= Injektion einer Lipidlösung in das distale Gallengangsystem und retrograde Füllung) können anhand der Austritte der Lösung kleine Gallelecks an der Leberresektionsfläche sehr gut identifiziert werden

lenwegsystem mehr aufweisen, über diese Technik nicht darstellbar sind.

Zusätzlich zu den genannten Präventionsstrategien bewirkt die Versiegelung der Resektionsfläche möglicherweise eine Reduktion der Inzidenz an Gallenfisteln (Hayashibe et al. 2006), wenngleich nicht alle Medien die gleiche Effektivität aufweisen (Figueras et al. 2007). In Studien ist ein positiver Effekt bislang nur für trägergebundene Fibrinvlies gezeigt worden (Hayashibe et al. 2006). Wir verwenden unter der gen. Intention ein Fibrinogen- und thrombinbeschichtetes Vlies (Tachosil®).

21.4.3 Postoperative Therapie

Bei der Therapie von Gallefisteln spielt die **Drainagebehandlung** die tragende Rolle, in den meisten Fällen verlängert sich die Behandlungsdauer, dennoch kommt es häufig zu einem spontanen Abheilen von Gallefisteln bei suffizienter Drainage. Nur selten besteht die Notwendigkeit einer chirurgischen Revision (Abb. 21.6). In Abhängigkeit von der Fistelsekretion und der inflammatorischen Reaktion ist ein differenziertes Vorgehen sinnvoll.

Sofern über die intraoperativ eingebrachten Drainagen eine gallige Sekretion auftritt, kann ein gutes Monitoring der Menge und auch der Konzentration erfolgen. Orientierend kann von einer hepatischen Gesamtsekretion einer intakten Leber von ca. 1 Liter Galle (pro 24 Stunden) mit serumidentischer Elektrolytzusammensetzung ausgegangen werden. Nach der Resektion ist eine partielle Reduktion der Menge zu kalkulieren. Unter kontrollierten Bedingungen verbleibt keine Galleansammlung intraabdominell. Falls es unter Drainagebehandlung nicht zu einer Abnahme bis zum Sistieren der Sekretion kommt, sollte eine interne temporäre Stent-Drainage via ERCP erfolgen.

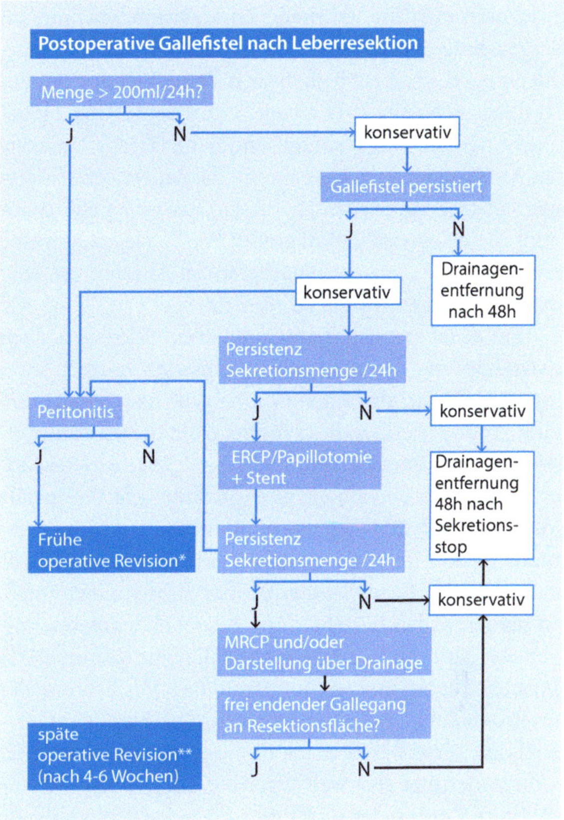

Abb. 21.6 Vorschlag zum Management postoperativer biliärer Fisteln nach Lebereingriffen. * Die frühe operative Revision sieht eine Übernähung der Fistel (die jedoch häufig wenig effektiv ist) und insbesondere eine Optimierung der Drainage vor. ** Bei der späten Revision schlagen wir die Anfertigung einer biliodigestiven Anastomose auf die Resektionsfläche vor, idealerweise unter Verwendung einer Neuhaus-Drainage (siehe Text und Abb. 21.4)

Im Falle einer **unkontrollierten Fistel**, die mittels CT, MRT/MRCP oder eventuell auch mittels Szintigraphie nachgewiesen werden kann und durch Infektsymptomatik auffällt, besteht die Notwendigkeit, diese in eine kontrollierte Fistel umzuwandeln. Über die verschiedenen Behandlungsalternativen existieren kaum mit Literatur belegbare Behandlungsalgorithmen, sodass unsere Erfahrungen an dieser Stelle skizziert werden. Klassischerweise gelingt dies durch die Anlage einer **CT-gesteuerten Drainage**. Sofern kein Biliom entstanden ist, sondern eine diffuse Galleausbreitung mit Peritonitis besteht, müssen eine **Relaparotomie** und eine **Lavage** erfolgen. Dabei müssen entsprechende Drainagen an die Insuffizienzlokalisation mit perkutaner Ausleitung eingebracht werden. Bei persistierender Fistel ist auch unter diesen Bedingungen eine ERCP mit Stent-Anlage gerechtfertigt. Da aber auch durch die ERCP Komplikationen hervorgerufen werden können, sollte immer ein kurzes Intervall nach der perkutanen Drainage abgewartet werden, um eine Information über die Dynamik der Fistelabheilung und die generelle Notwendigkeit einer ERCP zu erhalten.

Sofern sich im Rahmen von Revisionsoperationen ausgedehnte Insuffizienzen biliodigestiver Rekonstruktionen zeigen, kann auch zu diesem Zeitpunkt eine interne Drainage („Neuhaus-Drainage“) zur Schienung eingebracht werden. Des Weiteren kann eine interne Drainage der Anastomose auch über eine an die Bauchdecke fixierte Jejunumschlinge erfolgen, in diesem Fall ist auf eine spannungsfreie Rekonstruktion großer Wert zu legen, um eine erneute Insuffizienz der biliodigestiven Anastomose oder der Bauchdeckenfixation zu vermeiden.

Bei einer persistierenden biliären Sekretion nach Ausschöpfung der genannten Strategien können zwei denkbare Ursachen bestehen: einerseits kann es sich um eine große Fistel handeln, sodass trotz der Abflussoptimierung via Stent der größere Anteil über die Resektionsfläche oder den Hauptgallengang abfließt. Die zweite Variante beinhaltet die freie biliäre Sekretion eines nicht mehr in den internen Abstrom einbezogenen Gallengangs (in der Regel Segment- oder Subsegmentgänge). In beiden Fällen besteht keine Alternative zur operativen Revision und Anlage einer Biliojejunostomie. Das Problem kann hierbei aufgrund der Verfärbung des umgebenden Gewebes in der Identifikation des entsprechenden Lecks bestehen. In dieser Situation kann unter Umständen eine sehr weit angelegte Anastomose auf eine mehrere Zentimeter durchmessende Parenchymfläche sinnvoll sein. Alternativ kann auch eine Parenchymnachresektion, die die Leckage beinhaltet, das Problem beseitigen (Honoré et al. 2009). Die ebenfalls publizierte Okklusion eines frei endenden Gallenganges erscheint nur in sehr ausgewählten Fällen und kleinen Gängen erfolgversprechend (Bae et al. 2011).

21.5 Gallengangstenose

Eine postoperative Einengung ist auf zwei wesentlichen Entstehungswegen denkbar. Einerseits kann eine Obstruktion durch einen technischen Fehler, beispielsweise durch Übernähung oder zu eng angelegte biliodigestive Anastomosen hervorgerufen sein. Ferner kann im mittelfristigen Verlauf bei wiederholten lokalen entzündlichen Prozessen (minimale subklinisch verlaufende Insuffizienz, rezidivierende Cholangitiden) eine narbige Stenose entstehen.

21.5.1 Prävention

Die Präventionsstrategien entsprechen dem Vorgehen bei Gallefisteln, sodass auf den vorausgehenden Abschnitt verwiesen wird.

Ein wesentlicher Faktor ist die exakte Verifizierung der Engstelle bei entsprechender Klinik, da sich hieraus therapeutische Konsequenzen ergeben können. Der Magnetresonanz-Cholangiopankreatikographie (MRCP) ist unserer Auffassung nach in diesem Kontext der Vorzug zu geben – vor einer ERCP oder PTC. Die beiden letztgenannten Verfahren sind jedoch mit dem Vorteil behaftet, simultan eine eventuelle Dilatation und/oder Stent-Anlage zu ermöglichen.

21.5.2 Postoperative Therapie

Neben einer Überstentung der Engstellen (ggf. auch mit einem irreversibel eingebrachten Metallgitter-Stent) besteht je nach Befund die Indikation zur Revision und Nachresektion von Leberabschnitten oder analog zum Vorgehen bei Insuffizienz einer biliodigestiven Anastomose mit Neuanlage und ggf. Einbringung von internen Drainagen.

21.6 Cholangitis

Eine Cholangitis ist klinisch häufig mit ähnlichen Symptomen assoziiert, wie die beschriebenen biliäre postoperative Stenose oder Insuffizienz. Allerdings tritt eine Cholangitis unkalkulierbar auf, auch nach technisch einwandfreien Resektionen.

Die bildgebende Diagnostik zur Abklärung biliärer Komplikationen sichert die Diagnose durch Ausschluss einer Stenose oder Insuffizienz. Die Wahrscheinlichkeit steigt deutlich nach Anlage einer biliodigestiven Anastomose (Chuang et a. 2001). Ferner wird, allerdings kontrovers, eine Risikoerhöhung durch eine ERCP und Stent-Anlage bei präoperativer biliärer Obstruktion wiederholt diskutiert. Allerdings kann eine schwerwiegende Cholangitis wie andere Infektionserkrankungen bei geringer Parenchymreserve zur deletären Leberinsuffizienz führen, sodass eine Therapie immer angezeigt ist.

21.6.1 Prävention

Aufgrund der Unvorhersehbarkeit einer Cholangitis existieren keine etablierten Präventionsstrategien. Die Indikation zur ERCP und Stent-Anlage in der Abklärung obstruktiver Gallenwegerkrankungen vor einer Leberresektion sollte, insbesondere bei Cholangiokarzinomen mit geplanten erweiterten Resektionen und komplexer biliärer Rekonstruktion wegen der potenziellen Risikoerhöhung für eine Cholangitis sehr exakt überprüft und gestellt werden.

21.6.2 Postoperative Therapie

Die Therapie erfolgt durch empirische Antibiotikatherapie. Das Erregerspektrum umfasst insbesondere *Enterococcus species*, *E. coli* und *Klebsiella species*, sodass eine Therapie mit Piperacillin/Tazobactam oder Fluorochinolonen (z. B. Moxifloxacin) angemessen erscheint (Weber et al. 2008; Weber et al. 2013).

21.7 Peritonitis

21.7.1 Prävention

Die postoperative Peritonitis nach Leberresektionen ist eng mit biliären infektiösen Komplikationen assoziiert, insbesondere mit Galleaustritt und Kontamination des Abdomens. Daher sind die Präventionsstrategien übertragbar. Zusätzlich stellt eine Leberzirrhose oder Fibrose einen relevanten Risikofaktor zur Entwicklung einer spontan bakteriellen Peritonitis (SBP) dar. Hierbei wird eine Steigerung des portalvenösen Drucks als ursächlich für das Risiko einer bakteriellen Translokation angesehen. Da eine Leberresektion den portalvenösen Druck zusätzlich ansteigen lässt, ist mit einer Steigerung der Wahrscheinlichkeit für eine SBP zu rechnen.

21.7.2 Postoperative Behandlung

Die Behandlung der Peritonitis nach Leberresektion unterscheidet sich nicht von der Behandlung bei anderen zugrunde liegenden Erkrankungen. Die programmierte Lavage und gezielte Antibiotikatherapie stellen die Säulen des therapeutischen Konzepts dar.

21.7.3 Hepatovaskuläre Thrombosen

Thrombosen an Lebergefäßen sind selten, exakte Zahlen liegen für die Inzidenz nach Lebereingriffen nicht vor. Zieht man einen Vergleich zu Pfortaderkomplikationen nach Lebertransplantationen und zu Pankreaskopfresektionen, dürfte die Inzidenz nicht über 5 % liegen (Thomas und Ahmad 2010). Thrombosen des A. hepatica nach Leberresektion treten vermutlich noch seltener auf, da in diesen Gefäßen mit hohem Fluss in der Regel keine vaskulären Rekonstruktionen erfolgen. Nach ausgedehnten Leberresektionen stellt die Übergangsphase, in der sich die Gerinnungsparameter stabilisieren, eine Prädispositionsphase dar, nachdem die pro- und antikoagulatorischen Faktoren in einem unphysiologischen Verhältnis vorliegen und hierunter ein hyperkoagulabler Status eintreten kann. Diese Situation ähnelt denen bei anderen vorbestehenden oder erworbenen Störungen der Gerinnungskaskade wie Antithrombin-III-Mangel, Protein-C/S-Mangel, oder Faktor-V-Leiden-Mutation.

Im Rahmen von fortgeschrittenen Tumorerkrankungen und myeloproliferativen Erkrankungen sowie während der Schwangerschaft oder bei oraler Kontrazeption. Ursächlich können des Weiteren Gefäßengstellen nach Rekonstruktionen im Rahmen der Resektion (z. B. erweiterte Hemihepatektomie rechts mit Pfortaderresektion bei Cholangiokarzinom) oder Flussverminderungen auf dem Boden von portaler Hypertension (Fibrose/Zirrhose, Budd-Chiari-Syndrom) sein.

Auch der arterielle Zustrom kann bei Leberresektionen gerade bei Patienten in fortgeschrittenem Alter und mit hoherem allgemeinem Risikoprofil (AVK) bei Truncus-Abgangsstenosen das Risiko einer arteriellen Thrombose erhöhen. Die häufigsten Probleme nach Gefäßrekonstruktionen oder Übernähungen dürften in der Summe jedoch technisch bedingt sein.

21.7.4 Präoperative Prävention

In der Summe sind die Risikofaktoren antizipierbar und es können entsprechende Maßnahmen zur Prävention ergriffen werden.

Bei entsprechenden präoperativ bekannten hyperkoagulablen Gerinnungsstörungen sollte ggf. Rücksprache mit spezialisierten Hämostaseologen erfolgen, um eine individualisierte Antikoagulation und ein perioperatives Monitoring zu definieren. Die Antikoaguolation kann unserer Meinung nach in den meisten Fällen mit Risikoerhöhung mit Heparin ggf. in Kombination mit niedrig dosiertem Aspirin erfolgen. Mit dieser Vorsichtsmaßnahme konnten wir bislang keine signifikante Steigerung von Blutungsereignissen feststellen.

21.7.5 Intraoperative Prävention und Therapie

Während der Operation beschränkt sich das Spektrum der präventiven Maßnahmen auf die Vermeidung technischer Unzulänglichkeiten und die Anwendung lokaler Maßnahmen zur Optimierung des Blutflusses und der Gerinnungshemmung (Heparin, lokal Aktilyse®, Vasodilatantien [cAMP-Phosphodiesterase-Hemmer – Papaverin]; Turnes et al. 2008). Wir verwenden bei Verschluss der Arteria hepatica sowohl Heparin (5000 IE als Bolus) als auch Aktilyse® – beides mittels direkter intravasaler Applikation im Rahmen der Fogarty-Katheter-Thrombembolektomie, nach Gewinnung des thrombotischen Materials. Als Zugang für das Manöver versuchen wir nach Möglichkeit die A. gastroduodenalis zu nutzen, da das eigentliche Stromgebiet der A. hepatica communis und propria weniger traumatisiert wird und die Naht des Gefäßverschlusses zu keiner Einengung und zusätzlichem thrombotischen Stimulus des hepatische Zustroms führt. Die Verwendung von Papaverin intravasal ist wegen seiner Toxizität nicht zulässig, daher sollte es nur extern durch Aufträufeln auf die A. hepatica angewendet werden.

Zu letzteren Maßnahmen existiert keinerlei Evidenz, dennoch werden die entsprechenden lokalen Maßnahmen häufig angewendet, wenn sich situationsbedingt eine Gefäßeinengung bei Tumorkompression oder nach akzidentiellen Gefäßverletzungen und Rekonstruktion nicht beseitigen oder vermeiden lässt.

21.7.6 Postoperative Behandlung

Im Falle eingetretener Thrombosen, in der Regel durch einen starken Anstieg der hepatozellulären Enzyme, aber auch der GGT gekennzeichnet, sollte eine chirurgische Revision mit Rekanalisierung angestrebt werden. Dies ist nur unter Vollantikoagulation sinnvoll und muss daher in einer entsprechenden perioperativen Umgebung, gerade aus anästhesiologischer Sicht erfolgen (ein hoher Transfusionsbedarf kann resultieren). Auch spontane Rekanalisierungen sind unter Heparinisierungen in bis zu 40 % der Fälle beschrieben, wenngleich dieses Vorgehen eher Situationen nach Leberresektionen vorbehalten sein sollte, in denen eine Rekompensation der Gerinnung und des Allgemeinzustands eine eventuelle Verschlechterung der Situation zulässt.

Eine systemische Lyse-Applikation ist in der Situation nach ausgedehnten Lebereingriffen nahezu ausgeschlossen. Die einzige Lyse-Option ergibt sich intraoperativ lokal appliziert im Rahmen von Revisionseingriffen, wie zuvor beschrieben. Früh nach dem Ersteingriff sollte die daher die chirurgische Revision, analog zum Vorgehen nach einer Pankreatikoduodenektomie (Thomas und Ahmad 2010), im Vordergrund stehen. Sie erlaubt eine Inspektion des Situs, eine individualisierte Therapie und im Falle einer Pfortaderthrombose auch technisch rekonstruktive Maßnahmen wie z. B. Arterialisierung der Pfortader mit der Intention einer Flusserhöhung im portalen Stromgebiet.

21.8 Fazit

Leberchirurgische Eingriffe sind in Abhängigkeit von der Eingriffsgröße mit einer breiten Palette an möglichen Komplikationen behaftet. Die Vorbereitung des Eingriffs und die Konditionierung des Patienten sowie Maßnahmen zur Prävention von Komplikationen sind neben einem entsprechenden technisch-logistischen Umfeld und einer chirurgisch-technisch einwandfreien Vorgehensweise unbedingte Voraussetzung für ein erfolgreiches Leberchirurgieprogramm.

Literatur

Abdalla EK (2010) Portal vein embolization (prior to major hepatectomy) effects on regeneration, resectability, and outcome. J Surg Oncol 102(8):960–967

Ahn S, Lee YS, Lim KS, Lee JL (2013) Malignant biliary obstructions: Can we predict immediate postprocedural cholangitis after percutaneous biliary drainage? Support Care Cancer 21(8):2321–2326 (Mar)

Bae JH, Kim GC, Ryeom HK, Jang YJ (2011) Percutaneous embolization of persistent biliary and enteric fistulas with histoacryl. J Vasc Interv Radiol 22(6):879–883

Barbas AS, Turley RS, Mallipeddi MK, Lidsky ME, Reddy SK, White RR, Clary BM (2013) Examining reoperation and readmission after hepatic surgery. J Am Coll Surg 216(5):915–923

Belghiti J, Ogata S (2005) Assessment of hepatic reserve for the indication of hepatic resection. J Hepatobiliary Pancreat Surg 12(1):1–3

Belghiti J, Noun R, Malafosse R, Jagot P, Sauvanet A, Pierangeli F et al (1999) Continuous versus intermittent portal triad clamping for liver resection: A controlled study. Ann Surg 229(3):369–375

Belghiti J, Hiramatsu K, Benoist S, Massault P, Sauvanet A, Farges O (2000) Seven hundred forty-seven hepatectomies in the 1990 s: An update to evaluate the actual risk of liver resection. J Am Coll Surg 191(1):38–46

Benzoni E, Cojutti A, Lorenzin D, Adani GL, Baccarani U, Favero A et al (2007) Liver resective surgery: A multivariate analysis of postoperative outcome and complication. Langenbecks Arch Surg 392(1):45–54

de Boer MT, Molenaar IQ, Porte RJ (2007) Impact of blood loss on outcome after liver resection. Dig Surg 24(4):259–264

Broering DC, Hillert C, Krupski G, Fischer L, Mueller L, Achilles EG et al (2002) Portal vein embolization vs. Portal vein ligation for induction of hypertrophy of the future liver remnant. J Gastrointest Surg 6(6):905–913 (discussion 913)

Burrel M, Llovet JM, Ayuso C, Iglesias C, Sala M, Miquel R et al (2003) MRI angiography is superior to helical CT for detection of HCC prior to liver transplantation: An explant correlation. Hepatology 38(4):1034–1042

Cherqui D, Benoist S, Malassagne B, Humeres R, Rodriguez V, Fagniez PL (2000) Major liver resection for carcinoma in jaundiced patients without preoperative biliary drainage. Arch Surg 135(3):302–308

Chuang JH, Lee SY, Chen WJ, Hsieh CS, Chang NK, Lo SK (2001) Changes in bacterial concentration in the liver correlate with that in the hepaticojejunostomy after bile duct reconstruction: Implication in the pathogenesis of postoperative cholangitis. World J Surg 25(12):1512–1518

Clavien PA, Selzner M, Rüdiger HA, Graf R, Kadry Z, Rousson V, Jochum W (2003) A prospective randomized study in 100 consecutive patients undergoing major liver resection with versus without ischemic preconditioning. Ann Surg 238(6):843–850 (discussion 851–852)

Clavien, Sarr, Fong (2007) Atlas of upper gastrointestinal and hepato-pancreato-biliary surgery. Springer,

Das BC, Isaji S, Kawarada Y (2001) Analysis of 100 consecutive hepatectomies: Risk factors in patients with liver cirrhosis or obstructive jaundice. World J Surg 25(3):266–272 (discussion 272–3)

Dokmak S, Ftériche FS, Borscheid R, Cauchy F, Farges O, Belghiti J (2013) 2012 liver resections in the 21st century: We are far from zero mortality. HPB (Oxford) 15(11):908–915 (Epub ahead of print) doi:10.111/hpb.12069

Dubay D, Gallinger S, Hawryluck L, Swallow C, McCluskey S, McGilvray I (2009) In situ hypothermic liver preservation during radical liver resection with major vascular reconstruction. Br J Surg 96(12):1429–1436

Farges O, Regimbeau JM, Fuks D, Le Treut YP, Cherqui D, Bachellier P et al (2013) Multicentre european study of preoperative biliary drainage for hilar cholangiocarcinoma. Br J Surg 100(2):274–283

Fernandez FG, Ritter J, Goodwin JW, Linehan DC, Hawkins WG, Strasberg SM (2005) Effect of steatohepatitis associated with irinotecan or oxaliplatin pretreatment on resectability of hepatic colorectal metastases. J Am Coll Surg 200(6):845–853

Figueras J, Llado L, Miro M, Ramos E, Torras J, Fabregat J, Serrano T (2007) Application of fibrin glue sealant after hepatectomy does not seem justified: Results of a randomized study in 300 patients. Ann Surg 245(4):536–542

Forner A, Vilana R, Ayuso C, Bianchi L, Solé M, Ayuso JR et al (2008) Diagnosis of hepatic nodules 20 mm or smaller in cirrhosis: Prospective validation of the noninvasive diagnostic criteria for hepatocellular carcinoma. Hepatology 47(1):97–104

de Graaf W, van Lienden KP, Dinant S, Roelofs JJ, Busch OR, Gouma DJ et al (2010) Assessment of future remnant liver function using hepatobiliary scintigraphy in patients undergoing major liver resection. J Gastrointest Surg 14(2):369–378

Gurusamy KS, Pamecha V, Sharma D, Davidson BR (2009) Techniques for liver parenchymal transection in liver resection. Cochrane Database Syst Rev 1:CD006880

Halliday AW, Benjamin IS, Blumgart LH (1988) Nutritional risk factors in major hepatobiliary surgery. JPEN J Parenter Enteral Nutr 12(1):43–48

Hayashibe A, Sakamoto K, Shinbo M, Makimoto S, Nakamoto T (2006) New method for prevention of bile leakage after hepatic resection. J Surg Oncol 94(1):57–60

Henkel AS, Buchman AL (2006) Nutritional support in patients with chronic liver disease. Nat Clin Pract Gastroenterol Hepatol 3(4):202–209

Honoré C, Vibert E, Hoti E, Azoulay D, Adam R, Castaing D (2009) Management of excluded segmental bile duct leakage following liver resection. HPB (Oxford) 11(4):364–369

Hyder O, Pulitano C, Firoozmand A, Dodson R, Wolfgang CL, Choti MA et al (2013) A risk model to predict 90-day mortality among patients undergoing hepatic resection. J Am Coll Surg 216(6):1049–1056

Ijichi M, Takayama T, Toyoda H, Sano K, Kubota K, Makuuchi M (2000) Randomized trial of the usefulness of a bile leakage test during hepatic resection. Arch Surg 135(12):1395–1400

Ishikawa Y, Yoshida H, Mamada Y, Taniai N, Matsumoto S, Bando K et al (2010) Prospective randomized controlled study of short-term perioperative oral nutrition with branched chain amino acids in patients undergoing liver surgery. Hepatogastroenterology 57(99–100):583–590

Kamiyama T, Nakanishi K, Yokoo H, Kamachi H, Tahara M, Yamashita K et al (2010) Perioperative management of hepatic resection toward zero mortality and morbidity: Analysis of 793 consecutive cases in a single institution. J Am Coll Surg 211(4):443–449

Kele PG, van der Jagt EJ, Gouw AS, Lisman T, Porte RJ, de Boer MT (2013) The impact of hepatic steatosis on liver regeneration after partial hepatectomy. Liver Int 33(3):469–475

Khuroo MS, Khuroo MS, Farahat KL (2004) Molecular adsorbent recirculating system for acute and acute-on-chronic liver failure: A meta-analysis. Liver Transpl 10(9):1099–1106

Kloek JJ, van der Gaag NA, Aziz Y, Rauws EA, van Delden OM, Lameris JS et al (2010) Endoscopic and percutaneous preoperative biliary drainage in patients with suspected hilar cholangiocarcinoma. J Gastrointest Surg 14(1):119–125

Kopetz S, Chang GJ, Overman MJ, Eng C, Sargent DJ, Larson DW et al (2009) Improved survival in metastatic colorectal cancer is associated with adoption of hepatic resection and improved chemotherapy. J Clin Oncol 27(22):3677–3683

Kubo S, Takemura S, Yamamoto S, Hai S, Ichikawa T, Kodai S et al (2007) Risk factors for massive blood loss during liver resection for hepatocellular carcinoma in patients with cirrhosis. Hepatogastroenterology 54(75):830–833

Kuppinger D, Hartl WH, Bertok M, Hoffmann JM, Cederbaum J, Küchenhoff H et al (2012) Nutritional screening for risk prediction in patients scheduled for abdominal operations. Br J Surg 99(5):728–737

Lesurtel M, Belghiti J (2008) Open hepatic parenchymal transection using ultrasonic dissection and bipolar coagulation. HPB (Oxford) 10(4):265–270

Mansour A, Watson W, Shayani V, Pickleman J (1997) Abdominal operations in patients with cirrhosis: Still a major surgical challenge. Surgery 122(4):730–735 (discussion 735–6)

Masuda T, Shirabe K, Yoshiya S, Matono R, Morita K, Hashimoto N et al (2012) Nutrition support and infections associated with hepatic resection and liver transplantation in patients with chronic liver disease. JPEN J Parenter Enteral Nutr 37(3):318–326

Meng WC, Leung KL, Ho RL, Leung TW, Lau WY (1999) Prospective randomized control study on the effect of branched-chain amino acids in patients with liver resection for hepatocellular carcinoma. Aust N Z J Surg 69(11):811–815

Midorikawa Y, Kubota K, Takayama T, Toyoda H, Ijichi M, Torzilli G et al (1999) A comparative study of postoperative complications after hepatectomy in patients with and without chronic liver disease. Surgery 126(3):484–491

Nadalin S, Li J, Lang H, Sotiropoulos GC, Schaffer R, Radtke A et al (2008) The white test: A new dye test for intraoperative detection of bile leakage during major liver resection. Arch Surg 143(4):402–404 (discussion 404)

Pitt HA, Cameron JL, Postier RG, Gadacz TR (1981) Factors affecting mortality in biliary tract surgery. Am J Surg 141(1):66–72

Pringle JHV (1908) Notes on the arrest of hepatic hemorrhage due to trauma. Ann Surg 48(4):541–549

Rimola J, Forner A, Reig M, Vilana R, de Lope CR, Ayuso C, Bruix J (2009) Cholangiocarcinoma in cirrhosis: Absence of contrast washout in delayed phases by magnetic resonance imaging avoids misdiagnosis of hepatocellular carcinoma. Hepatology 50(3):791–798

Schneider (2004) Preoperative assessment of liver function. Surg Clin North Am 84(2):355–373

Schnitzbauer AA, Lang SA, Goessmann H, Nadalin S, Baumgart J, Farkas SA et al (2012) Right portal vein ligation combined with in situ splitting induces rapid left lateral liver lobe hypertrophy enabling 2-staged extended right hepatic resection in small-for-size settings. Ann Surg 255(3):405–414

Seehofer D, Kamphues C, Neuhaus P (2012) Resection of klatskin tumors. Chirurg 83(3):221–228

Sen S, Williams R, Jalan R (2005) Emerging indications for albumin dialysis. Am J Gastroenterol 100(2):468–475

Senkal M, Mumme A, Eickhoff U, Geier B, Späth G, Wulfert D et al (1997) Early postoperative enteral immunonutrition: Clinical outcome and cost-comparison analysis in surgical patients. Crit Care Med 25(9):1489–1496

Thomas RM, Ahmad SA (2010) Management of acute post-operative portal venous thrombosis. J Gastrointest Surg 14(3):570–577

Torzilli G, Procopio F, Donadon M, Del Fabbro D, Cimino M, Montorsi M (2012) Safety of intermittent pringle maneuver cumulative time exceeding 120 minutes in liver resection: A further step in favor of the „radical but conservative" policy. Ann Surg 255(2):270–280
Turnes J, García-Pagán JC, González M, Aracil C, Calleja JL, Ripoll C et al (2008) Portal hypertension-related complications after acute portal vein thrombosis: Impact of early anticoagulation. Clin Gastroenterol Hepatol 6(12):1412–1417
Vauthey JN, Chaoui A, Do KA, Bilimoria MM, Fenstermacher MJ, Charnsangavej C et al (2000) Standardized measurement of the future liver remnant prior to extended liver resection: Methodology and clinical associations. Surgery 127(5):512–519
van der Vorst JR, van Dam RM, van Stiphout RS, van den Broek MA, Hollander IH, Kessels AG, Dejong CH (2010) Virtual liver resection and volumetric analysis of the future liver remnant using open source image processing software. World J Surg 34(10):2426–2433
Weber A, Huber W, Kamereck K, Winkle P, Voland P, Weidenbach H et al (2008) In vitro activity of moxifloxacin and piperacillin/sulbactam against pathogens of acute cholangitis. World J Gastroenterol 14(20):3174–3178
Weber A, Schneider J, Wagenpfeil S, Winkle P, Riedel J, Wantia N et al (2013) Spectrum of pathogens in acute cholangitis in patients with and without biliary endoprosthesis. J Infect 67(2):111–121
Xing X, Li H, Liu WG, Xia SS, Chen XP (2004) Etiological factors for subphrenic infection after hepatectomy for patients with hepatic malignancy. Hepatobiliary Pancreat Dis Int 3(3):402–405
Yang T, Zhang J, Lu JH, Yang GS, Wu MC, Yu WF (2011) Risk factors influencing postoperative outcomes of major hepatic resection of hepatocellular carcinoma for patients with underlying liver diseases. World J Surg 35(9):2073–2082

Komplikationen in der Pankreaschirurgie

H.-U. Schulz, C. Bruns

M. Rentsch, A. Khandoga, M. Angele, J. Werner (Hrsg.), *Komplikationsmanagement in der Chirurgie*,
DOI 10.1007/978-3-662-43475-8_22,

Eine Pankreasresektion ist die einzige Behandlungsmethode mit kurativem Ansatz bei Patienten mit Pankreas-, periampullären und distalen Gallengangkarzinomen. Auch bei benignen (z. B. endokrinen) Tumoren und der chronischen Pankreatitis nimmt die chirurgische Therapie einen wichtigen Stellenwert ein. Während sich die Letalität der Pankreasresektionen in den letzten Jahrzehnten deutlich reduziert hat und aktuell unter 5 % liegt, bleibt die Morbidität weiterhin hoch. Zu den Hauptkomplikationen der Pankreaschirurgie zählen die Pankreasfistel, die arterielle Blutung, die verzögerte Magenentleerung („delayed gastric emptying", DGE), sowie Anastomoseninsuffizienzen. Lebensbedrohliche Komplikationen treten vor allem nach Pankreaskopfresektionen auf.

Aktuelle Studien zum Vergleich unterschiedlicher Anastomosen- bzw. Verschlusstechniken am Pankreas zeigten keine Überlegenheit bestimmter Methoden hinsichtlich der Komplikationsrate. Das Gleiche gilt für die perioperative Verwendung von Somatostatin und dessen Analoga zur Prävention von Komplikationen. Einigkeit besteht jedoch darin, dass das „weiche" Pankreas und ein zarter Pankreasgang < 3 mm Risikofaktoren für die Entstehung von Pankreasfisteln sind (Sülberg et al. 2010). Die meisten Komplikationen nach Eingriffen am Pankreas können heute konservativ bzw. interventionell behandelt werden. Dies trifft insbesondere auf Fisteln und Abszesse zu. Einfache Maßnahmen beinhalten das Belassen der lokalen Drainage, Nahrungskarenz, ggf. Sandostatin-Applikation oder die CT-gesteuerte Drainage von Verhalten. Bei der oft lebensbedrohlichen arteriellen Blutung reicht das Spektrum der therapeutischen Optionen von der endoskopischen Blutstillung über angiografisches Coiling/Stenting bis hin zur Reoperation. In diesem Kapitel soll das differenzierte Management der wichtigsten Komplikationen nach Pankreasresektionen aufgezeigt werden.

22.1 Relevante Komplikationen nach Pankreasoperationen

22.1.1 Pankreasfistel

Die Pankreasfistel ist mit einer Inzidenz von 2 bis 35 % die häufigste schwere Komplikation nach Pankreasoperationen (Bassi et al. 2005). Sie tritt häufiger nach Pankreaslinks- als nach Pankreaskopfresektionen auf. Als Risikofaktoren für das Auftreten von Pankreasfisteln gelten das weiche/vulnerable/lipomatöse Pankreasparenchym, ein zarter Pankreasgang mit einem Durchmesser < 3 mm, die Adipositas, ein intraoperativer Blutverlust über 1000 ml sowie eine vorbestehende Niereninsuffizienz. Die klinischen Verläufe können von symptomlos bis hin zu lebensbedrohlichen Sekundärkomplikationen wie Blutung und Sepsis stark variieren. Eine einheitliche Definition gibt es erst seit 2005, als die International Study Group on Pancreatic Fistula (ISGPF) die älteren Synonyme Leck (leak), Leckage (leakage), Anastomosendehiszenz (anastomotic failure) und Anastomoseninsuffizienz (anastomotic insufficiency) unter dem Oberbegriff der Fistel vereinte. Dieser Definition zufolge stellt eine postoperative Pankreasfistel eine Heilungs- oder Verschlussstörung einer Pankreasanastomose oder einer Pankreasparenchymläsion ohne direkten Kontakt zu einer Anastomose dar. Der Begriff der Fistel ist also umfassender als der der Insuffizienz, da er auch in solchen Situationen Anwendung finden kann, wo keine Pankreasanastomose angelegt worden ist (z. B. bei Linksresektionen, atypischen Resektionen oder Enukleationen). Klinisch ist die Pankreasfistel nach den ISGPF-Kriterien charakterisiert durch ein Drainage-Sekret ab dem 3. postoperativen Tag, in welchem die Amylase-Aktivität mindestens 3-fach höher als im Serum ist (Bassi et al. 2005). Eine radiologische Dokumentation wird für die Diagnosestellung nicht gefordert, sie kann jedoch für das Management hilfreich sein. CT und MRT lassen in der Regel nicht drainierte Verhalte oder dislozierte Drainagen zuverlässig erkennen (Abb. 22.1).

In Hinsicht auf klinischen Zustand, Therapie und Prognose klassifiziert die ISGPF die Schweregrade der Pankreasfistel in A (mild), B (moderat) und C (schwer) (Tab. 22.1).

Die höhergradigen Fisteln gehen mit einem verlängerten Krankenhausaufenthalt, höherer Letalität und höheren Behandlungskosten einher. Für die Behandlung der postoperativen Pankreasfisteln hat die ISGPF ein schweregradadaptiertes Stufenschema vorgeschlagen.

Stufenschema der ISGPF

Postoperative Pankreasfistel Grad A:
- Klinisch wenig relevant
- Nur geringe Abweichungen von der Standardbehandlung erforderlich
- Enterale Ernährung
- Verlängertes Belassen des intraoperativ eingelegten Drainagematerials

Postoperative Pankreasfistel Grad B:
- Erfordert eine Abweichung vom Standard-Behandlungsplan
- Keine Ernährung *per os*; entweder enterale Ernährung über Jejunalsonde oder parenterale Ernährung
- Belassen des intraoperativ eingelegten Drainagematerials
- Antibiotika (bei Bauchschmerzen, Fieber oder Leukozytose)

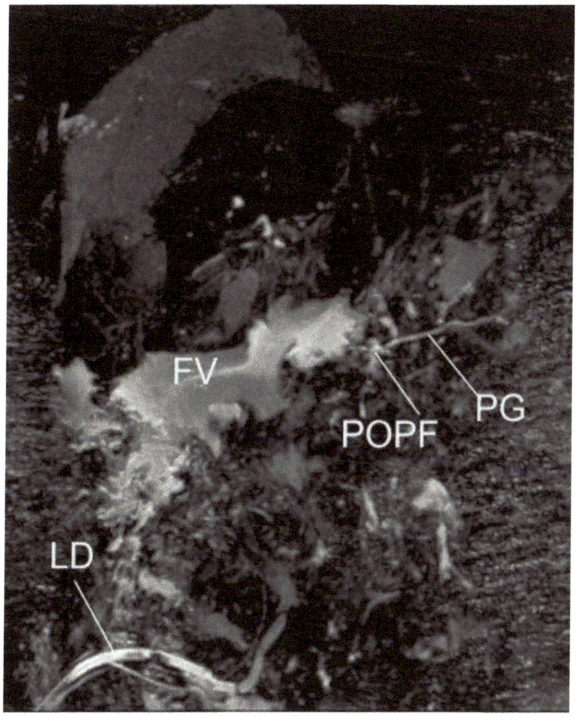

Abb. 22.1 MRCP einer Pankreasfistel nach Pankreaskopfresektion. Der verbliebene Pankreasgang (PG) ist ungestaut und unauffällig konfiguriert. Die Fistel (POPF) geht von der Pankreasanastomose aus. Konsekutiv ist es zu einem subhepatischen Flüssigkeitsverhalt (FV) gekommen. Die intraoperativ eingelegte Lokaldrainage (LD) ist disloziert und erfasst den Flüssigkeitsverhalt nicht. Als unmittelbare Konsequenz wurde anschließend durch die Radiologen eine Pigtail-Drainage perkutan in den Flüssigkeitsverhalt eingelegt. (Bildquelle: Radiologische Universitätsklinik Magdeburg, mit freundlicher Genehmigung von Prof. Dr. med. M. Pech)

- Versuch mit Somatostatin oder Somatostatin-Analoga

Postoperative Pankreasfistel Grad C:

- Erfordert eine wesentliche Abweichung vom Standard-Behandlungsplan
- Keine Ernährung p.o.; entweder enterale Ernährung über Jejunalsonde oder parenterale Ernährung
- Perkutane oder transgastrale Drainage von Verhalten
- Medikamente (Antibiotika intravenös, Somatostatin-Analoga)
- Reoperation mit einer der 3 folgenden Optionen:
  - Versuch, die Fistel zu verschließen sowie weitlumige Drainage
  - Konversion zu einer alternativen Art der Anastomose
- Rest-Pankreatektomie

Dieses Stufenschema trägt überwiegend didaktischen Charakter und hat seine klinischen Grenzen, da der Schweregrad der Fistel erst zum Entlassungszeitpunkt des jeweiligen Patienten festgelegt werden kann, die Fistel aber bereits während des gleichen stationären Aufenthaltes behandelt werden muss. Es kann aber durchaus als Step-up-Protokoll für das Management postoperativer Pankreasfisteln angewendet werden. Die Differentialindikationen der einzelnen Maßnahmen und vor allem der Zeitpunkt ihres Einsatzes bedürfen einer Überprüfung in der individuellen Situation, in der der jeweilige Patient sich befindet.

In diese Überlegungen muss auch die lokal vorhandene Kompetenz (Endoskopiker, interventioneller Radiologe, Viszeralchirurg) einbezogen werden. Reoperationen gehen mit einer deutlich erhöhten Letalität von bis zu 60 % und einer höheren Inzidenz von weiteren Komplikationen einher, was zu einem deutlich verlängerten Krankenhausaufenthalt führt. Die Notwendigkeit zur Reoperation wird mit 1,6 bis 11 % angegeben. Die Entscheidung über die Art der Versorgung bei einer Reoperation trifft der jeweilige Operateur intraoperativ. In 90 % der Fälle mit Interventionsbedarf kann eine Reoperation allerdings durch interventionelle Maßnahmen vermieden werden (Sülberg et al. 2010).

22.1.2 Blutungen

Blutungen stellen die schwerwiegendste Komplikation nach Pankreasoperationen dar. Sie treten in 1 bis 9 % der Fälle auf, sind aber für 11 bis 38 % aller Todesfälle nach Pankreaseingriffen verantwortlich (Wente et al. 2007a). Ihr Management erfordert deswegen höchste Kompetenz von den Beteiligten aller Fachdisziplinen (Viszeralchirurg, Endoskopiker, interventioneller Radiologe, Intensivmediziner). Auch für die Blutung wurde von der „International Study Group of Pancreatic Surgery“ (ISGPS) 2007 eine einheitliche Klassifikation vorgeschlagen, welche die Parameter Beginn (früh vs. spät), Lokalisation (intra- vs. extraluminal) und Schweregrad (mild vs. schwer) der Blutung berücksichtigt.

Definitionen postoperativer Blutungen nach Pankreasoperationen nach Kriterien der International Study Group of Pancreatic Surgery (Wente et al. 2007a):
Beginn der Blutung

- frühe Blutung (innerhalb 24 h nach Ende der Index-Operation)
- späte Blutung (> 24 h nach Ende der Index-Operation)

Tab. 22.1 Schweregrad-Klassifikation postoperativer Pankreasfisteln nach Kriterien der International Study Group On Pancreatic Fistula. (Bassi et al. 2005)

Grad	A	B	C
Klinischer Zustand	Gut	Meist gut	Krank aussehend/schlecht
Spezifische Behandlung	Nein	Ja/nein	Ja
Sonographie/CT (falls durchgeführt)	Unauffällig	Unauffällig/auffällig	Auffällig
Drainageförderung > 3 Wochen	Nein	Gewöhnlich ja	Ja
Reoperation	Nein	Nein	Ja
Tod mit Bezug zur Pankreasfistel	Nein	Nein	Möglicherweise
Infektionszeichen	Nein	Ja	Ja
Sepsis	Nein	Nein	Ja
Wiederaufnahme	Nein	Ja/nein	Ja/nein

Lokalisation der Blutung

- intraluminal (intraenterisch, z. B. Anastomose am Magen oder Duodenum, anastomosierter Pankreas-Absetzungsrand, Stressulkus, Pseudoaneurysma)
- extraluminal (extraenterische Blutung in die Peritonealhöhle, z. B. aus arteriellen oder venösen Gefäßen, diffuse Blutung im Resektionsgebiet, Anastomosenblutung, Pseudoaneurysma)

Schwergrad der Blutung

- mild:
  - geringer bis mäßiger Blutverlust (aus Lokaldrainagen und/oder Magensonde, oder sonografisch nachweisbares Hämatom, Hämoglobin-Abfall < 3 g/dl bzw. 1,86 mmol/l)
  - geringe klinische Beeinträchtigung des Patienten, keine therapeutische Konsequenz außer Volumensubstitution oder Bluttransfusion (2–3 Erythrozytenkonzentrate innerhalb 24 h nach OP-Ende oder 1–3 Erythrozytenkonzentrate später als 24 h nach OP-Ende
  - keine Notwendigkeit einer interventionellen oder operativen Blutstillung; ggf. endoskopische Therapie einer Anastomosenblutung
- schwer:
  - starker Blutverlust (Hämoglobin-Abfall > 3 g/dl bzw. 1,86 mmol/l)
  - Verschlechterung des klinischen Zustandes des Patienten (z. B. Tachykardie, Hypotonie bis hypovolämischer Schock, Oligurie), Transfusionsbedarf > 3 Erythrozytenkonzentrate
  - invasive Therapie erforderlich (interventionelle Angiografie oder Relaparotomie)

Aus diesen Kriterien kann dann in Analogie zur Klassifikation der postoperativen Pankreasfistel retrospektiv eine 3-stufige Schweregrad-Klassifikation der postoperativen Blutung (Grad A bis C) ermittelt werden (Tab. 22.2).

Frühe Blutungen sind in der Regel auf technische Probleme bei der Index-Operation (z. B. Lösen von Ligaturen, inkomplette Nähte, spontan wiedereröffnete Gefäßstümpfe nach ungenügender Koagulation) zurückzuführen. Die späten Blutungen resultieren hingegen aus Komplikationen der Primäroperation (z. B. Pankreasfisteln, Anastomoseninsuffizienzen, Rest-Pankreatitis), die konsekutiv durch eine lokale Entzündungsreaktion zur Erosion eines Blutgefäßes und ggf. zur Ausbildung von Pseudoaneurysmen (Abb. 22.2) geführt haben.

Die meisten späten Blutungen manifestieren sich zwischen dem 7. und 12. postoperativen Tag. Sie können allerdings auch Wochen, Monate oder Jahre später auftreten. Die Patienten können dabei initial wenig beeinträchtigt sein oder aber auch eine Sepsis haben. Der späten Blutung geht gelegentlich eine sog. „Sentinel-Blutung" voraus. Darunter versteht man eine Blutabsonderung über noch einliegendes Drainagematerial oder eine Magensonde einige Stunden oder Tage bevor sich die typischen Blutungssymptome wie Allgemeinzustandsverschlechterung, Hypotonie, Tachykardie, Hämatemesis, Melaena und/oder Hb-Abfall manifestieren (Wente et al. 2007a).

Die Lokalisation der Blutung wird bei frühen Blutungen durch die Relaparotomie, bei den sehr viel häufigeren späten Blutungen meist mittels Angio-CT oder Angiographie identifiziert. Bei Verdacht auf eine intraluminale Blutung kann auch die Endoskopie als erste diagnostische Maßnahme eingesetzt werden, welche unter Umständen dann auch eine adäquate Therapie ermöglicht. In seltenen Fällen kommt die Szintigraphie zur Identifikation der Blutungsquelle zum Einsatz. Häufige Blutungsquellen nach Pankreaskopfresektionen sind der Stumpf der

Tab. 22.2 Schweregrad-Klassifikation, Diagnostik und Therapie postoperativer Blutungen nach Pankreasoperationen nach Kriterien der „International Study Group of Pancreatic Surgery". (Wente et al. 2007a)

Schweregrad	Beginn, Lokalisation und Schweregrad der Blutung		Klinischer Zustand	Diagnostik-Konsequenzen	Therapie-Konsequenzen
A	Früh, intra- oder extraluminal, Mild		Gut	Beobachtung, Blutbild, Sonographie, ggf. CT	Keine
B	Früh, intra- oder extraluminal, schwer	Spät, intra- oder extraluminal, mild	Oft gut, gelegentlich beeinträchtigt, sehr selten Lebensbedroht	Beobachtung, Blutbild, Sonographie, CT, Angiographie, Endoskopie	Volumentherapie, Bluttransfusion, Wach- oder Intensivstation, Endoskopie, Embolisation, Relaparotomie bei früher Blutung
C		Spät, intra- oder extraluminal, schwer	Schwer beeinträchtigt, lebensbedroht	Angiographie, CT, Endoskopie	Intensivstation, Blutungslokalisation, Angiographie und Embolisation, Endoskopie, ggf. Relaparotomie

A. gastroduodenalis, die A. hepatica und ihre Äste, die A. mesenterica superior und ihre Äste, die Pfortader und ihre Zuflüsse, die Pankreas-Resektionsfläche, das Gallenblasenbett und alle Anastomosen. Nach Pankreaslinksresektion hingegen werden Blutungskomplikationen am häufigsten aus der A. lienalis und ihren Ästen, der Pankreas-Resektionsfläche sowie (im Falle des Milzerhaltes) aus Arterien und Venen des Milzhilus beobachtet (Wente et al. 2007a).

Die Therapie der postoperativen Blutung richtet sich in erster Linie nach dem Zeitpunkt des Auftretens und dem Schweregrad. Bei milden Blutungen, die mit stabilem Kreislauf und Blutbild einhergehen, kann unter intensivmedizinischem Monitoring und Gerinnungssubstitution häufig konservativ verblieben werden. Bei schweren Blutungen sind hingegen in der Regel interventionelle oder operative Maßnahmen vonnöten.

Behandlungsmethode der Wahl bei schweren frühen Blutungen (< 24 h nach Ende der Index-Operation), die definitionsgemäß aufgrund von technischen Problemen während der Operation entstehen, ist die Relaparotomie und die operative Blutstillung. Meistens handelt es sich um Blutungen aus kleinen Gefäßen im Resektionsgebiet, die gezielt versorgt werden. Auch Anastomosenblutungen können via Jejunotomie bzw. Gastrotomie und Umstechung häufig ohne Aufhebung der Anastomose selbst gestillt werden. Endoskopische und radiologische Verfahren sind in der Therapie der frühen postoperativen Blutung von untergeordneter Bedeutung (Wente et al. 2007a).

Bei der schweren späten Blutung ist die Therapie primär von der Lokalisation der Blutung abhängig. Bei intraluminalen Blutungen kann zunächst eine Endoskopie durchgeführt werden. Die Erfolgsrate der endoskopischen Blutstillung liegt bei 20 % (Yekebas et al. 2007). Bei extraluminalen oder endoskopisch nicht stillbaren Blutungen wird notfallmäßig eine Angio-CT oder Angiographie durchgeführt. Manche Radiologen bevorzugen die primäre Angiographie, da in der gleichen Sitzung dann auch die Blutstillung er-

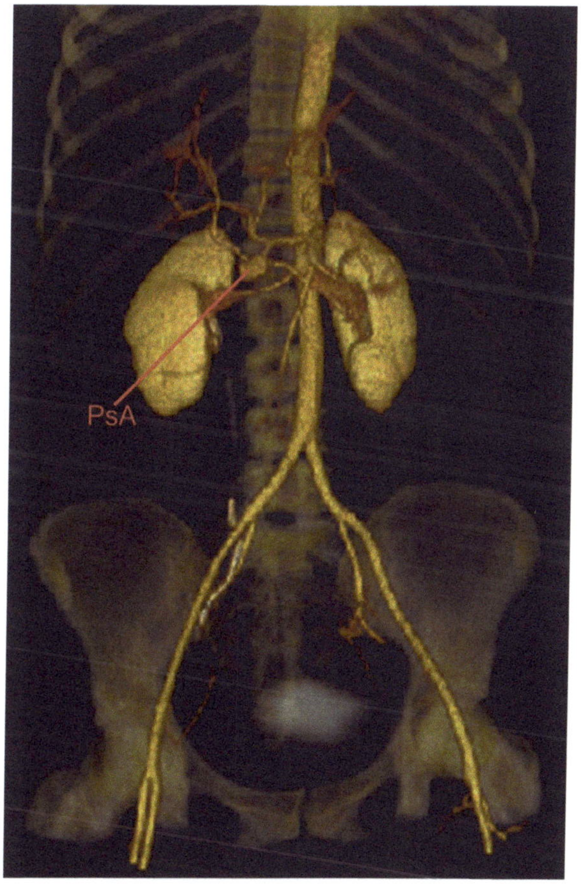

Abb. 22.2 Angio-CT mit Darstellung eines Pseudoaneurysmas (PsA) der A. gastroduodenalis. (Bildquelle: Radiologische Universitätsklinik Magdeburg, mit freundlicher Genehmigung von Prof. Dr. med. M. Pech)

folgen kann. Andere Radiologen hingegen argumentieren, dass die Lokalisation der Blutungsquelle in der Angiographie zeitaufwändig ist und der durch die Intervention verursachte Gefäßspasmus die radiologische Blutstillung erschwert. Sie bevorzugen die primäre Angio-CT, lokalisieren damit innerhalb weniger Sekunden die Blutungsquelle und sondieren dann bei der nachgeschalteten Angiographie gezielt das in der Angio-CT lokalisierte blutende Gefäß.

Blutgefäße, die keine vitale Bedeutung haben (z. B. der Stumpf der A. gastroduodenalis) werden durch Coils, Klebstoffe oder Kombinationen definitiv verschlossen. Wenn die Blutung jedoch von vital bedeutsamen Gefäßen ausgeht (z. B. A. hepatica communis, Stamm der A. mesenterica superior), muss die Perfusion der abhängigen Organe gewährleistet bleiben. In diesen Fällen werden gecoverte Stents (Hemobahn®, Viabahn®) implantiert (◘ Abb. 22.3a-e). Sollte die Blutung radiologisch nicht (technisch nicht durchführbar oder Blutungsquelle nicht darstellbar) oder nur vorübergehend gestillt werden können, ist beim hämodynamisch stabilen Patienten eine erneute Angiographie nach 24 Stunden empfehlenswert. Beim hämodynamisch instabilen Patienten hingegen bleibt die Reoperation als einzige Option, die in dieser Situation allerdings eine Letalität von bis zu 60 % hat (Yekebas et al. 2007).

22.1.3 Verzögerte Magenentleerung

Die verzögerte Magenentleerung („delayed gastric emptying“, DGE) ohne mechanische Ursache ist eine weitere häufige Komplikationen nach Pankreas-Operationen und kann zu einem verlängerten Krankenhausaufenthalt führen. Sie tritt in bis zu 60 % vor allem nach Pankreaskopfresektionen auf. Die Ursachen sind noch nicht ausreichend geklärt. Es scheinen unterschiedliche Faktoren eine Rolle zu spielen wie z. B. die fehlende hormonelle Stimulation aufgrund der Resektion des Duodenums, ein erniedrigter Plasma-Motilin-Spiegel, die Denervierung von Magen und Duodenum bei radikaler Resektion, ein postoperativer Pylorospasmus oder auch eine Ischämie des Pylorus und Magenantrums aufgrund von Unterbindung der A. gastrica dextra und der A. gastroduodenalis. Aber auch postoperative Komplikationen wie Fisteln und Abszesse können zu einer sekundären Verzögerung der Magenentleerung führen.

In Analogie zur Pankreasfistel und postoperativen Blutung schlug die International Study Group of Pancreatic Surgery (ISGPS) 2007 auch eine Definition für die postoperative Magenentleerungsstörung vor (Wente et al. 2007b). Es wird dabei eine milde von einer moderaten sowie einer schweren Form unterschieden. Den Tabellen ◘ Tab. 22.3 und ◘ Tab. 22.4 sind Definition und Schweregrad-Klassifikation der postoperativen verzögerten Magenentleerung nach Pankreasoperationen nach Kriterien der „International Study Group of Pancreatic Surgery“ (Wente et al. 2007b) zu entnehmen.

Da die verzögerte Magenentleerung häufig mit intraabdominellen Komplikationen assoziiert ist, steht die Abklärung dieser Komplikationen zunächst im Fokus. Grundsätzlich sollte mittels Gastroskopie oder Kontrastmittel-Röntgenuntersuchung ein anatomisches Hindernis oder ein technisches Problem (z. B. zu enge Anastomose, zu enger Mesoschlitz etc.) ausgeschlossen werden und eine Abdomen-CT zum Ausschluss eines Verhaltes bzw. Abszesses als Hinweis auf ein Anastomosenproblem durchgeführt werden (Sülberg et al. 2010).

Zur Therapie der verzögerten Magenentleerung gibt es bisher keine evidenzbasierten Empfehlungen. Zunächst steht die symptomatische Behandlung mit Nahrungskarenz und Anlage bzw. Belassen einer Magensonde im Vordergrund. Zudem wird die Gabe von Prokinetika aller Art empfohlen. Mehrere ältere Studien demonstrierten, dass sowohl niedrig als auch hoch dosiertes Erythromycin (1 mg/kg alle 8 Stunden bis 50 mg/kg i. v. alle 6 h) die verzögerte Magenentleerung positiv beeinflussen kann (Yeo et al. 1993; Matsunaga et al. 2000; Ohwada et al. 2001). Die Evidenz ist jedoch gering. Zudem ist das Antibiotikum Erythromycin für diese Indikation nicht zugelassen, sodass der verordnende Arzt im Falle von Komplikationen (z. B. Allergie, Anaphylaxie, pseudomembranöse Colitis, Entwicklung von Resistenzen oder Kreuz-Resistenzen) persönlich haftet („off-label use“).

22.1.4 Anastomoseninsuffizienzen

Da Undichtigkeiten an der Pankreasanastomose unter dem Oberbegriff der postoperativen Pankreasfistel zusammengefasst werden, beschränkt sich der Terminus der Anastomoseninsuffizienz auf die Gallengang-, Magen- und Dünndarmanastomosen.

Die Insuffizienz der biliodigestiven Anastomose wird auch als Galleleck bezeichnet. Sie ist definiert als Austritt von Galle aus der Naht. Klinisch ist das erkennbar durch eine gallige Sekretion über die Drainagen (> 50 ml/d). Im Zweifel kann die Bilirubin-Konzentration im Drainagesekret bestimmt werden, zehnfach höhere Werte als im Serum beweisen die Insuffizienz. In der Sonographie oder in der CT kann ein subhepatisches Biliom erkennbar sein. Die Insuffizienzrate der biliodigestiven Anastomose liegt mit 0,4 bis 8 % deutlich niedriger als die der Pankreasfistel. Eine Manifestation innerhalb der ersten 3 postoperativen Tage resultiert fast ausschließlich aus chirurgisch-technischen Problemen. Später auftretende Gallenleckagen beruhen hauptsächlich auf Durchblutungsstörungen im Gallengangbereich. Wichtige Risikofaktoren für die Ent-

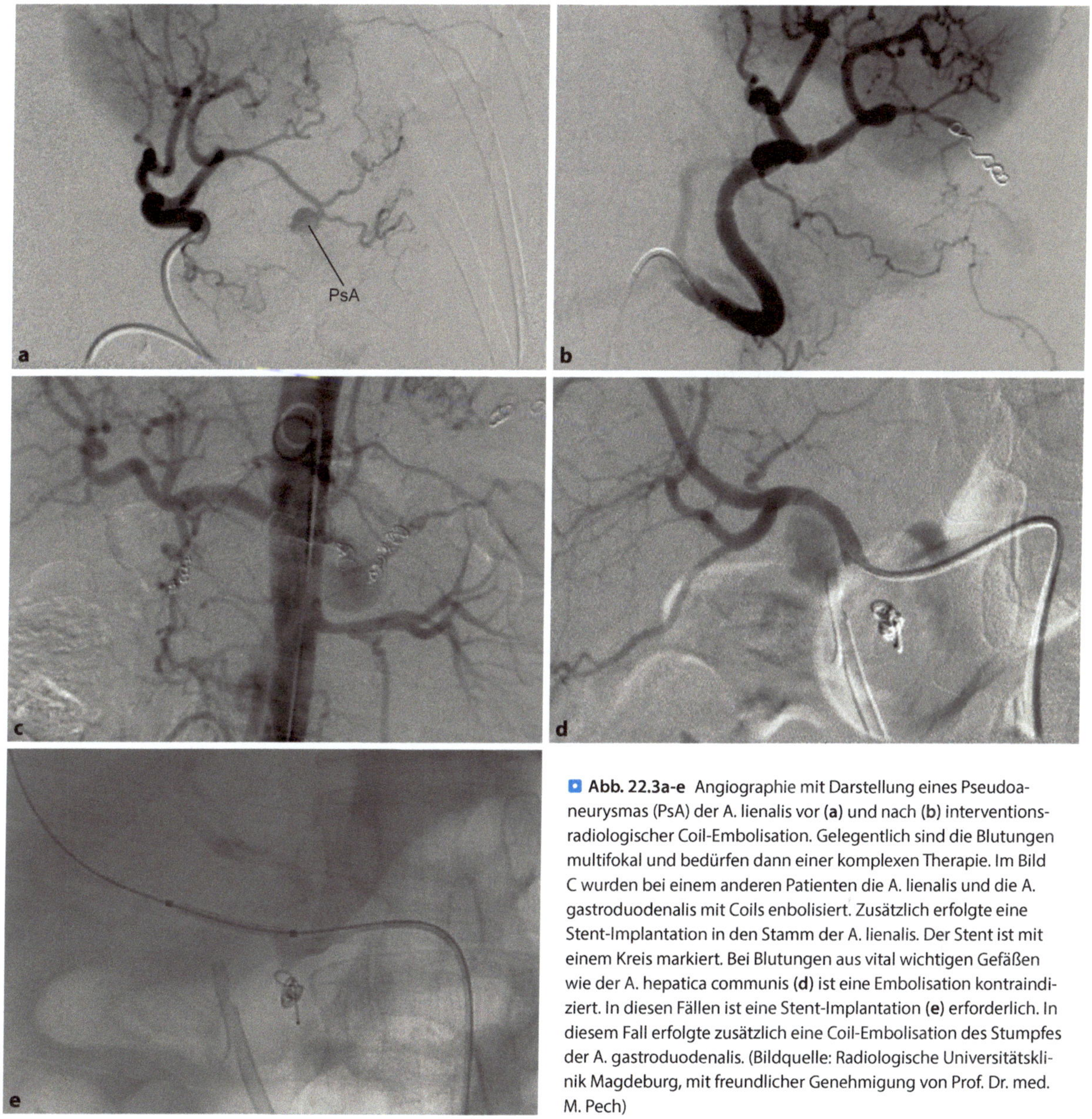

Abb. 22.3a-e Angiographie mit Darstellung eines Pseudoaneurysmas (PsA) der A. lienalis vor (**a**) und nach (**b**) interventionsradiologischer Coil-Embolisation. Gelegentlich sind die Blutungen multifokal und bedürfen dann einer komplexen Therapie. Im Bild C wurden bei einem anderen Patienten die A. lienalis und die A. gastroduodenalis mit Coils enbolisiert. Zusätzlich erfolgte eine Stent-Implantation in den Stamm der A. lienalis. Der Stent ist mit einem Kreis markiert. Bei Blutungen aus vital wichtigen Gefäßen wie der A. hepatica communis (**d**) ist eine Embolisation kontraindiziert. In diesen Fällen ist eine Stent-Implantation (**e**) erforderlich. In diesem Fall erfolgte zusätzlich eine Coil-Embolisation des Stumpfes der A. gastroduodenalis. (Bildquelle: Radiologische Universitätsklinik Magdeburg, mit freundlicher Genehmigung von Prof. Dr. med. M. Pech)

Tab. 22.3 Definition der postoperativen verzögerten Magenentleerung („delayed gastric emptying", DGE)

DGE-Schweregrad	Magensonde erforderlich	Oraler Kostaufbau unmöglich	Erbrechen/Magendilatation	Prokinetikagabe
A	4–7 Tage oder Reinsertion > POD 3	≥ 7 POD	±	±
B	8–14 Tage oder Reinsertion > PD 7	≥ 14 POD	+	+
C	> 14 Tage oder Re-Insertion > POD 14	≥ 21 POD	+	+

POD = postoperativer Tag

Tab. 22.4 Schweregrad-Klassifikation der postoperativen verzögerten Magenentleerung („delayed gastric emptying", DGE)

	Grad A	Grad B	Grad C
Klinischer Zustand	Gut	Oft gut oder gering beeinträchtigt	Krank/schlecht/schwer beeinträchtigt
Komplikationen	Nein	Eventuell ja (Abszess, Pankreasfistel)	Eventuell ja (Abszess, Pankreasfistel)
Spezifische Therapie	Eventuell ja (Prokinetika)	Ja (Prokinetika, ggf. Re-Insertion einer Magensonde)	Ja (Prokinetika, Magensonde)
Enterale oder parenterale Zusatzernährung	Eventuell ja (verzögerter Kostaufbau)	Ja (parenterale Zusatzernährung)	Ja (total parenterale Ernährung oder enterale Sondenernährung > 3 Wochen)
Diagnostik erforderlich	Nein	Eventuell ja (Endoskopie, CT, Kontrastmittel-Passage)	Ja (Endoskopie, CT, Kontrastmittel-Passage)
Intervention erforderlich	Nein	Nein	Eventuell ja (Abszess-Drainage, Relaparotomie)
verlängerter Krankenhaus-Aufenthalt	Eventuell ja	Ja	Ja
Verzögerung einer eventuellen adjuvanten Therapie	Nein	Nein	Ja

wicklung von Gallenleckagen sind die Adipositas und die vorbestehende Cholangitis. Die Nahttechnik (fortlaufend vs. Einzelknopfnaht) ist hingegen nicht entscheidend (de Castro et al. 2005).

Frühe Insuffizienzen, die innerhalb der ersten 3 postoperativen Tage auftreten, sollten, da ein technisches Problem vorliegt, operativ revidiert und mittels Übernähung der Leckage oder Neuanlage der biliodigestiven Anastomose versorgt werden. Gegebenenfalls kann zusätzlich die Einlage einer T-Drainage erwogen werden. Bei den später auftretenden Insuffizienzen ist hingegen primär ein konservatives Vorgehen indiziert. Dies kann unter Belassen der intraoperativ eingebrachten Zieldrainage erfolgen oder durch Anlage einer interventionellen Drainage an die Leckage bzw. in das entstandene Biliom. Wenn der endoskopische Zugang zum Gallengang erhalten geblieben ist (z. B. nach Duodenum erhaltender Pankreaskopfresektion), kann der Gallengang mittels ERCP und Stent-Einlage geschient werden. In den anderen Fällen besteht die Möglichkeit einer Gallengangstentung mittels perkutaner transhepatischer Cholangiodrainage (PTCD).

In den meisten Fällen führen konservative oder interventionelle Maßnahmen zur Ausheilung der Anastomose. Eine Operationsindikation stellen die gallige Peritonitis mit septischem Krankheitsbild des Patienten und/oder paralytischem Ileus sowie große Insuffizienzen aufgrund von Durchblutungsstörungen dar. In Analogie zur hepatobiliären Chirurgie empfehlen einige Autoren eine operative Revision auch bei der „high-volume" Gallefistel (> 300 ml/24 h). Dieses Vorgehen ist in der Pankreaschirurgie jedoch bisher nicht evaluiert worden. Im Falle der Reoperation ist eine direkte Naht aufgrund des prolongierten entzündlichen Geschehens meist nicht mehr möglich, sodass entweder eine Nachresektion des Gallenganges und Neuanlage der Anastomose erfolgen und/oder ggf. eine T-Drainage zur Schienung der Leckage und zur externen Ableitung der Gallenflüssigkeit eingelegt werden muss (Sohn et al. 2003, de Castro et al. 2005). Die Letalität der Gallefistel ist sehr gering.

Insuffizienzen an den anderen Anastomosen (Magen, Duodenum, Roux-Anastomose, Braun-Fußpunktanastomose) sind ausgesprochen selten. Wie bei den anderen Anastomosen empfiehlt sich bei den frühen Insuffizienzen (< 3. postoperativer Tag) wegen des in der Regel zugrunde liegenden chirurgisch-technischen Problems eine operative Revision mit dem Ziel der Übernähung oder der Neuanlage der Anastomose. Bei den später auftretenden Insuffizienzen kann in Abhängigkeit vom klinischen Zustand des Patienten und der Größe des Lecks ggf. auch konservativ verblieben werden. Nicht drainierte Verhalte werden in solchen Fällen durch interventionelle externe oder transgastrale Drainagen entlastet.

22.1.5 Intraabdominelle Abszesse

Intraabdominelle Abszesse nach Pankreasresektionen treten in ca. 10 % der Fälle auf. Sie sind in der Regel eine

Folge einer nicht drainierten Pankreasfistel oder Anastomoseninsuffizienz oder eines postoperativen Hämatoms. Die Infektion dieser lokalen Komplikationen erfolgt durch Darmbakterien. Therapie der Wahl ist eine interventionelle externe oder endoskopische interne Drainage. Semisolide Infektquellen (z. B. Hämatome) bedürfen gelegentlich einer Spülbehandlung. Operative Interventionen aufgrund von Abszessen sind nur selten erforderlich. Eine kalkulierte Antibiotikatherapie ist indiziert, wenn klinische Symptome einer systemischen Infektion vorliegen. Nach mikrobiologischer Identifikation der Erreger und Vorliegen des Resistogramms muss die Antibiotikatherapie ggf. umgestellt werden.

22.1.6 Systemische Infektionen

Bei klinischen Symptomen einer systemischen Infektion (Fieber, Schüttelfrost, Hypotonie, Tachykardie, Allgemeinzustandsverschlechterung, ansteigende Entzündungsparameter) muss zunächst die Identifikation des Fokus angestrebt werden. Häufige Infektherde sind die bereits erwähnten lokalen Komplikationen im Operationsgebiet. Ferner ist an Wundinfektionen, Harnwegsinfekte, Pneumonie, Pleuraergüsse, Leberabszesse, eine postoperative Pankreatitis oder eine pseudomembranöse Colitis zu denken und eine entsprechende Diagnostik einzuleiten. Auch Fremdkörper wie der zentrale Venenkatheter oder i. v.-Port kommen als Fokus in Betracht. Ohne Kenntnis der Erreger wird ohne Zeitverzug mit einer kalkulierten Antibiotikatherapie begonnen und der Patient einem Wachstations- oder Intensivstations-Monitoring unterzogen. Im Mittelpunkt der Therapie steht die Behandlung des Infektherdes. Bei einer Sepsis mit Organversagen kommt je nach Symptomenkonstellation das Spektrum intensivmedizinischer Möglichkeiten zum Einsatz.

Es ist bisher nicht eindeutig geklärt, ob eine im Rahmen einer Pankreaslinksresektion durchgeführte Splenektomie eine erhöhte Infektanfälligkeit für den Patienten mit sich bringt. Ein OPSI-Syndrom („overwhelming postsplenectomy infection") wie beim splenektomierten Kind oder Lymphom-Patienten wurde nach Splenektomie im Zusammenhang mit einer Pankreasresektion bisher nicht beschrieben. Dennoch wird empfohlen, die Milz nach Möglichkeit zu erhalten. Die Verfahren der milzerhaltenden Pankreaslinksresektion sind sowohl in der konventionellen als auch in der laparoskopischen Chirurgie etabliert. Falls die Milz aus onkologischen Gründen nicht erhalten werden kann, sollten die Patienten nach aktuellen Empfehlungen des Robert-Koch-Institutes (2014) sowie der Deutschen Gesellschaft für Hämatologie und Medizinische Onkologie (Engelhardt et al. 2013) eine Impfung gegen Pneumokokken, Haemophilus influenzae Typ B und Meningokokken erhalten. Bei geplanten Splenektomien sollte die Impfung mindestens zwei Wochen vor dem Eingriff erfolgen. Falls dies nicht möglich ist, kann geimpft werden, wenn der Patient wieder in einem stabilen Allgemeinzustand ist (in der Regel 2 bis 3 Wochen nach der Operation). Bis dahin sollten zumindest Patienten älter als 60 Jahre sowie solche, deren Immunsystem durch eine maligne Erkrankung, eine immunsuppressive Therapie oder Chemotherapie kompromittiert ist, gegen die genannten Erreger antibiotisch abgeschirmt werden. Außerdem sollte jedem Splenektomierten die jährliche Impfung gegen Influenza im Herbst empfohlen werden.

22.2 Prävention von Komplikationen

Da Komplikationen nach Pankreasoperationen schwerwiegend sein können und deren Behandlung unter Umständen enorme Ressourcen erfordert, verdienen Strategien zur Komplikations-Prävention besonderes Augenmerk.

22.2.1 Operative Technik

Die wichtigste Voraussetzung zur Prävention postoperativer Komplikationen ist eine subtile chirurgische Technik, sowohl bei der Resektion als auch bei der Anlage der Anastomosen. Generell ist festzustellen, dass bisher weder eine spezielle Resektionstechnik noch ein besonderes Rekonstruktionsverfahren in Studien seine Überlegenheit gegenüber anderen Methoden beweisen konnte. Allein die Tatsache, dass in der Literatur mehr als 40 Methoden zur Anlage der Pankreas-Anastomose beschrieben worden sind, belegt, dass es bis heute keinen technischen „Gold-Standard" gibt. Generell gilt, dass für den Erfolg der Operation die Erfahrung des Operateurs eine wichtigere Rolle spielt als eine spezielle Resektions- oder Anastomosentechnik (Sülberg et al. 2010). Auch die Präferenz des Operateurs zur Verwendung spezieller Dissektionstechniken (Schere, Skalpell, monopolarer/bipolarer Strom, konventionelle Ligaturen, Ultraschall-Schere, Ligasure®) ist von untergeordneter Bedeutung.

Wichtig ist vor allem, dass die Durchblutung aller verbleibenden Organe und Gewebe nicht kompromittiert wird. Dies trifft insbesondere auf Regionen zu, wo Anastomosen angelegt werden müssen, also vor allem den Pankreas-, Gallengang- und postpylorischen Duodenum-Stumpf. Wenn sich bereits während der Operation Zeichen einer Durchblutungsstörung manifestieren, muss an relevanter Stelle nachreseziert werden. Sinngemäß trifft das auch für schwere Entzündungen (z. B. Pankreatitis) zu.

Für die Anlage der Anastomosen gelten die allgemeinen Regeln wie „Spannungsfreiheit", „nicht zu eng nähen",

„nicht zu fest knüpfen", um Gewebeverletzungen oder Durchblutungsstörungen durch die Nähte zu vermeiden. Wichtig sind ein geeignetes Nahtwiderlager, ein in der jeweiligen Klinik bewährtes Nahtmaterial (dünn, monofil, resorbierbar) und eine adäquate Nadelführung. Bei lokalen Risikofaktoren wie dem weichen/vulnerablen/lipomatösen Pankreas und/oder dem zarten (< 3 mm) Pankreasganglumen sollte der Operateur bei der Anlage der Pankreasanastomose eine Lupenbrille tragen. Sinngemäß trifft dies auch für den zarten Gallengang zu.

Während die Verwendung von Pankreasgang-Stents laut einer aktuellen Metaanalyse die Rate postoperativer Pankreasfisteln zu reduzieren in der Lage zu sein scheint (Wang et al. 2013), hat sich die Pankreasgangokklusion mit Ethibloc® oder Fibrinkleber nicht bewährt. Die Entscheidung des Operateurs, in einer Hochrisiko-Situation auf eine Pankreas-Anastomosierung zu verzichten und zur Prävention von schwerwiegenden oder lebensbedrohlichen Komplikationen statt dessen eine totale Pankreatektomie durchzuführen, sollte seltenen Einzelfällen vorbehalten bleiben.

Eine besondere Situation liegt bei der Pankreaslinksresektion vor, wo die meisten Chirurgen heute keine Anastomosierung vornehmen, sondern den Pankreasstumpf blind verschließen. Voraussetzung für den Blindverschluss ist die Intaktheit des Sekretabflusses im verbleibenden Pankreasgang, was präoperativ durch MRCP oder ERCP oder intraoperativ durch eine Kontrastmittel-Röntgendarstellung verifiziert werden kann. Der Blindverschluss des Pankreasstumpfes kann entweder manuell mit einer „Fischmaulnaht" oder einem Linearstapler erfolgen. In Studien konnte bisher kein signifikanter Vorteil eines der Verfahren gezeigt werden. Der Stapler ist jedoch nicht in jeder Situation (z. B. beim sehr voluminösen Pankreas) anwendbar. Insbesondere beim Verschluss mittels Handnaht wird eine selektive Übernähung des Ductus pancreaticus empfohlen (Pannegeon et al. 2006). Die zusätzliche Applikation von Fibrinkleber oder fibrinogen-/thrombinbeschichteten Collagen-Patches zum Abdichten des Pankreasstumpfes kann eine weitere Option zur Fistel-Prävention sein (Knaebel et al. 2005).

Für die Prävention der verzögerten Magenentleerung bei der Pylorus erhaltenden kephalen Pankreatoduodenektomie wird empfohlen, die A. gastrica dextra mit den umgebenden Vagusfasern für die Durchblutung und Innervation des Pylorus zu erhalten und die Anastomosierung des Magens antecolisch vorzunehmen. Auch die intraoperative Dilatation des Pylorus oder eine Pyloromyotomie haben in Studien ihr Potenzial zur Reduktion der Häufigkeit von Magenentleerungsstörungen unter Beweis gestellt (Wente et al. 2007b).

22.2.2 Somatostatin und seine Analoga

Somatostatin ist ein Peptidhormon mit inhibitorischer Wirkung auf zahlreiche gastrointestinale Funktionen. Unter anderem hemmt es auch die stimulierte Pankreassekretion. Die Basalsekretion des Pankreas ist allerdings pharmakologisch nicht hemmbar. Deswegen kann Somatostatin die Pankreassekretion nur reduzieren, aber nie völlig zum Erliegen bringen. Somatostatin hat zudem eine kurze Halbwertszeit, weswegen seine Applikation zu therapeutischen Zwecken perfusorgesteuert erfolgen muss. Synthetische Somatostatin-Analoga umgehen das Problem der kurzen Halbwertszeit und können auch subkutan appliziert werden. Jedoch sind auch sie nicht in der Lage, die Basalsekretion des Pankreas zu beeinflussen.

Das Potenzial von Octreotide, dem ersten synthetischen Somatostatin-Analogon zur Prävention postoperativer Pankreasfisteln, wurde in mehreren Studien untersucht, wobei sich keine einheitlichen Ergebnisse zeigten. Ein aktueller Cochrane-Review, in den 21 randomisierte klinische Studien mit 2348 Patienten eingeschlossen wurden, errechnete jedoch eine verminderte Fistelrate sowie eine Reduktion allgemeiner postoperativer Komplikationen in der Somatostatin/Octreotide-Gruppe. Allerdings hatten 19 der 21 Studien ein hohes Bias-Risiko und die prophylaktische Somatostatin/Octreotide-Applikation hatte keinen Einfluss auf die Rate der Reoperationen, die Krankenhaus-Verweildauer und die Letalität.

In den meisten Studien wurde zudem nur die Fistelrate insgesamt angegeben, jedoch nicht zwischen klinisch relevanten Fisteln und solchen ohne Konsequenz unterschieden. Wenn nur die klinisch signifikanten Fisteln berücksichtigt wurden, fanden sich keine Vorteile der prophylaktischen Sekretionshemmer-Applikation. Dies konnte allerdings nur an 292 Patienten untersucht werden. Dennoch empfahlen diese Autoren die routinemäßige Prophylaxe mit Somatostatin oder Somatostatin-Analoga vor allen Pankreasoperationen (Gurusami et al. 2013). Hingegen ist die Octreotide-Gabe bei Patienten, die bereits eine Pankreasfistel haben, ohne Stellenwert (Gans et al. 2012). Auch Pasireotide, ein neueres synthetisches Somatostatin-Analogon, reduzierte im Vergleich zu Placebo die Rate postoperativer Pankreasfisteln und Abszesse (Allen et al. 2014). Das Bemerkenswerte an dieser Studie ist, dass durch die 2-mal tägliche s. c. Applikation von 900 µg Pasioretide über 7 Tage (beginnend am Operationstag, vor der Operation) auch die Rate von Grad-C-Fisteln reduziert werden konnte.

Pasireotide (Signifor®) ist seit 2012 EU-weit für die Behandlung des Morbus Cushing zugelassen. Die Kontraindikationen (Kinder, Jugendliche, stillende Mütter, Patienten mit stark eingeschränkter Leberfunktion) sind für die Pankreaschirurgie wenig relevant. Allerdings sind zahlreiche Nebenwirkungen sowie pharmakologische Interaktionen mit anderen Wirkstoffen (z. B. Erythromycin) zu beachten. Die Therapiekosten für 14 Einzeldosen á 900 µg (wie in der Allen-Studie) belaufen sich auf 1179 € (Listenpreis). Eine vergleichende Untersuchung zwischen Octreotide und Pasireotide ist bisher noch nicht durchgeführt worden.

22.2.3 Drainagen

Die Effektivität und Notwendigkeit von intraoperativ eingebrachten prophylaktischen Drainagen sind bisher nicht durch Studien belegt. Prophylaktische Drainagen können keine Komplikationen verhindern, allerdings zu deren Diagnostik beitragen. In den meisten Krankenhäusern stehen heute allerdings Sonographie, CT und MRT zur Diagnostik postoperativer Komplikationen zur Verfügung, weswegen man auf die Drainage als diagnostische Methode nicht mehr angewiesen ist. Dennoch legen die meisten Chirurgen traditionell 1 bis 2 Zieldrainagen ein. Die heute üblichen Silikondrains sind in der Regel aber nach 48 Stunden durch Fibrin-Clots okkludiert und tragen deshalb nur zur Detektion früher Komplikationen bei. So verwundert es nicht, dass ¾ der Pankreasfisteln nicht von Drainagen detektiert wurden (Pannegeon et al. 2006).

Wenn Drainagen eingelegt werden, dürfen sie keinen direkten Kontakt zu Anastomosen haben, um Arrosionen zu vermeiden. Zur Prävention von späteren Narbenhernien wird empfohlen, Drains mit einem Abstand von mindestens 5 cm voneinander und zur Laparotomie-Wunde auszuleiten. Außerdem bergen Drainagen ein erhöhtes Risiko aszendierender Infektionen und verursachen Schmerzen sowie Kosten. Der Stellenwert prophylaktischer Drainagen in der Pankreaschirurgie wird gegenwärtig in Studien untersucht. Demgegenüber sind interventionelle therapeutische Drainagen fest etabliert, worauf in diesem Kapitel bereits mehrfach eingegangen worden ist.

Literatur

Allen PJ, Gönen M, Brennan MF, Bucknor AA, Robinson LM, Pappas MM, Carlucci KE, D'Angelica MI, DeMatteo RP, Kingham TP, Fong Y, Jarnagin WR (2014) Pasireotide for postoperative pancreatic fistula. N Engl J Med 370: 2014–2022

Bassi C, Dervenis C, Butturini G, Fingerhut A, Yeo C, Izbicki J, Neoptolemos J, Sarr M, Traverso W, Buchler M (2005) Postoperative pancreatic fistula: an international study group (ISGPF) definition. Surgery 138: 8–13

de Castro SM, Kuhlmann KF, Busch OR, van Delden OM, Laméris JS, van Gulik TM, Obertop H, Gouma D (2005) Incidence and management of biliary leakage after hepaticojejunostomy. J Gastrointest Surg 9: 1163–1171

Engelhardt M, Eber SW, Germing U, Heimpel H, Kern W, Schmugge M (2013) Prävention von Infektionen und Thrombosen nach Splenektomie oder funktioneller Asplenie. www.dgho-onkopedia.de/de/onkopedia/leitlinien/praevention-von-infektionen-und-thrombosen-nach-splenektomie.html

Gans SL, van Westreenen HL, Kiewiet JJ, Rauws EA, Gouma DJ, Boermeester MA (2012) Systematic review and meta-analysis of somatostatin analogues for the treatment of pancreatic fistula. Br J Surg 99: 754–760

Gurusamy KS, Koti R, Fusai G, Davidson BR (2013) Somatostatin analogues for pancreatic surgery. Cochrane Database Syst Rev 4: CD008370

Knaebel HP, Diener MK, Wente MN, Büchler MW, Seiler CM (2005) Systematic review and meta-analysis of technique for closure of the pancreatic remnant after distal pancreatectomy. Br J Surg 92: 539–546

Matsunaga H, Tanaka M, Takahata S, Ogawa Y, Naritomi G, Yokohata K, Yamaguchi K, Chijiiwa K (2000) Manometric evidence of ¬improved early gastric stasis by erythromycin after pylorus-preserving pancreatoduodenectomy. World J Surg 24: 1236–1241

Ohwada S, Satoh Y, Kawate S, Yamada T, Kawamura O, Koyama T, Yoshimura S, Tomizawa N, Ogawa T, Morishita Y (2001) Low-dose erythromycin reduces ¬delayed gastric emptying and improves gastric motility after Billroth I pylorus-preserving pancreaticoduodenectomy. Ann Surg 234: 668–674

Pannegeon V, Pessaux P, Sauvanet A, Vullierme MP, Kianmanesh R, Belghiti J (2006) Pancreatic fistula after distal pancreatectomy: predictive risk factors and value of conservative treatment. Arch Surg 141: 1071–1076

Robert-Koch-Institut (2014) Impfungen bei Asplenie (Entfernung der Milz oder Ausfall der Organfunktion). www.rki.de/SharedDocs/FAQ/Impfen/AllgFr_ImpfGesundheitsschaden/FAQ01.html

Sohn TA, Yeo CJ, Cameron JL, Geschwind JF, Mitchell SE, Venbrux AC, Lillemoe KD (2003) Pancreaticoduodenectomy: role of interventional radiologists in managing patients and complications. J Gastrointest Surg 7: 209–219

Sülberg D, Chromik AM, Köster O, Uhl W (2010) Prävention und Management von postoperativen Komplikationen in der Pankreaschirurgie. Zentralbl Chir 135: 129–138

Wang Q, He XR, Tian JH, Yang KH (2013) Pancreatic duct stents at pancreaticoduodenectomy: a meta-analysis. Dig Surg 30: 415–424

Wente MN, Veit JA, Bassi C, Dervenis C, Fingerhut A, Gouma DJ, Izbicki JR, Neoptolemos JP, Padbury RT, Sarr MG, Yeo CJ, Büchler MW (2007a) Postpancreatectomy hemorrhage (PPH): an International Study Group of Pancreatic Surgery (ISGPS) definition. Surgery 142: 20–25

Wente MN, Bassi C, Dervenis C, Fingerhut A, Gouma DJ, Izbicki JR, Neoptolemos JP, Padbury RT, Sarr MG, Traverso LW, Yeo CJ, Büchler MW (2007b) Delayed gastric emptying (DGE) after pancreatic surgery: a suggested definition by the International Study Group of Pancreatic Surgery (ISGPS). Surgery 142: 761–768

Yekebas EF, Wolfram L, Cataldegirmen G, Habermann CR, Bogoevski D, Koenig AM, Kaifi J, Schurr PG, Bubenheim M, Nolte-Ernsting C, Adam G, Izbicki JR (2007) Postpancreatectomy hemorrhage: diagnosis and treatment: an analysis in 1669 consecutive pancreatic resections. Ann Surg 246: 269–280

Yeo CJ, Barry MK, Sauter PK, Sostre S, Lillemoe KD, Pitt HA, Cameron JL (1993) Erythromycin accelerates gastric emptying after pancreaticoduodenectomy. A prospective, randomized, placebo-controlled trial. Ann Surg 218: 229–237

Komplikationen bei Lebertransplantationen

M. Guba, M. Rentsch, M. Angele

M. Rentsch, A. Khandoga, M. Angele, J. Werner (Hrsg.), *Komplikationsmanagement in der Chirurgie*,
DOI 10.1007/978-3-662-43475-8_23,

Die Morbidität und Mortalität nach Lebertransplantation ist hoch und wird vor allem durch den klinischen Zustand des Patienten, aber auch durch die Qualität des Spenderorgans bestimmt. Neben den üblichen Risikofaktoren für eine Operation wie Alter und Komorbidität spielen bei der Lebertransplantation zusätzlich die Schwere der Lebererkrankung ausgedrückt durch den labMELD-Score (Weismuller 2011), ein schlechter Performance-Status und der Grad der Katabolie/Sarkopenie (Englesbee 2010; Krell 2013) eine bedeutende Rolle. Ab einem labMELD-Score von über 25 nimmt das Einjahresüberleben deutlich ab (◘ Abb. 23.1). Dies gilt auch für Patienten, die aufgrund der Schwere ihrer Erkrankung über einen längeren Zeitraum vor der Transplantation auf einer Intensivstation behandelt werden mussten (◘ Abb. 23.2).

Ebenso entscheidend für den Erfolg einer Transplantation ist die Erfahrung des akzeptierenden Transplantationsmediziners bei der Auswahl eines geeigneten Spenderorgans. Darüber hinaus spielt der individuelle operative Erfahrung des transplantierenden Chirurgen, weniger die Gesamtfallzahl des Zentrums, eine Rolle für die Ergebnisse nach Transplantation (Macomber 2012; Ozhathil 2011, Scarborough 2008).

Im Weiteren beschränkt sich dieses Kapitel auf die Beschreibung der wichtigsten chirurgischen Komplikationen und deren Management nach einer Lebertransplantation. Komplikationen der Immunsuppression werden in diesem Kapitel bewusst ausgelassen; es sei hier auf die entsprechende weiterführende Literatur verwiesen.

23.1 Blutung und postoperative Nachblutung

23.1.1 Präventive präoperative Maßnahmen

Die Patienten erreichen die Klinik größtenteils zur Transplantation naturgemäß in schlechter hämostaseologischer Verfassung. Daher besteht präoperativ kaum Spielraum für eine sinnvolle Prävention von Blutungen.

23.1.2 Intraoperative Prävention und Therapie

Eine Substitution von Gerinnungsprodukten und Thrombozyten erfolgt an unserem Zentrum nach Bedarf mit einer Ausnahme: gemäß der Literaturevidenz wird bei Abfall prokoagulatorischer Faktoren bei gleichzeitigem potenziellen Anstieg der tPA-Aktivität (Gefahr der Thrombosen und Lungenembolie) auf eine Gabe von Thrombozyten und Fibrinogen zu diesem Zeitpunkt verzichtet (Kang 2006). Zusätzlich wird Tranexamsäure in einer Dosierung von 10 mg/kg/h nach einer Bolusgabe von 10 mg/kg gegeben (Kaspar 1997). Der Transfusionstrigger ist bei einem Hb von 7 g/dl angesiedelt. Massive Blutverluste in Verbindung mit einem Gerinnungsversagen führen nach einer Lebertransplantation nahezu regelmäßig zu postoperativen Blutungskomplikationen.

Prädisponierend für eine Blutung sind eine schwierige Hepatektomie und große Wundflächen vor allem bei Retransplantationen. Eine Grundvoraussetzung ist eine konsequente Blutstillung über den gesamten Operationsverlauf, die dazu beiträgt, dem latenten kumulativen Blutverlust Gerinnungsversagen entgegenzuwirken. Abgesehen davon können technische oder strategische Manöver den Blutverlust reduzieren. Hierzu gehört die konsequente Senkung des zentralvenösen Drucks (ZVD) durch die Anästhesie. Des Weiteren kann durch die Anlage eines temporären porto-systemischen Shunts der Blutungsneigung und darüber hinaus auch der hämodynamischen Instabilität und der häufig begleitenden Nierenfunktionsstörung entgegengewirkt werden. Wir verwenden einen extrakorporalen portokavalen Shunt, der via Seldinger-Technik in die Vena femoralis eingebracht wird und an der Vena portae mit einem Tourniquet gesichert wird. Durch den Shunt lässt sich der Pfortaderdruck deutlich senken, wodurch sich die Hepatektomie deutlich vereinfacht (Pratschke 2013). Bei einer diffusen Blutungsneigung am Ende der Operation hilft es, den Situs zu tamponieren, eine Operationspause einzulegen und nach Optimierung der Gerinnungssubstitution nochmals die chirurgische Blutstillung vorzunehmen. Unbedingt sollte ein übermäßiges Auskühlen des Patienten vermieden werden. Dies ist im besonderen Maße bei pädiatrischen Transplantationen zu beachten.

Im Zweifel an einer suffizienten Blutstillbarkeit sollte die Indikation zur Tamponade des Abdomen großzügig gestellt werden. Dies gilt auch für Nachblutungen im späteren Verlauf nach Transplantation. Dabei sollte die Tamponade immer gezielt vorzugsweise mit Kompressen vorgenommen werden und eine übermäßige Kompression der Hilusstrukturen vermieden werden. Die Tamponade wird in der Regel nach zwei Tagen wieder entfernt.

Der Einsatz von Hämostyptika bei kleinen lokalen (z. B. Stichkanalblutungen) oder auch diffusen retroperitonealen Blutungen entbehrt einer klaren klinischen Evidenz. Subjektiv scheinen jedoch die temporäre Anwendung von Wundvlies aus oxydierter Zellulose an Anastomosen sehr nützlich, da kleine Blutungen aufgrund der passager eingeschränkten Gerinnung auf diese Weise gut zu beherrschen sind und eine Diskriminierung gegenüber chirurgisch versorgungspflichtigen Blutungen gut gelingt. Mit Fibrin oder Thrombin beschichtete oder kollagenbasierte schwammartige Vliessorten sind für Flächen mit geringer, aber latenter

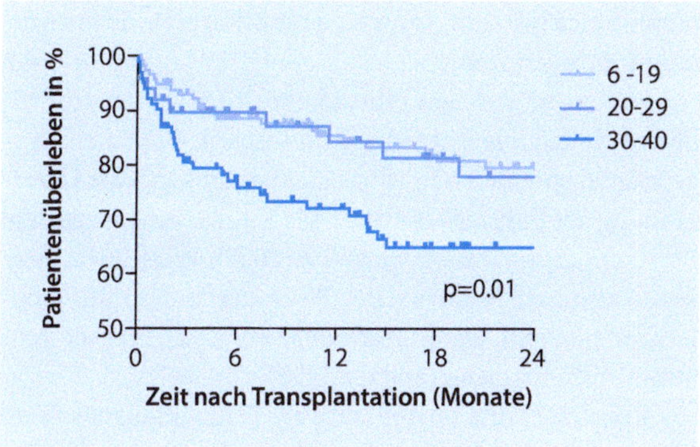

Abb. 23.1 Patientenüberleben in Abhängigkeit vom labMELD-Score (n = 280)

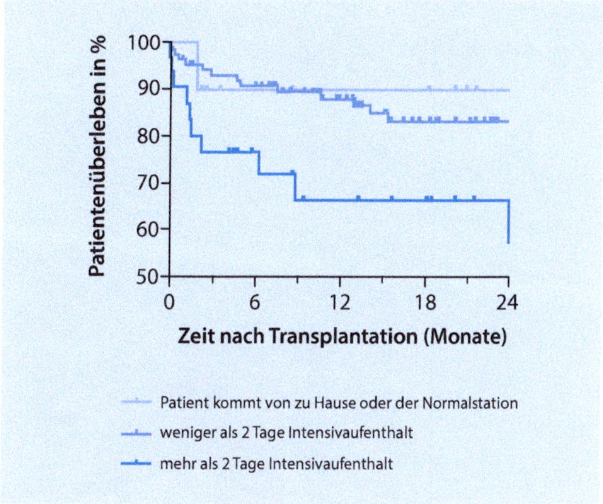

Abb. 23.2 Patientenüberleben nach Lebertransplantation in Abhängigkeit vom klinischen Performance Status

Blutungsneigung (z. B. dekapsulierte Leber) gut geeignet, und können so eventuell das Risiko einer Hämatombildung reduzieren. Potentere Hämostyptika in Flüssig- oder Pulverform auf Gelatine/Thrombin-, Polyethylenglykol- oder Polysaccharidbasis, die in der Kardio-, Thorax- und Gefäßchirurgie sowie in der Urologie unter anderem etabliert sind, können eine Hämostase bei ausgedehnteren Blutungen im Retroperitoneum herbeiführen.

23.1.3 Postoperative Prävention und Therapie von Blutungskomplikationen

Im Zweifel sollte die Indikation zur Tamponade des Abdomen über 24 bis 48 Stunden eher großzügig gestellt werden. Dies gilt auch für Nachblutungen im späteren Verlauf nach der Transplantation. Dabei sollte die Tamponade immer gezielt vorzugsweise mit Kompressen vorgenommen werden und eine übermäßige Kompression der Hilusstrukturen vermieden werden. Die Tamponade wird in der Regel nach zwei Tagen wieder entfernt.

Eine Revision zur chirurgischen Blutstillung kann nicht an einzelnen klinischen Parametern fixiert werden und ist häufig eine multifaktorielle Konsensentscheidung zwischen Operateuren und nachbehandelnden Intensivmedizinern (beispielsweise Anästhesisten). Im Zweifel sollte auch zu einer Revision die Indikation großzügig gestellt werden.

23.2 Intra- und perioperative Komplikationen des Leberzuflusses oder der Leberdrainage

23.2.1 Präoperative präventive Strategien

Obwohl vor der Listung der Patienten grundsätzlich eine Schichtbildgebung mit expliziter Darstellung der Lebergefäße zur Abklärung der portalen, arteriellen und hepatovenösen Gefäßversorgung durchgeführt wird, kann es im Verlauf der Wartezeit zu Veränderungen der Gefäßsituation kommen. Sofern Risikofaktoren für einen Gefäßverschluss oder Perfusionsänderungen vor der Transplantation bestehen wie beispielsweise Nachweis von Teilthrombosen (v. a. Vena portae) oder Gefäßverschlüssen oder -anomalien mit extraanatomischer Perfusion (beispielsweise Truncus hepato-mesentericus oder Perfusion über die A. pankreatikduodenalis) stellen wir die Indikation zur Wiederholung der Schichtbildgebung während der Wartezeit in regelmäßigen Abständen sehr großzügig. Schließlich sollte unmittelbar vor der Transplantation nochmals eine CT-Angiographie in Zweifelsfällen durchgeführt werden.

Bei drohendem Pfortaderverschluss erscheint eine Behandlung mit Marcumar trotz Synthesestörung sinnvoll. Ist präoperativ bereits eine ausgeprägte Pfortaderthrombose mit Einbeziehung des Stromgebiets der Vena mesenterica bekannt, kann bei diesen Patienten eine multiviszerale Transplantation erwogen werden.

23.2.2 Intra- und perioperative Prävention und Behandlung

Komplikationen der Leberperfusion machen sich oft bereits intraoperativ bemerkbar. Eine langsame Reperfusion der Transplantatleber weist auf ein Problem des arteriellen oder portalvenösen Zustroms hin, eine Stauung der Leber auf ein Abflussproblem. Zunächst müssen immer erst technische Probleme, Stenosen oder ein Abknicken (Kinking) der Gefäße ausgeschlossen werden.

23

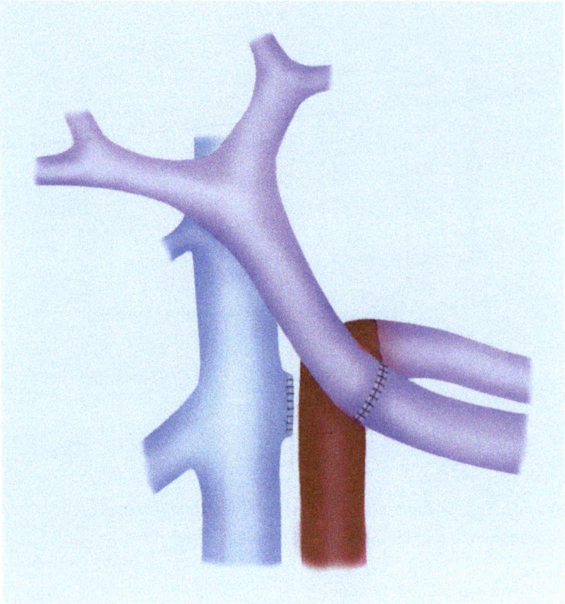

Abb. 23.3 Anastomose auf die abgesetzte linke Vena renalis als Alternative für eine Hemitransposition. (Bildquelle: E. Hanesch, mit freundlicher Genehmigung)

Typische technische Probleme

▪ Kinking der Pfortaderanastomose bei einer zu lang konfektionierten Pfortaderanastomose

Das Management besteht in einem Kürzen der Pfortader und in der Reanastomose.

▪ Stenose der Pfortaderanastomose

Das Management besteht in einer Reanastomose, ggf. mit Vorlegen von Haltenähten bei stärkerer Inkongruenz. Kurze Stichabstände, beim Knoten der Anastomosennaht „Luft lassen" – mindestens ein halber Anastomosendiameter, um eine Erweiterung der Anastomose („growing factor") zu ermöglichen.

▪ Fehlender Zustrom der Pfortader

Extrahepatische Thrombosen der Pfortader stellen eine besondere Herausforderung der Lebertransplantation dar.

Management: Zunächst wird immer der Versuch gemacht werden, durch eine Thrombektomie einen adäquaten Zustrom zu erreichen. Kann dieser durch die Thrombektomie nicht erreicht werden, so kann die Anastomose entweder auf eine gut ausgebildete Kollaterale oder ein venöses „jump graft" auf die infrapankreatische Vena mesenterica sup. mit einem Venensegment durchgeführt werden. Als *ultimo ratio* kommt eine portokavale Transposition in Frage (Banghui 2011). Wir verwenden eine modifizierte Technik, wobei die Pfortader auf die abgesetzte linke Nierenvene anastomosiert wird (Abb. 23.3).

Ist präoperativ bereits eine ausgeprägte Pfortaderthrombose mit Einbeziehung des Stromgebiets der Vena mesenterica bekannt, kann eine multiviszerale Transplantation erwogen werden.

Bei ungenügendem Pfortaderzustrom sollten großkalibrige Kollateralen unterbunden werden. Bei einem ausgeprägten spontanen portorenalen Shunt kann die Unterbindung der linken Nierenvene das Shuntvolumen aus dem Pfortaderkreislauf verringern (Lee 2007). Wir führen diese Manöver unter Kontrolle des Pfortaderflusses mit Dopplersonden durch. Der portalvenöse Flow sollte mindestens 500 ml/min betragen (Spitzer 2010).

Kommt es im postoperativen Frühverlauf zu einer Pfortaderthrombose, so ist in jedem Falle die chirurgische Revision und Thrombektomie angezeigt. Intraoperativ sollte der Pfortaderzustrom kritisch evaluiert werden, um eine erneute Pfortaderthrombose zu vermeiden. Wir empfehlen nach einer chirurgischen Intervention zunächst eine Antikoagulation mit Heparinen und für weitere drei Monate mit Marcumar.

▪ Kinking der Leberarterienanastomose

Wird die Leberarterie zu lang gewählt, kann es zu einem Kinking direkt an der Anastomose kommen.

Management: Bei einem Kinking ist eine Lageveränderung der Arterie selten hilfreich. In der Literatur wird die Interposition von Omentum zur Knicksicherung der Anastomose vorgeschlagen (Panaro 2012). Unserer Erfahrung nach ist ein Nachkürzen der Arterie und die Neuanlage der Anastomose meist die bessere Wahl.

▪ Stenose der Leberarterie

Vor allem bei kleinkalibrigen Leberarterien kann es zu einer Stenosierung der Anastomose kommen. Die Gefahr besteht besonders bei einer Teillebertransplantation aufgrund der kleinen Durchmesser der Spenderarterien.

Management: Eine Stenosierung der arteriellen Anastomose kann durch eine optimale Stichtechnik unter Hilfenahme einer Lupenbrille oder eines OP-Mikroskops vermieden werden. Im Zweifelsfall sollte auch hier die Anastomose nochmals neu, gegebenenfalls in Einzelknopfttechnik (7–0 Prolene) angelegt werden. Einem ausreichenden Fluss auf der A. hepatica propria kommt prognostische Bedeutung in Hinblick auf das Transplantat- und Patientenüberleben zu (Pratschke S, 2011). Der Fluss der A. hepatica propria sollte über 100 ml/min betragen.

Eine frühe arterielle Thrombose bzw. ein früher arterieller Verschluss stellt eine absolute Notfallindikation dar und muss umgehend thrombektomiert werden (Singhal et al. 2010). Arterielle Thrombosenverschlüsse entstehen oft auf dem Boden eines technischen Problems an der Anastomose (z. B. Stenose, Dissektion). Intraoperativ kann eine vorsichtige Lyse (z. B. Alteplase, Actilyse®, 1–2 mg direkt in die Leberarterie) über die Leberarterie versucht werden. Gelingt die Wiedereröffnung der Leberarterie nicht, so ist das in der Frühphase nach Transplantation eine Indikation zur Retransplantation. Innerhalb der ersten 14 Tage wird diesen Patienten in Deutschland ein „high urgency" (HU)-Status eingeräumt.

Tritt der Verschluss 6 Monate nach Transplantation oder später auf, so ist in circa der Hälfte der Fälle eine Retransplantation notwendig, die andere Hälfte der Patienten kann nach dieser Zeit über Kollateralen den Verschluss der Leberarterie kompensieren. Bei kritischen und kleinkalibrigen Anastomosen führen wir frühzeitig eine Thrombozytenaggregationshemmung (Acetylsalizylsäure 100 mg 1-0-0 p. o.) durch.

Anatomische und funktionelle Probleme

Neben den chirurgisch-technischen Problemen kann aber auch eine Vielzahl von anatomischen und funktionellen Problemen zu einer Störung der Leberperfusion führen. Aufgrund der operationstaktischen Relevanz haben wir es uns zur Angewohnheit gemacht bei nahezu allen Patienten vor der Transplantation ein Angio-CT durchzuführen.

▪ Zu geringer Fluss der Leberarterie

Ein zu geringer Fluss der Leberarterie entweder durch eine Truncus-Stenose aufgrund von arteriosklerotischen Veränderungen oder durch ein Ligamentum arcuatum am Abgang.

Management: Zunächst kann versucht werden, durch Spaltung der Bindegewebsstränge über dem Abgang des Truncus coeliacus eine Verbesserung des Zustroms zu erreichen. Ist dies nicht möglich, muss der Zustrom über ein „jump graft" von der supracoeliacalen Aorta oder der infrarenalen Aorta bewerkstelligt werden. Ist dies ebenfalls nicht möglich, kann eine Rohrprothese von der rechten A. iliaca communis oder extern nach oben geführt werden.

Vor allem bei der Transplantation von marginalen Organen besteht die Gefahr von funktionellen Störungen der arteriellen Leberperfusion. Typisch hierfür ist ein harter Anschlagspuls bei geringem Fluss. Hier kann versucht werden durch vasodilatorische Substanzen (z. B. Epoprostenol (Flolan®) Infusionsrate von 2 ng/kg/min begonnen und in Zeitintervallen von 15 min oder mehr um 2 ng/kg/min erhöht, bis dosislimitierende Nebenwirkungen auftreten oder Diltiazem 1 µg/kg/min für 24 Stunden postoperativ i. v. oder direkt über einen arteriellen Katheter) die Perfusion zu verbessern. Umstritten hinsichtlich der Wirksamkeit an der Arteria hepatica hingegen ist die lokale Applikation von vasodilatativen Substanzen, wie beispielsweise Nitroglycerin oder Papaverine, die bei Mikroanastomosen in der handplastischen Chirurgie etabliert sind.

▪ Portale Hyperperfusion mit reflektorischer arterieller Minderperfusion

Vor allem bei einem ausgeprägt vorbestehenden portalen Hypertonus kann es zu einer portalen Hyperperfusion kommen, die zu einer Reduktion des arteriellen Einstroms führt. Intraoperativ kann dies dadurch nachgewiesen werden, dass sich der arterielle Zustrom zur Leber durch Abklemmen der Pfortader normalisieren lässt.

Management: Theoretisch wird in diesen Fällen eine Drosselung der Pfortaderdurchblutung empfohlen, wobei der Nutzen mit der Gefahr einer Pfortaderthrombose abgewogen werden muss. Weitere Möglichkeiten, den Pfortaderzustrom zu reduzieren, sind die Anlage eines portokavalen Shunts, die Ligatur der Milzarterie, eine „near-total" Embolisation der Milzarterie oder eine Splenektomie (Quintini 2008). Medikamentös kann vorübergehend eine Reduktion des portalvenösen Flusses durch die Gabe von Terlipressin (1 mg über 6 Stunden, i. v. für 48 Stunden) erreicht werden.

▪ Stenose der oberen Vena cava-Anastomose bei orthotoper Implantation

Vor allem bei unübersichtlichen Verhältnissen besteht die Gefahr, die Venenrückwand mitzustechen und so die Anastomose einzuengen.

Management. Unter diesen Bedingungen bleibt nur die Reanastomosierung, die nach erfolgter Reperfusion des Transplantats sehr anspruchsvoll sein kann.

▪ Kinking/Invagination der oberen Vena cava-Anastomose bei Piggyback-Technik

Eine Ausflussbehinderung entsteht durch ein Kinking oder durch ein „Akkordeonphänome"n an der Anastomose. Dabei schert oder drückt die Leber die obere Anastomose ab. Typischerweise tritt dieses Problem bei großen Lebern auf. Daher sollte bei tendenziell zu großen Lebern der orthotopen Implantationstechnik der Vorzug gegeben werden. Vorteilhaft ist eine weite Seit-zu-Seit-Anastomose im Vergleich zu einer Anastomose an den Stumpf der mittleren und linken Lebervene.

Management: Tritt die Ausflussbehinderung bereits nach der Reperfusion auf, kann ggf. versucht werden, durch eine – sofern nicht schon vorhandene – Seit-zu-Seit-Anastomose den Abstrom zu verbessern. Im postoperativen Verlauf fallen Patienten mit einer oberen Abflussbehinderung durch starke Aszitesbildung ggf. durch eine untere Einflussstauung und Thrombosierungen der retrokavalen Vena cava auf. Mit einer Angio-CT lässt sich Art und Lage der Stenose darstellen. Um die hämodynamische Relevanz der Enge zu beurteilen, sollte vor einer Intervention eine angiographische Druckmessung vorgenommen werden. Durch einen interventionell radiologisch eingebrachten ungecoverten Stent kann die Anastomose dilatiert und aufgerichtet werden (▫ Abb. 23.4a,b).

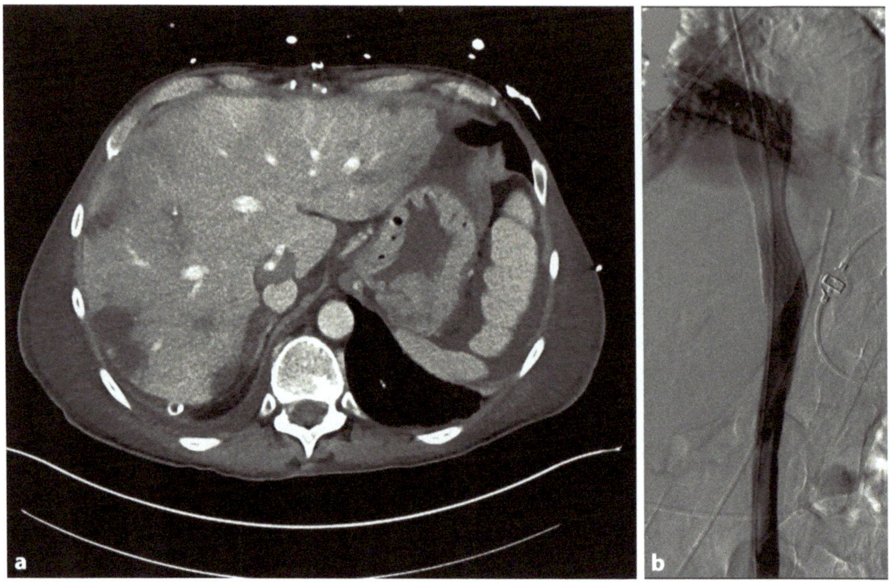

Abb. 23.4a,b Kompression der oberen Vena cava-Anastomose. a Angio-CT. b Einbringen eines ungecoverten Stents und Aufrichtung der Anastomose (Angiographie)

23.3 Gallengangkomplikationen

Gallengangkomplikationen gehören zu den häufigsten Komplikationen nach einer Lebertransplantation. Bei Teillebertransplantationen kommen sie in circa 30 % der Transplantationen vor. Der wesentliche pathophysiologische Faktor für die Entstehung einer Gallengangkomplikationen ist eine gestörte Blutversorgung des Gallengangs (Op den Dries 2011). Spenderseitig wird der Gallengang von der rechten Leberarterie versorgt. Auf Seiten des Empfängers kommt die Blutversorgung von der A. retroduodenalis und pancreaticoduodenalis, die aus der A. gastroduodenalis gespeist werden. (Abb. 23.5).

Die Durchblutungsverhältnisse an der Anastomose sind kritisch und prädisponieren zu Insuffizienzen und ischämischen Stenosen. Eine Vielzahl von Anastomosentechniken, End-zu-End, Seit-zu-Seit (Weiss 2009), mit und ohne T-Drainage (Lopez-Andujar 2013), mit und ohne intraluminaler Drainage/Stent (Panaro 2013) wurde entwickelt, um diesem Problem zu begegnen. Letztendlich existiert jedoch keine klare Evidenz für das eine oder andere Verfahren. Wichtig erscheint vor allem bei der Präparation des Gallengangs, sowohl Spender- als auch Empfänger-seitig darauf zu achten, den Gallengang möglichst wenig zu denudieren, um die Durchblutung über den peribiliären Plexus bestmöglich zu erhalten.

Großvolumige Gallenleckagen unmittelbar nach der Transplantation legen den Verdacht einer technischen Komplikation nahe. Es sollte daher großzügig die Indikation zur Revision gestellt werden. Häufig findet sich ein nicht ligierter oder aberranter Gallengang, der bei der Transplantation übersehen wurde. Kleinvolumige Gallefisteln können mit einer Drainage behandelt werden, bei Persistenz der Fistel sollte bei einer primären Gang-zu-Gang Anastomose eine ERCP durchgeführt werden und zur Entlastung vorübergehend ein Stent eingelegt werden.

Bei einer biliodigestiven Anastomose kann bei schwieriger Intubation und fehlendem/schwierigem Zugang zur Anastomose eine PTCD angelegt werden. Später kann versucht werden, die Drainage zu enternalisieren. Treten nach einer Gang-zu-Gang-Anastomose Nekrosen des Spendergallengangs auf, so kann versucht werden, diesen bis ins Gesunde zurück zu kürzen und eine biliodigestive Anastomose anzulegen. In einem solchen Fall würden wir die Anastomose mit einer enteralen Drainage, die entweder transjejunal gewitzelt oder transhepatisch nach außen geführt wird, schienen. Prinzipiell ist auch die Schienung auch mit einer T-Drainage möglich. Unserer Erfahrung geht eine Nekrose des extrahepatischen Spendergallengangs jedoch meist auch mit einer Ischämie der intrahepatischen Gallengänge einher, was in der Regel in einer chirurgisch unbeherrschbaren Problematik endet und schlussendlich zum Transplantatverlust führt.

Ein fehlender Bilirubinabfall oder erneuter Anstieg zusammen mit einer hohen alkalischen Phosphatase und y-GT deutet unmittelbar postoperativ auf eine Gallengangstenose hin. Auch hier gilt, dass Stenosen unmittelbar nach der Transplantation oft technischer Natur sind und dementsprechend großzügig chirurgisch revidiert werden sollten. Stenosen nach einem initialen Abfall der Cholestaseparameter deuten auf eine Schwellung oder Ischämie der Anastomose hin. Typischerweise treten diese Probleme erst nach der ersten postoperativen Woche auf und werden am besten mit einer ERCP behandelt. Oft wird als nichtinvasive Diagnostik eine MRCP empfohlen.

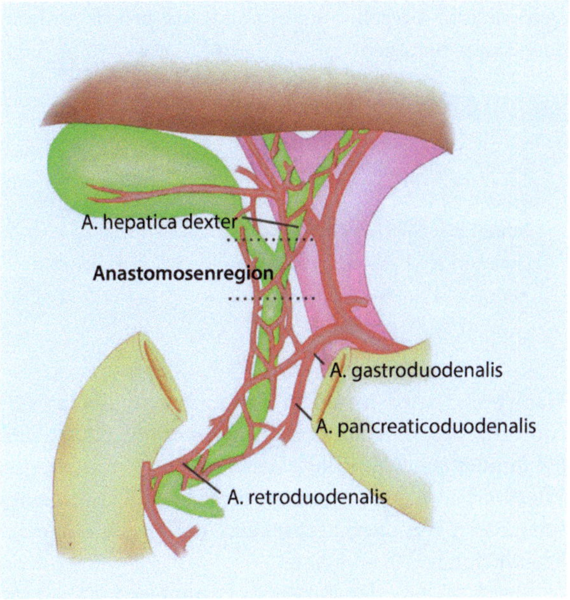

Abb. 23.5 Blutversorgung des Gallengangs nach Lebertransplantation. (Bildquelle: E. Hanesch, mit freundlicher Genehmigung)

Unserer Erfahrung nach ist die MRCP in der Frühphase nach Transplantation mit vielen Problemen behaftet. Aufgrund des oft noch bestehenden postoperativen Aszites oder eines nicht kooperativen Patienten ist die Bildqualität unzureichend. Stenosen werden teilweise überinterpretiert. Im Gegensatz zur nativen Leber führt eine Cholestase bei der transplantierten Leber nicht zwangsläufig zur Dilatation des Gallenwegsystems, was die Interpretation der Befunde weiter erschwert.

Nach einer Lebertransplantation kann ein funktionell relevantes Abflussproblem auch ohne dilatierte Gallengänge im Ultraschall oder der MRCP bestehen.

Die ERCP mit der Einlage eines Stents ist die Therapie der Wahl. Bei Spätstenosen des extrahepatischen Gallengangs können therapierefraktäre dominante Stenosen mit der Anlage einer biliodigestiven Anastomose behandelt werden.

ITBL-generalisierte Gallengangschädigung

„Ischemic-type biliary lesions" (ITBL) treten mit einer Inzidenz von 5 bis 10 % nach Transplantationen auf. Die ITBL ist durch intrahepatische Strikturen und Dilationen bei offener Leberarterie charakterisiert. Die genaue Pathogenese ist nicht bekannt, aber im weitesten Sinne muss von einer Spätmanifestation eines Ischämie/Reperfusionsschadens und/oder einer immunologischen Schädigung des Gallengangsystems ausgegangen werden (Buis 2006). So prädisponieren lange kalte Ischämiezeiten, Durchblutungsstörungen im Gallengang und eine primär sklerosierende Cholangitis (PSC) für diese Veränderung. Die Diagnose wird mittels MRCP oder ERCP gestellt.

Die Behandlung besteht in der Dilatation und der Stenteinlage dominanter Stenosen, gegebenenfalls Ableitung mittels PTCD. Im Falle eines lokalisierten Befundes und guter Leberfunktion kommt die Resektion des betroffenen Leberanteils oder die Anlage einer biliodigestiven Anastomose in Frage. In der Mehrzahl der Fälle mündet die ITBL in eine Retransplantation oder führt zum Tod des Patienten.

23.4 Primäre Transplantatversagen/ -dysfunktion

Das primäre Transplantatversagen tritt in circa 5 bis 10 % der Transplantationen auf und bedarf der Retransplantation des Patienten. Innerhalb der ersten 14 Tage wird Patienten mit einem primären Transplantatversagen ein HU-Status eingeräumt. Eine Transplantatdysfunktion in unterschiedlicher Ausprägung kommt ja nach Organqualität bei bis zu 30 % der Transplantationen vor.

Ein Translantatversagen geht in der Regel mit einer hämodynamischen Instabilität des Patienten, hohen Laktatwerten und einem kontinuierlichen Bedarf an Gerinnungsfaktoren einher.

Tipp

Bei Substitution von FFP kann die Bestimmung des Faktor-V Auskunft über die Syntheseleistung der Leber geben.

Oftmals finden sich zusätzlich hohe Transaminasen, die nur langsam abfallen. Hypoglykämien oder Hypothermie kündigen ein Totalversagen der Leber an.

Die erste diagnostische Maßnahme ist die Durchführung einer Duplexsonographie, um die Arterie, die Pfortader und die Lebervenen zu beurteilen. Lässt sich die Leberperfusion nicht zweifelsfrei klären, so muss, unabhängig von der Nierenfunktion, eine kontrastverstärkte Computertomographie durchgeführt werden. Finden sich keine behandelbaren technischen Probleme, so sollte man frühzeitig eine HU-Listung des Patienten vornehmen. Unserer Erfahrung nach besteht eher die Tendenz, zu lange zu warten und so das Therapiefenster für eine Retransplantation zu verpassen. Abstoßungen treten in der Regel erst nach dem fünften bis siebten postoperativen Tag auf. Der Verdacht einer Abstoßungsreaktion erfordert eine Leberbiopsie. Eine Abstoßung wird typischerweise mit einer dreitägigen Steroidstoßtherapie und einer Erhöhung der Basisimmunsuppression behandelt.

23.5 Abdominelle Infektionen

Intraabdominelle Infektionen sind die Haupttodesursache in der Frühphase nach Transplantation. Prädisponierend für intraabdominelle Infektionen sind, intraabdominelle Verhalte, eine schlechte Leberfunktion und eine präoperative Besiedelung der Abdominalhöhle wie sie oft bei PSC-Patienten vorkommt.

23.5.1 Prävention abdomineller Infektionen nach Transplantation

Bei einer unproblematischen Transplantation kann auf die Einlage von Drainagen verzichtet werden (de Rougement 2009). Trotz der Studienlage werden in den meisten Zentren dennoch Drainagen eingelegt. Die Drainagen sollten zur Vermeidung von Infektionen bei klarer Aszitesförderung so früh als möglich entfernt werden. Bei präoperativ hydropisch dekompensierten Patienten und starker postoperativen Aszitesbildung empfiehlt es sich, die Drainagen etwas länger zu belassen (wir belassen in dieser Situation die Drainagen ca. 14 Tage).

Neben der perioperativen Prophylaxe wird eine weitergehende Antibiotikaprophylaxe nicht empfohlen. Allerdings kommt dieser aufgrund der gleichzeitig erforderlichen Immunsuppression eine ganz besondere Bedeutung zu. Wir setzen derzeit eine Kombination von Meropenem (3-mal 500 mg i. v. für 7 Tage) und Vancomycin (1- bis 2-mal 1 g intraoperativ) ein. Unserer Auffassung nach hat sich seit der Ausweitung der Prophylaxe um die intraoperative Vancomycin-Applikation die Häufigkeit der abdominellen Infektion mit *Enterococcus faecium* nach Transplantation deutlich verringert.

Bei einer präoperativ bekannten Besiedelung würden wir eine gezielte Antibiotikatherapie für sieben Tage postoperativ fortsetzen. Eine prophylaktische antimykotische Therapie erscheint bei Patienten mit hohen präoperativen labMELD-Scores sinnvoll (Saliba 2013).

23.5.2 Behandlung abdomineller Infektionen nach Transplantation

Bei einer abdominellen Infektsituation sollte zunächst eine CT durchgeführt werden und entsprechende Verhalte interventionell radiologisch drainiert werden. Bei einer hartnäckigen abdominellen Infektion ist eine Relaparotomie mit abdomineller Lavage unausweichlich. Das Behandlungsprinzip entspricht dann dem Vorgehen wie ▶ Abschn. IX erläutert. Ein erschwertes Monitoring des Infektionsgrades erfordert unter Umständen unter den Bedingungen der Immunsuppression ein vergleichsweise aggressiveres Vorgehen im Hinblick auf programmierte oder Etappenlavagen.

Tipp

Bei der Durchführung einer Lavage sollte in jedem Fall auch eine Leberbiopsie durchgeführt werden, da bei fehlenden Zeichen einer Abstoßung die Immunsuppression zur besseren Infektabwehr reduziert werden kann.

Flankierend wird in jedem Fall eine dem Keimspektrum angepasste Antibiotikatherapie durchgeführt und für mindestens sieben Tage weitergeführt. Bei infizierten Wundverhältnissen führen wir bis zur Möglichkeit eines sekundären Wundverschlusses eine VAC-Behandlung der Wunde durch.

Bei 3 bis 5 % der Patienten kommt es im späteren postoperativen Verlauf (jenseits der ersten 14 Tage) zu spontanen Kolonperforationen, deren Ursache nach wie vor unklar ist (Wood et al. 1985). Diese sollten aber bedacht werden, wenn Patienten im Spätverlauf erneut eine Peritonitis entwickeln.

Literatur

Bhangui P, Lim C, Salloum C et al (2011) Caval inflow to the graft for liver transplantation in patients with diffuse portal vein thrombosis: a 12-year experience. Annals of surgery 254:1008–1016

Buis CI, Hoekstra H, Verdonk RC, Porte RJ (2006) Causes and consequences of ischemic-type biliary lesions after liver transplantation. Journal of hepato-biliary-pancreatic surgery 13:517–524

Englesbee MJ, Patel SP, He K et al (2010) Sarcopenia and mortality after liver transplantation. Journal of the American College of Surgeons 211:271–278

Krell RW, Kaul DR, Martin AR et al (2013) Association between sarcopenia and the risk of serious infection among adults undergoing liver transplantation. Liver transplantation official publication of the American Association for the Study of Liver Diseases and the International Liver Transplantation Society 19:1396–1402

Lee SG, Moon DB, Ahn CS et al (2007) Ligation of left renal vein for large spontaneous splenorenal shunt to prevent portal flow steal in adult living donor liver transplantation. Transplant international official journal of the European Society for Organ Transplantation 20:45–50

Lopez-Andujar R, Oron EM, Carregnato AF et al (2013) T-tube or no T-tube in cadaveric orthotopic liver transplantation: the eternal dilemma: results of a prospective and randomized clinical trial. Annals of surgery 258:21–29

Macomber CW, Shaw JJ, Santry H (2012) Centre volume and resource consumption in liver transplantation. HPB the official journal of the International Hepato Pancreato Biliary Association 14:554–559

Op den Dries S, Sutton ME, Lisman T, Porte RJ (2011) Protection of bile ducts in liver transplantation: looking beyond ischemia. Transplantation 92:373–379

Ozhathil DK, Li Y, Smith JK et al (2011) Effect of centre volume and high donor risk index on liver allograft survival. HPB the official journal of the International Hepato Pancreato Biliary Association 13:447–453

Panaro F, Bouyabrine H, Carabalona JP, Marchand JP, Jaber S, Navarro F (2012) Hepatic artery kinking during liver transplantation: survey and prospective intraoperative flow measurement. Journal of gastrointestinal surgery: official journal of the Society for Surgery of the Alimentary Tract 16:1524–1530

Panaro F, Glaise A, Miggino M et al (2013) Rubber transcystic drainage reduces the post-removal biliary complications in liver transplantation: a matched case-control study. Langenbeck's archives of surgery/Deutsche Gesellschaft für Chirurgie 398:169–176

Pratschke S, Meimarakis G, Mayr S et al (2011) Arterial blood flow predicts graft survival in liver transplant patients. Liver transplantation official publication of the American Association for the Study of Liver Diseases and the International Liver Transplantation Society 17:436–445

Pratschke S, Meimarakis G, Bruns CJ et al (2013) Temporary intraoperative porto-caval shunt: useless or beneficial in piggy back liver transplantation? Transplant international official journal of the European Society for Organ Transplantation 26:90–98

Quintini C, Hirose K, Hashimoto K et al (2008) „Splenic artery steal syndrome" is a misnomer: the cause is portal hyperperfusion, not arterial siphon. Liver transplantation official publication of the American Association for the Study of Liver Diseases and the International Liver Transplantation Society 14:374–379

de Rougemont O, Dutkowski P, Weber M, Clavien PA (2009) Abdominal drains in liver transplantation: useful tool or useless dogma? A matched case-control study. Liver transplantation official publication of the American Association for the Study of Liver Diseases and the International Liver Transplantation Society 15:96–101

Saliba F, Delvart V, Ichai P et al (2013) Fungal infections after liver transplantation: outcomes and risk factors revisited in the MELD era. Clinical transplantation 27:E454–461

Scarborough JE, Pietrobon R, Tuttle-Newhall JE et al (2008) Relationship between provider volume and outcomes for orthotopic liver transplantation. Journal of gastrointestinal surgery: official journal of the Society for Surgery of the Alimentary Tract 12:1527–1533

Singhal A, Stokes K, Sebastian A, Wright HI, Kohli V (2010) Endovascular treatment of hepatic artery thrombosis following liver transplantation. Transplant international official journal of the European Society for Organ Transplantation 23:245–256

Spitzer AL, Dick AA, Bakthavatsalam R et al (2010) Intraoperative portal vein blood flow predicts allograft and patient survival following liver transplantation. HPB the official journal of the International Hepato Pancreato Biliary Association 12:166–173

Weismuller TJ, Fikatas P, Schmidt J et al (2011) Multicentric evaluation of model for end-stage liver disease-based allocation and survival after liver transplantation in Germany – limitations of the 'sickest first'-concept. Transplant international official journal of the European Society for Organ Transplantation 24:91–99

Weiss S, Schmidt SC, Ulrich F et al (2009) Biliary reconstruction using a side-to-side choledochocholedochostomy with or without T-tube in deceased donor liver transplantation: a prospective randomized trial. Annals of surgery 250:766–771

Wood RP, Shaw BW Jr, Starzl TE (1985) Extrahepatic complications of liver transplantation. Seminars in liver disease 5:377–384

Komplikationen nach Nieren- und Pankreastransplantation

J. Andrassy

M. Rentsch, A. Khandoga, M. Angele, J. Werner (Hrsg.), *Komplikationsmanagement in der Chirurgie*,
DOI 10.1007/978-3-662-43475-8_24,

24

Die erste technisch erfolgreiche Nierentransplantation an einem Menschen wurde 1945 in Boston, USA durchgeführt. Die transplantierte Niere produzierte allerdings zu keinem Zeitpunkt Urin und die Patientin verstarb wenig später. Wenig erfolgreich verlief auch die erste Nierenlebendtransplantation. In Paris wurde 1953 einem 16-jährigen Jungen die Niere seiner Mutter transplantiert (Oeconomos et al. 1953). Auch hier überlebte der Patient nur kurz. Die erste wirklich erfolgreiche Nierentransplantation wurde zwischen 2 eineiigen Zwillingen, den „Herrick-Brüdern" in Boston im Jahr 1954 durchgeführt (Merrill et al. 1956). Das war gleichzeitig die erste erfolgreiche Organtransplantation im Menschen. Der Organempfänger, Richard Herrick, lebte nach der Nierentransplantation noch weitere acht Jahre, bevor er einem Herzinfarkt erlag.

Derzeit warten ca. 8000 Menschen in Deutschland auf eine Niere. Die mittlere Wartezeit beträgt 6,5 Jahre. Über 2500 Nierentransplantationen werden pro Jahr durchgeführt, wobei der Anteil der Lebendspende bei nunmehr 30 % liegt.

Trotz der langen Wartezeit und der Komorbiditäten des terminal niereninsuffizienten Patientenkollektivs lässt sich die Nierentransplantation mit einem überschaubaren Risikoprofil durchführen. Die 5-Jahres-Funktionsrate nach Nierentransplantation liegt bei der Transplantation von Organen lebender Spender bei 87,2 %. Nach der Transplantation von Organen verstorbener Spender beträgt dieser Wert 71,1 %. Insgesamt liegt die 5-Jahres-Transplantatfunktionsrate nach Nierentransplantation in Deutschland bei 74,3 % (Angaben von ▶ www.dso.de).

24.1 Nierentransplantation

In diesem Kapitel sollen im Einzelnen die Komplikationen und deren Behandlungsmöglichkeiten nach Nierentransplantation erörtert werden. Dabei wird bewusst auf die immunologischen Probleme und die benötigte Immunsuppression nach Nierentransplantation verzichtet.

24.1.1 Postoperative (Nach-)Blutung

Postoperative Nachblutungen sind insgesamt eher selten. Allerdings sind die Patienten aufgrund kardiovaskulärer Vorerkrankungen häufig unter Antikoagulation. Die postoperative Nachblutung liegt meist an den Gefäßanastomosen, kann aber auch von Sickerblutungen aus dem retroperitonealen Fett oder aber von kleinen hilusnahen Gefäßen herrühren. Zur Blutungsdetektion empfiehlt es sich, am Ende jeder Transplantation eine Robinson-Drainage in das Transplantatlager zu platzieren. Bei Nachblutungen können sich auch rasch Hämatome ausbilden. Diese können in der Regel sonographisch gut dargestellt werden. Zudem klagen Patienten mit progredientem Hämatom häufig über starke Schmerzen im Operationsgebiet.

Eine frühzeitige Revision empfiehlt sich bei Blutungsverdacht. Neben der hämodynamisch bedrohlichen Situation kann es auch durch eine Verdrängung des Transplantats zu Funktionsverschlechterung bzw. -verlust kommen.

24.1.2 Gefäßkomplikationen

Gefäßanomalien

In nicht ganz seltenen Fällen besteht eine Gefäßversorgung mit mehreren arteriellen oder venösen Gefäßen (◘ Abb. 24.1). In den meisten Fällen ist hierbei eine Gefäßrekonstruktion notwendig.

Stenosen der A. renalis

Meist handelt es sich hierbei um eine „Spät"-Komplikation nach Monaten und Jahren (Inzidenz: 1 bis 23 %; Bruno et al. 2004). Klinische Anzeichen sind Funktionsverschlechterung und schwierig einzustellender Hypertonus. Bei der Auskultation können Strömungsgeräusche vorhanden sein. Die Diagnose wird aber primär durch die Dopplersonographie gestellt und kann durch eine Angiographie (MRT, CT oder konventionell) gesichert werden (◘ Abb. 24.2a).

Die Therapie sollte primär interventionell-radiologisch über Ballondilatation mit oder ohne Stent erfolgen (◘ Abb. 24.2b). Primäre Erfolgsraten von über 80 % sind hierfür beschrieben, Rezidive sind jedoch nicht selten. Bei ausbleibendem Erfolg kann eine chirurgische Therapie notwendig werden. Die chirurgische Intervention ist häufig durch Vernarbungs- und Fibrosierungsprozesse erschwert. Der Patient muss hierfür grundsätzlich über einen möglichen Transplantatverlust (15 bis 20 %) aufgeklärt sein (Benoit et al. 1990; Ghazanfar et al. 2011).

Thrombosen der A. renalis

Die Thrombose der A. renalis stellt eine sehr seltene (< 1 %), aber schwerwiegende Komplikation dar (Aktas et al. 2011). Sie tritt vornehmlich in engem zeitlichem Verhältnis zur Transplantation auf. Häufig liegt ein operativ technischer Fehler vor. Vor allem bei fortgeschrittenen Gefäßveränderungen entweder des Empfängers oder des Spenders (Arteriosklerose) ist das Risiko erhöht. Da die Toleranz gegenüber der „warmen" Ischämie gering ist, geht die Nierenarterienthrombose in der Mehrheit der Fälle mit dem Verlust des Transplantats einher.

Therapeutisch kommt eine Thrombektomie in Frage (Klepanec et al. 2014). Wird die Diagnose frühzeitig gestellt und somit dem Transplantat noch eine realistische Chance eingeräumt, sollte in den meisten Fällen eine Neuanlage der arteriellen Anastomose angestrebt werden.

Thrombosen der V. renalis

Zumeist in der sehr frühen Phase nach der Transplantation kann es zu einer Thrombosierung der V. renalis kommen und konsekutiv zur kompletten Thrombosierung des Transplantats (◘ Abb. 24.3). Meistens liegt in diesen Fällen ein technischer Fehler vor, der zu einem venösen Abflusshindernis führt. Es kommen folgende Ursachen infrage:

1. Probleme im Bereich der Anastomose (zu enge Naht)
2. „Kinking" bei zu lang belassener Spendervene
3. Druck von einem Hämatom oder Lymphozele auf die Vene von außen
4. Auch stark arteriosklerotisch veränderte Empfängerarterien können durch ihre fehlende Elastizität die Venen kompromittieren.
5. Neben technischen Problemen muss aber auch eine Thrombophilie des Empfängers als mögliche Ursache einbezogen werden (Irish 2004).

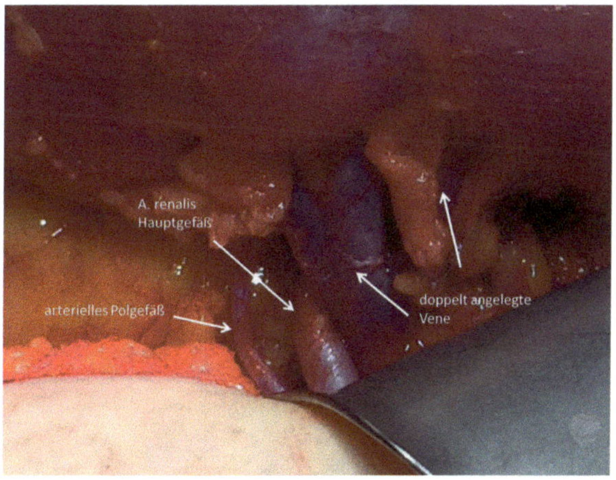

◘ **Abb. 24.1** Akzessorisches großlumiges arterielles Gefäß, welches aufgrund der Größe zwingend anastomosiert werden muss. Die Vene ist doppelt angelegt und von vergleichbarem Lumen. Auch hier ist eine Anastomosierung beider Gefäße zwingend notwendig

Komplikationen der Empfängergefäße

Komplikationen der Empfängergefäße gehören ebenfalls zu den seltenen Komplikationen, die in aller Regel die Iliakalgefäße betreffen.

Komplikationen der A. iliaca

Thrombosen oder Dissektionen können durch die Gefäßanastomose getriggert werden und eine akute Bedrohung des Beines und/oder des Transplantats bedeuten. In aller Regel ist ein umgehender Handlungsbedarf indiziert, mit Versuch der Wiederherstellung des Blutflusses (PTA, Stent, Thrombektomie etc.). Am Ende der Transplantation empfiehlt es sich, den Blutfluss auf der A. Iliaca kurz zu kontrollieren. Hierbei sollten frühe arterielle Gefäßkomplikationen zum großen Teil identifiziert werden können.

Als spätere Komplikation sind Pseudoaneurysmen zu nennen, mit erheblichem Risiko der Ruptur und Blutung. Prädisponierend sind die periphere arterielle Verschlusskrankheit, Infektionen und insulinpflichtiger Diabetes mellitus. In aller Regel wird hier eine operative Therapie notwendig, ggf. mit Auflösen der Anastomose und Verwendung einer Gefäßprothese.

Komplikationen der V. Iliaca

Die Thrombose der tiefen Beinvenen (TVT) tritt in bis zu 5 % der Fälle auf, zu 1 % begleitet von Lungenembolien (Irish 2004). Es existieren 2 Häufigkeitsgipfel: einerseits früh postoperativ, am ehesten bedingt durch operativ/technische Faktoren und andererseits nach ca. 4 Wochen. Hier wird ein Zusammenhang mit dem ansteigenden Hämatokrit diskutiert.

Die Therapie ist abhängig von der Ausprägung. In den meisten Fällen reicht die konservative Therapie mit forcierter Antikoagulation. Nur bei Bedrohung des Beins oder des Transplantats muss umgehend ein Versuch der Thrombektomie unternommen werden.

Naht-Aneurysmen und arteriovenöse Fisteln

Die meisten Aneurysmen, die postoperativ auftreten, sind Pseudoaneurysmen, bedingt durch einen partiellen Ausriss der Anastomose. Selten sind Pseudoaneurysmen auch infektiös bedingt (sog. „mykotische Aneurysmen"). In aller Regel werden die Aneurysmen im Rahmen von Routinekontrollen mit der Doppler-Sonographie detektiert. Gefürchtet sind spontane Rupturen. Die Versorgung richtet sich im Wesentlichen nach der Klinik. In akuten Blutungssituationen oder im Infekt liegt oftmals eine lebensbedrohliche Situation vor, selten kann hier das Transplantat erhalten werden.

Arteriovenöse Fisteln treten meist nach Nierenpunktionen auf und werden ebenfalls dopplersonographisch gesichert. Bei asymptomatischen Fisteln kann zunächst abgewartet werden, da sich die Fisteln häufig spontan verschließen. Bei Auftreten einer Hämaturie sollte eine selektive arterielle Katheterisierung mit Versuch der Embolisation erfolgen.

24.1.3 Urologische Komplikationen

In 2 bis 10 % der Fälle treten urologische Probleme auf (Dinckan et al. 2007). Harnwegsinfekte sind gerade unter Immunsuppression nicht selten und können bei rezidivierendem Auftreten eine erhebliche Morbidität darstellen mit Konsequenzen für das Transplantatüberleben.

Urinleckagen

Urinleckagen entstehen meist früh nach der Transplantation. Zu den Ursachen hierfür gehören unsachgemäße

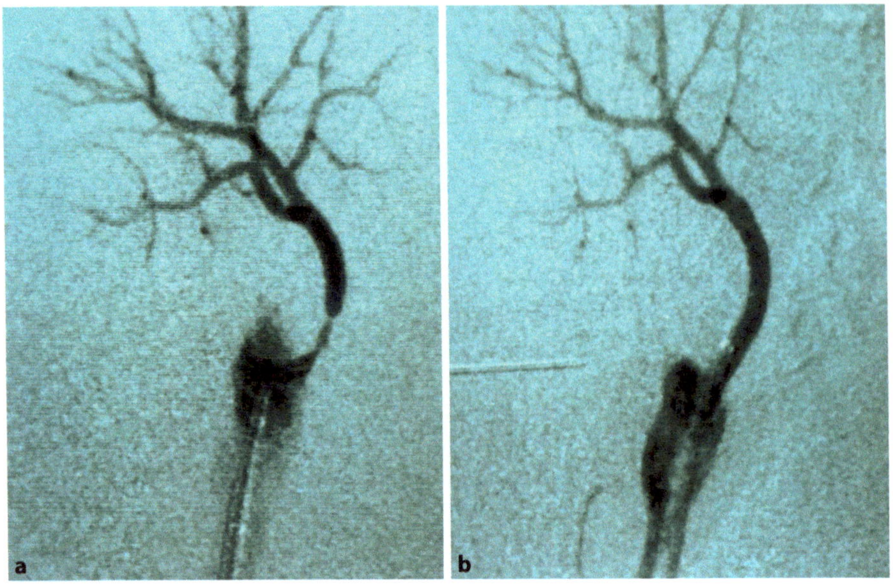

Abb. 24.2a,b **a** Vorliegen einer abgangsnahen arteriellen Stenose, dargestellt in der konventionellen Angiographie. **b** Ballondilatation der Stenose

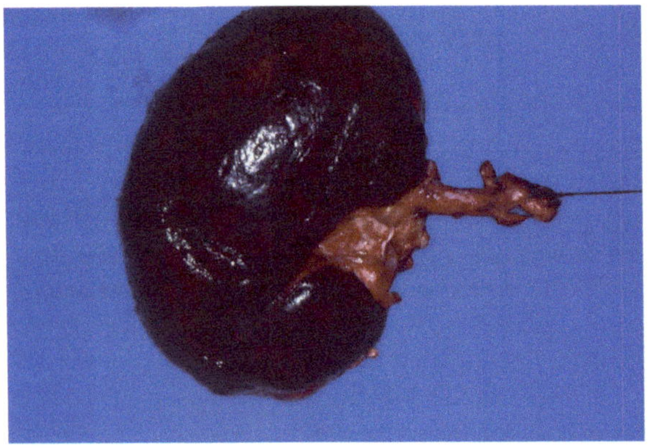

Abb. 24.3 Thrombosierung des kompletten Nierentransplantats infolge einer venösen Obstruktion

Anastomosentechnik, zu hohe Spannung bei kurzem Ureter, Verletzung des Ureters (meist im Rahmen der Explantation) oder die Ischämie. Die Ischämie des Ureters ist vor allem dann zu befürchten, wenn beim Nierentransplantat ein arterielles Unterpolgefäß übersehen bzw. nicht erhalten werden konnte. Auch die arterielle Rekonstruktion eines Unterpolgefäßes ist mit Komplikationen verbunden und kann sekundär zu einem Verschluss führen.

Bei frühen Urinleckagen empfiehlt sich die umgehende operative Revision. Sollte eine Doppel-J-Katheteranlage zu einem Sistieren der Urinleckage führen, kann auch das konservative Vorgehen verfolgt werden. Unabdingbar ist jedoch die Drainage des Urins.

Obstruktion

Die Obstruktion kann früh oder spät auftreten. Die frühe Urinobstruktion kann technisch bedingt sein durch unsachgemäße Anastomose des Ureters in die Blase. Postoperatives Ödem, Blutkoagel, Hämatome oder das sogenannte „Kinking" sind andere mögliche Ursachen eines Abflusshindernisses. Zu den späten Ursachen einer Obstruktion zählen Vernarbungen und Fibrose, die von einer chron. Ischämie herrühren können.

Die Patienten fallen mit einem erhöhten Serumkreatinin auf. Die in diesen Situationen primär indizierte Sonographie reicht in aller Regel aus, um die Hydronephrose nachzuweisen. Ein Renogram unter Stimulation mit Furosemid gibt Aufschluss in weniger offensichtlichen Fällen. Als Therapie kommt eine perkutane transluminale Dilatation (PTD) in Kombination mit einer internen oder externen Stent-Platzierung in Frage. Wenn dieser Therapieansatz nicht zum Erfolg führt, muss eine Neuimplantation des Ureters in die Harnblase vorgenommen werden. Wenn die Striktur zu proximal gelegen ist, kann auch eine sogenannte „Eigenureterpyelostomie" durchgeführt werden, bei der der eigene Ureter proximal abgesetzt und dann an das Nierenbecken der Transplantatniere anastomosiert wird. Sollte diese Operation fehlschlagen, muss über eine Boari-Plastik nachgedacht werden.

Hämaturie

Die Hämaturie nach Nierentransplantationen ist häufig, aber meist selbstlimitierend. Sie tritt in der Regel direkt nach der Transplantation bedingt durch kleine Schleimhautblutungen der Harnblase oder des Ureters auf. Bei stärkerer Ausprägung kann es durch Koagelbildung zu einem Abflusshindernis führen. Bei abruptem Verlust der Diurese kurz nach Transplantation muss immer an diese Möglichkeit gedacht werden und ein Abflusshindernis durch Koagel ausgeschlossen werden. Zur Therapie kommt meist eine kontinuierliche Blasenirrigation durch den

Spül-Dauerkatheter in Frage. Nur bei sehr hartnäckigen und ausgeprägten Blutungen empfiehlt sich die Zystoskopie und Versuch der Elektrokoagualtion.

24.1.4 Lymphozelen

Entlang der Beckengefäße verlaufen Lymphgefäße, die im Rahmen der Transplantation leicht und meist unbemerkt verletzt werden können. Die Folge ist ein kontinuierlicher Austritt von Lymphe. In der frühen Phase nach der Transplantation kommt es selten hierdurch zu Problemen. Erster Hinweis auf das Vorliegen einer Lymphfistel sind hohe Fördermengen über die Wunddrainage. Wird diese nach einigen Tagen gezogen, kommt es zur Ausbildung von Lymphozelen, die zu einer Kompression des Transplantats und im schlimmsten Fall sogar zum Verlust des Transplantats führen können.

Lymphozelen nach Nierentransplantationen sind in der Fachliteratur mit bis zu 15 % angegeben. Auch wenn man sie nicht vollständig verhindern kann, so kann man die Inzidenz doch durch eine vorsichtige Präparation im Bereich der Beckengefäße auf deutlich unter 10 % reduzieren. Entscheidend ist, dass man auf die langstreckige Freilegung der Beckengefäße verzichtet und versucht die Lymphbahnen eher zu verlagern, als zu durchtrennen in den Bereichen, wo die Gefäßanastomosen zu liegen kommen.

Lymphozelen werden durch die Sonographie identifiziert. Bei kleinen und vor allem asymptomatischen Lymphozelen kann unter Kontrolle zugewartet werden. Sollte eine Kompressionssymptomatik vorliegen oder drohen, kann über eine transkutane Drainage vorübergehend Abhilfe verschafft werden. Zur definitiven Therapie muss aber meistens eine „Fensterung" vorgenommen werden. Diese erfolgt typischerweise laparoskopisch von abdominell. Die Lymphozelen lassen sich in aller Regel durchs Peritoneum identifizieren. Ziel ist es bei dieser Operation, eine möglichst weite Lücke und so einen suffizienten Abfluss zum Peritonealraum zu schaffen, wo die Lymphe rückresorbiert wird.

24.1.5 Wundinfektionen

Es muss mit einer Häufigkeit von ca. 5 % mit Wundinfekten nach Nierentransplantationen gerechnet werden. Durch Eröffnung der Harnblase ist zumindest von einer geringgradigen Kontamination des Operationssitus auszugehen. Begünstigend für die Ausbildung eines Wundinfekts sind die immunsuppressive Therapie und die direkt nach Transplantation noch hohen Kortisondosen.

Größter Risikofaktor für Wundinfekte ist jedoch ein hoher Body-Mass-Index.

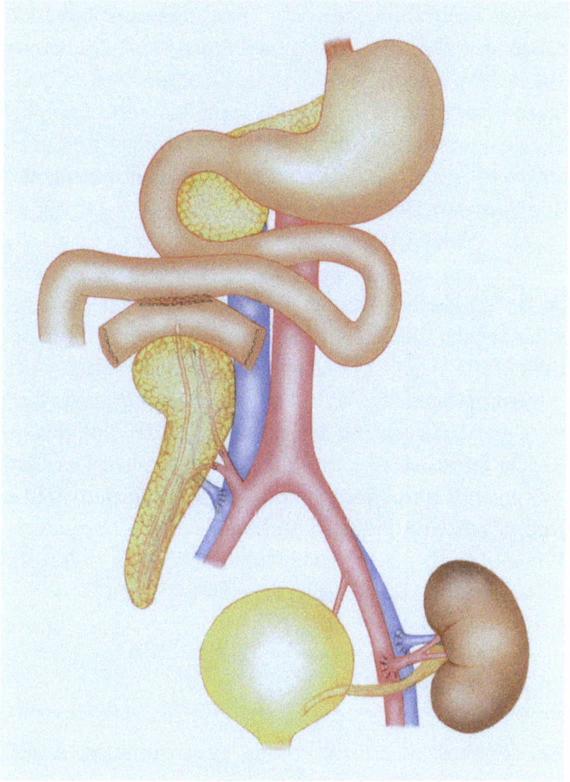

Abb. 24.4 Technik der simultanen Nieren-Pankreas-Transplantation. In der Regel wird das Pankreastransplantat intraabdominell an die rechtsseitige Iliakalstrombahn anastomosiert. Die exokrine Pankreasfunktion wird über eine Anastomose des Spenderduodenums an den Empfängerdünndarm abgeleitet. Die Niere wird entweder intraabdominell oder retroperitoneal auf die linke Seite des Patienten transplantiert

Die Behandlung richtet sich nach dem üblichen Algorithmus. Kleinere Infekte können über lokale Maßnahmen meist ausbehandelt werden. Größere und vor allem tiefergehende Infekte (Transplantatlager) bedürfen einer aggressiven chirurgischen Wundtoilette.

24.2 Pankreastransplantation

Die Pankreastransplantation wird in Deutschland nur noch selten durchgeführt. Im Jahr 2013 wurden lediglich 128 Pankreastransplantationen bundesweit durchgeführt. Wenn man diese Zahl auf die nicht unerhebliche Anzahl von Pankreastransplantationszentren aufteilt, macht eine Anzahl im niedrigen zweistelligen bzw. einstelligen Bereich pro Zentrum die Norm aus.

Die alleinige Pankreastransplantation ist der kombinierten Nieren-Pankreastransplantation für den Langzeitverlauf unterlegen. Aus diesem Grund werden vornehmlich kombinierte Nieren-Pankreas-Transplantationen durchgeführt (Abb. 24.4).

Als Hauptindikation zur Pankreastransplantation haben sich über die vergangenen Jahre Typ-I-Diabetiker mit bereits vorhandener dialysepflichtiger Niereninsuffizienz herauskristallisiert. Komplikationen sind bei der Pankreastransplantation deutlich häufiger und auch schwerwiegender als bei der alleinigen Nierentransplantation (Grochowiecki et al. 2014).

Die Pankreastransplantation ist aufwendiger als die Nierentransplantation. Bei der Kaltpräparation muss penibel darauf geachtet werden, dass das Organ einerseits geschont bleibt, aber andererseits möglichst komplett von peripankreatischem Fett und anderem Gewebe befreit wird.

Der postoperative Verlauf muss engmaschig kontrolliert werden. Hierzu gehören neben Kontrollen des Blutbilds sowie der Infektwerte v. a. die Blutzuckerkontrollen. Der Blutzucker ist Hauptindikator für die Transplantatfunktion bzw. Komplikationen. Plötzlich und unerwartet (ohne externe Kalorienzufuhr) auftretende Blutzuckerspitzen (> 200 mg/dl) müssen umgehend weiter abgeklärt werden.

24.2.1 Blutungen

Bei der Pankreastransplantation muss immer eine arterielle Rekonstruktion durchgeführt werden, da der Kopf der Drüse über Äste der A. mesenterica superior versorgt wird und Corpus und Schwanz über die A. lienalis. Zumeist werden die beiden Gefäße über die Spender-Iliakalgabel (A. iliaca externa und interna) verbunden, welche dann mit der A. Iliaca communis an die Empfänger A. iliaca anastomosiert wird. In seltenen Fällen lässt sich die A. lienalis ausreichend gut direkt an die A. mesenterica superior anastomosieren, sodass auf ein Iliakalinterponat verzichtet werden kann. In jedem Fall benötigt man mindestens 2 und meistens 3 arterielle Anastomosen, wodurch sich auch das Risiko von Anastomosenblutungen erhöht. Im Falle von Nachblutungen handelt es sich aber meist um Blutungen aus dem Organ selbst, welches selbst sehr gut durchblutet ist.

Blutungen können relativ gut vermieden werden, wenn eine technisch saubere Kaltpräparation des Organs vorgenommen wird.

24.2.2 Gefäßkomplikationen

Abgesehen von Blutungen imponieren relevante Gefäßkomplikationen klinisch mit Transplantatdysfunktion und fortbestehend hohen Blutzuckerspiegeln. Kommt es nicht rasch zu einer Besserung der Blutzuckerhomöostase, wird in aller Regel eine Drei-Phasen-CT durchgeführt. Hierbei lassen sich dann zu einem hohen Prozentsatz die zugrunde liegenden Probleme identifizieren:

Stenosen

Wie bei allen Anastomosen kann es auch im Rahmen der Pankreastransplantation zu Stenosen kommen. In der CT-Angiographie sind weder die arterielle, noch die venöse Stenose einfach zu diagnostizieren. Häufig kommt es zu einer „Überinterpretation". Bei radiologisch geäußertem Verdacht und fortbestehender Blutzuckerentgleisung muss die Diagnose meist durch eine Revisionsoperation erzwungen werden.

Bei der arteriellen Stenose kommt es zur Minderperfusion und bei venösen Stenosen zu einem Blutrückstau in die Bauchspeicheldrüse. Beide Komplikationen sind ernst und bedürfen meist einer sofortigen operativen Revision. Bei arteriellen Stenosen kann man auch primär ein endovaskuläres, minimalinvasives Verfahren wie die Ballondilatation entweder mit oder ohne Stent-Platzierung wählen. Bei venöser Stenose liegt meist schon eine (Teil-)Thrombosierung vor. Die Neuanlage der venösen Anastomose kann natürlich versucht werden, ggf. mit Thrombektomie, sollte es bereits zu einer Thrombosierung gekommen sein. Bei in solchen Situationen meist fortgeschrittenem Schaden des Transplantats empfiehlt sich die Pankreatektomie, um den Patienten nicht „quod ad vitam" zu gefährden.

Kinking

Da die arterielle Rekonstruktion zumeist unter Verwendung eines Iliakalgabel-Interponats durchgeführt wird und die Pfortader immer relativ kurz abgesetzt wird, besteht in den meisten Fällen eine deutliche Längeninkongruenz zwischen Vene und Arterie. Dies wird versucht auszugleichen durch eine unterschiedliche Anastomosenposition für Vene und Arterie: Die Vene wird an die distale V. cava anastomosiert und kommt so im rechten Winkel gestreckt zu liegen, während die längere Arterie weiter kaudal an die A. Iliaca communis oder gar externa anastomosiert wird. Trotzdem lässt sich ein arterielles Kinking nicht immer vermeiden. Bei signifikantem Ausmaß mit „Abdrücken" des arteriellen Flusses infolge des Kinkings muss eine Kürzung und Reanastomosierung durchgeführt werden.

Thrombosen

Thrombosen (◘ Abb. 24.5) sind zu einem hohen Prozentsatz (5 bis 10 % in High-Volume-Zentren) für den Verlust von Transplantaten verantwortlich.

Für den hohen Prozentsatz werden die drei Ursachen der „Virchow-Trias" verantwortlich gemacht: 1. Endothelschäden durch den Ischämie/Reperfusions-Schaden, 2. Hyperkoagulabilität durch die vorbestehenden Grunderkrankungen des Patienten (Diabetes mit bereits fortgeschrittenen Spätschäden) und 3. das sogenannte Low-Flow-Phänomen von Pankreastransplantaten, was durch den fehlenden venösen Rückfluss der entfernten Milz erklärt wird.

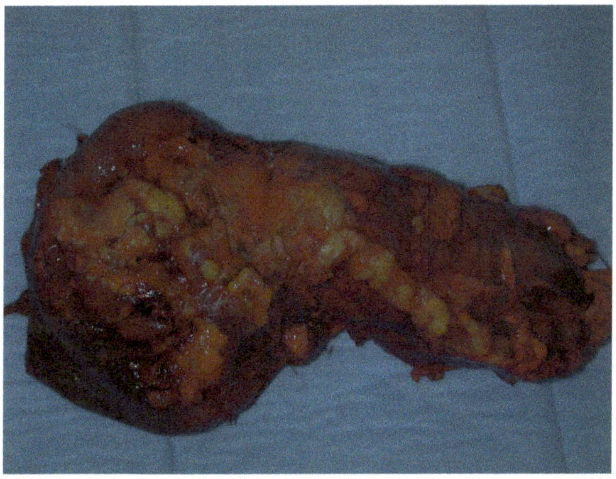

Abb. 24.5 Pankreastransplantatthrombose

24.2.3 Transplantatpankreatitis

Die Pankreatitis macht mit der intraabdominellen Infektion ca. ein Drittel der Revisionsoperationen aus (Troppmann et al. 1998). Hier ist die Organqualität alles entscheidend. Verfettete oder verhärtete Pankreata neigen zur Pankreatitis. Daher ist es internationaler Standard, dass Pankreata von Spendern, die älter als 45 Jahre sind, nur in Ausnahmefällen akzeptiert werden sollten.

Ein anderer Faktor, der zur Pankreatitis führen kann, ist die Qualität der Entnahme und der Kaltpräparation. Ein gesundes Transplantat ist von außerordentlich „zarter" Konsistenz und verzeiht nur wenige bis keine technischen Fehler. Unsachgemäße Präparation wird unweigerlich in einer Dysfunktion bis hin zu einer Pankreatitis führen.

Der Verlauf ist variabel. Leichte Verläufe, die klinisch inapparent verlaufen, bis hin zu tödlichen Verläufen sind beschrieben worden. Kritisch für die Therapie ist die Indikationsstellung für die Transplantatpankreatektomie. Wird der richtige und notwendige Zeitpunkt überschritten, kann dies ernste Folgen für den betroffenen Patienten haben.

Im Zweifel sollte man die Indikation zur Pankreatektomie eher großzügig stellen. Es gilt primär, das Leben des Patienten zu schützen und nicht das Transplantat!

Literatur

Aktas S, Boyvat F, Sevmis S, Moray G, Karakayali H, Haberal M (2011) Analysis of vascular complications after renal transplantation. Transplant Proc 43(2):557

Benoit G, Moukarzel M, Hiesse C, Verdelli G, Charpentier B, Fries D (1990) Transplant renal artery stenosis: experience and comparative results between surgery and angioplasty. Transpl Int 3(3):137

Bruno S, Remuzzi G, Ruggenenti P (2004) Transplant renal artery stenosis. J Am Soc Nephrol 15(1):134

Dinckan A, Tekin A, Turkyilmaz S et al (2007) Early and late urological complications corrected surgically following renal transplantation. Transpl Int 20(8):702

Fischer GB, da Rosa AC (2009) Thrombosis after kidney transplantation. Blood Coagul Fibrinolysis 20(6):456

Ghazanfar A, Tavakoli A, Augustine T, Pararajasingam R, Riad H, Chalmers N (2011) Management of transplant renal artery stenosis and its impact on long-term allograft survival: a single-centre experience. Nephrol Dial Transplant 26(1):336

Grochowiecki T, Galazka Z, Madej K et al (2014) Multivariate analysis of complications after simultaneous pancreas and kidney transplantation. Transplant Proc 46(8):2806

Irish A (2004) Hypercoagulability in renal transplant recipients. Identifying patients at risk of renal allograft thrombosis and evaluating strategies for prevention. Am J Cardiovasc Drugs 4(3):139

Klepanec A, Balazs T, Bazik R, Madaric J, Zilinska Z, Vulev I (2014) Pharmacomechanical thrombectomy for treatment of acute transplant renal artery thrombosis. Ann Vasc Surg 28(5):1314 e11

Merrill JP, Murray JE, Harrison JH, Guild WR (1956) Successful homotransplantation of the human kidney between identical twins. J Am Med Assoc 160(4):277

Oeconomos N, Hamburger J, Delinotte P et al (1953) Attempt at renal homograft (maternal kidney) after nephrectomy for traumatism of a lone kidney. Mem Acad Chir (Paris) 79(25-6):642

Troppmann C, Gruessner AC, Dunn DL, Sutherland DE, Gruessner RW (1998) Surgical complications requiring early relaparotomy after pancreas transplantation: a multivariate risk factor and economic impact analysis of the cyclosporine era. Ann Surg 227(2):255

Prävention und Therapiemöglichkeiten bei Komplikationen in der minimalinvasiven Chirurgie

Obwohl aufgrund der subtilen Präparationstechnik und dem minimalinvasiven Vorgehen eine reduzierte Komplikationshäufigkeit zu erwarten wäre, ist dies auf dem Boden der Datenlage von Studien zum Vergleich von minimalinvasiver und konventioneller Operationstechnik in verschiedenen Indikationsgebieten nicht nachvollziehbar. Scheinbar entsteht bei der minimalinvasiven Vorgehensweise ein neues Spektrum an Komplikationen, sodass numerisch keine Unterschiede zwischen den Verfahrensweisen feststellbar sind. Inwieweit die Komplikationen, die spezifisch bei den jeweiligen Eingriffsspektren auftreten, Implikationen auf die Krankenhausverweildauer oder den Langzeitverlauf haben, kann derzeit nur spekulativ bewertet werden. In der nachfolgenden Sektion werden daher Eingriffe dargestellt, die derzeit fast ausschließlich minimalinvasiv durchgeführt werden.

Komplikationen in der minimalinvasiven Gallenblasenchirurgie

A. Khandoga, M. Lerchenberger, M. Rentsch

M. Rentsch, A. Khandoga, M. Angele, J. Werner (Hrsg.), *Komplikationsmanagement in der Chirurgie*, DOI 10.1007/978-3-662-43475-8_25, © Springer-Verlag Berlin Heidelberg 2015

25

Die laparoskopische Cholezystektomie stellt den therapeutischen Goldstandard der Behandlung der symptomatischen Cholezystolithiasis dar und ist mit 175.000 Eingriffen pro Jahr eine der häufigsten Operationen in Deutschland. Über 90 % aller Cholezystektomien erfolgen heute laparoskopisch (AQUA-Institut, Jahresbericht 2013). Trotz der steigenden operativen Erfahrung geht die laparoskopische Cholezystektoemie mit einer signifikanten Komplikationsrate einher, die nach wie vor höher als bei der „offenen" Cholezystektomie liegt (Vollmer und Callery 2007). Die Indikationen für eine laparoskopische Cholezystektomie unterscheiden sich nicht von diesen für eine konventionelle („offene") Cholezystektomie. Es sind: 1. symptomatische Cholezystolithiasis, 2. asymptomatische Cholezystolithiasis bei den Patienten mit erhöhtem Risiko eines Karzinoms, 3. Gallenblasenpolypen ab 1 cm sowie 4. die „Porzellan-Gallenblase" (derzeit gültige S3-Leitlinie der AWMF 2007).

Die Kontraindikationen sind meistens durch anästhesiologische Probleme bedingt und beinhalten z. B. diffuse Peritonitis mit hämodynamischer Instabilität oder unkontrollierte Blutungsneigung (Keus et al. 2006). Das Risiko einer Allgemeinanästhesie stellt heutzutage nur eine relative Kontraindikation dar, da der Eingriff auch unter Nutzung rückenmarksnaher Narkoseverfahren möglich ist (Sinha et al. 2009). Vor allem beim Gallenblasen-Karzinom sollte die Cholezystektomie grundsätzlich in offener Technik erfolgen (Steinert et al. 2006). Darüber hinaus stellen ausgedehnte abdominelle Voroperationen, eine Leberzirrhose mit portaler Hypertension, schwere kardiopulmonale Erkrankungen sowie eine aktive Cholangitis weitere relative Kontraindikationen dar.

Zu den schweren Komplikationen nach einer laparoskopischen Cholezystektomie gehören Verletzungen des Gallengangs und der Gallenwege (biliäre Komplikationen), Gallefistel, Blutungen und Darmläsionen. Eine Analyse von knapp 9000 laparoskopischen Cholezystektomien berichtete eine Gesamtrate an schweren Komplikationen von insgesamt 2,6 % (Strasberg et al. 1995a). Die Inzidenz liegt bei 0,3 bis 0,6 % bei biliären Verletzungen, bei 0,1 bis 1,9 % bei Blutung, bei 0,1 bis 0,3 % bei Abszess, bei 0,3 bis 0,9 % bei Galleleck und bei 0,1 bis 0,4 % bei Darmläsionen (Thurley und Dhingsa 2008). Die Rate an Wundkomplikationen ist im Vergleich zur offenen Cholezystektomie wesentlich geringer, die Inzidenz intraabdomineller Abszesse bleibt jedoch vergleichbar (Biscione et al. 2007).

25.1 Komplikationen an den Gallenwegen

Biliäre Komplikationen gehören zu den schwerwiegendsten Komplikationen der laparoskopischen Cholezystektomie. Die klinische Manifestation variiert hier von asymptomatischen Gallefisteln bis zu einer kompletten Obstruktion des extrahepatischen Galleabflusses (Strasberg et al. 1995). Die Ursachen sind vielfältig. Neben anatomischen Varianten des extrahepatischen Gallengangsystems und pathologischen Veränderungen im Calot-Dreieck sind insbesondere während der Lernkurve eine inadäquate Präparationstechnik sowie die auch in schwierigen Fällen oftmals fehlende Bereitschaft zur Konversion Hauptgründe für das Auftreten von Gallengangverletzungen (Gigot et al. 1997; Rossi et al. 1992). Darüber hinaus stehen im Gegensatz zur konventionellen Cholezystektomie bei der laparoskopischen Technik indirekte Traumen wie thermische Läsionen an den extrahepatischen Gallengängen bzw. fehlplatzierte Clips im Vordergrund (Neuhaus et al. 2000).

25.1.1 Klassifikation der iatrogenen biliären Komplikationen

Es sind in der Literatur mehrere Klassifikationen von iatrogenen biliären Komplikation der laparoskopischen Cholezystektomie beschrieben. Die weitverbreitete Klassifikation nach Strasberg (Strasberg et al. 1995b) unterscheidet Typen A bis E, wobei die Typ-E-Läsionen abhängig vom Bezug zum Hilus in Formen E-1 bis E-5 nach Bismuth unterteilt werden (▫ Abb. 25.1).

Typ-A-Läsionen

Typ-A-Läsionen sind Leckagen in das Gallenblasenbett aus einem kleinen Gallengang oder D. cysticus-Stumpf ohne Kompromittierung bzw. Obstruktion des biliären Baums. Die Ursachen für die Leckagen aus dem D. cysticus sind Dislokationen von Clips oder Ligaturen, Nekrose des D. cysticus-Stumpfes als Folge einer Cholezystitis oder ein distaler Verschluss des D. choledochus durch einen Stein, die zu einer massiven Erhöhung des Drucks im Gallengangsystem führen.

Luschka-Gänge (aberrierende Gallengänge, welche zumeist eine Verbindung zwischen dem rechten D. hepaticus und dem D. cysticus oder auch mit der Gallenblase direkt herstellen) sind häufig für postoperative Gallenfisteln im Gallenblasenbett verantwortlich und intraoperativ oft nur schwer erkennbar (Woods et al. 1994). Neben den „echten" Luschka-Gängen können Gallenfisteln im Gallenblasenbett durch eine zu tiefe Präparation im Leberparenchym entstehen. Unabhängig von der Ursache zeigt sich eine Typ-A-Läsion als eine persistierende, oft asymptomatische Gallenleckage nach der Cholezystektomie.

Typ-B- und C-Läsionen

Als Typ-B- und C-Läsionen bezeichnet man Verletzungen (B: Okklusion; C: Durchtrennung) eines aberranten rechten Gallenganges. Prädisponierend für den Typ der Ver-

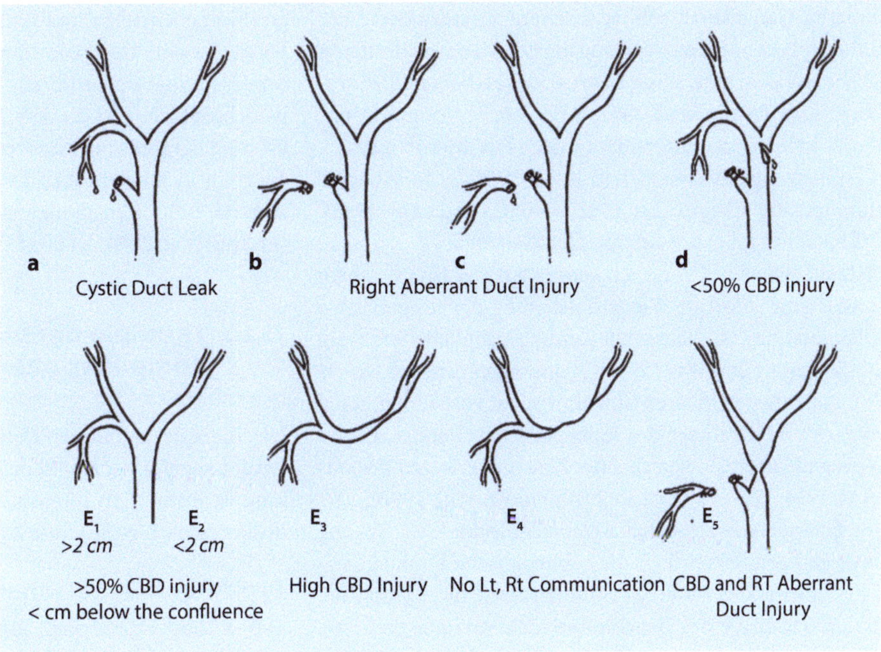

Abb. 25.1a–d Klassifikation iatrogener biliärer Läsionen nach Straßberg und Bismuth. (Aus Strasberg et al. 1995b, mit freundlicher Genehmigung von Elsevier)

letzung ist die Mündung des D. cysticus im rechten Gallengang. Diese anatomische Variante wird bei ca. 2 % aller Patienten beobachtet. So wird der aberrante rechte Gallengang mit dem D. cysticus verwechselt und an der Mündung in den D. hepaticus oder D. choledochus „geclippt" bzw. abgesetzt.

Klinisch können die Typ-B-Verletzungen jahrelang asymptomatisch bleiben und manifestieren sich im Verlauf als chronische Schmerzen im rechten Oberbauch, mit Fieber durch die begleitende Cholangitis sowie durch eine segmentale Leberatrophie bzw. Fibrose im betroffenen Lebergebiet (Afdhal et Vollmer 2014). Im Gegensatz dazu verursachen die Typ-C-Läsionen ein Galleleck, das unbehandelt binnen Tagen zu einer galligen Peritonitis führen kann. Nicht selten sind Typ-C-Läsionen mit Verletzungen der rechten Leberarterie assoziiert (Wu und Linehan 2010).

Typ-D-Läsionen

Typ-D-Läsionen sind laterale (seitliche) Verletzungen des D. choledochus mit konsekutivem Auftreten einer Gallenleckage. Diese Verletzungen können sich zu den schwereren Typ-E-Läsionen entwickeln.

Typ-E-Läsionen

Die klinische Manifestation der Typ-E-Läsionen ist sehr variabel und hängt im Wesentlichen davon ab, ob der Gallengang komplett durchtrennt oder „nur geklippt" (ohne Gallenleckage) wurde. Eine komplette Durchtrennung des Gallenganges ist daher oft bereits intraoperativ erkennbar. Eine Okklusion tritt oft erst Wochen bis Jahre postoperativ als Ikterus auf (Davidoff et al. 1993).

Läsionen des Gallenganges, die abhängig von der Höhenlokalisation im biliären Baum nach Bismuth klassifiziert werden:
E1: Durchtrennung > 2 cm vom Gallengangkonfluens
E2: Durchtrennung < 2 cm vom Gallengangkonfluens
E3: Durchtrennung im Hilus, Konfluens erhalten
E4: Verletzung im Hilus mit Beteiligung des Konfluens
E5: Kombination aus einer Typ-C-Läsion und einer Hilusläsion

25.1.2 Diagnostik der biliären Läsionen

In den meisten Fällen werden die biliären Läsionen erst postoperativ erkannt (Wu und Linehan 2010). Die frühen klinischen Zeichen treten im postoperativen Verlauf auf und sind unspezifisch: abdominelle Schmerzen, Übelkeit, Erbrechen, subfebrile Temperaturen, Fieber (Lillemoe 2008). Größere Leckagen manifestieren sich klinisch bereits am 2. bis 10. postoperativen Tag. Typische Symptome sind Fieber, abdominelle Schmerzen, Ikterus in Kombination mit galligem Aszites. Darüber hinaus zeigen sich eine Leukozytose und abnormale Leberwerte. Insbesondere eine Erhöhung der alkalischen Phosphatase, der Gamma-Glutamyl-Transferase sowie des Bilirubins sind häufig zu beobachten (Lee et al. 2000).

Stenosen werden erst später klinisch manifest (Callery 2006). Frühsymptome einer Gallengangstenose treten in Form eines Ikterus mit oder ohne Cholangitis, Schmerzen, äußeren Gallefisteln, subhepatischem Biliom oder einer diffusen Peritonitis auf. Gallengangstenosen manifestieren sich meist als schmerzloser Ikterus oder als bakterielle Cholangitis (de Reuver et al. 2007a). Weitere Symptome könnten diskrete rechtsseitige abdominelle Beschwerden sein.

Biliäre Läsionen werden in 10 bis 30 % der Fälle bereits intraoperativ erkannt (Lee et al. 2000; Carroll et al. 1998). Bei einer intraoperativ festgestellten Gallenganläsion sollte stets auf ein offenes Vorgehen konvertiert werden (Strasberg 2005). Eine sofortige Wiederherstellung der festgestellten Läsion ist nur in erfahrenen Zentren möglich (Strasberg 2005; Stewart und Way 1995). Ist eine entsprechende Expertise in der hepatobiliären Chirurgie nicht vorhanden, sollte eine externe Drainage des subhepatischen Raums vor der Verlegung in ein entsprechendes Zentrum erfolgen (Woods et al. 1994; Wu und Linehan 2010; Woods et al. 1995).

Postoperativ zeigt sich eine Gallenleckage als Abgang vom galligen Sekret über die subhepatische Drainage bereits binnen der ersten 24 Stunden nach der Operation. Ist die Drainage der Bauchhöhle nicht adäquat (z. B. bei Dislokation, Verstopfung der Drainage oder bei größeren Fördermengen) steigen die Cholestase-Parameter bedingt durch die peritoneale Resorption kontinuierlich an. Etwas erschwert ist die Diagnostik bei einer nicht vorhandenen bzw. bereits gezogenen Drainage. Eine postoperativ durchgeführte Oberbauchsonographie ist alleine nicht wegweisend und zeigt bei ca. 10 bis 14 % aller Patienten einen Verhalt im Gallenblasenbett, wobei dessen Charakter (meistens serös-hämorrhagisch und daher nicht therapiebedürftig) nicht beurteilt werden kann (Wu und Linehan 2010; McAlister 2000).

Beim klinischen Verdacht auf eine biliäre Läsion kann unter sonographischer Kontrolle bzw. CT-gesteuert die Punktion des Flüssigkeitsverhalts erfolgen, um dessen Qualität festzustellen (Walker et al. 1992). Bei Okklusionsverletzungen wird sonographisch eine Erweiterung der intra- und extrahepatischen Gallenwege beobachtet.

Sowohl beim Verdacht auf eine iatrogene Gallengangokklusion als auch bei einer signifikanten Gallefistel (> 100 ml/Tag) sollte die weitere Diagnostik im Sinne einer MRCP oder einer ERCP indiziert werden.

Beide Methoden haben einen hohen diagnostischen Stellenwert. Während die MRCP als eine nicht invasive Methode ihre Vorteile hat (Bujunda et al. 2003), ermöglicht die ERCP nach der Diagnosestellung oft eine gleichzeitige therapeutische Intervention (Thurley et al. 2008, Dixon et al. 2003; Khalid et al. 2001; Vitellas et al. 2001). Die Modalitäten (ERCP immer zuerst, MRCP immer vor ERCP etc.) hängen von dem vermuteten Läsionstyp, von der Expertise des Zentrums sowie von der zur Verfügung stehenden apparativen und personellen Ausstattung ab.

Beim unklaren klinischen Befund bzw. bei komplexen kombinierten Verletzungen (z. B. kombinierte Verletzungen der Lebergefäße und Gallengänge, unklarer septischer Fokus) ist eine Computertomographie des Abdomens mit Kontrastmittel weiterführend. Bei Läsionen des Ductus hepatocholedochus ist die Abklärung des Gefäßstatus mittels CT-Angiographie oder konventioneller Angiographie unter anderem wichtig, um auch ausgedehnte Ischämien zu erkennen, die unter Umständen eine Leberresektion erfordern (Frilling et al. 2004; Laurent et al. 2008; Buell et al. 2002).

25.1.3 Therapie der biliären Komplikationen

Die Therapie der biliären Komplikationen ist vom Läsionstyp abhängig. Voraussetzung für eine erfolgreiche Behandlung ist immer ein interdisziplinäres interventionell-endoskopisch-chirurgisches Vorgehen.

Typ-A- und D- Läsionen

Typ-A- und D-Läsionen können in den meisten Fällen durch eine endoskopische Implantation eines Gallengang-Stents zur Erleichterung des Galleabflusses und Senkung des Drucks in den Gallenwegen während der ERCP erfolgreich therapiert werden (Schmitt et al. 1995; Pencev et al. 1994; Weber et al. 2009; Winslow et al. 2009).

Als eine Alternative kann eine endoskopische Papillotomie auch ohne Stent-Einlage erfolgen. Der Stent kann bereits nach 2 Wochen entfernt werden, wenn der Patient asymptomatisch ist, die Leberwerte im Normbereich liegen und eine ERCP-Verlaufskontrolle keinen Hinweis auf eine Leckage ergibt (Afdhal und Vollmer 2014).

Bei einer unmittelbar oder frühpostoperativ (1. bis 2. Tag) festgestellten Gallefistel ist oft eine diagnostische Relaparoskopie bzw. Relaparotomie als Notfalleingriff wegen der noch günstigen Bedingungen im Operationsgebiet (keine Verwachsungen, keine Fibrinbeläge, kein Ödem bei noch frischer galliger Peritonitis) und daher breiteren chirurgischen Therapieoptionen sinnvoll.

Typ-B-Läsionen resultieren in einer segmentalen Cholestase bis zu einer über mehrere Jahre entstehenden Atrophie des rechten Leberlappens. Diese Patienten entwickeln oft eine sekundäre Cholangitis und sogar intrahepatische Konkremente und stellen sich mit Schmerzen und Cholangitiszeichen vor. Die Therapie der Wahl ist die Anlage einer biliodigestiven Anastomose (Hepatikojejunostomie), die bei einer signifikanten Atrophie der betroffenen Lebersegmente mit einer Leberresektion kombiniert werden kann (Afdhal und Vollmer 2014).

Typ-C- und D-Läsionen

Ähnlich wie Typ-A-Läsionen werden Typ-C und D-Läsionen mittels endoskopischer Einlage eines Gallengang-Stents therapiert (Weber et al. 2009). Der Stent kann

2 bis 4 Wochen nach radiologischer Leckage-Kontrolle (z. B. mittels MRCP) entfernt werden. Gleichzeitig wird eine ERCP durchgeführt. Bei verbleibenden kleinen Leckagen kann zusätzlich eine Papillotomie erfolgen, der Stent wird für weitere 4 Wochen belassen. Der Erfolg der endoskopischen Therapie der Typ-D-Läsionen hängt vom Ausmaß der Gallengangverletzung ab (Wu und Linehan 2010).

In vielen Fällen ist bei leichteren Verletzungen eine Stent-Implantation effektiv. Nach der endoskopischen Intervention müssen diese Patienten engmaschig mittels MRCP oder ERCP kontrolliert werden, da aus Typ D- im weiteren Verlauf durch narbige Strikturen (ob durch Stromschäden bedingt oder infolge des normalen Heilungsprozesses) auch Typ-E-Läsionen entstehen können. Größere zirkumferentielle Verletzungen können jedoch endoskopisch nicht behandelt werden und verlangen eine operative Therapie (bilodigestive Anastomose; Wu und Linehan 2010).

Typ-E-Läsionen

Typ-E-Läsionen zählen zu den schwersten biliären Komplikationen. Oft wird eine komplette Gallengangdurchtrennung bereits intraoperativ erkannt. Als therapeutische Optionen stehen hier entweder die Einlage einer T-Drainage (bei kleineren Läsionen) oder die Anlage einer Hepatikojejunostomie mit einer nach Roux-Y ausgeschalteten Dünndarmschlinge zur Verfügung. Eine primäre Naht des verletzten Gallenganges sollte wegen der in der Regel später entstehenden narbigen Strikturen grundsätzlich vermieden werden (Wu und Linehan 2010).

Lediglich bei einer intraoperativ diagnostizierten glatten Durchtrennung des Gallenganges ohne Substanzverlust kann die spannungsfreie End-zu-End-Anastomose durchgeführt werden (Ress et al. 1993; Perissat et al. 1992). Wird die Verletzung erst postoperativ erkannt, stellt die biliodigestive Anastomose die Therapie der Wahl dar (Chapman et al. 1995; Madariaga et al. 1994; Siewert et al. 1994; de Reuver et al. 2007b). Eine direkte Naht ist hier praktisch nie möglich. Kontrovers diskutiert wird der ideale Zeitpunkt der Gallengangrekonstruktion. Insgesamt wird von den meisten Autoren die frühzeitige primäre Rekonstruktion empfohlen (Strasberg et al. 1995b; Chapman et al. 1995; Blumgart et al. 1984; Hellinger et al. 1997; Raute et al. 1993).

Bei verzögerter Diagnostik liegt aber bereits häufig eine lokale oder generalisierte gallige Peritonitis vor, welche eine extrem ungünstige Voraussetzung für die Gallenganganastomosierung darstellt (Neuhaus et al. 2000).

Typ-E-Läsionen mit Obstruktion bzw. Stenose des Gallenganges werden meistens erst im postoperativen Verlauf diagnostiziert. Patienten stellen sich häufig mit Ikterus und sonographisch nachweisbarer Cholestase Wochen und sogar Jahre nach der Cholezystektomie vor. In der ERCP zeigt sich eine komplette Okklusion des Gallenganges ohne Kontrastierung der intrahepatischen Gallenwege. In Konsequenz sollte daher eine perkutane transhepatische Cholangiographie zur Abschätzung der genauen Lokalisation und Länge der Stenose erfolgen. Zur Vermeidung einer Cholangitis wird eine Dekompression der Gallenwege durch Anlage einer transkutanen Drainage bzw. Stent-Implantation empfohlen (Vitale et al. 1993; Oh et al. 2007).

Die endoskopische Therapie stellt aufgrund der in der Regel hochgradigen Stenose über 1 cm Länge keine gute Option dar. Die Therapie der Wahl ist daher eine Hepatikojejunostomie, die nach der vorherigen Entlastung der Gallenwege mittels PTCD erfolgen sollte (Shimada et al. 2012). Die Mortalität beträgt bei den Typ-E-Läsionen ca. 5 %, die Rate der Restenosen liegt bei 5 bis 28 % (Strasberg et al. 1995b). Für die Entstehung einer biliären Leberzirrhose sind auch Faktoren wie fortgeschrittenes Alter oder Komorbiditäten prognostisch wichtig. Bei der biliären Leberzirrhose kann als einzige effektive therapeutische Option die Lebertransplantation infrage kommen.

25.2 Blutung

Blutungen treten bei einer laparoskopischen Cholezystektomie in 0,1 bis 1,9 % der Fälle auf und haben vor allem 3 Quellen: die Leber, die arteriellen Gefäße und die Trokareinstichstellen (Afdhal und Vollmer 2014).

Signifikante Blutungen aus dem Gallenblasenbett können vorkommen, prädestinierend dafür ist eine nahe Lokalisation der mittleren Lebervene inklusive Äste zum Gallenblasenbett bei 10 bis 15 % der Patienten (Ball et al. 2006). Solche Blutungen treten meistens am Ende der Operation während der Präparation der Gallenblase aus dem Leberbett auf. Falls Versuche einer lapaparoskopischen Blutstillung (Elektrokoagulation, Kompression, Clipping, Fibrin-Vlies) nicht erfolgreich sind, empfiehlt sich eine zügige Konversion auf offenes Vorgehen, um den weiteren Blutverlust im oft unübersichtlichen Situs zu vermeiden.

Arterielle Blutungen aus der A. cystica werden in der Regel unmittelbar intraoperativ erkannt und mit Endoclips versorgt. Die Voraussetzung für eine Clip-Versorgung bei einer akuten Blutung ist die sichere Orientierung im Calot-Dreieck, um die Verletzung bzw. Okklusion der rechten Leberarterie zu vermeiden. Postoperativ aufgetretene arterielle Nachblutungen können zu einer hämodynamischen Instabilität des Patienten führen und stellen eine Indikation zur notfallmäßigen operativen Revision dar. Eine typische Ursache für Nachblutungen ist die Dislokation des Endoclips am Stumpf der A. cystica.

Darüber hinaus können Blutungen aus Trokareinstichstellen vorkommen. Klinisch zeigen sich diese subakut in den ersten postoperativen Tagen. Zur Vermeidung solcher

Blutungen sollten die Trokare am Ende der Operation „unter Sicht" entfernt werden, um beim Feststellen einer Blutung diese sofort mit einer Naht versorgen zu können. Nachblutungen im postoperativen Verlauf manifestieren klinisch als Hämatome der Bauchwand bzw. intrabdominell und werden sonographisch oder mittels CT diagnostiziert (Thurley und Dhingsa 2008).

Bei größeren Hämatomen bzw. bei Zeichen einer Infektion entwickeln die Patienten ein typisches Beschwerdebild mit progredienten abdominellen Schmerzen, Peritonitiszeichen, Anstieg der Entzündungsparameter bis hin zur intraabominellen Sepsis. In diesen Situationen ist eine Reoperation (laparoskopisch oder offen) zur Hämatomausräumung mit abdomineller Lavage indiziert.

25.3 Darmläsion

Darmläsionen treten bei 0,1 bis 0,4 % der laparoskopischen Cholezystektomien auf (Strasberg et al. 1995a; Binenbaum und Goldfarb 2006; Bishoff et al. 1999). Sie entstehen am häufigsten bei der Anlage des Pneumoperitoneums mit der Veres-Kanüle, beim Platzieren von Trokaren sowie bei der Präparation bzw. der Adhäsiolyse. Besonders gefährlich sind thermische Läsionen durch monopolaren Strom (Strommarken), weil sie intraoperativ selten erkannt werden und die Darmwandnekrose mit Perforation erst im Verlauf, meistens am 2. bis 5. postoperativen Tag entsteht. Intraoperativ festgestellte Verletzungen können sofort entweder laparoskopisch oder offen nach der Konversion durch eine Übernähung versorgt werden.

Bei später aufgetretenen Darmläsionen bzw. intraoperativ nicht erkannten Darmschäden handelt es in den meisten Situation bereits um eine akute Peritonitis. Nicht selten fallen die Patienten mit einer Sepsis binnen der ersten 96 Stunden postoperativ auf (Bishoff et al. 1999). Der radiologische Nachweis freier intraabdomineller Luft bestätigt im Regelfall die Diagnose. Das Komplikationsmanagement hängt im Wesentlichen vom konkreten klinischen Szenario und der Lokalisation der Läsion ab (von einer Relaparoskopie mit Darmwandübernähung bis zur Laparotomie mit Darmresektion und Stomaanlage). Kleinere, wenig symptomatische Leckagen können bei einer adäquaten Drainage als enterokutane Fisteln behandelt werden.

25.4 Prävention von Komplikationen

Eine ganze Reihe von relevanten Faktoren ist für das Vermeiden der Komplikationen bei der laparoskopischen Cholezystektomie zu berücksichtigen. Neben der kritischen Indikationsstellung spielt nach wie vor die individuelle chirurgische Erfahrung bei der Inzidenz der Komplikationen in der laparoskopischen Chirurgie die entscheidende Rolle. Eine retrospektive Analyse von über 8800 laparoskopischen Cholezystektomien durchgeführt von 55 Chirurgen zeigte, dass ca. 90 % der biliären Komplikationen innerhalb der ersten 30 Fälle für den jeweiligen Chirurgen auftraten, während die Häufigkeit mit der individuellen Erfahrung von 1,7 % (1. Operation) bis zu 0,17 % (50. Operation) sank (Moore und Bennett 1995). In der nordamerikanischen Fachliteratur wird daher die Einführung von Qualifikationsprüfungen für die laparoskopische Chirurgie vorgeschlagen (wie z. B. „Fundamentals in Laparoscopic Surgery", FLS), die als Nachweis der Qualifikation für die Facharztprüfung verwendet werden (Swanstrom et al. 2006).

Zugangsspezifische Komplikationen wie Blutungen und Darmläsionen treten während der Anlage des Pneumoperitoneums und beim Setzen von Trokaren auf. Da die Veres-Nadel und der erste Trokar bei dieser Vorgehensweise blind gesetzt werden, kann die scharfe Spitze der Veres-Nadel und des Trokars beim Durchdringen der Bauchdecke nicht optisch kontrolliert werden (Peitgen 2008). Verschiedene Tests zur Bestimmung der richtigen Lage der Veres-Nadel (Injektion, Aspiration, Vakuum, Insufflationsparameter) werden bei der Anwendung grundsätzlich gefordert, konnten aber Verletzungen von Gefäßen oder Bauchorganen nicht verhindern (Vilos et al. 2007).

Ein alternatives Vorgehen mit direktem Trokarzugang ohne vorherige Anlage eines Pneumoperitoneums (Dingfelder 1978) hat sich nicht durchgesetzt. Wegen des blinden Erstzugangs weist dieses Verfahren wahrscheinlich ein ähnliches Risiko für viszerale und vaskuläre Komplikationen auf wie die Verwendung der Veres-Nadel (Molloy et al. 2002). Eine weitere Alternative stellt die Entwicklung und Einführung von klingenlosen, transparenten Trokaren dar, welche mit der Kamera eingebracht werden und somit eine zusätzliche Sicherheitskontrolle ermöglichen.

Die Läsionen der Gallenwege und der Lebergefäße können durch eine optimierte Präparationstechnik wie z. B. die Sicherheitsblick-Methode („criticial view of safety") vermieden werden. Das Prinzip der von Strasberg und Koautoren beschriebenen Präparationstechnik besteht darin, dass 1. das Calot-Dreieck (Abb. 25.2) von Fett und Bindegewebe frei präpariert wird (der Gallengang muss jedoch nicht freigelegt werden), 2. der kaudale Teil der Gallenblase aus dem Leberbett mobilisiert wird und dass 3. der D. cysticus und die A. cystica als einzige 2 zur Gallenblase ziehende Strukturen zirkulär dargestellt werden. Nun können der Ductus und die Arterie geklippt und durchtrennt werden, um die Gallenblase zu entfernen.

Die Indikation zum Umstieg zur offenen Technik oder einer intraoperativen Cholangiographie ist gegeben, sobald es nicht gelingt, die „critical view of safety" darzustellen und somit die eindeutige Identifizierung der wichtigen

Strukturen nicht mehr möglich ist (Strasberg et al. 1995; Strasberg 2005; Strasberg und Brunt 2010). Die Effektivität der Sicherheitsblick-Methode konnte in klinischen Studien bestätigt werden (Yegiyants und Collins 2008).

Thermische Läsionen der Gallenwege sowie des Darmes können durch einen sorgfältigen Umgang mit dem monopolaren Strom vermieden werden. Insbesondere sollte die Präparation bzw. Blutstillung in der Nähe der extrahepatischen Gallenwege sowie des Darmes (rechte Colonflexur, Duodenum) ohne Anwendung elektrischer Diathermie erfolgen (Hunter 1991).

Die monopolare Elektrokoagulation ist durch neue Präparationsverfahren bei der laparoskopischen Cholezystektomie insbesondere die bipolare Hochfrequenz-Technik und die Ultraschalldissektion infrage gestellt (Berger et al. 2001). Der einfachen Handhabbarkeit, dem preiswerten Einsatz und der hohen Leistungsfähigkeit steht die potenzielle thermische Gewebsläsion mit fatalen Folgen gegenüber. Die bipolare Koagulation und die Ultraschalldissektion sind sicherer, aber noch nicht so schnell und immer noch teuer.

Die Lasertechnik ist zwar bereits seit der Anfangsära der laparoskopischen Cholezystektomie in der Diskussion, hat aber bislang keine breite Anwendung gefunden (Fry 1991). Des Weiteren sind hochauflösende und dreidimensionale Bildwiedergabesysteme sowie feinere Dissektions- und Nahtinstrumente zu erwähnen, die eine bessere Gewebepräparation ermöglichen und die Handhabung des Operationssitus vereinfachen.

Nicht alle technischen Neuerungen haben jedoch das Potenzial, die Komplikationsrate bei der laparoskopischen Cholezystektomie zu senken. Anschauliche Beispiele sind die sog. „Single-Port-Technik" und die NOTES („natural orifice translumenal endoscopic surgery")-Technik. Während bei der Single-Port-Technik die Instrumente über einen einzigen 2,5 bis 3,5 cm breiten Trokar eingeführt werden, nutzt das NOTES-Verfahren natürliche Körperöffnungen (Vagina, Magen, Blase) als Zugangsweg. Beide Verfahren bringen zwar dem Patienten einen kosmetischen Vorteil, können aber die Komplikationsrate wegen der eingeschränkten Sicht und der erschwerten Operationstechnik durch manuelles Arbeiten auf sehr engem Raum sogar erhöhen (Thasler 2014).

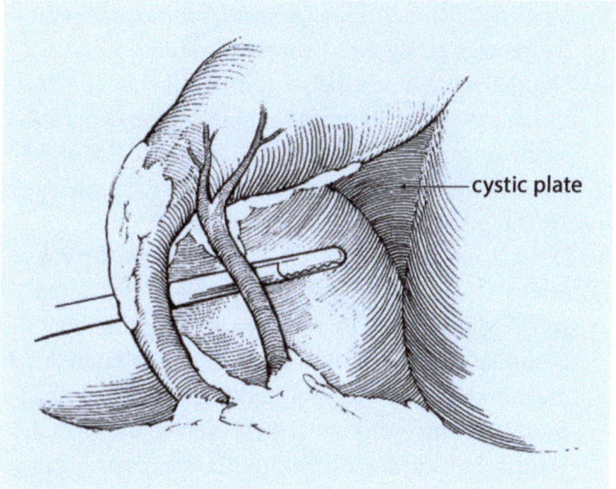

Abb. 25.2 Sicherheitsblick-Technik („critical view of safety"). Das Prinzip der Präparationstechnik besteht in der kompletten Freipräparation des Calot-Dreiecks von Fett- und Narbengewebe ohne Darstellung des D. choledochus, dem Auslösen des kaudalen Anteils der Gallenblase sowie der zirkulären Freilegung der A. und D. cysticus als die 2 einzigen Strukturen, die zur Gallenblase ziehen. (Aus Strasberg und Brunt 2010, mit freundlicher Genehmigung von Elsevier)

25.5 Zusammenfassung

- Verletzungen der Gallenwege, Gallenfisteln, Blutungen und Darmläsionen gehören zu den schweren Komplikationen der laparoskopischen Cholezystektomie.
- Die Komplikationen entstehen meistens infolge einer zu weiten Indikationsstellung bzw. unzureichender Patientenselektion, mangelnder chirurgischen Erfahrung sowie der immanenten chirurgisch-technischen Einschränkungen der laparoskopischen Chirurgie.
- In anatomisch unklaren Situationen sollte die Konversion auf ein offenes Vorgehen großzügig in Erwägung gezogen werden.
- Die Versorgung von biliären Läsionen sollte in Zentren mit Erfahrung in der hepatibiliären Chirurgie interdisziplinär in Zusammenarbeit mit der interventionellen Gastroenterologie und der interventionellen Radiologie erfolgen.
- Kleinere, wenig symptomatische Gallenfisteln ohne diffuse Peritonitis können durch eine ERCP lokalisiert werden und durch eine CT-gesteuerte Drainage in Kombination mit Papillotomie und Gallengang-Stenting therapiert werden.
- Persistierende Gallenleckagen mit einer diffusen galligen Peritonitis bzw. Zeichen einer intraabdominellen Sepsis stellen stets die Indikation zur Relaparotomie mit Lavage der Bauchhöhle dar.
- Okklusionsverletzungen des rechten bzw. eines aberranten Gallenganges führen zur segmentalen Cholestase mit Atrophie des betroffenen Leberlappens/-segments und können durch eine biliodigestive Anastomose ggf. in Kombination mit Leberresektion behandelt werden.
- Die Therapie der Wahl bei Verletzungen des D. choledochus bzw. D. hepaticus ist die biliodigestive Anastomose (Hepatikojejunostomie). Eine primäre Naht ist wegen der meistens unvermeidbaren Spannung an der Anastomose nicht zu empfehlen. Kleinere seit-

liche Läsionen des Gallenganges können durch eine T-Drainage erfolgreich behandelt werden.
- Blutungen entstehen meistens im Gallenblasenbett als Resultat einer zu tiefen Präparation im Leberparenchym, aus dem Stumpf der A. cystica bei Dislokation des Clips sowie im Bereich der Bauchdecke aus Trokareinstichstellen.
- Darmläsionen entstehen am häufigsten bei der Anlage des Pneumoperitoneums bzw. beim Platzieren von Trokaren sowie im Rahmen der Präparation. Besonders gefährlich sind thermische Läsionen durch die monopolare Hochfrequenzkoagulation, da sie intraoperativ meistens unbemerkt bleiben und sich die Darmwandnekrose mit Peritonitis erst im postoperativen Verlauf entwickelt.
- Die immer noch signifikante Komplikationsrate nach der laparoskopischen Cholezystektomie könnte durch eine kritische Indikationsstellung, ein adäquates chirurgisches Training, sorgfältige Präparationstechniken („critical view of safety", Präparation ohne Anwendung monopolarer Diathermie im Calot-Dreieck) sowie durch technische Innovationen (z. B. transparente Trokare, HD- und 3-D-Optik, Ultraschalldissektoren) vermieden werden.

Literatur

Afdhal NH, Vollmer CM (2014) Complications of laparoscopic cholecystectomy. In: Ashley SW, Collins KA (Hrsg) UpToDate. Wolters-Kluwer, Alphen aan den Rijn, Niederlande

Ball CG, MacLean AR, Kirkpatrick AW, Bathe OF, Sutherland F, Debru E et al (2006) Hepatic vein injury during laparoscopic cholecystectomy: the unappreciated proximity of the middle hepatic vein to the gallbladder bed. J Gastrointest Surg 10(8):1151–1155

Berger M, Junemann K, Schramm H (2001) Danger of monopolar current in laparoscopic gallbladder surgery. Zentralbl Chir 126(8):591–595

Binenbaum SJ, Goldfarb MA (2006) Inadvertent enterotomy in minimally invasive abdominal surgery. JSLS 10(3):336–340

Biscione FM, Couto RC, Pedrosa TM, Neto MC (2007) Comparison of the risk of surgical site infection after laparoscopic cholecystectomy and open cholecystectomy. Infect Control Hosp Epidemiol 28(9):1103–1106

Bishoff JT, Allaf ME, Kirkels W, Moore RG, Kavoussi LR, Schroder F (1999) Laparoscopic bowel injury: incidence and clinical presentation. J Urol 161(3):887–890

Blumgart LH, Kelley CJ, Benjamin IS (1984) Benign bile duct stricture following cholecystectomy: critical factors in management. Br J Surg 71(11):836–843

Buell JF, Cronin DC, Funaki B, Koffron A, Yoshida A, Lo A et al (2002) Devastating and fatal complications associated with combined vascular and bile duct injuries during cholecystectomy. Arch Surg 137(6):703–708

Bujanda L, Calvo MM, Cabriada JL, Orive V, Capelastegui A (2003) MRCP in the diagnosis of iatrogenic bile duct injury. NMR Biomed 16(8):475–478

Callery MP (2006) Avoiding biliary injury during laparoscopic cholecystectomy: technical considerations. Surg Endosc 20(11):1654–1658

Carroll BJ, Birth M, Phillips EH (1998) Common bile duct injuries during laparoscopic cholecystectomy that result in litigation. Surg Endosc 12(4):310–313

Chapman WC, Halevy A, Blumgart LH, Benjamin IS (1995) Postcholecystectomy bile duct strictures. Management and outcome in 130 patients. Arch Surg 130(6):597–602

Davidoff AM, Branum GD, Meyers WC (1993) Clinical features and mechanisms of major laparoscopic biliary injury. Semin Ultrasound CT MR 14(5):338–345

Dingfelder JR (1978) Direct laparoscope trocar insertion without prior pneumoperitoneum. J Reprod Med 21(1):45–47

Dixon E, Sutherland FR, Vollmer CM Jr, Greig PD (2003) Bile duct injury after laparoscopic cholecystectomy: resection of the entire extrahepatic biliary tree. J Am Coll Surg 197(5):862–863

Frilling A, Li J, Weber F, Fruhauf NR, Engel J, Beckebaum S et al (2004) Major bile duct injuries after laparoscopic cholecystectomy: a tertiary center experience. J Gastrointest Surg 8(6):679–685

Fry SM (1991) Laser laparoscopic cholecystectomy: a state-of-the-art assessment. J Clin Laser Med Surg 9(2):97–102

Gigot J, Etienne J, Aerts R, Wibin E, Dallemagne B, Deweer F et al (1997) The dramatic reality of biliary tract injury during laparoscopic cholecystectomy. An anonymous multicenter Belgian survey of 65 patients. Surg Endosc 11(12):1171–1178

Hellinger A, Lange R, Peitgen K, Stephan V, Krause U, Erhard J (1997) Bile duct lesions in laparoscopic cholecystectomy – methods of reconstruction and results. Zentralbl Chir 122(12):1092–1098

Hunter JG (1991) Avoidance of bile duct injury during laparoscopic cholecystectomy. Am J Surg 162(1):71–76

Keus F, Broeders IA, van Laarhoven CJ (2006) Gallstone disease: Surgical aspects of symptomatic cholecystolithiasis and acute cholecystitis. Best Pract Res Clin Gastroenterol 20(6):1031–1051

Khalid TR, Casillas VJ, Montalvo BM, Centeno R, Levi JU (2001) Using MR cholangiopancreatography to evaluate iatrogenic bile duct injury. AJR Am J Roentgenol 177(6):1347–1352

Khan MH, Howard TJ, Fogel EL, Sherman S, McHenry L, Watkins JL et al (2007) Frequency of biliary complications after laparoscopic cholecystectomy detected by ERCP: experience at a large tertiary referral center. Gastrointest Endosc 65(2):247–252

Laurent A, Sauvanet A, Farges O, Watrin T, Rivkine E, Belghiti J (2008) Major hepatectomy for the treatment of complex bile duct injury. Ann Surg 248(1):77–83

Lee CM, Stewart L, Way LW (2000) Postcholecystectomy abdominal bile collections. Arch Surg 135(5):538–542

Lillemoe KD (2008) Current management of bile duct injury. Br J Surg 95(4):403–405

Madariaga JR, Dodson SF, Selby R, Todo S, Iwatsuki S, Starzl TE (1994) Corrective treatment and anatomic considerations for laparoscopic cholecystectomy injuries. J Am Coll Surg 179(3):321–325

McAlister VC (2000) Abdominal fluid collection after laparoscopic cholecystectomy. Br J Surg 87(9):1126–1127

Molloy D, Kaloo PD, Cooper M, Nguyen TV (2002) Laparoscopic entry: a literature review and analysis of techniques and complications of primary port entry. Aust N Z J Obstet Gynaecol 42(3):246–254

Moore MJ, Bennett CL (1995) The learning curve for laparoscopic cholecystectomy. The Southern Surgeons Club. Am J Surg 170(1):55–59

Neuhaus P, Schmidt SC, Hintze RE, Adler A, Veltzke W, Raakow R et al (2000) [Classification and treatment of bile duct injuries after laparoscopic cholecystectomy]. Chirurg 71(2):166–173

Oh HC, Lee SK, Lee TY, Kwon S, Lee SS, Seo DW et al (2007) Analysis of percutaneous transhepatic cholangioscopy-related complications and the risk factors for those complications. Endoscopy 39(8):731–736

Peitgen K (2008) Trokare in der minimalinvasiven Chirurgie: Anwendung, Sicherheit und Komplikationen. CHAZ 9(9):1–6
Pencev D, Brady PG, Pinkas H, Boulay J (1994) The role of ERCP in patients after laparoscopic cholecystectomy. Am J Gastroenterol 89(9):1523–1527
Perissat J, Collet D, Belliard R, Desplantez J, Magne E (1992) Laparoscopic cholecystectomy: the state of the art. A report on 700 consecutive cases. World J Surg 16(6):1074–1082
Raute M, Podlech P, Jaschke W, Manegold BC, Trede M, Chir B (1993) Management of bile duct injuries and strictures following cholecystectomy. World J Surg 17(4):553–562
Ress AM, Sarr MG, Nagorney DM, Farnell MB, Donohue JH, McIlrath DC (1993) Spectrum and management of major complications of laparoscopic cholecystectomy. Am J Surg 165(6):655–662
de Reuver PR, Busch OR, Rauws EA, Lameris JS, van Gulik TM, Gouma DJ (2007a) Long-term results of a primary end-to-end anastomosis in peroperative detected bile duct injury. J Gastrointest Surg 11(3):296–302
de Reuver PR, Grossmann I, Busch OR, Obertop H, van Gulik TM, Gouma DJ (2007b) Referral pattern and timing of repair are risk factors for complications after reconstructive surgery for bile duct injury. Ann Surg 245(5):763–770
Rossi RL, Schirmer WJ, Braasch JW, Sanders LB, Munson JL (1992) Laparoscopic bile duct injuries. Risk factors, recognition, and repair. Arch Surg 127(5):596–601
Schmitt CM, Baillie J, Cotton PB (1995) ERCP following laparoscopic cholecystectomy: a safe and effective way to manage CBD stones and complications. HPB Surg 8(3):187–192
Shimada H, Endo I, Shimada K, Matsuyama R, Kobayashi N, Kubota K (2012) The current diagnosis and treatment of benign biliary stricture. Surg Today 42(12):1143–1153
Siewert JR, Ungeheuer A, Feussner H (1994) Bile duct lesions in laparoscopic cholecystectomy. Chirurg 65(9):748–757
Sinha R, Gurwara AK, Gupta SC (2009) Laparoscopic cholecystectomy under spinal anesthesia: a study of 3492 patients. J Laparoendosc Adv Surg Tech A 19(3):323–327
Steinert R, Nestler G, Sagynaliev E, Muller J, Lippert H, Reymond MA (2006) Laparoscopic cholecystectomy and gallbladder cancer. J Surg Oncol 93(8):682–689
Stewart L, Way LW (1995) Bile duct injuries during laparoscopic cholecystectomy. Factors that influence the results of treatment. Arch Surg 130(10):1123–1128
Strasberg SM (2005) Biliary injury in laparoscopic surgery: part 2. Changing the culture of cholecystectomy. J Am Coll Surg 201(4):604–611
Strasberg SM, Brunt LM (2010) Rationale and use of the critical view of safety in laparoscopic cholecystectomy. J Am Coll Surg 211(1):132–138
Strasberg SM, Callery MP, Soper NJ (1995a) Laparoscopic hepatobiliary surgery. Prog Liver Dis 13:349–380
Strasberg SM, Hertl M, Soper NJ (1995b) An analysis of the problem of biliary injury during laparoscopic cholecystectomy. J Am Coll Surg 180(1):101–125
Swanstrom LL, Fried GM, Hoffman KI, Soper NJ (2006) Beta test results of a new system assessing competence in laparoscopic surgery. J Am Coll Surg 202(1):62–69
Thasler WE (2014) Minimalinvasive Chirurgie: Nur ein Aspekt der „besseren Kosmetik"? Klinikarzt 43(4):179
Thurley PD, Dhingsa R (2008) Laparoscopic cholecystectomy: postoperative imaging. AJR Am J Roentgenol 191(3):794–801
Vilos GA, Ternamian A, Dempster J, Laberge PY (2007) The Society of Obstetricians and Gynaecologists of Canada. Laparoscopic entry: a review of techniques, technologies, and complications. J Obstet Gynaecol Can 29(5):433–465
Vitale GC, Stephens G, Wieman TJ, Larson GM (1993) Use of endoscopic retrograde cholangiopancreatography in the management of biliary complications after laparoscopic cholecystectomy. Surgery 114(4):806–812
Vitellas KM, El-Dieb A, Vaswani K, Bennett WF, Fromkes J, Steinberg S et al (2001) Detection of bile duct leaks using MR cholangiography with mangfodipir trisodium (Teslascan). J Comput Assist Tomogr 25(1):102–105
Vollmer CM Jr., Callery MP (2007) Biliary injury following laparoscopic cholecystectomy: why still a problem? Gastroenterology 133(3):1039–1041
Walker AT, Shapiro AW, Brooks DC, Braver JM, Tumeh SS (1992) Bile duct disruption and biloma after laparoscopic cholecystectomy: imaging evaluation. AJR Am J Roentgenol 158(4):785–789
Weber A, Feussner H, Winkelmann F, Siewert JR, Schmid RM, Prinz C (2009) Long-term outcome of endoscopic therapy in patients with bile duct injury after cholecystectomy. J Gastroenterol Hepatol 24(5):762–769
Winslow ER, Fialkowski EA, Linehan DC, Hawkins WG, Picus DD, Strasberg SM (2009) „Sideways": results of repair of biliary injuries using a policy of side-to-side hepatico-jejunostomy. Ann Surg 249(3):426–434
Woods MS, Shellito JL, Santoscoy GS, Hagan RC, Kilgore WR, Traverso LW et al (1994) Cystic duct leaks in laparoscopic cholecystectomy. Am J Surg 168(6):560–563
Woods MS, Traverso LW, Kozarek RA, Donohue JH, Fletcher DR, Hunter JG et al (1995) Biliary tract complications of laparoscopic cholecystectomy are detected more frequently with routine intraoperative cholangiography. Surg Endosc 9(10):1076–1080
Wu YV, Linehan DC (2010) Bile duct injuries in the era of laparoscopic cholecystectomies. Surg Clin North Am 90(4):787–802
Yegiyants S, Collins JC (2008) Operative strategy can reduce the incidence of major bile duct injury in laparoscopic cholecystectomy. Am Surg 74(10):985–987

Komplikationen in der Adipositaschirurgie

R. Ladurner

M. Rentsch, A. Khandoga, M. Angele, J. Werner (Hrsg.), *Komplikationsmanagement in der Chirurgie*,
DOI 10.1007/978-3-662-43475-8_26, © Springer-Verlag Berlin Heidelberg 2015

Weltweit leiden nach Daten der WHO 1,5 Mrd. Menschen an Übergewicht (Klassifikation des Body-Mass-Index, BMI, ▣ Tab. 26.1). In Europa sind die Hälfte aller Erwachsenen und ein Fünftel aller Kinder übergewichtig, 6 % der Ausgaben des Gesundheitswesens in der EU sind durch Adipositas verursacht. Adipositas und assoziierte Begleiterkrankungen (Diabetes mellitus Typ 2, Fettstoffwechselstörungen, Bluthochdruck, koronare Herzerkrankungen) verkürzen die Lebenserwartung und verringern die Lebensqualität (Fontaine et al. 2003). Ursache des Übergewichtes ist eine Imbalance zwischen Kalorienaufnahme und Verbrauch, was in einer positiven Kalorienbilanz resultiert.

Der erste Therapieansatz ist eine Steigerung des Energieverbrauches durch vermehrte körperliche Aktivität und gleichzeitig eine Verminderung der Kalorienzufuhr. Die konservative Behandlung ist aber mittel- und langfristig nur begrenzt erfolgreich. Auch wenn nicht kausal, so ist die operative Intervention zur dauerhaften Gewichtsreduktion die effektivste Behandlung (Buchwald et al. 2004; Buchwald et al. 2009; Sjostrom et al. 2004). Ein weiterer Effekt bariatrischer Operationen ist die positive Beeinflussung der assoziierten Stoffwechselstörungen, speziell des Diabetes mellitus Typ 2, wodurch der Begriff „metabolische Chirurgie" geprägt wurde.

Aufgrund der Komorbiditäten sind bariatrische Operationen als Hochrisikoeingriffe anzusehen. Daher ist es unabdingbar, dass die Patienten einem interdisziplinärem Team aus Ernährungsmedizinern, Internisten (Endokrinologen, Pulmonologen, Kardiologen), Psychologen/Psychiatern und Chirurgen vorgestellt werden. Ziel dieser Vorgehensweise ist es, unter professioneller Supervision die konservativen Behandlungsmaßnahmen auszuschöpfen und die für eine Operation geeigneten Patienten zu selektionieren und vorzubereiten.

Sekundäre Ursachen einer Adipositas wie eine Hypothyreose oder ein Hypercortisolismus müssen ausgeschlossen werden. Übergewichtige Patienten haben häufig Angst-, Ess und Persönlichkeitsstörungen, jeder dritte nimmt Antidepressiva (S3-Leitlinien Adipositas). Auch wenn psychische Störungen selten ein Ausschlusskriterium (z. B. schwere Psychose) darstellen, ist eine begleitende psychologisch/psychiatrische Evaluation und eventuelle Therapie für die prä- und postoperative Patientenführung empfehlenswert. Ebenfalls zur präoperativen Abklärung gehört eine Ösophagogastroduodenoskopie (Ausschluss Magen/Duodenalulcus, Refluxösophagitis, Hiatushernie).

Im Rahmen der chirurgischen Vorstellung wird der Patient über mögliche Operationen, deren Risiken und Komplikationen aufgeklärt. In der eigenen Klinik finden die Gespräche mit den Chirurgen im Erstgespräch und nach internistischer Vorbereitung vor Vergabe des Operationstermins statt. Hier können nochmals Patientenfragen besprochen und die präoperative Abklärung hinsichtlich Vollständigkeit überprüft werden. Bei der Indikation sollte man sich an die Empfehlungen der S3-Leitlinien der Chirurgie der Adipositas halten: Patienten mit einem BMI $>40\,kg/m^2$ oder über $35\,kg/m^2$ mit assoziierten Begleiterkrankungen nach Erschöpfen der konservativer Therapie. Das Alter *per se* stellt keine Kontraindikation dar. Eine Verlängerung der Lebenserwartung durch Reduktion von kardiovaskulären Erkrankungen, Diabetes mellitus und Malignomen ist bei älteren Patienten sekundär. Das vorrangige Behandlungsziel ist die Verhinderung von Immobilität und Pflegebedürftigkeit.

Indikationen außerhalb der Leitlinien-Empfehlungen sollten gut dokumentiert und der Entscheidungsweg nachvollziehbar sein. Wie bei jeder Operation sind die Risiken des Eingriffes dem Nutzen (Gewichtsverlust, Verbesserung der Komorbiditäten, Verbesserung der Lebensqualität/-erwartung) gegenüberzustellen. Dies muss mit den Patienten offen, verständlich und umfangreich besprochen werden.

Die bariatrischen Operationen basieren auf zwei Prinzipien: Einschränkung der Nahrungszufuhr (Restriktion) und Einschränkung der Nahrungsresorption (Malabsorption). Bezüglich der Indikation und des Effektes der verschiedenen Techniken auf Gewichtsverlust und Komorbiditäten verweisen wir auf die entsprechende Literatur (Jurowich et al. 2012; Neff et al. 2013; Noria und Grantscharov 2013; S3-Leitlinien).

Die postoperative Mortalität in der Adipositaschirurgie liegt zwischen 0,2 und 0,7 %. Die häufigsten Todesursachen (ca. 80 %) sind die Sepsis bei Anastomoseninsuffizienz, kardiale Ursachen und Thromboembolien (DeMaria et al. 2007; Morino et al. 2007; Smith et al. 2011).

Im folgenden Abschnitt werden die typischen Komplikationen der häufigsten bariatrischen Eingriffe (Magenballon, Magenband, Schlauchmagen, Roux-Y-Magenbypass), deren Diagnostik und Behandlung beschrieben (Weiner et al. 2015).

26.1 Magenballon

26.1.1 Prinzip

Ein mit Kochsalzlösung füllbarer Silikonballon wird endoskopisch in den Magen eingebracht. Kontraindikationen sind gastrale Voroperationen, gastroduodenale Ulcera, Therapie mit Gerinnungshemmern, Hiatushernie mit Refluxösopahgitis und Essstörungen wie die Bulimie. Durch die Füllung des Ballons (Füllvolumen 400 bis 600 ml) verkleinert sich das funktionelle Magenvolumen und ein Sättigungsgefühl tritt auch bei kleinen Portionen auf (restriktives Prinzip).

Tab. 26.1 Klassifizierung von Normal-, Übergewicht und Adipositas anhand des Body-Mass-Index (BMI)

Klassifikation	BMI kg/m²
Normalgewicht	18,5–24,9
Übergewicht	25,0–29,9
Adipositas Grad I	30,0–34,9
Adipositas Grad II	35,0–39,9
Adipositas Grad III	>40,0

Ein Gewichtsverlust von 5 bis 9 BMI-Punkten in 6 Monaten ist möglich. In dieser Phase erhalten die Patienten Protonenpumpeninhibitoren. Danach sollte der Magenballon wegen der Gefahr der Ballonruptur entfernt werden (Loffredo et al. 2001; Mathus-Vliegen 2008). Dabei wird der Inhalt endoskopisch abpunktiert und der Ballon enoral extrahiert. Der Magenballon ist sowohl als invasive Einzelmaßnahme im multimodalen Gesamtkonzept als auch als Vorbereitung für einen bariatrisch- chirurgischen Eingriff möglich (Evans und DeLegge 2011).

26.1.2 Komplikationen und ihr Management

Technische Probleme können beim Platzieren des Magenballons im Fundus oder beim Füllen durch mangelnde Entfaltung des Ballons, Diskonnektion des Insertionskatheters oder Verletzung der Ballonhülle auftreten. Schwerwiegende endoskopische Komplikationen wie Magen- oder Ösophagus-Perforationen sind selten (<0,2 %). Passagere Übelkeit und Erbrechen postinterventionell sind mit 39,9 % die häufigsten Komplikationen, gefolgt von epigastrischen Schmerzen mit 20,1 % und Dehydratation mit 4,6 % (Sallet et al. 2004). Nachdem die Endoskopie häufig ambulant oder kurzstationär erfolgt, sollte eine zeitnahe (2 bis 3 Tage) klinische Nachkontrolle erfolgen.

In einigen Fällen sind eine stationäre Behandlung zur intravenösen Substitution von Elektrolyten und Flüssigkeit, sowie die Gabe von Protonenpumpeninhibitoren und eine antiemetische Therapie notwendig. In ca. 4 % der Fälle muss der Magenballon wegen Unverträglichkeit frühzeitig entfernt werden (Sallet et al. 2004; Imaz et al. 2008).

Schwerwiegende Komplikationen wie eine Magenperforation bei Distension durch Verlegung des Magenausganges oder Verlust der Füllflüssigkeit mit Dünndarmobstruktion sind mit 0,6 bis 0,3 % selten (Sallet et al. 2004). Einige Magenballone sind daher mit Methylenblau gefüllt oder verfügen über röntgendichte Marker. Bei Ruptur färbt sich der Urin blau und die Röntgenuntersuchung erlaubt die Lage des Magenballons zu erkennen.

Die gefährlichste Komplikation ist die Magenperforation. Entsprechend den unten angeführten Zeichen ist häufig nur eine unklare Verschlechterung des Allgemeinzustandes, Tachykardie und Leukozytose die vorherrschende Klinik. Die Abklärung erfolgt durch Röntgen (freie Luft), Endoskopie und ggf. bei Nachweis notfallmäßiger Operation (Laparoskopie/Laparotomie). Ist eine enterale Ernährung nicht möglich bzw. präsentieren sich die Patienten mit dem Bild eines Ileus, ist an eine Magenobstruktion oder einen Dünndarmileus bei Ruptur des Ballons zu denken (anamnestisch: Urin blau gefärbt). Die Abklärung erfolgt erneut mit Röntgen (Dünndarmileus, Magendistension). Bei der Magenobstruktion wird der Ballon endoskopisch geborgen. Dies ist notfallmäßig durchzuführen, da bei massiver Dilatation des Magenlumens eine Perforation bis hin zur Ischämie der Magenwand droht.

Der Dünndarmsubileus durch einen rupturierten Magenballon kann je nach Klinik und Allgemeinzustand des Patienten konservativ behandelt werden (Magensonde, parenterale Flüssigkeitssubstitution, klinische Überwachung). Ziel ist der Abgang des Magenballons per via naturalis (Conti et al. 1988; Mousavi et al. 2012). Die Patienten müssen aber engmaschig klinisch überwacht werden. Bei Versagen der konservativen Maßnahmen ist eine operative Bergung notwendig. Wenn möglich sollte der Eingriff minimalinvasiv durchgeführt werden.

26.2 Verstellbares Magenband

26.2.1 Prinzip

Durch die Implantation eines verstellbaren Silikonbandes am Mageneingang wird ein kleiner Magen-Pouch gebildet. Bereits durch kleine Mahlzeiten stellt sich ein Völle- und Sättigungsgefühl ein. Die Anatomie des Gastrointestinaltraktes wird nicht verändert.

26.2.2 Komplikationen und ihr Management

Magenband-Slippage und Pouch-Dilatation

Nach einer Magenbandimplantation ist eine leichte Dysphagie unmittelbar postoperativ möglich (Monkhouse et al. 2012). Eine anhaltende Dysphagie (>4 bis 5 Tage) sollte röntgenologisch mit einer Gastrografin-Passage abgeklärt werden. Ursachen sind ein Verrutschen des Magenbandes oder eine frühe Pouch-Dilatation.

Pouch-Dilatation und Verrutschen des Magenbandes (Slippage) zählen zu den häufigsten Komplikationen (1 bis 20 %; Egan et al. 2011; Lee und Kim 2014).

Bei der Pouch-Dilatation und der Magenband-Slippage handelt es sich um zwei unterschiedliche Entitäten, die kombiniert oder getrennt auftreten können. Pouch-Dilatationen können in konzentrische und exzentrische Erweiterungen eingeteilt werden. Bei der konzentrischen Pouch-Dilatation ist das Magenband nicht verrutscht (korrekte Lage des Magenbandes mit einem Winkel von 45° in der a.p.-Röntgenuntersuchung). Die konzentrische Pouch-Dilatation entsteht durch einen erhöhten intraluminalen Druck (zu starke Füllung des Magenbandes oder unkontrollierte Nahrungsaufnahme, Diätfehler; Brown et al. 2008).

Ist der erweiterte Pouch nach intrathorakal verlagert, so besteht gleichzeitig eine Hiatushernie. Das Magenband muss entblockt werden. Die Patienten erhalten Protonenpumpenhinhibitoren. Eine erneute sukzessive Füllung des Magenbandes unter Röntgenkontrolle kann nach einigen Wochen erfolgen. Auch ein Verrutschen des Magenbandes (Slippage) führt zu einer Pouch-Dilatation (exzentrisch: anteriore oder seltener posteriore). Eine anteriore Pouch-Dilatation entsteht in der Regel durch Lösen der Nähte zwischen Fundus und Magen-Pouch, entweder wenn die Nähte nur Fettgewebe fassen oder sich mit der Zeit lockern.

Eine posteriore Pouch-Dilatation ist durch die sogenannte „pars flaccida“ Technik selten geworden (Sherwinter et al. 2006). Dabei wird das Magenband nach stumpfer retroösophagealer Präparation eines Tunnels zwischen rechten und linken Zwerchfellschenkel oberhalb der Bursa omentalis eingebracht (Fielding und Allen 2002). Diese Technik ist aktuell die gängige Praxis und hat die retrogastrische Platzierung aufgrund vermehrter Slippage-Raten abgelöst.

Je nach dem Ausmaß der Slippage kann es auch zur Obstruktion des Magenlumens kommen. Die Patienten klagen über Dysphagie, Erbrechen, Refluxbeschwerden und der Unfähigkeit zur Nahrungsaufnahme. Im Gastrografinschluck zeigt sich eine fehlende Kontrastmittelpassage bei dilatiertem Magen-Pouch. Das Magenband muss sofort entblockt werden, da analog einer eingeklemmten Hernie eine Nekrose des Magen-Pouches droht. Ist daraufhin die Passage immer noch gestört, ist eine Notfalloperation notwendig. Das Risiko der Aspiration bei Narkoseeinleitung ist erhöht. Inwieweit das Magenband neuplatziert, gewechselt oder komplett entfernt werden muss, hängt vom intraoperativen Befund (Ausmaß der Magenwandschädigung durch die Einklemmung oder Präparation, Integrität des Magenbandes nach Manipulation) ab. Bei Läsionen der Magenwand und notwendiger Übernähung sollte aufgrund der Infektionsgefahr keine simultane Implantation eines neuen Magenbandes erfolgen. Die Patienten sind über die Dringlichkeit der Operation bis hin zum Extremfall der Gastrektomie aufzuklären.

! Bei Dysphagie, Unfähigkeit der Nahrungsaufnahme oder Erbrechen muss an eine Dilatation des Magen-Pouches mit möglicher Pouch-Nekrose gedacht werden.

Defekt des Magenbandes/Portschlauches

Das Magenband wird erstmalig 4 Wochen nach Implantation mit Kochsalzlösung über den Port unter Röntgenkontrolle gefüllt. Bis dahin erfolgt die orale Ernährung mit Flüssig- und Breikost. Ist die Portkammer oder das Schlauchsystem leck, so ist ein Engerstellen des Magenbandes nicht möglich. Der Grund kann in einer Verletzung des Magenbandes, des Schlauchsystems und/oder der Portkammer sein (Verletzung durch traumatische Fasszangen, Materialermüdung, Verletzung der Portmembran durch wiederholte Punktion). Die Lokalisation der Undichtigkeit kann wiederum ebenfalls radiologisch mit in den Port appliziertem Kontrastmittel verifiziert werden. Bei einer Undichtigkeit des Magenbandes muss dieses durch eine Relaparoskopie ausgetauscht werden. Das neue Magenband wird in den Gewebekanal des alten Magenbands eingeschoben. Es sollte versucht werden, die Fundusnähte nicht zu lösen (Gefahr der Magenwandverletzung). Bei einer Leckage der Portkammer oder des Portschlauches kann diese auch in Lokalanästhesie gewechselt werden (auf kompatible Systeme achten). Intraoperativ kann die Dichtigkeit des Bandsystems durch Methylenblauinjektion überprüft werden.

Dislokation der Portkammer

Bei unzureichender Nahtfixation der Portkammer an der Bauchdeckenfaszie kann es zu einem Verkippen der Portkammer kommen. Dies tritt in der Regel unmittelbar postoperativ auf. Die Portkammer ist perkutan nicht punktierbar. Die Korrektur der Ports ist in Lokalanästhesie möglich. Die Bodenplatte der Portkammer wird nach Freilegung der Bauchdeckenfaszie mit nicht resorbierbaren Nähten fixiert. Durch sorgfältige Operationstechnik soll eine Verletzung des Portschlauches verhindert werden.

Infektion von Port und/oder Magenband

Infektionen des Portsystems können unmittelbar postoperativ als Wundinfektion oder aber im Verlauf durch unsterile Punktion bei Füllen des Magenbandes auftreten. Auch an eine Schleimhauterosion durch das Magenband mit resultierender aszendierender Portinfektion ist zu denken. Zum sicheren Ausschluss einer sogenannten Magenbandmigration ist bei jeder Portinfektion eine Endoskopie notwendig. Ein infizierter Port muss entfernt werden. Ist lediglich die Portkammer betroffen wird diese entfernt und das Schlauchsystem aus dem subkutanen Infektherd in die Bauchhöhle verlagert. Bei nach intraabdominell bzw. *vice versa* durch Magenbandmigration nach subktuan fortgeleiteten Infektion muss auch das Magenband und das die Portkammer verbindende Schlauchsystem entfernt werden. Bis zur Ausheilung des Infektes (Prinzipien der offenen Wundbehandlung mit sekundärer Wundheilung ggf. VAC-Therapie) wird kein Magenband bzw. Portkammer implantiert.

Bei Infektion der Portkammer an eine Magenbandmigration denken.

Perforation

Verletzungen des Magens oder der Speiseröhre sind selten. Klinisch finden sich Zeichen einer Peritonitis, hohe Infektparameter oder auffälliges Drainagesekret. Bei klinischem Verdacht sollte eine rasche Abklärung zum Ausschluss oder Nachweis einer Perforation erfolgen (ÖGD ggf. Kontrastmitteldarstellung im konventionellen Röntgen oder CT, ggf. Relaparoskopie und intraoperative Endoskopie).

Tachykardie und Leukozytose sind oft die einzigen Zeichen einer Perforation. Findet sich bei der Relaparoskopie eine Perforation am gastroösophagealen Übergang, muss das Magenband entfernt werden. Anschließend erfolgt die Übernähung der Perforation und Deckung der Nähte durch eine Fundusplikatur, das Legen einer Zieldrainage und Spülung der Bauchhöhle. Intraoperativ sollte eine Magensonde gelegt werden, je nach Größe der Perforation und Ausmaß der Bauchfellentzündung ist auch an die Notwendigkeit der Einlage einer jejunalen Ernährungssonde zu denken.

Migration des Magenbandes

Das Band wandert durch die Magenwand nach endoluminal. Ursächlich sind ein zu stark geblocktes Magenband und eine Schädigung der Magenwand zu diskutieren. Der Verdacht sollte bei Portinfektion, Oberbauchschmerzen, gastrointestinaler Blutung und Gewichtszunahme gestellt werden. Die Diagnose erfolgt durch eine Endoskopie. Bei kompletter endoluminaler Lage kann eine endoskopische Bergung erfolgen, ansonsten muss das Magenband laparoskopisch entfernt werden. Eine Neuimplantation sollte wegen Gefahr einer erneuten Migration und Infektionsgefahr nicht durchgeführt werden.

26.3 Schlauchmagen

26.3.1 Prinzip

Bei der Schlauchmagen-Operation („sleeve gastrectomy") wird das Magenvolumen durch eine longitudinale Resektion entlang der kleinen Magenkuvatur verkleinert. Neben der Restriktion spielen auch neurohumorale Wirkmechanismen (Senkung von Ghrelin) bei der Gewichtsreduktion eine Rolle. Die Schwachstelle der Operation ist die Klammernahtreihe. Hier kann es zu Blutungen, Insuffizienzen oder im Verlauf zu Stenosen kommen.

26.3.2 Komplikationen und ihr Management

Blutung

Blutungen und Insuffizienzen im Bereich der Klammernahtreihe finden sich in 1 bis 3 % der Fälle nach laparoskopischen Magenschlauchoperationen (Basso et al. 2011; Bellanger und Greenway 2011; Gadiot et al. 2012; Menenakos et al. 2010). Sie treten unmittelbar postoperativ bis zum Abschluss der Anastomosenheilung auf (Tag 10). Blutungen an der Klammernahtreihe können nach intraluminal oder extraluminal auftreten. Die intraluminale Blutung zeigt die klinischen Zeichen einer oberen gastrointestinalen Blutung mit Hämatemesis und Teerstuhl. Die Abklärung erfolgt analog einer gastrointestinalen Blutung mit Legen von großlumigen Venenzugängen, Volumensubsitution ggf. Gabe von Erythrozytenkonzentraten, Kreislauf-Monitoring und notfallmäßiger Gastroskopie mit dem Ziel der Blutungslokalisation und -kontrolle (Klippen, Unterspritzen).

Blutungen nach extraluminal fallen durch die Kombination von Hämoglobinabfall, Tachykardie und Blutdruckabfall auf. Analog postoperativen Nachblutungen treten sie innerhalb der ersten 48 Stunden postoperativ auf. Ein unauffälliges Drainagesekret schließt eine Hb-wirksame intraabdominelle Blutung nicht aus. Neben der Klammernahtreihe kann es zur Blutung aus den Trokareinstichstellen kommen. Auch Verletzungen von Leber, Milz oder des Mesenteriums sind möglich. Die Entscheidung zur Relaparoskopie ist abhängig von Dynamik, Intensität und Lokalisation der Blutung, der Kreislaufreaktion und der klinischen Symptomatik. Im Zweifel sollte die Indikation aber großzügig gestellt werden. Ein konservatives Vorgehen verlangt eine engmaschige intensivmedizinische Überwachung. Inwieweit die Verwendung sogenannter Klammernahtverstärker das Blutungsrisiko verringern kann, ist bis dato strittig (Dapri et al. 2010).

Insuffizienz

Analog zu Anastomoseninsuffizienzen können Leckagen an der Klammernahtreihe früh (<3 Tage) oder spät postoperativ (>8 Tage) auftreten. 89 % der Insuffizienzen finden sich am gastroösophagealen Übergang (Aurora et al. 2012).

Sie verlaufen häufig klinisch inapparent. Die Diagnose erfolgt dann radiologisch in der postoperativen Röntgenuntersuchung (Gastrografinschluck) oder der oralen Blauprobe (orale Gabe von Methylenblau). Anderseits sind

Tachykardie, Fieber, Tachypnoe und Leukozytose oft die ersten Zeichen einer Insuffizienz. Nachdem die klinische Untersuchung bei adipösen Patienten wenig aussagekräftig ist, sind dies oft die ersten Symptome.

Bei Verdacht sollte die Indikation zur Relaparoskopie großzügig gestellt werden. Entscheidend für das Management sind der Zeitpunkt und die Klinik (Kreislauf, laborchemische Infektzeichen, Organfunktion). Kirschner propagierte bereits 1926 die Prinzipien der Peritonitisbehandlung: 1. chirurgische Herdsanierung, 2. intraopertive Lavage und 3. lokale Drainage.

Ist die Insuffizienz gedeckt (lokale Peritonitis) bzw. ein Verhalt abgekapselt, kann auch eine CT-gesteuerte Punktion und Drainage erfolgen. Eine Übernähung der Klammernahtinsuffizienz scheitert meist am entzündeten und brüchigen Gewebe, sodass eine endoskopische oder endoluminale Versorgung zum Ausschalten der Infektionsquelle erfolgen sollte. Dabei sind gute Ergebnisse durch Überstentung der Klammernahtinsuffizienz gemacht worden (Sarkhosh et al. 2013; Simon et al. 2013). Kleine Insuffizienzen können auch mit OTS-Clips („over the scope clip“) endoskopisch verschlossen werden. Bis zur Abheilung der Insuffizienz erfolgt eine parenterale oder enterale Ernährung über eine Jejunalsonde. Je nach Ausprägung der septischen Allgemeinreaktionen ist eine intensivmedizinische Überwachung und Therapie notwendig.

! **Tachykardie kann das erste Zeichen einer Anastomoseninsuffizienz sein.**

Tipp

Die Verwendung von Klammernahtverstärkung zu Reduktion von Insuffizienzen und Blutung wird nach wie vor kontrovers diskutiert. Ein klarer Vorteil der Klammernahtverstärker findet sich in aktuellen Übersichtsarbeiten nicht, eine allgemeine Empfehlung zur Verwendung kann daher nicht abgeleitet werden (Knapps et al. 2013).

Stenose

Passagestörungen im Magenschlauch können durch Schleimhautschwellung unmittelbar postoperativ auftreten oder im Verlauf durch eine Striktur. Die Patienten klagen über Dysphagie, Übelkeit und Erbrechen. Die Abklärung erfolgt durch eine Ösophagogastroduodenoskopie oder eine Röntgenkontrastmittel-Untersuchung (wasserlösliches Kontrastmittel). Unmittelbar postoperative Passagestörungen werden durch intravenöse Flüssigkeitszufuhr, Nahrungs- und Flüssigkeitskarenz sowie Gabe von Protonenpumpeninhibitoren behandelt. Bei Versagen der konservativen Therapie sowie bei Spätstenosen ist die endoskopische Dilatation die Behandlung der Wahl. Inwieweit die endoskopische Behandlung erfolgreich ist, hängt von der Länge und dem Ausmaß der Striktur ab. Bei langstreckigen Stenosen oder Versagen der endoskopischen Therapie besteht gerade bei distalen Stenosen die Möglichkeit der Umwandlung des Magenschlauchens in einen Roux-Y-Bypass (Parikh et al. 2012).

26.4 Magenbypass und malabsorptive Verfahren

26.4.1 Prinzip

Ein kleiner subkardialer Magen-Pouch (30 bis 50 mml) wird vom Restmagen abgetrennt. Der Pouch wird anschließend mit einer nach Roux-Y ausgeschalteten Jejunalschlinge anastomosiert. Die Fußpunktanasotomose liegt bei ca. 50 bis 100 cm aboral der Treitz-Flexur. Der sogenannte alimentäre Schenkel von der Gastrojejunostomie bis zur Fußpunktanastomose ist ca. 150 cm lang. Neben der Restriktion durch Bildung eines kleinen Magen-Pouches ist das Prinzip die Verkürzung der resorptiven Dünndarmstrecke und damit der Erzeugung einer Malabsorption.

Intraoperative Komplikationen und die Konversion zum offenen Verfahren sind die wichtigsten Risikofaktoren für schwere postoperative Komplikationen bei Patienten nach Roux-Y-Magenbypass (Stenberg et al. 2014).

26.4.2 Komplikationen und ihr Management

Blutung

Auch hier kann es in 2 % der Fälle zu Blutungen an der Anastomose nach intraluminal oder extraluminal kommen (Stenberg et al. 2014). Ebenso sind Blutungen aus der Bauchdecke, der Leber, der Milz oder dem Mesenterium möglich. Die Klinik ist identisch mit Blutungen nach Magenschlauchoperationen. Auch die Diagnostik und das Vorgehen inklusive der Differentialdiagnosen sind gleich.

Insuffizienz

Anastomoseninsuffizienzen treten in 1 bis 5 % der Fälle nach Roux-Y-Magenbypass auf (Gonzalez et al. 2007). Die klinischen Zeichen sind Tachykardie, Tachypnoe, Hypotonie und Leukozytose innerhalb der ersten 10 Tage postoperativ. Wichtig ist, daran zu denken und die Indikation zur Relaparoskopie bei klinischem Verdacht großzügig zu stellen. Das Prinzip besteht wiederum in der lokalen Drainage durch eine Relaparoskopie und Spülung. Ein Nahtverschluss gelingt meist nicht. Vielmehr kann die

Insuffizienz endoskopisch zusätzlich überstentet werden. Röntgenuntersuchung (Gastrografinschluck) oder CT weisen häufig falsch negative Befunde auf und können einen Anastomoseninsuffizienz nicht ausschließen (Monkhouse et al. 2009). Bei kleinen Anastomoseninsuffizienzen und fehlenden Sepsiszeichen ist ein endoskopisches Verfahren mit Stenteinlage ggf. in Kombination mit einer CT- gesteuerten Punktion eines Flüssigkeitsverhaltes an der Anastomose ausreichend. Hier unterscheidet sich das Vorgehen nicht von Klammernahtinsuffizienzen nach Magenschlauchoperationen.

Stenose

Ähnlich verhält es sich mit Stenosen im Bereich der Anastomosen, vornehmlich der Gastrojejunostomie. Frühe Passagestörungen können durch ein Schleimhautödem bedingt sein. Hier ist zunächst eine abwartende Haltung mit Nahrungskarenz, parenteraler Flüssigkeitszufuhr und Gabe von Protonenpumpeninhibitoren indiziert. Anastomosenstenosen als Ausdruck einer Striktur entwickeln sich meist zwischen 3 Wochen und 3 Monaten postoperativ (Nguiyen et al. 2003). Die Patienten klagen über zunehmende Dysphagie und Erbrechen. Die Diagnose und Therapie erfolgen endoskopisch mit Dilatation der Engstelle.

Dumping

Dumping entsteht durch eine zu rasche Füllung des Jejunums. Das Frühdumping beginnt kurz nach der Nahrungsaufnahme mit Übelkeit, Erbrechen, Blähungen, Bauchkrämpfen, Diarrhö, Schwindel und Schwäche. Die Nahrung gelangt aus dem kleinen Magen rasch in den Dünndarm und führt durch Hyperosmolarität zu einer vermehrten Flüssigkeitsverschiebung in das Darmlumen. Die Folgen sind eine Dehnung der Darmwand mit begleitenden vasomotorischen Reaktionen. Spätdumping tritt 1 bis 3 Stunden postprandial auf. Durch die rasche Resorption der wasserlöslichen Kohlenhydrate steigt der Blutzuckerspiegel rapide an. Eine überschießende Insulinausschüttung führt zu einer Hypoglykämie mit den typischen Symptomen (Schwäche, Schwindel, Schweißausbruch).

Die Diagnose erfolgt nach der Anamnese durch die Bestimmung des Blutzuckerspiegels. Andere Ursachen der Hypoglykämie, insbesondere eines Insulinoms, müssen ausgeschlossen werden. Die Behandlung erfolgt diätetisch durch kohlenhydratarme Ernährung (Bantle et al. 2007). Essen und Trinken sollten zeitlich getrennt erfolgen, da die simultane Flüssigkeitszufuhr die Darmpassage beschleunigt. Bei Versagen diätetischer Maßnahmen kann eine medikamentöse Therapie mit Acarbose erfolgen, die die Aufspaltung der Kohlenhydrate verlangsamt (Valderas et al. 2012). Durch Hemmung der intestinalen Alpha-Glucosidasen wird die Aufspaltung der Kohlenhydrate verzögert. Positive Erfahrungsberichte sind auch mit Octreotid 30 Minuten vor dem Essen durch die Verzögerung der Magenentleerung, Reduktion der Darmmotilität und Inhibition von vasoaktiven Peptiden gemacht worden (Hammer 2012; Moreira et al. 2008; Sato et al. 2013).

Innere Hernie

Bei fehlendem und unzureichendem Verschluss von Mesenteriallücken können sich innere Hernien entwickeln. Antekolische Rekonstruktionen sind im Vergleich zu retrokoloischen weniger gefährdet. Die Inzidenz liegt zwischen 0,3 und 9,2 %. Die Klinik reicht von Zeichen der Obstruktion mit Übelkeit und Erbrechen bis zur Darmischämie. Initial bestehen keine Zeichen einer Peritonitis. Wie bei jedem Ileus besteht die Gefahr der Verdrehung des Mesenterialstieles mit Verschluss des mesenterialen Blutflusses und resultierender Darmnekrose. Am zuverlässigsten lässt sich die Diagnose in der Computertomographie stellen. Bei Diskrepanz von CT-Befund und Klinik sollte die Indikation zur Laparoskopie großzügig gestellt werden.

! **Bei Patienten nach Roux-Y-Magenbypass sollte bei einem Ileus an eine innere Hernie gedacht werden. Bei Diskrepanz von CT-Befund und Klinik besteht die Indikation zur Laparoskopie.**

Thrombose und Embolie

Die Inzidenz einer Lungenembolie nach bariatrischen Eingriffen liegt bei 1 bis 2 %, wovon 50 % tödlich verlaufen. Rauchen, Alter >40 Jahre, BMI >60 kg/m^2 und eine Thrombose in der Anamnese sind Risikofaktoren für thrombembolische Ereignisse nach bariatrischen Operationen (Hamad und Choban 2005).

Eine Lungenembolie kann ab Operation bis einige Wochen danach auftreten. 30 % der Lungenembolie treten nach Entlassung aus der stationären Behandlung auf (Carmody et al. 2006). Bis zu 12 % der Todesfälle nach bariatrischen Operationen sind durch pulmonales Versagen und Lungenembolie bedingt (Morino et al. 2007). Bei Dyspnoe, Thoraxschmerz und Synkope muss an eine Lungenembolie gedacht werden. Die Diagnose erfolgt durch eine CT-Angiographie in Mehrspiraltechnik.

Neben der Gabe von niedermoleklularem Heparin steht die frühe postoperative Mobilisation zur Prävention von thrombembolischen Ereignissen im Vordergrund. Bei Risikokonstellation (Alter >50, männliches Geschlecht, venöse Insuffizienz, Hypoventilation, Rauchen, stattgehabte Thrombose) sollte die Gabe von niedermolekularem Heparin gewichtsadaptiert erfolgen (Stroh et al. 2009). Bei immobilen Patienten (während der Operation und unmittelbar postoperativ) kann durch eine intermittierende pneumatische Kompression mit Fuß- und Wadenpumpen (Ersatz der muskulären Wadenpumpe) das Risiko gesenkt werden.

Die Dauer der Antikoagulation richtet sich nach dem Fortbestehen thrombogener Risikofaktoren. Je nach Mobilisationsgrad und Komorbiditäten muss die Thromboseprophylaxe auch über den stationären Aufenthalt hinaus verordnet werden. In jedem Fall ist im Rahmen des Entlassungsgespräches der Patient darüber aufzuklären

30 % der Lungenembolien treten nach Entlassung auf.

Trokarhernien

An den Trokareinstichstellen kann es zu Hernien kommen. Die Diagnose erfolgt klinisch. Bei Einklemmung besteht die Indikation zur Notfalloperation. Die Bruchpforte ist in der Regel sehr klein. Wenn möglich sollte der Bruchlückenverschluss laparoskopisch durchgeführt werden. Bei reponiblen Bauchwandhernien empfiehlt sich die Versorgung erst nach Gewichtsreduktion in einer stabilen Gewichtsphase.

Rhabdodmyolyse

Bei der Rhabdomyolyse kommt es zum Untergang von Muskelgewebe. Als Hauptursache ist eine Druckschädigung der Muskulatur zu diskutieren. Als additive Risikofaktoren gelten ein höher BMI, Diabetes mellitus, lange Immobilisation in Narkose, arterielle Hypertonie und einige Medikamente (Statine, Serotoninwiederaufnahmehemmer, Anästhetika mit maligner Hyperthermie). Die Folge ist eine Freisetzung von Myoglobin mit Elektrolytstörungen, Hypovolämie und Niereninsuffizienz. Die Letalität liegt bei 5 %, bei Auftreten einer dialysepflichtigen Niereninsuffizienz bei 66 % (Mognol et al. 2004; Mohaupt 2003). Laborchemisch kommt es zu einem Anstieg der Serum-CK (> 1000 IU/l). Die Patienten klagen über Schmerzen als Ausdruck der Myonekrose, insbesondere an den Auflagestellen (Waden, Gesäß, Rücken, Schulter).

Klinisch muss ein Kompartmentsyndrom ausgeschlossen werden (Druckmessung in den Muskellogen). Volumengabe und forcierte Diurese mit engmaschigem Monitoring der Nierenfunktion sind erforderlich. Bei einem Kompartmentsyndrom muss die betroffene Muskelloge durch Spaltung der Faszien eröffnet werden, dies ist eine Notfallmaßnahme. Die Druckentlastung verhindert eine weitere Muskelschädigung, sowie druckbedingte Nerven- und Gefäßschäden. Nachdem bei adipösen Patienten die klinische Untersuchung häufig an ihre Grenzen kommt, sind postoperativ routinemäßige Bestimmung der Serum-Kreatinkinase und des Myoglobins zur Erkennung einer Rhabdomyolyse notwendig. Präventiv ist auf eine exakte, schonende und standardisierte Lagerung im Operationssaal zu achten.

Wundinfektion

Der große Vorteil laparoskopischer Operationsverfahren ist das geringere Bauchdeckentrauma und damit eine geringere Rate an Wundkomplikationen. Die Diagnose eines tiefen Bauchdeckeninfektes kann bei adipösen Patienten erschwerte sein. Wichtig ist daran zu denken und im Rahmen der postoperativen Visite die Wunden regelmäßig zu kontrollieren. Die Behandlung erfolgt wie bei jeder Wundinfektion durch Eröffnung der Wunde und offene Wundbehandlung mit Anstreben einer sekundären Wundheilung.

Nachsorge

Nach einer chirurgischen Intervention muss eine regelmäßige Nachsorge erfolgen (im ersten Jahr alle 3 Monate, im zweiten Jahr halbjährlich, ab dem dritten Jahr jährlich). Postoperativ ist auf eine ausreichende Eiweißversorgung zu achten. Eine postoperative Eiweißmangelernährung (4,7 % nach Roux-Y-Bypass) muss durch eine gezielte Ernährungsberatung vermieden werden (Malinowski 2006). Bei malabsorptiven Verfahren finden sich häufig ein Mangel an Mineralstoffen und Vitaminen (Eisen, Vitamin B1, Vitamin B12, Vitamin A, Folsäure, Vitamin D, Kalzium, Zink, Selen, Magnesium). Die präventive Verabreichung von Vitaminpräparaten und Mineralstoffen nach bariatrischen Operationen wird empfohlen. Wegen potenzieller Malnutrition in der Phase der größten Gewichtsreduktion sollten Frauen im gebärfähigen Alter Empfängnisverhütung betreiben.

Literatur

Aurora AR, Khaitan L, Saber AA (2012) Sleeve gastrectomy and the risk of leak: a systematic analysis of 4,888 patients. Surg Endosc 26(6):1509–1515

Bantle JP, Ikramuddin S, Kellogg TA, Buchwald H (2007) Hyperinsulinemic hypoglycemia developing late after gastric bypass. Obes Surg 17(5):592–594

Basso N, Casella G, Rizzello M, Abbatini F, Soricelli E, Alessandri G, Maglio C, Fantini A (2011) Laparoscopic sleeve gastrectomy as first stage or definitive intent in 300 consecutive cases. Surg Endosc 25(2):444–449

Bellanger DE, Greenway FL (2011) Laparoscopic sleeve gastrectomy, 529 cases without a leak: short-term results and technical considerations. Obes Surg 21(2):146–150

Brown WA, Burton PR, Anderson M, Korin A, Dixon JB, Hebbard G, O'Brien PE (2008) Symmetrical pouch dilatation after laparoscopic adjustable gastric banding: incidence and management. Obes Surg 18(9):1104–1108

Buchwald H, Avidor Y, Braunwald E, Jensen MD, Pories W, Fahrbach K, Schoelles K (2004) Bariatric surgery: a systematic review and meta-analysis. JAMA 292(14):1724–1737

Buchwald H, Estok R, Fahrbach K, Banel D, Jensen MD, Pories WJ, Bantle JP, Sledge I (2009) Weight and type 2 diabetes after bariatric surgery: systematic review and meta-analysis. Am J Med 122(3):248–256 (e245)

Carmody BJ, Sugerman HJ, Kellum JM, Jamal MK, Johnson JM, Carbonell AM, Maher JW, Wolfe LG, DeMaria EJ (2006) Pulmonary embolism complicating bariatric surgery: detailed analysis of a single institution's 24-year experience. J Am Coll Surg 203(6):831–837

Conti PS, Warner CH, Fleisher AG, Nay HR, Jones B (1988) Bowel obstruction caused by gastric balloons. AJR Am J Roentgenol 151(2):313–314

Dapri G, Cadiere GB, Himpens J (2010) Reinforcing the staple line during laparoscopic sleeve gastrectomy: prospective randomized clinical study comparing three different techniques. Obes Surg 20(4):462–467

DeMaria EJ, Murr M, Byrne TK, Blackstone R, Grant JP, Budak A, Wolfe L (2007) Validation of the obesity surgery mortality risk score in a multicenter study proves it stratifies mortality risk in patients undergoing gastric bypass for morbid obesity. Ann Surg 246(4):578–582 (discussion 583–574)

Egan RJ, Monkhouse SJ, Meredith HE, Bates SE, Morgan JD, Norton SA (2011) The reporting of gastric band slip and related complications; a review of the literature. Obes Surg 21(8):1280–1288

Evans JT, DeLegge MH (2011) Intragastric balloon therapy in the management of obesity: why the bad wrap? JPEN J Parenter Enteral Nutr 35(1):25–31

Fielding GA, Allen JW (2002) A step-by-step guide to placement of the LAP-BAND adjustable gastric banding system. Am J Surg 184(6B):26–30

Fontaine KR, Redden DT, Wang C, Westfall AO, Allison DB (2003) Years of life lost due to obesity. JAMA 289(2):187–193

Gadiot RP, Biter LU, Zengerink HJ, de Vos tot Nederveen Cappel RJ, Elte JW, Castro Cabezas M, Mannaerts GH (2012) Laparoscopic sleeve gastrectomy with an extensive posterior mobilization: technique and preliminary results. Obes Surg 22(2):320–329

Gonzalez R, Sarr MG, Smith CD, Baghai M, Kendrick M, Szomstein S, Rosenthal R, Murr MM (2007) Diagnosis and contemporary management of anastomotic leaks after gastric bypass for obesity. J Am Coll Surg 204(1):47–55

Hamad GG, Choban PS (2005) Enoxaparin for thromboprophylaxis in morbidly obese patients undergoing bariatric surgery: findings of the prophylaxis against VTE outcomes in bariatric surgery patients receiving enoxaparin (PROBE) study. Obes Surg 15(10):1368–1374

Hammer HF (2012) Medical complications of bariatric surgery: focus on malabsorption and dumping syndrome. Dig Dis 30(2):182–186

Imaz I, Martinez-Cervell C, Garcia-Alvarez EE, Sendra-Gutierrez JM, Gonzalez-Enriquez J (2008) Safety and effectiveness of the intragastric balloon for obesity. A meta-analysis. Obes Surg 18(7):841–846

Jurowich C, Germer CT, Seyfried F, Thalheimer A (2012) Metabolic surgery. Chirurg 83(6):583–598 (quiz 599–600)

Knapps J, Ghanem M, Clements J, Merchant AM (2013) A systematic review of staple-line reinforcement in laparoscopic sleeve gastrectomy. JSLS 17(3):390–399

Lee WK, Kim SM (2014) Three-year experience of pouch dilatation and slippage management after laparoscopic adjustable gastric banding. Yonsei Med J 55(1):149–156

Loffredo A, Cappuccio M, De Luca M, de Werra C, Galloro G, Naddeo M, Forestieri P (2001) Three years experience with the new intragastric balloon, and a preoperative test for success with restrictive surgery. Obes Surg 11(3):330–333

Malinowski SS (2006) Nutritional and metabolic complications of bariatric surgery. Am J Med Sci 331(4):219–225

Mathus-Vliegen EM (2008) Intragastric balloon treatment for obesity: what does it really offer? Dig Dis 26(1):40–44

Menenakos E, Stamou KM, Albanopoulos K, Papailiou J, Theodorou D, Leandros E (2010) Laparoscopic sleeve gastrectomy performed with intent to treat morbid obesity: a prospective single-center study of 261 patients with a median follow-up of 1 year. Obes Surg 20(3):276–282

Mognol P, Vignes S, Chosidow D, Marmuse JP (2004) Rhabdomyolysis after laparoscopic bariatric surgery. Obes Surg 14(1):91–94

Mohaupt MG (2003) Rhabdomyolysis. Ther Umsch 60(7):391–397

Monkhouse SJ, Morgan JD, Norton SA (2009) Complications of bariatric surgery: presentation and emergency management – a review. Ann R Coll Surg Engl 91(4):280–286

Moreira RO, Moreira RB, Machado NA, Goncalves TB, Coutinho WF (2008) Post-prandial hypoglycemia after bariatric surgery: pharmacological treatment with verapamil and acarbose. Obes Surg 18(12):1618–1621

Morino M, Toppino M, Forestieri P, Angrisani L, Allaix ME, Scopinaro N (2007) Mortality after bariatric surgery: analysis of 13,871 morbidly obese patients from a national registry. Ann Surg 246(6):1002–1007 (discussion 1007–1009)

Mousavi Naeini SM, Sheikh M (2012) Bowel Obstruction due to Migration of an Intragastric Balloon Necessitating Surgical Removal before Completion of the Recommended 6 Months. Case Rep Med 2012:414095

Neff KJ, Olbers T, le Roux CW (2013) Bariatric surgery: the challenges with candidate selection, individualizing treatment and clinical outcomes. BMC Med 11:8

Nguyen NT, Rivers R, Wolfe BM (2003) Factors associated with operative outcomes in laparoscopic gastric bypass. J Am Coll Surg 197(4):548–555 (discussion 555–547)

Noria SF, Grantcharov T (2013) Biological effects of bariatric surgery on obesity-related comorbidities. Can J Surg 56(1):47–57

Parikh A, Alley JB, Peterson RM, Harnisch MC, Pfluke JM, Tapper DM, Fenton SJ (2012) Management options for symptomatic stenosis after laparoscopic vertical sleeve gastrectomy in the morbidly obese. Surg Endosc 26(3):738–746

Sallet JA, Marchesini JB, Paiva DS, Komoto K, Pizani CE, Ribeiro ML, Miguel P, Ferraz AM, Sallet PC (2004) Brazilian multicenter study of the intragastric balloon. Obes Surg 14(7):991–998

Sarkhosh K, Birch DW, Sharma A, Karmali S (2013) Complications associated with laparoscopic sleeve gastrectomy for morbid obesity: a surgeon's guide. Can J Surg 56(5):347–352

Sato D, Morino K, Ohashi N, Ueda E, Ikeda K, Yamamoto H, Ugi S, Araki S, Maegawa H (2013) Octreotide improves early dumping syndrome potentially through incretins: a case report. Endocr J 60(7):847–853

Sherwinter DA, Powers CJ, Geiss AC, Howard M, Warman J (2006) Posterior prolapse: an important entity even in the modern age of the pars flaccida approach to lap-band placement. Obes Surg 16(10):1312–1317

Simon F, Siciliano I, Gillet A, Castel B, Coffin B, Msika S (2013) Gastric leak after laparoscopic sleeve gastrectomy: early covered self-expandable stent reduces healing time. Obes Surg 23(5):687–692

Sjostrom L, Lindroos AK, Peltonen M, Torgerson J, Bouchard C, Carlsson B, Dahlgren S, Larsson B, Narbro K, Sjostrom CD et al (2004) Lifestyle, diabetes, and cardiovascular risk factors 10 years after bariatric surgery. N Engl J Med 351(26):2683–2693

Smith MD, Patterson E, Wahed AS, Belle SH, Berk PD, Courcoulas AP, Dakin GF, Flum DR, Machado L, Mitchell JE et al (2011) Thirty-day mortality after bariatric surgery: independently adjudicated causes of death in the longitudinal assessment of bariatric surgery. Obes Surg 21(11):1687–1692

Stenberg E, Szabo E, Agren G, Naslund E, Boman L, Bylund A, Hedenbro J, Laurenius A, Lundegardh G, Lonroth H et al (2014) Early Complications After Laparoscopic Gastric Bypass Surgery: Results From the Scandinavian Obesity Surgery Registry. Ann Surg 260(6):1040–1047

Stroh C, Birk D, Flade-Kuthe R, Frenken M, Herbig B, Hohne S, Kohler H, Lange V, Ludwig K, Matkowitz R et al (2009) Evidence of thromboembolism prophylaxis in bariatric surgery-results of a quality assurance trial in bariatric surgery in Germany from 2005 to 2007 and review of the literature. Obes Surg 19(7):928–936

Valderas JP, Ahuad J, Rubio L, Escalona M, Pollak F, Maiz A (2012) Acarbose improves hypoglycaemia following gastric bypass surgery without increasing glucagon-like peptide 1 levels. Obes Surg 22(4):582–586

Weiner RA, Stroh C, El-Sayes I, Frenken M, Theodoridou S, Scheffel O, Weiner S (2015) Management of complications in bariatric surgery. Chirurg 86(1):56–66

Prävention und Therapiemöglichkeiten bei Komplikationen in der Thoraxchirurgie

Durch die Diversifizierung der chirurgischen Teilgebiete ist die Thoraxchirurgie mittlerweile zu einem hochspezialisierten Bereich geworden, der eine Übertragbarkeit von Prinzipien der Komplikationsbehandlung aus anderen Teilbereichen stark limitiert. Viel eher lassen sich mittlerweile spezifische Möglichkeiten der Prävention und auch Behandlung identifizieren, die im nachstehenden Kapitel beleuchtet werden. Andererseits stellt die Thoraxchirurgie aufgrund der guten DRG-Abbildung einzelner Diagnosen vielfach eine lukrative Sparte in den Krankenhäusern dar, was ein adäquates Qualitätsmanagement mit Prävention und effizienter Behandlung von Komplikationen in diesem Fachgebiet voraussetzt.

Komplikationsmanagement nach thoraxchirurgischen Eingriffen

H. Winter

M. Rentsch, A. Khandoga, M. Angele, J. Werner (Hrsg.), *Komplikationsmanagement in der Chirurgie*,
DOI 10.1007/978-3-662-43475-8_27,

Verletzungen an den Luftwegen und der Lunge treten nicht nur nach thoraxchirurgischen Eingriffen auf, sondern werden auch als Folge von viszeralchirurgischen Eingriffen und nach Notfallversorgungen beobachtet. Frühzeitiges Erkennen von Verletzungen an den Luftwegen und der Lunge und zeitnahes Einleiten einer adäquaten Behandlung können entscheidend für das Überleben sein, denn eine übersehene Trachealverletzung kann unbehandelt zu einer Mediastinitis führen, die mit einer hohen Mortalität verbunden ist. Chronische Luftfisteln am Lungenparenchym oder die Insuffizienz eines Bronchusstumpfes führen unbehandelt häufig zu Pleuraempyemen und haben nicht selten eine lange Hospitalisierung zur Folge. In diesem Kapitel werden die typischen Symptome der am häufigsten auftretenden Komplikationen beschrieben und die adäquaten therapeutischen Maßnahmen erörtert.

27.1 Verletzungen des Tracheobronchialbaums

Iatrogene Verletzungen der Trachea und der Hauptbronchien sind seltene, jedoch schwerwiegende Komplikationen mit einer hohen Morbidität und Mortalität, die mit einer Inzidenz von 0,05 bis 0,5 % angegeben werden (Schneider et al. 2009; Gomez et al. 2006; Palade und Passlick 2011; Carretta et al. 2011; Minambres et al. 2009). Sie treten als Folge von Intubationen bei 1/20.000 Patienten auf (Orta et al. 1979). Neben Intubationen sind starre Bronchoskopien, flexible und starre bronchoskopische Interventionen wie Stentimplantationen und Ballondillatationen, perkutane Tracheostomien und Eingriffe am Ösophagus die häufigsten Ursachen für Verletzungen der Trachea.

Oft kommt es bei iatrogenen Verletzungen der Trachea und der Hauptbronchien zu einem longitudinalen Einriss in der Pars Membranacea am Übergang zu den Knorpelspangen, vornehmlich auf der rechten Seite. Die Verletzung kann oberflächlich nur die Schleimhaut betreffen, aber auch die gesamte Trachealwand und umliegende Strukturen wie die Speiseröhre miteinbeziehen. Das Auftreten von Verletzungen des Tracheobronchialbaums wird häufiger bei kleinwüchsigen Frauen und Patienten mit einem hohen Body-Mass-Index (BMI) beobachtet und tritt oftmals nach notfallmäßig durchgeführten Intubationen, insbesondere bei Verwendung eines großlumigen Tubus oder eines Doppellumentubus auf (Schneider et al. 2009; Carbognani et al. 2004; Chen et al. 2001). Nach einer iatrogenen Verletzung der Trachea und der Hauptbronchien findet sich häufig blutiges Sekret beim Absaugen durch den Tubus.

Als Folge der Überdruckbeatmung bildet sich bei den Patienten in vielen Fällen ein zervikales und mediastinales Weichteilemphysem aus. Auch ein Spannungspneumothorax kann als Folge der Überdruckbeatmung nach Einriss der Trachea beobachtet werden. Nach der Extubation können indirekt Hämoptysen, eine zunehmende Atemnot und ein persistierender Hustenreiz auf eine Verletzung der oberen Luftwege hinweisen. Jedoch finden sich nicht bei allen Patienten klinische Symptome nach Verletzung der Trachea oder der Bronchien, sodass es häufig erst später durch das Auftreten von Komplikationen zu der Diagnosesicherung kommt.

Bei Verdacht auf eine iatrogene Verletzung der Trachea oder der Hauptbronchien sollte unbedingt unmittelbar eine Bronchoskopie mit einem flexiblen Bronchoskop erfolgen, um die Lage und Ausdehnung der Verletzung sowie die Tiefe der Gewebeläsion zu ermitteln. Ggf. können Blutungen an den Rändern des Einrisses im Rahmen der Endoskopie behandelt werden. Bei Vorliegen einer transmuralen Zerreißung der Pars membranacea sollte unbedingt eine Mitverletzung der Speiseröhre endoskopisch ausgeschlossen werden. Ist der Patient während der Bronchoskopie noch intubiert, so sollte der Tubus nach dem Entblocken des Cuffs unter Sicht bis auf Höhe der Stimmbänder zurückgezogen werden, um eine proximal gelegene Trachealverletzung sicher ausschließen zu können.

Das Ausmaß der Verletzung wird entsprechend ihrer Ausprägung nach Cardillo et al. (2010) in 4 unterschiedliche Levels eingeteilt (◘ Tab. 27.1). Diese Einteilung ist hilfreich für die Festlegung des Weiteren therapeutischen Vorgehens; um auch Hämatom- und Begleitverletzungen auszuschließen, sollte unbedingt noch eine Spiral-CT-Untersuchung durchgeführt werden.

Die Therapie richtet sich nach dem Ausmaß der Ruptur, der möglichen Beteiligung des Ösophagus sowie dem klinischen Zustand des Patienten (◘ Tab. 27.1).

27.1.1 Vorgehen bei einem extubierten Patienten mit Verletzung Level I bis II

Bei einem Patienten, bei dem eine Verletzung gemäß Level I und II (ggf. IIIa) vorliegt (◘ Tab. 27.1), der kardiopulmonal stabil und extubiert ist oder bei einem Patienten, der voraussichtlich in den nächsten 24 Stunden extubiert werden kann, sollte eine konservative, nicht operative Behandlung angestrebt werden, vorzugsweise eine breite antibiotische und antitussive Therapie. Die antibiotische Therapie minimiert das Auftreten einer Mediastinitis erheblich. Den in Folge der konservativen Therapie auftretenden Komplikationen wie Schleimretention, Mediastinitis und Pneu sollte frühzeitig therapeutisch begegnet werden.

Bei ausgeprägter Schleimretention sollte großzügig die Indikation zur bronchoskopischen Absaugung gestellt werden. Bei Vorliegen eines Pneumothorax sollte eine Thoraxdrainage auf der Seite des Pneus eingelegt werden. Bei ausgedehntem Mediastinalemphysem kann ein kleiner

■ **Tab. 27.1** Einteilung der Trachealverletzung in 4 unterschiedliche Levels. (Modifiziert nach Cardillo et al. 2010)

Level	Verletzungsausmaß
I	Mukosa oder Submukosa
II	Muskularis mit Emphysem
IIIA	Komplette Lazeration mit Gewebehernierung (Ösophagus)
IIIB	Komplette Lazeration mit Ösophagusverletzung und Mediastinitis

Entlastungsschnitt an der Haut unterhalb des Schlüsselbeins zu einer deutlichen Entlastung der Symptomatik beitragen. Durch bronchoskopische Verlaufskontrollen sollte die Abheilung der Läsion im Verlauf der ersten 2 Wochen kontrolliert werden. Im Rahmen der Abheilung bilden sich häufig Fibrinbeläge im Bereich der Läsion, die nur dann endoskopisch abgetragen werden sollten, wenn sie das Lumen der Trachea einengen und das Atmen erschweren.

Auch wenn die Verletzung der Trachea erst nach einer zeitlichen Verzögerung postoperativ festgestellt wird, sollte, soweit der Patient stabil ist und keine Mitverletzung des Ösophagus vorliegt, ein konservatives Vorgehen angestrebt werden.

Patienten, bei denen erst nach der Extubation eine Verletzung der Trachea diagnostiziert wurde und die verzögert einer operativen Therapie zugeführt wurden, fand sich eine deutlich höhere Mortalitätsrate als bei konservativ behandelten Patienten (Minambres et al. 2009).

27.1.2 Vorgehen bei intubierten Patienten mit Verletzung Level I bis II

Bei intubierten Patienten sollte unter bronchoskopischer Kontrolle der Tubus soweit distal der Verletzung platziert werden, dass der mit geringem Druck geblockte Cuff nicht in die Ruptur hernieren kann. Liegt die Verletzung so weit distal in der Trachea, dass sie in der Nähe der Bifurkation ist, muss evtl. die Beatmung seitengetrennt mit 2 unabhängig eingeführten Tuben mit kleinem Durchmesser erfolgen. Diese können oral unter bronchoskopischer Kontrolle platziert werden. Wenn eine größere Distanz überbrückt werden muss und oral die Tuben nicht sicher platziert werden können, sollte ein Tracheostoma angelegt werden und die Tuben über dieses unter bronchoskopischer Kontrolle platziert werden. Auch bei diesem Vorgehen sollte unbedingt eine breite antibiotische Therapie erfolgen, um der Entstehung einer Mediastinitis vorzubeugen.

Bei der konservativen Therapie können Serome, tracheo-ösophageale Fisteln, auftreten. Die Heilung kann deutlich verzögert ablaufen (Conti et al. 2006).

27.1.3 Vorgehen bei intubierten Patienten mit Verletzung Level IIIb und offener Verbindung der Ruptur mit dem Thorax

Wenn bei Patienten im Verlauf einer konservativen Therapie die tracheale Verletzung nicht abheilt, eine auffällige Protrusion von Gewebe in die Trachea auftritt, eine ausgeprägte respiratorische Insuffizienz oder Mediastinitis entsteht, eine Verletzung im Rahmen eines thoraxchirurgischen Eingriffes erkennbar ist oder eine Begleitverletzung des Ösophagus vorliegt, so sollte eine operative Versorgung der Verletzung angestrebt werden.

27.1.4 Zugangswege für eine operativen Versorgung einer Trachealruptur

Die Versorgung einer Verletzung im Bereich der oberen zwei Drittel der Trachea wird über einen zervikalen Zugang erreicht. In der Regel gelangt man am einfachsten über einen Längsschnitt der Tracheavorderseite zur Hinterwand. Die Pars membranacea kann fortlaufend mit monofilem Faden versorgt werden. Die Vorderwand der Trachea wird anschließend mit Einzelknopfnähten wieder verschlossen. Verletzungen am unteren Drittel der Trachea sowie am proximalen linken Hauptbronchus werden am besten über eine Sternotomie, Verletzungen im Bereich des rechten Hauptbronchus, der Trachealbifurkation und des linken proximalen Hauptbronchus über eine rechtsseitige anterolaterale Thorakotomie erreicht, Verletzungen am distalen linken Hauptbronchus über eine linksseitige anterolaterale Thorakotomie.

Zusätzlich zu der primären Naht sollte der Bereich der Ruptur mit einem gestielten Muskellappen gedeckt werden. Hierfür eignet sich am Hals der Musculus sternocleidomastoideus. Intrathorakal können gestielte interkostale Muskellappen, gestielte M. pectoralis-Muskellappen oder Perikardlappen verwendet werden (■ Abb. 27.1).

27.1.5 Endoskopische Versorgung einer Trachealruptur mit einem Stent

Wenn bei einem Patienten ausgeprägte Komorbiditäten vorliegen, sodass eine operative Versorgung unmöglich erscheint und ein konservatives Vorgehen aufgrund der Ausprägung der Verletzung nicht möglich ist, so kommen für die endoskopische Versorgung trachealer Verletzungen zwei Therapiestrategien in Frage, die bislang jedoch noch nicht im Rahmen randomisierter Studien oder größerer Fallserien validiert worden sind (Ambrogi et al. 2001; Deganello et al. 2007; Welter et al. 2010; Yopp et al. 2007).

Zum einen kann durch ein großlumiges starres Bronchoskop eine Ruptur der Pars membranacea mit einer fortlaufenden Naht verschlossen werden (Welter et al. 2010), zum anderen konnte bei einzelnen Patienten die iatrogene Verletzung der Trachea erfolgreich mit einem bronchoskopisch eingebrachten, selbstexpandierenden beschichteten Stent versorgt werden. Die Bedeutung einer Stentversorgung bei iatrogenen Tracheaverletzungen wird jedoch kritisch diskutiert. Bei 3 bis 10 % der Patienten, bei denen selbstexpandierende Stents in die Trachea implantiert wurden, entwickeln sich therapiebedürftige lumenobstruierende Granulationen (Gildea et al. 2006; Wood et al. 2003). Bei bis zu 30 % der Patienten wird nach einer Stentimplantation eine Migration beobachtet (Gaissert et al. 2003). Dennoch gibt es erfolgreiche Einzelberichte über Patienten, die mit einem Stent versorgt wurden (Yopp et al. 2007; Greagh Brown et al. 2008).

Kommt es nach der Implantation eines Stents in der Trachea zu einer komplikationslosen Abheilung der Läsion, so sollte dieser unbedingt aus der Trachea endoskopisch wieder entfernt werden, um zukünftige Komplikationen, insbesondere Granulationen zu vermeiden.

27.1.6 Vorgehen in Abhängigkeit von der Ausdehnung der Verletzung

Das medizinische Vorgehen richtet sich nach der Ausdehnung der Verletzung, schematisch dargestellt in ◘ Abb. 27.2.

27.2 Bronchopleurale Fisteln

Bronchopleurale Fisteln stellen eine Verbindung zwischen dem Bronchialbaum und dem Pleuraraum dar. Sie sind eine ernste Komplikation nach Lungenresektionen und mit einer hohen Morbidität und Mortalität verbunden (Cerfolio et al. 2001; Sirbu et al. 2001; Turk et al. 2000). Die Inzidenz bronchopleuraler Fisteln liegt zwischen 4,5 bis 20 % nach Pneumonektomien und bei 0,5 % nach Lobektomien (Cerfolio et al. 2001). In unterschiedlichen Fallserien wurden Mortalitätsraten von 25 bis 67 % erhoben (Sirbu et al. 2001; Malave et al. 1971; Stamatis et al. 1994; Hollaus et al. 1999).

Neben Operationen an der Lunge werden bronchopleurale Fisteln auch bei nekrotisierenden Lungeninfekten, Bronchialkarzinom, gastrointestinalem Reflux, Boerhaave-Syndrom und als Folge größerer thorako-abdomineller Traumata beobachtet. Die Versorgung einer bronchopleuralen Fistel ist abhängig von der zugrunde liegenden Ursache. Das Spektrum der Behandlungsoptionen reicht von konservativen bis zu ausgedehnten chirurgischen Therapiemaßnahmen. Für keine der Therapieoptionen liegen validierte prospektive Daten vor. Sie basieren alle auf kleinen individuellen Fallserien.

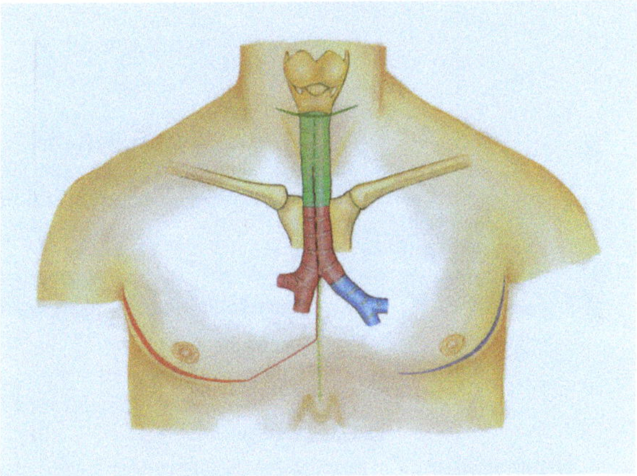

◘ **Abb. 27.1** Chirurgische Zugangswege zur Versorgung tracheobronchialer Verletzungen in Abhängigkeit von ihrer Lokalisation. Die oberen zwei Drittel der Trachea werden am besten über einen Kragenschnitt (roter Bereich) erreicht. In Kombination mit einer partiellen oder kompletten medianen Sternotomie (grüner Bereich) kann die gesamte intrathorakale Trachea und die Trachealbifurkation erreicht werden. Die distale Trachea und die Trachealbifurkation sowie der rechte und der zentrale linke Hauptbronchus können am besten über eine rechtsseitige Thorakotomie im 4. Interkostalraum (ICR) erreicht werden. Die Kombination einer partiellen kranialen medianen Sternotomie und einer rechtsseitigen anterolateralen Thorakotomie stellt eine Alternative für die Versorgung der Bifurkation und der Trachea bei gleichzeitigen Verletzungen im vorderen und hinteren Mediastinum dar. Die Verletzungen des distalen linken Hauptbronchus und der linksseitigen Lobärbronchien werden über eine linksseitige Thorakotomie erreicht (blauer Bereich)

27.2.1 Ursachen

Bronchopleurale Fisteln treten bei ca. 1 bis 2 % der Patienten nach thoraxchirurgischen Operationen akut, subakut oder chronisch auf (Sonobe et al. 2000), häufig nach rechtsseitigen Pneumonektomien mit einer Inzidenz zwischen 0 und 12 % (Taghavi et al. 2005), besonders bei Patienten, die im Rahmen einer neoadjuvanten Therapie im Vorfeld eine Bestrahlung erhalten haben. In der Regel werden sie am 8. bis 12. postoperativen Tag diagnostiziert. Bei subakut auftretenden Fisteln stehen ein gering produktiver Husten, ggf. Fieber und die Entstehung eines Pleuraemphems im Vordergrund. Es besteht ein Zusammenhang für das Auftreten bronchopleuraler Fisteln bei Nachweis von Tumorgewebe am verbleibenden Bronchusstumpf, bei Verwendung intrathorakaler lokaler Chemotherapieverfahren, bei neoadjuvanter Radiochemotherapie und bei prolongierter postoperativer Beatmung.

Nach Pneumonektomien kann das Absinken des Flüssigkeitsspiegels in der Pleurahöhle ein Zeichen für eine

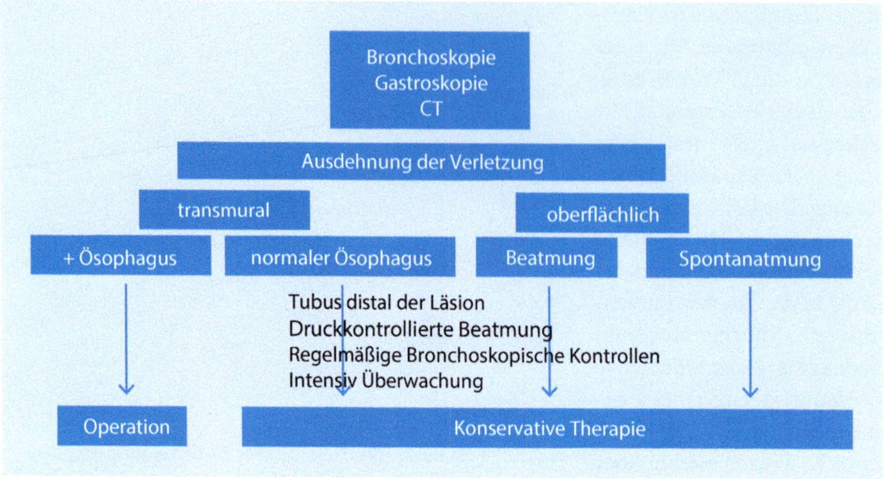

Abb. 27.2 Vorgehen in Abhängigkeit von der Ausdehnung der Verletzung

Brochusstumpfinsuffizienz sein. Sie wird signifikant häufiger nach rechtsseitigen Pneumonektomien beobachtet als nach linksseitigen (Sirbu et al. 2001; Sonobe et al. 2000). In Abhängigkeit von der Größe der Insuffizienz ist das klinische Erscheinungsbild sehr variabel. Bei großen, plötzlich auftretenden postoperativen Bronchusstumpfinsuffizienzen können akute Atemnot, Schock bei Vorliegen eines Spannungspneumothorax oder Asphyxie bei Aspiration vorliegen. Aber auch ein persistierender Husten, eine persistierende Luftfistel und ein zunehmendes Hautemphysem können indirekt auf das Vorliegen einer bronchopleuralen Fistel hinweisen.

Die Bedeutung der autologen Gewebedeckung von Bronchusstümpfen zur Vermeidung bronchopleuraler Fisteln, besonders nach Pneumonektomien, wird nach wie vor kontrovers diskutiert (Asamura et al. 1992; Lindner et al. 2010). Da die Mortalität bei Auftreten einer bronchopleuralen Fistel hoch ist (16 bis 71 %), stellt die Prävention die beste Therapie dar. Trotz autologer Gewebedeckung des Bronchusstumpfes treten bei 2 bis 12 % der Patienten Insuffizienzen auf. Auch die Art der gewählten Deckung (gestielter Perikardlappen, perikardialer Felllappen, Serratuslappen, Latissimus-dorsi-Lappen, Zwerchfelllappen, Interkostalmuskellappen, Pleuralappen, Vena azygos) scheinen keinen Einfluss auf die Entstehung einer Insuffizienz zu haben. Dennoch sollte gerade nach Pneumonektomien eine Deckung des Bronchusstumpfes zur Vermeidung der Entstehung einer Insuffizienz erfolgen.

27.2.2 Diagnose

Bei der Vermutung, dass bronchopleurale Fisteln vorliegen, sollte zur Sicherung der Diagnose zunächst eine Brochoskopie erfolgen. Größere, zentral gelegene Insuffizienzen können in der Regel einfach identifiziert werden. Bei Verdacht auf eine kleine Insuffizienz, die makroskopisch nicht eindeutig zu erkennen ist, kann diese nach dem Einbringen von ein wenig steriler 0,9%iger Kochsalzlösung auf die Naht und anschließender Thoraxkompression durch Aufsteigen von kleinen Luftblasen aus der Naht nachgewiesen werden.

Besteht weiterhin Unklarheit darüber, ob eine Insuffizienz vorliegt, so kann Methylenblau bronchoskopisch auf die fragliche Insuffizienz appliziert werden. Tritt blauer Farbstoff nach 1 bis 12 Stunden über die intrathorakal liegenden ipsilateralen Thoraxdrainagen auf, so liegt eine Insuffizienz vor (Hsu et al. 1972).

Radiologisch kann mit einer Bronchographie unter Verwendung von Radionukliden wie 133XE oder 99mTC eine Insuffizienz festgestellt werden. Diese Verfahren werden jedoch in der Regel nicht mehr standardmäßig angewandt (Steiger und Wilson 1984; Zelefsky et al. 1977; Nielsen et al. 1994).

27.2.3 Chirurgische Therapieoptionen

Wenn nach thoraxchirurgischen Eingriffen oder nach spontanen Pneumothoraces Parenchymfisteln über 7 Tage persistieren, so sollte eine Revionsoperation zum Verschließen der Fistel erfolgen. Bei Patienten, bei denen eine Thorakotomie im Rahmen der Voroperation erfolgte, kann diese wieder eröffnet werden. Anschließend wird sterile klare körperwarme Spülflüssigkeit in den Thorax eingebracht und die Lunge vorsichtig bis zu einem Druck von maximal 30 cm H_2O gebläht. Bei diesem Unterwasserblähmanöver lässt sich die Fistel leicht identifizieren. Bei Lungen ohne zugrunde liegende Lungengerüsterkrankung kann durch eine fortlaufende Naht mit einem resorbierbaren geflochtenen Polysorb-Nahtmaterial der Stärke 4-0 bis 3-0 die Fistel verschlossen werden. Im Anschluss an die Nahtversorgung kann durch eine erneute Unterwasserprobe die Dichtigkeit der Naht überprüft werden.

Liegt eine Parenchymfistel bei einem Patienten mit einer Lungengerüsterkrankung vor, sollte die Naht mit einem Teflonvlies armiert werden, um das Ausreißen des Fadens zu verhindern. Patienten mit einer chronischen Fistel, die zuvor thorakoskopisch operiert wurden, können erneut thorakoskopisch operiert werden. Auch bei diesen Patienten sollte zunächst mit Hilfe der Unterwasserprobe das Luftleck identifiziert werden. Liegt eine längerstreckige Parenchymfistel im Bereich einer Staplernaht vor, so sollte eine endoskopische Nahtversorgung mit einem Polypropylenfaden der Stärke 40 oder 30 erfolgen.

Bei einer rupturierten Bulla kann diese auch bei sonst gesundem Lungenparenchym mit einer Staplernaht mit einem blauen Magazin (Klammerhöhe 3,5 mm) oder einem lila Magazin (Tristapler; Klammerhöhe innen nach außen: 3 mm/3,5 mm/4 mm) abgetragen werden. Bei zugrunde liegender Lungengerüsterkrankung oder bei bereits ausgerissener Staplernaht sollte eine Staplerarmierung mit einer biokompatiblen Nahtverstärkung durchgeführt werden, um ein Einreißen an den Klammernähten zu vermeiden. Hierfür eignet sich z. B. Seamguard®, ein biokompatibles Polymer der Firma Gore® (Polyglycolsäure:Trimethylen Carbonat (PGA:TMC), das wie ein Strumpf über das Staplermagazin und die Andruckplatte des Staplers gezogen wird. Ein anderes Produkt für die Armierung einer Staplernaht ist Peri-strips Dry® der Firma Synovis, das vor der Anwendung des Staplers auf die Andruckplatte und das Staplermagazin geklebt wird. Peristrips bestehen aus RinderPerikard, das chemisch mit Glutaraldehyd, Ethanol, Propylenoxid und Natriumhydroxid aufbereitet wird (Hazelrigg et al. 1997; Venuta et al. 1998; Stammberger et al. 2000).

Auch FOREsealTM der Firma Laboratoires Brothier, Nanterre, France wurde erfolgreich zur Staplerarmierung eingesetzt (Thomas et al. 2006). In einer Übersichtsarbeit konnte gezeigt werden, dass durch die Verwendung von Nahtverstärkern die Dauer von Luftfisteln gesenkt werden kann (Malapert et al. 2010). Um das Risiko von Infektionen zu vermeiden, sollte grundsätzlich soweit wie möglich auf den Einsatz von Fremdmaterialien verzichtet werden, besonders bei Patienten mit einer Immunsuppression, besonders bei Patienten die unter Immunsuppression stehen.

Bronchusstumpfdeckung mit gestieltem Perikardlappen

Gestielte Perikardlappen wurden erstmals von Brewer et al. beschrieben (Brewer et al. 1953). Anderson et al. setzten gestielte Perikardlappen für die Versorgung von tracheoösophagealen Fisteln, für die Deckung von Manschettenresektionen, trachealen Anastomosen und nach erweiterten Pneumonektomien ein (■ Abb. 27.3).

Perikardlappen werden aus dem anterolateralen Perikard in einer Größe von ca. 4-mal 12 cm gewonnen und nach

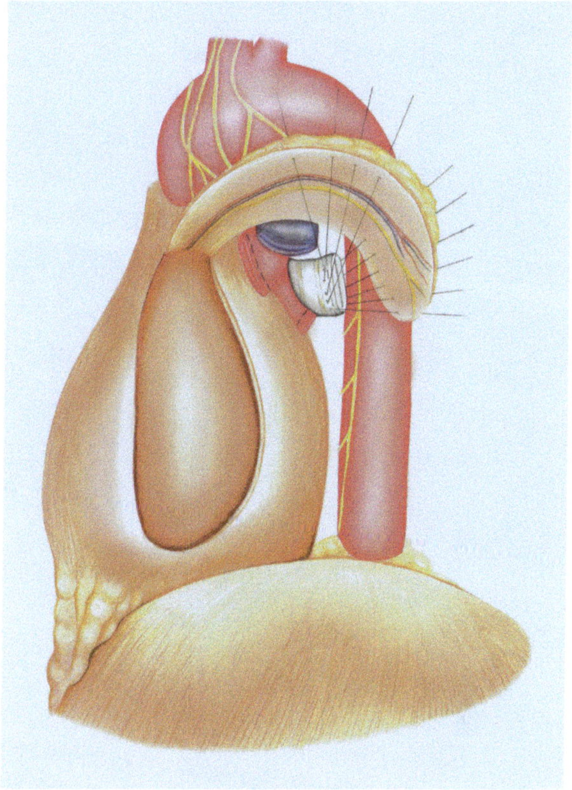

■ **Abb. 27.3** Deckung des linken Hauptbronchus nach Pneumonektomie mit einem nach kranial gestielten Perikardlappen. Der Lappen wird mantelförmig mit resorbierbaren 4-0 Einzelknopfnähten um den Brochusstumpf genäht

kranial gestielt, da die Blutversorgung des Perikardlappens von kranial nach kaudal verläuft. Bei der Präparation des Perikardlappens muss darauf geachtet werden, dass die zuführenden Gefäße von cranial, das Myokard und der Nervus phrenicus nicht verletzt werden. Nach der Präparation des Perikardlappens wird dieser mantelförmig um den Bronchusstumpf geschlagen und mit 3 bis 4 einzelnen Matratzennähten mit Maxon 4-0 am Bronchusstumpf fixiert.

Die Insuffizienz des Bronchusstumpfes sollte vor der Muskeldeckung unbedingt mit einzelnen Maxon oder PDS-40-Matratzennähten verschlossen werden. Der Perikarddefekt, der durch das Heben des gestielten Perikardlappens entsteht, sollte nach Pneumonektomie mit einem Vicrylnetz verschlossen werden, um eine Herzluxation zu vermeiden. Als Folge der Präparation des Perikardlappens können passagere supraventrikuläre Rhytmusstörungen, Infekte und eine Perikardtamponade auftreten (Amar et al. 1995).

Bronchusstumpfdeckung mit einem gestielten Zwerchfelllappen

Der gestielte Zwerchfelllappen bietet sich für die Versorgung einer rechtsseitigen und linksseitigen Bronchus-

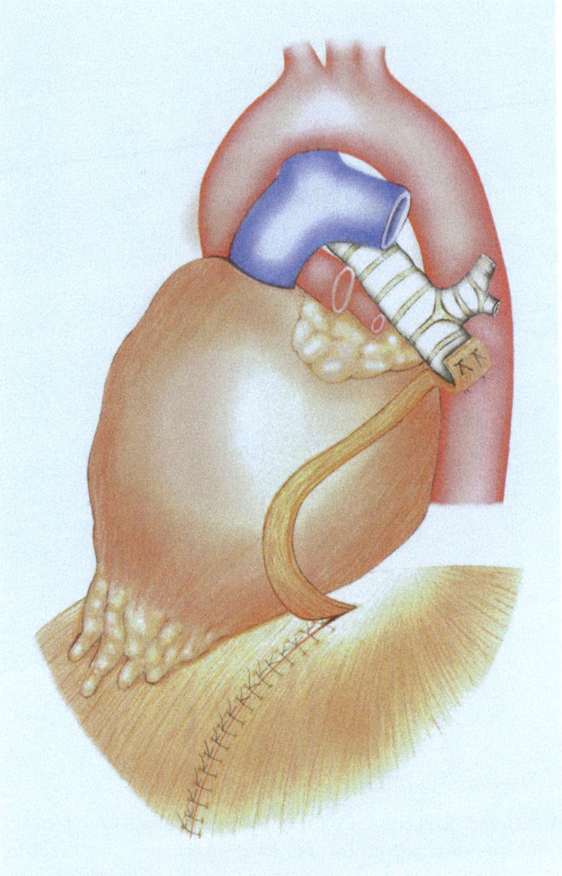

Abb. 27.4 Deckung des linken Unterlappenbronchus mit einem gestielten Perikardlappen. Der Zwerchfelllappen wird mantelförmig mit resorbierbaren 4-0 Einzelknopfnähten um den Brochusstumpf genäht. Der Hebedefekt im Zwerchfell wird anschließend mit kräftigen, nicht resorbierbaren Einzelknopfnähten von peripher nach zentral zur Basis des gestielten Lappens genäht

stumpfinsuffizienz des Oberlappens und des Unterlappens an (Abb. 27.4).

Unter Schonung des Nervus phrenicus wird über eine u-förmige radiäre Inzision entlang des Verlaufes der Muskelfasern in Richtung des Recessus costodiaphragmaticus ein 2 bis 3 cm breiter Muskelstreifen präpariert. Die Blutversorgung des Zwerchfells erfolgt über die Arteria pericardiacophrenica, die aus der Arteria thoracica interna entspringt und über die aus dem Brustteil der Aorta entspringende Arteria phrenica superior und die aus dem Bauchteil der Aorta entspringende Arteria phrenica inferior. Diese Gefäße sollten im Rahmen der Präparation unbedingt geschont bleiben. Der gestielte Zwerchfelllappen wird um die nicht eingeschnittene Basis nach kranial geschwenkt und mit einzelnen PDS- oder Maxon 4-0-Matratzennähten um den Bronchusstumpf genäht.

Die Insuffizienz des Bronchusstumpfes sollte vorher mit einzelnen Maxon 4-0-Matratzennähten verschlossen werden. Bei der Präparation muss auf eine ausreichende

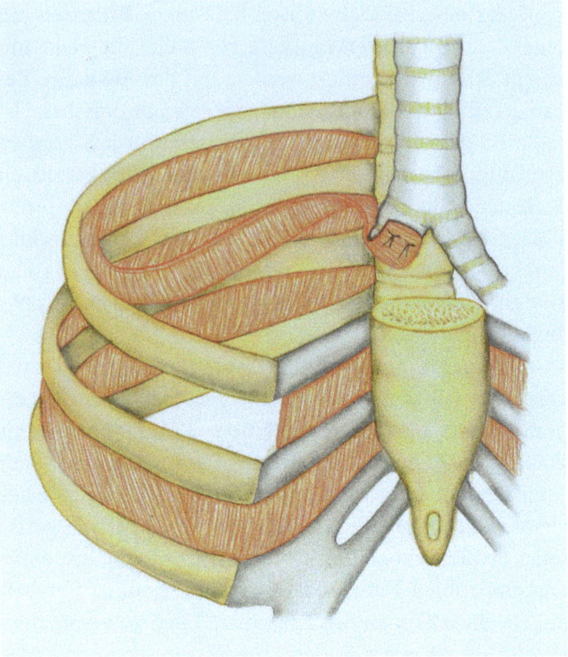

Abb. 27.5 Deckung des rechten Hauptbronchus nach Pneumonektomie mit einem nach dorsal gestielten interkostalen Muskellappen. Der Lappen wird mantelförmig mit resorbierbaren 4-0 Einzelknopfnähten um den Brochusstumpf genäht. Bei Verschluss der Thorakotomie muss darauf geachtet werden, dass die Durchblutung des Muskellappens nicht eingeschränkt wird

Gefäßversorgung des Muskellappens geachtet werden, der ohne Zug um den Bronchusstumpf herumgelegt wird. Anschließend wird der Defekt im Zwerchfell mit einzelnen Ethibondnähten wieder verschlossen. Ist der Hebedefekt an der Basis der Entnahmestelle zu groß, sollte evtl. ein Vicrylnetz eingesetzt werden, um eine Herniation des Darms oder des Magens zu verhindern (Sayeed 2001; Mineo et Ambrogi 1995).

Bronchusstumpfdeckung mit einem gestielten Interkostalen Muskellappen

Der interkostale Muskellappen kann für die Versorgung von Bronchusstumpfinsuffizienzen des rechten und linken Oberlappen- und Unterlappenbronchus wie auch für den Hauptbronchus verwendet werden (Abb. 27.5).

Der interkostale Muskellappen, der für die Deckung präpariert wird, besteht aus dem Musculus intercostalis internus und dem Musculus intercostalis externus. Der Muskellappen wird ventral nahe des Sternums abgesetzt und nach dorsal gestielt. Der Muskellappen sollte vorsichtig oberhalb der Thorakotomie von ventral nach dorsal gebogen werden, um sicherzustellen, dass die Durchblutung nicht gestört wird. Hierfür erfolgt die Präparation direkt an der Rippe der oberen und unteren Rippe, entlang des Periosts.

Während der Präparation sollte auf einen Rippenspreizer verzichtet werden. Der präparierte Muskellappen wird mantelförmig um den Bronchusstumpf gelegt und mit einzelnen Maxonnähten an diesem fixiert (Lardinois et al. 2001). In einer kleinen, nicht randomisierten Fallserie berichten Mineo und Mitarbeiter von einem besseren Ergebnis nach Verwendung von gestielten Zwerchfellappen im Vergleich zu gestielten Interkostalmuskellappen bei der Versorgung von bronchiopleuralen Fisteln (Mineo et al. 1997).

Bronchusstumpfdeckung mit gestieltem Serratus-anterior-Muskellappen

Der Musculus serratus anterior kann einfach von der Thoraxwand präpariert und für die Deckung von Bronchusstumpfinsuffizienzen auf der rechten und linken Seite verwendet werden.

Der Musculus serratus anterior verläuft von der Brust Richtung Rücken. Er besteht aus drei unterschiedlichen Teilen: der obere Teil des Muskels (Pars superior) entspringt an der ersten und zweiten Rippe, der mittlere Teil (Pars divergens) an der zweiten bis dritten und der untere Teil (Pars convergens) an der vierten bis neunten Rippe.

Die Blutversorgung erfolgt über die Arteria thoracica superior und Arteria thoracica lateralis. Mithilfe des Argon-Cauters wird der vordere und untere Teil des Muskels von den Rippen präpariert und vorsichtig, teils stumpf, von der Thoraxwand gelöst. Dabei muss darauf geachtet werden, dass die Durchblutung nicht unterbrochen wird, dann wird der hintere Teil des Muskels von dem medialen Teil an der Skapula gelöst.

Um den mobilisierten dorsal gestielten Muskel nach intrathorakal zu schwenken, muss der dorsale Teil der zweiten oder dritten Rippe entfernt werden. Durch die entstandene Rippenlücke kann der Muskel nach intrathorakal geschwenkt und mantelförmig um den Bronchusstumpf geschlagen werden. Er wird mit einzelnen Maxon 4-0-Nähten am Bronchusstumpf fixiert. Die Durchblutung kann während der Präparation mit einem Doppler überprüft werden.

Bronchusstumpfdeckung mit gestieltem Latissimus-dorsi-Muskellappen

Der Musculus latissimus dorsi hat seinen Ursprung am Rumpf. Er zieht sich vom Kreuz- und Darmbein über die Dornfortsätze der Lenden- und Brustwirbel durch die Achselhöhle zum Oberarm. Auch der Musculus latissimus dorsi kann als gestielter Schwenklappen zur Deckung einer Bronchusstumpfinsuffizienz verwendet werden.

Die Präparation beginnt entlang der unteren Rippen, dem Beckenkamm und der Fascia thoracolumbalis mit dem Argon cauter. Der Muskel wird dann vorsichtig stumpf von der Thoraxwand abgelöst, wobei darauf geachtet werden muss, dass die versorgenden Gefäße der Vena und Arteria thoracodorsalis nicht verletzt werden. Um den gestielten Muskel nach intrathorakal zu schwenken, muss, wie oben bei der Verwendung des Musculus serratus anterior, der dorsale Anteil der zweiten oder dritten Rippe entfernt werden. Durch die entstandene Rippenlücke kann der Muskel nach intrathorakal geschwenkt und mantelförmig um den Bronchusstumpf geschlagen werden. Der Muskellappen wird mit einzelnen Maxon 4-0-Nähten am Bronchusstumpf fixiert.

27.2.4 Beatmungsmanagement

Bei beatmeten Patienten mit einer bronchogenen Fistel sollte der Beatmungsdruck so weit wie möglich gesenkt werden, um den Luftausstrom über die Insuffizienz, der die Heilung beeinträchtigt, gering zu halten. Dies kann durch das Senken des PEEP, des Tidalvolumens, der Inspirationszeit und Frequenz erreicht werden (Zimmerman et al. 1973; Ratliff et al. 1977; Phillips et al. 1979).

Besteht bei ausgedehnter Fistel und großem Luftverlust ein Oxygenierungsproblem, so kann über eine seitengetrennte bronchoskopisch kontrollierte Intubation des linken und rechten Hauptbronchus mit Tuben kleinen Durchmessers die Beatmungssituation gesichert werden (Carvalho et al. 1997). Der Cuff sollte dabei kontrolliert unbedingt distal der Insuffizienz geblockt werden. Durch seitengetrennten Anschluss des rechtsseitigen und linksseitigen Tubus an unabhängige Beatmungsgeräte kann eine individuelle Anpassung des Beatmungsmusters erfolgen (Zimmermann et al. 1973; Ratliff et al. 1977; Phillips et al. 1979; Baumann et al. 1990).

27.2.5 Endoskopische Therapie kleiner bronchogener Fisteln

Grundsätzlich sollte nach lungenresizierenden Eingriffen eine Extubation so schnell wie möglich angestrebt werden, um den Beatmungsdruck zu minimieren. Zudem sollte der Sog an den einliegenden Thoraxdrainagen soweit wie möglich gesenkt werden, wenn radiologisch sichergestellt ist, dass die Lunge ausgedehnt bleibt.

Wird bronchoskopisch eine kleine Fistel an der Bronchusabsetzungsnaht diagnostiziert, so kann endoskopisch in die Insuffizienz sowie submukös vor der Insuffizienz die Schleimhaut mit Fibrin unterspritzt werden, um die Fistel abzudichten und das Abheilen zu beschleunigen (Waclawiczek et al. 1987). In der retrospektiven Studie von Hollaus et al. (1998) konnte gezeigt werden, dass Fisteln kleiner als 1 mm sowie bis zu 3 mm mit großem Erfolg endoskopisch therapiert werden können. Bei größeren Fisteln scheint die endoskopische Therapie jedoch nicht erfolgversprechend zu sein.

Über einen Katheter mit ausfahrbarer Kanüle wird 1 ml Fibrin mit einer Insulinspritze zunächst in die Insuffizienz appliziert. Anschließend wird 1 ml Kochsalz durch den Katheter gespritzt, gefolgt von 1 ml Thrombin (1000 UI/ml und erneut 1-mal Kochsalzlösung). Wird nach dem Fibrin direkt Thrombin gespritzt, kommt es zur Verklebung des Katheters (York et al. 1990; Glover et al. 1987; Onotera et al. 1988). Anschließend sollte 1 ml Fibrin mit einer Insulinspritze submukös unmittelbar vor die Insuffizienz in die Bronchialwand injiziert werden, gefolgt von 1 ml Kochsalz und 1 ml Thrombin (1000 UI/ml). Durch die Applikation von Fibrinkleber in die Bronchialwand hält die Abdichtung der Insuffizienz länger an. Eine Abheilung der Fistel wurde durch Fibrininjektion bei 35 % (Hollaus et al. 1998) bis 100 % (Tsunezuka et al. 1999) der Patienten erreicht (Waclawiczek et al. 1987; Onotera et al. 1988).

Zusätzlich sollte eine breite antibiotische Therapie angesetzt werden, um das Risiko eines Pleuraempyems zu reduzieren. Im Rahmen von bronchoskopischen Kontrolluntersuchungen sollte engmaschig sichergestellt werden, daß die Insuffizienz nicht größer wird.

Anstelle des Fibrins können auch andere Substanzen zur Verschließung kleiner bronchopleuraler Fisteln verwendet werden. So wurden in kleinen retrospektiven Fallserien Fisteln nach Pneumonektomie und Lobektomie erfolgreich durch endoskopische intramurale Unterspritzung von 1 ml 1%igem Silbernitrat ausgeheilt (Boudaya et al. 2013; Stratakos et al. 2009). Eine Abheilung konnte mit dieser Methode bei 81,8 % bis 94 % der Patienten erreicht werden. Jedoch liegen auch für diese Methode nur indivduelle Fallberichte mit kleinen Patientenzahlen vor.

Neben Fibrin und Silbernitrat wurden auch andere Materialien eingesetzt, um bronchopleurale Fisteln zu verschließen. Sowohl Albumin-Glutaraldehyde (Cryolife, Kennesaw GA) wurde für die Therapie von Parenchymlecks und bronchopleuralen Fisteln verwendet (Potaris et al. 2003; Lin et Iannettoni et al. 2004) als auch Coils (Salmon et al. 1990; Ponn et al. 1993), Kalbsknochen, Silbernitrat (Hoier-Madsen et al. 1984), Ethanol (Takaoka et al. 2002), Polyethylen, Cyanoacrylat-Kleber (Menard et al. 1988; Roksvaag et al. 1983; Torre et al. 1987; Hartmann und Rausch 1977) und Stents (Albes et al. 1994; Witt et al. 1996; Colt et al. 1992).

Bei Patienten mit einem sehr hohen Operationsrisiko, bei denen keine operative Revision zum Verschließen der Fistel durchgeführt werden soll, können peripher gelegene chronische Fisteln, die unter Drainagetherapie nicht zur Ausheilung kommen, durch Implantation von endobronchialen Ventilen zum Ausheilen gebracht werden. Diese Ventile wurden ursprünglich zur Volumenreduktion bei Patienten mit heterogenem Lungenemphysem und segmentaler Lungenüberblähung entwickelt, für die jedoch von der FDA keine Freigabe für die Behandlung erteilt wurde.

Zwei verschiedene Ventilsysteme stehen für die Versorgung von chronischen Luftfisteln zur Verfügung, das ZephyrR-System von der Firma PulmonX und das SpirationR-System, das von der Firma Olympus vertrieben wird. Für die Identifizierung und Verlaufsbeobachtung der Luftfistel muss eine Pleuradrainage eingelegt sein, um die Menge der über die bronchopleurale Fistel entweichenden Luft quantitativ erfassen zu können.

Die Quantifizierung der Luftfistel ist besonders bei beatmeten Patienten gut zu bemessen, sodass wir, soweit dies möglich und sicher für die Patienten ist, eine periinterventionelle Druckbeatmung anstreben. Unter flexibler bronchoskopischer Kontrolle wird ein kleiner Ballon der Reihe nach in alle Segmentbronchien platziert und unter Sicht mit Kochsalz gefüllt. Bei geblocktem Segmentbronchus wird nun das Fistelvolumen kontrolliert. Hierfür ist ein digitales Monitoring des Fistelvolumens sehr hilfreich, da eine Veränderung des Fistelvolumens unmittelbar beobachtet und dokumentiert werden kann (Firlinger et al. 2013; Dooms et al. 2014).

Wenn mithilfe des Ballons das Segment (oder die Segmente) identifiziert werden kann, das zur Unterhaltung der Fistel beiträgt, so kann anhand der Menge des in den Ballon gefüllten Kochsalzlösung die Größe des Ventils ermittelt werden, die für den Verschluss des Segmentbronchus nötig ist. Das Ventil wird anschließend unter bronchoskopischer Kontrolle in den Segmentbronchus eingesetzt. Die applizierten Ventile lassen sich jederzeit wieder endoskopisch entfernen. Schleim, der peripher des Ventils im Bronchialsystem vorhanden ist, kann über das Ventil abgehustet, Luft jedoch nicht durch das Ventil in die Peripherie geatmet werden. Die Fistel kann nun durch die Ausbildung einer Atelektase peripher des Ventils ausheilen.

Bei 48 % der mit endobronchialen Ventilen behandelten Patienten konnte die Luftfistel ausgeheilt werden (Travaline et al. 2009). Auch bei hoch selektierten, beatmeten und mit extrakorporaler Membranoxygenierung (ECMO) behandelten Patienten konnten chronische bronchopleurale Fisteln durch Implantation von Ventilen erfolgreich ausgeheilt werden (Mahajan et al. 2012; Brichon et al. 2012; Fischer et al. 2012).

Nicht immer können jedoch durch das Ausblocken einzelner Segmentbronchien die fistelversorgenden Luftwege eindeutig identifiziert werden. Dies scheint besonders bei denjenigen Patienten der Fall zu sein, die keinen oder keinen ausgeprägten Interlobärspalt haben.

Bislang gibt es keine Richtlinien für den Einsatz der oben genannten Methoden, um bestehende bronchopleurale Fisteln zu behandeln. Alle vorliegenden Berichte sind nicht randomisierte Einzelfallberichte. Grundsätzlich sollte bei jedem Patienten geprüft werden, ob es eine klare Kontraindikation zu einer operativen Revision gibt, die bislang die beste mögliche Option für die Versorgung von größeren bronchopleuralen Fisteln und Lungen-Parenchymlecks darstellt. Bei bronchopleuralen Fisteln, die größer als 8 mm sind, sollte grundsätzlich kein interventionelles Verfahren angestrebt werden, da die Erfolgsaussichten gering sind

27.3 Zwerchfell als Ersatzmaterial bei Defekten im Bereich von Ösophaggus und Trachea

Zwerchfelllappen eignen sich zur Deckung von Defekten im Bereich des Tracheobronchialbaumes und des Ösophagus. Er kann zur Deckung von iatrogenen Ösophagusperforationen oder beim Boerhaave-Syndrom verwendet werden. Auch bei tracheobronchialen Fisteln und traumatischen Defekten, die vor allem an der hinteren Trachealwand vorkommen, kann ein gestielter Zwerchfelllappen zur Deckung eingesetzt werden (Ciccolella et al. 1992). Die Indikation ist besonders dann gegeben, wenn manifeste oder latente Infektionen die Schließung des Defektes allein durch eine Naht erschweren. Voraussetzung für den Erfolg ist eine ausreichende Blutversorgung des Lappens, andernfalls kommt es zu Narbenbildung und Kontrakturen.

Für die Entnahme des gestielten Zwerchfellappens muss unbedingt darauf geachtet werden, dass das Zwerchfell nicht durch eine Verletzung des Nervus phrenicus denerviert wird. Der präparierte Lappen sollte keine nervale Innervation haben, um Kontraktionen zu vermeiden. Es können sowohl lange Streifen der Muskulatur mit einem Gefäß und Muskelstiel als Lappentransplantat verwendet werden, als auch ein Transplantat, das an der Arteria mamaria gestielt ist. Die Transplantate werden radiär aus dem hinteren muskulotendinösen Gebiet um den Hiatus gewonnen.

Die Muskelbasis der Lappen bleibt in Kontinuität mit dem Zwerchfell, die Gefäßversorgung erfolgt über die unteren Zwerchfellgefäße. Die Lappen lassen sich bis auf die Höhe des Aortenbogens hochschlagen. Wenn immer möglich, sollte bei der Entnahme der Lappen die Peritonaelhöhle nicht eröffnet werden. Dies gelingt leichter rechts als links. Der entstehende Zwerchfelldefekt ist durch Einzelknopfnaht zu verschließen.

27.3.1 Gestielte Transplantate

Gestielte Transplante werden aus dem vorderen Rand des Zwerchfells in der Nähe des Sternalansatzes entnommen. Ihre Gefäßversorgung erfolgt durch Äste der Arteria mammaria interna. Nach medianer Sternotomie werden die Mammariagefäße dargestellt und der Gefäßstiel wird bis zum Zwerchfell verfolgt. Aus dem Zwerchfell kann nun ein geeignetes Stück Muskulatur aus dem Vorderrand entnommen werden. Der gestielte Lappen kann bei Bedarf bis in den Halsbereich verlegt werden, nachdem zuvor die epigastrischen Gefäße ligiert wurden (Mineo und Ambrogi 1999).

27.3.2 Inzisionen am Zwerchfell

Bei der Inzision des Zwerchfells muss der Verlauf des Nervus phrenicus beachtet werden, da eine Verletzung eines Astes des Nervens unweigerlich zu einer Zwerchfellparese in dem von dem Nervenast versorgten Muskelsegment führt. Dies kann zu einer deutlichen Einschränkung der Atemfunktion führen, aber auch Zwerchfellhernien nach sich ziehen.

Inzisionen im Bereich des membranösen Anteils des Zwerchfelles führen in der Regel nicht zu funktionellen Einschränkungen. Am wenigsten problematisch sind radiale und zirkumferente Schnittführungen. Die radiale Schnittführung beginnt zentral in der Nähe des Durchtritts der großen Gefäße und führt anschließend nach lateral zur Thoraxwand. Bei dieser Schnittführung kann der Hauptast des Nervens nicht verletzt werden. Bei der zirkumferenten Schnittführung sollte das Zwerchfell ca. 2 bis 3 cm lateral vom Rippenansatz an der Thoraxwand inzidiert werden. Durch das Belassen eines 2 bis 3 cm breiten Zwerchfellsaumes zur Thoraxwand ist später die Vernähung technisch einfacher. Die Naht des Zwerchfells sollte mit einzelnen, kräftigen (0/0, 1/0) nicht resorbierbaren Nähten erfolgen.

27.4 Unilaterale Zwerchfellparalyse

Die meisten Patienten mit unilateraler Zwerchfellparalyse sind asymptomatisch und brauchen keine spezifische Therapie. Zunehmende Dyspnoe von Patienten mit einer Zwerchfelllähmung tritt häufig als Folge einer intensivierten körperlicher Aktivität oder als Folge einer Lungenerkrankung auf. Die Therapie der Zwerchfelllähmung muss dann in Betracht gezogen werden, wenn die Ausprägung der Dyspnoe unverhältnismäßig zur körperlichen Beanspruchung steigt. Typisch ist eine ausgeprägte und zunehmende Dyspnoe beim beim Bücken, in Rückenlage und häufig im Wassser durch zunehmenden Druck auf das Abdomen. Aus diesem Grund müssen die Patienten häufig im Sitzen schlafen. Die Dyspnoe wird durch eine Abnahme der Vitalkapazität (VC) und dem forcierten exspiratorischen 1-Sekunden-Volumen (FeV1) hervorgerufen. Eine mögliche Therapieoption ist bei diesen Patienten die Zwerchfellraffung, die bei ausgewählten Patienten zu sehr guten Ergebnissen führen kann (Kuniyoshi et al. 2004;

Huttl et al. 2004; Alkofer et al. 2004; Versteegh et al. 2007; Freeman et al. 2009; Gazala et al. 2012).

Eine Zwerchfellraffung wird in der Regel einseitig durchgeführt, jedoch bei wenigen Patienten auch zweiseitig (Versteegh et al. 2007). Nach Diagnose der Zwerchfellparalyse sollte eine Operation durch Zwerchfellraffung erst nach einer Beobachtungsphase von 6 Monaten erfolgen, da sich bei einem Teil der Patienten in diesem Zeitraum die Beweglichkeit des Zwerchfelles erholen kann. Die paradoxe Mobilität des Zwerchfelles sollte unbedingt mithilfe einer Röntgendurchleuchtung gesichert werden.

Die Zwerchfellraffung kann über eine Thorakotomie, eine Thorakoskopie oder über eine Laparoskopie erfolgen. Für das abdominelle Vorgehen spricht, dass evtl. bestehende abdominelle Fehlbildungen inspiziert und beseitigt werden können (Verstehegh et al. 2007). Der thorakale Zugang bietet hingegen die Möglichkeit, zusätzliche Lungenfehlbildungen zu versorgen (Yopp et al. 2007). Zudem ist er übersichtlicher und damit technisch einfacher und bietet sich vor allen Dingen für rechtsseitige Zwerchfellerschlaffungen an. Patienten sind nach thorakoskopischer Zwerchfellraffung im Vergleich zu Patienten nach Thorakotomie funktionell besser, haben in der Regel einen kürzeren Krankenhausaufenthalt und weisen eine geringere Anzahl postoperativer Komplikationen auf (Gazala et al. 2012). Das Ziel der Operation ist, die Mobilität des Zwerchfells zu reduzieren, indem das erschlaffte Zwerchfell in Falten gelegt wird und diese durch Nähte fixiert werden.

Durch die Raffung des Zwerchfelles kann die Lungenfunktion, die Dyspnoe und die Ausdauer des Patienten deutlich verbessert werden (Ciccolella et al. 1992; Groth et al. 2010). Durch die Operation wird eine Verbesserung der FVC von 20 auf 40 %, der FeV1 von 20 bis 25 %, der RC von 20 % und der TLC von 15 bis 20 % erreicht (Gazala et al. 2012). Vermutlich wird die beobachtete respiratorische Leistungssteigerung durch eine optimierte Funktion des gesunden Zwerchfells und der akzessorischen Atemmuskeln ermöglicht (Freeman et al. 2006).

27.5 Postoperativer Chylothorax

Ein Chylothorax ist eine Ansammlung von Lmyphflüssigkeit im Pleuraspalt und kann als Folge der Verletzung des Ductus thoracicus nach Operationen im Thorax und hinteren Mediastinum auftreten. Ein Chylothorax kommt bei ca. 3 % der Patienten nach Eingriffen am Ösophagus und bei 0,5 bis 1 % der Patienten nach Eingriffen an der Lunge vor und ist mit einer deutlichen Erhöhung der postoperativen Mortalität verbunden (Shah et al. 2012). Er entsteht aber auch spontan u. a. als Folge von thorakalen Tumoren, nach Thoraxtraumata, bei Leberzirrhose und Erkrankungen des lymphatischen Systems.

Der Ductus thoracicus drainiert Lymphe von der unteren Extremität, dem Darm, der Leber, der Bauchwand, der linken Brusthöhle, dem linken Arm und linken Kopf. Er entsteht aus der Cisterna chyli auf Höhe des zweiten LWK, tritt durch das Zwerchfell am Hiatus aorticus und verläuft entlang der Wirbelsäule auf der rechten Seite zwischen Brustaorta und Vena azygos. Auf Höhe des fünften Brustwirbelkörpers wechselt er auf die linke Seite und mündet im Halsbereich in den linken Venenwinkel zwischen Vena jugularis und Vena subclavia. In Abhängigkeit von der Nahrung, der Absorbtion und körperlichen Aktivität fließen an einem Tag zwischen 10 und > 100 ml/kg Körpergewicht Lymphe durch den Ductus thoracicus (Paes und Powell 1994). Entsprechend schnell kann sich eine erhebliche Menge Lymphflüssigkeit bei Verletzung des Ductus thoracicus intrathorakal ansammeln.

Radiologisch und im Ultraschall manifestiert sich ein Chylothorax meistens als unilaterale Flüssigkeitsansammlung. Bei der Drainage der Flüssigkeit entleert sich in der Regel milchig-trübe Flüssigkeit, wobei abhängig von der Zusammensetzung der Lymphe die Flüssigkeit auch klar sein kann. Zur Sicherung der Diagnose sollten in der Flüssigkeit Chylomikronen bestimmt werden, die pathognomonisch für einen Chylothorax sind. Können im Labor Chylomikronen nicht analysiert werden, so kann ein Chylothorax fast immer auch durch die Bestimmung des Gehalts an Triglyceriden gesichert werden, der bei 90 % der Patienten über 110 mg/dl liegt. Der Cholesterolgehalt, hingegen liegt unter 200 mg/d. Ein Triglyceridgehalt von weniger als 50 mg/dl schließt das Vorliegen eines Chylothorax praktisch aus.

Bei zwei Drittel der Patienten liegt ein exudativer Chylothorax vor, der durch eine hohe Konzentration an Proteinen und eine geringe LDH-Konzentration gekennzeichnet ist. Bei einem Drittel der Patienten besteht ein transudativer Chylothorax als Folge einer portalen Hypertension bei Leberzirrhose oder als Folge einer Herzinsuffizienz (Paes und Powell 1994; McGrath et al. 2010; Maldonado et al. 2009). Die Therapie des Chylothorax ist in ■ Abb. 27.6 als Algorithmus dargestellt.

27.5.1 Therapie

Eine Vielzahl unterschiedlicher konservativer und chirurgischer Behandlungskonzepte wird bei der Behandlung des postoperativen Chylothorax eingesetzt. Entscheidend für die Aussicht auf Erfolg der konservativen Behandlung ist die Menge der austretenden Lymphflüssigkeit.

Bei einem konservativen Therapieversuch muss bedacht werden, dass durch den Verlust an Lymphe über die Drainage das Risiko für Infekte mit zunehmender Dauer der Behandlung durch den Verlust von Lympho-

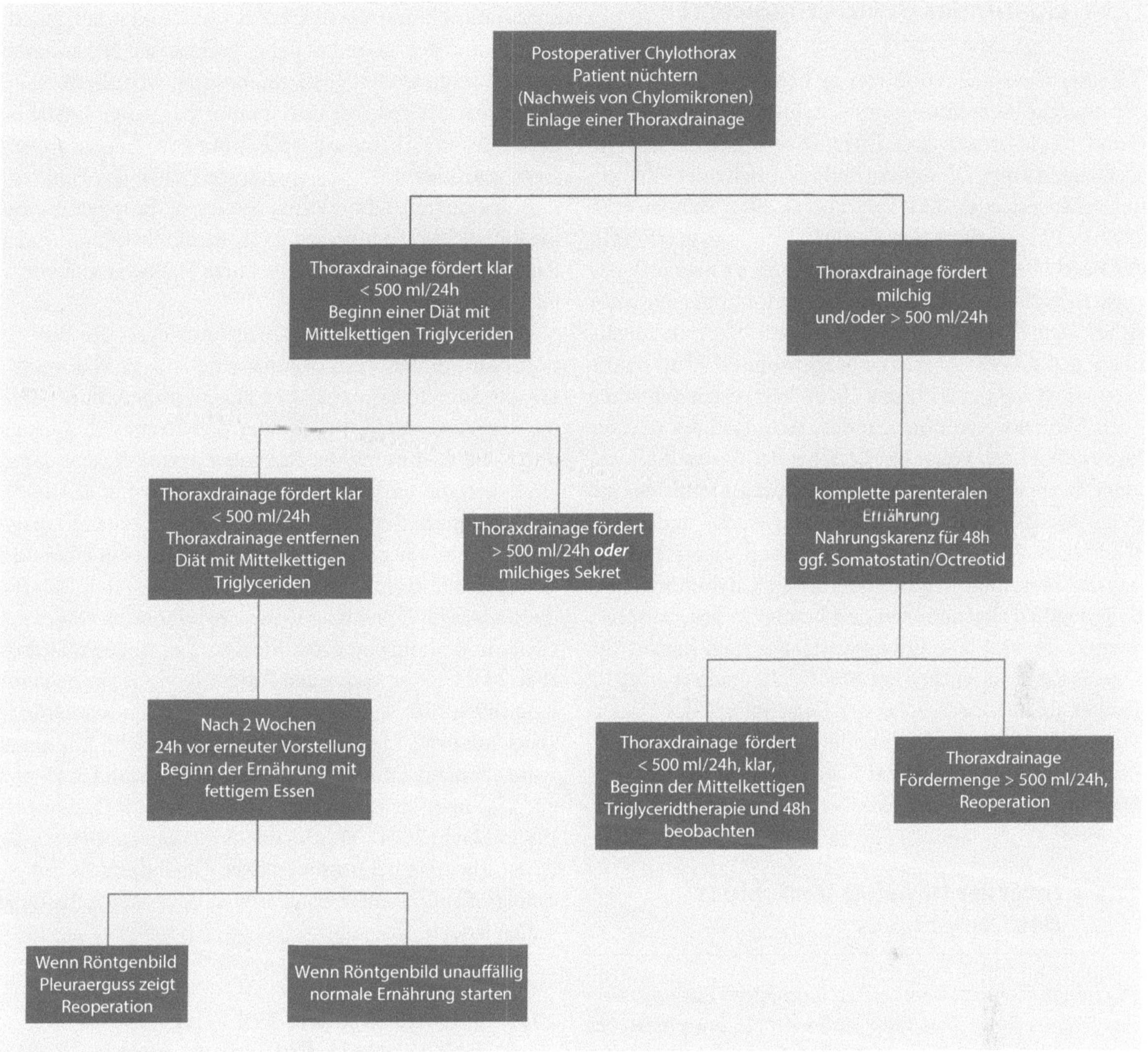

Abb. 27.6 Algorithmus zur Therapie des Chylothorax. (Modifiziert nach Bryant et al. 2014)

zyten ansteigt und ein erheblicher Verlust von Proteinen und Elektrolyten auftreten kann (Wasmuth-Pietzuch et al. 2004; Franksson et al. 1976). Aus diesem Grund sollte ein konservativer Behandlungversuch nicht länger als eine Woche durchgeführt werden. Bei einem täglichen Verlust von mehr als 900 ml sollte grundsätzlich eine Revisionsoperation angestrebt werden (Zabeck et al. 2011).

27.5.2 Ernährung

Durch eine Reduktion der Aufnahme von langkettigen Fetten (LCT) auf weniger als 10 g/Tag kann die Menge der Lymphe deutlich reduziert werden und das Verkleben von Lymphgefäßen und des Ductus thoracicus ermöglichen. Durch den Verzicht der Aufnahme langkettiger Triglyceride (LCT) wird deren Umwandlung in Monoglyceride und freie Fettsäuren verhindert, welche in Form von Chylomikronen im Ductus thoracicus transportiert werden. Mittelkettige Triglyceride (MCT) können verzehrt werden, da diese direkt von den Darmzellen aufgenommen werden können und unter Bypass des Ductus thoracicus über die Pfortader in die Leber gelangen (Jensen et al. 1989; Takuwa et al. 2013). Der Verzehr von MCT kann jedoch Übelkeit, Erbrechen und Durchfall hervorrufen.

Ob eine Nahrungskarenz und parenterale Ernährung eine höhere Aussicht auf Erfolg bei der konservativen Behandlung des Chylothorax haben als eine LCT-freie Diät bleibt umstritten. Vergleichende Studien hierzu gibt es bislang nicht (Behetti et al. 2000; Chan et al. 2005).

27.5.3 Ligatur des Ductus thoracicus

Bei einer Chylussekretion von mehr als 800 ml steht die chirurgische Versorgung des Chylothorax im Vordergrund, da die konservative Therapie gewöhnlich nicht zur Ausheilung führt. Diese kann endoskopisch oder offen erfolgen (Zabeck et al. 2011; Fahimi et al. 2001; Shimizu et al. 2002; Le Pimpec-Barthes et al. 2002). Der Zugang erfolgt in der Regel über die Seite des Chylothorax, da hier auch das Leck zu vermuten ist. Kann das Leck intraoperativ nicht sicher identifiziert werden, so kann zur besseren Identifikation des Lecks über eine Magensonde 250 ml Sahne verabreicht werden (Huggins 2010). Wir setzen der Sahne noch Methylenblau hinzu, sodass sich das Leck leichter lokalisieren lässt. Wenn das Leck bei der Operation nicht identifiziert werden kann, wird der Ductus thoracicus auf Höhe des Zwerchfelldurchtrittes aufgesucht und ligiert (Nair et al. 2007). Nach dem Einführen dieser Technik hat die Mortalität des postoperativen Chylothorax von 50 % deutlich abgenommen und beträgt in den Fallserien weniger als 10 %. Die Erfolgsaussichten nach Ligatur des Ductus thoracicus liegen bei 90 % (Maldonado et al. 2010; Paul et al. 2009). Als Folge des Verschlusses des Ductus thoracicus kann ein Lymphödem auftreten, das jedoch nach einigen Monaten in der Regel durch Ausbildung von Lymphgefäßkollateralen verschwindet (Huggins 2010).

27.5.4 Interventioneller Verschluss des Lymphlecks

In einigen Zentren konnte durch selektive Embolisation des Ductus thoracicus interventionell ein lymphatisches Leck verschlossen werden. Hierbei wird nach Lymphagiographie und selektiver Punktion eines Lymphgefäßes am Fuß ein Katheter bis auf Höhe der Leckage vorgeschoben und über diesen ein Kleber und endovaskuläre Coils verabreicht (Cope 2004; Hoffer et al. 2001). Ein erfolgreicher Verschluss gelingt jedoch nur bei ca. 67 % der Patienten. Außer lokaler Nebenwirkungen wie Wundinfektion und Wunddehiszens wurde auch das Auftreten einer Lungenembolie durch den Kleber beschrieben (Itkin et al. 2010).

27.5.5 Somatostatin- und Octreotidtherapie

Somatostatin ist ein Peptidhormon, das von der Bauchspeicheldrüse endokrin während der Verdauung ausgeschüttet wird und die Bildung des Wachstumshormons Somatotropin in der Hypophyse hemmt.

Somatostatin wird auch von einzelnen Zellen des Hypothalamus und des Gastrointestinaltrakts gebildet. Somatostatin hemmt die Sekretion von Pankreasenzymen, Gastrin und Pepsin und ist daher geeignet zur Behandlung von schweren akuten gastroduodenalen Ulkusblutungen, Blutungen bei erosiver oder hämorrhagischer Gastritis, bei adjuvanter Therapie zur Hemmung der Sekretion von stark sezernierenden postoperativen Fisteln des Pankreas und des oberen Dünndarms sowie zur Prophylaxe von postoperativen pankreatischen Komplikationen nach Pankreaschirurgie. Es hat eine kurze Halbwertszeit von 1 bis 3 Minuten.

Octreotid ist ein synthetisches Analogon des Peptidhormons Somatostatin und hat eine längere Halbwertszeit als Somatostatin. Es wird angenommen, dass beide die Sekretion von Lymphe über den Ductus thoracicus durch die Hemmung der Pankreasenzyme einschränken (Kalomenidis und Light 2004; Al-Zubayry et al. 2003). Nach Drainage des Chylothorax mit einer Thoraxdrainage wurde in einzelnen Fallserien Somatostatin bzw. Octreotid erfolgreich in Kombination mit einer LCT-freien Diät für die Behandlung postoperativer Chylothoraces eingesetzt (Kelly und Shumway 2000; Markham et al. 2000; Demos et al. 2001). Bei erwachsenen Patienten wurde zur Behandlung eines postoperativen Chylothorax Somatostatin intravenös mit 6 mg/Tag über 2 Wochen verabreicht. Alternativ wurde Somatostatin subcutan 50 µg alle 8 Stunden (3-mal am Tag) über bis zu 14 Tage lang verabreicht (Kalomenidis und Light 2004). Vergleichende Studien zur Bedeutung dieser Therapie bei postoperativen Chylothoraces mit einem großen Volumenverlust und der operativen Therapie fehlen jedoch.

27.6 Thorakostomie bei Post-Lobektomie-Pleuraempyem mit bronchopleuraler Fistel

Ein Pleuraempyem tritt nach Resektionen an der Lunge als Folge einer persistierenden bronchopleuralen Fistel bei 2 bis 16 % der Patienten auf und führt zu einer deutlichen Steigerung der perioperativen Mortalität (Nagasaki et al. 1982). Das Risiko für das postoperative Auftreten eines Pleuraempyems ist 3-mal höher nach Pneumonektomien als nach subtotalen Lungenresektionen (Lemmer et al. 1985).

Pleuraempyme auf dem Boden einer persistierenden brochopleuralen Fistel können unmittelbar nach der Operation aber auch zeitlich verzögert bis 3 Monate nach dem Eingriff auftreten (Schueckler et al. 1995). Eine offene Drainage der Thoraxhöhle durch ein Thorakostoma zur Behandlung von chronischen Empyemen, die häufig bei Patienten mit einer Tuberkulose auftreten, wurde erstmals 1935 von Eloesser vorgestellt. Dies ist auch heute noch eine gute Therapieoption bei einem Pleuraempyem auf dem Boden einer persistierenden bronchopleuralen Fistel (Lemmer et al. 1985; Clagett et al. 1963; Shamji et al. 1983; Goldstraw 1979).

Kommt es während der Behandlung mit einer offenen Thorakotomie zu einer Abheilung des Empyems, so kann zweiseitig das Thorakostoma durch Auffüllen des Defektes mit einem gestielten Muskellappen wieder verschlossen werden (Garcia-Yuste et al. 1989; Regnard et al. 2000). Das Verfahren eignet sich besonders gut in Kombination mit einer geschlossenen Vakuumtherapie.

Eine Indikation zur offenen Thorakostomie besteht besonders dann, wenn eine begleitende bronchopleurale Fistel vorliegt. Zusätzlich sollte vor jeder Anlage einer Thorakostomie unbedingt geprüft werden, ob eine operative Dekortikation in Frage kommt und das umgebende Lungengewebe durch entzündliche Prozesse an der Thoraxwand adhärent ist, so dass es durch das Anlegen des Thorakostomas nicht zu einer kompletten Atelektase der betroffenen Lungenseite kommt.

27.6.1 Operatives Vorgehen

Nach Querinzision über dem Empyem entlang des Rippenverlaufes werden die darunter liegenden 2 bis 3 Rippen partiell reseziert und die Haut an die daruterliegende Pleura parietalis genäht. Auf diese Weise entsteht ein epithelialisiertes Thorakostoma (Schneiter et al. 2001; Postmus et al. 1989). Über das Thorakostoma können in regelmäßigen Abständen Spülungen erfolgen oder offenporige Schwämme in den Thorax eingebracht werden, um eine Vakuumtherapie durchzuführen. Nach Abheilen des Empyems können gestielte Muskellappen in den Thorax eingebracht werden.

27.6.2 Intrathorakale Vakuumtherapie

Die Vakuumtherapie ist ein geschlossenes steriles Wundversorgungssystem, das aus einer elektronisch steuerbaren Pumpe und einem drainierenden offenporigen Schaumstoffwundverband besteht. Mittels einer luftdichten Abdeckung durch eine Klebefolie wird ein regulierbarer Unterdruck zwischen 75 und 200 mmHg aufgebaut. Durch den Unterdruck wird der Totraum verkleinert und der Wundgrund angenähert.

Die Vakuumtherapie sorgt für das Abfließen des Wundsekrets und fördert die Durchblutung, Granulationsbildung und den Heilungsprozess der Wunde. Es können zwei unterschiedliche Schwämme in die Wunde eingebracht werden, ein schwarzer Polyurethanschwamm und ein weißer Polyvinylalkoholschwamm. Der schwarze grobporige, hydrophobe Polyurethanschwamm eignet sich besonders zur Konditionierung infizierter Wunden. Er wird locker in die Wunde eingelegt und der Wundbereich mit transparenter Polyurethanfolie luftdicht verschlossen. Auf die Folie wird dann ein Saugnapf aufgeklebt, der an ein Vakuumsystem angeschlossen wird. Bei der Verwendung eines Polyerethanschwammes sollte ein kontinuierlicher Unterdruck von 75 bis 125 mmHg für die Ableitung des Exsudats gewählt werden.

Im Gegensatz dazu kann mit einem intermittierenden Sog (5 min Sog – 2 min Pause) die Neoangiogenese, Granulationsbildung und damit eine Wundkonditionierung erreicht werden. Der schwarze Schwamm sollte alle 48 bis 72 Stunden steril gewechselt werden. Mit jedem Schwammwechsel sollte das nekrotische Gewebe debridiert werden. Für die Konditionierung von oberflächlichen und empfindlichen Strukturen, bei denen das Einwachsen des Schwammes vermieden werden soll, kann ein weißer kleinporiger hydrophiler Polyvinylalkoholschwamm verwendet werden. Dieser sollte alle 4 bis 5 Tage gewechselt werden. Besonders bei Patienten mit einer Gerinnungsstörung, einer Blutungsneigung und dem Vorliegen einer therapeutischen Heparinisierung sollte die Therapie unter Vorbehalt angewandt werden, da durch den Sog ein erheblicher Blutverlust auftreten kann. Der Polyurethanschwamm sollte nicht direkt über freiliegenden Gefäßen, Sehnen und Knochen aufgebracht werden. In diesem Fall sollte das empfindliche Gewebe durch ein Silikonnetz geschützt werden.

Die intrathorakale Vakuumtherapie wurde erstmals 2006 von Varker und Mitarbeitern beschrieben (Varker et al. 2006) und erfolgreich bei der Therapie des postpneumonektomie Pleuraempyems angewendet. Auch nach Auftreten eines Pleuraempyems nach Lobektomie wurde in kleinen nicht randomisierten Serien erfolgreich die Vakuumtherapie eingesetzt (Haghsehenassakashani et al. 2011; Al-Mufarrej et al 2010; Aru et al. 2010; Saadi et al. 2011; Groetzner et al. 2009). Sie kann auch bei Patienten mit einer persistierenden bronchopleuralen Fistel angewendet werden (Groetzner et al. 2009). Vor dem Einbringen des Schwammes sollte immer möglichst eine Dekortikation durchgeführt werden. Für den alle 3 bis 4 Tage notwendigen Wechsel des Vakuumschwammes eignet sich die Anlage eines Thorakostomas, so wie oben beschrieben. Eine weitere Möglichkeit besteht in der Verwendung eines ALEXIS-Wundspreizers, der aus einer flexiblen Polymermembran besteht (Applied Medical, Rancho Santa Margarita, CA; Hofmann et al. 2012).

Literatur

Albes JM et al (1994) Tracheal stenting for malignant tracheoesophageal fistula. Ann Thorac Surg 57(5):1263–1266

Alkofer B et al (2004) Thoracoscopic plication of the diaphragm for postoperative phrenic paralysis: a report of two cases. Surg Endosc 18(5):868–870

Al-Mufarrej F et al (2010) Outpatient management of post-pneumonectomy and post-lobectomy empyema using the vacuum-assisted closure system. Surg Today 40(8):711–718

Al-Zubairy A, Al-Jazairi A (2003) Octreotide as a therapeutic option for management of chylothorax. Ann Pharmacother 37(5):679–682

Amar D et al (1995) Clinical and echocardiographic correlates of symptomatic tachydysrhythmias after noncardiac thoracic surgery. Chest 108(2):349–354

Ambrogi MC et al (2001) Posterior wall laceration of the thoracic trachea: the transcervical-transtracheal approach. Eur J Cardiothorac Surg 19(6):932–934

Aru GM et al (2010) Intrathoracic vacuum-assisted management of persistent and infected pleural spaces. Ann Thorac Surg 90(1):266–270

Asamura H et al (1992) Bronchopleural fistulas associated with lung cancer operations. Univariate and multivariate analysis of risk factors, management, and outcome. J Thorac Cardiovasc Surg 104(5):1456–1464

Baumann MH, Sahn A (1990) Medical management and therapy of bronchopleural fistulas in the mechanically ventilated patient. Chest 97(3):721–728

Beghetti M et al (2000) Etiology and management of pediatric chylothorax. J Pediatr 136(5):653–658

Boudaya M et al (2013) Conservative management of postoperative bronchopleural fistulas. J Thorac Cardiovasc Surg 146(3):575–579

Brewer LA et al (2012) Bronchial closure in pulmonary resection: a clinical and experimental study using a pedicled Perikardial fat graft reinforcement. J Thorac Surg 1953 26(5):507–532

Brichon PY et al (2012) Successful treatment of a life-threatening air leakage, complicating severe abdominal sepsis, with a one-way endobronchial valve. Interact Cardiovasc Thorac Surg 15(4):779–780

Bryant A et al (2014) The incidence and management of postoperative chylothorax after pulmonary resection and thoracic mediastinal lymph node dissection. Ann Thorac Surg 98(1):232–235 (discussion 235-7)

Carbognani P et al (2004) Management of postintubation membranous tracheal rupture. Ann Thorac Surg 77(2):406–409

Cardillo G et al (2010) Tracheal lacerations after endotracheal intubation: a proposed morphological classification to guide non-surgical treatment. Eur J Cardiothorac Surg 37(3):581–587

Carretta A et al (2011) Conservative and surgical treatment of acute posttraumatic tracheobronchial injuries. World J Surg 35(11):2568–2574

Carvalho P et al (1997) Management of bronchopleural fistula with a variable-resistance valve and a single ventilator. Chest 111(5):1452–1454

Cerfolio RJ (2001) The incidence, etiology, and prevention of postresectional bronchopleural fistula. Semin Thorac Cardiovasc Surg 13(1):3–7

Chan EH et al (2005) Postoperative chylothorax after cardiothoracic surgery in children. Ann Thorac Surg 80(5):1864–1870

Chen EH et al (2001) A case of tracheal injury after emergent endotracheal intubation: a review of the literature and causalities. Anesth Analg 93(5):1270–1271

Ciccolella DE, Daly BD, Celli BR (1992) Improved diaphragmatic function after surgical plication for unilateral diaphragmatic paralysis. Am Rev Respir Dis 146(3):797–799

Clagett OT, Geraci JE (1963) A procedure for the management of postpneumonectomy empyema. J Thorac Cardiovasc Surg 45:141–145

Colt HG, Meric B, Dumon JF (1992) Double stents for carcinoma of the esophagus invading the tracheo-bronchial tree. Gastrointest Endosc 38(4):485–489

Conti M et al (2006) Management of postintubation tracheobronchial ruptures. Chest 130(2):412–418

Cope C (2004) Management of chylothorax via percutaneous embolization. Curr Opin Pulm Med 10(4):311–314

Creagh-Brown B et al (2008) A novel approach to the management of acute tracheal tear. J Laryngol Otol 122(12):1392–1393

Deganello A et al (2007) Tracheotomy-related posterior tracheal wall rupture, trans-tracheal repair. Acta Otorhinolaryngol Ital 27(5):258–262

Demos NJ, Kozel J, Scerbo JE (2001) Somatostatin in the treatment of chylothorax. Chest 119(3):964–966

Dooms CA et al (2014) Bronchial valve treatment for pulmonary air leak after anatomical lung resection for cancer. Eur Respir J 43(4):1142–1148

Fahimi H et al (2001) Current management of postoperative chylothorax. Ann Thorac Surg 71(2):448–450 (discussion 450-1)

Firlinger I et al (2013) Endoscopic one-way valve implantation in patients with prolonged air leak and the use of digital air leak monitoring. Ann Thorac Surg 95(4):1243–1249

Fischer W et al (2012) Endobronchial valve therapy for pneumothorax as a bridge to lung transplantation. J Heart Lung Transplant 31(3):334–336

Franksson C et al (1976) Drainage of thoracic duct lymph in renal transplant patients. Transplantation 21(2):133–140

Freeman RK, Wozniak TC, Fitzgerald EB (2006) Functional and physiologic results of video-assisted thoracoscopic diaphragm plication in adult patients with unilateral diaphragm paralysis. Ann Thorac Surg 81(5):1853–1857 (discussion 1857)

Freeman RK et al (2009) Long-term follow-up of the functional and physiologic results of diaphragm plication in adults with unilateral diaphragm paralysis. Ann Thorac Surg 88(4):1112–1117

Gaissert HA et al (2003) Complication of benign tracheobronchial strictures by self-expanding metal stents. J Thorac Cardiovasc Surg 126(3):744–747

Garcia-Yuste M et al (1998) Open-window thoracostomy and thoracomyoplasty to manage chronic pleural empyema. Ann Thorac Surg 65(3):818–822

Gazala S, Hunt I, Bedard EL (2012) Diaphragmatic plication offers functional improvement in dyspnoea and better pulmonary function with low morbidity. Interact Cardiovasc Thorac Surg 15(3):505–508

Gildea TR et al (2006) Performance of a self-expanding silicone stent in palliation of benign airway conditions. Chest 130(5):1419–1423

Glover W et al (1987) Fibrin glue application through the flexible fiberoptic bronchoscope: closure of bronchopleural fistulas. J Thorac Cardiovasc Surg 93(3):470–472

Goldstraw S (1979) Treatment of postpneumonectomy empyema: the case for fenestration. Thorax 34(6):740–745

Gomez-Caro A et al (2006) Role of conservative medical management of tracheobronchial injuries. J Trauma 61(6):1426–1434 (discussion 1434-5)

Groetzner J et al (2009) Intrathoracic application of vacuum wound therapy following thoracic surgery. Thorac Cardiovasc Surg 57(7):417–420

Groth SS et al (2010) Laparoscopic diaphragmatic plication for diaphragmatic paralysis and eventration: an objective evaluation of short-term and midterm results. J Thorac Cardiovasc Surg 139(6):1452–1456

Haghshenasskashani A et al (2011) Intrathoracic application of a vacuum-assisted closure device in managing pleural space infection after lung resection: is it an option? Interact Cardiovasc Thorac Surg 13(2):168–174

Hartmann W, Rausch V (1977) New therapeutic application of the fiberoptic bronchoscope. Chest 71(2):237

Hazelrigg SR et al (1997) Effect of bovine Perikardial strips on air leak after stapled pulmonary resection. Ann Thorac Surg 63(6):1573–1575

Hoffer EK et al (2001) Treatment of chylothorax: percutaneous catheterization and embolization of the thoracic duct. AJR Am J Roentgenol 176(4):1040–1042

Hofmann HS et al (2012) Vacuum-assisted closure of pleural empyema without classic open-window thoracostomy. Ann Thorac Surg 93(5):1741–1742

Hoier-Madsen K et al (1984) Management of bronchopleural fistula following pneumonectomy. Scand J Thorac Cardiovasc Surg 18(3):263–266

Hollaus SH et al (1998) Endoscopic treatment of postoperative bronchopleural fistula: experience with 45 cases. Ann Thorac Surg 66(3):923–927

Hollaus SH et al (1999) Closure of bronchopleural fistula after pneumonectomy with a pedicled intercostal muscle fla. Eur J Cardiothorac Surg 16(2):181–186

Hsu JT, Bennett GM, Wolff E (1972) Radiologic assessment of bronchopleural fistula with empyema. Radiology 103(1):41–45

Huggins JT (2010) Chylothorax and cholesterol pleural effusion. Semin Respir Crit Care Med 31(6):743–750

Huttl TS et al (2004) Laparoscopic diaphragmatic plication: long-term results of a novel surgical technique for postoperative phrenic nerve palsy. Surg Endosc 18(3):547–551

Itkin M et al (2010) Nonoperative thoracic duct embolization for traumatic thoracic duct leak: experience in 109 patients. J Thorac Cardiovasc Surg 139(3):584–589 (discussion 589-90.)

Jensen GL et al (1989) Dietary modification of chyle composition in chylothorax. Gastroenterology 97(3):761–765

Kalomenidis I, Light RW (2004) Pathogenesis of the eosinophilic pleural effusions. Curr Opin Pulm Med 10(4):289–293

Kelly RF, Shumway SJ (2000)) Conservative management of postoperative chylothorax using somatostatin. Ann Thorac Surg 69(6):1944–1945

Kuniyoshi Y et al (2004) Diaphragmatic plication in adult patients with diaphragm paralysis after cardiac surgery. Ann Thorac Cardiovasc Surg 10(3):160–166

Lardinois D et al (2002) Mediastinal reinforcement after induction therapy and pneumonectomy: comparison of intercostal muscle versus diaphragm flaps. Eur J Cardiothorac Surg 21(1):74–78

Le Pimpec-Barthes F et al (2002) Chylothorax complicating pulmonary resection. Ann Thorac Surg 73(6):1714–1719

Lemmer JH, Botham MJ, Orringer MB (1985) Modern management of adult thoracic empyema. J Thorac Cardiovasc Surg 90(6):849–855

Lin J, Iannettoni MD (2004) Closure of bronchopleural fistulas using albumin-glutaraldehyde tissue adhesive. Ann Thorac Surg 77(1):326–328

Lindner M et al (2010) Bronchial stump coverage and postpneumonectomy bronchopleural fistula. Asian Cardiovasc Thorac Ann 18(5):443–449

Mahajan AK et al (2012) Intrabronchial valves: a case series describing a minimally invasive approach to bronchopleural fistulas in medical intensive care unit patients. J Bronchology Interv Pulmonol 19(2):137–141

Malapert G et al (2010) Surgical sealant for the prevention of prolonged air leak after lung resection: meta-analysis. Ann Thorac Surg 90(6):1779–1785

Malave G et al (1971) Bronchopleural fistula--present-day study of an old problem. A review of 52 cases. Ann Thorac Surg 11(1):1–10

Maldonado F et al (2009) Pleural fluid characteristics of chylothorax. Mayo Clin Proc 84(2):129–133

Maldonado F et al (2010) Medical and surgical management of chylothorax and associated outcomes. Am J Med Sci 339(4):314–318

Markham KM et al (2000) Octreotide in the treatment of thoracic duct injuries. Am Surg 66(12):1165–1167

McGrath EE, Blades Z, Anderson SB (2010) Chylothorax: aetiology, diagnosis and therapeutic options. Respir Med 104(1):1–8

Menard JW, Prejean CA, Tucker WY (1988) Endoscopic closure of bronchopleural fistulas using a tissue adhesive. Am J Surg 155(3):415–416

Minambres E et al (2009) Tracheal rupture after endotracheal intubation: a literature systematic review. Eur J Cardiothorac Surg 35(6):1056–1062

Mineo TC, Ambrogi V (1995) Early closure of the postpneumonectomy bronchopleural fistula by pedicled diaphragmatic flaps. Ann Thorac Surg 60(3):714–715

Mineo TC, Ambrogi V (1999) The diaphragmatic flap: A multiuse material in thoracic surgery. J Thorac Cardiovasc Surg 118(6):1084–1089

Mineo TC et al (1997) Comparison between intercostal and diaphragmatic flap in the surgical treatment of early bronchopleural fistula. Eur J Cardiothorac Surg 12(4):675–677

Nagasaki F, Flehinger BJ, Martini N (1982) Complications of surgery in the treatment of carcinoma of the lung. Chest 82(1):25–29

Nair SK, Petko M, Hayward M (2007) Aetiology and management of chylothorax in adults. Eur J Cardiothorac Surg 32(2):362–369

Nielsen KR et al (1994) Localization of bronchopleural fistula using ventilation scintigraphy. J Nucl Med 35(5):867–869

Onotera RT, Unruh HW (1988) Closure of a post-pneumonectomy bronchopleural fistula with fibrin sealant (Tisseel. Thorax 43(12):1015–1016

Orta DA et al (1979) Tracheal laceration with massive subcutaneous emphysema: a rare complication of endotracheal intubation. Thorax 34(5):665–669

Paes ML, Powell H (1994) Chylothorax: an update. Br J. Hosp Med 51(9):482–490

Palade E, Passlick B (2011) Surgery of traumatic tracheal and tracheobronchial injuries. Chirurg 82(2):141–147

Palmen M et al (2009) Open window thoracostomy treatment of empyema is accelerated by vacuum-assisted closure. Ann Thorac Surg 88(4):1131–1136

Paul S et al (2009) Surgical management of chylothorax. Thorac Cardiovasc Surg 57(4):226–228

Phillips YY, Lonigan RM, Joyner LR (1979) A simple technique for managing a bronchopleural fistula while maintaining positive pressure ventilation. Crit Care Med 7(8):351–353

Ponn RB et al (1993) Treatment of peripheral bronchopleural fistulas with endobronchial occlusion coils. Ann Thorac Surg 56(6):1343–1347

Postmus SE et al (1989) Treatment of post pneumonectomy pleural empyema by open window thoracostomy. Eur Respir J 2(9):853–855

Potaris K, Mihos I, Gakidis (2003) Preliminary results with the use of an albumin-glutaraldehyde tissue adhesive in lung surgery. Med Sci Monit 9(7):79–83

Ratliff JL et al (1977) Endobronchial control of bronchopleural fistulae. Chest 71(1):98–99

Regnard JF et al (2000) Open window thoracostomy followed by intrathoracic flap transposition in the treatment of empyema complicating pulmonary resection. J Thorac Cardiovasc Surg 120(2):270–275

Roksvaag H et al (1983) Endoscopic closure of bronchial fistula. Thorax 38(9):696–697

Saadi A et al (2011) Vacuum-assisted closure device: a useful tool in the management of severe intrathoracic infections. Ann Thorac Surg 91(5):1582–1589

Salmon CJ, Ponn RB, Westcott JL (1990) Endobronchial vascular occlusion coils for control of a large parenchymal bronchopleural fistula. Chest 98(1):233–234

Sayeed-Shah U, Strachan J, Elefteriades JA (2001) Diaphragm flap for routine prophylactic reinforcement of bronchial stump after pneumonectomy. Ann Thorac Surg 71(6):2081–2083

Schneider T et al (2009) Incidence and treatment modalities of tracheobronchial injuries in Germany. Interact Cardiovasc Thorac Surg 8(5):571–576

Schneiter D et al (2001) Accelerated treatment for early and late postpneumonectomy empyema. Ann Thorac Surg 72(5):1668–1672

Schueckler OJ, Rodriguez MI, Takita H (1995) Delayed postpneumonectomy empyema. J Cardiovasc Surg (Torino) 36(5):515–517

Shah RD et al (2012) Postesophagectomy chylothorax: incidence, risk factors, and outcomes. Ann Thorac Surg 93(3):897–903 (discussion 903-4)

Shamji FM et al (1983) Open window thoracostomy in the management of postpneumonectomy empyema with or without bronchopleural fistula. J Thorac Cardiovasc Surg 86(6):818–822

Shimizu K et al (2002) Treatment strategy for chylothorax after pulmonary resection and lymph node dissection for lung cancer. J Thorac Cardiovasc Surg 124(3):499–502

Sirbu H et al (2001) Bronchopleural fistula in the surgery of non-small cell lung cancer: incidence, risk factors, and management. Ann Thorac Cardiovasc Surg 7(6):330–336

Skouras VI, Kalomenidis, Chylothorax (2010) Chylothorax: diagnostic approach. Curr Opin Pulm Med 16(4):387–393

Sonobe M et al (2000) Analysis of risk factors in bronchopleural fistula after pulmonary resection for primary lung cancer. Eur J Cardiothorac Surg 18(5):519–523

Stamatis G et al (1994) Omentopexy and muscle transposition: two alternative methods in the treatment of pleural empyema and mediastinitis. Thorac Cardiovasc Surg 42(4):225–232

Stammberger U et al (2000) Buttressing the staple line in lung volume reduction surgery: a randomized three-center study. Ann Thorac Surg 70(6):1820–1825

Steiger Z, Wilson RF (1984) Management of bronchopleural fistulas. Surg Gynecol Obstet 158(3):267–271

Stratakos G et al (2009) Silver nitrate through flexible bronchoscope in the treatment of bronchopleural fistulae. J Thorac Cardiovasc Surg 138(3):603–607

Taghavi S et al (2005) Bronchial stump coverage with a pedicled Perikardial flap: an effective method for prevention of postpneumonectomy bronchopleural fistula. Ann Thorac Surg 79(1):284–288

Takaoka K, Inoue S, Ohira S (2002) Central bronchopleural fistulas closed by bronchoscopic injection of absolute ethanol. Chest 122(1):374–378

Takuwa T et al (2013) Low-fat diet management strategy for chylothorax after pulmonary resection and lymph node dissection for primary lung cancer. J Thorac Cardiovasc Surg 146(3):571–574

Thomas S et al (2006) A new bioabsorbable sleeve for lung staple-line reinforcement (FOREseal): report of a three-center phase II clinical trial. Eur J Cardiothorac Surg 29(6):880–885

Torre M et al (1987) Endoscopic gluing of bronchopleural fistula. Ann Thorac Surg 43(3):295–297

Travaline JM et al (2009) Treatment of persistent pulmonary air leaks using endobronchial valves. Chest 136(2):355–360

Tsunezuka Y et al (1999) A new instrument for endoscopic gluing for bronchopleural fistulae. Ann Thorac Surg 68(3):1088–1089

Turk AE et al (2000) Staged closure of complicated bronchopleural fistulas. Ann Plast Surg 45(5):560–564

Varker KA, Ng T (2006) Management of empyema cavity with the vacuum-assisted closure device. Ann Thorac Surg 81(2):723–725

Venuta F et al (1998) Technique to reduce air leaks after pulmonary lobectomy. Eur J Cardiothorac Surg 13(4):361–364

Versteegh MI et al (2007) Diaphragm plication in adult patients with diaphragm paralysis leads to long-term improvement of pulmonary function and level of dyspnea. Eur J Cardiothorac Surg 32(3):449–456

Waclawiczek HW, Chmelizek F, Koller I (1987) Endoscopic sealing of infected bronchus stump fistulae with fibrin following lung resections. Experimental and clinical experience. Surg Endosc 1(2):99–102

Wasmuth-Pietzuch A et al (2004) Congenital chylothorax: lymphopenia and high risk of neonatal infections. Acta Paediatr 93(2):220–224

Welter S et al (2010) A new endoscopic technique for intraluminal repair of posterior tracheal laceration. Ann Thorac Surg 90(2):686–688

Witt C et al (1996) Multiple fistulas and tracheobronchial stenoses require extensive stenting of the central airways and esophagus in squamous-cell carcinoma. Endoscopy 28(4):381–385

Wood DE et al (2003) Airway stenting for malignant and benign tracheobronchial stenosis. Ann Thorac Surg 76(1):167–172 (discussion 173-4)

Yopp AC et al (2007) Tracheal stenting of iatrogenic tracheal injury: a novel management approach. Ann Thorac Surg 83(5):1897–1899

York EL et al (1990) Endoscopic diagnosis and treatment of postoperative bronchopleural fistula. Chest 97(6):1390–1392

Zabeck H et al (2011) Management of chylothorax in adults: when is surgery indicated? Thorac Cardiovasc Surg 59(4):243–246

Zelefsky MN, Freeman LM, Stern H (1977) A simple approach to the diagnosis of bronchopleural fistula. Radiology 124(3):843–844

Zimmerman JE, Colgan DL, Mills M (1973) Management of bronchopleural fistula complicating therapy with positive end expiratory pressure (PEEP. Chest 64(4):526–529

Spezielle Aspekte in der chirurgischen Intensivmedizin bei postoperativen Komplikationen

Durch die Verfügbarkeit intensivmedizinischer peri- bzw. in erster Linie postoperativer Betreuung von Patienten ist unter heutigen Standards die chirurgische Versorgung von Patienten in einer Invasivität und Qualität möglich, die noch vor 20 Jahren undenkbar gewesen wäre.

Die Intensivmedizin umfasst hierbei ein mannigfaltiges therapeutisches Spektrum, welches weit über die eigentlich chirurgisch relevanten Aspekte hinausgeht und für alle intensivpflichtigen Patienten Gültigkeit hat. Exemplarisch seien hierbei die maschinelle Beatmung oder die Antibiotikatherapie des Intensivpatienten genannt. Der Umfang des speziellen Fachwissens zur Intensivmedizin füllt mittlerweile für sich bereits mehrbändige Lehrbücher, sodass dieses Wissen im vollen Umfang an dieser Stelle den Rahmen sprengen würde.

Allerdings existieren einige zentrale Aspekte der Intensivmedizin, die aus chirurgischer Sicht von allerhöchster Relevanz sind. Die häufigsten Komplikationen sind im Rahmen der in diesem Buch behandelten Behandlungsspektren die Blutung bzw. Nachblutung sowie die septischen Komplikationen auf dem Boden insuffizienter Anastomosen. In den einzelnen Kapiteln wird hierzu bereits organspezifisch Stellung bezogen, sodass eine gewisse Überschneidung der Kapitel bei diesen Themen beabsichtigt ist. Wir halten es für sinnvoll und angebracht, im Rahmen des nachfolgenden Kapitels die Aspekte mit intensivmedizinischer Relevanz nochmals in kompakter Weise für die schnelle Recherche zusammenzustellen.

Aufgrund des ansteigenden durchschnittlichen Patientenalters und der zunehmenden Komorbidität auf der einen Seite wie auch der zunehmend weiteren Indikationsstellung bei der Behandlung onkologischer Erkrankungen erlangt der Aspekt der Therapiezieländerung in der Intensivmedizin rasch wachsende Relevanz. Aus diesem Grund findet sich in der nachfolgenden Rubrik ein eigenes Kapitel zu genau dieser Thematik.

Naturgemäß wird die Strukturierung der Kapitel in prä-, intra- und postoperative Therapie in dieser Sektion verlassen, da sich die intensivmedizinische Behandlung in erster Linie auf die postoperative Phase beschränkt.

Blutungs- und thromboembolische Komplikationen

L. Ney

M. Rentsch, A. Khandoga, M. Angele, J. Werner (Hrsg.), *Komplikationsmanagement in der Chirurgie*,
DOI 10.1007/978-3-662-43475-8_28,

Das Gerinnungssystem in der peri- und besonders postoperativen Phase ähnelt der mythologischen Meerenge zwischen Skylla und Charybdis, nur heißen bei uns die beiden Ungeheuer Blutung und Thromboembolie. Beide können tödlich sein und beide sind eng miteinander verbunden, da das durch eine Operation oder ein Trauma systemisch aktivierte Gerinnungssystem die Entstehung von Thromben an diversen Orten des Gefäßsystems begünstigt, umgekehrt aber Thrombosen Gerinnungsfaktoren verbrauchen, die am Ort der Blutung dringend benötigt werden und damit die Hämostase erschweren. Aufmerksam wie Odysseus müssen wir unseren Patienten an diesen Komplikationen sicher vorbei steuern.

28.1 Blutungskomplikationen

28.1.1 Therapie akuter Blutungen

Im vergangenen Jahrzehnt hat sich das Verständnis der Gerinnungsphysiologie grundlegend gewandelt: Die Sicht auf die plasmatische Gerinnung (noch dazu unterteilt in ein in- und ein extrinsisches System) einerseits und die zelluläre Gerinnung andererseits wich einem integrierten Verständnis des Ineinandergreifens aller hämostatischen Substrate und Vorgänge. Neu an diesem Modell ist vor allem das Verständnis einer praktisch gleichzeitigen Aktivierung der traditionellen ex- und intrinsischen Aktivierungswege, die Funktion positiver Rückkopplungskreise und eines zelloberflächenbasierten Reaktionsablaufes (Hoffman und Monroe 2001).

Hier und in ◘ Abb. 28.1 sollen zunächst die Eckpunkte dieser Sichtweise vereinfacht zusammengefasst werden. Aus didaktischen Gründen verwenden wir an dieser Stelle ausnahmsweise arabische statt römischer Ziffern zur Benennung der Gerinnungsfaktoren.

1. Zunächst kommt es zur Initiation der Gerinnung durch den Kontakt von Faktor 3 = Gewebsthromboplastin = „tissue factor“ (TF) mit Faktor 7, die zusammen Faktor 10 aktivieren. Der aktivierte Faktoren 10 und sein Kofaktor 5 werden als Prothrombinase-Komplex bezeichnet, da sie zur Umwandlung von Faktor 2 = Prothrombin in seine aktivierte Form Thrombin führen. Gleichzeitig aktiviert der 3 + 7-Komplex bereits Faktor 9 = antihämophiles Globulin B.
2. Durch die Freisetzung von aktiviertem Faktor 2 = Thrombin werden weitere Faktoren des intrinsischen Wegs, nämlich Faktor 8 = antihämophiles Globulin B und Faktor 11 als zusätzlicher Aktivator von Faktor 9 aktiviert. Die Faktoren 8 und 9 bilden zusammen mit Phospholipiden und Ca^{2+} den sog. Tenase-Komplex („10-ase“ = Faktor-10-aktivierende-Protease), der wiederum eine verstärkte Aktivierung von Faktor 10 verursacht. Dies wird als **Amplifikation** bezeichnet.
3. Gleichzeitig werden durch den aktivierten Faktor 2 = Thrombin Thrombozyten aktiviert. Dieser Schritt hat eminente Bedeutung, da die nun rasch verstärkten Aktivierungsreaktionen des Prothrombinase-Komplexes (= aktivierter Faktor 10 + Faktor 5) auf der Oberfläche aktvierter Thrombozyten ablaufen. Diese stellen zusätzlich benötigte Phospholipide bereit und führen durch die Lokalisation der Reaktion zu einer hohen Konzentration der beteiligten Reagenzien. Die Folge dieses als Propagenation bezeichneten Schrittes ist ein massiver Anfall aktivierten Faktors 2: der **Thrombin-Burst**. Der Thrombin-Burst führt zur weiteren massenhaften Aktivierung von Thrombozyten und zur Umwandlung von Fibrinogen = Faktor 1 in Fibrin. Das stabile Netz aus Fibrin und Thrombozyten und eingelagerten Erythrozyten bilden den **Clot** als hämostatischen Effektor.

Dieses integrierte Modell der Hämostase hat zur Etablierung bzw. Neubewertung diagnostischer Verfahren geführt (z. B. Thromboelastographie) und vor allem zu einer grundlegenden Weiterentwicklung therapeutischer Ansätze. Drei Paradigmen sollen in der Folge kurz skizziert werden.

Substrat für den Clot

Die körpereigene Gerinnung ist erfolgreich – d. h. sie führt zur Blutstillung – wenn sich ein ausreichend großer und fester Clot ausbildet. Der Clot besteht quantitativ (neben Erythrozyten) aus Fibrin und Thrombozyten. Daher sind ausreichende Konzentrationen für diese beiden Substrate die wichtigste Voraussetzung für die erfolgreiche Blutstillung. Komplizierend tritt hinzu, dass ausgerechnet für diese Substrate im Organismus die geringsten Reserven in Bezug auf ihren Bedarf vorgehalten werden, oder, anders gesagt:

Die Fibrinogen-, gefolgt von der Thrombozytenkonzentration fallen in der akuten Blutungssituation als erste unter ihre jeweilige Grenze der physiologisch effektiven Wirksamkeit. Daher ist die Therapie mit Fibrinogen- und Thrombozytenkonzentraten trotz hoher Kosten heute nicht mehr aus dem Blutungsmanagement wegzudenken.

Andere Gerinnungsfaktoren sind meist auch in einer akuten Blutungssituation noch ausreichend vorhanden oder freisetzbar, soweit nicht eine medikamentöse oder krankheitsbedingte Gerinnungshemmung vorbestehen.

Festigkeit für den Clot

Je stärker das Gerinnungssystem aktiviert ist, desto aktiver arbeitet auch das körpereigene Fibrinolysesystem. Ältere Therapieansätze zielten daher, leider weitgehend erfolglos, auf eine zumindest partielle Gerinnungshemmung auch in Blutungssituationen, z. B. mit Antithrombin, um einen überschießenden Faktorenverbrauch und eine konseku-

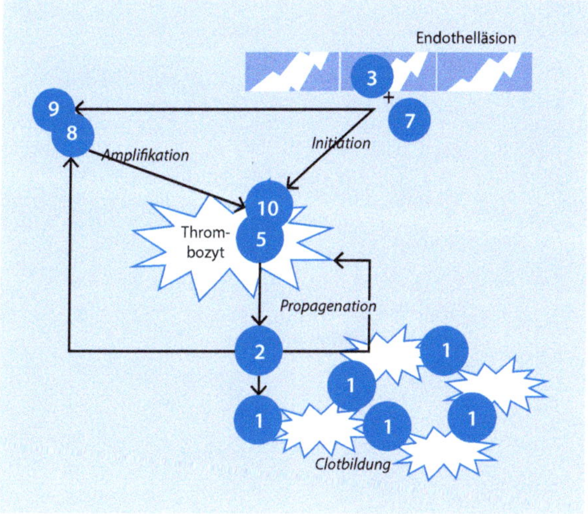

Abb. 28.1 Integriertes, zellbasiertes Modell der Hämostase

tiv unkontrollierte Fibrinolyse zu begrenzen. Heute lautet dagegen der Grundsatz, keine Inhibitoren in der akuten Blutung zu geben (natürlich mit der Ausnahme einer extrakorporalen Zirkulation).

Als erfolgreicher und daher heute breit akzeptiert gilt dagegen die gezielte Fibrinolysehemmung. Als wichtigstes Medikament hierfür hat sich Tranexamsäure gegen konkurrierende Substanzen durchgesetzt, da sie eine höhere Wirksamkeit als die mit ihr chemisch verwandte ε-Amino-Capronsäure und eine weitaus geringere allergische Potenz als Aprotinin besitzt. Zudem sind Effektivität und Wirksamkeit von Tranexamsäure bei systemischer Gabe in verschiedenen klinischen Situationen wissenschaftlich ausreichend bis gut belegt (Fergusson et al. 2008; CRASH-Trial Collaborators 2010).

Akute Koagulopathie und begleitende Faktoren

Fibrinogen- und Thrombozytenmangel und eine Hyperfibrinolyse sind die Motoren der akuten Koagulopathie, die eine chirurgische Blutungskontrolle alleine praktisch unmöglich macht. Wesentlich verstärkt (gewissermaßen als „Turbolader") wird diese Koagulopathie durch Hypothermie und Azidose. In der Traumatologie wurde daher der Begriff der „lethal triade" aus Blutung, Azidose und Hypothermie verwendet (Abb. 28.2), der auch auf anders verursachte Blutungen übertragbar ist. Die beiden Faktoren Hypothermie und Azidose können die körpereigene Hämostase praktisch lahmlegen und eine Substitutionstherapie zum Scheitern verurteilen, daher müssen sie in der akuten Blutung aggressiv bekämpft werden.

Insgesamt ist die akute Koagulopathie ein multifaktorielles Ereignis, das die weder klinisch noch pathophysiologisch sicher abgrenzbaren und damit letztlich unscharfen Begriffe „Verbrauchskoagulopathie", „Verdünnungskoagulopathie", „disseminierte intravasalen Gerinnung" („dissemminated intravascular coagulopathy", DIC) und „Defibrinationssyndrom" bzw. Fibrinolyseblutung zusammenfasst.

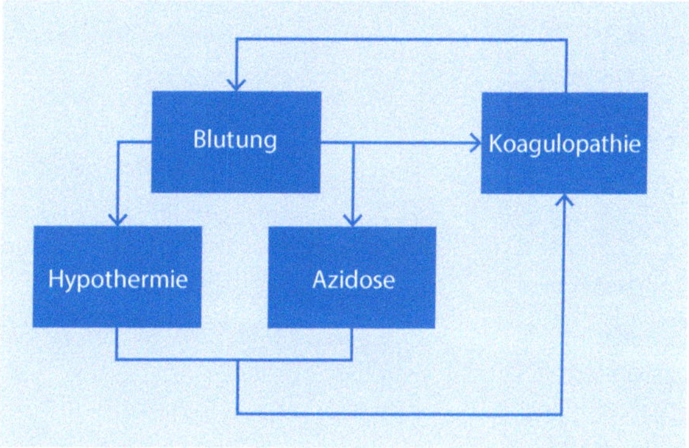

Abb. 28.2 Tödliche Triade („lethal triade") der Koagulopathie. (Aus Schreiber 2004)

Tipp

Das wichtigste Leitsymptom der akuten Koagulopathie ist (neben einem adäquaten Auslöser, meist Trauma, Blutverlust oder Sepsis) die diffuse Blutung.

Diese diffusen Blutungen können als Blutungsrezidiv bereits gestillter Areale des OP-Situs oder als Blutungen aus Bagatellläsionen und Stichkanälen von Punktionen und Nähten auftreten. Laboranalysen und bettseitige Diagnoseverfahren können die Diagnose sichern und ggf. zur Therapiesteuerung beitragen, ihr Stellenwert im Vergleich zur rein klinischem Beurteilung ist aber unklar.

28.1.2 Blutungsmanagement unter therapeutischer Antikoagulation

Bei akuten Blutungen unter pharmakologischer Antikoagulation ist die Möglichkeit einer Antagonisierung oder Reversierung diese Antikoagulation höchst wünschenswert. Leider stehen Medikamente mit dieser Wirkung nur für einen Teil der klinisch gebräuchlichen Antikoagulanzien zur Verfügung. Bei anderen Präparaten muss das Abklingen ihrer Wirkung abgewartet oder durch den Versuch einer unspezifischen Substitution überbrückt werden.

Eine Intervention in eine laufende und daher wohl meist auch indizierte Antikoagulation ergibt sich zum einen aus der Lokalisation einer drohenden oder manifesten Blutung (z. B. Schädel-Hirn-Trauma), zum anderen aus der Intensität der Blutung. Natürlich sollte der Versuch einer Antagonisierung/Reversierung unternommen werden, ehe sich ein Schaden oder eine akute Koagulopathie manifes-

Tab. 28.1 Klinisch gebräuchliche Antikoagulanzien: pharmakologisches Profil und Therapieoptionen bei akuter Blutung

Substanzen	Wirkung	HWZ	Wirkdauer (Mod. nach Gogarten et al. 2007)	Therapie bei akuter Blutung
UFH	AT III ↑ → X_a, II ↓	1 – 2 h	2–4 h	Protamin
NMH	→ X_a	2 – 5 h	12–24 h	Protamin
Fondaparinux	→ X_a	17 – 21 h	2–3 Tag	PPSB
VKA	II, VII, IX, X ↓	bis 6 Tage	1–2 Wochen, Cave: Wirkrezidiv auch nach Antagonisierung!	PPSB
Rivaroxaban, Apixaban	→ X_a	7 – 14 h	1–2 Tage	PPSB
Dabigatran	→ II_a	12 – 14 h	2 Tage	PPSB
ASS	TxA2 ↓	3 h	2 Tage	TK ± Desmopressin
ADP-Antagonisten (Clopidogrel, Prasugrel)	→ ADP-Rezeptor (irreversibel)	8 h	1 Woche	TK
ADP-Antagonisten (Ticagrelor)	→ ADP-Rezeptor (reversibel)	10 h	4 Tage[1]	TK ± Desmopressin
GP-IIb/IIIa-Antagonisten (Tirofiban)	→ GP-IIb/IIIa-Rezeptor	1 h	4 h	Abwarten ± TK

[1] Trotz der kurzen HWZ und der Reversibilität der Rezeptor/Antagonisten-Bindung ist die Wirkdauer von Ticagrelor nicht wesentlich kürzer als bei irreversiblen ADP-Antagonisten, da die Substanz bzw. ihr Metabilit nach Lösung vom Rezeptor im Plasma wieder verfügbar sind.

UFH = Unfraktioniertes Heparin, NMH = Niedermolekulares Heparin, VKA = Vitamin K-Antagonisten (z. B. Pheprocoumon, Marcumar®)

↑, ↓ = Steigerung/Senkung von Verfügbarkeit oder Wirkung, → = Wirkung auf

tiert hat. Einen Überblick über die pharmakologischen Eigenschaften gebräuchlicher Antikoagulanzien und etablierte oder potenzielle Möglichkeiten der Antagonisierung oder Reversierung gibt Tab. 28.1.

Für die neueren oralen Antikoagulanzien wie Rivaroxaban oder Dabigatran werden Antagonisten entwickelt, die aber klinisch noch nicht verfügbar sind. Hier wird bei Bedarf ein Therapieversuch mit PPSB empfohlen, der ein günstigeres Nutzen/Risiko-Profil als anderen Optionen (aktiviertes PPSB, FEIBA®; aktivierter rekombinanter Faktor VII, NovoSeven®) verspricht (Breuer et al. 2014).

Bei kritischen Blutungen unter antithrombozytärer Therapie wird vor allem die Thrombozytentransfusion (unabhängig von der Ausgangsthrombozytenkonzentration) empfohlen. Ob die an gesunden Probanden belegte Wirkung von Desmopressin (Reiter et al. 2003) auch klinisch eine Blutungsreduktion bewirkt, ist nur unzureichend belegt.

28.1.3 Postoperative Thrombopenie

Postoperativ kommt es häufig zu einem transienten Abfall der Thrombozytenkonzentration durch einen im Prinzip wünschenswerten Verbrauch im Rahmen einer suffizienten Hämostase, der temporär die Nachbildungskapazität übersteigen kann.

Treten unter einer postoperativen Thrombopenie Blutungskomplikationen auf, erfolgt der Abfall profund (Konzentration < 100 G/l oder < 60 % des Ausgangswerts) und/oder persistierend ohne Tendenz zum Wiederanstieg binnen 3 Tagen, muss rasch eine Differentialdiagnostik erfolgen. Bei einer Thrombopenie im dritten Schwangerschaftstrimenon bzw. peripartal muss man stets an ein HELLP-Syndrom denken.

Ursachen einer postoperativen Thrombopenie

Einen möglichen Algorithmus zum Vorgehen bei einer postoperativ neu aufgetretenen Thrombopenie zeigt Abb. 28.3. Natürlich müssen zusätzlich anamnestisch bekannte oder aus präoperativen Befunden bekannte Thrombopenie auslösende Faktoren berücksichtigt werden. Wichtige Thrombopenie auslösende Pharmaka sind in Tab. 28.2 zusammengefasst.

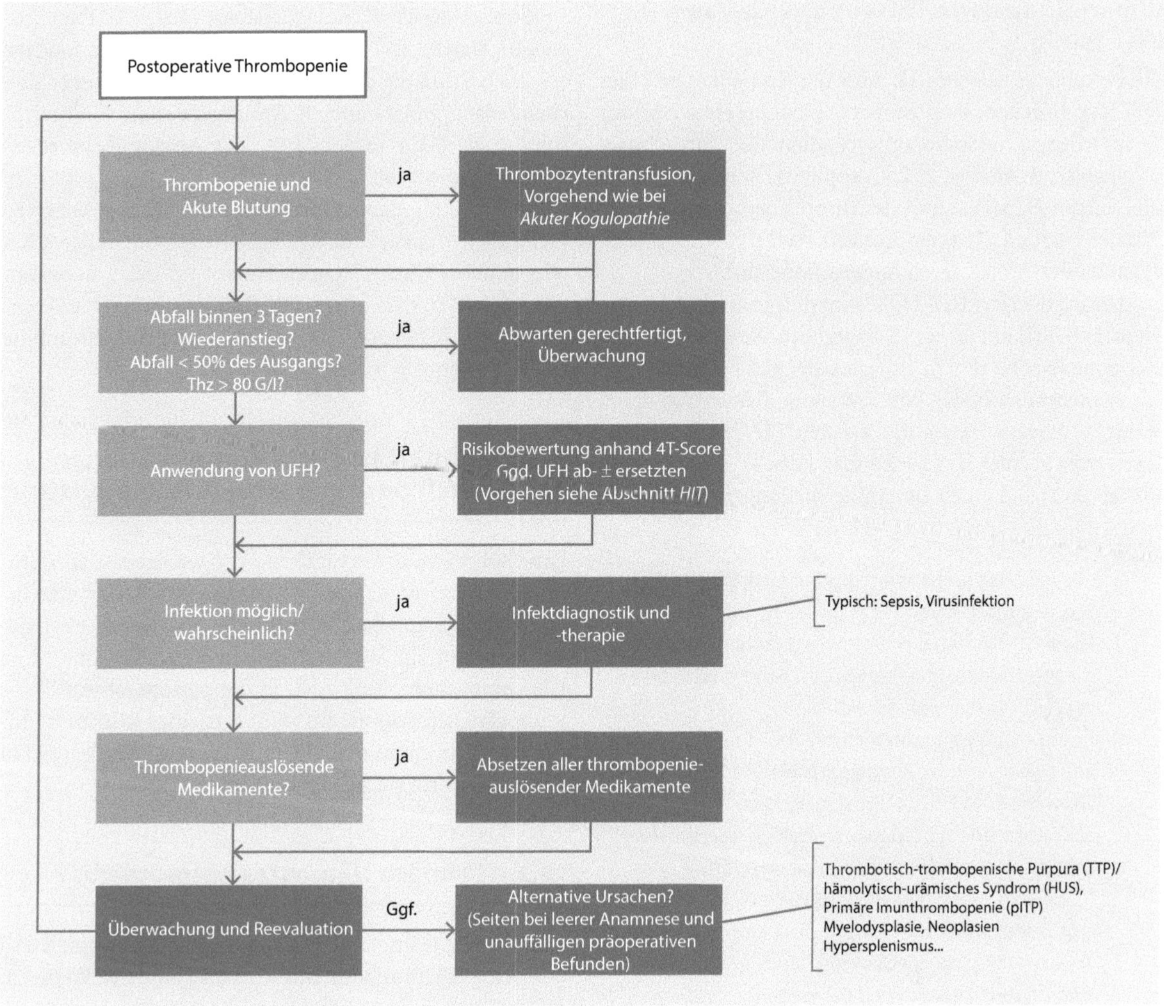

Abb. 28.3 Vorgehen bei postoperativ neu aufgetretener Thrombopenie

Tab. 28.2 Thrombopenie auslösende Medikamentengruppen (alphabetisch, nicht vollständig)

Gruppe	Innerhalb der Gruppe besonders Verdächtige
Antibiotika	Cephalosporine, Chinolone, Linezolid, Piperacillin, Rifampicin, Sulfonamide, Vancomycin
Antidepressiva	Amitryptilin
Antiepileptika	Carbamazepin, Valproinsäure
Goldpräparate	
GP-IIb-/IIIa-Antagonisten	
Heparine	
Nicht-Opiat-Analgetika	Metamizol, NSAR einschließlich Coxiben, Paracetamol
Phosphodiesterasehemmer	
Protonenpumpen-Inhibitoren	
Thiazide	
Virostatika	Ganciclovir, Zidovudin
Zytostatika	

Heparininduzierte Thrombopenie Typ II (HIT Typ II)

Ein besonderes Augenmerk muss der Komplikation einer HIT Typ II gelten, da postoperativ häufig Heparine aus verschiedenen Indikationen (vor allem zur Thromboseprophylaxe, ▶ Abschn. 28.2.2.) appliziert werden. Bei der HIT bilden Heparine und der thrombozytär freigesetzte Platelet-Faktor 4 (PF4) ein Antigen, dass an die Thrombozyten bindet und zu deren Aggregation führt.

Die Inzidenz der HIT Typ II wird unter unfraktioniertem Heparin (UFH) mit 0,5 bis 3 % angegeben. Niedermolekulare Heparine (NMH) führen 10-fach seltener zu einer HIT, da die entstehenden NMH-PF4-Komplexe kleiner und damit weniger antigen wirksam sind als die UFH-PF4-Komplexe. Der Verdacht einer HIT wird anhand des 4T-Scores gestellt (◘ Tab. 28.3) und durch Laboruntersuchungen bestätigt.

Folgende Konsequenzen werden aus dem Ergebnis des 4T-Scores gezogen:
1. Niedrige Wahrscheinlichkeit (0 – 3 Punkte): keine diagnostischen oder therapeutischen Konsequenzen, HIT Typ II unwahrscheinlich.
2. Intermediäre Wahrscheinlichkeit (4 – 5 Punkte): Labordiagnostik zur Bestätigung oder Ausschluss der Diagnose einer HIT. Zunächst meist keine therapeutische Konsequenz bis zum Testergebnis, aber engmaschiges Monitoring, ggf. Reevaluation mittels 4T.
3. Hohe Wahrscheinlichkeit (6 – 8 Punkte): Ab- und ggf. Ersetzen von UFH (◘ Tab. 28.4), labordiagnostische Bestätigung der Diagnose (auch für die Information des Patienten und der Weiterbehandler)

Aus der Pathophysiologie ergibt sich, dass die Hauptgefahren einer HIT Typ II das Auftreten neuer arterieller oder venöser Thrombosen einschließlich einer Lungenembolie oder von Hautnekrosen sind und nicht eine thrombopeniebedingte Blutung. Daher besteht die Therapie einer HIT Typ II mit Thrombose (HITT) immer im Absetzen von Heparin und einer geeigneten alternativen Antikoagulation (◘ Tab. 28.4, ◘ Tab. 28.5).

Erfolgte die Heparingabe zur Prophylaxe einer TVT, bieten sich die subkutanen Applikationsformen der Ersatzpräparate an, bei therapeutischer Indikation ist meist eine intravenöse Infusion erforderlich. Bei kritisch kranken Patienten erscheinen die in den Medikamenteninformationen angegebenen Dosierungen klinisch häufig als zu hoch, zudem empfiehlt sich der Verzicht auf eventuelle Initialdosen. Das laborchemische Monitoring erfolgt bei der Anwendung von Faktor-Xa-Antagonisten durch Messung der Anti-Xa-Aktivität, bei den Thrombinantagonisten durch Messung der aPTT.

Orale Vitamin-K-Antagonisten (VKA, z. B. Phenprocumon, Marcumar®) dürfen bei HIT nicht primär, sondern erst nach Erholung der Thrombozytenzahl und umschleichend nach einer anderen Antikoagulation verabreicht werden, da VKA in der Phase der Aufdosierung selbst thrombogen wirken.

Unabhängig davon wird aber nach einer gesicherten HIT eine therapeutische Antikoagulation mit oralen VKA oder anderen Nicht-Heparin-Antikoagulanzien als Sekundärprophylaxe empfohlen: Die Dauer sollte nach unkomplizierter HIT einen Monat und nach HIT mit Thrombose (HITT) 3 Monate betragen.

28.2 Vermeidung von Komplikationen durch perioperative Antikoagulation

Um Blutungen zu verhindern oder wenigstens zu minimieren, wünscht sich jeder operative Mediziner eine intakte, physiologische Blutgerinnung. Dennoch ist bei vielen Patienten zur Vermeidung von Komplikationen eine Gerinnungshemmung auch in der perioperativen Phase unumgänglich – sei es, um patientenseitige Risiken zu minimieren, sei es um den Operationserfolg zum Beispiel in der Gefäßchirurgie sicherzustellen.

28.2.1 Primäre Hämostase ermöglichen

Die primäre Hämostase verläuft ungehemmt schnell und endgültig (Zeithorizont: Minuten bis Stunden). Wenn ein fester Clot an einer Läsion etabliert ist, kann er durch die üblichen Methoden der antikoagulatorischen und -thrombozytären Therapie nicht mehr aufgelöst werden, sondern nur noch durch körpereigene oder extern zugeführte Fibrinolytika. Umgekehrt basieren die meisten Indikationen zur Gerinnungshemmung auf einem zeitlich zumindest etwas längerfristigen oder statistischen Thromboembolie-Risiko (Zeithorizont: Tage bis Wochen). Um die Chance dieser getrennten Zeitfenster zu nutzen, sollte – wenn irgend möglich – die primäre Hämostase in den ersten postoperativen Stunden nicht durch eine therapeutische Gerinnungshemmung erschwert werden.

! Eine Ausnahme von dieser Regel bilden viele gefäßchirurgische Eingriffe, da hier der wünschenswerte Clot und die gefürchtete Thrombose oder Embolie gleichermaßen intravasal lokalisiert und in der Entstehung eng verbunden oder gar identisch sind. Auf diese Ausnahme kann im Folgenden aus thematischen und umfänglichen Gründen nicht weiter eingegangen werden.

Tab. 28.3 4T-Score bei Verdacht auf HIT Typ II

Punkte	2	1	0
Thrombozytopenie	Niedrigster Wert > 20 G/l und > 50 % Abfall	Niedrigster Wert 10–19 G/l oder 30–50 % Abfall	Niedrigster Wert < 10 G/l oder < 30 % Abfall
Tag des Thrombozytenabfalls	Tag 5 bis 10 oder < Tag 1 bei Heparintherapie innerhalb der letzten 30 Tage	Unbekannt, aber könnte zur HIT passen oder > Tag 10 oder < Tag 1 bei Heparintherapie innerhalb der letzten 20–90 Tage	Tag < 4 und keine Heparintherapie in den letzten 90 Tagen
Thrombosen oder andere Komplikationen	Gesicherte neue Thrombose Hautnekrosen Anaphylaktische Reaktion nach Heparinbolus	Fortschreitende oder rezidivierende Thrombose Verdacht auf Thrombose Nicht nekrotisierende Hautläsionen	Keine Komplikationen
Andere („oTher") Gründe für Thrombozytenabfall	Keine	Denkbar	Definitiv

Tab. 28.4 Therapeutische Strategien bei HIT Typ II

	Neu aufgetretene Thrombosen	
Blutungsgefahr	∅	+ (HITT)
∅	Heparin-Stopp + Alternative Antikoagulation	Heparin Stopp + Alternative Antikoagulation
+	Ggf. nur Heparin-Stopp **Cave: Hohes Thrombose-Risiko!**	Heparin Stopp + alternative Antikoagulation. Bei Bedarf Thrombozytentransfusion.

Klar ist das primäre Ziel einer suffizienten Blutstillung am OP-Ende. Wenn dies durch chirurgische Maßnahmen erreichbar ist, gibt es keine Belege, dass die Patienten von einer zusätzlichen pharmakologischen und/oder transfusionsmedizinischen Gerinnungstherapie profitieren würden. (Auf die Bedeutung einer derartigen Gerinnungstherapie bei einer drohenden oder manifesten akuten Koagulopathie wurde oben bereits eingegangen.) Umgekehrt gibt es keine Belege, dass eine im physiologischen Sinne suffiziente Gerinnung das Thromboembolierisiko steigert.

Ein Beginn einer Thromboembolieprophylaxe bereits präoperativ bei nicht immobilisierten Patienten scheint keine Vorteile hinsichtlich des Thromboembolierisikos zu bringen. Einige Stunden postoperativ kann und soll indikationsabhängig eine Gerinnungshemmung in patientenadaptierter Dosis angewandt werden. Für eine routinemäßige Thromboembolieprophylaxe wird meist ein postoperatives Intervall von 6 bis 12 Stunden angewandt, sofern Hinweise auf individuelle Kontraindikationen wie vorbestehende oder akute Gerinnungsstörungen bzw. abnorme Laborwerte oder Schädel-Hirn-Traumata fehlen. Eine Applikation bereits 4 Stunden nach OP-Ende führt zu einem höheren Nachblutungsrisiko (Falck-Yitter et al. 2012).

28.2.2 Antikoagulation: individuelle Indikationen berücksichtigen

Die wesentlichen Einflussfaktoren zur Indikationsstellung für die perioperative Antikoagulation zeigt Abb. 28.4. Im Folgenden werden einige spezielle klinische Situationen beleuchtet.

Thromboembolieprophylaxe

Auch wenn die routinemäßige Antikoagulation zur postoperativen Thromboembolieprophylaxe ohne zusätzliche Risikofaktoren wissenschaftlich nur für bestimmte Eingriffe belegt ist, gilt eine Thromboembolieprophylaxe in vielen Behandlungsroutinen und auch forensisch als Standard, da angenommen wird, dass sie bei meist niedrigem eigenem Blutungs- bzw. Nebenwirkungsrisiko das potenziell tödliche Thromboembolie-Risiko substanziell reduzieren kann.

Auch die Methoden der postoperativen Thromboembolieprophylaxe sind nicht selbstverständlich: In den USA erfolgt sie z. B. weitaus häufiger als hierzulande mit oralen Vitamin-K-Antagonisten. Insgesamt legt aber die vorliegende Evidenz (vor allem für orthopädische und traumatologische Patienten) am ehesten die Routineanwendung von NMH nahe (Falck-Yitter et al. 2012).

Als Alternative mit zumindest nicht unterlegenem Sicherheitsprofil stehen die oft sog. „neuen oralen Antikoagulanzien" (NOAK) zur Verfügung, namentlich Apixaban und Rivaroxaban als Faktor-Xa-Antagonisten sowie Dabigatran als Thrombin-Antagonist. Die hierzu vorliegende

Tab. 28.5 Charakteristika alternativer Antikoagulanzien bei HIT II

Präparat	Danaparoid	Fondaparinux	Lepirudin	Agatroban	Bivalirudin
Angriffspunkt	Faktor X_a	Faktor X_a	Thrombin	Thrombin	Thrombin
HWZ	24 h	17 – 20 h	80 min	45 min	25 min
Elimination	Renal	Renal	Renal	Hepatobiliär	80 % enzymatisch
Applikationsweg	i. v., s. c.	s. c.	i. v., s. c.	i. v.	i. v.
Immunologie	5 % Kreuzreaktivität mit HIT	HIT-Auslösung?	Lepirudin-AK mit Anaphylaxiepotential! Nur ein Behandlungszyklus mit Lepirudin	∅	Potenziell Kreuzreaktivität mit Lepirudin-AK
Zulassung bei HIT in D	+	∅	+	+	∅
Anwendung bei Organdysfunktionen	Leberinsuffizienz			Niereninsuffizienz sowie Leber- und Niereninsuffizienz (Dosisreduktion!)	

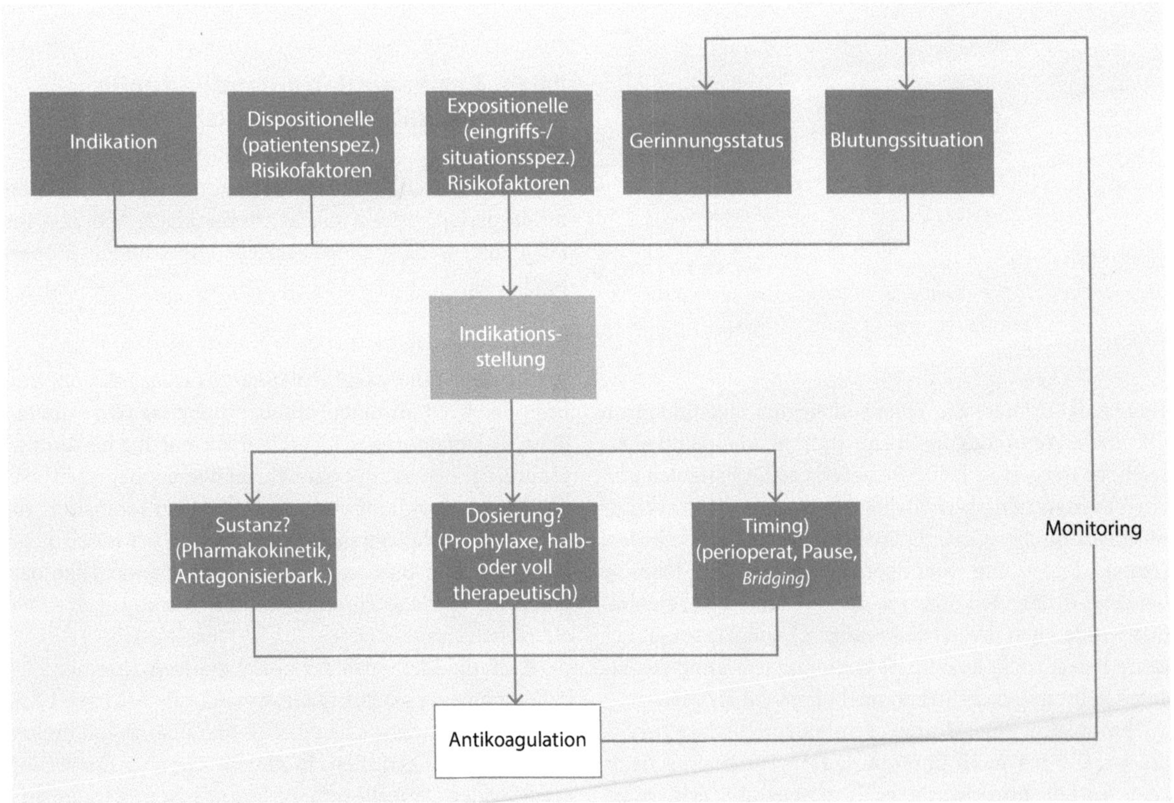

Abb. 28.4 Entscheidungen zur perioperativen Antikoagulation

Evidenz stammt ganz überwiegend aus dem orthopädisch-traumatologischen Bereich. Bei allen Medikamenten ist selbstverständlich die Beachtung individueller Kontraindikationen oder Erfordernisse einer Dosisanpassung, vor allem bei Niereninsuffizienz, erforderlich.

Die Kennzeichen eines hohen dispositionellen (patientenseitigen) und expositionellen (eingriffsbedingten) Risikos, bei dem nicht auf eine Thromboseprophylaxe verzichtet werden soll, fasst Tab. 28.6 zusammen. Das dispositionelle Risiko kann zusätzlich strukturiert anhand des Caprini-Scores erfasst werden (Gould et al. 2012). Die vorliegenden deutschen Leitlinien orientieren sich in ihren speziellen Empfehlungen an den einzelnen operativen Fächern (AWMF 2010) und bieten damit einen evidenzbasierten Ansatz zur Entwicklung eigener Behandlungsstandards und -routinen.

Vorhofflimmern

Vorhofflimmern (VHF) führt zur Bildung von Vorhofthromben, die risikoabhängig deletäre Hirn- und Mesenterialinfarkten oder peripheren Gefäßverschlüssen auslösen können. Eine Antikoagulation kann die Schlaganfallinzidenz risikoabhängig auf etwa ein Drittel senken (Kirchhof et al. 2012). Perioperative Schlaganfälle treten bei allgemeinchirurgischen Patienten mit einer Inzidenz von 0,5 bis 0,8 % auf. Bei gefäß- und kardiochirurgischen Eingriffen sowie Tumorrektionen am Hals sind sie aber mit bis zu 10 % weitaus häufiger (Selim 2007). Zu etwa einem Drittel sind perioperative Schlaganfälle auf ein VHF zurückzuführen (Hart und Hindman 1982).

Für das (operationsunabhängige) Schlaganfallrisiko liegen gut validierte Erfassungssysteme wie der CHADS2-Score oder seine Weiterentwicklung, der CHA2DS2-VASc-Score, vor, aus dessen Ergebnis die individuelle Indikation zur Antikoagulation erwächst. Ironischerweise gehen die teilweise identischen Parameter in den HAS-BLED-Score ein, der das Blutungsrisiko unter einer zur Schlaganfallprophylaxe indizierten Antikoagulation abbildet. Allerdings sind schwere Blutungen unter Antikoagulation um den Faktor 5 bis 8 seltener als ischämische Schlaganfälle (Kirchhof et al. 2012).

Bei Patienten mit hohem Schlaganfall-Risiko (CHADS2-Sore ≥ 5), begleitender rheumatischer Herzklappenerkrankung oder ischämischem Schlaganfall bzw. TIA in den vergangenen 3 Monaten (Douketis et al. 2012) sollte ein Bridging der oralen Antikoagulation erfolgen. Ein intermediäres Risiko weisen Patienten mit einem CHADS2-Score von 3 und 4 auf.

Bei anderen Patienten erscheint aufgrund der relativ niedrigen Inzidenz perioperativer, mit VHF vergesellschafteter Schlaganfälle eine Unterbrechung der laufenden Antikoagulation ohne Bridging vertretbar. Allerdings wurde, zumindest für kardiochirurgische Patienten, ein postoperativ neu aufgetretenes VHF als wesentlicher Risikofaktor für einen postoperativen Hirninfarkt identifiziert (Selim 2007); wahrscheinlich ist dieser Befund auch auf andere Patienten übertragbar. Der frühzeitige Beginn der Antikoagulation bei neu aufgetretenem VHF oder die Wiederaufnahme nach Sistieren des Blutungsrisikos muss daher sichergestellt sein.

Tab. 28.6 Hohes Thromboembolie-Risiko in der operativen Medizin (nach AWMF 2010)

Hohes dispositionelles Risiko	Hohes expositonelles Risiko
Frühere TVT/LE	Größere operative Eingriffe in Körperhöhlen der Brust-, Bauch- oder Beckenregion
Maligne Erkrankung	Größere Eingriffe in Bauch- und Beckenregion bei malignen Tumoren oder entzündlichen Erkrankungen
Thrombophile Hämostasedefekte	Größere Eingriffe an Wirbelsäule, Becken, Hüft- oder Kniegelenk
Blockade oder Substitution von Sexualhormonen (Kontrazeption, Menopause)	Polytrauma, schwere Verletzungen von Wirbelsäule, Becken und/oder Extremitäten
Zunehmendes Alter	

[1] Risiko variabel nach Phänotyp bzw. Substanz

Vorangegangene Thromboembolie

Steht ein Patent aufgrund einer vorangegangenen TVT/LE unter therapeutischer Antikoagulation, sollte diese perioperativ nicht pausiert oder durch eine geeignete Bridging-Strategie ersetzt werden. Besonders hoch ist das Risiko, bei TVT/LE in den letzten 3 Monaten und bei einer schweren zugrunde liegenden Thrombophilie (Protein C- oder S- und Antithrombin-Mangel, Antiphospholipid-Syndrom).

Intermediäre Risikofaktoren sind eine 3 bis 12 Monate zurückliegende TVT/LE, eine weniger schwere Thrombophilie (z. B. heterozygote Faktor-V-Leiden-Mutation) und eine aktive Krebserkrankung (Douketis et al. 2012).

Zustand nach koronarer Stent-Implantation

Eine der wichtigsten Indikationen für eine Thrombozytenaggregationshemmung stellt die zurückliegende Implantation koronarer Stents dar. Besonders zu nennen sind hier Patienten mit Drug-Eluting-Stents (DES). Diese setzten Medikamente frei, die unter vorhandenerer Thrombozytenaggregationshemmung zwar eine Restenose langfristig verhindern können, unter fehlender bzw. ausgesetzter Thrombozytenaggregationshemmung die Inzidenz eines akuten Koronarinfarktes aber auch kurzfristig deutlich erhöhen.

Nach DES-Implantation besteht daher eine strenge Indikation zur dualen Plättchenhemmung, meist mit ASS als Thromboxan-Synthese-Inhibitor und einem thrombozytären ADP-Rezeptor-Inhibitor (Clopidogrel, Prasugrel, Ticagrelor). Auch bei Patienten mit akuten Koronarsyndromen ohne erfolgte Stent-Implantation besteht die Indikation zur dualen Plättchenhemmung.

Gerade die perioperative Situation, gekennzeichnet durch Inflammation, Hyperkoagulabilität und Hypoxie sowie eine verstärkte Thrombozytenaktivierung durch die Freisetzung von Stresshormonen führen zur gefürchteten Komplikation des perioperativen Myokardinfarktes (Korte et al. 2011) mit hoher Mortalität von 30 bis 60 %. Ein perioperatives Absetzen der Thrombozytenaggregationshemmung steigert das Infarktrisiko weit mehr als das Blutungsrisiko (Leschke 2009).

- Leitliniengerecht sollen daher in den ersten 6 bis 12 Monaten nach DES-Implantation keine elektiven operativen Eingriffe durchgeführt werden.
- Nach Implantation von Bare-Metal-Stents (BMS) ohne Medikamentenfreisetzung sollten elektive Eingriffe mindestens 2 bis optimal 3 Monate zurückgestellt werden.

Wenn der Eingriff nicht aufschiebbar ist, sollte er unter Fortführung der dualen Plättchenhemmung erfolgen (Douketis et al. 2012; Korte et al. 2011), nach dem Algorithmus in ◻ Abb. 28.5. Bei gleichzeitig vorliegenden gesteigerten Risiken von Blutung und Embolie kann ein Bridging sinnvoll sein.

Künstliche Herzklappen

Die meisten Patienten mit Herzklappenersatz leben heute mit Bio-Klappen, deren Implantation keine unbedingte Indikation zur dauerhaften Antikoagulation nach sich zieht. Seltener sind mittlerweile mechanische Klappen (Auskultation + Anamnese!), die eine Antikoagulation erfordern, um hämolytische und thromboembolische Komplikationen zu vermeiden.

Patienten mit jedweder Kunstklappe in Mitralposition, mit mechanischen Klappen und mit ischämischem Schlaganfall bzw. TIA in den vergangenen 6 Monaten sollten perioperativ ein Bridging der oralen Antikoagulation erhalten. Ein intermediäres Risiko weisen Patienten mit Bioklappen in Aortenposition und mindestens einem der folgenden Risikofaktoren auf: VHF, länger zurückliegender ischämischer Schlaganfall bzw. TIA, arterielle Hypertonie, Herzinsuffizienz, Diabetes oder Alter ≥ 75 Jahre.

Bridging

Viele – gerade ältere – operative Patienten haben, wie in den vorangegangenen Abschnitten dargestellt, eine klare und zeitkritische Indikation zur Antikoagulation, die perioperativ nur möglichst kurzzeitig unterbrochen werden sollte. Gleichzeitig sind fast alle dauertherapeutischen Antikoagulanzien so lang wirkam, dass sie vor Notfall- oder dringlichen Eingriffen nicht einfach nur abgesetzt werden können, um zum Eingriffszeitpunkt eine intakte Gerinnung sicherzustellen. Vielmehr muss diese Dauertherapie entweder – soweit pharmakologisch überhaupt möglich – antagonisiert oder längerfristig parallel zum Abklingen der eigenen Wirkung durch kurzwirksame oder antagonisierbare Alternativen ersetzt werden. Das letztgenannte Konzept bezeichnet man als Bridging im Sinne von Überbrückung. Typische Kombinationen für ein Bridging fasst ◻ Tab. 28.7 zusammen.

Postoperativ wird meist zunächst das Bridging-Medikament wiederangesetzt, ehe man auf eine passende Dauertherapie umschleicht, um mögliche Blutungskomplikationen zu vermeiden bzw. frühzeitige Revisionen zeitnah, sicher und ohne neuerlichen Medikationswechsel durchführen zu können.

Die idealen Zeiten für die prä- und postoperative Pause der jeweiligen Medikation sind noch nicht geklärt. Während die neusten US-amerikanischen Leitlinien für NMH längere Intervalle von je 24 Stunden vor und nach dem Eingriff propagieren (Douketis et al. 2012), haben sich auch kürzere Intervalle von 12 Stunden vor- und 6 Stunden nach dem Eingriff bewährt. Auch in dieser Frage ist eine klinische Beurteilung und Risikoabwägung unumgänglich.

28.3 Akute venöse Thromboembolie

Selbst bei indikationsgerechter und suffizienter Antikoagulation können perioperativ venöse thromboembolische Komplikationen auftreten. Ursache hierfür sind neben patientenspezifischen Risikofaktoren und der Immobilisation die hohe, unter Umständen überschießende, Gerinnungsaktivierung und der Verbrauch körpereigener fibrinolytischer Aktivität.

! Eine tiefe Bein- oder Beckenvenen-Thrombose (TVT) muss ebenso rasch und wirksam behandelt werden wie eine potenziell tödliche Lungenembolie (LE), da sie deren unmittelbarer Vorläufer ist.

28.3.1 Diagnosestellung

Klinik

Sowohl beim Verdacht auf eine TVT als auch eine LE geht die strukturierte Erfassung der Klinik und damit Wahrscheinlichkeit für das Ereignis TVT bzw. LE der weiteren Diagnostik voran. Dieser Erfassung der sogenannten Pre-Test-Probability dienen mehrere Scores, für die TVT insbesondere der DVT-Wells-Score („deep vein thrombosis", DVT), für die LE verschiedene Versionen des Geneva-Scores (zuletzt 2008 der Simplified-Revised-Geneva-Score; Klok et al. 2008) sowie der „Wells Score for Pulmonary Embolism", die sich in den erhobenen Befunden zum Teil überschneiden. ◻ Tabelle 28.8 zeigt zwei die-

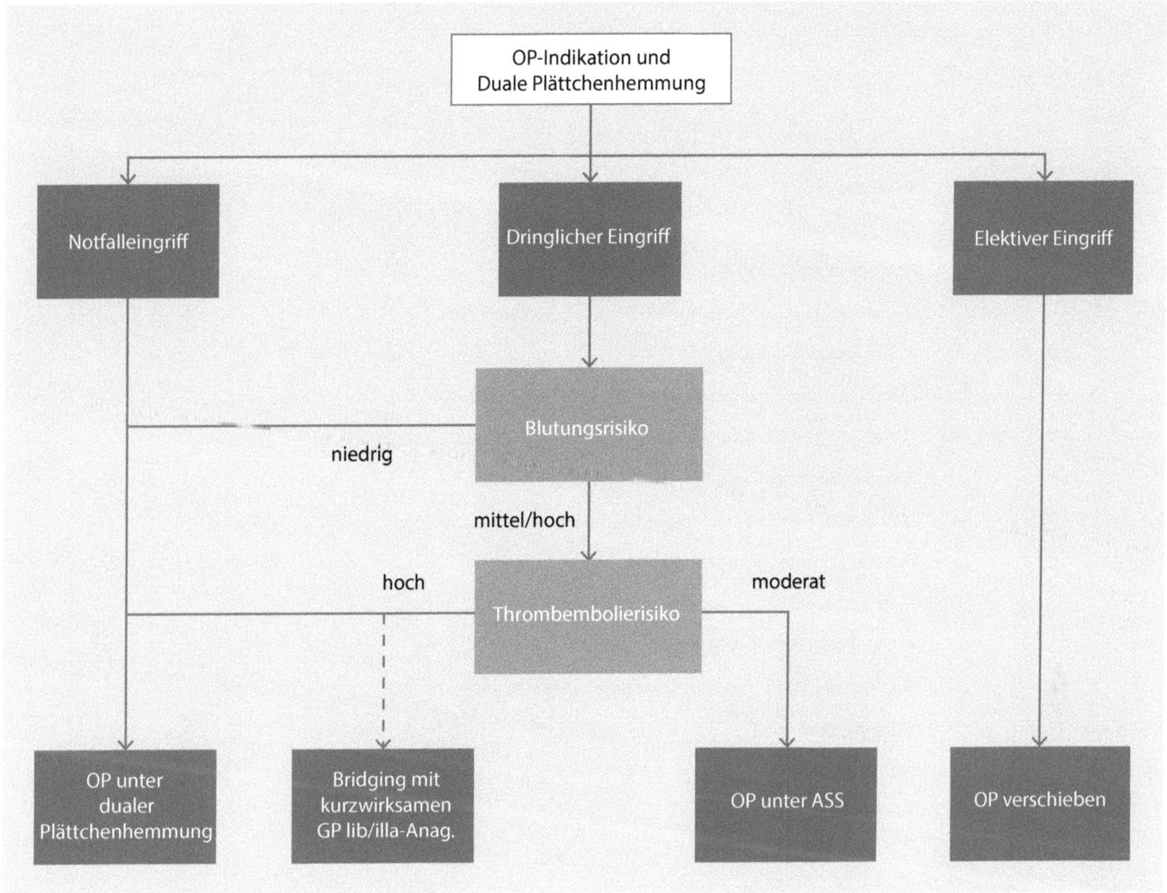

Abb. 28.5 OP-Entscheidungsalgorithmus dualer Plättchenhemmung. (Modifiziert nach Schlitt et al. 2013)

Tab. 28.7 Bridging-Strategien bei Patienten mit hohem Thromboembolie-Risiko

Dauertherapie	Karenz der Dauertherapie	Bridging
Therapeutische Antikoagulation mit VKA (INR > 2,0)	5 Tage vor OP: VKA absetzten ± Vitamin K-Substitution	Sobald INR < 1,5: Subtherapeutische Dosierung von NMH, z. B. Enoxaparin 2 x tgl. 0,5 mg/kgKG, bis 12 h vor OP (Malato et al. 2010)
		Sobald INR < 1,5: Therapeutische Dosis von NMH, z. B. Enoxaparin 2-mal tgl. 1 mg/kgKG, bis 24 h vor OP (Douketis et al. 2012)
		PTT-wirksame Dauerinfusion mit UFH bis 4–6 h präoperativ
Therapeutische Antikoagulation mit NOAK		Optionen wie bei therapeutischer Antikoagulation mit VKA
Low-dose ASS (100 mg/Tag)	ASS perioperativ ohne Bridging fortführen	
ADP-Rezeptor-Antagonisten (z. B. Clopidogrel) (Savonitto et al. 2010)	5 Tage vor OP: Absetzen des ADP-Antagonisten	4 Tage vor OP: Beginn einer Infusion eines kurzwirksamen GPIIb/IIIa-Antagonisten (z. B. Tirofiban) zusammen mit einer NMH-Prophylaxe. 12 h vor OP: letzte Gabe von NMH 4 h vor OP: Ende der Tirofiban-Infusion 2 h nach OP: Fortsetzung der Tirofiban-Infusion Sobald p. o.-Medikation wieder möglich: Clopidogrel 600 mg „loading dose", 6 h später Ende der Tirofiban-Infusion

Tab. 28.8 Wells- und Simplified-Geneva-Scores zur strukturierten Erfassung der klinischen Wahrscheinlichkeit von TVT bzw. LE

Fragestellung		TVT	LE
Score		Wells-DVT	Simplified-Geneva-Score
Adressierter Bereich	Parameter	Werte	
Anamnese	Alter > 65 Jahre		1
	Anamnestisch TVT oder LE		1
	OP oder Fraktur im letzten Monat oder bettlägrig > 3 Tage	1	1
	Aktive Krebserkrankung	1	1
	Lähmung oder Immobilisation an einer unteren Extremität	1	
Klinik der TVT	Einseitiger Spontanschmerz am Unterschenkel		1
	Schmerz bei tiefer Palpation am Unterschenkel	1	1
	Umfangsdifferenz der Unterschenkel > 3 cm	1	
	Schwellung eines gesamten Beines	1	
	Eindrückbare Ödeme (ausgeprägter im symptomatischen Bein)	1	
	Nichtvariköse Kollateralvenen	1	
	Alternative Diagnosis mindestens gleichwahrscheinlich wie TVT	-2	
Klinik der LE	Hämoptysen		1
	HF 75–94/min		1
	HF ≥ 95/min		2
Maximale Punktzahl		6	11
Wahrscheinlichkeit	gering	0 Punkte	≤ 2 Punkte
	intermediär	1–2 Punkte	≥ 3 Punkte
	hoch	≥ 3 Punkte	

ser Scores, die sich klinisch bei der Diagnosestellung TVT bzw. LE bewährt haben.

! Leitsymptome einer schweren akuten Lungenembolie sind das plötzliche oder rasch progrediente Auftreten einer respiratorischen Insuffizienz und einer Tachykardie. Eine fehlende Tachykardie sollte den Blick auch auf andere Differentialdiagnosen lenken.

Diagnostik

Zur weiteren Abklärung des klinischen Verdachtes auf eine TVT wird die Kompressions- und Duplex-Sonographie der unteren Extremität einhellig gegenüber invasiven bildgebenden Verfahren wie z. B. Kontrastmittel (KM)-CT oder Phlebographie vorgezogen. Letztere bleiben speziellen Fragestellungen vorbehalten. Diagnostik und Therapie beim Verdacht auf eine LE richten sich ganz nach der akuten Klinik ◻ Abb. 28.6 und ◻ Tab. 28.9):

- Bei hämodynamisch instabilen Patienten im Schock genügt zur Diagnosestellung eine transthorakale oder (besser, soweit ohne Zeitverzug verfügbar) transösophageale Echokardiographie. Beim Nachweis eines dilatierten rechten Ventrikels (als Ausdruck der akuten Erhöhung des pulmonalvaskulären Widerstandes) gilt die Diagnose als gesichert (sofern keine rechtsventrikuläre Funktionseinschränkung vorbekannt ist).
- Bei hämodynamisch stabilen Patienten wird zur weiteren Abklärung eine in der pulmonalarteriellen Phase KM-verstärkte Spiral-CT angefertigt. Besonderes Augenmerk sollte neben dem Thrombennachweis auf das Durchmesserverhältnis zwischen rechtem und linkem Ventrikel gerichtet werden: Ein gleich großer oder größerer rechter Ventrikel zeigt eine Rechtsherzbelastung. Ggf. können die Becken- und Beingefäße als potenzielle Emboliequelle in gleicher Sitzung durch eine anschließende CT in venöser Phase ohne neuerliche KM-Gabe dargestellt werden.

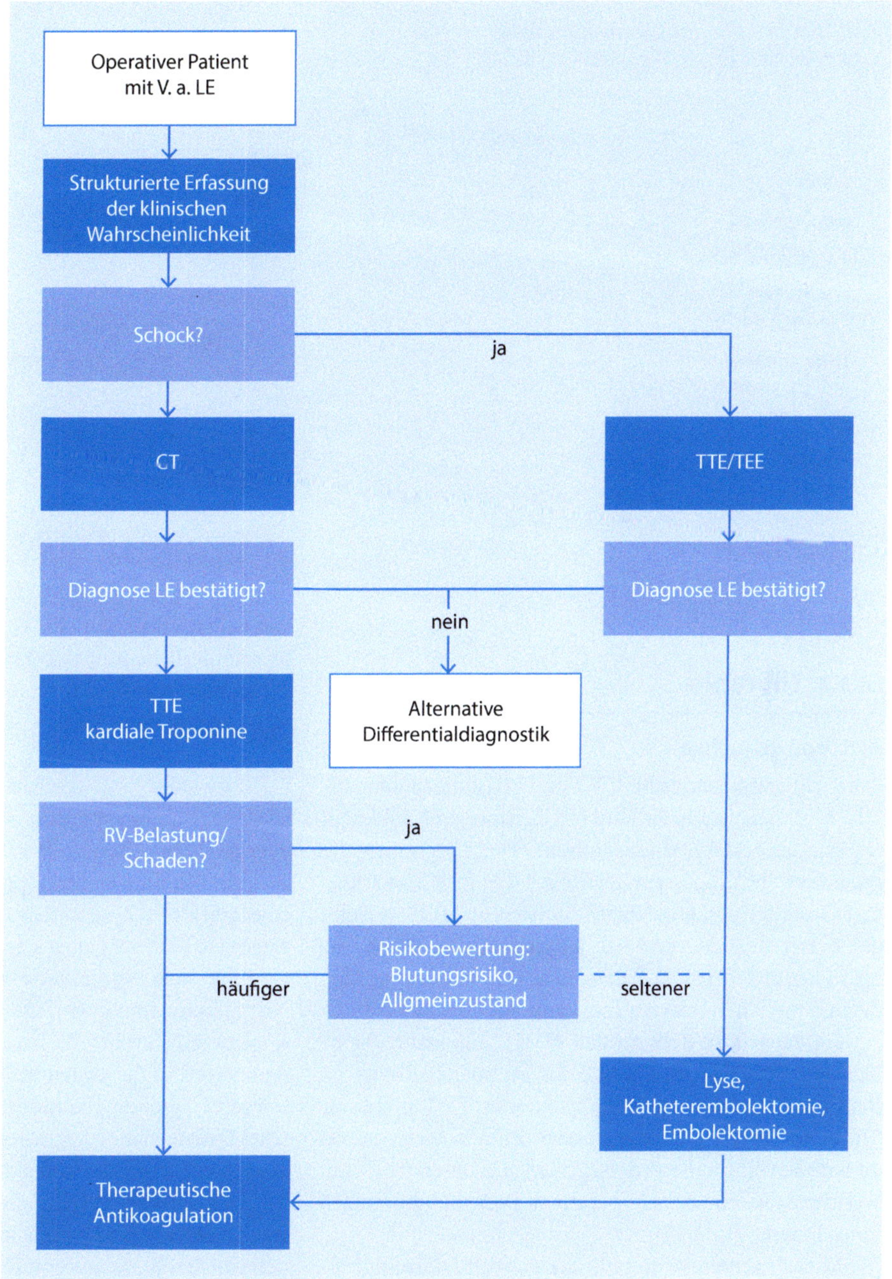

Abb. 28.6 Diagnostisches und therapeutisches Vorgehen bei akuter Lungenembolie. (Modifiziert nach Agnelli und Becattini 2010)

Zur weiteren Risikostratifizierung der Rechtsherzbelastung können kardiale Biomarker, insbesondere die kardialen Troponine, herangezogen werden.

D-Dimere, die laborchemisch im Blut bestimmt werden können, sind bei einer Fibrinolyse anfallende Spaltprodukte des sich lösenden Clots. Bei konservativen Patienten (ohne vorangegangene OP oder Trauma) haben negative D-Dimere in der Laboruntersuchung einen hohen negativ-prädiktiven Wert für TVT und LE. Bei operativen oder traumatologischen Patienten sind sie aber ohnehin praktisch durchweg nachweisbar. Ihre Bestimmung leistet somit keinen Beitrag zum Ausschluss einer Thromboembolie, zumal sie als Verlaufsparameter nicht ausreichend validiert sind.

Anhand dieser Parameter werden die Patienten in 3 Risikogruppen stratifiziert, die das therapeutische Vorgehen bestimmen (Tab. 28.9).

Tab. 28.9 Risikostratifizierung und konsekutive Therapie der akuten Lungenembolie. (Torbicki et al. 2008)

	Hohes Risiko	Intermediäres Risiko	Niedriges Risiko
Schock	+	∅	∅
RV-Dysfunktion ± Myokardschaden	+	+	∅
Lysetherapie (Rekanalisierung)	+	∅/(+)[1]	∅
Therapeutische Antikoagulation	+	+	+

RV = Rechter Ventrikel

[1] Einzelfallentscheidung, ob eine Lyse bei ausgeprägter RV-Belastung (Herzecho, Spiral-CT, kardiale Troponine) trotz noch stabiler Hämodynamik indiziert erscheint. Bei operativen Patienten muss hier eine sehr sorgfältige Risikobewertung erfolgen.

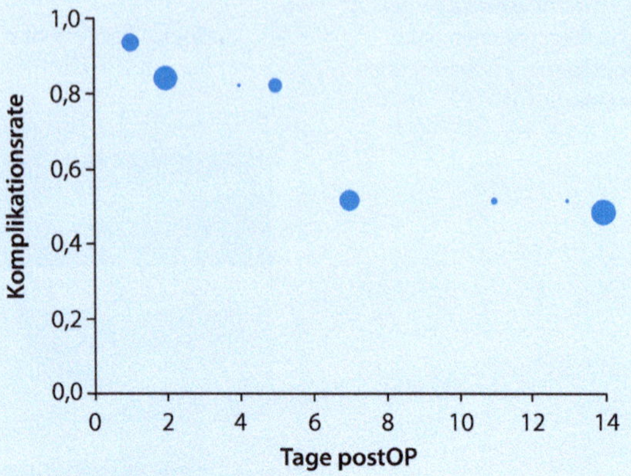

Abb. 28.7 Häufigkeit von schweren Komplikationen bei postoperativer Thrombolyse in Fallserien in Abhängigkeit vom Abstand zur Operation. Die Größe des Symbols ist proportional zur Zahl der zu diesem Zeitpunkt berichteten Patienten. (Literatur nach Condliffe 2014)

28.3.2 Therapie

Antikoagulation

Die wichtigste Therapie bei TVT und LE ist die therapeutische Antikoagulation. Sie wird fast durchweg mit subkutan applizierten NMH in therapeutischer Dosis begonnen, die gegenüber intravenös appliziertem UFH in PTT-wirksamer Dosis geringfügige Vorteile aufweisen. UFH ist dagegen besser steuerbar und bei Bedarf antagonisierbar, was bei niereninsuffizienten Patienten und in blutungsgefährdeten Situationen relevant sein kann.

Fondaparinux stellt zu den NMH eine wahrscheinlich gleichwertige Alternative dar, ist aber in Deutschland im Gegensatz zur Prophylaxe der TVT nicht zur Therapie der TVT/LE zugelassen. Zudem weist es mit 14 Stunden eine außerordentlich lange Halbwertszeit auf, was die Anwendung bei operativen Patienten potenziell kompliziert.

Nach parenteraler Initialtherapie wird frühzeitig, sobald es von der Blutungsgefahr und der klinischen Gesamtsituation her vertretbar erscheint, überlappend auf eine prolongierte Therapie mit oralen Vitamin-K-Antagonisten umgestellt. Eine Ausnahme bilden hier Karzinom-Patienten, bei denen die Dauertherapie mit NMH erfolgt. Die Dauer der therapeutischen Antikoagulation nach einer TVT/LE soll zunächst 3 Monate betragen, danach wird über eine Fortführung neu entschieden.

Rekanalisierende Verfahren

Bei akuter LE mit hämodynamischer Instabilität besteht die Indikation zum Versuch einer umgehenden Rekanalisierung (Agnelli und Becattini 2010). Hier steht die medikamentöse Fibrinolyse im Vordergrund. Auf die gleichzeitig erforderliche supportive kardiorespiratorische Therapie der hämodynamischen Instabilität kann an dieser Stelle nicht eingegangen werden.

Fibrinolyse

Die Lyse erfolgt als systemische Kurzzeit-Lyse, typischerweise über zwei Stunden, gefolgt von einer therapeutischen Antikoagulation. Eine längere Applikationsdauer oder Versuche einer selektiven Lyse mittels in betroffene Pulmonalis-Äste eingelegte Katheter bieten keine Vorteile (Kearon et al. 2012).

Eine stete Kontroverse betrifft die Frage, ab wann postoperativ eine Lyse sicher durchgeführt werden kann. Kontrollierte Studien hierzu fehlen, Fallberichten und -serien zeigen in der ersten postoperativen Woche eine Rate schwerer Lysekomplikationen (Tod, schweres neurologisches Defizit, hämorrhagischer Schock) von 80 bis 100 %, die danach auf etwa 50 % abfällt Abb. 28.7). Im Vordergrund der Risikoabwägung sollte also nicht allein der zeitliche Abstand stehen, sondern vor allem die Beherrschbarkeit einer potenziellen Blutungskomplikation (Condliffe et al. 2014).

Tipp

In der Praxis führt eine Lyse zu einem bisweilen dramatischen Abfall der Fibrinogenkonzentration in den ersten Stunden. Zur Vermeidung von Blutungskomplikationen ist daher die wiederholte Kontrolle und bedarfsadaptierte Substitution der Fibrinogenkonzentration von hoher Bedeutung.

Optionen bei Kontraindikationen gegenüber Lyse und Antikoagulation

Bestehen eindeutige Kontraindikationen zur Thrombolyse, sollte ein Versuch einer radiologisch-interventionellen Thrombusfragmentation und -absaugung unternommen werden (Hoffman und Monroe 2001). Eine Notallembolektomie an der Herz-Lungen-Maschine ist in derartigen Situationen wegen der dabei erforderlichen Voll-Antikoagulation meist ebenfalls kontraindiziert.

Bestehen zudem eindeutige Kontraindikationen einer systemischen Antikoagulation, aber ein hohes LE-Risiko (etwa durch Nachweis venöser Thromben in der Bein- oder Beckenstrombahn in der Bildgebung) wird seit langem die Implantation eines Vena-cava-Filters kontrovers diskutiert. Die vorliegenden Daten weisen darauf hin, dass Cava-Filter die Rate von TVT erhöhen, von LE reduzieren und die Mortalität nicht beeinflussen (Young et al. 2010), sodass Cava-Filter nicht als First-line-Therapie oder zur Prophylaxe empfohlen werden. In der gerade skizzierten Situation der drohenden LE bei kontraindizierter Antikoagulation erscheint ein Anwendungsversuch aber sinnvoll (Kearon et al. 2012). Sobald eine systemische Antikoagulation wieder möglich ist, sollte sie eingeleitet werden.

Literatur

Agnelli G, Becattini C (2010) Acute pulmonary embolism. N Engl J Med 363:266–274

AWMF (2010) S3-Leitlinie: Prophylaxe der venösen Thromboembolie (vte). http://www.awmf.org/uploads/tx_szleitlinien/003-001l_S3_Thromboembolie-Prophylaxe_2010.pdf

Breuer G, Weiss DR, Ringwald J (2014) „New" direct oral anticoagulants in the perioperative setting. Curr Opin Anaesthesiol 27:409–419

Condliffe R, Elliot CA, Hughes RJ, Hurdman J et al (2014) Management dilemmas in acute pulmonary embolism. Thorax 69:174–180

CRASH-Trial Collaborators (2010) Effects of tranexamic acid on death, vascular occlusive events, and blood transfusion in trauma patients with significant haemorrhage (CRASH-2): A randomised, placebo-controlled trial. Lancet 376(9734):23–32

Douketis JD, Spyropoulos AC, Spencer FA, Mayr M et al (2012) Perioperative management of antithrombotic therapy: Antithrombotic therapy and prevention of thrombosis, 9th ed: American college of chest physicians evidence-based clinical practice guidelines. Chest 141(2 Suppl):e326–e350

Falck-Ytter Y, Francis CW, Johanson NA, Curley C et al (2012) Prevention of vte in orthopedic surgery patients: Antithrombotic therapy and prevention of thrombosis, 9th ed: American college of chest physicians evidence-based clinical practice guidelines. Chest 141(2 Suppl):e278–e325

Fergusson DA, Hebert PC, Mazer CD, Fremes S et al (2008) A comparison of aprotinin and lysine analogues in high-risk cardiac surgery. N Engl J Med 358:2319–2331

Gogarten WVA, Büttner J, Riess H, Wulf H, Bürkle H (2007) Rückenmarksnahe Regionalanästhesien und Thromboembolieprophylaxe/antithrombotische Medikation. Anästh Intensivmed 48:109–124

Gould MK, Garcia DA, Wren SM, Karanicolas PJ et al (2012) Prevention of vte in nonorthopedic surgical patients: Antithrombotic therapy and prevention of thrombosis, 9th ed: American college of chest physicians evidence-based clinical practice guidelines. Chest 141(2 Suppl):227–277

Hart R, Hindman B (1982) Mechanisms of perioperative cerebral infarction. Stroke 13:766–773

Hoffman M, Monroe DM 3rd (2001) A cell-based model of hemostasis. Thromb Haemost 85:958–965

Kearon C, Akl EA, Comerota AJ, Prandon P et al (2012) Antithrombotic therapy for vte disease: Antithrombotic therapy and prevention of thrombosis, 9th ed: American college of chest physicians evidence-based clinical practice guidelines. Chest 141(2 Suppl):419–494

Kirchhof PG, Gulba D, Hindricks G, Hohnloser SH (2012) Kommentar zu den Leitlinien der ESC zum Vorhofflimmern. Kardiologe 6:12–27

Klok FA, Mos IC, Nijkeuter M, Righini M et al (2008) Simplification of the revised geneva score for assessing clinical probability of pulmonary embolism. Arch Intern Med 168:2131–2136

Korte W, Cattaneo M, Chassot PG, Eichinger S et al (2011) Peri-operative management of antiplatelet therapy in patients with coronary artery disease: Joint position paper by members of the working group on perioperative haemostasis of the society on thrombosis and haemostasis research (gth), the working group on perioperative coagulation of the austrian society for anesthesiology, resuscitation and intensive care (ogari) and the working group thrombosis of the european society for cardiology (esc. Thromb Haemost 105:743–749

Leschke M (2009) Perioperatives Management von Patienten mit Koronarstents bei nichtherzchirurgischen Eingriffen. Lieber einen Blutverlust als einen Herzinfarkt akzeptieren? Anaesthesist 58:969–970

Malato A, Saccullo G, Lo Coco L, Caramazza D et al (2010) Patients requiring interruption of long-term oral anticoagulant therapy: The use of fixed sub-therapeutic doses of low-molecular-weight heparin. Journal of Thrombosis and Haemostasis 8:107–113

Reiter RA, Mayr F, Blazicek H, Galehr E et al (2003) Desmopressin antagonizes the in vitro platelet dysfunction induced by gpiib/iiia inhibitors and aspirin. Blood 102:4594–4599

Savonitto S, D'Urbano M, Caracciolo M, Barlocco F et al (2010) Urgent surgery in patients with a recently implanted coronary drug-eluting stent: A phase ii study of 'bridging' antiplatelet therapy with tirofiban during temporary withdrawal of clopidogrel. Br J Anaesth 104:285–291

Schlitt A, Jámbor C, Spannagl M, Gogarten W et al (2013) Perioperativer Umgang mit Antikoagulanzien und Thrombozytenaggregationshemmern. Dtsch Arztebl International 110:525–532

Schreiber MA (2004) Damage control surgery. Crit Care Clin 20:101–118

Selim M (2007) Perioperative stroke. N Engl J Med 356:706–713

Torbicki A, Perrier A, Konstantinides S, Agnelli G et al (2008) Guidelines on the diagnosis and management of acute pulmonary embolism: The task force for the diagnosis and management of acute pulmonary embolism of the european society of cardiology (esc. Eur Heart J 29:2276–2315

Young T, Tang H, Hughes R (2010) Vena caval filters for the prevention of pulmonary embolism. Cochrane Database of Systematic Reviews Feb 17;(2):CD006212

Postoperative Anastomoseninsuffizienz – Ursachen, Prophylaxe, Diagnostik und Therapie

W. H. Hartl, D. Kuppinger

M. Rentsch, A. Khandoga, M. Angele, J. Werner (Hrsg.), *Komplikationsmanagement in der Chirurgie*,
DOI 10.1007/978-3-662-43475-8_29,

Die postoperative Anastomoseninsuffizienz stellt nach abdominal-chirurgischen Eingriffen die häufigste Ursache für schwere septische Krankheitsbilder dar (ca. 70 %). Am wahrscheinlichsten manifestiert sich die Anastomoseninsuffizienz zwischen dem 5. und dem 10. postoperativen Tag. Dabei kann eine außerordentlich hohe Letalität beobachtet werden: so z. B. bis zu 80 % tödliche Verläufe nach Oesophagusresektionen. Speziell in Verbindung mit einem sekundären Organversagen steigt die Letalität auf der Basis einer Anastomoseninsuffizienz stark an.

Die Inzidenz der Anastomoseninsuffizienz hängt ganz wesentlich von der Lokalisation bzw. vom betroffenen Organ ab. Am häufigsten betroffen sind Anastomosen im Bereich des zervikalen Oesophagus (25–40 %) und der Gallengänge (5–40 %). An zweiter Stelle stehen Anastomosen, die am Magen oder am Pankreas angelegt wurden (Inzidenz der Anastomoseninsuffizienz zwischen 0 und 26 % bzw. zwischen 2 und 38 %). Seltener ist die Anastomoseninsuffizienz im Bereich des thorakalen Oesophagus (5 bis 14 %), und die geringsten Inzidenzen werden an Dünn- und Dickdarm beschrieben (1 bis 3 %).

29.1 Ursachen

Das Risiko, postoperativ eine Anastomoseninsuffizienz zu entwickeln, hängt im Wesentlichen von drei Variablen ab: einmal von der chirurgischen Technik, dann von den Charakteristika des individuellen Patienten und schließlich von der Grunderkrankung. Für die chirurgische Technik ist dabei die Durchblutung der anastomosierten Darmenden von zentraler Wichtigkeit. Hier spielt vor allem der Spannungszustand der entsprechenden Darmanteile eine große Rolle.

Begünstigend für eine Anastomoseninsuffizienz ist ein pathologisch niedriges perioperatives Sauerstoffangebot (z. B. im Rahmen eines hämorrhagischen Schocks (▶ Kap. 28) oder einer perioperativen Hypoxie). Ein zusätzlicher wichtiger Prädiktor für die Anastomoseninsuffizienz ist das Ausmaß des chirurgischen Traumas, welches sich durch die Höhe des Blutverlustes und die Dauer der Operation beschreiben lässt. Chirurgische Determinanten der Anastomoseninsuffizienz sind dadurch charakterisiert, dass sie postoperativ – also zu dem Zeitpunkt, an dem die Anastomoseninsuffizienz auftritt – nicht mehr zu beeinflussen sind und somit für den weiteren Verlauf als schicksalhaft angesehen werden müssen.

Ebenfalls in der Regel nicht beeinflussbar sind Risikofaktoren, die sich aus der Grunderkrankung des Patienten ergeben. Ein erhöhtes Risiko für eine postoperative Anastomoseninsuffizienz besteht bei entzündlichen Darmerkrankungen, bei fortgeschrittenem Tumorleiden, bei neoadjuvanter Strahlentherapie, im Rahmen eines Damage-control-surgery-Konzeptes (also Behandlung mit offenem Abdomen), bei Notfalleingriffen oder Eingriffen, bei denen schon eine intraabdominelle Infektion vorliegt und ferner speziell bei Anastomosen, die infraperitoneal angelegt werden müssen. Auch diese Faktoren sind in der Regel einer spezifischen Modifikation nicht zugänglich und müssen als schicksalhaft akzeptiert werden.

Bei einigen anderen, ebenfalls mit der Grunderkrankung des Patienten assoziierten Variablen, besteht jedoch grundsätzlich die Möglichkeit zu einer prä-, aber auch postoperativen Risikomodifizierung. Zu diesen Determinanten zählen spezielle, präoperativ verabreichte medikamentöse Therapien. Hierbei sind an erster Stelle Steroide zu nennen, aber möglicherweise auch nicht steroidale Antiphlogistika.

Weitere, eine Anastomoseninsuffizienz begünstigende Faktoren sind ein hoher BMI des Patienten, ein hoher ASA-Score, ein hohes Alter, ein schlechter Ernährungszustand sowie ein vorangegangener Nikotin- und/oder Alkoholabusus. Erstere Variablen sind therapeutischen Modifikationen in der Regel nicht zugänglich, während speziell beim Ernährungszustand oft die Möglichkeit besteht, präoperativ korrigierend eingreifen zu können.

29.2 Prävention

Die Prävention der Anastomoseninsuffizienz beinhaltet zwei wesentliche Aspekte. Der erste besteht in einer perfekten chirurgischen Technik, die als wesentlicher Faktor bei der Verhinderung einer postoperativen Anastomoseninsuffizienz angesehen werden muss. Hier spielt die individuelle Qualifikation und Erfahrung des Operateurs die zentrale Rolle. An zweiter Stelle stehen dann adjuvante prophylaktische Maßnahmen, wobei sich in neuerer Zeit einige etablierte prophylaktische Konzepte als nicht effizient erwiesen haben.

Derzeitig als wirkungslos gilt eine restriktive perioperative Flüssigkeitstherapie, die nur die allgemeine postoperative Morbidität günstig beeinflussen kann, jedoch nicht die Rate der Anastomoseninsuffizienzen. Ebenfalls ohne Wirkung auf das Risiko einer Anastomoseninsuffizienz sind die präoperative Darmspülung sowie eine präoperative orale Kohlenhydratzufuhr. Derartige Maßnahmen spielen in der modernen Abdominalchirurgie keine Rolle mehr.

Es existieren jedoch 4 therapeutische Konzepte, die evidenzbasiert das Risiko, postoperativ eine Anastomoseninsuffizienz zu entwickeln, signifikant verringern können. Zu diesen Maßnahmen zählt erstens die Anlage eines protektiven Stomas bereits beim Primäreingriff und speziell bei Rektumanastomosen. Zweitens hat sich gezeigt, dass ein intraoperativer Dichtigkeitstest speziell bei Rektumanastomosen das postoperative Insuffizienzrisiko signifikant verringern kann. Durch diesen Dichtigkeitstest lassen sich bereits beim Primäreingriff Leckagen erkennen, die noch im gleichen Eingriff chirurgisch angegangen werden können. Ebenfalls gesichert ist der Einfluss einer intraoperativen Hyperoxie und schließlich einer gezielten prä- und postoperativen Immunonutrition. Letztere Maßnahme reduziert speziell bei mangelernährten onkologischen Patienten das Risiko für postoperative Anastomoseninsuffizienzen signifikant.

29.3 Symptomatik

Das rechtzeitige Erkennen einer postoperativen Anastomoseninsuffizienz ist für die Überlebenswahrscheinlichkeit eines individuellen Patienten von außerordentlicher Wichtigkeit und kann deswegen nicht stark genug betont werden. Bei der Symptomatik steht dabei jegliche Art von unerwarteten postoperativen Ereignissen erster Stelle. Derartige Ereignisse sollten den Operateur immer dazu bringen, eine Anastomoseninsuffizienz entweder auszuschließen oder nachzuweisen.

Zu den allgemeinen Symptomen der Anastomoseninsuffizienz zählen neue klinische Symptome, eine neu aufgetretene Organinsuffizienz, laborchemische Veränderungen und auch spezielle Veränderungen in der Morphologie der Drainagesekrete. Die wichtigsten Symptome stellen dabei klinische Veränderungen dar, welche sich in neu aufgetretenen Schmerzen, Veränderungen im Hautkolorit und/oder Fieber äußern können. Die Bedeutung dieser Symptome kann nicht hoch genug eingeschätzt werden. Auch neu aufgetretene zerebrale, respiratorische oder zirkulatorische Symptome (Dyspnoe, Hypotonie, Verwirrtheit) sind prinzipiell verdächtig, durch eine Anastomoseninsuffizienz bzw. durch die daraus resultierende schwere Sepsis hervorgerufen worden zu sein.

Direkt im Zusammenhang mit neu aufgetretenen entzündlichen Prozessen stehen selbstverständlich Konzentrationsanstiege von schnell reagierenden Inflammationsmarkern wie den Leukozyten oder dem Interleukin-6. Eindrücklichstes Symptom ist ein akuter Farbumschlag im Sekret intraabdomineller Drainagen.

29.4 Diagnostik

An allererster Stelle des diagnostischen Vorgehens muss – bei neu aufgetretenen postoperativen Symptomen – somit grundsätzlich immer und zuerst der Ausschluss einer chirurgischen Komplikation stehen. Ergeben sich aufgrund der allgemeinen Symptomatik Hinweise oder Verdachtsmomente für eine Anastomoseninsuffizienz, so müssen umgehend weitere diagnostische Maßnahmen erfolgen.

Beweisend für eine Anastomoseninsuffizienz sind Kontrastmitteldarstellungen bzw. die Verabreichung von mit Methylenblau versetzter Flüssigkeit über den Gastrointestinaltrakt. Hier kann durch Kontrastmittelaustritt oder Nachweis von Blaulösung in den entsprechenden Drainagesekreten nach einem Alles-oder-nichts-Prinzip eine Anastomoseninsuffizienz eindeutig dokumentiert, aber auch mit hoher Wahrscheinlichkeit ausgeschlossen werden. Zusätzlich können Konzentrationsbestimmungen von spezifischen Laborparametern (Lipase, Amylase, Bilirubin) im Drainagensekret dazu beitragen, die Diagnose zu erhärten (insbesondere, wenn deren Konzentration über der im Plasma liegt).

In Abhängigkeit von der Lokalisation (speziell am Ösophagus und Kolorektum) kann durch endoskopische Untersuchungen mit fast absoluter Sicherheit eine Anastomoseninsuffizienz nachgewiesen werden. Die Endoskopie erlaubt über ein Alles-oder-nichts-Prinzip hinaus zusätzlich noch eine genaue Beschreibung der Anatomie der Anastomoseninsuffizienz sowie auch der Durchblutungsverhältnisse im Bereich der Insuffizienz, wodurch sich wichtige therapeutische Konsequenzen ergeben.

Eine weitere wichtige diagnostische Maßnahme ist die Computertomographie bzw. Sonographie. Hier lässt sich mit hoher Treffsicherheit freie Flüssigkeit als Hinweis für entzündliche Exsudate speziell im Abdomen (computertomographisch auch im Thorax) nachweisen. Ferner lässt sich durch radiologische Bildgebung eindeutig freie Luft als Hinweis für eine intestinale Leckage identifizieren.

Unter Einsatz einer kontrastmittelunterstützten Computertomographie ist zusätzlich der Nachweis umschriebener entzündlicher Prozesse (Abszesse) möglich. Betont werden muss jedoch, dass negative computertomographische oder sonographische Befunde eine Anastomoseninsuffizienz niemals ausschließen können. Lässt sich keine andere Ursache für ein neu aufgetretenes postoperatives inflammatorisches Krankheitsbild finden und ist die entsprechende Diagnostik nicht ergiebig, so sollte als *ultima ratio* eine diagnostische Laparotomie erfolgen, um im Zweifelsfall eine lebensbedrohliche Insuffizienz mit absoluter Sicherheit ausschließen zu können.

29.5 Therapeutische Zuständigkeit

Bei einer Vielzahl der Patienten besteht eine enge Assoziation zwischen einer postoperativen Anastomoseninsuffizienz und einem septischen Organversagen, welches nur mittels intensivmedizinischer Therapiemaßnahmen kompensiert werden kann. Damit ist klar, dass die Therapie der Anastomoseninsuffizienz nur im Team möglich ist und ein komplexes Zusammenspiel der behandelnden Ärzte und Pflegekräfte erfordert.

Prinzipiell gilt bei der Therapie derartiger Krankheitsbilder das Prinzip der geteilten Verantwortung, d. h. der Operateur ist zuständig für die Behandlung und das chirurgische Management der Anastomoseninsuffizienz, während der Intensivmediziner den Auftrag hat, Organfunktionsstörungen zu therapieren. Es ist juristisch eindeutig klargestellt, dass ein Intensivpatient mit Anastomoseninsuffizienz und entsprechenden sekundären Organfunktionsstörungen grundsätzlich immer in der Mitverantwortung des Operateurs bleibt. Somit muss der behandelnde Intensivmediziner in Abhängigkeit vom Schweregrad des Krankheitsbildes engmaschig den Operateur hinzuziehen. Nur so ist auch eine effiziente Therapie der Anastomoseninsuffizienz möglich.

Grundvoraussetzung für ein erfolgreiches Komplikationsmanagement ist dabei die chirurgische Fachkompetenz. Der Operateur ist der einzige, der die speziellen, für einen individuellen Patienten relevanten Schwachstellen kennt und daraus die notwendigen therapeutischen Schlüsse im Fall von Sekundärkomplikationen ziehen kann. Voraussetzung ist aber auch, dass beim Operateur ein grundsätzliches Verständnis im Hinblick auf die Pathophysiologie von Sepsis bzw. SIRS besteht.

In der Hierarchie der therapeutischen Wichtigkeit kommt dem Operateur eine ganz besondere Rolle zu. In der Kausalkette Anastomoseninsuffizienz – Organversagen – Tod ist der Operateur der einzige, der in der Lage ist, eine kausale Therapie durchzuführen, indem er so schnell und so effizient wie möglich den inflammatorischen Fokus chirurgisch und mit Hilfe antimikrobieller Maßnahmen eradiziert.

Die intensivmedizinisch geleistete Unterstützung der Organfunktionen stellt nur eine symptomatische Therapie dar, die das Überleben des Patienten im Stadium des Organversagens sicherstellt, die jedoch selbst nicht in der Lage ist, die Ursachen des Organversagens zu behandeln.

29.6 Therapie

Die Therapie der Anastomoseninsuffizienz beruht auf zwei zentralen Bausteinen: Zum einen auf der systemischen und (in Abhängigkeit von der Lokalisation) auch auf der lokalen Antibiotikatherapie, wobei die Wahl des Medikaments dem speziellen mikrobiologischen Risiko des Patienten angepasst sein muss. Hierzu sind seit einiger Zeit spezifische Leitlinienempfehlungen aus dem nordamerikanischen Sprachraum (Infectious Diseases Society of America) sowie aus Deutschland (Deutsche Infektliga) verfügbar. Der zweite zentrale Baustein besteht in einer differenzierten chirurgischen/interventionellen Therapie, die ganz besonders die Lokalisation der Anastomoseninsuffizienz und den zeitlichen Abstand zum Primäreingriff berücksichtigen muss. Es ist jedoch festzustellen, dass keines der propagierten chirurgischen Therapiekonzepte einen hohen Evidenzgrad aufweist, da entsprechende randomisierte Studien zu praktisch allen Fragestellungen fehlen, und hier ganz wesentlich nur Beobachtungen/Erfahrungen einzelner Institutionen ausschlaggebend für die Empfehlungen sind. In den im Anschluss folgenden Abbildungen (▪ Abb. 29.1, ▪ Abb. 29.2, ▪ Abb. 29.3, ▪ Abb. 29.4, ▪ Abb. 29.5, ▪ Abb. 29.6) sind in Abhängigkeit von der Lokalisation der Anastomoseninsuffizienz Diagnose- bzw. Behandlungspfade dargestellt, die auf der langjährigen Erfahrung von ausschließlich operative Patienten versorgenden Intensiveinheiten beruhen.

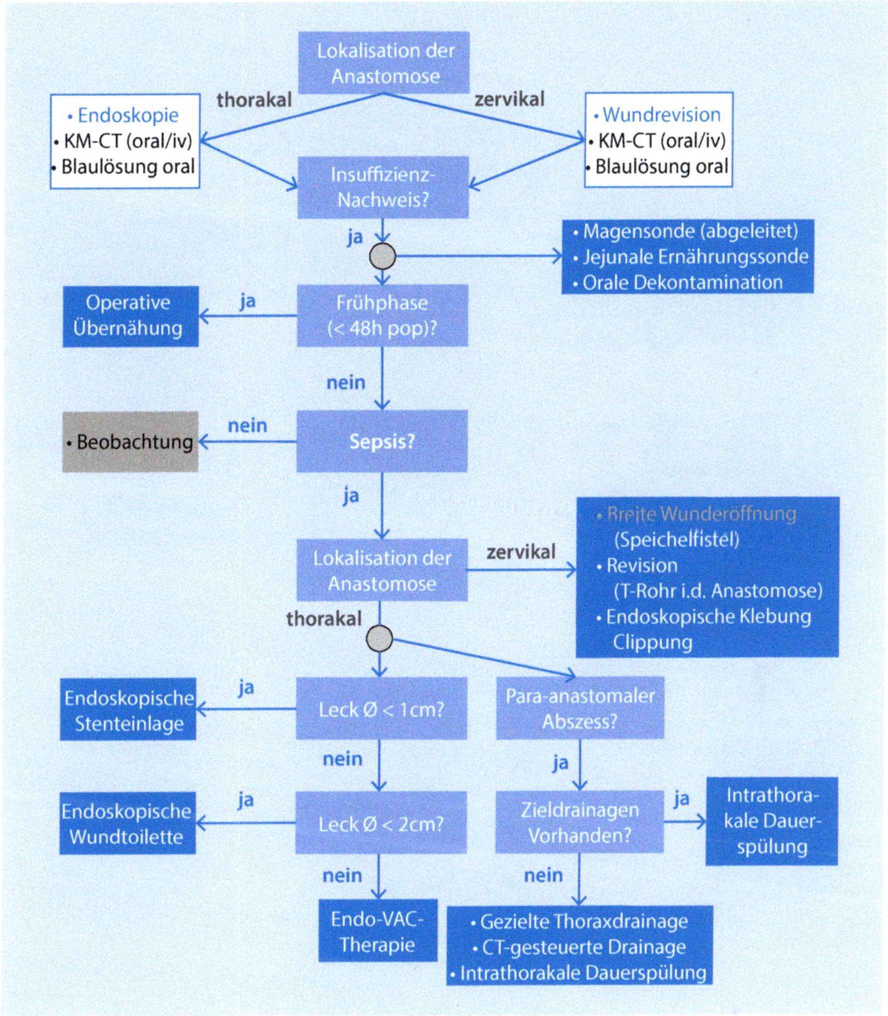

Abb. 29.1 Behandlungspfad zur Diagnose und zur chirurgischen/interventionellen Therapie bei insuffizienter Ösophago-Gastronomie

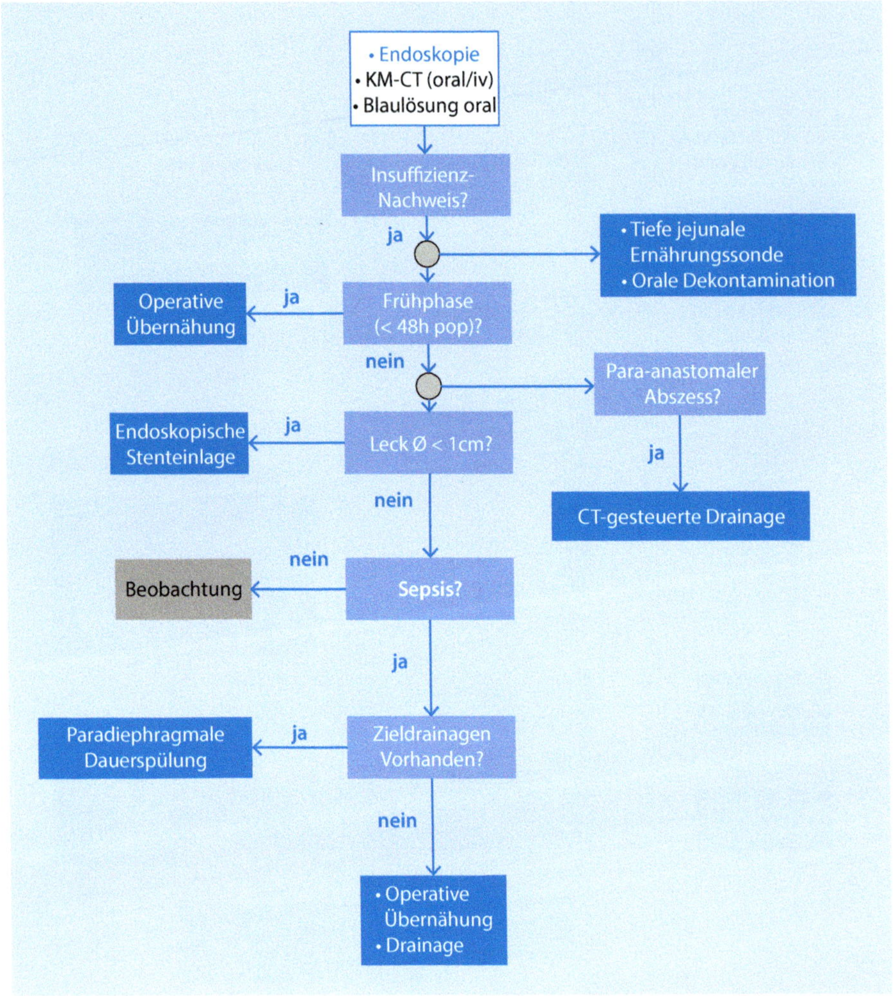

Abb. 29.2 Behandlungspfad zur Diagnose und zur chirurgischen/interventionellen Therapie bei insuffizienter Ösophago-Jejunostomie

Abb. 29.3a,b Behandlungspfad zur Diagnose und zur chirurgischen/interventionellen Therapie bei insuffizienter Gastro-Jejunostomie (**a**) und bei insuffizienter Pankreasanastomose (**b**)

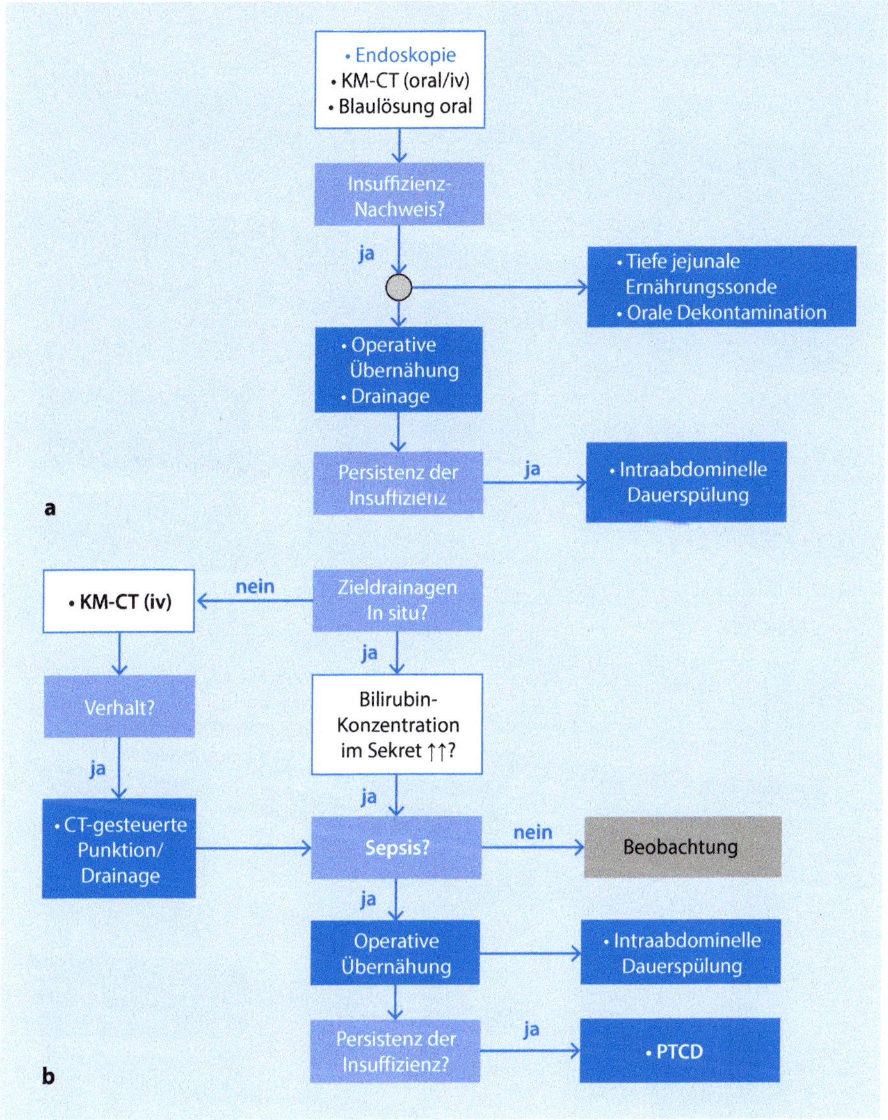

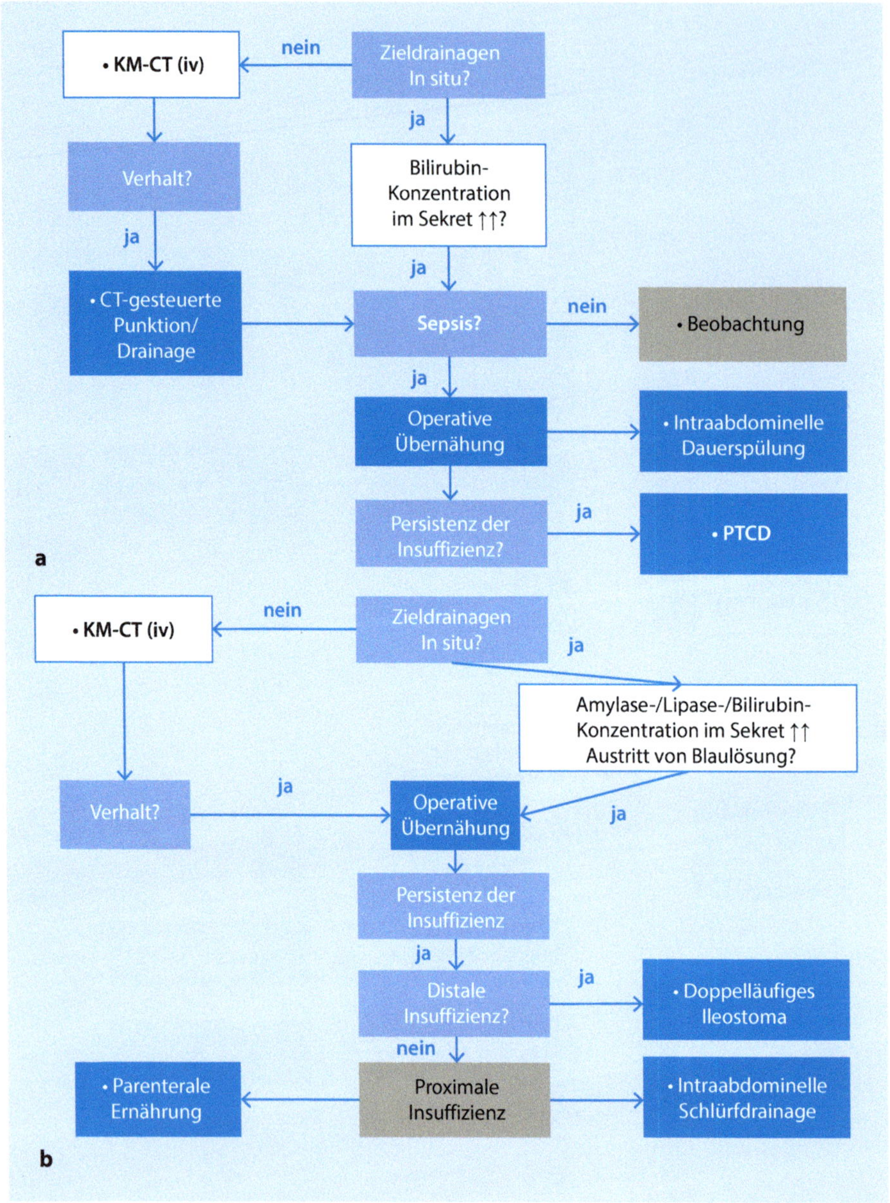

Abb. 29.4a,b Behandlungspfad zur Diagnose und zur chirurgischen/interventionellen Therapie bei insuffizienter Gallenganganastomose (**a**) und bei insuffizienter Dünndarmanastomose (**b**)

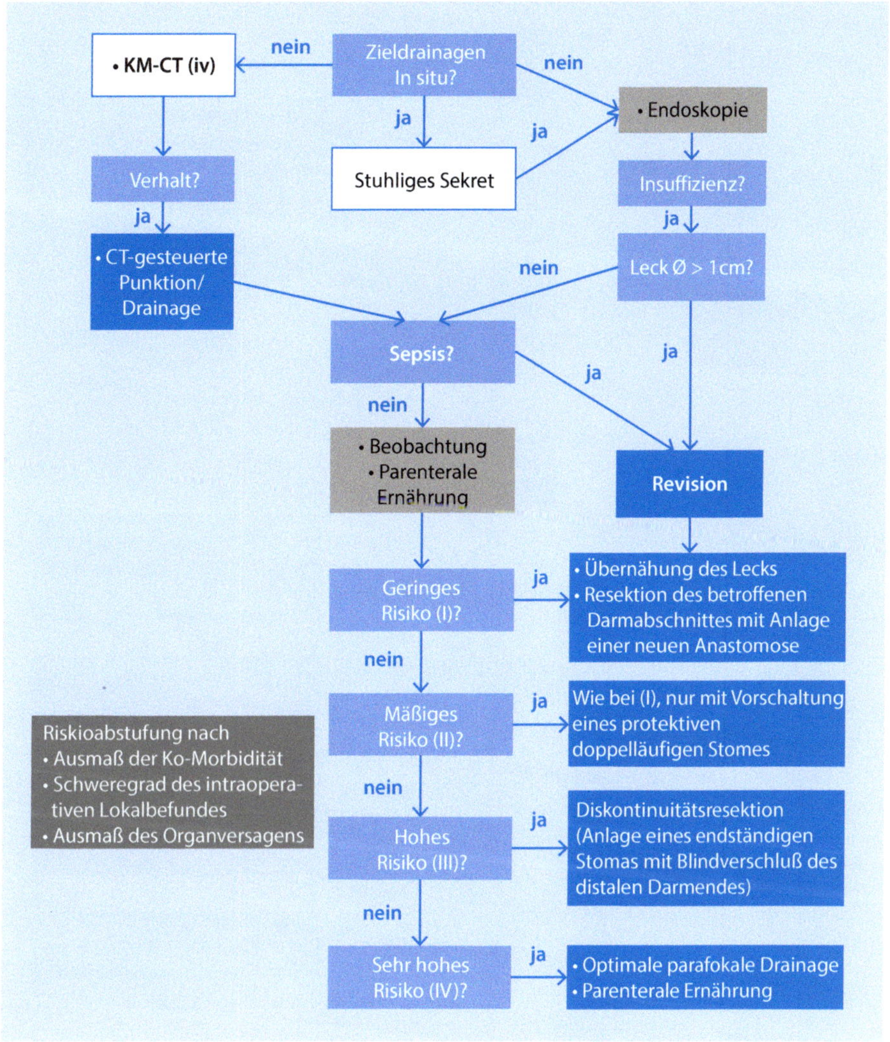

Abb. 29.5 Behandlungspfad zur Diagnose und zur chirurgischen/interventionellen Therapie bei insuffizienter Kolonanastomose

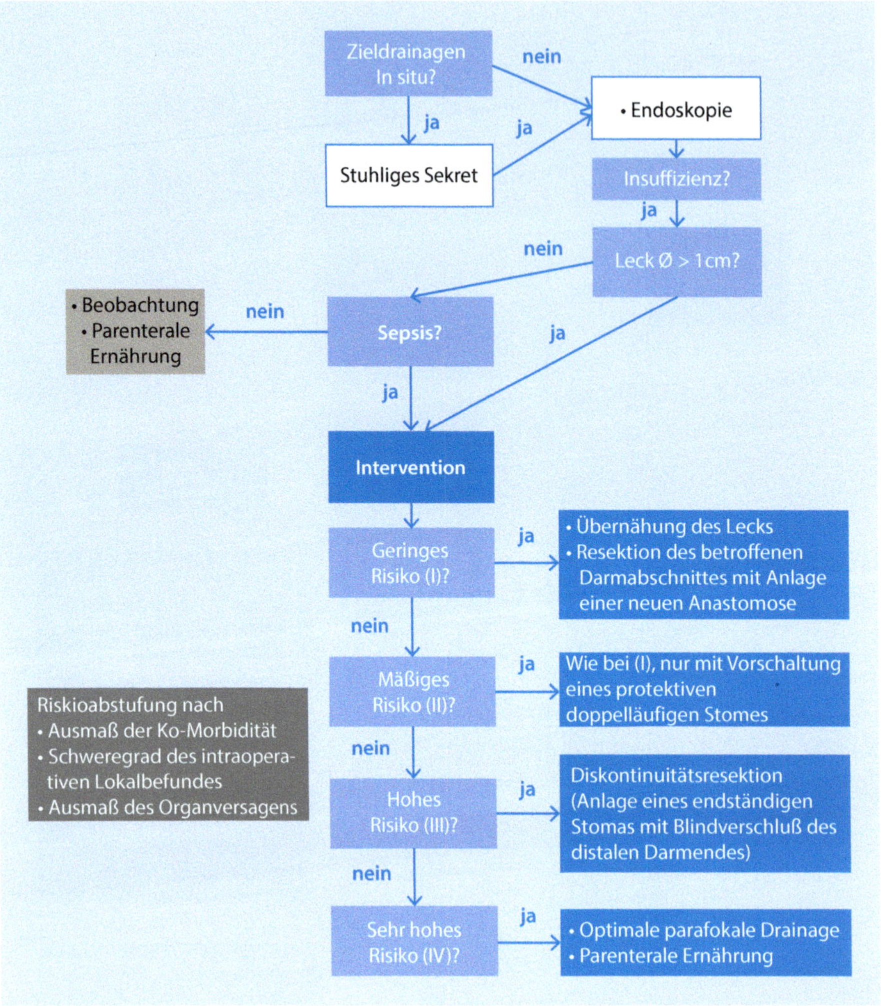

Abb. 29.6 Behandlungspfad zur Diagnose und zur chirurgischen/interventionellen Therapie bei insuffizienter Rektumastomose

Literatur

Awad S, Varadhan KK, Ljungqvist O, Lobo DN (2013) A meta-analysis of randomised controlled trials on preoperative oral carbohydrate treatment in elective surgery. Clin Nutr 32(1):34–44 (Feb)

Bartels H (2009) Special aspects of postoperative complications following visceral surgery. Chirurg 80(9):780–789 (Sep)

http://www.bdc.de/index_level3.jsp?documentid=7B6BFB21C-4755749C12570D10033A680&form=Dokumente

Bodmann KF, Expertenkommission der Infektliga (2010) Komplizierte intraabdominelle Infektionen: Erreger, Resistenzen. Empfehlungen der Infektliga zur Antibiotikatherapie. Chirurg 81:38–49

Cao F, Li J, Li F (2012) Mechanical bowel preparation for elective colorectal surgery: updated systematic review and meta-analysis. Int J Colorectal Dis 27(6):803–810 (Jun)

Davis B, Rivadeneira DE (2013) Complications of colorectal anastomoses: leaks, strictures, and bleeding. Surg Clin North Am 93(1):61–87 (Feb)

Güenaga KF, Matos D, Wille-Jørgensen P (2011) Mechanical bowel preparation for elective colorectal surgery. Cochrane Database Syst Rev 7(9):CD001544 (Sep)

Osland E, Hossain MB, Khan S, Memon MA (2014) Effect of Timing of Pharmaconutrition (Immunonutrition) Administration on Outcomes of Elective Surgery for Gastrointestinal Malignancies: A Systematic Review and Meta-Analysis. JPEN J Parenter Enteral Nutr 38(1):53–69 (Epub ahead of print)

Pieracci FM, Barie PS (2007) Management of severe sepsis of abdominal origin. Scand J Surg 96:184–196

Rahbari NN, Zimmermann JB, Schmidt T, Koch M, Weigand MA, Weitz J (2009) Meta-analysis of standard, restrictive and supplemental fluid administration in colorectal surgery. Br J Surg 96(4):331–341 (Apr)

Rushfeldt CF, Sveinbjørnsson B, Søreide K, Vonen B (2011) Risk of anastomotic leakage with use of NSAIDs after gastrointestinal surgery. Int J Colorectal Dis 26(12):1501–1509 (Dec)

Sartelli M, Viale P, Catena F, Ansaloni L, Moore E et al (2013) 2013 WSES guidelines for management of intra-abdominal infections. World J Emerg Surg 8(1):3 (Jan)

Solomkin JS, Mazuski JE, Bradley JS et al (2010) Diagnosis and management of complicated intra-abdominal infection in adults and children: guidelines by the surgical infection society and the infectious diseases society of america. Surg Infect (Larchmt) 11:79–109

Ulsenheimer K (2005) Rechtliche Rahmenbedingungen für die Zentralisierung der operativen Intensiveinheiten. BDC Online, Berlin. http://www.bdc.de/index_level3.jsp?documentid=7B6BFB21C4755749C12570D10033A680&form=Dokumente&parent=28026E31AE74A9F6C2256FC5004C7D2C&menu_id=5F69A64AEA45121F-C2256FC5004CE304&category=ARCHIV-RECHT-ARBEITSRECHT

Welsch T, von Frankenberg M, Schmidt J, Büchler MW (2011) Diagnosis and definition of anastomotic leakage from the surgeon's perspective. Chirurg 82:48–55

Therapiezieländerung in der Intensivmedizin – ethische Grundlagen, praktische Implikationen

G. Scheible

M. Rentsch, A. Khandoga, M. Angele, J. Werner (Hrsg.), *Komplikationsmanagement in der Chirurgie*,
DOI 10.1007/978-3-662-43475-8_30, © Springer-Verlag Berlin Heidelberg 2015

Die moderne Intensivmedizin bietet sicherlich große Chancen und weitreichende Möglichkeiten für viele ältere und sehr alte Patienten, aber auch für Patienten mit chronischen oder onkologischen Erkrankungen. Viele operative Eingriffe werden überhaupt erst möglich durch die Option der postoperativen Intensivtherapie. Allerdings werden auf Intensivstationen häufig auch Patienten in einem Krankheitsstadium behandelt, ohne dass die dort angebotene lebenserhaltende Therapie der individuellen Situation angemessen wäre oder dieses Umfeld ihren Wünschen bezüglich der Gestaltung der letzten Lebensphase entsprechen würde.

Obwohl die meisten Menschen sich einen Verbleib im häuslichen Umfeld am Lebensende erhoffen, versterben 40 % der Menschen in Deutschland in einem Krankenhaus (DHPV 2012). Die moderne Intensivmedizin bietet sicherlich große Chancen und weitreichende Möglichkeiten für viele ältere und sehr alte Patienten, aber auch für Patienten mit chronischen oder onkologischen Erkrankungen. Viele operative Eingriffe werden überhaupt erst möglich durch die Option der postoperativen Intensivtherapie. Allerdings werden auf Intensivstationen häufig auch Patienten in einem Krankheitsstadium behandelt, ohne dass die dort angebotene lebenserhaltende Therapie der individuellen Situation angemessen wäre oder dieses Umfeld ihren Wünschen bezüglich der Gestaltung der letzten Lebensphase entsprechen würde. Diese Situation trifft insbesondere zu, wenn durch chirurgische Maßnahmen anders als intendiert keine umgehende *restitutio ad integrum* eintritt und sich der Aufenthalt mit organunterstützenden Verfahren verlängert, oder – noch ungünstiger – wenn durch den Eingriff erst Organfunktionsstörungen getriggert werden, die präoperativ nicht vorhersehbar waren. Auch die Tatsache einer erst intraoperativ feststellbaren Inoperabilität oder das Fehlen von kurativen chirurgischen Behandlungsmöglichkeiten bedeutet eine gravierende Änderung des initialen Therapiezieles.

Jüngeren Untersuchungen zufolge beträgt der Anteil über 80-Jähriger in einer nicht spezialisierten Intensivstation derzeit mehr als 20 % und der Altersdurchschnitt nimmt jedes Jahr um sechs Monate zu (Bourmendil et al. 2007). Bis zu 9 % der Pflegeheimbewohner mit fortgeschrittener Demenz werden zudem in den letzten 30 Tagen ihres Lebens auf eine Intensivstation verlegt (Gozalo 2011). Dabei liegt aber schon die 1-Jahresmortalität bei 65 bis 69-jährigen beatmeten Patienten bei 66 % (Liebermann et al. 2009). Dies macht es notwendig, sich einerseits auf strukturierte Weise mit den Chancen und Risiken moderner Medizin und andererseits mit dem Sterben in der Klinik auseinanderzusetzen. Gleichzeitig ist das in einer befriedigenden Weise nur sinnvoll möglich, wenn die Informationsvermittlung in Bezug auf Krankheit, Sterben und Tod erheblich verbessert wird.

Zwei wesentliche Konzepte, die durchaus komplementär angewendet werden können, sind in diesem Zusammenhang von besonderer Bedeutung: die strukturierte Therapiezieländerung im klinischen Bereich und das Konzept der gesundheitlichen Vorausplanung im ambulanten Bereich. Der periinterventionelle Bogen stellt ein zusätzliches Instrument im stationären Setting dar. Unter Gesichtspunkten des perioperativen Komplikationsmanagements stellt das klinisch stationäre Setting den bedeutenderen Anteil dar, wenngleich das Konzept der gesundheitlichen Vorausplanung durchaus auch in einer postoperativen Situation mit geänderter therapeutischer Zielsetzung die Entscheidungsfindung erheblich erleichtern kann.

30.1 Medizinische Indikation

Die genannten Konzepte müssen wie jede andere medizinische Erwägung immer auf einer fundierten ethischen Grundlage entwickelt und angewendet werden. Die Basis stellen die sogenannten medizinethischen Prinzipien der mittleren Reichweite (Wohltun, Schaden vermeiden, Respekt der Autonomie des Patienten und Gerechtigkeit) dar, welche derzeit als breiter gesellschaftlicher Konsens angesehen werden können (Beauchamp und Childress 2013).

Wohltun und Schaden vermeiden bilden zunächst die wesentliche Grundlage einer ärztlichen Indikationsstellung und implizieren bereits die klare Unterscheidung von Nutzen und Wirksamkeit einer medizinischen Maßnahme. Es ist sicherlich einleuchtend, das die bloße Wirksamkeit einer Maßnahme (z. B. der Nachweis, dass eine Dialyse die Nierenfunktion ersetzen kann) noch nichts über deren Nutzen in der individuellen Behandlungssituation bei einem bestimmten Patienten aussagt (d. h. ob eine Dialyse bei einem bestimmten Patienten auch mit dem individuell bestimmten Therapieziel verbunden ist).

Erst nach einem Abwägen von Nutzen und Schaden einer Maßnahme in der spezifischen Behandlungssituation unter Berücksichtigung der Wohlergehensperspektive des Patienten ergibt sich die ethisch begründete Indikation für eine Therapie. Diese Therapie kann aber immer nur ein Angebot an den Patienten sein, denn das Recht auf Selbstbestimmung erlaubt die freie Annahme dieses ärztlichen Angebotes oder auch dessen Ablehnung – eine fachgerechte Aufklärung vorausgesetzt.

Auch sollte berücksichtigt werden, dass ein einmal definiertes Therapieziel sich im Krankheitsverlauf eines Patienten immer wieder ändern kann. Steht am Anfang meistens ein kuratives Therapieziel, kann sich im weiteren Verlauf durchaus herausstellen, dass in einem individuellen Fall dieses Ziel nicht mehr realistisch erreicht werden kann und das Therapieziel geändert werden muss.

Problematisch werden solche Situationen, wenn der Idealzustand der Arzt-Patienten-Beziehungen verlassen wird und, wie im intensivmedizinischen Setting häufig, der aktuelle Patientenwille nicht unmittelbar ermittelt werden kann oder der Arzt mit unrealistischen Wünschen des Patienten oder deren Angehörigen konfrontiert wird. Hier ist bei der Therapiezieldefinition ein sensibles Vorgehen notwendig, welches nicht nur die Belange des Patienten, sondern auch die der Angehörigen und des Teams berücksichtigt.

30.2 Therapiezieldefinition – Therapiezieländerung

Der Prozess der Therapiezieldefinition bzw. Therapiezieländerung, also auch die Nutzen-Risiko-Beurteilung einer medizinischen Maßnahme in Bezug auf die individuelle Lebens- und Krankheitssituation und somit die Berücksichtigung der patientenspezifischen Wohlergehensperspektive, stellt dabei in erheblichem Ausmaß eine kommunikative Herausforderung für den Arzt und das gesamte therapeutische Team dar. Ist der Patient zu einer aktuellen Willensbekundung nicht fähig, dehnt sich dieser Prozess auf die Angehörigen aus.

Sowohl in der Kommunikation mit dem Patienten als auch mit dem Angehörigen ist es von erheblicher Bedeutung, dass sich die beteiligten Ärzte und das gesamte Behandlungsteam mit der individuellen Patientensituation ausreichend beschäftigt und untereinander verständigt haben. Auch wenn das Wohlergehen des Patienten in einem solchen Entscheidungsprozess im Vordergrund steht und nicht nur das Erzielen eines Konsenses im therapeutischen Team, so darf ein Dissens auf keinen Fall zu einer Verschlechterung der Behandlungssituation führen. Dies trifft in ganz besonderem Maße in den eingangs erwähnten Situationen zu, in denen durch die operative Behandlung eine Verschlechterung der Ausgangssituation eingetreten ist oder das primäre Operations-/Therapieziel verfehlt wurde. In diesem Zusammenhang ist zu bedenken, dass widersprüchliche Aussagen gegenüber Patienten und Angehörigen zu den häufigsten Ursachen von Verunsicherung, Vertrauensverlust und unangemessener Behandlung gehören dürften (Stapleton 2006).

Aus dem oben Gesagten ist auch zu schließen, dass eine Therapiezieldefinition oder -änderung nicht die einsame Entscheidung des behandelnden Arztes ist, sondern ein diskursiver Prozess unter den ärztlichen Kollegen ggf. unter Einbeziehung weiterer Fachgruppen und nach Ermittlung der Patientenwünsche.

Ein solcher Prozess kann durch Einführung einer strukturierten Dokumentation erheblich erleichtert werden. Nicht nur entlastet ein solches Vorgehen die behandelnden Ärzte und Pflegekräfte emotional, sondern er erleichtert auch den Umgang mit dem Patienten und dessen Angehörigen. Er verbessert durch eine stringentere und konsequentere Therapieführung zudem die Behandlungsqualität für den individuellen Patienten (Scheible 2009). Nicht zuletzt ermöglicht eine gemeinsame Diskussion die Vermeidung von bewussten oder unbewussten Vorurteilen und dient so auch in erheblicher Weise der rechtlichen Absicherung einer solchen Entscheidung.

30.3 Strukturierte Vorgehensweise

Die Grundlage zur Durchführung eines solchen Prozesses stellt zunächst ein vereinbartes und strukturiertes Vorgehen dar. In einem kollegialen und interprofessionellen Gespräch sollten zunächst die Fakten gesammelt und die verfügbaren Therapieoptionen diskutiert werden. Die individuelle Lebenssituation sollte in Gesprächen mit den Patienten bzw. mit den Angehörigen erkundet werden.

Aus dieser Perspektive heraus wird man in den meisten Fällen bereits eine klare Vorstellung von einem individuellen Therapieziel und der besten Therapieoption haben. In einem zweiten Schritt ist die Einwilligung des Patienten einzuholen. Dies geschieht in Gesprächen mit dem Patienten oder durch die Ermittlung des vorausverfügten oder mutmaßlichen Willens. In der Regel wird hierzu bei einem nicht einwilligungsfähigen Patienten und Fehlen einer Vorsorgevollmacht die Bestellung eines Betreuers notwendig sein. Abschließend erfolgt dann die Dokumentation der Entscheidung, der Willenserkundung, der Einwilligung sowie der Information des Teams und der Angehörigen.

Die Dokumentation sollte an prominenter Stelle in der Akte abgelegt sein und in regelmäßigen Abständen evaluiert werden, was die Aussagekraft einer solchen Dokumentation erheblich stärkt. Am Ende eines solchen Prozesses kann es durchaus geschehen, dass zwei gleich alte Patienten mit derselben Erkrankung eine unterschiedliche Therapie erhalten: bei einem Patienten die volle lebenserhaltende, bei dem anderen Patienten eine rein palliative Therapie. Auch sollte berücksichtigt werden, dass ein solcher Prozess niemals eine Einbahnstraße darstellt, sondern der Verlauf immer eine Änderung des Therapiezieles und der daraus resultierenden Maßnahmen erlaubt.

Bei einem erheblichen Dissens im Team oder mit den Angehörigen bzw. dem Patienten wäre es wünschenswert, wenn alle Einrichtungen über das Instrument einer ethischen Fallbesprechung verfügen würden. Da hierfür in Deutschland in der Regel keine ausreichenden Mittel bereitgestellt werden, ist die zeitnahe Verfügbarkeit eines solchen Instruments an den meisten Orten immer noch die Ausnahme.

30.4 Therapiezieländerung und Legitimität

Relativ oft wird von verschiedener Seite die Legitimität des Verzichtes auf lebenserhaltende Maßnahmen angezweifelt. Sicherlich sind wir als Ärzte dem Leben verpflichtet. Allerdings kann ein solches Prinzip nicht über dem Wohlergehen und der Selbstbestimmung des Patienten stehen.

Die Rücknahme oder das Nichtanwenden von lebensverlängernden Maßnahmen ist daher übliche Praxis in europäischen Intensivstationen: beinahe zwei Drittel aller Todesfälle auf Intensivstationen stehen im Zusammenhang mit einer Begrenzung oder eines Nichtanwenden lebensverlängernder Maßnahmen (Sprung et al. 2003). Dies darf aber nicht mit der Tötung auf Verlangen verwechselt werden, die in Deutschland weiterhin strafrechtlich verboten ist.

Auf diese Gesamtzahl bezogen spielt die Anzahl an Patienten, die postoperativ in die Situation einer Therapiezieländerung gelangen, eine untergeordnete Rolle. Dennoch ist aufgrund der erheblichen Auswirkungen auf den Patienten und dessen Behandlungssituation ein besonders sorgfältiges Vorgehen zu empfehlen. Die Deutsche interdisziplinäre Vereinigung für Intensiv- und Notfallmedizin (DIVI) hat daher bezüglich des Vorgehens bei Therapiezieländerungen auf Intensivstationen ein entsprechendes Positionspapier herausgegeben (Janssens et al. 2013).

Viel Verunsicherung könnte vermieden werden, wenn medizinische Therapie nicht ausschließlich unter kurativen Aspekten gesehen, sondern berücksichtigt würde, dass Ärzte mit einer palliativen Therapie ein Instrument in den Händen halten, mit dem sie in bestimmten Situationen erheblich mehr für das Wohlergehen des Patienten leisten können.

30.5 Gesundheitliche Vorausplanung als komplementäres Konzept

Eines der größten Probleme beim Prozess der Therapiezieländerung – nicht nur auf einer Intensivstation – stellt in der Regel die Ermittlung des mutmaßlichen Willens dar.

Für die behandelnden Ärzte, aber auch die anderen Mitarbeiter in einem multiprofessionellen Team, ist es äußerst schwer, im Falle von Bewusstlosigkeit oder schwerer geistiger Beeinträchtigung des Patienten dessen Behandlungswünsche ausreichend und in angemessener Zeit in Erfahrung zu bringen. Nicht selten ist auch alleine der unklare Patientenwille in einer fortgeschrittenen Krankheitsphase ein Grund zur Einleitung einer Intensivtherapie.

Das Instrument der Patientenverfügung kann hier Erleichterung schaffen, wird aber vielfach nicht in tragfähiger Weise genutzt. So hat nur ein Teil der Bürger eine Patientenverfügung. Eine Umfrage des Deutschen Hospiz- und Palliativverbandes (DHPV) aus dem Jahr 2012 beschreibt eine Prävalenz bei 26 % der Bevölkerung (DHPV 2012). In einer eigenen Beobachtung auf einer internistischen Intensivstation hatten aber gerade 7 % der Patienten, bei denen eine Therapiezieländerung diskutiert wurde, eine entsprechende Verfügung (Scheible et al. 2010).

Auch wenn der Patient eine solche Verfügung aufgesetzt hat, ist damit nicht gleichzeitig gesichert, dass sie im Behandlungsfall auffindbar ist. Zudem stellt sich häufig die Frage der ausreichenden Belastbarkeit der Verfügung in der konkreten Behandlungssituation. Dies kann die Ermittlung des Patientenwillens erheblich erschweren, wenn nicht sogar unmöglich machen und so zu einer inadäquaten Therapie, Nichtbeachtung der Patientenautonomie, erhöhter Belastung der Angehörigen und Unsicherheit bei den behandelnden Ärzten führen.

In den letzten Jahren sind international einige Projekte ins Leben gerufen worden, die diese Situation nachweislich verbessern. Derartige Systeme, die weit über die Bereitstellung von Formularen hinausreichen, werden als sogenannte Advance-Care-Planning-Systeme (ACP) bezeichnet, was sich am besten als „gesundheitliche Vorausplanung" übersetzen lässt. Solche Strukturen bestehen bereits in weit entwickelter Form in den USA (z. B. unter ▶ www.respectingchoices.org) und in Australien (z. B. unter ▶ www.respectingpatientchoices.org.au). Die Einführung von ACP-Systemen können zu einer besseren Kenntnis und Befolgung der Wünsche des kranken Menschen sowie einer Entlastung und höheren Zufriedenheit der Angehörigen mit der Behandlung ihres Verstorbenen in dessen letzter Lebensphase führen (Detering 2010).

Das erste wesentliche Element eines solchen ACP-Systems ist die Bereitstellung des Angebotes eines professionell begleiteten Gesprächsprozesses für die Bürger bzw. Patienten. Dadurch sollen die Behandlungswünsche der Menschen für den Fall der Nichteinwilligungsfähigkeit herausgearbeitet und in aussagekräftigen und belastbaren Patientenverfügungen dokumentiert werden. Das zweite Element umfasst die regionale Implementierung von Standards, welche die Umsetzung der Patientenverfügungen in den Pflegeeinrichtungen, den Rettungsdiensten und den Krankenhäusern sicherstellen sollen. Hierzu gehören z. B. Routinen für die Ablage und Weitergabe der Vorsorgedokumente, den Umgang mit Notfällen und ggf. eine hausärztliche Anordnung für den Notfall.

30.6 Periinterventionelle Situation

Patientenverfügung, Vorsorgevollmacht und ACP-Systeme stoßen jedoch an ihre Grenzen, wenn sich ein Patient bereits in einer speziellen Behandlungssituation befindet.

Erstere werden idealerweise in einer Phase abgefasst, bevor ein Mensch überhaupt erst zum Patienten wird. Bei vielen bereits Erkrankten müssen Fragen zum Therapieziel und den individuellen Therapiewünschen jedoch wesentlich konkreter gestellt und beantwortet werden.

Zudem nimmt in den letzten Jahren das Angebot an planbaren (d.h. nicht notfallmäßigen) Therapieangeboten für schwer erkrankte Patienten kontinuierlich zu. Mit diesen technisch anspruchsvollen und auch ressourcenintensiven Maßnahmen kann einerseits die Prognose von ansonsten fatal verlaufenden Erkrankungen erheblich verbessert werden, anderseits sind diese Methoden mit teilweise erheblichen Risiken verbunden. Beispiele wären hier die Transkatheter-Aortenklappenimplantation (TAVI) bei ansonsten inoperablen Patienten, Hochdosis-Chemotherapien bei Tumoren und der gesamte Komplex der Transplantationsmedizin. Noch komplizierter gestaltet sich die Situation bei onkologischen Patienten, bei denen bei Verfehlen des Operationsziels unter Umständen Organdysfunktionen resultieren, die ein Überleben nur unter Einsatz aufwendiger Therapieverfahren zulassen würde.

Oft besteht hier vor dem Eingriff noch ausreichend Zeit, Nutzen und Risiken einer solchen Intervention mit dem Patienten umfassend zu besprechen und auf die Patientenwünsche in dieser speziellen Situation einzugehen. Ein solches Gespräch bedarf sicherlich einer hohen fachlichen und kommunikativen Kompetenz des Arztes, um einerseits das Therapieergebnis nicht unnötig zu gefährden bzw. nicht eine ablehnende Haltung gegenüber einem potenziell lebensrettenden Eingriff zu provozieren und anderseits sicherzustellen, dass Komplikationen nicht zu einer Übertherapie führen.

Die Abfassung eines solchen „periinterventionellen Bogens" stellt somit eine situationsbezogene Patientenverfügung dar, welche die speziellen Therapieoptionen in Bezug auf die Patientenwünsche dokumentiert und im besten Fall eine konkrete Stellungnahme zur Anwendung erweiterter intensivmedizinischer Maßnahmen inklusive Reanimation und zum Vorgehen bei schwerwiegenden zerebralen Schädigungen beinhaltet. Auf jeden Fall sollten die Patienten spätestens zu diesem Zeitpunkt einen Vorsorgebevollmächtigten (im Sinne §§ 164, 1904 BGB) benannt haben, um im Falle eines komplizierten Verlaufs und aufgehobener Einwilligungsfähigkeit einen geeigneten und legitimierten Ansprechpartner zu haben.

30.7 Zusammenfassung

Klinische Ethik stellt in besonderer Weise eine kommunikative Herausforderung dar und betont die Notwendigkeit, sowohl ambulante als auch stationäre Beratungskonzepte mit einer hochspezialisierten klinischen Medizin zu verbinden. Eine solche patientenzentrierte Medizin sichert nicht nur eine bessere Behandlungsqualität, sondern auch die Rechtssicherheit bei Therapieentscheidungen am Lebensende, wobei hier die sorgfältige Dokumentation des interdisziplinären Entscheidungsprozesses (ggf. auch unter Hinzuziehen einer Ethikberatung) und die dokumentierte Beachtung der rechtlichen Normen des Betreuungsrechtes von besonderer Bedeutung sind.

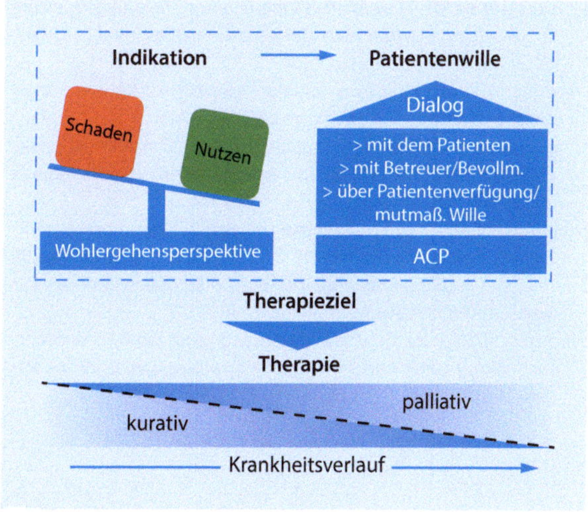

Abb. 30.1 Ethisch begründete Entscheidungsfindung für eine individuell angemessene Therapie

Ähnliches gilt auch für die periinterventionelle Situation, wobei hier der aktuelle Wille des Patienten und die dokumentierte und situationsadaptierte Vorausplanung eine herausgehobene Rolle spielen. Als Nebeneffekt können die genannten Konzepte sicherlich auch auf makroökonomischer Ebene rentabel sein. Auf jeden Fall aber kann hier ein erheblicher Beitrag dafür geleistet werden, sowohl kritische klinische Situationen als auch die letzte Lebensphase eines Menschen erheblich würdevoller zu gestalten (Abb. 30.1).

Literatur

Beauchamp TL, Childress JF (2013) Principles of Biomedical Ethics, 7. Aufl. Oxford University Press, Oxford

Boumendil A et al (2007) Shoud elderly patients be admitted to the intensive care unit? Intens Care Med 33(7):1252–1262

Detering KM (2010) The impact of advance care planning on end of life care in elderly patients:randomised controlled trial. BMJ 340:c1345

Deutscher Hospiz- und Palliativ-Verband DHPV (2012) Ergebnisse einer repräsentativen Bevölkerungsbefragung zum Thema „Sterben in Deutschland – Wissen und Einstellungen zum Sterben". http://www.dhpv.de/service_forschung_detail/items/2012-08-20_Wissen-und-Einstellungen-zum-Sterben.html;. Zugegriffen: 8.3.2014

Gozalo P (2011) End-of-life transitions among nursing home residents with cognotive issues. New Engl J Med 365:1212–1221

Janssens U et al (2013) Therapiezieländerung und Therapiebegrenzung in der Intensivmedizin. Med Klin Intensivmed Notfmed 108(1):47–52

Liebermann D et al (2009) How do older patients fare? A survival analysis of 641 ventilations. J Crit Care 24(3):340–346

Scheible G (2009) Einführung einer strukturierten Dokumentation von Therapiezielen (Palliativ/Kurativ) auf der Intensivstation. Intensivmed 46(4):268

Scheible G et al (2010) Strukturierte Therapiezieldokumentation: Patienten, Entscheidungsfindung, Outcome. Intensivmed 47(4):294

Sprung CL et al (2003) End-of-life practices in European intensive care units: the Ethicus Study. JAMA 290(6):790–797

Stapleton RD (2006) Clinician statements and family satisfaction with family conferences in the intensive care unit. Crit Care Med 34(6):1679–1685

Serviceteil

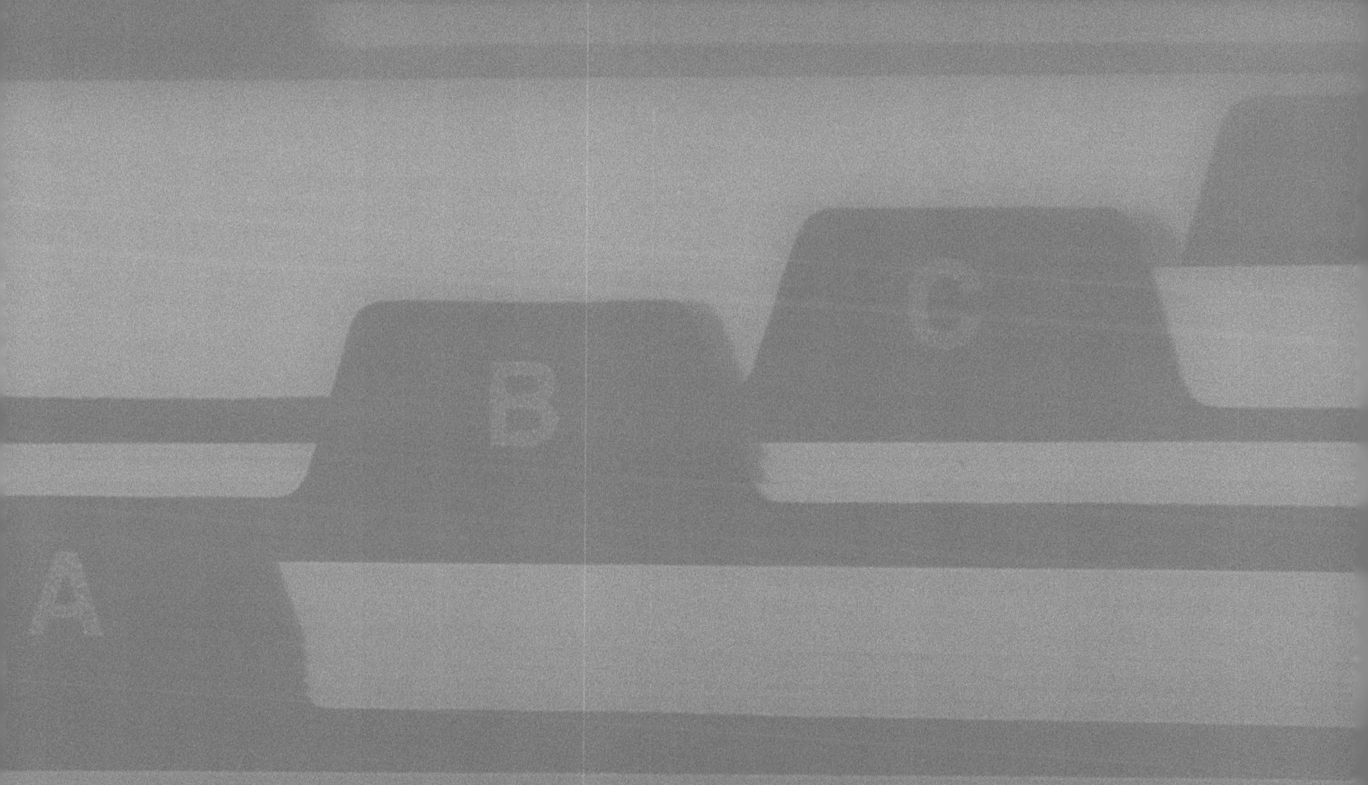

M. Rentsch, A. Khandoga, M. Angele, J. Werner (Hrsg.), *Komplikationsmanagement in der Chirurgie*,
DOI 10.1007/978-3-662-43475-8, © Springer-Verlag Berlin Heidelberg 2015

Stichwortverzeichnis

R

S

T

U

V

W

Z